MANUEL

DE

PATHOLOGIE GÉNÉRALE

ET DE

DIAGNOSTIC

OUVRAGES DU MÊME AUTEUR

—

Mémoire sur la réduction des hernies par la bande de caoutchouc (*épuisé*).

Manuel de pathologie et de clinique médicales (2e édition), 1 volume in-18.

Éléments de pathologie et de clinique chirurgicales. Deux volumes in-18, avec figures dans le texte.

PARIS. — IMPRIMERIE DE E. MARTINET, RUE MIGNON, 2

MANUEL

DE

PATHOLOGIE GÉNÉRALE

ET DE

DIAGNOSTIC

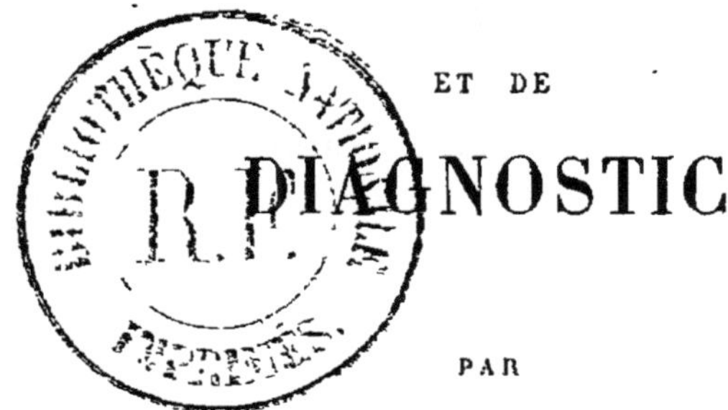

PAR

Le Dr Léon MOYNAC

(DE BAYONNE)

Ancien interne des hôpitaux de Paris
Ancien professeur libre de pathologie et de clinique.

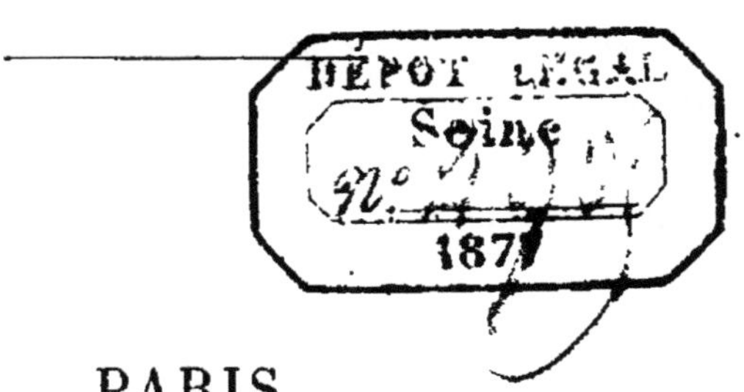

PARIS

LIBRAIRIE H. LAUWEREYNS

2, RUE CASIMIR-DELAVIGNE, 2

1877

A MAISONNEUVE

ANCIEN CHIRURGIEN DE L'HÔTEL-DIEU

MONSIEUR ET CHER MAÎTRE,

Tous ceux qui s'intéressent aux progrès de la pathologie générale et de la chirurgie savent apprécier vos travaux; mais il faut avoir suivi jour par jour votre enseignement et votre clinique pour reconnaître la vérité et l'importance de vos principes sur les intoxications, la source féconde qu'ils offrent aux applications pratiques et la sûreté de la voie qu'ils ouvrent à de nouvelles conquêtes chirurgicales; nous vous prions donc d'accepter la dédicace de ce livre tout imprégné des idées puisées dans votre service par un de vos anciens internes.

LÉON MOYNAC.

INTRODUCTION

On a bien voulu nous dire que l'exposition des premières parties de notre ouvrage était claire et méthodique, qu'elles étaient conçues dans un esprit pratique ; ces encouragements bienveillants, l'épuisement rapide d'une première édition, des traductions en langues étrangères, nous ont au moins prouvé son utilité, aussi avions-nous hâte de le compléter par les notions de pathologie générale et de diagnostic que nous offrons aujourd'hui au public.

Était-il conforme au plan général de notre ouvrage d'aborder ici ces questions élevées de pathologie générale qui, s'adressant à la partie philosophique de la médecine, recherchent la nature, l'essence même de la maladie, et s'intitulent ici organiciennes et matérialistes, là-bas, vitalistes et spiritualistes ?

Nous ne l'avons pas cru. Ces doctrines, édifiées par de puissants esprits que l'ardeur de leur imagination entraîna au delà des limites de la vérité, se sont tour à tour écroulées, ne laissant d'autres traces de leur passage que les fameux exemples des erreurs auxquelles peuvent conduire, dans l'étude de la médecine, le dédain d'une observation patiente, minutieuse et exacte des faits cliniques, et l'absence du contrôle rigoureux et sévère de la méthode expérimentale.

Faudrait-il en conclure que les théories soient stériles, qu'elles ne soient propres qu'à égarer la science? Nous ne le croyons pas davantage; les théories répondent à ce besoin intime de généralisation qui nous dit que les milliers de détails révélés par l'observation obéissent à des lois immuables; notre esprit ne peut interpréter les faits, en déduire les rapports que par des théories, mais c'est à la clinique, et j'ajouterai volontiers à l'histologie, à nous fournir les bases sur lesquelles nous pourrons les édifier.

Entre une théorie et une doctrine, il est d'ailleurs des différences que Béhier avait parfaitement établies. Les *théories* ont dans la science un rôle purement temporaire; essentiellement perfectibles, elles sont des moyens et non un but, tandis qu'une *doctrine* doit être une synthèse répondant pleinement à tous les cas et les expliquant tous d'une façon démonstrative. Le jour où les doctrines seront possibles en médecine, la médecine prendra rang parmi les sciences exactes ; mais ce jour n'est point encore venu, et bien qu'en l'appelant de tous nos vœux, rappelons qu'actuellement la pratique médicale exige de nous non-seulement la méthode rigoureuse du savant, mais aussi le tempérament de l'artiste.

Dans ce livre nous étudions les processus généraux, les traits communs à toutes les maladies spéciales, nous les envisageons dans leur acception la plus large, sous leurs aspects les plus divers ; puis nous recherchons comment, un symptôme étant donné, il est possible, en s'appuyant sur ses caractères, sur les circonstances dans lesquelles il se produit, sur les phénomènes qui l'accompagnent, de lui accorder sa véritable signification, et de diagnostiquer la lésion initiale à laquelle il appartient.

Ce livre se divise en trois parties.

Première Partie. — *Processus communs.* — Inflammations. — Fièvres. — Gangrènes. — Hémorrhagies (épistaxis, hémoptysies, hématémèses, entérorrhagies, hématuries, métrorrhagies). — Plaies en général. — Accidents des plaies (septicémie, fièvre traumatique, infection purulente, etc...). — Brûlures. — Ulcères, etc...

Deuxième Partie. — *Tumeurs en général.* — 1° Étude des tissus normaux ; 2° Tumeurs bénignes

(kystes, lipomes, fibromes, angiomes, myomes, etc.);
3° Tumeurs à pronostic variable (chondromes, adénomes, sarcomes, lymphadénomes, etc.); 4° Tumeurs
malignes (épithéliome, carcinome); Diagnostic général
des tumeurs.

Troisième Partie. — *Étude des symptômes fournis
par les divers appareils et les diverses régions.* —
Paralysies (hémiplégie, paraplégie, etc.), convulsions,
contractures, délire, etc., toux, crachats, râles,
dyspnée, examen de la poitrine et du cœur, etc..., souffle cardiaque, etc... Dysphagie, vomissements, ictère,
diarrhée, constipation, entérorrhagie, etc., etc... Albuminurie, rétention d'urine, etc., etc... Dysménorrhée.
Leucorrhée, etc...

MANUEL

DE

PATHOLOGIE GÉNÉRALE

ET DE

DIAGNOSTIC

LIVRE PREMIER

PROCESSUS COMMUNS

INFLAMMATION

Phlegmasie (de φλέγω, je brûle).

L'inflammation est difficile à définir.

Il y a deux mille ans, Celse la définissait par ses quatre caractères cardinaux : *rubor, calor, dolor, tumor;* il y a seize ans, Follin la définissait à peu près de même : « état d'une partie rouge, chaude, tuméfiée, douloureuse et devenue le siége d'un travail particulier d'exsudation, ce dernier caractère sépare l'inflammation de la congestion simple. »

Les progrès de l'histologie ont fait abandonner ces définitions anatomiques, et on donne aujourd'hui le nom d'inflammation à *la série des phénomènes provoqués dans les tissus ou organes vivants par l'action d'un agent irritant physique ou chimique* (Ranvier et Cornil).

1

L'inflammation est une suractivité nutritive, provoquée par une excitation anormale, dite irritante, et caractérisée par la prolifération de quelques-uns des éléments anatomiques qui entrent dans la composition des tissus irrités, cellules et vaisseaux pour les tissus vasculaires (os, peau, tissu conjonctif, etc.), cellules seules pour les tissus non vasculaires (cartilages, cornée, cristallin).

Remarquons en outre que, dans tout tissu, vasculaire ou non, la *cellule étant le point de départ* de tous les actes nutritifs, c'est elle qui, dans l'inflammation, est la première atteinte.

Pathogénie. — Voici ce qui se passe dans les tissus que l'on irrite (1).

A. *Tissus non vasculaires* (cartilages, cornée). — 1º Les cellules augmentent de volume, leur noyau devient plus gros, leur protoplasma plus abondant ; 2º le noyau se divise, le protoplasmā se segmente pour former à chacun des nouveaux noyaux une masse distincte ; 3º plus tard encore les capsules cartilagineuses s'ouvrent, mettent en liberté les noyaux entourés de leur protoplasma qui constituent les cellules embryonnaires ; les vaisseaux des tissus vasculaires voisins envoient alors des prolongements dans ce tissu.

B. *Tissus vasculaires.* — Les altérations cellulaires sont les mêmes ; mais, de plus, l'irritation agissant sur les parois des vaisseaux y détermine des phénomènes importants longtemps considérés comme les phénomènes fondamentaux de l'inflammation : les petites artérioles se contractent, mais presque aussitôt elles se *dilatent* au point d'acquérir le double de leur diamètre, en même temps elles s'allongent ; les mêmes phénomènes, sauf l'élongation, s'observent sur les veines, mais y sont plus lents ; le courant sanguin, d'abord accéléré, présente bien vite quelques incertitudes dans sa marche, la colonne sanguine oscille, s'arrête momentanément ; enfin, survient une *stase complète*, les

(1) Les modes d'irritation sont très-variés : introduction d'un corps étranger, piqûre, etc.

vaisseaux sont dilatés régulièrement en forme de cylindre ou présentent de distance en distance des renflements fusiformes (*phase congestive ou hyperhémique*).

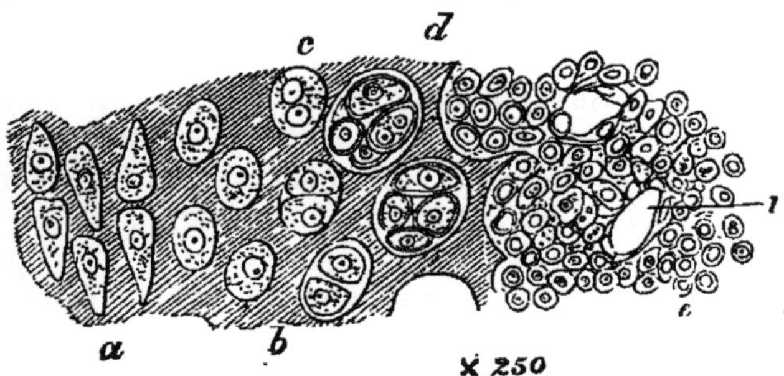

Fig. 1. — Cette figure, empruntée à Ranvier et Cornil, est destinée à montrer la prolifération des cellules dans les tissus non vasculaires enflammés. On peut la diviser en trois parties : la première, *a*, représente le cartilage normal; la deuxième, *b*, représente le cartilage enflammé; la troisième, *e*, représente le tissu embryonnaire.

a. Cellules normales du cartilage; elles sont formées d'un *noyau*, d'une masse de granulations dont l'ensemble porte le nom de *protoplasma*, et d'une enveloppe dite *capsule;* la substance au milieu de laquelle sont plongées ces cellules est désignée sous le nom de *substance fondamentale* (son caractère distinctif consiste à donner de la chondrine par la coction).

b, c, d. Cellules enflammées en voie de prolifération; on voit les cellules se gonfler, leur noyau devient plus gros, leur protoplasma plus abondant; bientôt le noyau se dédouble et le protoplasma forme une masse distincte à chacun des nouveaux noyaux.

e. Sous l'influence de cette prolifération des noyaux et de leur protoplasma, les capsules cartilagineuses éclatent et mettent en liberté ces noyaux entourés de leur protoplasma qui constituent les *cellules embryonnaires.* (Une cellule embryonnaire n'est donc qu'un noyau entouré d'une masse de protoplasma.)

i. Section d'un vaisseau qui, émanant des tissus vasculaires voisins, s'est engagé au milieu de ce tissu inflammatoire. — On remarquera que les parois de ce vaisseau sont composées de cellules embryonnaires.

C'est alors que survient un phénomène important celui de l'*exsudation* (1).

Exsudation. — L'exsudation consiste dans la sortie hors des vaisseaux de certains éléments du sang (globules blancs,

(1) L'exsudation sépare l'inflammation de la congestion simple.

plasma) (1) : *ce sont ces éléments qui constituent l'exsudat inflammatoire ;* si la fibrine y prédomine, il est dit *fibrineux* (tels sont les exsudats du phlegmon, de la pneumonie franche); si la proportion d'eau est plus considérable, il est dit *séro-fibrineux,* c'est ce que l'on observe dans les phlegmasies des séreuses (pleurésie, péricardite); s'il est mêlé aux produits ordinaires de la sécrétion des muqueuses, il est dit *muqueux,* c'est ce que l'on observe dans les inflammations catarrhales des muqueuses bronchique, nasale, vésicale, etc.

L'exsudat présente, relativement au tissu enflammé qui l'a formé, d'assez nombreuses *variétés de siége ;* s'il est épanchée à sa surface, il est dit *libre ;* s'il est infiltré dans les mailles de son tissu, il est dit *interstitiel,* enfin l'exsudat est dit *parenchymateux,* lorsqu'il est logé dans les éléments anatomiques mêmes des tissus enflammés (dans les cellules, les corpuscules osseux, etc.) (2).

En résumé, dans cette première phase de l'inflammation, *les cellules présentent une vitalité exagérée,* elles se multiplient et font aux vaisseaux des appels nutritifs excessifs, d'où résulte *l'exsudation.* Telle est la première phase de l'inflammation désignée par quelques auteurs sous le nom d'*irritation nutritive.*

A la fin de cette première phase l'inflammation peut avoir deux destinées différentes : A. la *résolution ;* B. la *formation de produits nouveaux.*

A. **Résolution.** — Elle consiste dans le *retour à l'état normal des parties enflammées (restitutio ad integrum).* L'exsudat se liquéfie, devient opalescent par la transformation graisseuse des cellules de formation nouvelle, puis il

---

(1) Et même de globules rouges dans certains exsudats hémorrhagiques.

(2) En Allemagne, on donne le nom d'*exsudat croupal* à celui qui est déposé à la *surface* des organes et surtout des muqueuses (Wagner, contrairement à l'opinion la plus répandue, n'admet pas qu'il soit formé par de la fibrine coagulée : il proviendrait d'une altération spéciale des épithéliums); on nomme *exsudats diphthéritiques,* ceux qui sont infiltrés dans la *trame* des tissus, dont ils déterminent souvent la nécrose par compression vasculaire. En somme, exsudat croupal correspond à exsudat libre, et exsudat diphthéritique à exsudat interstitiel.

se résorbe et disparaît, les vaisseaux reprennent leur état normal, l'épithélium se répare.

B. Formation. — Elle consiste dans la genèse d'éléments ou de tissus nouveaux. Ces éléments sont : 1° du *pus*; 2° des *néo-membranes;* 3° des *néoplasies;* 4° des *hypertrophies.*

1° Formation du pus ou suppuration.

La suppuration est le terme le plus ordinaire de l'inflammation, elle consiste dans la production d'un liquide blanchâtre, opalin, désigné sous le nom de *pus.*

Le *pus* se compose d'un liquide dans lequel flottent un grand nombre de globules ronds de $0^{mm},01$, formés par une masse de protoplasma granuleux, et par cinq ou six noyaux rendus visibles par l'acide acétique.

D'où provient le pus? D'après Conheim, les globules purulents ne sont que des *globules blancs du sang* sortis à travers les parois des vaisseaux; d'après Ranvier et Cornil, le pus provient soit des globules blancs du sang, soit plutôt d'une *prolifération cellulaire* (1).

Altérations du pus. — Lorsque le pus est jaunâtre, onctueux, d'une odeur fade, il est dit *louable* ou de bonne nature; mais il peut présenter de nombreuses altérations : ses globules peuvent subir la *transformation graisseuse*, la *transformation caséeuse.* C'est ce qui s'observe lorsque le pus a longtemps séjourné dans un abcès ou une cavité naturelle, la partie liquide se résorbe et les globules desséchés, graisseux, forment une masse d'un blanc jaunâtre comparable à du fromage : d'où lui est venu son nom de

---

(1) Voici comment ils expliquent sa production : une cellule est irritée, son noyau se divise et elle-même se segmente pour former deux cellules; mais si les matériaux nutritifs n'arrivent plus, la division des noyaux continue à s'effectuer, mais la cellule ne se divise plus; aussi voit-on des cellules contenir de deux à cinq noyaux. Elles prennent alors le nom de globules de pus et ne diffèrent des cellules embryonnaires que par le nombre de leurs noyaux ; de telle sorte que dans le pus récemment formé, à côté des cellules à noyaux multiples, c'est-à-dire des globules de pus, on en trouve constamment qui ne présentent qu'un seul noyau et qui sont des cellules embryonnaires.

caséeux; parfois même ils ·s'infiltrent de sels calcaires (*transformation calcaire*).

Par contre, le pus peut devenir *séreux*, aqueux, acide; c'est ce que l'on observe dans les abcès ossifluents, la partie liquide du pus augmente, elle renferme de l'acide lactique qui dissout le protoplasma des globules et met en liberté les noyaux (1).

2° **Formations conjonctives.**

L'inflammation engendre souvent des *tissus de formation nouvelle résultant de la prolifération des éléments du tissu conjonctif* (cellules plasmatiques et vaisseaux) (2).

Ces productions conjonctives portent le nom de **néo-membranes** lorsqu'elles se forment à la surface d'un organe ou d'une membrane, et de **sclérose** lorsqu'elles s'effectuent dans leur épaisseur.

Les *néo-membranes* peuvent vivre indéfiniment, ou bien leurs vaisseaux s'atrophient, leur tissu conjonctif devient fibreux, dur et se rétracte, établissant souvent des adhérences entre les deux feuillets d'une séreuse, etc. (pleurésie, etc.).

Les *scléroses* peuvent déterminer dans le parenchyme des organes (foie, rein, poumon) une production considérable de tissu conjonctif; plus tard ce tissu devient fibreux, il se rétracte, étouffe les éléments de l'organe malade qui s'atrophie et ne peut plus accomplir ses fonctions.

Tels sont l'évolution du processus inflammatoire et les désordres organiques qu'il engendre; de plus il altère le

---

(1) Parfois *la suppuration devient bleue.* Dumas attribue cette couleur à la formation d'acide cyanhydrique et à sa combinaison avec les sels de fer du sang de manière à réaliser le bleu de Prusse; d'autres explications ont été proposées. Quoi qu'il en soit, ces suppurations bleues n'ont pas de signification fâcheuse.

Comme complément de la suppuration, voyez *Abcès.*

(2) Les parois des capillaires se transforment en cellules embryonnaires, elles sont assez molles pour s'allonger ou se rompre et produisent ainsi de nouveaux vaisseaux disposés en anses, vaisseaux dont la fragilité explique les ruptures fréquentes (hématomes de la dure-mère, péricardite, pleurésie, vaginalite hémorrhagiques).

sang, il *augmente la proportion de la fibrine* qui, de 3 à 4 pour 100, s'élève à 8 ou 10 pour 100, et le nombre des globules blancs ou leucocytes (1).

Étiologie. — Les causes de l'inflammation sont de deux ordres : externes et internes.

1° *Causes externes.*— Ce sont les *traumatismes,* les *poisons,* les *venins* et aussi l'*action du froid ;* mais il faut remarquer que les pneumonies, rhumatismes, etc., dits *à frigore,* demandent chez le sujet qui en est atteint une prédisposition spéciale.

2° *Causes internes.* — Certaines maladies générales comprennent le processus inflammatoire parmi leurs manifestations, telles sont le *diabète,* le *mal de Bright,* la *goutte,* les *fièvres éruptives,* les *affections virulentes* (syphilis, morve, etc.), et ces inflammations reçoivent souvent le nom de *spécifiques.*

Symptômes.— L'inflammation détermine des symptômes locaux, généraux et fonctionnels.

Les *symptômes locaux* ne sont appréciables que sur les parties accessibles à la vue, ils comprennent :

1° La *rougeur* due à l'afflux du sang ;

2° La *tuméfaction* produite par la même cause et par l'exosmose vasculaire ;

3° La *chaleur,* résultant de l'activité circulatoire et nutritive ;

4° La *douleur,* liée à la compression ou à l'irritation des filets nerveux.

Les *symptômes généraux* consistent dans la *fièvre,* qui accompagne toute inflammation aiguë (à moins qu'elle ne soit très-légère) et qui est le symptôme le plus frappant et le plus constant des inflammations internes (pneumonie); elle peut manquer dans les inflammations chroniques (voy. *fièvre*).

Les *symptômes fonctionnels* varient naturellement avec l'organe affecté.

(1) On a attribué l'excès de fibrine à l'exaltation des phénomènes nutritifs au niveau des parties enflammées, et celui des leucocytes à leur production exagérée par les ganglions correspondants.

Marche et terminaison. — L'intensité variable des inflammations les a fait distinguer en *aiguë* et *chronique;* l'état intermédiaire porte le nom de *subaigu.*

Nous avons vu, dans la pathogénie, que l'inflammation peut se terminer par *résolution, suppuration, induration;* elle peut encore déterminer la *gangrène* des parties enflammées ou se terminer brusquement par *délitescence.*

Elle peut amener *la mort* à chacune de ses périodes, soit par l'intensité de la fièvre, soit par le trouble apporté au fonctionnement d'organes indispensables à la vie.

Traitement. — Au point de vue des indications thérapeutiques, il faut distinguer les inflammations viscérales ou internes des inflammations chirurgicales ou externes.

Les premières ne présentent par elles mêmes aucune indication thérapeutique définie (Jaccoud) : on doit se guider sur l'état général de l'organisme, sur les troubles fonctionnels, etc. Aussi le traitement ne peut-il être indiqué que dans l'étude spéciale de chacune de ces phlegmasies.

Mais il est un fait parfaitement démontré par la pathogénie, c'est que l'inflammation ne peut, quoi qu'on fasse, se résoudre avant que la phase d'irritation nutritive ait accompli son évolution naturelle : c'est donc une illusion que de croire à la possibilité d'enrayer ce processus, il faut seulement placer le malade dans des conditions qui lui permettent de suffire à ce travail.

Les *inflammations chirurgicales* ou *externes* présentent certaines indications générales : 1º On doit rechercher si l'inflammation n'est pas entretenue par une cause locale (corps étrangers, calculs, cils, etc.); qu'il faut se hâter de faire disparaître.

En outre, on peut combattre l'inflammation par des moyens locaux : 1º par les *émissions sanguines* comprenant l'application de sangsues, de ventouses scarifiées, de petites piqûres faites avec la pointe d'une lancette ; la saignée est plus rarement employée (1).

(1) On se rappellera que certaines inflammations à tendance gangréneuse survenues chez des sujets débilités ne doivent pas être traitées par les émissions sanguines

2° Par l'*élévation des parties enflammées* ; cette position favorable à la circulation des régions malades, diminue leur état congestif et exerce une heureuse influence sur tous les symptômes.

3° Les *débridements* sont les moyens les plus actifs ; en permettant aux parties enflammées de se gonfler sans obstacle, ils préviennent leur étranglement et dissipent la douleur.

4° Les *moyens pharmaceutiques* sont également d'un grand secours ; les plus usuels sont les émollients sous forme demi-solide (cataplasmes de fécule de pommes de terre, de farine de lin, etc.), ou liquide (fomentations, injections) ; ils sont surtout convenables au début, mais leur emploi prolongé favorise la stagnation des liquides.

Les *pommades mercurielles et belladonées* exercent également une influence favorable.

Les *topiques répercussifs* ont pour but de diminuer l'afflux sanguin en déterminant la contraction des capillaires : tels sont les réfrigérants, les styptiques, etc.

Le *traitement interne* est souvent indiqué, il consiste ordinairement dans les purgatifs salins ou le calomel à doses fractionnées.

ABCÈS (*abscedere*, écarter).

On donne le nom d'*abcès* à toute collection de pus dans une cavité de formation nouvelle. Si le pus s'est collecté dans une cavité naturelle comme la plèvre, il forme un *épanchement purulent*.

Les abcès présentent quatre variétés principales :

A. Abcès chauds ou phlegmoneux, succédant assez rapidement à une inflammation aiguë.

B. Abcès froids, à évolution lente, consécutifs à une inflammation chronique ou même nés en dehors d'un processus inflammatoire appréciable.

C. Abcès par congestion ; ces abcès, ordinairement engendrés par une lésion osseuse, se montrent plus ou moins loin de leur source (voy. *Abcès par congestion* in *Path. chirurgicale*, t. I, p. 99.)

D. **Abcès métastatiques**, collections purulentes développées dans les viscères ou dans les membres sous l'influence de l'infection purulente (voy. plus loin, *Infection purulente.*)

Nous ne décrirons donc ici que les abcès chauds et les abcès froids.

Abcès chauds ou phlegmoneux.

Ces abcès doivent leur nom à l'inflammation aiguë ou phlegmoneuse dont ils sont la suite immédiate.

Étiologie. — Les abcès chauds sont produits par une inflammation qui peut elle-même se développer sous deux ordres d'influences:

1° Elle est *primitive, spontanée*, c'est-à-dire survient sans causes appréciables. L'abcès est dit alors primitif ou idiopathique (1).

2° Elle est *consécutive à une autre altération*, l'abcès est alors secondaire ou consécutif.

Les abcès chauds secondaires sont de beaucoup les plus communs, ils résultent :

1° De l'*inflammation d'un organe voisin*, abcès formé autour de phlébites, du canal de l'urèthre enflammé, d'un os carié ou nécrosé, etc.

2° D'un *traumatisme accidentel* ou *chirurgical.*

3° De la *présence d'un corps étranger* solide ou liquide, venu du dehors ou formé dans l'intérieur de nos tissus (projectiles de guerre, calculs salivaires, urinaires, esquilles, etc.), ou liquides normaux sortis de leurs voies naturelles (urine, bile, sang, lait, matières stercorales, etc.) (2).

---

(1) Ce ne sera qu'avec réserve qu'on admettra la formation spontanée d'un abcès chaud, car il arrive souvent que l'irritation qui l'a produite s'est effacée au moment de l'examen.

(2) Ces abcès sont souvent désignés : d'après leur cause abcès urineux, stercoraux, etc.

4° On nomme *abcès critiques* ceux qui se forment d'une façon spontanée dans le cours ou le déclin de la fièvre typhoïde, des fièvres éruptives, à la suite de l'accouchement, etc.

Anatomie pathologique. — Il faut étudier : 1° le contenu de l'abcès ; 2° la cavité qui le renferme ; 3° son action sur les tissus voisins ; 4° son évolution.

Le *contenu de l'abcès* est du pus qui se présente sous divers aspects : au début il est séreux et sanguinolent, mais il devient rapidement épais, crémeux, onctueux ; on le dit alors *louable, phlegmoneux* ou *de bonne nature*, il peut être coloré par le sang, mêlé à des globules huileux, à des grumeaux, à des débris organiques, des gaz, de l'urine, etc. (1).

La *cavité* qui renferme le pus a une étendue et une forme très-variables : elle est irrégulière, anfractueuse, ses parois ont un aspect lisse, tomenteux et membraniforme résultant du refoulement des tissus infiltrés d'exsudats inflammatoires ; c'est cet aspect que l'on désignait jadis sous le nom de *membrane pyogénique*.

Action du pus sur les tissus voisins : 1° *sur les séreuses ;* lorsqu'un abcès se forme dans le voisinage d'une séreuse, le tissu sous-séreux s'épaissit, s'indure, la membrane elle-même s'enflamme et des *adhérences* s'établissent entre ses deux feuillets ; c'est ainsi que des collections purulentes intra-viscérales peuvent, sans se répandre dans la cavité séreuse, se frayer une voie à l'extérieur (2).

2° *Sur les os*, l'abcès voisin d'un os détermine souvent une périostite qui peut se résoudre ou se compliquer de l'ostéite ou de la nécrose de l'os sous-jacent.

3° Les *vaisseaux et les nerfs* supportent impunément le voisinage d'une collection purulente (3).

4° Les *muscles* sont tout aussi réfractaires à l'action du

(1) Le pus formé par le foie est roussâtre, celui du cerveau est jaunâtre.

(2) Récamier a utilisé ces adhérences séreuses par irritation de voisinage, dans son procédé pour l'ouverture des kystes hydatiques du foie.

(3) On cite quelques cas de gros vaisseaux, artères et veines, ulcérés par le contact d'une collection purulente (Breschet, Liston).

pus : c'est par une rare exception que leurs fibres sont atteintes de myosite ou que leurs tendons s'exfolient.

5° Tout abcès chaud détermine l'*infiltration séreuse et 'œdème du tissu cellulaire* qui l'entoure.

Symptômes et Diagnostic. — La formation du pus s'annonce par l'exagération de la chaleur, de la tension, par des douleurs plus vives, des élancements et de petits frissons irréguliers ; l'abcès formé, il survient une détente générale, la douleur est remplacée par une pesanteur incommode, et la rénitence de la tumeur fait place à une mollesse et à une fluctuation caractéristiques.

La *fluctuation* est le signe le plus certain de l'existence d'une collection purulente ; c'est une sensation particulière donnant l'idée du déplacement d'un liquide qui est perçue à l'aide des deux mains ou de deux doigts : l'un presse, 'autre est soulevé. Dans certaines régions, le déplacement des parties molles peut donner une fausse sensation de fluctuation (1) ; lorsque l'abcès est profond, la fluctuation est vague, difficile à apprécier, et, pour la percevoir, les mains devront être placées à la plus grande distance possible l'une de l'autre.

Si l'abcès est petit ou s'il est profondément placé (vagin, pharynx), pressez son sommet avec un seul doigt, puis cessez brusquement la pression, le doigt sera repoussé par le liquide qui reprend sa place (*choc en retour*, Lisfranc).

En cas de doute, la *ponction exploratrice*, pratiquée avec un appareil aspirateur, sera très-utile (2).

---

(1) C'est surtout ce que l'on observe sur le dos du pied au niveau du muscle pédieux ; pour se mettre à l'abri de cette erreur, on cherchera la fluctuation parallèlement à la direction des fibres musculaires.

Les *kystes*, les *lipomes* peuvent donner de la fluctuation, mais ils ne sont pas précédés de symptômes inflammatoires.

(2) On cite plusieurs cas d'erreurs de diagnostic commises entre des abcès et des anévrysmes : ceux-ci sont pulsatiles, animés de bruits de souffle, mais ces caractères peuvent se rencontrer sur les abcès voisins de gros troncs artériels ; de plus, un anévrysme peut déterminer l'inflammation et la suppuration du tissu cellulaire qui l'avoisine. Quoi qu'il en soit, lorsqu'on veut porter le bistouri sur une tumeur voisine d'une artère, il faut prendre des précautions spéciales.

Marche. — Abandonné à lui-même, l'abcès a toujours de la tendance à se porter vers l'extérieur. Est-il *superficiel,* la peau ou la muqueuse qui le recouvrent se soulèvent de plus en plus, s'amincissent (plutôt par absorption des éléments anatomiques que par distension) au point de laisser voir la coloration jaunâtre du pus, puis elles se perforent et le pus s'évacue ; mais *si l'abcès est profond,* les aponévroses, les muscles rendent difficiles sa marche vers l'extérieur, le pus s'insinue dans les interstices cellulaires du voisinage, décolle les muscles et fuse plus ou moins loin (*fusées purulentes*) en entraînant de sérieux désordres.

Quoi qu'il en soit, lorsque le pus est évacué, spontanément ou par la main du chirurgien, la *cicatrisation* peut se faire de trois manières :

1° Les parois de l'abcès se rapprochent et se réunissent ; c'est la reunion par première intention, elle est assez rare.

2° Elles se recouvrent de bourgeons charnus qui, après un laps de temps, toujours assez long, se fusionnent et se cicatrisent.

3° Dans certains cas, soit par la persistance de la cause, soit par un obstacle au rapprochement de ses parois (abcès de l'anus, de l'aisselle), l'abcès reste *fistuleux.*

L'évacuation du pus n'est pas indispensable à la guérison d'un abcès ; parfois ses parties liquides se résorbent, il ne reste qu'une masse compacte et caséeuse.

Pronostic. — Il ne se prête pas à des considérations générales, tant il varie suivant la nature, le siége et l'étendue de l'abcès.

Traitement. — *Tout abcès doit être ouvert ;* on a, je pense, complétement abandonné l'usage des caustiques dans l'ouverture des abcès superficiels (leur emploi n'est conservé que pour l'ouverture des abcès viscéraux) ; les ponctions avec l'appareil aspirateur ne donnent pas de bons résultats, car le pus se reproduit presque infailliblement ; c'est donc au bistouri qu'il convient d'avoir recours (1).

(1) On peut diminuer ou éteindre momentanément la sensibilité de la région sur laquelle on va porter l'instrument, en la soumettant pendant quelques minutes aux pulvérisations d'éther pratiquées avec l'appareil de Richardson.

L'ouverture se pratique soit par une ponction que l'on élargit, soit par des incisions successives, faites couche par couche (1).

L'abcès ouvert, on place dans l'ouverture une mèche formée de quelques filaments de laine enduits de cérat, afin de prévenir la réunion des bords de la plaie ; en même temps on recouvre d'un cataplasme la région enflammée, et, soit par une compression méthodique, soit par la position, soit par l'emploi de tubes à drainage, soit par des contre-ouvertures, *on prévient la stagnation du pus* dans les anfractuosités que peut présenter le foyer purulent.

Si la cicatrisation tarde à se produire, il y a lieu de craindre qu'elle ne soit entretenue par une disposition anatomique (abcès de l'aisselle, du creux ischio-rectal), ou par un corps étranger.

Abcès froids.

On donne le nom d'abcès froids à des collections purulentes qui se forment sourdement, presque sans douleur, dans le tissu cellulaire.

Ces abcès sont : 1° les uns, *idiopathiques*, c'est-à-dire indépendants de toute autre altération (osseuse, articulaire, etc.), c'est à eux que s'applique notre description.

2° Les autres, *symptomatiques*, c'est-à-dire liés à une maladie des os, des articulations ; les abcès froids symptomatiques sont décrits sous le nom d'*abcès par congestion* (voy. *Pathologie chirurgicale*, t. I, p. 99).

Pathogénie. — Au lieu de se produire comme les abcès chauds sous l'influence de causes locales et directes, les abcès froids se rattachent à un *mauvais état général ;* on les observe chez les gens débilités par la misère, la fatigue, les privations, par une maladie antérieure, etc. Souvent, d'ailleurs, une cause locale, telle que contusion, frotte-

---

(1) Lorsque l'abcès est voisin de gros troncs vasculaires ou nerveux, il faut redoubler de précautions et inciser sur la sonde cannelée les divers tissus qui recouvrent l'abcès.

ments répétés, provoque leur apparition (1) : habituellement superficiels, ils s'observent surtout dans les régions
abondamment pourvues de tissu cellulo-graisseux.

Anatomie pathologique. — Le *pus* des abcès froids est
mal lié, séreux, il ressemble à du petit lait trouble et tient
en suspension des grumeaux caséeux ; exposé à l'air, il
s'altère promptement et exhale une odeur fétide.

Les *parois* de l'abcès sont régulières, lisses et tapissées
par cette membrane pyogénique, longtemps regardée
comme l'organe sécréteur du pus, et dont nous avons indiqué la nature (voy. *Abcès chaud*), le tissu cellulaire
voisin est épaissi et infiltré.

Symptômes. — Le *début* des abcès froids est souvent
peu appréciable, car ils n'éveillent que peu ou point de réaction inflammatoire ; c'est *un engorgement de prime abord
fluctuant* ou qui ne tarde pas à le devenir ; à ce niveau, la
peau a conservé sa couleur et tous ses caractères.

Le nombre des abcès froids est variable ; il n'en existe souvent qu'un seul ; ses dimensions offrent d'assez nombreuses
variétés ; il en est qui atteignent le volume de la tête d'un
fœtus.

Marche. — Une fois formés, ces abcès ont des destinées
variables :

1° Ils *persistent indéfiniment* sans troubler notablement
la santé de l'individu qui en est atteint ;

2° Ils *se résorbent et disparaissent ;*

3° Ils *s'ouvrent à l'extérieur ;* la peau qui les recouvre
devient tendue, luisante, violacée ; elle s'amincit, se perfore, le pus s'évacue (parfois une poussée inflammatoire
accélère la perforation de la peau) et continue à couler
longtemps, car le recollement des parois est moins rapide
que dans les abcès chauds. Il n'est point rare d'observer,
trois ou quatre jours après l'ouverture du foyer, une dou-

---

(1) Chez les jeunes soldats, faibles et non encore habitués aux exercices
militaires on voit souvent des abcès froids se développer sur le cou, les
épaules, l'avant-bras, c'est-à-dire dans les régions pressées par le sac, le
fusil, etc.

leur locale accompagnée de symptômes généraux, ce sont les signes d'une *inflammation des parois du foyer*.

Une complication bien plus fréquente est l'*infection putride* ou *septicémie*, véritable intoxication produite par la décomposition du pus au contact de l'air.

Diagnostic. — *Un abcès froid est une tumeur molle , fluctuante, circonscrite , indolente, recouverte d'une peau amincie et violacée ;* l'absence de phénomènes inflammatoires le distingue d'un abcès chaud.

L'*examen du squelette* indique si l'abcès froid est idiopathique ou symptomatique. ·

Traitement. — Les abcès froids réclament d'abord une médication interne capable de modifier l'état de l'organisme qui les a engendrés et de lui donner une résistance qui lui permette de suffire aux frais d'une suppuration longue et abondante.

Le *traitement général* consiste dans l'emploi des toniques (vin de quinquina, iode, préparations ferrugineuses,etc.)

Le *traitement local* consiste en procédés divers, dont la valeur est difficile à apprécier.

On a cherché, par la *compression* et les *vésicatoires volants répétés* (Velpeau), à obtenir la résolution des abcès froids ; ces tentatives sont habituellement infructueuses.

Il est préférable d'ouvrir l'abcès dès qu'il est reconnu ; cette ouverture a été pratiquée avec les *caustiques* (pâte de Vienne et chlorure de zinc), avec les *trocarts capillaires* (ponctions sous-cutanées, ponctions avec les appareils aspirateurs) et enfin avec *le bistouri ;* l'ouverture peut être étroite ou large ; dans quelques cas, on a traversé l'abcès avec un séton, avec un tube à drainage, souvent on a cherché à modifier la vitalité de ses parois par des *injections* iodées ; dans d'autres, on a dû recourir à l'*incision* d'une peau amincie et violacée, dont le peu de vitalité était un obstacle à la cicatrisation.

La diversité de ces procédés prouve combien cette cicatrisation est parfois difficile à obtenir.

FIÈVRE (PYREXIE, πὺρ, feu).

La fièvre est un état pathologique dont les symptômes constants sont une augmentation de la combustion et de la température organiques et dont les symptômes plus variables sont des désordres dans la circulation, la nutrition et l'innervation.

Pathogénie. — On connaît les conditions dans lesquelles se produit la fièvre, mais on ignore le mécanisme de son développement.

La fièvre se produit : 1° Dans toutes les *inflammations aiguës;*

2° Dans les *fièvres éruptives;*

3° Dans la *fièvre typhoïde*, le *typhus;*

4° Dans les *intoxications paludéennes* (fièvres de marais, intermittentes, etc.), la *dysentérie*, le *choléra;*

5° Dans les *affections virulentes ou septiques* (morve, charbon, syphilis, infiltration d'urine, septicémies, etc.);

6° Sans cause bien appréciable (fièvre éphémère).

Les *théories pathogéniques de la fièvre* (qui ne sont que des hypothèses) sont au nombre de deux principales :

1° La *théorie nerveuse*, d'après laquelle la cause de la fièvre agissant sur le grand sympathique, déterminerait d'abord l'excitation des nerfs vaso-moteurs et par suite le resserrement des vaisseaux, ce qui produirait le frisson, puis la paralysie de ces mêmes nerfs vaso-moteurs et par suite la dilatation des vaisseaux, une activité plus grande des combustions organiques en rapport avec l'afflux plus considérable du sang et, comme conséquence, l'augmentation de chaleur.

2° La *théorie humorale* qui suppose que l'agent fébrile agit d'une façon inconnue sur le sang pour déterminer l'accroissement des combustions et de la chaleur.

Caractères. — L'état fébrile se caractérise par des symptômes qui peuvent se grouper sous quatre chefs : A. *Désordres de la calorification;* B. de la *nutrition;* C. de la *circulation;* D. de l'*innervation* (Jaccoud).

A. Désordres de la calorification. — Lavoisier a démontré que la vie est une combustion de nos tissus aux dépens de l'oxygène absorbé par les poumons, oxygène qui, brûlé, est exhalé également par les poumons sous forme d'acide carbonique (1).

La température de notre corps est la résultante de cette combustion, diminuée de la chaleur perdue par évaporation à la surface de la peau et des poumons ; cette température est, à l'état normal, presque constamment la même (2) ; elle est de 37°,2 dixièmes à 37°,5, elle peut, pendant le travail digestif ou à la suite de violents efforts musculaires, atteindre 37°,8 ; mais *une température de 38 degrés indique un état fébrile* (3).

Marche. — Le cycle thermique présente trois périodes : ascension, état, terminaison. Ces trois périodes sont souvent désignées sous les noms de période *d'invasion* ou *d'augmentation*, de période *d'état* ou *d'acmé*, et de période de *déclin* ou de *défervescence*, remplacée dans les cas funestes par la période *agonique*.

1° *L'ascension* de la température peut se faire *brusquement ;* en quelques heures ou en un jour et demi elle atteint le degré le plus élevé auquel elle doit arriver (c'est ce que l'on observe dans les fièvres intermittentes, la scarlatine, la variole, la pneumonie franche) ; *graduellement, mais d'une façon régulière* (fièvre typhoïde) (4) ; *graduellement et d'une façon irrégulière* (rhumatisme, pleurésie, péricardite).

(1) La cause véritable de l'élévation de la température dans la fièvre est l'augmentation des actes physico-chimiques qui s'accomplissent dans la substance organisée et qui produisent de la chaleur (Vulpian).

(2) Car si la combustion augmente, l'évaporation s'élève dans les mêmes proportions.

(3) Cette température est appréciée à l'aide d'un thermomètre spécial placé dans l'aisselle ou, plus rarement, dans le rectum : la boule du thermomètre doit être bien engagée dans le fond de l'aisselle, le bras rapproché du corps, le thermomètre doit être laissé en place au moins dix minutes et on le consulte sans le déranger ; on se servira toujours du même instrument chez le même malade et les résultats, recueillis autant que possible deux fois par jour, sont inscrits sur un papier rayé.

(4) C'est ainsi que pendant cinq ou six jours on constate que la température est, chaque jour, d'un demi-degré plus élevée que la veille.

2° La *période d'état* présente les plus grandes variétés :
tantôt la température maxima n'est observée qu'une, deux
ou trois fois (fièvre
éphémère , intermit-
tente, érysipèle, etc.);
tantôt on constate cha-
que soir, pendant plu-
sieurs jours de suite, à
peu près la même tem-
pérature, avec, chaque
matin, la même rémis-
sion de quelques dixiè-
mes de degré (pneu-
monie franche, vario-
le) (1), tantôt enfin les
oscillations quotidien-
nes sont de plusieurs
degrés (fièvre hectique,
pyémie, etc.).

3° La *période termi-
nale* diffère suivant que
le malade guérit ou
meurt.

S'il guérit, la dé-
croissance peut être
brusque ; en vingt-qua-
tre heures la tempéra-

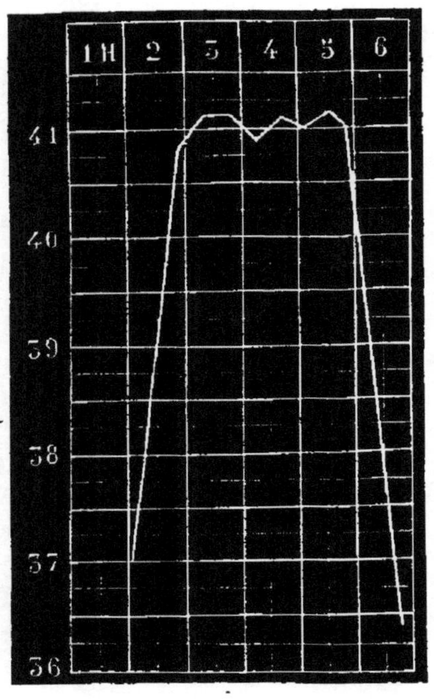

FIG. 2. — Accès de fièvre intermittente
commençant à une heure, terminé à
six heures.

ture tombe de plusieurs degrés et revient ainsi au chiffre
physiologique (37°) ou même au-dessous : c'est la défervescence qui correspond aux crises des anciens ; ou bien elle
est *graduelle*, et c'est par des oscillations rétrogrades, qui
comprennent de six à neuf jours, que le malade revient à sa
chaleur naturelle (2).

Si le malade doit mourir la température s'élève constamment, au point d'atteindre 41, 42 et même 42°8 (3).

(1) Jaccoud lui donne le nom de *fastigium à oscillations stationnaires.*

(2) Pendant la convalescence la température est normale, mais très-sujette
à s'élever fortement sous l'influence de la fatigue, de la nourriture (*febris
carnis* des anciens).

(3) A peine constate-t-on une légère rémission matinale ; certains accidents

Après la mort, la température s'abaisse rapidement pour se mettre de niveau avec celle de l'atmosphère ; mais, dans quelques cas (tétanos, choléra) elle continue à s'élever pendant au moins une heure (1).

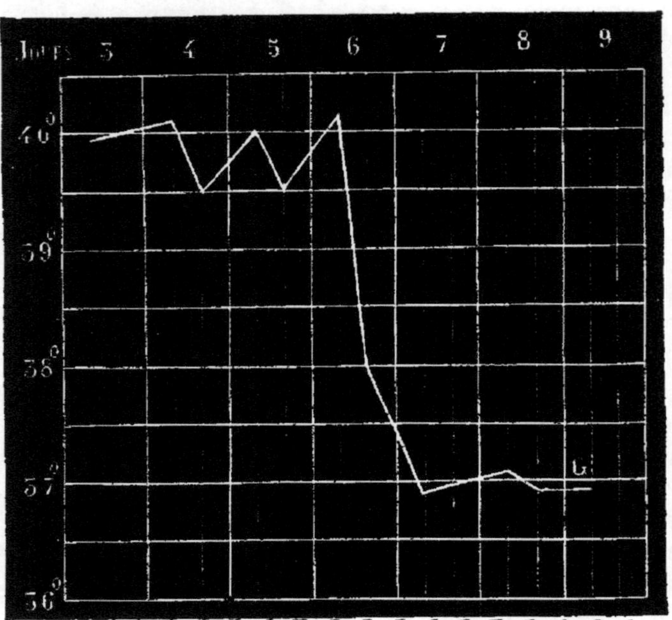

Fɪɢ. 3. — Exemple de décroissance brusque de la température dans un cas de pneumonie terminée par guérison. — Les troisième, quatrième, cinquième et sixième jours, la température oscille autour de 40 degrés ; le septième jour elle tombe à 37 degrés, c'est-à-dire à la température normale ; elle s'y maintient le huitième ; le neuvième jour la guérison est définitive.

L'étude de la température, mise en honneur par Wunderlich, fournit au pronostic et même au diagnostic de très-utiles renseignements (2) ; on sait, par exemple, que si la

comme les hémorrhagies, les perforations intestinales, peuvent faire baisser brusquement la température, sans que pour cela, le pronostic soit, tant s'en faut, adouci.

(1) Ce que l'on a attribué aux modifications subies par le tissu musculaire (rigidité cadavérique), à la continuation des phénomènes chimiques, etc.

(2) On sait combien est souvent difficile le diagnostic d'une fièvre typhoïde à ses débuts ; l'examen de la température fournit ici de précieux renseigne-

chaleur se maintient à 40 ou 41 degrés avec une très-faible rémission matinale, la mort est certaine en peu de jours; la vie se prolonge davantage si la rémission matinale est très-accentuée; une température de 42 degrés amène fatalement la mort. Enfin la température étant le miroir le plus fidèle de la fièvre, les renseignements qu'elle fournit ont plus de valeur que ceux tirés de la fréquence du pouls.

B. Troubles de la circulation. — L'augmentation dans la fréquence et la force des battements du cœur et du pouls a été longtemps considérée comme étant le symptôme le plus important de la fièvre ; la fréquence du pouls, qui de 60 à 65 pulsations, chiffre normal chez l'adulte, s'élève à 80, 100, 140, est en effet un signe facile à constater et d'une grande valeur, mais moins positif que celui fourni par la température (1). On sait, en effet, qu'une foule de circon-

ments puisqu'elle présente une marche lente et régulièrement ascendante marche si régulière que Wunderlich a avancé que :

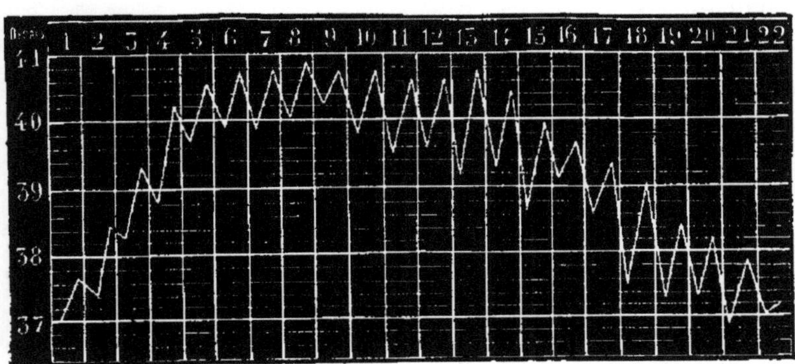

FIG. 4. — Exemple de la marche de la température dans un cas de fièvre typhoïde, du premier au vingt-deuxième jour.

1° Toute maladie qui, au premier ou au second jour de son évolution, offre une température de 40 degrés *n'est pas une fièvre typhoïde;*

2° Toute maladie qui, au soir du quatrième jour n'a pas atteint 39°,5 *n'est pas une fièvre typhoïde* (voy. FIÈVRE TYPHOÏDE dans mon *Manuel de pathologie interne,* 2ᵉ édit , p. 611).

(1) En général l'accélération du pouls et l'élévation de la température marchent de compagnie ; cependant il est des exceptions : ainsi, dans les méningites, le pouls peut ne pas être fréquent alors que la température est très-élevée (Jaccoud).

stances peuvent déterminer l'accélération du pouls (émotion, exercices musculaires, boissons alcooliques, etc.) (1).

C. **Troubles de la nutrition.** — Ils se révèlent par l'*amaigrissement*, qui est la conséquence forcée de la fièvre et qui tient à deux causes : 1° à des *troubles digestifs*, car l'individu atteint de fièvre n'a plus d'appétit (*anorexie*), souvent même il est atteint de nausées et de vomissements ; 2° à l'*activité spéciale de la combustion organique*, les tissus brûlent plus qu'ils ne réparent, et cela à un tel point que le malade peut perdre un kilogramme de son poids en vingt-quatre heures.

Les *sécrétions* sont troublées, l'*urine* est rouge, rare, sa densité est accrue, elle renferme *plus d'urée* (de 35 à 50 grammes en vingt-quatre heures au lieu de 30 grammes, chiffre physiologique) et beaucoup *moins de chlorures* (de 1 à 5 grammes au lieu de 11 grammes, chiffre normal) ; ces altérations sont la conséquence directe de la combustion fébrile.

La sécrétion du *suc gastrique* et du *suc intestinal* est diminuée, aussi la constipation est-elle habituelle ; la sueur, diminuée dans la première période, y est ensuite accrue souvent au moment où la température diminue (2).

D. **Troubles de l'innervation.** — La fièvre s'accompagne à divers degrés de *frissons* (3), courbature, malaise, céphalalgie, insomnie, de délire, de soubresauts dans les tendons, de convulsions (4). Ces divers phénomènes, fort variables d'ailleurs dans leur intensité et même dans leur existence, sont le résultat de la perturbation que la fièvre jette dans les fonctions du système nerveux.

(1) L'accélération du pouls dans la fièvre est-elle la conséquence de l'élévation de la température, des changements survenus dans le calibre des capillaires ? On l'ignore (voyez plus loin l'article consacré à l'étude du pouls).

(2) Les *sueurs abondantes* constituent un caractère important de la fièvre soit qu'elles terminent l'accès comme dans les fièvres intermittentes, soit qu'elles se manifestent vers le matin, c'est-à-dire au moment où la température fébrile s'abaisse, comme chez les phthisiques.

(3) Le frisson fébrile est une sensation subjective, car il coïncide avec l'élévation de la température ; il ne se produit même que lorsque cette élévation est longue et très-notable.

(4) Les convulsions sont surtout fréquentes chez les enfants.

Marche de la fièvre. — La fièvre présente des types variés et en rapport avec la nature de sa cause. Dans une étude générale, on ne peut avoir en vue que sa marche, qui est *intermittente, rémittente, subcontinue* ou *continue.*

La *forme intermittente* se présente sous forme d'accès, dans l'intervalle desquels la température redevient normale. Les fièvres palustres présentent le type le plus parfait des fièvres intermittentes, que l'on observe aussi chez les phthisiques, dans l'infection putride, etc.

La *forme rémittente* est caractérisée par une fièvre qui présente des rémissions très-marquées, sans cependant revenir au chiffre physiologique : c'est ce qui la distingue de la forme intermittente.

La *forme subcontinue* est une fièvre rémittente dans laquelle l'écart entre le maximum et le minimum quotidiens n'est que de quelques degrés (pneumonie, rhumatisme, etc...).

La *forme continue* est, ainsi que son nom l'indique, caractérisée par une température qui présente chaque soir le même degré, avec une rémission matinale à peine marquée et encore plus faible que dans la forme subcontinue (fièvre typhoïde).

Diagnostic. — Il comprend deux points : A. *Reconnaître la fièvre.* — B. *Remonter à sa cause.*

A. Rien n'est plus facile que de *reconnaître l'existence de la fièvre :* l'élévation de la température au-dessus de 38 degrés permet à elle seule d'affirmer l'état fébrile ; nous ne reviendrons donc pas sur tous les autres caractères de la fièvre.

B. **Reconnaître la cause de la fièvre.** — Il n'y a pas longtemps encore, on divisait les fièvres en deux groupes : les unes se rattachaient à des lésions traumatiques ou organiques appréciables, c'étaient les *fièvres symptomatiques ;* les autres survenaient sans lésion appréciable, c'étaient les *fièvres essentielles.*

De nos jours, un grand progrès a été accompli dans la connaissance pathogénique de la fièvre ; on sait, en effet, que *toute fièvre est le résultat d'une intoxication,* c'est-à-dire de la pénétration d'un principe toxique dans le sang (Maisonneuve, Billroth, Verneuil).

Les principes toxiques qui développent la fièvre par leur pénétration dans le torrent circulatoire sont très-nombreux.

1° Les uns naissent à *la surface d'une plaie* (voy. fièvre traumatique, infection putride, septicémie, infection purulente, érysipèle, anthrax, furoncle, abcès, etc.).

2° D'autres, de nature tout à fait spéciale, se transmettent par contagion et se révèlent, en général, par des *éruptions* très-caractéristiques, fièvres éruptives (rougeole, scarlatine, variole, syphilis, pustule maligne, diphthérie, morve, etc.).

3° D'autres sont probablement engendrés par des *décompositions organiques ou végétales* (1); ces poisons, quels qu'ils soient, ont besoin pour se développer d'un terrain spécial et, chose bien remarquable, il en est qui, ordinairement, ne frappent qu'une seule fois le même individu, telles sont les fièvres éruptives, la fièvre typhoïde, la syphilis.

Aucun de ces poisons n'a été isolé d'une manière bien certaine; on a cependant trouvé dans le sang des gens atteints de fièvre, des *spores, vibrions* et *bactéries* (Davaine) qui paraissent agir à la manière des ferments, ou encore une substance spéciale que l'on a désignée sous le nom de *septine* et qui serait un véritable poison.

Cela dit, voici quelques indications qui pourront vous faire reconnaître à quoi se rattache la fièvre.

A. Dès que vous constatez un état fébrile, recherchez-en d'abord le point de départ dans une *lésion extérieure ou viscérale.*

Si le malade présente un *phlegmon*, un *abcès*, un *furoncle*, une *adénite*, une *plaie*, une *brûlure*, c'est bien probablement à ces lésions que se rattache la fièvre; il faut, bien entendu, qu'il existe un certain rapport entre l'étendue, la profondeur de la lésion extérieure et le mouvement fébrile. Si la plaie, quelle qu'en soit la nature, présente un mauvais aspect et si la fièvre est intense, prolongée, méfiez-vous : elle n'est pas engendrée par la plaie elle-même, mais par un nouveau poison qui, né de la plaie, infecte l'organisme (voy. septicémie, infection purulente, etc.).

S'il n'existe pas de lésion extérieure, *vous passez à l'examen des viscères et surtout à celui de la poitrine* (2). L'examen de la gorge vous permettra de constater, soit une *amygdalite*, soit une *angine*, simple ou diphthéritique; celui de la poitrine vous révèlera l'existence de *tubercules pulmonaires*, d'une *pneumonie*, d'une *pleurésie;* dans d'autres cas, vous reconnaîtrez une *métrite*, une

____

(1) Mais ce n'est encore là qu'une hypothèse; tels sont : la fievre typhoïde, le typhus, les fièvres intermittentes, la dysentérie, le choléra, etc.

(2) Rappelez-vous que la brusque invasion de la fièvre chez un adulte, et surtout chez un vieillard, est bien souvent le reflet d'une pneumonie ou d'une pleurésie. Votre premier soin sera donc d'examiner la poitrine (voyez *Examen de la poitrine*, dans le deuxième fascicule de cet ouvrage).

orchite, un *rhumatisme*. D'ailleurs le malade appelle de lui-même votre attention sur l'organe malade ; ou bien, presque à première vue, vous reconnaissez la nature du mal. Ainsi, voici un jeune homme, pâle et amaigri, qui vous dit qu'il tousse depuis longtemps, il a, ou non, craché du sang, il perd ses forces, il a des sueurs nocturnes : votre premier soin sera d'examiner le sommet des poumons, puisque certainement vous y trouverez des *tubercules*.

Ailleurs, ce sera un adulte, un vieillard qui, la veille, ou en tous cas depuis peu de jours, a été brusquement pris de frisson, d'un point de côté, de toux, son visage est animé ; auscultez-le : vous constatez une *pneumonie* ou une *pleurésie*.

Ou encore, voici un individu immobile dans son lit, rouge ou au contraire très-pâle, il est en proie à une fièvre ardente, couvert de sueurs profuses à odeur fétide, il souffre beaucoup d'une ou plusieurs jointures ; vous les examinez et les trouvez gonflées, rouges, douloureuses, c'est un *rhumatisme articulaire ;* auscultez le cœur pour rechercher s'il n'existe pas en même temps une *endocardite* ou une *péricardite*.

Lorsque la fièvre est sous la dépendance de la *syphilis*, de la *pustule maligne*, de la *morve*, les lésions cutanées sont en général assez appréciables pour permettre d'éviter l'erreur. La *dysentérie* est assez remarquable par ses selles nombreuses et sanglantes, et la *diphthérie* par les fausses membranes qui envahissent la gorge et le larynx (angine couenneuse et croup) pour que nous n'insistions pas sur leur diagnostic.

-B.- Si vous n'avez constaté aucune lésion extérieure ou viscérale, vous devez songer à une *fièvre éruptive*, à la *fièvre typhoïde*, à l'*embarras gastrique*, à une *méningite*, à la *grippe* et, si vous exercez dans un pays marécageux, à la *fièvre intermittente*, etc.

Parfois il existe une *épidémie* de fièvres éruptives, de grippe, de fièvre typhoïde, et par ce fait, votre attention est attirée dans ce sens.

S'agit-il d'une *fièvre éruptive*, vous savez que le début de la *rougeole* est remarquable par le catarrhe de diverses muqueuses (larmoiement, coryza, bronchite), celui de la *scarlatine* par le mal de gorge, celui de la *variole* par les douleurs lombaires ; bientôt l'éruption lèvera tous les doutes.

La *fièvre typhoïde* et l'*embarras gastrique* présentent de nombreux points de ressemblance ; la marche de la température vous permettra de les distinguer. De plus, administrez trois ou quatre cueillerées de sirop d'ipéca : vous verrez qu'après les vomissements l'embarras gastrique se dissipe rapidement, tandis que la fièvre typhoïde continue sa marche. *La phthisie aiguë, les méningites simple et tuberculeuse, l'endocardite ulcéreuse* se traduisent également par une fièvre vive et, à leur début, il n'existe pas de ces symptômes éclatants qui caractérisent immédiatement une maladie ; aussi peut-on les confondre soit entre elles, soit avec la fièvre typhoïde (voy. leur diagnostic dans ma *Path. interne*, 2e éd.).

La *grippe* (fièvre muqueuse, catarrhale, influenza) se présente avec les allures d'une bronchite grave ou d'une broncho-pneumonie ; le catarrhe frappe à la fois les muqueuses oculaire, nasale, laryngée, bronchique ; il existe en même temps une céphalalgie violente, des douleurs rhumatoïdes, une fièvre vive. La grippe règne sous forme épidémique, en général bénigne, elle est très-grave chez les vieillards.

Parfois les enfants, les adolescents sont atteints, sans cause appréciable ou à la suite de fatigues, d'insolation, d'un mouvement fébrile qui se dissipe en vingt-quatre ou vingt-huit heures ; souvent sa fin est annoncée par une éruption d'herpès sur les lèvres ou le nez, cet état est désigné sous le nom de *fièvre éphémère* et n'est peut-être qu'un embarras gastrique.

L'*embarras gastrique* est caractérisé par une fièvre qui est de prime abord assez intense : la langue est sale, il y a des envies de vomir, etc. ; cette fièvre se prolonge trois ou quatre jours, sept ou huit au maximum (*fièvre synoque* des anciens), un vomitif en est le remède par excellence.

Si vous exercez dans un pays marécageux, il faut songer à une *fièvre intermittente* et administrer de la quinine au premier frisson ; d'ailleurs la régularité remarquable des trois stades de la fièvre, de l'apyrexie, du retour des accès vous démontreront bientôt qu'il s'agit du poison palustre (1).

Traitement. — La fièvre pouvant être l'expression de maladies fort diverses n'est pas par elle-même la source unique des indications, c'est à sa cause qu'il faut s'attaquer : « *sublatâ causâ, tollitur effectus.* »

Cependant, dans certains cas, il faut chercher à diminuer l'exagération des combustions organiques, c'est ainsi que le *sulfate de quinine* trouve, même en dehors des fièvres intermittentes, de nombreuses applications, que les *bains*

---

(1) Il est une remarque importante : c'est que dans les pays marécageux, vous devez, presque chaque fois que vous constatez de la fièvre, donner du sulfate de quinine, sous peine de vous exposer à voir l'affection fébrile, quelle qu'elle soit, prendre tout à coup un caractère pernicieux.

froids (ou tièdes) prolongés peuvent rendre dans la fièvre typhoïde de grands services, etc.

CONGESTION. — HYPERHÉMIE

On donne le nom de congestion ou d'hyperhémie à la présence d'une quantité anormale de sang dans une région ou dans un organe. La congestion se distingue de l'*hémorrhagie* en ce que le sang n'a point quitté les vaisseaux, et de l'*inflammation* en ce que les tissus péri-vasculaires ne présentent aucune altération nutritive (Jaccoud).

Le fonctionnement régulier d'un organe exige un équilibre parfait entre l'apport du sang artériel et le débit de sang veineux. Lorsque cet équilibre est rompu il y a congestion; or, on voit immédiatement que la rupture de cet équilibre peut se faire de deux façons et qu'il existe par conséquent deux espèces de congestions :

1° L'apport artériel est trop considérable, la congestion est dite *active*.

2° Le débit veineux est trop faible, la congestion est dite *passive*.

La congestion active est souvent *aiguë*, la congestion passive souvent *chronique*.

Anatomie pathologique. — Un organe congestionné augmente de *volume*, de *poids* et prend une teinte qui varie du *rouge vif* au *noir;* à la coupe, il laisse écouler une assez grande quantité de sang et même de sérosité, car l'accroissement de la pression intra-vasculaire détermine la transsudation d'une certaine quantité de sérum, qui infiltre les tissus et joue un assez grand rôle dans les troubles fonctionnels engendrés par la congestion.

Sur la surface de la coupe les capillaires gorgés de sang se dessinent avec leurs aspects, variables dans les différents organes, arborescents sur les muqueuses, ponctués sur le cerveau, le rein, etc.

Congestion active.

Pathogénie. — La congestion active est l'apport trop considérable de sang artériel dans une région ou dans un organe; or cet excès d'apport peut tenir à des causes diverses :

1° *A l'obstruction d'une branche artérielle;*

2° *A l'irritation du tissu;*

3° *A un trouble direct ou réflexe de l'innervation vaso-motrice;*

4° *A l'abaissement de la pression extra-vasculaire.*

1° *Obstruction d'une branche artérielle.* — Lorsqu'une embolie, une ligature, une compression quelconque interrompt le cours du sang dans une branche artérielle, tout son territoire est anémié ; mais le sang, dont la voie naturelle est interceptée, s'accumule au-dessus de l'obstacle et dans les vaisseaux collatéraux restés perméables : il en résulte une congestion active au-dessus et sur le pourtour du territoire anémié.

Dans cette catégorie peuvent se ranger les congestions par suppression d'un flux habituel (menstrues, hémorrhoïdes).

2° *Irritation de tissu.* — On sait qu'il suffit d'irriter la peau par n'importe quel agent (frictions, sinapismes, électricité, etc.) pour voir le point irrité rougir et se congestionner, la congestion est souvent précédée d'un peu de pâleur et d'anémie (1).

Dans cette classe se rangent les congestions gastriques par excès ou vice d'alimentation, les congestions rénales par élimination d'un principe irritant tel que la cantharide, la congestion cérébrale à la suite de travaux intellectuels, etc.

Les congestions irritatives ne sont que le premier degré de l'inflammation.

3° *Trouble direct ou réflexe de l'irritation vaso-motrice.*

____

(1) Il est probable que le système vaso-moteur joue un grand rôle dans sa production, ce qui pourrait la faire classer dans la catégorie suivante.

— La fameuse expérience de Cl. Bernard qui, sectionnant
le grand sympathique au cou, vit la moitié correspondante
de la face se congestionner, est le type le plus net des congestions par trouble du système vaso-moteur (1).

Ces congestions sont *directes* lorsqu'elles occupent la région
même où se distribue le nerf affecté (ex. : congestion de la
joue et de la conjonctive dans la névralgie de la cinquième
paire); elles sont *réflexes* lorsqu'elles sont placées à distance, ex.: congestion céphalique à la suite du travail digestif, vertiges, étourdissements à la suite de troubles de l'estomac; la *rougeur de la face* occasionnée par une émotion
est encore une congestion réflexe : l'impression agit sur le
cerveau, de là elle passe au bulbe et agit sur les nerfs vaso-
moteurs de la face.

Les *congestions viscérales*, si fréquentes à la suite de l'impression du froid ou des brûlures, peuvent s'expliquer de
deux façons : ou bien par une action réflexe, ou bien par la
contraction brusque des vaisseaux tégumentaires qui refoule
le sang dans les organes profonds.

4° *Abaissement de la pression extra-vasculaire*. — Si
la pression exercée habituellement sur certains vaisseaux
est brusquement supprimée, il peut en résulter une certaine congestion, mais cet état est rarement réalisé.

Symptômes.— La congestion active détermine habituellement une perturbation dans les fonctions de l'organe congestionné; or, ces troubles fonctionnels sont naturellement

(1, Cette congestion a été expliquée de deux façons : pour les uns il n'existe
qu'un système de nerfs vaso-moteurs dépendant du grand sympathique, ils
président à la contraction de la tunique musculaire des artères; ces nerfs
sectionnés, la tunique musculaire perd sa contractilité et se laisse distendre
par le sang, d'où congestion; si, au lieu d'être sectionné, le nerf est simplement irrité, il fait d'abord contracter le vaisseau, ce qui détermine de l'anémie ; mais l'irritation persistant, l'excitabilité du nerf s'épuise, le vaisseau
se dilate, d'où congestion.

Pour les autres, il y aurait deux ordres de nerfs vaso-moteurs : les uns
dépendant du système lympathique font resserrer les vaisseaux (*nerfs constricteurs*); les autres, appartenant au système cérébro-spinal, ont pour
fonction de les dilater (*nerfs dilatateurs*); à l'état normal, leur effet anta-
goniste s'équilibre, mais la congestion peut résulter soit de la paralysie des
nerfs constricteurs, soit de l'excitation des nerfs dilatateurs.

2.

trop variés pour se prêter à une description générale (1).

Les symptômes communs de la congestion active sont : 1° la *tuméfaction* produite par la présence d'une quantité anormale de sang ; 2° la *rougeur ;* 3° l'*élévation de la température* bien moins accentuée que dans le processus inflammatoire ; 4° *une sensation de gêne, de pesanteur, de battement,* plutôt qu'une douleur véritable. La congestion pure est apyrétique, la fièvre indique une suractivité nutritive spéciale à l'inflammation.

La congestion détermine une *transsudation séreuse* étroitement liée à l'augmentation de la tension intra-vasculaire ; de plus, lorsqu'elle se répète dans un même organe, elle y détermine des *troubles nutritifs* qui consistent soit dans l'augmentation de volume des éléments anatomiques (*hypertrophie*), soit en une production d'éléments nouveaux (*hyperplasie*), soit en une exagération des sécrétions (Jaccoud).

Congestion passive. — Stase veineuse.

La congestion passive est caractérisée par une *insuffisance de la circulation veineuse.* Cette insuffisance peut tenir à deux causes : 1° à un obstacle mécanique au cours du sang veineux ; 2° à une diminution dans la force de projection du sang artériel.

1° *Obstacles au cours du sang veineux.* — Ce sont : la compression ou l'oblitération d'une veine (phlébite, thrombose, cirrhose du foie, etc.), une altération cardiaque. Ces congestions passives sont remarquables par l'abondance des transsudations séreuses qu'elles provoquent (voy. *Pathogénie des hydropisies*).

2° *Diminution dans la force de projection du sang artériel.* — On sait que l'impulsion cardiaque et la réaction des artères sont les principaux agents de la circulation veineuse ; or, leur force s'affaiblit dans le cours des maladies graves adynamiques ; il en résulte une lenteur et une faiblesse de la circulation veineuse, qui devient bien rapide-

____

(1) Voy. *Congestion du poumon, du cerveau, du foie,* etc., dans notre *Pathologie interne,* 2° édit.

ment une stase congestive dans les régions où l'action de la pesanteur ne lui vient pas en aide. Ces congestions ont reçu le nom d'*hypostatiques*; elles sont surtout fréquentes dans le poumon, d'où le précepte d'éviter le décubitus dorsal trop prolongé, soit chez les vieillards, soit dans les maladies de longue durée.

Symptômes.— Les congestions passives déterminent une *turgescence des tissus*, une abondante *transsudation séreuse*, les tissus congestionnés sont noirâtres, chargés d'acide carbonique, leur nutrition est languissante.

Fréquemment répétées, elles déterminent la dilatation permanente des vaisseaux et une *tendance aux catarrhes chroniques*.

Traitement. — Il est essentiellement subordonné à la nature et au siége de la congestion.

HÉMORRHAGIES (αἷμα, sang, ῥέω, je coule).

L'hémorrhagie est la sortie du sang en nature et en quantité notable hors des canaux qui le renferment (1).

Nous ne nous occuperons ici que de la **pathogénie** des hémorrhagies; car, suivant leur siége, elles présentent dans leurs symptômes et leur traitement des différences trop nombreuses pour pouvoir être embrassées dans une étude générale.

Division. — Sous le rapport de leur point de départ, on pourrait diviser les hémorrhagies en artérielles, veineuses et capillaires; mais il est une division bien meilleure, basée ·

(1) Pour qu'il y ait hémorrhagie il faut : 1° que le sang soit *extravasé en nature*, c'est-à-dire que l'on constate des globules rouges intacts dans le liquide extravasé ; cela différencie l'hémorrhagie de la transsudation du liquide sanguin rougi par la dissolution de l'hémoglobine (pseudo-hémorrhagies de Jaccoud).

2° Que le sang *sorte en quantité notable;* en effet on sait aujourd'hui que les globules rouges peuvent comme les globules blancs sortir des vaisseaux sans rupture préalable, soit que le vaisseau présente des ouvertures normales, soit que les globules puissent filtrer à travers ses parois : il est probable que le sang qui colore les crachats des pneumoniques est simplement extravasé ; mais sa quantité est trop faible pour mériter le nom d'hémorrhagie.

sur le mode pathogénique ; elle consiste à diviser les hémorrhagies en quatre groupes :

A. *Hémorrhagies par lésions traumatiques ou ulcéreuses des vaisseaux.*

B. *Hémorrhagies par altération des parois vasculaires* (1).

C. *Hémorrhagies par augmentation de la tension artérielle ou veineuse.*

D. *Hemorrhagies adynamiques ou par altération du sang.*

A. **Hémorrhagies par lésions traumatiques ou ulcéreuses des vaisseaux.** — Le mécanisme en est parfaitement simple, le vaisseau est ouvert soit par le fait d'un traumatisme, soit par les progrès d'un travail ulcératif.

Telles sont toutes les hémorrhagies traumatiques (voy. plus loin), les hémorrhagies produites dans l'estomac par le cancer, l'ulcère, dans l'intestin par les mêmes causes, par l'ulcération des plaques de Peyer dans la fièvre typhoïde, etc.

B. **Hémorrhagies par altération des parois vasculaires.** — Les altérations des parois vasculaires (endartérite, athérome, dégénérescence calcaire, graisseuse, etc.) diminuent l'élasticité et la résistance du vaisseau et l'exposent à se rompre spontanément ou sous l'influence la plus légère ; tel est le cas des *hémorrhagies cérébrales,* des hémorrhagies consécutives à la rupture des *anévrysmes,* etc.

Les vaisseaux de nouvelle formation ont également des parois molles et faciles à rompre ; aussi les hémorrhagies sont-elles fréquentes dans les *néo-membranes* (hématome de la dure-mère, hématocèle vaginale, pleurésie, péricardite hémorrhagique, etc.) (2).

C. **Hémorrhagies par augmentation de la tension sanguine.** — Dans cette troisième classe d'hémorrhagies,

(1) Ces deux premières classes d'hémorrhagies pourraient, sans inconvénients, être réunies en une seule.

(2) Chez certains sujets les vaisseaux conservent pendant toute la vie la friabilité de leur jeunesse, de telle sorte que sous l'influence de la moindre cause, et, presque spontanément, les capillaires se rompent et déterminent d'abondantes hémorrhagies : cet état est désigné sous le nom d'*hémophilie.*

leš vaisseaux ne sont pas lésés, leurs parois sont saines, mais le sang qu'ils renferment est soumis à une tension anormale et supérieure à la résistance des parois vasculaires. Or, cette augmentation de tension peut tenir à des causes nombreuses que l'on a divisées en *actives* et *passives*.

Les principales causes actives sont : 1° La *suppression d'une hémorrhagie habituelle*. Dans ce cas la tension générale du sang est accrue et ce liquide se fraye une voie anormale, ex. : épistaxis, hémoptysies par suite de la suppression du flux menstruel, des hémorrhoïdes, etc.; c'est ce que l'on a désigné sous le nom d'*hémorrhagie supplémentaire*.

2° L'*appel anormal de sang* dans une région soumise à une irritation locale; dans cette catégorie on peut faire entrer l'hémorrhagie menstruelle dans laquelle la rupture des capillaires tient à un afflux sanguin provoqué par la ponte et la sortie de l'œuf hors de l'ovaire.

3° La *diminution de la pression atmosphérique* par le fait d'une ascension en ballon ou sur une haute montagne.

4° Peut-être l'*hypertrophie concentrique* du cœur sans lésions d'orifices.

Les hémorrhagies passives sont le résultat d'un *obstacle mécanique au cours du sang veineux :* ainsi, dans les lésions des orifices auriculo-ventriculaires le sang veineux s'accumule dans les poumons et il peut en résulter des hémorrhagies (1).

D. Hémorrhagies adynamiques ou par altération du sang.—Certaines maladies, comme le *scorbut*, le *purpura*, la *fièvre jaune*, donnent lieu à des hémorrhagies abondantes s'effectuant à la fois par la plupart des muqueuses, dans le tissu cellulaire sous-cutané, etc. Les hémorrhagies sont également fréquentes dans les *fièvres éruptives* et dans le cours ou à la suite d'un grand nombre de *maladies graves*.

Il existe donc un rapport incontestable entre ces hémor-

(1) Aussi les hémorrhagies pulmonaires sont-elles fréquentes chez les gens atteints de maladies du cœur; de même certaines hémorrhagies intestinales sont le fait de la stase sanguine dans la veine porte dont la circulation se trouve entravée par une maladie du foie ou de la rate.

rhagies et l'état général, mais quel est le mécanisme de l'écoulement sanguin ? Faut-il admettre que le sang a acquis une grande fluidité qui lui permet de filtrer à travers les parois vasculaires, ou bien les parois des capillaires sont-elles altérées (1) ?

ÉPISTAXIS (ἐπί, sur ; στάζω, je tombe goutte à goutte).

Saignement de nez.

On donne le nom d'*épistaxis* à l'écoulement de sang par les narines.

Description. — Parfois l'épistaxis est précédée de quelques *phénomènes congestifs* vers la tête, pesanteur, éblouissements, tintement d'oreilles, tension vers la racine du nez, chatouillement nasal qui excite le malade à se frotter le nez et à éternuer; dans d'autres cas *le début est brusque*
Le sang s'écoule par *l'orifice antérieur des fosses nasalés*, et on le voit tomber des deux narines ou d'une seule, soit abondamment comme un jet de fontaine, soit en nappe, soit goutte à goutte ; il est tantôt rutilant et facilement coagulable, tantôt noir et très-fluide.
Dans d'autres cas le sang s'écoule par *l'orifice postérieur des fosses nasales*, il tombe dans le pharynx et il est rejetté par *expuition*, s'il ne sort pas de lui-même par la bouche (2). Ces variétés dans la direction prise par le sang tiennent au siége de la rupture vasculaire, à la position de la tête (3), à l'abondance de l'épistaxis, etc.

(1) On a avancé que la nutrition des parois des capillaires se faisait aux dépens du sang qui coule dans leur cavité ; l'altération du sang arrête cette nutrition, ils se détruisent et l'hémorrhagie a lieu (Després).
(2) Il peut être avalé, descendre dans l'estomac et être rendu par *vomissement*, ou arriver jusqu'à l'orifice supérieur du larynx, provoquer la toux et être *expectoré*.
Dans les épistaxis abondantes, le sang s'écoule à la fois par tous les orifices.
(3) Ainsi lorsque le malade est couché sur le dos le sang tombe volontiers dans le pharynx.

La *quantité* de l'hémorrhagie est, comme sa *durée*, extrêmement variable, depuis quelques gouttes de sang jusqu'à plusieurs livres ; d'ordinaire elle s'arrête en quelques instants, mais elle peut se prolonger pendant plusieurs heures et même plusieurs jours avec des rémissions plus ou moins longues : certaines épistaxis se reproduisent périodiquement.

Sa *marche*, son *pronostic* sont entièrement subordonnés à sa cause ; accident ordinairement sans importance, l'épistaxis peut, lorsqu'elle est passive, adynamique et survient chez un malade épuisé, entraîner la mort par syncope.

Diagnostic. — Il comprend deux points : 1° *reconnaître l'épistaxis ;* 2° *reconnaître sa cause.*

Il est facile de reconnaître que le sang provient des fosses nasales. Est-il sorti par les narines, il forme sur le vase ou par terre de larges gouttes, on voit des caillots ou des stries de sang concrétés sur le pourtour des narines ; s'est-il écoulé dans le pharynx, il suffit souvent de faire incliner la tête en avant pour que le sang s'échappe par les narines, le pharynx est tapissé de stries noirâtres, etc.

Le diagnostic de la cause comprend l'étude pathogénique de l'épistaxis.

Pathogénie. — La fréquence des épistaxis tient au grand nombre et à la fragilité des vaisseaux (surtout veineux) qui tapissent la muqueuse des fosses nasales (1). Rare jusqu'à l'âge de sept ans et dans la vieillesse, l'épistaxis est surtout fréquente vers la puberté (2).

Les causes très-nombreuses des épistaxis peuvent se ranger sous trois chefs :

A. Épistaxis par *lésion organique ou traumatique* de la muqueuse pituitaire ;

(1) Surtout sa moitié inférieure ; car sa partie supérieure, peu vasculaire, est en grande partie occupée par les divisions plexiformes des nerfs olfactifs.

(2) On a vu des individus chez lesquels les épistaxis, fréquentes jusqu'à l'âge de vingt ou trente ans, se sont arrêtées et ont été remplacées par des hémoptysies (Trousseau).

B. Épistaxis *mécaniques* par fluxion ou stase sanguine dans les vaisseaux de la muqueuse pituitaire.

C. Épistaxis *adynamiques* par altération du sang.

A. Épistaxis par lésion organique ou traumatique de la muqueuse pituitaire. — Dans cette classe se range l'épistaxis qui se produit à la suite d'un *coup sur le nez;* en général, elle s'arrête rapidement, mais il faut s'assurer si les os du nez ne sont pas fracturés.

Si l'épistaxis se produit à la suite d'une chute sur la tête ou sur toute autre partie du corps, de coups violents portés sur le crâne, il y a lieu de craindre qu'elle ne se rapporte à une *fracture de la base du crâne,* surtout s'il existe en même temps un état comateux et si l'écoulement de sang se prolonge plusieurs jours.

Les *polypes* et les *tumeurs diverses des fosses nasales* donnent fréquemment lieu à des épistaxis dont on reconnaît la cause par l'obstacle que la tumeur apporte au passage de l'air, par la sensation de corps étranger éprouvée par le malade, etc.

Les *ulcérations syphilitiques* ou *scrofuleuses* peuvent, mais assez rarement, teinter de quelques stries sanguinolentes les mucosités qui s'écoulent des fosses nasales.

Il est des gens désignés sous le nom d'*hémophiliques* qui présentent une disposition toute spéciale aux hémorrhagies : chez eux l'écoulement de sang survient à tout propos, sans cause ou sous une influence insignifiante et il compromet la vie par son abondance (l'hémorrhagie est tantôt une épistaxis, tantôt toute autre hémorrhagie). Quelques auteurs font jouer à l'altération du sang un grand rôle dans cet état; mais Virchow, Jaccoud pensent que l'hémorrhagie tient surtout à une *altération des vaisseaux* dont les parois sont atteintes de dégénérescence graisseuse ou amyloïde; c'est pourquoi les hémorrhagies des hémophiliques peuvent être rangées dans la classe des hémorrhagies par lésion organique.

B. Épistaxis mécaniques. — Dans cette classe se rangent les épistaxis produites par une augmentation dans la tension du sang des vaisseaux de la pituitaire : or cet excès de tension peut être : 1° actif ou par fluxion; 2° passif ou par stase.

1° *Tension active ou par fluxion.* — Les épistaxis les plus importantes de ce groupe sont celles qui, dites *supplémentaires*, remplacent soit *un écoulement menstruel*, soit un *flux hémorrhoïdal* (1). On conçoit aisément que l'état pléthorique résultant de la suppression d'une hémorrhagie habituelle détermine la congestion et la rupture des capillaires de la muqueuse nasale et qu'il en résulte une épistaxis.

Puis viennent les épistaxis par *travaux excessifs*, par *excès de table*, par *coryza*, par l'influence d'une *température élevée*, celles qui accompagnent la *congestion cérébrale;* dans toutes ces circonstances le sang est appelé en quantité anormale vers la tête.

Les épistaxis sont fréquentes chez les gens qui s'élèvent dans *les hautes régions de l'atmosphère* ou qui sont soumis à des *températures très-basses ;* la raréfaction de l'air dans le premier cas, le resserrement des capillaires de la peau dans le second, rendent compte de l'état congestif de la pituitaire.

Jaccoud attribue les épistaxis et les autres hémorrhagies qui surviennent dans la *leucocythémie* à l'obstruction partielle du réseau capillaire par les globules blancs.

2° *Tension passive ou stase.* — La tension du sang est ici le résultat d'une gêne circulatoire, or cette gêne peut survenir dans les maladies du cœur, du poumon, du foie, de la rate, des reins.

Maladies du cœur. — L'épistaxis, bien plus rare que l'hémoptysie, ne s'observe qu'à une période avancée, et elle est produite par la stase veineuse, bien plus rarement par une fluxion active, résultat de l'hypertrophie cardiaque.

Maladies du poumon. — L'épistaxis est ici le résultat de

(1) Courty, qui a étudié avec soin ces épistaxis supplémentaires, a remarqué qu'elles étaient précédées des mêmes symptômes de lassitude, de susceptibilité nerveuse que les règles, qu'elles avaient à peu près la même durée, la même abondance, et que, précédées d'une douleur gravative et obtuse vers la région frontale, elles exerçaient une heureuse influence sur la santé de la femme.

On pourrait dire la même chose au sujet des épistaxis remplaçant le flux hémorrhoïdal.

la violence des quintes de toux qui congestionnent le système vasculaire de la tête, aussi l'observe-t-on surtout dans
la coqueluche et l'asthme.

Maladies du foie. — Monneret a fixé l'attention sur *la
fréquence des épistaxis dans les maladies du foie ;* ainsi on
l'observe dans la *cirrhose,* dans l'ictère grave, dans les
hépatites des pays chauds, dans la fièvre jaune. Ces épistaxis peuvent être regardées comme produites à la fois par
une augmentation de la tension veineuse due à la gêne de
la circulation de la veine porte et par une altération du
sang.

Maladies des reins. — Les épistaxis ne sont point rares
dans le mal de Bright, et elles se produisent probablement
par le même mécanisme que les épistaxis liées à une maladie du foie.

C. Épistaxis adynamique par altération du sang. —
Ces épistaxis, très-importantes, se produisent dans trois
groupes de maladies : 1° Dans les affections typhoïdes;
2° dans les fièvres éruptives; 3° dans les cachexies.

1° *Épistaxis dans la fièvre typhoïde.* — On sait que
l'épistaxis s'observe très-souvent au début de la fièvre
typhoïde, plus rarement dans son cours et vers son déclin (1).
On l'observe également dans le typhus, le typhus fever, la
fièvre jaune, la peste.

2° *Épistaxis dans les fièvres éruptives.* — La *rougeole*
et la *variole* normales s'accompagnent souvent, à leur
début, d'épistaxis, du moins chez les enfants, et alors elle
n'a pas la signification fâcheuse qu'elle présente lorsqu'elle
se produit, ainsi que d'autres hémorrhagies, pendant la
période éruptive, où elle annonce habituellement une terminaison fatale (variole, rougeole hémorrhagiques).

L'épistaxis, rare dans la *scarlatine* normale, ne s'observe
que dans les formes malignes de cette maladie.

3° *Épistaxis dans les cachexies.* — On observe des épistaxis chez les phthisiques et les cancéreux, elles indiquent

____

(1) Cette épistaxis, d'une abondance très-variable, a été considérée comme
un symptôme indifférent ou favorable au début, très-fâcheux dans le cours
ou le déclin de la maladie.

l'état profond d'adynamie dans lequel ils sont tombés. Enfin l'épistaxis s'observe fréquemment dans la *chlorose,* *l'anémie,* le *scorbut* et le *purpura hemorrhagica.*

Pronostic. — Toute épistaxis très-abondante est grave, car elle peut déterminer des lipothymies, des syncopes, ou créer un état anémique.

Il est des *épistaxis favorables,* ce sont celles qui suppléent les règles, les flux hémorrhoïdaux, qui surviennent chez les gens pléthoriques, ou chez ceux dont le cerveau est congestionné.

Nous avons vu que les épistaxis étaient graves pendant la période d'éruption des fièvres éruptives, pendant le cours et le déclin de la fièvre typhoïde.

Les retours fréquents et inexpliqués de l'épistaxis doivent faire craindre chez les enfants l'*hémophilie,* chez les adultes et les vieillards une *maladie du foie.*

Enfin les épistaxis adynamiques sont les plus graves par leur abondance, leur signification et par l'état de faiblesse plus grand encore qu'elles laissent après elles.

Traitement. — Les épistaxis supplémentaires, celles qui surviennent chez les gens pléthoriques, doivent être respectées, à moins qu'elles ne présentent une grande abondance ; très-souvent l'épistaxis s'arrête d'elle-même.

Mais, s'il faut la combattre, on le fera à l'aide de moyens adaptés au degré d'urgence. On a conseillé d'appliquer des compresses d'eau froide sur le front et le nez, d'aspirer de l'eau froide, de lever brusquement le bras correspondant à la narine qui saigne et que l'on ferme avec un doigt, parfois en introduisant le petit doigt dans la narine on peut comprimer les vaisseaux qui saignent.

Si ces moyens restent sans effet, placez des ligatures serrées au-dessus des coudes et des genoux pour empêcher l'ascension du sang veineux, appliquez des sinapismes et des ventouses sèches sur les cuisses, sur les épaules, comprimez les carotides.

Enfin, pratiquez le tamponnement des fosses nasales, soit avec la sonde de Belloc, soit plutôt avec un petit sac de caoutchouc que vous insufflez après introduction.

Ajoutons que toute *épistaxis* adynamique présente l'indication d'insister sur les toniques propres à augmenter la plasticité du sang (fer, quinquina, potion avec extrait de ratanhia, avec perchlorure de fer, eau de Rabel, etc.).

HÉMOPTYSIE (αἷμα, sang; πτύειν, cracher).

Crachement de sang.

On donne le nom d'hémoptysie à un crachement de sang provenant d'une hémorrhagie de l'appareil respiratoire ou d'un organe voisin dont le sang a fait irruption dans les bronches.

Description.— Parfois l'hémoptysie est précédée de quelques *phénomènes congestifs* vers les poumons, oppression, gêne et chaleur dans la poitrine, dyspnée, palpitations, toux sèche, goût salé dans la bouche; dans d'autres cas le début est brusque, le malade tousse, crache du sang et à cette vue il éprouve un *sentiment de terreur* tout spécial et bien plus marqué que dans les autres hémorrhagies.

En général le sang est rejeté par *expectoration*, c'est-à-dire après une quinte de toux; dans des cas exceptionnels il est rendu, soit par *expuition*, c'est ce qui arrive lorsque l'hémorrhagie étant très-peu abondante, le sang séjourne dans les bronches sans éveiller le besoin de tousser; soit à *flots* par la bouche et le nez, pour cela il faut que l'hémorrhagie soit de prime abord considérable, souvent alors le sang excite dans son passage la luette et le voile du palais et il provoque le *vomissement*.

En général, le sang expectoré est *rouge, vermeil, spumeux*, c'est-à-dire mêlé à de l'air, c'est ce qui a lieu lorsqu'il est expulsé dès son arrivée dans les bronches, mais s'il y séjourne il prend une teinte noirâtre et foncée (1); sou-

_____

(1) On croyait jadis que le sang vermeil provenait des artères bronchiques ou des veines pulmonaires, tandis que le sang noir était versé par les divisions de l'artère pulmonaire.

vent dans le cours d'une même hémoptysie il présente ces deux -caractères, et après avoir rendu du sang rouge et vermeil, le malade expectore pendant quelques jours des crachats noirâtres, crachats par lesquels les voies aériennes se débarrassent peu à peu du sang qui y a séjourné (1). La *quantité* du sang rejeté varie entre quelques grammes et plusieurs livres, et la *marche* de l'hémoptysie est des plus variables : parfois elle est *foudroyante*, le malade meurt épuisé par la quantité de sang qu'il perd et plutôt encore par l'asphyxie résultant de l'occlusion des bronches par le sang (2). Mais ce cas est rare, en général l'hémoptysie s'arrête rapidement, il est des personnes qui n'en ont qu'une ; souvent, il est vrai, le crachement du sang se reproduit *plusieurs fois le même jour* et plusieurs jours de suite ou à des *intervalles indéterminés*.

Les hémoptysies supplémentaires des règles peuvent reparaître chaque mois pendant un laps de temps fort long.

· *L'examen de la poitrine* pratiqué au moment de l'hémoptysie révèle l'existence de râles muqueux, sous-crépitants, disséminés dans les deux poumons ou circonscrits dans un point limité ; mais souvent la respiration reste pure et la poitrine sonore, à moins toutefois que le sang ne se soit creusé un foyer et que ce foyer soit superficiel (*apoplexie pulmonaire*) (3).

Le malade est pâle, très-effrayé, haletant, couvert d'une sueur froide, il peut tomber en syncope ; dans des cas rares, il succombe asphyxié ou épuisé par la perte de sang ; d'ordinaire, l'hémoptysie ne laisse après elle qu'un certain degré d'anémie, mais on voit se dérouler les diverses phases de la maladie dont elle n'a été qu'un épisode.

Diagnostic. — Il comprend deux points : 1° reconnaître l'hémoptysie ; 2° remonter à sa cause.

(1) Et a subi les modifications propres au sang sorti de ses vaisseaux.

(2) C'est ce qu'on observe non-seulement lorsqu'un anévrysme de l'aorte s'est ouvert dans les bronches, mais même dans les hémoptysies liées à la tuberculose.

(3) On constate en même temps les signes physiques propres aux lésions organiques dont l'hémoptysie peut être le symptôme.

1° L'*hémoptysie est aisément reconnue* à l'aspect rouge, spumeux du sang, à la façon dont il est rendu (expectoration); on ne la confondra point avec *l'epistaxis*, car, alors même que le sang venant du nez serait descendu dans le larynx et rejeté par expectoration, il présente une teinte noire, les narines portent des traces de sang, il n'existe pas de symptômes pulmonaires.

L'*hématémèse* ou vomissement de sang est composé d'un sang noir, non aéré, acide, mêlé à des débris alimentaires. Si le sang, provenant des voies aériennes, était descendu dans l'œsophage et l'estomac, il prendrait, il est vrai, les caractères précédents, mais il est bien rare qu'une partie au moins ne soit rendue par expuition; de plus, l'examen de la poitrine et de la région épigastrique indique souvent le siége de la maladie qui a provoqué le rejet du sang.

2° Le diagnostic de la cause se fera d'après les notions pathogéniques que nous allons examiner et surtout *par l'examen de l'ensemble des symptômes* que présente le malade.

Pathogénie. — L'hémoptysie étant un symptôme commun à des états morbides très-divers, son étude pathogénique doit se diviser en trois classes :

A. *Hémoptysies par lésions traumatiques ou organiques des voies aériennes ;*

B. *Hémoptysies par fluxion ou stase sanguine dans les vaisseaux pulmonaires;*

C. *Hémoptysies adynamiques par altération du sang;*

A. **Hémoptysies par lésions traumatiques ou organiques.** — L'hémoptysie se montre à la suite des *plaies pénétrantes* de la poitrine, des *fractures* avec enfoncement de côtes, et même d'une simple *contusion* du thorax ou de la pénétration de certains *corps étrangers* dans les voies aériennes (1). Un *anévrysme de l'aorte* peut user la trachée ou les bronches et s'ouvrir brusquement dans leur cavité en déterminant une hémoptysie mortelle.

_____

(1) Et beaucoup plus rarement par le fait de l'ouverture dans les poumons d'un abcès ou d'un kyste formé dans le foie ou dans un autre organe.

La tuberculose est, de beaucoup, la plus fréquente cause des hémoptysies et le crachement de sang peut se montrer à toutes les phases de son évolution. — Souvent l'hémoptysie est *l'accident initial*, elle survient au milieu de la santé et sans que l'examen de la poitrine puisse révéler la moindre altération (1), elle est produite par la rupture de petits vaisseaux qui avoisinent les tubercules, vaisseaux dans lesquels la tension est accrue, soit par les poussées congestives que provoquent les granulations tuberculeuses, soit par l'oblitération de certains d'entre eux, ou dont les parois sont altérées par la production de granulations tuberculeuses.

Les hémoptysies peuvent se répéter dans la *période de crudité* des tubercules, elles sont plus rares dans leur *période de ramollissement* car les vaisseaux qui les avoisinent sont en général oblitérés à une certaine distance; elles réapparaissent, assez fréquentes, lorsqu'il existe des *cavernes* (2). L'hémoptysie est beaucoup plus rare dans la tuberculose aiguë (3).

On l'observe également dans la *dilatation bronchique*, dans la *gangrène pulmonaire*, dans les *thromboses et embolies de l'artère pulmonaire*, et, ainsi que l'a démontré mon ami W. Hearn, elle constitue un des symptômes les plus importants des *kystes hydatiques du poumon* (4).

B. Hémoptysies par fluxion ou stase sanguine dans les vaisseaux du poumon. — L'excès de tension dans les

(1) Cette hémoptysie est l'objet de deux interprétations; pour la généralité des médecins, elle n'est que le premier symptôme de la tuberculose; pour quelques-uns, le sang en s'accumulant dans les vésicules pulmonaires pourrait, chez des sujets prédisposés, provoquer l'éclosion de pneumonies caséeuses dont la phthisie serait la conséquence, *phthisis ab hæmoptœ* de Morton (Jaccoud, Niemeyer).

(2) Elles résulteraient de la rupture des vaisseaux de nouvelle formation à parois fragiles et dilatées qui alimentent les parois de la caverne.

(3) Ici on n'observe en général que quelques stries sanguinolentes. Les crachats de la pneumonie fibrineuse, bien que colorés par le sang, ne sont pas considérés comme hémoptoïques.

(4) Ces diverses hémoptysies sont dues à l'hyperhémie de certains vaisseaux soumis à une tension sanguine exagérée, soit par un appel anormal de sang, soit par la nécessité de suppléer à d'autres vaisseaux oblitérés.

vaisseaux pulmonaires se rattache à des causes nombreuses; parmi elles il faut placer en première ligne les *maladies du cœur*, non-seulement l'hypertrophie du ventricule droit qui élève la tension sanguine dans l'artère pulmonaire, mais surtout les lésions mitrales qui, gênant le cours du sang dans l'oreillette gauche, s'opposent au dégorgement des veines pulmonaires, et par suite déterminent une stase dans tous les vaisseaux pulmonaires.

Aussi l'hémoptysie ne se montre-t-elle qu'à une période avancée, elle est à peu près contemporaine de l'asystolie et coïncide fréquemment avec une infiltration de sang dans le parenchyme pulmonaire (*apoplexie pulmonaire*).

C'est encore dans cette classe qu'il convient de ranger les *hémoptysies supplémentaires ou succédanées*, soit du flux menstruel, soit du flux hémorrhoïdal;

Les hémoptysies produites par les *fatigues de l'appareil vocal ou respiratoire*, par les *efforts prolongés* (excès de coït), par l'inhalation de *poussieres irritantes* (tailleurs de pierres, cardeurs de matelas), par *l'ascension* dans les hautes régions de l'atmosphère.

C. Hémoptysies adynamiques. — L'altération du sang peut, comme nous l'avons vu, déterminer des hémorrhagies par les diverses muqueuses et par conséquent des hémoptysies; qu'il nous suffise de signaler les *fièvres éruptives hémorrhagiques*, le *scorbut*, le *purpura hémorrhagica*, la *fièvre jaune*, le *mal de Bright*, etc.

Séméiologie. — L'hémoptysie étant constatée, on en reconnaîtra le point de départ plutôt par les circonstances de sa production et l'examen du malade que par les caractéres du sang expectoré.

Les hémoptysies les plus fréquentes sont symptomatiques de la *tuberculose*, des *maladies du cœur*, ou de la *suppression du flux menstruel*.

1° L'hémoptysie survenant sans cause appréciable chez un jeune homme qui maigrit, pâlit, tousse, alors même que l'examen du sommet du poumon serait négatif, doit faire craindre la *tuberculose;* lorsqu'il existe en même temps une expiration prolongée, rude, des craquements, un défaut d'élasticité, de la submatité, la nature tuberculeuse de la maladie est incontestable.

2° L'hémoptysie formée de sang noir, rendu en petite quantité, mais plusieurs jours de suite, survenant chez un adulte ou un vieillard, doit faire songer à une *maladie de cœur;* le diagnostic est complété par l'auscultation du cœur et souvent par la présence de foyers d'apoplexie pulmonaire disséminés dans les poumons.

3° L'hémoptysie se produisant, parfois avec une certaine régularité, chez une femme dont les règles sont supprimées, mais dont la santé générale est bonne et dont les poumons ne présentent aucune altération, doit être considérée comme *supplementaire.*

4° Une hémoptysie foudroyante doit faire penser à la rupture d'un *anévrysme.*

Les *hémoptysies adynamiques* ne présentent rien de spécial, elles coïncident avec d'autres hémorrhagies et surviennent dans des circonstances qui ne permettent pas d'en méconnaître la nature (1).

Pronostic. — L'hémoptysie est toujours grave, rarement par elle-même, mais bien par sa signification.

Traitement. — Une hémoptysie doit toujours être sérieusement combattue : le malade doit garder le repos le plus absolu, éviter de parler et résister autant que possible au besoin de tousser; on placera des ligatures à la racine des membres, on promènera des sinapismes, des ventouses sèches et même des vésicatoires volants sur la base de la poitrine; on calmera la toux par l'opium à haute dose (Béhier en donnait plus de 25 centigrammes en 24 heures). L'ipéca a réussi parfois à arrêter certaines hémoptysies incoercibles par les autres moyens : Graves le donnait à la dose de 10 centigrammes tous les quarts d'heure jusqu'à amélioration, Trousseau à la dose de 3 à 4 grammes pour provoquer des vomissements. On

(1) On cite certaines personnes, et même tous les membres d'une même famille (Graves), qui furent atteintes de fréquentes hémoptysies dont la cause resta inconnue et qui n'altérèrent pas leur santé.

pourra prescrire le ratanhia, le perchlorure de fer, la digitale.

HÉMATÉMÈSE (αἷμα, sang ; ἔμειν, vomir).

Gastrorrhagie. — Vomissement de sang.

Le mot hématémèse signifie vomissement de sang, tandis que la gastrorrhagie est l'hémorrhagie de l'estomac (1).

Description. — L'hématémèse est souvent précédé de *prodromes*, l'épigastre est gonflé, tendu, le malade y éprouve une douleur sourde, un sentiment de plénitude, une chaleur semblable à celle que produirait un liquide chaud versé dans l'estomac, puis surviennent les nausées et le vomissement de sang. Dans quelques cas ces prodromes sont peu accusés ou manquent complétement, et *l'hématémese est le premier symptôme.*

Le sang, rendu par des efforts de vomissement plus ou moins pénibles, se présente sous différents aspects, il est ordinairement *noir, caillebotté, mêlé à des débris d'aliments ;* s'il a longtemps séjourné dans l'estomac il a subi un commencement de digestion qui lui donne une couleur *marc de café* (ces vomissements sont presque spéciaux au cancer de l'estomac); par contre, s'il est rendu dès son arrivée dans l'estomac, il peut être rouge et même rutilant (2).

La *quantité de sang* vomi varie de quelques grammes à plusieurs livres ; souvent tout le sang épanché dans l'estomac n'est pas vomi, une partie passe dans l'intestin, et les *selles* prennent un aspect sanguinolent et noirâtre désigné sous le nom de *méloena*. Il se peut même que dans une gas-

(1) Ces deux mots ne sont donc pas synonymes, puisqu'une hémorrhagie peut se faire dans l'estomac sans que le sang soit vomi, et que d'un autre côté le sang provenant des fosses nasales, des poumons, peut descendre dans l'estomac et être rejeté par vomissement ; dans ce cas il y a hématémèse sans gastrorrhagie.

(2) C'est ce qui a lieu lorsqu'un ulcère a ouvert une artère importante ou qu'un anévrysme de l'aorte s'est rompu dans l'estomac; dans ce dernier cas l'hématémèse est souvent foudroyante.

trorrhagie il n'y ait point de sang rendu par la bouche et qu'il prenne en entier la voie intestinale.

Si l'hémorrhagie est forte on observe les *symptômes généraux* propres aux pertes de sang abondantes, c'est-à-dire le refroidissement des extrémités, la petitesse et la concentration du pouls, les frissons, les lipothymies et les syncopes.

La marche de l'hématémèse ne présente rien de fixe, elle peut être foudroyante ou très-légère, ne se produire qu'une fois ou se manifester à plusieurs reprises.

Diagnostic. — Il faut 1° *reconnaître que le sang vient réellement de l'estomac;* dans l'hématémèse le sang est rendu par des efforts de vomissements, il est en général noir, en caillots, mêlé à des débris d'aliments, de plus les selles renferment une matière noire; dans l'*hémoptysie*, le sang est rendu par des quintes de toux, il est en général rouge et spumeux; dans l'*épistaxis*, alors même que le sang tombe dans le pharynx, les fosses nasales présentent en général quelques traces de son passage.

Mais il est des cas dans lesquels le sang venant de l'estomac provoque la toux; par contre, le sang venant des poumons ou des fosses nasales peut descendre dans l'estomac ou provoquer le vomissement par la simple irritation de la luette. Dans ces circonstances le diagnostic est éclairé par l'examen de l'organe que l'on suppose malade.

2° *Il faut déterminer la cause de l'hématémèse.* — C'est ce que nous allons exposer dans la pathogénie.

Pathogénie. — L'hématémèse est un symptôme commun à des états pathologiques très-divers qui peuvent, au point de vue pathogénique, être divisés en trois classes :

A. *Hématémèse par lésion traumatique ou organique* (1).

B. *Hématémèse par fluxion ou stase sanguine dans les vaisseaux de l'estomac.*

C. *Hématémèses adynamiques par altération du sang.*

(1) Lorsque le sang provient de l'œsophage, il tombe dans l'estomac et il est rendu par vomissement; il y a donc hématémèse sans gastrorrhagie; toutefois les hémorrhagies de l'œsophage seront comprises dans notre étude.

A. Hématémèse par lésion traumatique ou organique. — Le vomissement de sang s'observe à la suite des *plaies* de l'estomac, de l'œsophage et même par le fait d'une simple *contusion* de la région épigastrique ; il peut encore être produit par l'*ingestion d'un corps dur*, rugueux, qui déchire les parois de l'œsophage ou de l'estomac, ou encore par des *sangsues* avalées en buvant sans précaution l'eau de certains ruisseaux (1). Mais, dans la grande majorité des cas, l'hématémèse est produite par une *lésion organique* de l'estomac, c'est-à-dire par l'*ulcère simple* ou le *cancer*.

L'ulcère simple donne lieu à des hématémèses en général abondantes, dont le sang est rouge, non coagulé ; parfois la gastrorrhagie est foudroyante, c'est ce qui a lieu lorsque l'ulcère a ouvert une artère importante (2) ; plus rarement le suintement sanguin se fait lentement, le sang exhalé séjourne dans l'estomac, il prend une teinte noirâtre, marc de café ; dans ces cas, la gastrorrhagie ne provoque pas toujours l'hématémèse et le sang doit être cherché dans les garde-robes.

Le *cancer* donne lieu à des hématémèses formées par une matière comparable à de la suie ou à du marc de café, c'est-à-dire par du sang qui a subi un commencement de digestion, les vomissements de sang pur sont bien plus rares que dans l'ulcère (3).

L'hématémèse s'observe encore lorsque, ce qui est fort rare, un *anévrysme* s'ouvre dans l'estomac ou l'œsophage, dans certains cas de *varices* de l'œsophage (Lediberder et Fauvel), enfin Bignon a rapporté un cas de *perforation tuberculeuse* de l'estomac qui fut accompagnée d'une hématémèse mortelle.

B. Hématémèse par fluxion ou stase sanguine dans les vaisseaux de l'estomac. — Malgré la fréquence des

(1) Dans la plupart des cas de ce genre, les sangsues se sont arrêtées dans le pharynx ou l'œsophage, et par conséquent l'hématémèse est indirecte.

(2) Ces gastrorrhagies foudroyantes ne s'observent que dans l'ulcère ou dans le cas de rupture d'un anévrysme de l'aorte dans les voies digestives.

(3) Voyez l'*Ulcère* et le *Cancer de l'estomac*, dans mon *Manuel de pathologie interne*, 2ᵉ édition, p. 247 et 251.

causes qui déterminent un excès de tension dans les vaisseaux de l'estomac, les gastrorrhagies de cette classe sont
rares.

Les *maladies du cœur,* mais surtout celles du *foie* et de
la *rate,* pourraient, par la gêne qu'elles apportent à la circulation de la veine porte, déterminer un état congestif des
veines stomacales et même leur rupture : telles seraient les
gastrorrhagies, liées à l'intumescence, de la rate dans les
fièvres intermittentes, du foie dans la cirrhose (1). C'est
encore dans cette classe qu'il conviendrait de classer les
hématémèses *succédanées du flux menstruel et hémorrhoïdal,* hématémèses beaucoup plus rares que les épistaxis
et les hémoptysies de même ordre.

C. **Hématémèses adynamiques**. — L'altération du sang
peut, ainsi que nous l'avons vu, déterminer des hémorrhagies par diverses muqueuses et, par conséquent, des hématémèses ; qu'il nous suffise de signaler les *fièvres éruptives
hémorrhagiques,* le *scorbut,* le *purpura hémorrhagica* et
surtout la *fièvre jaune* désignée à cause de ces vomissements
de sang sous le nom de *vomito negro.*

Séméiotique. — Les vomissements de sang sont ordinairement produits par un *ulcère* ou par un *cancer de l'estomac,* et c'est à l'une de ces affections que l'on doit d'abord
penser lorsqu'on constate une hématémèse (2). Les hématémèses survenant dans le cours de maladies adynamiques,
hémorrhagiques, seront aisément rapportées à l'altération
du sang, d'autant mieux qu'elles ne seront pas isolées,
mais coïncideront avec d'autres hémorrhagies.

Pronostic. — Sauf les cas, assez rares, où l'hématémèse
est supplémentaire-d'un flux menstruel ou hémorrhoïdal,
son pronostic est grave, subordonné d'ailleurs à celui de
l'affection dont elle est symptomatique.

(1) Mais on peut se demander si la gastrorrhagie ne reconnaît pas pour
point de départ l'altération du sang qui accompagne ces états morbides.

(2) Nous avons déjà exposé les symptômes à l'aide desquels on pourra les
reconnaître (voy. *Pathologie interne,* 2ᵉ édition, p. 257).

Traitement.— Pour combattre une gastrorrhagie abondante, on appliquera des ligatures et des révulsifs sur les membres ; on fera prendre des boissons acidulées et glacées, on appliquera de la glace sur l'épigastre ; le malade gardera le repos et la position horizontale.

Si l'hémorrhagie persiste, on aura recours à l'eau de Rabel, aux potions avec du perchlorure de fer, du seigle ergoté, etc.

HÉMORRHAGIES INTESTINALES

Entérorrhagie. — Melœna.

Toute hémorrhagie s'effectuant à la surface de l'intestin porte le nom d'entérorrhagie, et on donne le nom de melæna à la présence du sang dans les garde-robes (1).

Description. — L'hémorrhagie intestinale est habituellement précédée des caractères propres aux maladies dont elle est un symptôme. Dans quelques cas et surtout lorsque l'hémorrhagie est abondante ou que le sang provient du rectum, le malade éprouve un besoin impérieux d'expulsion avec chaleur et pulsations vers la fin de l'intestin (2).

Dans d'autres cas, au contraire, l'hémorrhagie est latente, le sang s'accumule dans l'intestin, le ventre se ballonne, le pouls devient petit, fréquent ; la température s'abaisse ; le malade, pâle, couvert d'une sueur froide, tombe en syncope au moindre mouvement (3).

En général, le sang versé à la surface de l'intestin est rendu par les garde-robes et il se présente sous divers aspects : lorsqu'il n'a pas séjourné dans l'intestin ou qu'il provient de la partie inférieure du rectum, il est *rouge* et liquide ; lorsqu'il a fait dans l'intestin un séjour assez prolongé pour subir l'action des sucs digestifs, il présente une

(1) Cependant ces deux expressions, la dernière surtout, sont peu usitées, et l'on se sert plus volontiers du mot hémorrhagie intestinale.

(2) C'est le ténesme observé surtout dans la dysentérie.

(3) C'est ce que l'on observe dans certaines hémorrhagies traumatiques ou liées aux ulcérations de la fièvre typhoïde.

couleur noire [melœma (1)]; tantôt le sang est pur, tantôt il est mêlé à des matières fécales ou à des mucosités. Sa quantité est extrêmement variable.

La *marche* de l'hémorrhagie intestinale ne présente rien de fixe; absolument subordonnée à la destinée de la maladie dont elle n'est qu'un symptôme, elle peut être foudroyante ou très-légère, ne se produire qu'une fois ou se répéter à plusieurs reprises.

Pathogénie. — L'entérorrhagie est un symptôme commun à des états pathologiques très-divers qui peuvent, au point de vue pathogénique, être divisés en trois classes :

A. *Entérorrhagie par lésion traumatique ou organique de l'intestin ;*

B. *Entérorrhagie par fluxion ou stase sanguine dans les vaisseaux de l'intestin;*

C. *Entérorrhagies adynamiques par altération du sang.*

A. Entérorrhagie par lésion traumatique ou organique de l'intestin. — Les *plaies* de l'intestin déterminent des hémorrhagies plus ou moins abondantes (2) ; il n'est pas prouvé qu'une simple contusion puisse amener la rupture de petits vaisseaux et par suite une hémorrhagie, cependant il n'y aurait rien d'impossible à cela.

Les lésions organiques qui donnent lieu à des hémorrhagies intestinales sont nombreuses, fréquentes et variées : ce sont les *hémorrhoïdes*, la *dysentérie*, la *fièvre typhoïde*, le *cancer*, les *polypes et corps étrangers de l'intestin* (3). S'agit-il d'*hémorrhoïdes*, le sang est rendu souvent pur, à

(1) On se rappellera que le sous-nitrate de bismuth et les préparations ferrugineuses colorent les selles en noir; en cas de doute, on pourrait rechercher au microscope la présence des globules sanguins.

(2) Nélaton a rapporté un cas dans lequel la blessure d'une des petites artères qui rampent à la surface de l'intestin avait déterminé une hémorrhagie rapidement mortelle.

(3) Les vers intestinaux peuvent provoquer des hémorrhagies intestinales ; cependant le fait est fort rare, si ce n'est lorsqu'il s'agit de l'*ankylostome duodénal*, entozoaire qui produit en Egypte et dans quelques autres contrées tropicales une chlorose particulière liée à des ulcérations duodénales occasionnées par ce ver.

des époques plus ou moins fixes; d'ailleurs l'examen de l'anus et du rectum, en montrant les tumeurs hémorrhoïdales, ne laisse aucun doute sur sa provenance.

La *dysentérie* donne lieu à un ténesme des plus pénibles, à chaque instant le malade va à la garde-robe et rend des mucosités sanguinolentes, plus rarement du sang pur.

Les ulcérations intestinales de la *fièvre typhoïde* donnent parfois lieu à des hémorrhagies (1) qui se manifestent souvent du quatorzième au vingt et unième jour. Avant même que le sang ne soit rendu par les selles, on peut diagnostiquer l'hémorrhagie à l'abaissement brusque de la température, à la pâleur et au refroidissement des extrémités, à la petitesse du pouls qui garde sa fréquence. L'hémorrhagie est unique ou se répète à de courts intervalles, elle a été longtemps, on ne sait vraiment pourquoi, considérée comme un phénomène favorable; en fait, elle constitue par elle-même un accident grave, parfois mortel, et augmente toujours l'état adynamique du malade.

Le *cancer* de l'intestin détermine habituellement des hémorrhagies répétées d'un sang noir et digéré.

Enfin les *tubercules* de l'intestin peuvent également produire, mais bien plus rarement que les affections que nous venons d'énumérer, des hémorrhagies intestinales. On a signalé des *tumeurs érectiles* qui, développées dans la muqueuse intestinale, produisaient des entérorrhagies souvent très-abondantes. Les *polypes* de l'intestin et surtout du rectum, polypes qui ne sont point très-rares chez les enfants, comptent l'hémorrhagie parmi leurs symptômes.

B. **Entérorrhagie par fluxion ou stase sanguine dans les vaisseaux de l'intestin.** — Ces hémorrhagies sont fort rares, car même dans les cas où une cirrhose du foie gêne considérablement la circulation de la veine porte, il est exceptionnel de voir les radicules intestinales de cette veine se dilater au point de se rompre. Les hémorrhagies intestinales supplémentaires des règles sont également très-exceptionnelles.

(1) En moyenne cinq à six fois sur cent cas de fièvre typhoïde; cette fréquence varie beaucoup suivant les épidémies.

C. Hémorrhagies adynamiques. — L'altération du sang peut, ainsi que nous l'avons déjà vu, déterminer des hémorrhagies par diverses muqueuses et par conséquent par l'intestin ; qu'il nous suffise de signaler les *fièvres éruptives hémorrhagiques*, le *scorbut*, le *purpura hemorrhagica*, la *fièvre jaune*, l'*hémophilie*, etc.

Diagnostic. — Il comprend deux points :

1° *Reconnaître que le sang vient de l'intestin*. — Rien n'est plus facile puisqu'il est rendu par les garde-robes ; le seul embarras provient de ce que les hémorrhagies de l'estomac passent également en partie dans les selles, mais habituellement une partie du sang est rejetée par vomissement et l'on constate quelques-uns des caractères propres aux maladies de-l'estomac.

2° *Reconnaitre sa cause*. — Nous allons passer en revue les principales maladies de l'intestin pouvant déterminer une entérorrhagie.

Les *hémorrhagies traumatiques* ne se prêtent pas à une fausse interprétation.

Les *hémorrhoïdes* sont directement reconnues par l'examen du rectum, le ténesme, etc. Les selles muqueuses incessamment répétées n'appartiennent qu'à la *dysentérie*.

La *fièvre typhoïde* sera depuis longtemps diagnostiquée avant que le sang n'apparaisse dans les selles, et alors même que l'hémorrhagie est encore interne, l'abaissement brusque de la température et les autres symptômes ne laisseront que peu de doutes sur sa production.

Les douleurs persistantes, l'affaiblissement graduel, les alternatives de constipation et de diarrhée, la présence d'une tumeur feront reconnaître qu'une hémorrhagie intestinale se rattache à un *cancer* de l'intestin.

Les *tubercules* produisent rarement l'entérorrhagie, et d'ailleurs le mauvais état général, l'existence de tubercules pulmonaires, etc., permettront de rapporter l'hémorrhagie à sa véritable cause.

Quant aux *polypes*, aux *vers intestinaux*, aux *tumeurs érectiles*, leur diagnostic est beaucoup plus difficile, précisément à cause de la rareté des entérorrhagies dans ces circonstances.

Les *maladies hémorrhagipares* (scorbut, fièvre jaune, ictère grave, etc., etc.) se traduisent par des caractères éclatants et par des hémorrhagies multiples.

Pronostic. — Il est entièrement subordonné à l'abondance de l'hémorrhagie et au degré de gravité de la maladie dont elle est symptomatique.

Traitement. — Certaines entérorrhagies, telles que le flux hémorrhoïdal, doivent être respectées et même, dans certaines circonstances, sollicitées. La plupart d'entre elles doivent être combattues par le repos, les opiacés, la glace et les hémostatiques ordinaires.

HÉMATURIE

Pissement de sang.

On donne le nom d'hématurie au pissement de sang pur ou mêlé d'urine (1).

Description. — L'hématurie est habituellement précédée des phénomènes propres aux maladies dont elle est elle-même un symptôme, mais parfois son début est brusque et inopiné.

Le malade éprouve le besoin d'uriner et il pisse du sang ; or ce pissement de sang présente les plus grandes variétés : tantôt les premières gouttes sont sanglantes, puis l'urine est claire ou à peu près ; tantôt au contraire le sang ne se montre qu'à la fin de la miction ; tantôt enfin le malade n'urine que du sang pur ou, plus fréquemment, une urine rendue très-rouge par son mélange avec le sang. Dans quelques cas la présence du sang est évidente, dans d'autres elle est

______

(1) Quelques auteurs ne rangent pas dans les hématuries les hémorrhagies du canal de l'urèthre ; ils ajoutent alors à leur définition que le sang doit être expulsé par les contractions de la vessie pour qu'il y ait hématurie ; c'est une manière de voir assez juste.

douteuse et c'est seulement en laissant reposer l'urine dans un tube allongé que le sang se dépose et qu'il est reconnu directement ou à l'aide du microscope (1).

La *quantité* de sang expulsé par la miction est des plus variables, l'hématurie peut se prolonger plusieurs jours, puis disparaître définitivement ou d'une manière temporaire, dans d'autres cas elle ne se produit que dans des circonstances déterminées (promenades à cheval, en voiture, etc.). Enfin, sa *marche*, entièrement subordonnée à sa cause, est des plus variables.

Pathogénie. — L'hématurie peut avoir son point de départ dans les reins, les uretères, la vessie (2) ; elle est d'ailleurs un symptôme commun à des états pathologiques très-divers qui peuvent, au point de vue pathogénique, être divisés en trois classes :

A. *Hématuries par lésions traumatiques ou organiques des reins, des uretères, de la vessie ;*

B. *Hématuries par fluxion ou stase sanguine dans les vaisseaux de ces organes ;*

C. *Hématuries adynamiques par altération du sang.*

A. **Hématuries par lésions traumatiques ou organiques des reins, de l'uretère et de la vessie.** — Les *plaies* et les *contusions* violentes de ces organes déterminent des hématuries dont la pathogénie ne se prête pas à de fausses interprétations (3).

Les maladies organiques des reins qui comptent l'hématurie parmi leurs symptômes sont : 1° les *calculs rénaux*, l'écoulement du sang est dû à la déchirure des canalicules du rein, de la muqueuse des calices ou de l'uretère sous l'influence de la progression de ces calculs à surface rugueuse et irrégulière ; 2° le *cancer rénal*, qui produit l'hématurie par son ramollissement et son ulcération ; 3° le *strongle rénal*,

---

(1) Parfois l'hématurie ne se révèle que par la présence de caillots allongés, vermiformes, d'un aspect fibrineux et gélatiniforme.

(2) Nous éliminons les hémorrhagies ayant leur point de départ dans l'urèthre.

(3) Elles peuvent se produire à la suite de la lithotritie, de la taille, il est à peine besoin de le rappeler.

entozoaire qui se développe dans le rein, mais qui est fort rare dans nos climats.

Les maladies organiques de la vessie qui donnent lieu à des hématuries sont : 1° les *calculs vésicaux* qui irritent et déchirent les parois vésicales : aussi l'hématurie se montre-t-elle surtout lorsque le calcul est rugueux, irrégulier et lorsque le malade a fait une marche prolongée, une promenade à cheval ou en voiture ; 2° le *cancer* de la vessie ; 3° les *varices* du col vésical ; 4° les *dégénérescences tuberculeuses* des reins et de la vessie, dégénérescences fort rares d'ailleurs.

B. Hématuries par fluxion ou stase sanguine dans les vaisseaux des reins et de la vessie. — Ces hématuries sont tout aussi fréquentes et aussi importantes que les premières ; dans le rein elles se relient : 1° *au mal de Bright ;* dans la première période de cette maladie, c'est-à-dire dans la période congestive, l'urine est rouge et au microscope on y trouve des globules rouges intacts et des cylindres fibrineux formés par la coagulation du sang épanché dans les tubes (1) ; 2° la *pyélo-néphrite* peut également donner lieu à des urines sanglantes (2) ; 3° l'absorption des *cantharides* détermine une irritation des voies urinaires qui peut aller jusqu'à produire de l'hématurie.

Dans la vessie, ces hématuries se relient : 1° à *la surdistension des parois vésicales par la rétention d'urine* (3) ; 2° aux diverses variétés de *cystites* et surtout à la *cystite du col,* l'effort que fait le malade pour expulser les dernières gouttes d'urine amène souvent quelques gouttes de pus et de sang pur.

Hématurie des pays chauds. — L'hématurie est endémique à l'île Maurice et sous les tropiques, parmi les in-

---

(1) Ce sang provient de la rupture de quelques vaisseaux du rein, dont les parois n'ont pu résister à la congestion.

(2) Dans ces deux maladies le sang est peu abondant, intimement uni à l'urine ; sa présence ne peut être parfois révélée que par le microscope.

(3) C'est un fait sur lequel Civiale a beaucoup insisté et que tous les chirurgiens qui s'occupent des maladies des voies urinaires ont maintes fois l'occasion d'observer chez les vieillards à grosse prostate.

digènes elle frappe de préférence les enfants, les étrangers en sont fréquemment atteints, il n'est pas rare de la
voir se prolonger pendant des années, elle peut même résister au changement de climat ; ses causes sont inconnues,
cependant on l'attribue assez généralement à la présence
des vers *billharzia hæmatobia* qui ont été rencontrés sous
la muqueuse des voies urinaires.

On a cité quelques cas d'hématuries périodiques, *supplémentaires du flux menstruel* ou hémorrhoïdal, mais ces
faits sont rares et douteux.

C. **Hématuries adynamiques.** — L'altération du sang
peut déterminer des hématuries comme elle détermine des
hémorrhagies par d'autres muqueuses ; citons les pissements
de sang observés dans les *fièvres éruptives hémorrhagiques*,
la *fièvre jaune*, l'*ictère grave*, le *purpura hémorrhagica*, etc.

Diagnostic. — Il comprend trois points ; il faut : 1° reconnaître l'hématurie ; 2° reconnaître son point de départ
dans les reins, la vessie ou l'urèthre ; 3° préciser sa cause.

1° *L'hématurie est aisée à reconnaître.* — Tantôt le sang
est pissé presque pur, tantôt il est mêlé à une assez grande
quantité d'urine, mais encore parfaitement reconnaissable,
tantôt enfin il colore à peine l'urine, mais, par le repos,
il forme un dépôt dans lequel on reconnaît sans peine les
globules sanguins.

2° *Il est plus difficile de préciser son point de départ.* —
Le sang fourni par l'urèthre s'écoule spontanément dans
l'intervalle des mictions, ou bien il est balayé par les premières gouttes d'urine.

On a dit que le sang provenant des reins était intimement mêlé à l'urine, que le malade éprouvait des douleurs
dans la région lombaire ; il y a eu parfois des coliques
néphrétiques, ou bien on observe les signes du mal de
Bright, etc. Habituellement le sang vient de la vessie ; on
peut admettre cette origine lorsqu'aucun symptôme ne fait
croire à son origine prostatique ou rénale.

3° Un point des plus importants consiste à *reconnaître*

la cause de l'hématurie. Si le pissement de sang a succédé à un *traumatisme* accidentel ou opératoire, son point de départ est évident ; s'il s'est produit après un accès de *colique néphrétique,* il doit être attribué à la déchirure de la muqueuse uréthrale par le gravier.

L'hématurie fait songer à un *cancer* rénal lorsqu'elle se produit à intervalles variables chez un homme d'un certain âge qui s'affaiblit, maigrit, ne présente aucun signe de désordre dans la vessie, mais souffre des reins ; parfois, mais assez rarement, on peut constater l'existence d'une tumeur rénale.

On supposera que l'hématurie se rattache à un *calcul vésical* lorsqu'elle survient chez un individu qui, depuis un certain temps, souffre de la vessie, surtout lorsque les douleurs sont plus fortes après la miction, que le jet de l'urine est arrêté, bifide sans qu'il y ait rétrécissement de l'urèthre et que l'hématurie survient après une marche, une promenade en voiture, etc. D'ailleurs le cathétérisme pratiqué avec une sonde exploratrice à petite courbure fera reconnaître l'existence de la pierre.

L'hématurie par *surdistension des parois vésicales,* c'est-à-dire se rattachant à la rétention d'urine, s'observe chez les gens dont la prostate est volumineuse, elle accompagne fréquemment le catarrhe vésical.

L'hématurie des *pays chauds* se reconnaît aux circonstances dans lesquelles elle se produit, il en est de même de l'hématurie *cantharidienne.*

Pronostic. — Il est très-variable, cependant une hématurie est toujours chose grave, d'abord par elle-même puisqu'elle peut être assez abondante pour anémier profondément le malade ou pour occasionner une rétention d'urine par le fait d'un caillot obstruant le canal de l'urèthre ou un uretère, et surtout par sa signification, car la plupart des maladies qui la produisent sont sérieuses.

Traitement. — Il présente trois indications :

1° *Faciliter l'issue de l'urine sanglante.* — En général le sang sort aisément, mais s'il s'accumule dans la vessie, s'il obture l'urèthre, il faut procéder au cathétérisme et même au lavage de la vessie (1).

2° *Prévenir l'effusion d'une nouvelle quantité de sang.* — Pour cela on prescrira au malade un repos absolu, on fera des applications froides sur l'hypogastre, le périnée, on donnera des quarts de lavements froids ; il sera utile de prescrire une potion hémostatique.

3° *Combattre la maladie dont l'hématurie est un symptôme.* — Les moyens médicaux et chirurgicaux à employer dans ce but sont naturellement extrêmement variés et ne se prêtent pas à des considérations générales.

MÉTRORRHAGIE (μήτρα, matrice ; ῥήγνυμι, je sors avec violence).

La métrorrhagie est l'hémorrhagie de l'utérus (2). Les métrorrhagies doivent être divisées en deux grandes classes : Les métrorrhagies survenant *pendant la grossesse et après l'accouchement;* ces métrorrhagies sont des plus importantes, mais l'usage en réserve spécialement la description aux traités d'obstétrique ; aussi ne nous occuperons-nous que de la seconde classe, c'est-à-dire des métrorrhagies se produisant pendant l'*état de vacuité de l'utérus.*

Description. — La métrorrhagie est souvent précédée de *prodromes :* ce sont des douleurs sourdes dans les reins, l'hypogastre et la région sacrée et une sensation de plénitude et de pesanteur abdominale. A ces phénomènes qui indiquent l'état congestif de l'utérus se joignent la tuméfaction douloureuse des mamelles, des maux de tête, des

(1) Il est très-exceptionnel d'observer la stagnation des caillots dans la vessie et de se trouver dans la nécessité, soit de les aspirer avec la sonde qui a poussé l'injection, soit même de les broyer ou de leur ouvrir une voie à l'extérieur, ainsi que cela a cependant été fait.

(2) Dans deux circonstances l'hémorrhagie utérine est physiologique ; c'est la perte de sang qui accompagne l'ovulation et se reproduit chaque mois ; c'est, d'une autre part, celle qui, après l'accouchement, suit le décollement du placenta. Elles ne méritent le nom de métrorrhagie que lorsque par leur durée ou leur intensité elles dépassent la moyenne physiologique.

palpitations et une grande instabilité nerveuse ; d'ailleurs ces prodromes sont plus ou moins accentués, ils peuvent même complétement manquer.

Le sang qui s'écoule de la matrice présente une teinte rouge brunâtre plus ou moins foncée, il peut se coaguler et être expulsé sous forme de *caillots* (1) ; mais il perd graduellement sa couleur et sa plasticité et n'est plus formé que par une sérosité très-fluide ; sa *quantité* est fort variable, certaines métrorrhagies sont foudroyantes, d'autres, par leur abondance et la fréquence de leur retour, plongent la malade dans l'anémie, la peau et les muqueuses prennent la pâleur de la cire, l'estomac rejette tout aliment, le regard s'éteint, les extrémités s'infiltrent, la soif devient inextinguible et la malade succombe ; dans d'autres cas, la métrorrhagie n'est constituée que par un léger suintement sanguin. Sa *marche* ne présente rien de fixe, périodique, continue, intermittente ou irrégulière, elle est complétement subordonnée aux états morbides dont elle est un symptôme (2).

Pathogénie. — Laissant de côté les hémorrhagies qui se rattachent à la grossesse et à l'accouchement, et ne nous occupant que de celles qui se produisent dans l'état de vacuité de la matrice, nous diviserons les métrorrhagies en trois classes :

A. *Métrorrhagies par lésions traumatiques ou organiques de la matrice ;*

B. *Métrorrhagies par fluxion ou stase sanguine dans les vaisseaux de la matrice ;*

C. *Métrorrhagies adynamiques par altération du sang.*

---

(1) Il est rare que le sang des règles se coagule à cause de la grande quantité de mucus qu'il contient ; les caillots se forment souvent dans le vagin, plus rarement dans la cavité même de l'utérus ; dans ces cas ils sont expulsés par des contractions énergiques et douloureuses.

(2) La métrorrhagie est fréquente dans la période d'activité des organes génitaux, surtout au moment où la menstruation s'établit et à l'époque où elle finit.

Nous n'ajouterons rien sur ce sujet, car le symptôme suit nécessairement la maladie qui l'engendre ; pour la même raison, nous ne dirons rien de l'influence présumée de l'hérédité, du tempérament, du climat, de l'altitude, etc.

A. Métrorrhagies par lésions traumatiques ou organiques de la matrice. — Les *plaies* et les *contusions* violentes de l'utérus déterminent des métrorrhagies dont la pathogénie est évidente.

Les principales *maladies organiques* qui comptent la métrorrhagie parmi leurs symptômes sont : 1° la métrite interne ; 2° les myomes ou corps fibreux ; 3° le cancer.

1° L'*hémorrhagie* est le symptôme capital de la *métrite interne*, Gallard y rattache toutes les métrorrhagies dites essentielles (1).

2° L'hémorrhagie est également le symptôme capital des *myomes utérins*, l'écoulement du sang tient à la congestion énorme de la muqueuse utérine dont les vaisseaux se rompent sous l'influence de cette tension exagérée (2).

3° Le *cancer* détermine également des métrorrhagies ; les unes précoces, abondantes, peuvent précéder de plusieurs mois la manifestation des autres symptômes du cancer, elles sont produites par un état congestif de la muqueuse utérine ; les autres, tardives, mais également abondantes et répétées, se rattachent à l'ulcération du cancer.

Les *ulcérations du col utérin*, les *fongosités, polypes* et *végétations* de la muqueuse intra-utérine, la *dysménorrhée membraneuse* déterminent fréquemment des métrorrhagies, mais nous n'insistons pas, car nous avons vu que ces diverses lésions se rattachent à la métrite interne (3).

B. Métrorrhagies par fluxion ou stase sanguine dans les vaisseaux de la matrice. — Elles sont fort nombreuses (4); telles sont les métrorrhagies qui accompagnent

(1) L'écoulement de sang est le principal caractère qui distingue la métrite interne, où il est fréquent, de la métrite parenchymateuse, où il est fort rare.

(2) Il est à noter que le sang ne provient pas du myome lui-même, mais de la muqueuse utérine qui l'avoisine et le recouvre, et dont l'état congestif est dû, soit à l'appel considérable de sang fait par la tumeur, soit à une véritable métrite interne ; ce seraient donc là des hémorrhagies par fluxion et non par lésion organique.

(3) Voy. ma *Pathologie chirurgicale*, t. II, p. 579.

(4) C'est par congestion de la muqueuse utérine que s'effectue le flux menstruel ; c'est également dans cette classe que devraient se ranger quelques-unes des métrorrhagies classées dans la première catégorie.

les tumeurs ou inflammations péri-utérines, kystes de l'ovaire, varicocèle ovarien, hématocèle rétro-utérine, phlegmon péri-utérin (1).

C. Métrorrhagies adynamiques. — L'altération du sang peut déterminer du côté de la muqueuse utérine des hémorrhagies semblables à celles qui s'observent sur les autres muqueuses, c'est ce que l'on observe dans les fièvres éruptives hémorrhagiques, le scorbut, le *purpura hémorrhagica*, et surtout la *chloro-anémie* (2), la fièvre typhoïde ; dans ces diverses circonstances, l'hémorrhagie est rarement abondante, elle n'est souvent qu'un simple suintement. Gubler a étudié celles de la fièvre typhoïde sous le nom d'*épistaxis utérine*.

Diagnostic. — Il comprend deux points : 1° reconnaître la métrorrhagie ; 2° remonter à sa cause.

1° Il faut distinguer l'hémorrhagie venant de la matrice de celle qui provient de *la vulve, de l'urèthre ou du vagin*, organes qui peuvent être atteints de lésions diverses déterminant des écoulements de sang (cancer primitif du vagin ou de la vulve, esthiomène, ulcérations de diverse nature, etc.); l'examen direct permet de préciser cette première partie du diagnostic.

Il faut encore distinguer la métrorrhagie d'avec les *règles ;* en général par la régularité de leur retour, de leur durée, de leur quantité, les règles se différencient nettement des métrorrhagies qui n'offrent aucun de ces caractères (3).

2° *Reconnaître la cause de la métrorrhagie.* — Chez une femme jeune, forte, la métrorrhagie doit faire craindre un *avortement ;* dans quelques cas le fait n'est point douteux, c'est lorsque l'hémorrhagie se produit deux ou trois

(1) Les métrorrhagies par gêne dans la circulation, consécutives à une maladie du cœur ou des poumons, sont des plus exceptionnelles.

(2) Il faut noter que chez les femmes chloro-anémiques les règles sont toujours douloureuses, parfois supprimées ou à peine constituées par un suintement rosé et dans d'autres cas, au contraire, abondantes au point de devenir métrorrhagiques.

(3) Si, à peu près vers l'époque des règles, on voit survenir une hémorrhagie très-abondante avec de nombreux caillots, il est probable qu'elle est de nature pathologique.

mois après la suppression des règles ; mais lorsque les règles ont été simplement retardées, on devra encore soupçonner l'avortement si l'écoulement de sang est très-abondant et mêlé à des caillots.

La *métrite chronique interne* donne très-fréquemment lieu à des métrorrhagies, d'ordinaire il existe en même temps un écoulement catarrhal abondant, le col de la matrice est gros, entr'ouvert, granuleux ou ulcéré : le diagnostic se fait souvent par exclusion, et lorsque la métrorrhagie ne s'explique ni par une altération du sang, ni par un cancer, ni par une tumeur intra ou péri-utérine, il faut songer à la rattacher à une métrite interne (Gallard).

Les *myomes ou corps fibreux* de l'utérus comptent la métrorrhagie parmi leurs symptômes les plus importants, d'ordinaire il existe une tumeur appréciable soit entre les lèvres du col, soit dans la cavité de la matrice, soit à sa surface ; mais si cette tumeur ne peut être reconnue, le diagnostic reste indécis.

Le *cancer* est aisément reconnu par le toucher ; ses bosselures friables, l'odeur infecte des écoulements, l'état cachectique sont pathognomoniques. Rappelons que le retour du sang chez les femmes qui ont cessé d'être réglées est souvent le premier symptôme du cancer utérin.

Les *maladies générales* pouvant donner lieu à des métrorrhagies se traduisent par des caractères tranchés sur lesquels nous ne pouvons revenir (1).

Pronostic. — Il est entièrement subordonné à celui de la maladie dont la métrorrhagie est un symptôme.

Cependant la perte de sang considérée en elle-même n'est pas toujours fâcheuse ; elle peut produire une sédation de la douleur, une détente dans les phénomènes congestifs, c'est ce que l'on observe parfois dans la métrite, les corps fibreux et même le cancer.

---

(1) Dans plusieurs circonstances le diagnostic doit être réservé jusqu'à ce que l'apparition d'un nouveau phénomène révèle la signification de l'hémorrhagie, qu'il ne faut pas se hâter, comme on le faisait jadis, de ranger dans la classe des hémorrhagies essentielles, c'est-à-dire des hémorrhagies constituant à elles seules toute la maladie.

Mais d'ordinaire les métrorrhagies répétées plongent la femme dans un état anémique d'autant plus grave que la tendance à de nouvelles hémorrhagies en devient plus grande ; dans certains cas (myome, cancer) la métrorrhagie peut être foudroyante.

Traitement. — Il présente trois indications principales :

1° *Combattre la cause de la métrorrhagie*. — S'il existe une tumeur accessible aux moyens chirurgicaux (corps fibreux, cancer), il faut l'extirper.

La métrorrhagie peut-elle être attribuée à un état congestif de la muqueuse, à une pléthore générale, on pourrait appliquer des sangsues ou pratiquer des scarifications sur le col, etc.

2° *Arrêter le sang*.— La malade sera placée dans la *position horizontale*, s'il existe des douleurs on administrera de l'*opium* par la bouche et en lavements (15 à 25 gouttes de laudanum). La *digitale* est souvent très-utile, surtout lorsque la métrorrhagie est symptomatique d'une phlegmasie de l'utérus ou des organes voisins (1).

Le *seigle ergoté* n'a peut-être pas sur les métrorrhagies que nous étudions ici la même puissance que contre certaines hémorrhagies puerpérales, cependant Trousseau en préconise l'emploi (2).

L'*eau froide* est un hémostatique des plus puissants, on applique sur le ventre des compresses imbibées d'eau froide, ou mieux encore une vessie de porc dans laquelle on met de la glace concassée.

Le *perchlorure de fer* rend souvent des services, il est porté sur le col ou même dans la cavité de la matrice à l'aide d'un tampon de ouate ou de charpie.

Dans les cas extrêmes on n'oubliera pas la ligature des

____

(1) On l'administre à la dose de 30 à 50 centigrammes de feuilles infusées dans 125 grammes d'eau à prendre par cuillerées dans la journée.

(2) Jamais, dit Trousseau, la métrorrhagie ne s'est montrée rebelle à l'action de l'ergot de seigle, quelqu'ait été du reste l'état de l'utérus.

L'ergot de seigle est administré par dose de 30 à 60 centigrammes de vingt en vingt minutes, de manière à en faire prendre 2 à 4 grammes en vingt-quatre heures ; les cachets Limousin, dans lesquels le seigle en poudre dosé est enveloppé de pain azyme, permettent de l'administrer aisément.

membres, la compression de l'aorte et même la transfusion
du sang.

3° *Combattre les conséquences de la métrorrhagie.* —
On emploiera dans ce but les divers modes de traitement
habituellement dirigés contre l'anémie : alimentation tonique, ferrugineuse, quinquina, hydrothérapie, séjour à la
campagne, etc.

THROMBOSE ET EMBOLIE

On donne le nom de *thrombose* aux coagulations sanguines formées durant la vie dans un point quelconque du
système circulatoire, et celui d'*embolie* à un fragment de ce
caillot qui, détaché, a été entraîné plus ou moins loin du
lieu de sa formation. L'embolie prend alors le nom de l'organe où elle s'arrête : *embolie cérébrale, embolie pulmo
naire.*

Thrombose. — Deux conditions sont nécessaires au
maintien de la fluidité du sang : 1° l'intégrité de la paroi
vasculaire; 2° un cours suffisamment rapide. Toutes les
causes des thromboses viennent se grouper dans ces deux
classes (1).

1° *Altération de la paroi vasculaire.* — Ces altérations
résultent : pour les veines, de la *phlébite*, non que l'inflammation porte primitivement sur la paroi interne ainsi
qu'on l'a cru longtemps ; elle débute probablement toujours
par les tuniques externe ou moyenne, et la tunique interne
meurt par privation des éléments nutritifs que lui fournis-
sent les tuniques vasculaires; aussitôt survient la coagulation sanguine. C'est aussi ce qui peut arriver lorsqu'un
cancer gagne les parois de la veine.

Même chose se produit dans le système artériel à la suite
de l'endocardite et de l'*endartérite chronique* qui entraînent des métamorphoses calcaires, graisseuses de la tunique
moyenne et consécutivement des troubles nutritifs de la

---

(1) C'est-à-dire qu'une thrombose est due soit à une altération de la
paroi vasculaire, soit à un ralentissement de la circulation.

4.

tunique interne et la coagulation du sang. Lorsqu'une artère ou une veine se trouve comprise dans un foyer de *gangrène*, le sang se coagule dans leur intérieur.

Enfin on sait depuis longtemps qu'un *corps étranger* introduit dans le système circulatoire devient le point de départ d'une coagulation ; la thrombose dès qu'elle est formée peut jouer le même rôle et s'étendre fort loin de son origine.

2° *Stase sanguine.* — Elle est due à la *compression ou à la ligature d'un vaisseau ;* c'est ainsi que se forment à la suite des ligatures d'artères ces caillots qui remontent jusqu'à la première collatérale. La stase du sang dans les capillaires, en supprimant la *vis à tergo*, entraîne le ralentissement de la circulation veineuse et les coagulations sanguines veineuses. C'est ainsi que se produisent les thromboses des veines rénales dans les néphrites interstitielles, des veines sus-hépatiques dans la cirrhose.

Le ralentissement de la circulation s'observe encore à la suite des plaies des vaisseaux, de la dilatation du système circulatoire.

Solution de continuité. — Un vaisseau étant divisé, il survient ou une hémorrhagie mortelle ou un arrêt spontané de l'écoulement sanguin. Cet arrêt est dû à la diminution du calibre de l'artère (par le fait de sa contractilité), au retrait du vaisseau dans sa gaîne (par le fait de son élasticité), et par suite à la formation d'un canal celluleux. Le mécanisme de l'hémostase est donc le fait combiné du ralentissement de la circulation et d'une altération de la paroi vasculaire.

Pour les veines le mécanisme est différent : dans la partie située au-dessous de la section la circulation s'arrête, car elle est soustraite à l'action des vaisseaux et de la *vis à tergo ;* au-dessus elle se vide graduellement et ses parois se rapprochent ; si ces conditions ne sont pas remplies l'hémorrhagie persiste.

Dilatation du système circulatoire. — Il survient un ralentissement du courant sanguin dans le point dilaté et la formation d'une thrombose qui, d'abord pariétale, ne tarde pas à se compléter : c'est ce qui arrive dans les poches anévrysmales (l'altération de la paroi joue aussi un certain rôle).

Cachexies. — Dans certains états morbides (cancer, état puerpéral, fièvre typhoïde, etc., le sang éprouve une altération particulière par suite de laquelle la fibrine tend à se coaguler (inopexie de Vogel) : l'affaiblissement de l'action du cœur viendrait encore favoriser ces coagulations qui ont lieu surtout dans les veines iliaques, crurales, surtout du côté gauche, mais peuvent s'observer dans les jugulaires, les sinus de la dure-mère, etc.

Embolie. — Des conditions de deux ordres peuvent les produire :

Les unes tiennent au thrombus lui-même, à sa forme, à son ramollissement, à sa situation au voisinage d'une collatérale encore perméable et dont le courant sanguin vient battre incessamment le caillot prolongé sous la forme d'un cône.

Les autres résultent de violences extérieures, de mouvements intempestifs (1).

Toutes les embolies veineuses sont entraînées vers le cœur droit. et lancées dans l'artère pulmonaire où elles s'arrêtent en oblitérant des divisions d'un calibre proportionnel à leur volume ; on a prétendu que quelques-unes pouvaient traverser les capillaires du poumon, gagner le cœur gauche et de là être lancées dans les viscères (embolies capillaires).

Toutes les embolies artérielles se dirigent vers les artères périphériques, et, chose remarquable, elles sont beaucoup plus fréquentes du côté gauche. Tout corps étranger peut jouer le rôle d'embolie (concrétions cardiaques, fragments de valvules, débris de cancer).

Anatomie pathologique. — 1° **Thromboses**. — Cette étude a été faite depuis longtemps dans les ligatures arté-

(1) La duchesse d'Orléans·atteinte d'une phlegmatia succomba brusquement en se levant. J'ai vu, à Beaumont, un chef de bataillon du 64e, M. Connet, atteint d'une phlébite de la fémorale, produite par le voisinage d'une plaie en séton, mourir subitement au moment où pour la première fois il voulut se lever.

rielles. On voit d'abord quelques globules sanguins se déposer sur les parois du vaisseau, ils sollicitent les globules voisins et le caillot fait de rapides progrès : il est d'abord rouge brun, puis il se condense, en même temps de nouvelles couches se forment ; plus jeunes, elles se distinguent des primitives par leur couleur et leur défaut de consistance, elles se stratifient sous la forme de cônes, ce sont les caillots prolongés de Virchow. Plus tard le thrombus devient d'un blanc jaunâtre, il se distingue des caillots formés pendant l'agonie par sa disposition foliacée et sa richesse en fibrine et en globules blancs.

Arrivé à cet état il peut, quoique rarement, disparaître par *résorption*, ou bien il devient celluleux, se rétracte en entraînant la paroi vasculaire ainsi transformée en un cordon fibreux, mais le fait est rare. Il est bien plus commun de le voir se *ramollir*, il se transforme alors en une sorte de bouillie blanchâtre, quelquefois putride, longtemps prise pour du pus : on y trouve des globules rouges déformés ayant laissé transsuder la matière colorante qui s'est peu à peu résorbée, des globules blancs ayant subi la transformation graisseuse, de la fibrine transformée en granulations. Quant au pus, il ne se forme pas directement dans la cavité vasculaire.

2º **Embolies.** — Dans le système artériel elles s'arrêtent souvent au niveau d'un point rétréci, d'une bifurcation ; elles se rencontrent par ordre de fréquence dans les artères splénique, rénales, du membre inférieur, carotides, sylvienne du côté gauche ; souvent à ce niveau l'artère est épaissie, l'embolie ayant agi comme corps étranger : au delà l'artère se rétracte fortement et souvent il se forme un caillot qui, appuyé sur l'embolie, se prolonge jusqu'à une collatérale.

Parfois la circulation collatérale parvient à suppléer l'artère oblitérée, dans le cas contraire il survient de la *gangrène ;* elle est généralement, dans les membres, sèche ou momifiante, dans les viscères il se forme des foyers limités qui subissent la mort graisseuse ; parfois la mort n'est pas absolue, il se fait de petites hémorrhagies (*infarctus hé-*

morrhagiques), un retour graduel de la circulation et plus tard de l'inflammation (1).

Vaisseaux. — Nous avons déjà signalé dans le système artériel les lésions de l'endocardite, de l'endartérite et des concrétions calcaires; dans les veines celles de la phlébite et plus rarement du cancer, de la gangrène, etc.

Symptômes. — *Thrombose*. — Le symptôme capital de la thrombose veineuse, c'est l'*œdème* des régions d'où proviennent les capillaires qui vont se jeter dans le vaisseau oblitéré: ascite pour la veine porte, œdème du cou et de la face pour les jugulaires, etc. Il est rare que la gangrène se produise; cependant s'il survient un érythème, un érysipèle dans ces régions à vitalité déjà compromise, la mortification est fréquente. On a parfois noté d'assez vives douleurs (2).

L'*embolie* supprimant brusquement les fonctions d'un organe donne nécessairement lieu à des symptômes variables.

Lorsqu'une artère volumineuse est oblitérée, le malade éprouve en général une douleur vive et subite dans la totalité du membre, et cependant les parties situées au-dessous

(1) On donne le nom d'*infarctus* à des altérations limitées au département d'une artériole oblitérée.

Les infarctus s'observent surtout dans la rate, les reins, les poumons, le foie et ils sont en général multiples; ils ont la forme d'un cône dont le sommet, correspondant à l'artériole oblitérée regarde le centre de l'organe tandis que la base est périphérique.

La formation de l'infarctus est aisée à concevoir : une petite embolie oblitère une artériole, le sang stagne dans toutes les branches qui émergent de ce vaisseau, il en résulte un *cône rouge* formé par les éléments de l'organe et le sang coagulé; le cône est mort, le sang subit la décomposition granuleuse et la séparation de la matière colorante sous forme de pigment, les éléments cellulaires de l'organe deviennent graisseux; le *cône est alors d'un blanc jaunâtre*, souvent sur son pourtour se trouvent de petits foyers hémorrhagiques provenant de la rupture des vaisseaux collatéraux distendus par le sang ; dans une troisième période l'infarctus jaune se ramollit, se rétracte, s'entoure d'une coque conjonctive, parfois il s'encroûte de granulations calcaires, parfois il ne laisse qu'une *cicatrice rayonnée* (Ranvier et Cornil).

(2) On n'observe pas d'embolie veineuse, puisque les caillots migrateurs des veines se dirigent vers le cœur droit et rencontrent des voies de plus en plus larges; mais du cœur droit ils peuvent être lancés dans l'artère pulmonaire et déterminer des désordres déjà étudiés dans notre *Pathologie interne* (voy. *Embolie de l'artère pulmonaire* p. 173).

du point oblitéré ne tardent pas à perdre la sensibilité tactile (1).

La circulation s'affaiblit ou disparaît, le membre se refroidit et présente les symptômes d'une *gangrène* imminente, symptômes qui s'accentuent ou s'amendent suivant l'état de la circulation collatérale.

Si l'oblitération ne porte que sur une petite artère ou si elle est incomplète, les symptômes sont bien moins accentués et peuvent passer inaperçus, cependant il en résulte une débilité fonctionnelle et nutritive du membre proportionnée à l'obstacle apporté au sang artériel.

Les symptômes des embolies capillaires et infarctus se confondent avec ceux de l'infection purulente, de l'endocardite ulcéreuse, de la septicémie qui engendrent ces embolies.

Le **pronostic** et le **traitement** ne se prêtent pas à des considérations générales.

GANGRÈNE EN GÉNÉRAL (γραίνω, je dévore).

La gangrène est la cessation de la nutrition dans une partie du corps, elle est caractérisée par la perte du sentiment, du mouvement et de toute action organique dans cette partie.

Les mots gangrène et *sphacèle* sont employés à peu près indifféremment ; on donne le nom *d'eschare* à la partie mortifiée (2).

La mortification des tissus osseux et cartilagineux a reçu le nom de *nécrose*.

Les parties mortifiées sont tantôt gorgées de liquides (*gangrène humide*), tantôt sèches et raccornies (*gangrène sèche*).

---

(1) On désigne sous le nom *d'anesthésie douloureuse* cet état d'une partie à la fois privée de la sensibilité tactile et spontanément douloureuse.

(2) Cependant le mot gangrène s'applique plus particulièrement à une mortification limitée à la peau et au tissu cellulaire sous-cutané, tandis que le mot sphacèle signifie la mort d'un membre dans toute son épaisseur.

Pathogénie et classification. — Certains auteurs, et nous imitons leur exemple, divisent, au point de vue pathogénique, les gangrènes en trois classes :

A. *Gangrènes directes*, c'est-à-dire destruction immédiate des éléments anatomiques des tissus par une contusion, l'action de la chaleur ou du froid, des caustiques, etc.

B. *Gangrènes indirectes* produites par un obstacle à la circulation ou à l'influx nerveux (artérite, embolie et thrombose, ligature des artères, etc.), par l'inflammation (1).

C. *Gangrène par altération du sang*, empoisonnement par l'ergot de seigle, l'opium, les pommes de terre malades, diabète sucré ; gangrène à la suite de fièvres graves, etc. (2).

Anatomie pathologique. — Les parties gangrenées se présentent sous deux aspects : tantôt elles sont sèches et raccornies (*gangrène sèche*), tantôt molles et gonflées (*gangrène humide*) ; mais en réalité ces deux formes ne diffèrent qu'en un seul point, c'est que dans la gangrène humide, en raison d'un obstacle à la circulation veineuse ou d'une absence d'évaporation, la dessiccation de la partie malade ne s'effectue pas, les liquides infiltrent les tissus et en déterminent la putréfaction ; d'ailleurs ces deux formes sont reliées par une foule d'états intermédiaires, elles peuvent se succéder, coexister, etc.

A. *Forme sèche.* — Les tissus sont durs, secs, raccornis, mais ils conservent à peu près leur texture (3).

Les seules modifications anatomiques portent : 1° sur leur *couleur*, qui, variable suivant les tissus, est en général noirâtre, rouge carmin, feuille morte, etc. Ce qui tient,

(1) La gangrène sénile, la gangrène symétrique des extrémités se rangent dans cette classe, bien qu'on ne puisse toujours constater l'obstacle circulatoire,

(2) La pathogénie sera étudiée en détail dans les articles consacrés à chacun de ces groupes.

(3) On pourrait les comparer aux momies d'Égypte, dont les tissus sont, après trois mille ans d'existence, si parfaitement conservés que Czermak, qui les a étudiés au microscope, dit qu'on eut pu croire qu'ils venaient d'être enlevés à un corps vivant.

soit à la diffusion de la matière colorante du sang (hématosine), soit à des substances qui en diffèrent chimiquement, soit à des formations pigmentaires nouvelles (Demme);

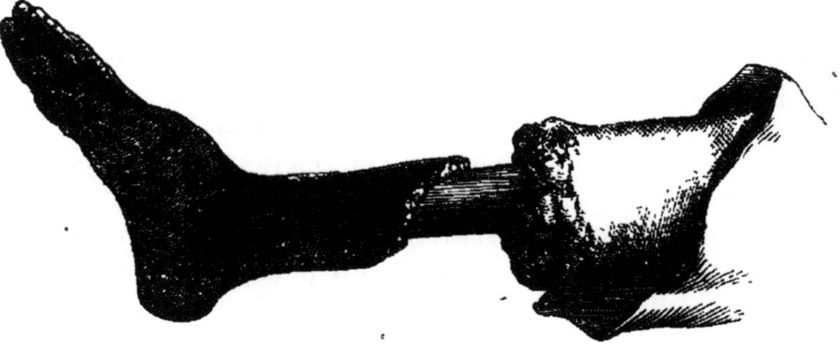

FIG. 5. — Exemple de gangrène sèche (d'après Follin).

2° sur la *presence de la graisse* qui infiltre en très-grande quantité tous les tissus de la partie gangrenée et qui résulte probablement de la décomposition des matières azotées (Raynaud).

Ainsi les muscles, les téguments, les nerfs sont infiltrés de granulations graisseuses, de corpuscules noirâtres; on y trouve encore des cristaux d'hématoïdine, de cholestérine, de sulfate de fer, etc.

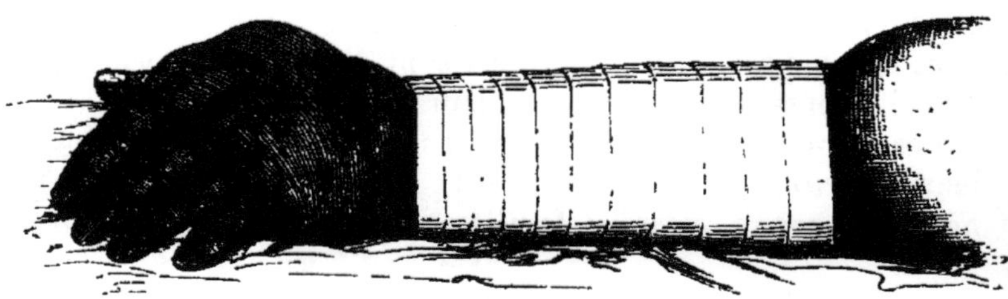

FIG. 6. — Exemple de gangrene humide produite par l'application
d'un appareil trop serré (Follin).

B. *Gangrène humide.* — Les altérations sont les mêmes, mais les tissus ramollis, gonflés, infiltrés de sérosité, se putréfient rapidement; il s'en dégage des gaz qui sont de l'ammoniaque, de l'hydrogène phosphoré et sulfuré, de l'acide valérianique, etc. (1).

Symptômes. — L'évolution de la gangrène comprend trois phases : A, la *mortification* ; B, *l'élimination* des parties mortifiées ; C, la *cicatrisation* (2).

A. La **mortification** d'une partie du corps se traduit par des changements dans sa couleur, sa température, ses fonctions, sa sensibilité, son volume, son odeur.

1° *Couleur*. — Elle varie suivant les différents tissus ; la gangrène de la peau s'annonce par des *plaques bleuâtres ou noirâtres*, les muqueuses prennent une teinte grise ou brune, les poumons sont ardoisés, fauves, le cerveau verdâtre, l'intestin a une teinte feuille-morte qu'on a eu souvent l'occasion d'observer dans l'opération de la hernie étranglée ; les tendons, les nerfs conservent leur couleur blanche.

2° La *température* s'abaisse et se met en équilibre avec celle du milieu ambiant, d'où cette sensation froide et cadavérique que détermine le contact d'une partie mortifiée.

3° Les *fonctions* de la partie mortifiée sont naturellement supprimées, ses sécrétions abolies, sa circulation arrêtée (3).

4° *Sensibilité*. — Au moment où la gangrène se produit, le malade éprouve souvent d'affreuses *douleurs* dans la partie qui se sphacèle ; mais lorsque la gangrène est complète *toute sensibilité disparaît* et ces parties peuvent être divisées sans que le malade s'en aperçoive.

5° Dans la *gangrène sèche* les tissus sont durs et ra-

(1) C'est à ces gaz que la gangrène humide doit, lorsqu'elle est exposée à l'air, son odeur spécialement fétide.

L'étude des *infarctus viscéraux*, qui peut être rattachée à celle de la gangrène, a été faite dans l'article consacré à *l'Embolie*.

(2) Les particularités spéciales aux diverses variétés de gangrènes seront exposées plus loin ; la gangrène du tissu osseux ou nécrose a été déjà étudiée (voy. *Pathologie chirurgicale*, t. I, p. 86).

(3) Le malade peut imprimer des mouvements à des doigts déjà morts, ce qui tient à l'intégrité du tendon qui se rend à ce doigt et du muscle de la jambe ou de l'avant-bras qui commande à ce tendon.

cornis par le fait de l'évaporation des liquides; dans la *gangrène humide* ils sont tuméfiés et ramollis.

6° L'*odeur* des parties gangrenées est généralement fétide (1).

B. Élimination des eschares (2). — Les parties mortifiées irritent les parties saines avec lesquelles elles sont en contact, il en résulte une inflammation qui sépare l'eschare et cicatrise la plaie.

Vers le troisième ou le quatrième jour on voit, sur tout le pourtour de l'eschare, les tissus s'enflammer et former autour d'elle une *couronne d'un rouge plus ou moins vif* (3).

Vers le sixième jour une scissure se produit entre l'eschare et la zone inflammatoire, elle forme un sillon dont la profondeur se creuse chaque jour, et d'où s'écoule un liquide purulent (*sillon d'élimination*); l'eschare se détache après un temps très-variable (4).

La chute de l'eschare met à nu une couche de *bourgeons charnus*, ce sont eux qui ont présidé à son élimination et qui vont être les agents de la cicatrisation; de plus, cette zone inflammatoire oblitère les vaisseaux, épaissit les séreuses et crée des adhérences entre leurs feuillets : malheureusement ce travail protecteur n'est pas toujours complet, d'où *hémorrhagies, perforation des séreuses* au moment de la chute des eschares.

C. Cicatrisation. — Nous venons de voir par quel mécanisme elle s'effectue; à la chute de l'eschare il reste une plaie qui ne diffère point d'une plaie simple.

Symptômes généraux. — Ils varient beaucoup suivant la nature de la gangrène, son étendue, son siége, etc.;

---

(1) Cette odeur n'appartient pas essentiellement à la gangrène, mais bien à la putréfaction qui en est la conséquence; aussi ne se produit-elle que dans les gangrènes humides et exposées à l'air.

(2) Certaines gangrènes traumatiques envahissent tout un membre avec une rapidité foudroyante et tuent en quelques heures.

(3) Cette zone inflammatoire s'arrête brusquement au niveau de l'eschare, mais s'étend plus ou moins du côté des parties saines.

(4) Dix à quinze jours pour les parties molles, plusieurs mois lorsque la gangrène s'est étendue au squelette.

dans les cas légers, il n'y a qu'un certain degré de réaction inflammatoire, tandis que dans les cas graves le malade présente les accidents de la septicémie (1).

Diagnostic. — Il est en général facile, cependant on ne prendra pas pour de la gangrène certaines *taches noirâtres* dues à des topiques ou à des ecchymoses, ni cet *état de stupeur locale* qui survient parfois à la suite de traumatisme (contusions, plaies d'armes à feu). — Les *plaques diphthéritiques* de la gorge ressemblent à une gangrène de la muqueuse, mais elles s'en distinguent par leur défaut de consistance (2).

Traitement. — Le traitement de la gangrène présente trois indications principales :

1° *Prévenir ou limiter le développement de la gangrène.* — Pour cela on surveillera l'application des appareils, on changera souvent la position du malade ; on peut, à l'exemple de Dupuytren et de Blandin, appliquer des sangsues sur les parties qui se mortifient, y faire des imbrocations, des frictions, des cautérisations au fer rouge, etc. — La poudre de quinquina, l'acide phénique peuvent être employés, mais nous croyons leur efficacité fort restreinte.

2° *Favoriser la chute des eschares.* — Le rôle du chirurgien se borne à appliquer des émollients si l'inflammation est trop vive, et au contraire à l'exciter un peu si elle n'est pas suffisante (3). La plaie qui succède à l'élimination des eschares doit être traitée comme une plaie simple.

3° *Traitement général.* — Il faut soutenir les forces du malade par un régime tonique, et dans quelques cas

(1) De plus, les suppurations prolongées entretenues par certaines eschares affaiblissent le malade et l'exposent à l'infection putride, etc.

(2) Car il suffit de les frotter avec un linge sec pour les enlever en grande partie et mettre à nu une surface rouge et saignante (Follin).

(3) La première indication est remplie par l'emploi des cataplasmes, la deuxième par le styrax, le baume d'Arcéus, etc. On diminue leur odeur en les recouvrant de poudres aromatiques et en les imprégnant de liquides désinfectants ; on peut y pratiquer des incisions que l'on remplit de charpie imbibée d'alun, de chlorure de sodium, de nitrate de potasse, de façon à les momifier.

(*gangrène diabétique*) combattre par un traitement approprié la cause génératrice du sphacèle.

DIVERSES ESPÈCES DE GANGRÈNES.

1re CLASSE. — **Gangrènes directes.**

Par contusion, compression, caustiques, températures exagérées.

1° Gangrène par contusion. — La contusion peut être portée à un assez haut degré pour anéantir les propriétés vitales des tissus qu'elle frappe ; c'est ce que l'on observe surtout dans les *plaies par armes à feu* (1)., dans les morsures, etc.

La gangrène par contusion est immédiate ou consécutive, elle est superficielle ou profonde, ses symptômes sont ceux de la gangrène en général ; il faut cependant remarquer : 1° que dans les *gangrènes profondes* le membre présente rapidement une tension œdémateuse considérable, il se recouvre de phlyctènes, s'infiltre de gaz, etc.;

2° Que dans les plaies par armes à feu la zone de mortification entraîne des suppurations prolongées, des nécroses, des hémorrhagies consécutives, etc.

Si la désorganisation est superficielle et peu étendue, bornez-vous à faciliter l'élimination des eschares par l'usage des émollients ; si elle est profonde, il faut recourir à l'amputation.

2° Gangrène par compression. — Une compression assez forte pour arrêter la circulation peut déterminer la gangrène ; c'est ce que produisent les appareils trop serrés (2),

---

(1) La balle d'un chassepot perfore les tissus et les os aussi exactement que le ferait un instrument piquant ; dans les premiers jours la blessure paraît légère, mais vers le huitième ou le dixième jour il se manifeste de graves accidents : c'est que la balle a déterminé autour d'elle une *zone de mortification* d'une étendue en rapport avec sa force de projection et avec la vitalité des tissus.

(2) Surtout lorsqu'ils portent sur une région dont les vaisseaux sont facilement compressibles sur un plan osseux, comme l'avant-bras.

les pressions trop longtemps prolongées (eschares au sacrum, au grand trochanter, au talon); dans ce dernier cas, le contact de l'urine, des matières, et surtout la dépression de l'organisme produite par la maladie générale qui nécessite le décubitus prolongé, favorise le développement du sphacèle.

Symptômes. — Tantôt les parties comprimées prennent une teinte d'un rouge violacé, sans réaction inflammatoire, leur centre devient gris, puis noir; tantôt elles présentent une rougeur érysipélateuse et se couvrent de plyctènes.

A la chute des eschares (1) il n'est point rare d'observer la dénudation du tissu osseux, sa carie, sa nécrose, etc.

Il faut donc surveiller l'application des appareils, changer fréquemment la position des malades, veiller à leur propreté, recouvrir de larges plaques de diachylon les parties comprimées, raffermir leur vitalité chancelante par des lotions alcooliques et aromatiques, etc.

3° **Gangrène par les caustiques.** — Un grand nombre d'acides concentrés, d'alcalis, de composés métalliques ont la propriété de mortifier nos tissus, propriété bien souvent mise à profit par le chirurgien.

Nous ne pouvons citer que les principaux : le *nitrate d'argent* produit une eschare très-superficielle, blanche sur les plaies, noire sur la peau; la *potasse caustique* a une eschare noire et molle; le *chlorure de zinc* ou pâte de Canquoin détermine rapidement une eschare blanche, dure, dont l'épaisseur assez notable est très-régulière.

L'élimination de ces eschares se fait plus ou moins rapidement et ne présente rien de spécial.

4° *Gangrènes par températures exagérées* (voy. *Brûlures* et *Froidures*).

(1) Les eschares du sacrum peuvent déterminer par voisinage une méningite rachidienne rapidement mortelle.

2ᵉ CLASSE. — **Gangrènes indirectes** (spontanées).

Par **embolie, athérome, gangrène sénile, gangrène symétrique des extrémités.**

Nos tissus se nourrissent aux dépens d'éléments qui leur sont fournis par le sang, par conséquent si le sang ne leur arrive plus ils meurent par défaut d'apport nutritif ; les troubles circulatoires qui engendrent les gangrènes de cet ordre (*gangrènes dites indirectes ou spontanées*) peuvent dépendre :

A. *Du système artériel ;* ainsi les artères peuvent être oblitérées par une thrombose, une embolie, une ligature ; leur circulation peut être compromise par une artérite, un athérome, une ossification de leurs parois, etc.

B. *Du système veineux ;* cependant il est très-exceptionnel de voir l'oblitération d'une veine produire la gangrène.

C. *Du système capillaire.* — C'est ainsi que Raynaud rattache à un spasme des vaisseaux capillaires (ou des petites artérioles) la gangrène symétrique des extrémités.

Nous étudierons :

1° La gangrène sénile ou par athérome ;

2° La gangrène par embolie ou ligature ;

3° La gangrène symétrique des extrémités.

1° **Gangrène sénile ou par artérite, athérome,** etc. — Ces dénominations, toutes attaquables, s'appliquent à une gangrène, survenant de préférence chez les vieillards, frappant les extrémités et qui, développée en dehors de toute cause apparente extérieure, reconnaît pour point de départ l'athérome artériel (1).

Symptômes. — Le malade éprouve, au niveau des orteils ou des doigts, des fourmillements, des crampes, des dou-

---

(1) L'athérome des artères ne peut à lui seul produire la gangrène, mais en diminuant l'apport sanguin il affaiblit la vitalité de la région et la prédispose à se sphacéler sous la moindre influence.

Cette gangrène serait très-fréquente au Mexique, où elle frapperait surtout les gens riches.

leurs très-vives ; en même temps la peau qui les recouvre devient froide, décolorée, violacée ; la gangrène peut être humide, mais elle est plus souvent sèche ; elle se limite aux orteils, ou bien gagne le pied, la jambe, etc.

Les troubles circulatoires sont très-remarquables, *les battements des artères ont disparu bien au-dessus des parties gangrenées* (1), ce qui éclaire la pathogénie de ce genre de sphacèle.

Quand la gangrène est limitée, il s'établit au-dessus d'elle un travail d'élimination souvent impuissant, en raison de la présence du tissu osseux, à débarrasser le malade des parties mortifiées.

Malgré les douleurs qui sont souvent très-vives, la santé générale n'est pas altérée.

Traitement. — On a préconisé le quinquina en poudre, les fomentations excitantes, les saignées locales, l'opium à haute dose, etc.

Lorsque la gangrène n'est pas limitée, toute opération est inopportune, lorsqu'elle est circonscrite ; plusieurs chirurgiens conseillent l'expectative, d'autres ont recours à l'amputation (2).

2° Gangrène par embolie et par ligature (3). — On sait que des concrétions formées dans le cœur peuvent se détacher, devenir libres dans le torrent circulatoire, s'arrêter dans certaines artères d'un calibre trop étroit pour leur livrer passage et les oblitérer comme le ferait une ligature. Les accidents étant les mêmes dans les deux cas, nous les réunirons dans une seule description.

Les embolies provenant du ventricule gauche sont lancées dans les artères des membres, du cerveau, etc.; celles qui proviennent du ventricule droit et qui ont été souvent

---

(1) Dans certains cas où un seul orteil était gangrené, on ne pouvait percevoir les battements de l'artère crurale.

(2) Elle ne doit porter que sur une région dont les battements artériels sont perceptibles.

(3) Ayant déjà consacré un article aux embolies et aux ligatures artérielles, nous ne rentrerons pas ici dans de nombreux détails déjà exposés.

apportées dans l'oreillette droite par les veines caves sont lancées dans les poumons par l'artère pulmonaire.

Symptômes. — Dès que l'artère est oblitérée il se produit des fourmillements, de l'engourdissement et bientôt des *douleurs très-vives* dans toute la région qui ne reçoit plus de sang ; en même temps elle devient pâle, froide, d'aspect cadavérique ;. si on explore l'artère on constate qu'*elle ne bat plus*, elle forme un cordon dur, roulant sous le doigt, les battements sont également supprimés dans ses principales divisions (1).

Les *désordres fonctionnels* dépendent naturellement de l'artère oblitérée ; s'il s'agit d'une artère cérébrale, le malade tombe, brusquement frappé d'hémiplégie ; s'il s'agit d'une division de l'artère pulmonaire, il survient une dyspnée extrême, etc.; mais quel que soit le siége de l'embolie, au moment où elle oblitère l'artère le malade est pris d'agitation, d'étouffements, de malaise, de vomissements ; son cœur fait souvent entendre des bruits de souffle, etc.

Si la circulation se rétablit par les voies collatérales, *les phénomènes s'effacent* peu à peu et la région reprend à peu près son état primitif ; si, au contraire, elle est définitivement arrêtée, la *gangrène* se produit souvent sous la forme humide.

La soudaineté des accidents, les troubles du côté du cœur permettent aisément de distinguer la gangrène par embolie des autres variétés de sphacèle.

3º **Asphyxie locale.— Gangrène symétrique des extrémités.** — Raynaud a décrit sous ce nom une variété de gangrène sèche, indépendante de toute altération anatomique appréciable du système vasculaire, et affectant toujours des parties similaires, en général, les **extrémités** (doigts, orteils, oreilles, etc.).

Pathogénie. — Cette gangrène s'observe de préférence chez les gens adultes, d'un tempérament lymphatique et

---

(1) Broca a constaté qu'au niveau même du point où l'artère est oblitérée par une embolie, la température s'élève de 3 à 4 degrés, ce qui est sans doute l'effet de la circulation collatérale devenue beaucoup plus active.

nerveux. Elle serait due à *un spasme des vaisseaux capillaires* qui arrêterait la circulation dans leur cavité ; le mode d'origine et de distribution des nerfs vaso-moteurs expliquerait la symétrie de la gangrène [Raynaud (1)].

Symptômes. — Cette variété de sphacèle présente trois stades dans son évolution.

1° *Le doigt mort.* — On désigne sous ce nom une espèce de syncope locale, caractérisée par une abolition temporaire de la circulation dans un ou plusieurs doigts ; ceux-ci deviennent, sous l'impression du froid ou sans cause appréciable, pâles, froids, exsangues et insensibles ; cet état dure quelques instants, parfois une ou deux heures, puis il se dissipe sans phénomènes appréciables ou avec une réaction douloureuse comparable à celle de l'onglée.

2° *Asphyxie locale.* — La syncope est plus sérieuse, le doigt prend une teinte livide, bleuâtre, il est le siége de douleurs vives, reste plusieurs jours dans cet état et le retour de la circulation s'accompagne d'une réaction très-douloureuse.

3° *Gangrène symétrique.* — Ici l'arrêt de la circulation est définitif, il y a gangrène ; les doigts sont froids, marbrés de teintes livides, bleuâtres, parcheminés ; le malade y éprouve de vives douleurs ; après plusieurs alternatives le doigt se sphacèle, il est noir, froid ; de petites phlyctènes se montrent à l'extrémité de la phalangette, et il prend un aspect effilé et momifié ; les ongles tombent, la peau se détache en lambeaux durs et épais.

Plus tard une élimination régulière détache les eschares (qui sont souvent plus minces qu'on ne le suppose) et la cicatrisation est plus ou moins rapide.

Chose remarquable, ces phénomènes se montrent parallèlement soit aux orteils, soit aux doigts, soit aux quatre membres, beaucoup plus rarement aux oreilles et au nez, dont la mortification n'est jamais complète, d'où le nom de *gangrène symétrique des extrémités.*

- (1) Même en admettant la vérité de cette hypothèse, on ne fait que reculer la difficulté, car d'où provient cette irritation des nerfs vaso-moteurs qui tient sous sa dépendance le spasme des vaisseaux capillaires ?

Bien que très-douloureuse, cette maladie n'exerce aucune influence sur l'état général; sa marche toujours très-longue est en même temps très-sujette aux récidives.

Pronostic. — Moins grave que celui des autres variétés de gangrène.

Diagnostic. — Si, au début, on pouvait croire à des *engelures*, l'erreur ne saurait être de longue durée: la disposition symétrique de la gangrène, l'âge des malades (25 à 35 ans en moyenne), l'absence d'athéromes la feront distinguer des autres variétés de sphacèle.

Traitement. — On recouvrira les parties malades de liquides excitants, aromatiques, de bandes de flanelle. Laugier a conseillé les bains d'oxygène (1).

On calmera les douleurs par les préparations opiacées, le chloral, etc. (2).

3me CLASSE. — **Gangrènes toxiques.**

**Gangrène diabétique — par le seigle ergoté
dans les fièvres graves.**

Gangrène diabétique. — Les rapports qui existent entre le diabète et certains états gangréneux ont été surtout bien établis par Marchal (de Calvi).

Mais le mécanisme suivant lequel se fait cette gangrène n'est pas encore élucidé; pour les uns la gangrène diabétique est précédée d'une *artérite*, d'un trouble circulatoire quelconque; pour d'autres le sang chargé de sucre ne nourrit pas convenablement les tissus et leur *vitalité se trouve diminuée* de telle sorte que le moindre traumatisme

(1) Nous avons vu, dans le service de Labbé, ce moyen être suivi d'heureux résultats.

(2) Il n'est pas prouvé qu'un *arrêt de la circulation veineuse* ou une *cessation de l'influx nerveux* puissent à eux seuls déterminer la gangrène, mais il est probable qu'en diminuant la vitalité des tissus ils les prédisposent à se sphacéler sous l'influence de causes incapables de déterminer la gangrène sans cette prédisposition.

ou une inflammation quelconque (furoncle, phlegmon, etc.) suffit pour les mortifier.

Cette gangrène se présente sous *deux formes :* 1° tantôt c'est un furoncle, anthrax ou phlegmon qui en est le point de départ; 2° tantôt elle éclate spontanément, et frappe d'ordinaire les membres inférieurs; la région se gonfle, elle est d'abord chaude et douloureuse, mais ne tarde pas à devenir noirâtre, froide, infiltrée de sérosité et de gaz, recouverte de phlyctènes.

Cette gangrène se limite ou bien elle enlève le malade;

Si la gangrène est circonscrite, l'eschare tombe, mais la cicatrisation est fort lente.

Le *diagnostic* de sa nature est uniquement basé sur la présence du sucre dans l'urine.

Le *traitement* sera celui du diabète; la plupart des auteurs repoussent toute intervention chirurgicale (Verneuïl, Demarquay).

Gangrène par le seigle ergoté.— Le seigle ergoté est, pris à une certaine dose (pain fait avec du seigle malade), un véritable poison qui se traduit surtout par des *convulsions* et de la *gangrène* (1).

La gangrène est précédée de quelques symptômes généraux, c'est une sorte d'*ébriété*, d'*hébétude* comparable à celle des fumeurs d'opium, puis les malades se plaignent d'engourdissements, de crampes, de contracture, d'une chaleur insupportable, et bientôt d'un froid très-vif dans les membres.

C'est alors que se manifeste la *gangrène*, les membres inférieurs deviennent insensibles, la peau devient rouge, violacée, puis noire et comme momifiée. En même temps on observe des *mouvements convulsifs*, du délire, du coma.

Si le malade ne succombe pas, la gangrène se limite et

(1 . A diverses époques, mais surtout au moyen âge, ont sévi plusieurs épidémies d'ergotisme engendrées par l'usage du seigle atteint du champignon nommé ergot; ces épidémies, dans lesquelles un grand nombre de personnes succombaient au milieu des convulsions et de la gangrène, avaient reçu le nom de *mal des ardents.*

les eschares se détachent en laissant après elles des mutilations plus ou moins étendues (1).

On fera immédiatement cesser l'usage du pain avarié et on
prescrira des vomitifs, puis des toniques et du café ; le traitement local ne présente pas d'indications particulières.

Gangrènes dans les fièvres. — La plupart des fièvres
septiques diminuent la résistance vitale de l'organisme à un
tel point qu'il est fréquent d'observer des gangrènes, soit
dans leur cours, soit pendant la convalescence ; ces gangrènes sont tantôt limitées aux régions habituellement comprimées (sacrum, talon, grand trochanter), tantôt elles se
produisent dans d'autres lieux.

On sait combien elles sont fréquentes dans le cours de
la convalescence de la fièvre typhoïde.

Leur *pronostic* est toujours grave.

HYDROPISIE

Œdème. — Anasarque.

On donne le nom d'hydropisie (ὕδωρ, eau ; ὤφ. vue) à
une accumulation de sérosité dans le tissu cellulaire ou
dans les cavités naturelles du corps.

L'hydropisie du tissu cellulaire a reçu le nom d'**œdème**
lorsqu'elle est circonscrite à une région (œdème des membres inférieurs, de la face, de la glotte, etc.), et celui
d'**anasarque** lorsqu'elle est généralisée à toute ou presque
toute la surface du corps.

L'hydropisie des cavités naturelles, souvent désignée sous
le nom d'**épanchements séreux**, a reçu différents noms suivant son siége : l'hydropisie du péritoine est appelée *ascite ;*
celle des ventricules cérébraux, *hydrocéphalie ;* de la plèvre,
hydrothorax ; d'une articulation, *hydarthrose.*

(1) On a vu la cuisse se séparer du reste du corps au niveau de l'articulation coxo-fémorale.

Anatomie pathologique. — A. *Caractères du liquide.*
— Le liquide des hydropisies est en général alcalin, verdâtre ou d'un jaune citrin (parfois transparent comme de
l'eau), il n'est pas simplement formé par la transsudation
du sérum du sang, car il en diffère sous plusieurs rapports.

Sérum.		Liquide des hydropisies.	
Eau............	88 à 91	Eau............	95 à 98
Albumine......	5 à 6	Albumine.......	1/2 à 5

Ce liquide renferme encore des matières extractives,
graisse, urée, créatine, acides hippuriques et lactiques,
des sels de soude et des chlorures et surtout de l'albumine (1).

*Le liquide des hydropisies ne contient que peu ou point
de substances fibrinogènes et jamais de fibrine coagulée,
c'est ce qui le distingue nettement des épanchements
inflammatoires de la pleurésie, de la péritonite, de l'arthrite, etc.*

B. *Altérations du tissu cellulaire et des séreuses.*— 1° Le
tissu cellulaire infiltré par le liquide hydropique présente
des altérations bien étudiées par Ranvier; les faisceaux
conjonctifs sont séparés par un liquide transparent dans
lequel nagent de nombreux leucocytes, les cellules plates
(analogues aux cellules endothéliales) qui tapissent ces fais-
-ceaux sont devenues globuleuses, et sont remplies de granulations réfringentes, les capillaires sont gorgés de leucocytes.

2° Les *cavités séreuses* occupées par un épanchement sont
pâles, anémiées, les cellules endothéliales qui les tapissent
sont devenues sphériques et granuleuses, comme les cellules
plates du tissu conjonctif.

De plus, tous les tissus d'une région œdématiée (peau,
muscles, etc.) sont pâles et infiltrés.

(1) La quantité d'albumine contenue dans les divers liquides des hydropisies
est très-variable, l'hydrothorax et l'ascite sont ceux qui en renferment le
plus, l'hydrocéphalie celui qui en contient le moins : ces différences tiennent à l'état des capillaires, à la vitesse de la circulation, à la composition du
sang. etc.

Pathogénie. — Les hydropisies peuvent, au point de vue pathogénique, être divisées en deux groupes principaux : A. Les *hydropisies mécaniques* produites par un trouble mécanique de la circulation qui augmente la tension sanguine dans les capillaires veineux.

B. Les *hydropisies dyscrasiques* produites par une altération du sang, altération qui favorise la transsudation du sérum.

A. Hydropisies mécaniques. — Ainsi que l'illustre Bouillaud l'a démontré en 1823, les *hydropisies mécaniques sont produites par un obstacle à la circulation veineuse;* supposons qu'une veine soit obstruée, le sang continuera à arriver dans ses radicules par la voie artérielle, mais, trouvant son issue fermée, il distendra ces radicules, et ses parties les plus fluides transsuderont à travers leurs parois dès que la tension intérieure dépassera la pression extérieure exercée sur les parois de ces radicules; il y aura ainsi une hydropisie exactement localisée dans la région tributaire de la veine obstruée (1).

Ainsi l'oblitération de la *veine cave inférieure* produit l'œdème des membres inférieurs, du scrotum et de la partie inférieure du tronc, celle d'une *veine crurale* produit l'œdème du membre inférieur correspondant, celle de la *veine porte* produit l'ascite, celle de la *veine cave supérieure* détermine l'œdème de la face, du cou, des membres supérieurs, de la partie supérieure du thorax, etc.

Ces oblitérations veineuses se produisent sous des influences multiples : compression par une tumeur, oblitération par inflammation, maladies des organes qu'elles traversent, sclérose, cancer du foie, etc.

Les *lésions du cœur*, surtout celles du cœur droit, entravant toute la circulation veineuse, déterminent un anasarque; mais il n'est point rare de voir les maladies du cœur se borner à produire l'œdème de la moitié inférieure du corps; car le sang, venant des parties supérieures,

____

(1) Or, pour que ce degré de tension soit atteint, il faut non-seulement que la veine soit complétement obstruée, mais encore qu'il n'y ait point de voies collatérales offrant au sang un libre passage.

trouve dans l'action de la pesanteur un aide assez puissant
pour lui permettre de surmonter l'obstacle cardiaque.

Hydropisies ex vacuo. — Parfois l'hydropisie résulte,
non plus d'une augmentation de tension intérieure, mais
au contraire de la diminution de pression extérieure ; ainsi,
appliquez une ventouse sur la peau, le tissu cellulaire sous-
cutané va s'infiltrer de sérosité ; si le liquide se reproduit
si rapidement après la thoracentèse, c'est en raison de la
brusque diminution de pression ; de plus, dans ce cas, l'exsudation, au lieu de se faire sur la séreuse, se fait parfois
dans le tissu pulmonaire, d'où œdème aigu du poumon et
expectoration albumineuse (Hérard, Béhier).

Hydropisies d'origine lymphatique. — L'oblitération des
lymphatiques ne produit pas en général d'œdème véritable, mais
elle joue un grand rôle dans ces œdèmes durs et spéciaux désignés sous les noms d'éléphantiasis, de sclérème.

Hydropisies d'origine artérielle (vaso-motrices). —
Ranvier et Vulpian ont démontré le rôle important joué par le système vaso-moteur dans la production des œdèmes.

Ainsi, en l'absence de tout obstacle à la circulation veineuse, la
paralysie des nerfs vaso-moteurs ou l'excitation des nerfs vaso-
dilatateurs peut élever la tension du sang dans les petites artérioles
au point de déterminer l'œdème.

C'est probablement par ce mécanisme que se produisent les ascites, les anasarques survenant brusquement après un *refroidissement*, après l'ingestion de boissons glacées, etc.; les œdèmes des
membres *paralysés*, et peut-être aussi les œdèmes voisins de
foyers inflammatoires ou suppurés, etc.

B. **Hydropisies dyscrasiques.** — Elles résultent d'une
altération du sang qui facilite la transsudation de sa partie
séreuse, altération qui consiste en une diminution de l'albumine ou *hypo-albuminose.*

Cette hypo-albuminose ne pourrait à elle seule produire
l'hydropisie ; il lui faudrait une cause mécanique adju-
vante (Jaccoud, G. Sée). Cette cause mécanique est tantôt
la thrombose ou coagulation sanguine spontanée qui survient si fréquemment chez les gens cachectiques (voy. *Thrombose* et *Embolie*), tantôt la simple action de la pesanteur ;

ainsi, chez les convalescents, la position assise suffit pour déterminer l'œdème des malléoles.

Les hydropisies dyscrasiques s'observent : 1° chez les *albuminuriques ;* on sait qu'elle constitue un des symptômes fondamentaux du mal de Bright.

2° Chez les *gens cachectiques* (phthisiques, cancéreux, anémiques, etc.).

3° Chez les *gens insuffisamment nourris*, et, par suite, anémiques (disette des Flandres, prisons de Strasbourg, etc.); chez les gens affaiblis par des hémorrhagies, par des suppurations prolongées, etc. (1).

Symptômes. — Ils sont de deux ordres : *physiques* et *fonctionnels*.

Les *signes physiques* sont très-appréciables dans les œdèmes sous-cutanés; la surface de la peau est tendue, lisse, décolorée et comme transparente; elle est molle, pâteuse, et *le doigt y forme une dépression persistante*. Ce signe pathognomonique de l'œdème est dû à la perte de l'élasticité du derme distendu par la sérosité (2).

La peau, distendue par un épanchement séreux, éprouve divers troubles nutritifs : tantôt elle devient sèche, écailleuse; tantôt le derme s'éraille et se couvre de vergetures; tantôt, enfin, la peau prend une teinte rouge, érysipélateuse; dans ces circonstances, les piqûres destinées à l'évacuation de la sérosité sont presque fatalement le point de départ d'un érysipèle.

Les *épanchements dans les cavités séreuses* se traduisent

---

(1) Il est certaines hydropisies dont le mécanisme est inconnu : telle est l'anasarque scarlatineuse qui se développe parfois sans que le malade ait été soumis à un refroidissement et alors que ses urines ne sont pas albumineuses ; telles sont certaines hydropisies survenant brusquement après la guérison rapide d'un ulcère ou un arrêt de la menstruation, après une morsure de serpent, un empoisonnement par l'arsenic, l'opium, etc., et encore ces hydropisies générales signalées par Trousseau et survenant chez des gens atteints de rétention d'urine.

(2) Il est surtout très-appréciable dans les points où la peau repose sur un plan osseux, comme la face interne du tibia : sur la face, l'œdème se traduit par de la bouffissure, les paupières surtout sont très-épaissies ; en tous cas, en les pinçant entre deux doigts on forme un pli qui persiste un instant.

par des symptômes spéciaux (voy. *Ascite, Hydrocéphalie,* dans notre *Pathologie interne; Hydarthrose,* dans notre *Pathologie externe*).

Signes fonctionnels. — Ils sont nombreux, importants et variés lorsque l'épanchement occupe une cavité séreuse, mais leur exposé ne saurait trouver place dans une étude générale; ils se bornent à un sentiment de poids, de plénitude et de tension lorsque l'infiltration s'est effectuée dans le tissu cellulaire.

Diagnostic. — L'hydropisie est facile à reconnaître, mais il faut remonter à sa cause.

1° Les *hydropisies mécaniques* sont rigoureusement limitées à la circonscription de la veine malade; ainsi, l'œdème d'un membre inférieur indique l'oblitération de la veine crurale; l'ascite se rattache à une gêne de la circulation de la veine porte consécutive à une maladie du foie (cirrhose, cancer), à une pyléphlébite, etc.

Les lésions cardiaques déterminent des hydropisies plus générales.

2° Les *hydropisies dyscrasiques* sont mobiles, lentes à se produire; elles coïncident, soit avec des urines albumineuses (mal de Bright), soit avec un état anémique très-accentué.

3° Les *hydropisies par troubles vaso-moteurs* surviennent brusquement à la suite d'un refroidissement, de la suppression d'un flux habituel, etc.

Traitement. — Il ne se prête à aucune considération générale, car il est étroitement uni à la maladie dont l'hydropisie est un symptôme.

DES PLAIES

Les plaies sont des solutions de continuité de nos tissus produites par l'action d'une violence extérieure.

Les plaies présentent entre elles des différences très-nombreuses et relatives · 1° à leur siége; 2° à leur direction ; 3° à leur état de simplicité ou de complication ; 4° à la nature de l'agent vulnérant.

1° *Siége.* — Les plaies peuvent occuper toutes les parties du corps, intéresser les tissus les plus divers, être superficielles ou profondes ; une distinction déjà établie par G. Hunter, mais dont J. Guérin a fait ressortir toute l'importance, c'est la *bénignité des plaies sous-cutanées* comparativement aux plaies ordinaires, c'est-à-dire *exposées à l'air.* Lorsqu'une plaie intéresse les parois d'une cavité (thoracique, abdominale, articulaire), elle peut être *pénétrante* ou *non pénétrante.*

2° *Direction.* — Les plaies sont longitudinales, transversales ou obliques par rapport à l'axe du corps, à celui du membre ou même de l'organe atteint ; car, suivant les cas, leur direction est rapportée à celle du corps, du membre ou de l'organe atteint.

3° *État de simplicité ou de complication.* — Une plaie simple est celle qui divise des tissus sains, normalement réunis, chez un individu sain. Une plaie peut être compliquée de bien des façons : par le fait d'une *perte de substance*, de la *cautérisation* ou de l'*intoxication* des tissus divisés (fer rouge, caustiques, virus, venins), de la présence de *corps étrangers*, de l'*état morbide* dans lequel se trouvent ces tissus ou le blessé lui-même, de la viciation de l'air qu'il respire, etc.

4° *Nature de l'agent vulnérant.* — Les plaies sont produites par des instruments piquants, tranchants, contondants, par des projectiles de guerre, par de violentes tractions, etc.

Nous diviserons ainsi leur étude :

A. Plaies par *instruments tranchants.*

B. Plaies par *instruments piquants.*

C. Plaies par *instruments contondants* ou *plaies contuses.*

D. Plaies par *armes à feu* (1).

E. Plaies par *arrachement.*

(1) Les plaies par armes à feu et par morsures sont en réalité des plaies contuses.

F. Plaies par *morsure*.

G. Plaies *empoisonnées et virulentes*.

H. Plaies *sous-cutanées*.

A. Plaies par instruments tranchants.

Ce sont les plaies produites par des lames aiguisées qui pénètrent dans nos tissus en les incisant; ces plaies présentent en général deux lèvres saignantes réunies à angle aigu.

Les phénomènes locaux qui les accompagnent sont primitifs et consécutifs.

Phénomènes primitifs. — Ce sont : 1° l'écartement des lèvres de la plaie; 2° l'écoulement de sang; 3° la douleur.

1° *L'écartement des lèvres de la plaie* est dû d'abord à la pénétration de l'instrument lui-même, mais surtout à l'*élasticité* et à la contractilité des tissus divisés ; aussi cet écartement varie-t-il suivant les tissus intéressés; les tissus les plus élastiques sont la peau, le tissu cellulaire, les artères, puis viennent les muscles, etc.; au contraire, les nerfs, les tendons, les ligaments ne sont point élastiques. La position du membre blessé peut encore augmenter ou diminuer l'écartement des lèvres de la plaie (1).

2° *L'écoulement de sang* est plus ou moins abondant suivant l'étendue de la plaie et le degré de vascularisation de la région; mais, sauf le cas où un gros vaisseau est ouvert, cet écoulement s'arrête de lui-même et ne mérite pas le nom d'hémorrhagie (2).

3° La *douleur* est très-variable suivant le tissu intéressé

(1) On sait combien dans les opérations il faut tenir compte de cette inégale rétraction des tissus.

Si, dans une amputation, la peau, les muscles et l'os étaient sectionnés au même niveau, on aurait un cône dont l'os formerait le sommet et dont la peau rétractée presque jusqu'à la racine du membre serait la base ; les muscles, d'autant plus rétractés qu'ils sont plus superficiels, en représenteraient les parois.

(2) Chez quelques individus il survient, à l'occasion de la moindre incision, un écoulement de sang abondant et grave; cette sorte de diathèse a reçu le nom d'*hémophilie*.

et la susceptibilité nerveuse de l'individu ; la peau est le tissu le plus sensible ; les tendons et les cartilages ne le sont pas (1).

L'inflammation augmente beaucoup la sensibilité d'une région, et, au contraire, la rapidité avec laquelle est faite la plaie diminue la douleur qu'elle provoque.

Les **phénomènes consécutifs** ne sont pas toujours les mêmes : tantôt les lèvres de la plaie, maintenues en contact, s'agglutinent et se fusionnent : c'est la **réunion par première intention** ; tantôt ces lèvres se recouvrent de bourgeons charnus qui suppurent, et il se forme lentement une cicatrice : c'est la **réunion par seconde intention** ; dans des cas plus rares, la plaie se recouvre d'une croûte au-dessous de laquelle se fait la cicatrisation (*cicatrisation sous-crustacée*).

Nous allons étudier chacun de ces modes de cicatrisation.

Réunion immédiate ou par première intention.

La réunion par première intention est l'adhésion immédiate et sans suppuration des lèvres d'une plaie mises en contact.

Plusieurs conditions sont nécessaires à cette réunion immédiate : il faut que les lèvres de la plaie soient bien nettes, qu'elles soient juxtaposées, sans interposition de corps étrangers ni de caillots sanguins trop volumineux, que les tissus analogues se correspondent (peau avec peau, muscle avec muscle), qu'il ne se soit pas écoulé trop de temps depuis l'accident, enfin que les deux parties que l'on rapproche aient conservé leurs relations vasculaires et nerveuses avec l'organisme.

On a cependant vu des parties du corps (bouts du nez, pulpe des doigts complétement séparés) se réunir lorsqu'on

(1) Aussi dans les opérations la section des téguments est-elle le temps le plus douloureux et, contrairement à l'opinion du vulgaire, la section des muscles et des os l'est beaucoup moins.

venait à les juxtaposer même après un certain temps (de
quelques minutes à une heure); les plaies de certaines
régions très-vasculaires, comme la face, ont beaucoup de
tendance à se réunir par première intention.

Phénomènes histologiques. — Lorsqu'une plaie se réunit
par première intention, il s'épanche entre les surfaces sai-
gnantes juxtaposées un *liquide glutineux*, liquide que les
anciens désignaient sous le nom de *lymphe plastique;* ce
liquide est occupé :

- 1º Par des *corps granuleux*, c'est-à-dire par des cellules
à un seul noyau dites *cellules embryonnaires*, et qui proviennent d'une irritation formative des tissus divisés (Ranvier et Cornil) (1).

2º Par des *vaisseaux* qui proviennent des capillaires voisins, vaisseaux qui s'anastomosent entre eux, se fusionnent,
et rétablissent les communications vasculaires entre les
deux parties séparées (2).

En vingt-quatre heures ces anastomoses sont établies et
en sept ou huit jours le tissu cicatriciel interposé entre les
lèvres de la plaie est aussi solide que les parties voisines;
sa teinte rosée s'efface peu à peu, il devient blanc, et il ne
reste qu'une cicatrice linéaire qui peut même disparaître
presque complétement.

(1) C'est une prolifération du tissu conjonctif pour Virchow, tandis que ce
sont des éléments cellulaires nés directement du blastème exsudé pour
Robin.

(2) Dès que nos tissus sont divisés, les capillaires voisins de la plaie
s'oblitèrent jusqu'au niveau de leurs premières branches collatérales, c'est ce
qui arrête l'écoulement du sang; il en résulte donc une première *zone
ischémiée* (Verneuil) ; mais, au delà de cette zone, les capillaires restes perméables se dilatent, la tension du sang augmente dans leur cavité, c'est ce
qui détermine l'exsudation du liquide glutineux; de plus les parois de ces
capillaires s'enflamment, se ramollissent, leurs cellules prolifèrent, et c'est
ainsi que naissent les nouvelles anses vasculaires qui, progressant à travers
le liquide épanché, vont s'aboucher avec ceux du côté opposé et rétablissent
les communications vasculaires..

Réunion médiate, par seconde intention ou par suppuration.

On dit qu'une plaie se réunit par seconde intention lorsque ses lèvres, au lieu de s'agglutiner immédiatement, restent séparées, se recouvrent de bourgeons et suppurent; la durée de la cicatrisation est beaucoup plus longue que dans le premier cas.

La réunion par seconde intention s'observe lorsque les lèvres de la plaie restent éloignées l'une de l'autre, librement exposées à l'air ou séparées par des corps étrangers, par des caillots sanguins, lorsqu'elles sont contuses, mortifiées par un caustique, que l'organisme est profondément altéré ou que l'air est vicié (1).

Au point de vue *histologique* le mécanisme de la cicatrisation ne diffère guère de celui qui préside à la réunion immédiate, elle consiste toujours dans la formation d'un tissu embryonnaire qui passe successivement à l'état adulte (Ranvier et Cornil).

Lorsqu'une plaie se cicatrise par seconde intention, sa surface se recouvre d'un liquide glutineux et jaunâtre parsemé de points gris ou rougeâtres formés par des caillots sanguins et par des débris des tissus mortifiés; peu à peu la plaie se nettoie, *se déterge*, et vers la fin de la première semaine elle est couverte de petites granulations rouges désignées sous le nom de *bourgeons charnus;* cette couche granuleuse sous le nom de *membrane pyogénique* sécrète un liquide crémeux et blanchâtre qui porte le nom de *pus;* la suppuration est donc établie.

Les bourgeons se développent, se fusionnent, se rétractent et diminuent graduellement l'étendue de la surface en suppuration; de plus on voit son pourtour se recouvrir d'une mince *pellicule blanchâtre*, formée par de l'épiderme,

---

(1) C'est pour cela que dans les hôpitaux et les grandes villes la réunion est presque toujours médiate, tandis qu'en province elle est presque toujours immédiate.

qui finit par recouvrir toute la plaie ; la suppuration cesse dans les points qu'elle recouvre.

Cette pellicule s'épaissit, prend une teinte d'un blanc éclatant, une densité fibreuse et constitue une *cicatrice*, qui va persister indéfiniment, laissant une trace indélébile de la plaie : cette cicatrice est formée par du tissu fibreux dans lequel on ne trouve pas de glandes.

D'ailleurs cette cicatrisation, quoique toujours longue, présente des différences dans la durée de son évolution et dans les traces de son passage, ce qui a conduit quelques auteurs à distinguer deux espèces de cicatrisations médiates : l'une assez rapide, l'autre beaucoup plus longue ; il faut encore remarquer qu'on hâte la guérison d'une plaie couverte de bourgeons charnus si l'on peut juxtaposer ces bourgeons de manière à favoriser leur fusion (c'est la *réunion secondaire par première intention* des chirurgiens anglais).

Bourgeons charnus. — Il est intéressant de revenir sur l'histologie de la cicatrisation par seconde intention. Les bourgeons charnus sont formés d'abord par des cellules embryonnaires et des anses vasculaires provenant de la prolifération des tissus voisins, les parois de ces vaisseaux sont également formées par des cellules embryonnaires, d'où leur fragilité et la fréquence des hémorrhagies ; bientôt les cellules embryonnaires des bourgeons perdent leur forme arrondie, elles deviennent anguleuses, se réunissent par leur prolongement et constituent un réseau de *cellules plasmatiques* dont les mailles renferment soit des cellules rondes à un seul noyau (cellules embryonnaires), soit des cellules également rondes, mais à plusieurs noyaux (globules de pus); le nombre des globules purulents varie suivant l'âge et l'état de santé du bourgeon (1); ce sont ces globules qui, éliminés à la surface du bourgeon, par un mécanisme inconnu, constituent la suppuration (2) ; à mesure que la cicatrisation avance, le pus tarit et il ne s'en forme plus dans l'intérieur des bourgeons; les cellules plasma-

(1) Ainsi, lorsque la plaie est languissante, les bourgeons renferment beaucoup de globules de pus et ils sont grisâtres ; au contraire, lorsque la plaie marche bien, les bourgeons sont rouges et renferment peu de pus.

(2) Lorsqu'on irrite un bourgeon la marche des globules purulents vers sa surface est beaucoup plus rapide, d'où l'utilité de la cautérisation des bourgeons grisâtres.

tiques se condensent, elles se transforment en tissu conjonctif et fibreux; les bourgeons se fusionnent et forment une cicatrice.

Cicatrisation sous-crustacée. — Dans certains cas, on voit une plaie se recouvrir d'une *croûte jaunâtre et dure*, croûte formée par la dessiccation du sang, de la lymphe, du pus, des débris épidermiques; cette croûte se fusionne par sa périphérie avec le pourtour de la plaie; ses parties profondes sont molles et baignées de pus, parfois même le pus vient sourdre sur un des bords : la croûte peut alors tomber, puis se reformer; mais en général elle ne se détache que vers le quinzième jour, et au-dessous d'elle on trouve une cicatrisation convenable.

Cette cicatrisation sous une croûte ne s'observe guère que sur les plaies peu étendues et chez les sujets bien portants; pour aider sa formation on évitera d'essuyer les liquides qui suintent à la surface de la plaie, ou les laissera se dessécher.

Remarque. — Il est une remarque de la plus haute importance, c'est que si, au point de vue histologique, le mécanisme de la cicatrisation ne présente que peu de différence, *le tissu de cicatrice, c'est-à-dire le tissu embryonnaire nouveau, forme un tissu semblable à celui des parties auxquelles il s'interpose;* ainsi les cicatrices des os produisent de l'os, celles des nerfs produisent du tissu nerveux, etc.

Enfin les plaies s'accompagnent, surtout lorsqu'elles sont étendues et ne se réunissent pas par première intention, de **phénomènes généraux** que nous étudions plus loin sous le nom de *fièvre traumatique.*

Diagnostic. — Ordinairement on peut, à la simple vue, reconnaître l'existence d'une plaie par instrument tranchant, son étendue, sa forme, sa direction; les organes intéressés seront souvent reconnus, soit par certains troubles fonctionnels, soit par la nature des liquides qui s'écoulent de la plaie (synovie, urine, bile).

Mais, en général, on s'abstiendra de sonder la plaie, sauf

lorsqu'il s'agit de rechercher des corps étrangers, car ces sondages, autrefois très en honneur, peuvent déplacer un caillot qui prévenait une hémorrhagie, rompre une séreuse, etc.

Pronostic. — Il varie suivant un si grand nombre de circonstances, qu'on ne peut tracer de règles générales à ce sujet.

Traitement. — A. *Traitement général.* — Les plaies de peu d'étendue ne réclament point de soins généraux ; mais de nombreuses doctrines ont régné dans la pratique chirurgicale au sujet du traitement général qu'il convient de faire suivre aux blessés atteints de vastes plaies.

Si, encore aujourd'hui, on ne peut formuler de règles absolues, les préceptes suivants sont généralement admis. *Il faut nourrir les blessés* et, sans imiter Boyer qui les contraignait à prendre, le jour même, des côtelettes et des potages, on obéira à leurs désirs, non-seulement sur la quantité, mais aussi sur la qualité des aliments ; souvent d'ailleurs ils ne demandent d'abord que des aliments liquides.

Il est certain que la nourriture maintient leurs forces et diminue leur aptitude aux intoxications venant de la plaie.

S'il existe un peu d'embarras gastrique, on administrera un purgatif salin, soit une bouteille d'eau de Sedlitz, soit une limonade purgative, etc. L'eau et le vin constituent la meilleure tisane : enfin on calmera les douleurs par l'usage de l'opium (5 centigr. d'extrait gommeux), le chloral, etc.

B. *Traitement local.* — Il diffère suivant que l'on se propose d'obtenir une réunion immédiate ou que l'on préfère laisser suppurer la plaie : la première question consiste donc dans le choix du mode de cicatrisation.

La réunion immédiate étant infiniment préférable à toute autre, c'est elle qu'il faudra chercher à obtenir, à moins que les lèvres de la plaie ne soient très-contuses ou impossibles à juxtaposer ; l'étendue de la plaie n'est pas une contre-indication, du moins en province où, ainsi que je l'ai déjà dit, cette réunion s'obtient beaucoup plus aisément qu'à Paris.

Les tentatives de réunion immédiate offrent, lorsqu'elles échouent, des inconvénients d'ailleurs faciles à prévenir par un examen attentif : c'est la rétention du pus dans la profondeur de la plaie et par suite une prédisposition à la septicémie, à l'infection purulente, à l'érysipèle, etc.

Réunion immédiate. — Pour obtenir la réunion immédiate il faut rapprocher les surfaces de la plaie, les affronter autant que possible tissu à tissu et les maintenir en contact ; on réalise ces conditions par le *repos*, la *position*, les *bandages*, les *agglutinatifs* et les *sutures*.

Par le *repos* et une *position convenable* on prévient les tiraillements des bords de la plaie, cette position destinée à placer les lèvres de la plaie dans le relâchement s'obtient par la seule volonté des malades ou à l'aide d'appareils et de *bandages*.

Les *agglutinatifs* sont d'un usage général ; on a recours soit à du *diachylon*, soit à du *taffetas d'Angleterre*, soit à des linges imprégnés de *collodion*.

Quel que soit l'agglutinatif auquel on donne la préférence, il faut dessécher la surface sur laquelle on doit l'appliquer, échauffer le diachylon, tremper le taffetas dans l'eau chaude ; alors, tandis qu'un aide rapproche les lèvres de la solution de continuité, le chirurgien applique la bandelette d'un côté, puis, soutenant lui-même le bord opposé de la plaie, il y applique la seconde moitié de la bandelette.

Les *sutures* sont des moyens d'union plus actifs, on y a recours lorsque le lambeau est volumineux, que ses lèvres ont de la tendance à s'écarter, etc.; souvent, après avoir appliqué des sutures, il est utile de leur venir en aide par l'application de longues et larges bandes de diachylon.

On a imaginé un grand nombre de sutures, la plus usuelle est la *suture à points séparés* pratiquée avec un fil ciré assez fort.

Les sutures ne doivent pas être trop serrées, afin que le gonflement inflammatoire ne rencontre pas trop d'obstacles ; elles doivent laisser dans un point déclive une issue au pus, être assez rapprochées les unes des autres (de 5 à 10 millimètres) pour que les lèvres de la plaie ne bâillent pas dans leur intervalle, enfin ne traverser ni vaisseau, ni nerfs, etc.

Dans certaines régions, comme aux lèvres, on a toujours recours à la *suture entortillée* pratiquée avec des épingles enfoncées entre les deux lèvres de la plaie et autour desquelles, après avoir affronté ces lèvres, on promène un fil ciré qui embrasse les épingles dans ses anses. Dans d'autres cas (fistules vésico-vaginales), on a recours à des sutures pratiquées avec des fils d'argent, etc.

Les *serres-fines* de Vidal sont de petites pinces à pression continue dont l'emploi est utile pour la réunion des plaies de certaines régions à peau mince et délicate comme le prépuce, les paupières, le périnée, etc.

Réunion secondaire ou cicatrisation à l'air libre. — Lorsque la réunion immédiate a échoué ou qu'on n'a pas jugé à propos de la tenter, la plaie suppure, on peut alors la soigner de façons fort diverses :

1° *Pansement simple.* — Appliquez sur la plaie quelques plumasseaux de charpie sèche ou imbibée de vin aromatique, d'arnica, d'alcool, etc.; sur cette charpie disposez quelques compresses que vous fixez par plusieurs tours de bandes, renouvelez le pansement chaque jour, et lorsque la suppuration sera bien établie, appliquez sur la plaie un linge troué, enduit de cérat, afin de prévenir son adhérence.

2° *Pansements complexes.* — On les a beaucoup multipliés; ainsi on a préconisé des cuirasses faites avec du diachylon (Chassaignac), avec des lamelles de plomb (Réveillé-Parise), de la baudruche et du collodion (Laugier), l'aspiration continue (Maisonneuve), l'occlusion pneumatique (J. Guérin), les pansements ouatés (A. Guérin).

Ces différents procédés ont pour but de soustraire les liquides de la plaie à l'action nocive de l'air, au contact des ferments, etc.

3° *Pansements antiseptiques.* — Leur but est de neutraliser l'action des ferments qui décomposent les liquides de la plaie, ou ces liquides eux-mêmes déjà altérés : tels sont les pansements à l'alcool, à l'eau-de-vie camphrée, au permanganate de potasse, au coaltar saponiné, le pansement de Lister, etc. (1).

B. **Plaies par instruments piquants.**

Les plaies par instruments piquants présentent, suivant la forme et le volume des instruments qui les ont produites, des différences si notables qu'il convient d'en distinguer trois variétés : 1° les *simples piqûres;* 2° les *piqûres et coupures;* 3° les *piqûres contuses*.

Toutefois ces plaies présentent plusieurs **caractères communs.** 1° Elles sont souvent plus étroites que l'instrument

(1) Nous ne dirons rien du traitement des plaies par la boîte à incubation de J. Guyot, par les manchons renfermant du gaz (Demarquay et Leconte), car ils sont complétement abandonnés.

qui les a produites, cela tient à l'élasticité des tissus qui, écartés, tendent à revenir sur eux-mêmes.

2° Elles se réunissent habituellement par première intention, car l'air n'y pénètre pas, le foyer traumatique est très-étroit, simplement occupé par un peu de sang et que, sauf dans les piqûres contuses, il n'existe pas de zone stupéfiée (Verneuil).

3° Enfin ces plaies, souvent profondes, peuvent pénétrer dans les cavités splanchniques ou articulaires, elles sont dites alors *pénétrantes ou cavitaires*.

1° Simples piqûres. — Elles sont étroites, peu douloureuses, ne laissent presque pas couler de sang et se réunissent par première intention en quelques heures.

Sont-elles très-étroites comme les piqûres produites par les petits trocarts des appareils aspirateurs, elles ne réclament aucun soin; plus étendues, elles seront protégées par un peu de diachylon ou de taffetas gommé.

2° Piqûres et coupures. — Certains instruments sont à la fois piquants et tranchants, et les plaies qu'ils produisent participent naturellement aux caractères des piqûres et des coupures, de plus elles sont souvent profondes, car la pointe et le tranchant s'aident l'un l'autre (coups de pointe produits par le sabre droit de cavalerie). A moins qu'il n'y ait hémorrhagie et contusion des lèvres de la plaie, tentez la réunion immédiate.

3° Piqûres contuses. — Certains instruments à forme allongée, mais à pointe à peu près mousse (baïonnette, clou), s'enfoncent difficilement dans les tissus et souvent au prix de déchirements et de contusions sérieuses.

Parfois ces plaies se réunissent par première intention, mais souvent aussi les parties contuses s'enflamment, suppurent, l'inflammation gagne le tissu cellulaire voisin et détermine des *phlegmons* d'autant plus graves et douloureux que les aponévroses d'enveloppe et l'étroitesse de la plaie ne se prêtent pas au gonflement inflammatoire.

Dès qu'une plaie semblable se tuméfie et devient douloureuse, cherchez à arrêter le phlegmon par l'application de nombreuses sangsues et par l'immersion prolongée dans l'eau tiède ; s'il ne se manifeste pas une amélioration rapide, débridez largement la plaie.

C **Contusion. — Plaies contuses.**

On nomme ainsi l'ensemble des désordres organiques produits par la pression directe ou indirecte des agents extérieurs.

La maladie porte le nom de *plaie contuse* lorsqu'à ces lésions se joint une solution de continuité des téguments.

Étiologie. — Deux conditions sont nécessaires à la production d'une contusion : 1° une puissance ; 2° une résistance.

1° *Puissance.* — Elle est représentée par les corps extérieurs, agissant par une surface assez large ; la puissance de ces corps est toujours le résultat de leur poids multiplié par leur vitesse (1).

Parfois c'est le corps tout entier ou un membre qui, mus avec une certaine vitesse et rencontrant un obstacle, représentent la puissance.

2° *Résistance.* — Elle est représentée par nos tissus qui, n'ayant point la même consistance, s'offrent mutuellement un point d'appui. Ainsi les parties les plus molles, tissu cellulaire, muscles, etc., sont comprimées sur les aponévroses et les os. Parfois la résistance est offerte par un corps étranger (membre surpris par un éboulement) ; enfin le même tissu peut, suivant sa position, son état de relâchement ou de contraction, offrir à l'action des corps extérieurs des résistances très-diverses.

Classification de Dupuytren. — Quatre degrés.

1er *degré.* — Rupture de vaisseaux très-fins et légère ecchymose.

(1) La vitesse extrême des projectiles de guerre jointe à leur masse explique pourquoi leurs plaies sont éminemment contuses.

2ᵉ *degré*. — Rupture de vaisseaux plus volumineux, déchirure des tissus, mais dans une limite réparable (1).

3ᵉ *degré*. — Désorganisation, dans une certaine étendue, de tissus qui devront être éliminés.

4ᵉ *degré*. — Broiement des parties contusionnées qui forment une bouillie livide.

Symptômes. — 1ᵉʳ *degré*. — Le point contusionné est sensible à la pression plutôt que douloureux ; il se gonfle et présente une légère ecchymose ; le tout se dissipe en quelques jours.

2ᵉ *degré*.— L'ecchymose est plus considérable, il en est de même du gonflement et de la douleur ; au bout de quelques jours tout se rétablit ; cependant une contusion de ce degré expose à des bosses sanguines, surtout au crâne, à des épanchements sanguins et à des phlegmons.

3ᵉ *degré*. — Très-souvent la peau est immédiatement infiltrée de sang, mais parfois elle a conservé ses caractères ; quoi qu'il en soit, son état ne saurait donner une idée exacte des désordres qu'elle recouvre. Très-rapidement les parties atteintes se mortifient ; elles deviennent froides, livides, insensibles ; vers le deuxième jour, l'inflammation se développe avec la plus grande violence ; plus tard les parties mortifiées sont éliminées et une couche de bourgeons charnus vient réparer leur perte.

Mais le phlegmon, l'érysipèle, l'infection purulente ou putride viennent souvent compliquer ces lésions qui, lorsqu'elles sont très-étendues, nécessitent l'amputation.

4ᵉ *degré*. — En explorant les parties contuses, on a la sensation d'une masse pâteuse à crépitations multiples indiquant le broiement des os ; dans quelques cas, le blessé plongé dans la stupeur, couvert d'une sueur froide, succombe rapidement ; il n'a pas résisté au *choc* ; mais souvent les premiers jours sont insidieux par le peu d'intensité des phénomènes ; bientôt, il est vrai, se montrent les signes du sphacèle : abaissement de la température, perte

(1) Pour quelques auteurs ce qui distingue le deuxième degré du premier, c'est que dans celui-ci le sang est simplement infiltré dans les tissus, tandis que dans le deuxième il est épanché.

de sensibilité et du mouvement, crépitation emphysémateuse et ceux de la plus vive réaction autour des parties
mortifiées, et le blessé est souvent emporté par un phlegmon gangréneux.

Les contusions de certains organes, mamelles, testicules,
sont suivies de douleurs particulières pouvant aller jusqu'à
la syncope. On a prétendu que, chez des gens prédisposés ,
elles pouvaient hâter le développement de tumeurs malignes.

Lorsqu'un tronc nerveux est contusionné, la douleur
s'irradie vers sa périphérie. La contusion d'un muscle peut
suspendre momentanément sa motilité. La contusion de
l'œil détermine des éblouissements semblables à ceux
que Magendie produisit par l'excitation du nerf optique.

Nous allons étudier deux conséquences fréquentes des
contusions des deuxième et troisième degrés. Ce sont :
A. Les ecchymoses; B. Les épanchements de sang et de
sérosité.

A. **Ecchymoses**. — On donne ce nom à l'infiltration du
sang dans les mailles du tissu cellulaire ; les ecchymoses
sont d'autant plus étendues que la région est plus vasculaire et le tissu plus lâche.

Une ecchymose reste rarement circonscrite dans la partie où elle s'est formée, le sang obéissant à l'action de la
pesanteur s'infiltre dans les parties déclives en suivant les
gaînes aponévrotiques et les interstices celluleux qui lui
offrent le moins de résistance. C'est surtout dans les fractures que ces ecchymoses sont remarquables (1).

Leur *couleur* est noire, bleuâtre, violet foncé, jaune
paille, rouge vif sous la conjonctive et sous les muqueuses,
probablement par l'action de l'air sur le sang à travers la
couche épithéliale. D'ailleurs, ces couleurs se modifient et
passent des teintes foncées aux teintes claires. La durée
des ecchymoses est très-variable et en rapport avec

(1) Produites graduellement par le suintement du sang provenant de l'os
fracturé, elles obéissent à l'action de la pesanteur, à la disposition anatomique de la région, se montrent dans des lieux déterminés et constituent un
signe diagnostique important.

l'abondance du sang épanché et la densité du tissu cellulaire (1).

B. **Épanchements sanguins.** —Le sang, au lieu de s'infiltrer dans les mailles du tissu cellulaire, peut les rompre et se creuser un foyer. Lorsque le tissu cellulaire est très-dense, qu'il repose sur un plan osseux comme le crâne, le tibia, le sang forme une petite poche arrondie, très-molle à son centre, très-dure à sa périphérie ; c'est ce que l'on désigne sous le nom de *bosse sanguine*. Lorsque le tissu cellulaire est lâche, le foyer est souvent plus considérable, irrégulier, fluctuant, la peau a conservé sa couleur ou bien elle est bleuâtre.

Que deviennent ces épanchements ? Ils peuvent se résorber rapidement, se coaguler en partie ou complétement et former des masses ou friables ou très-dures, — persister longtemps à l'état liquide ou solide, s'enflammer et se transformer en un foyer purulent.

C. **Épanchements de sérosité.** — Morel-Lavallée a démontré que ces épanchements se produisent surtout lorsque la peau a été violemment décollée des tissus sous-jacents (par une roue de voiture, par exemple). Il est probable que les petits vaisseaux sont éraillés de façon à ne laisser filtrer que la partie séreuse du sang (2) : ces épanchements occupent souvent le dos, la face externe des cuisses, ils sont très-étendus ; la tuméfaction est fluctuante,

---

(1) La forme des ecchymoses dépend souvent de celle des agents vulnérants : un coup de poing produit une ecchymose arrondie ; un coup de fouet, longitudinale. Sur le cadavre on ne peut produire des ecchymoses, circonstance importante en médecine légale ; la putréfaction détermine seulement des vergetures sur le trajet de certaines veines. Sous l'influence d'une vive succion on peut également produire des ecchymoses allongées.

Les transformations successives de la teinte des ecchymoses sont en rapport avec les modifications de la matière colorante (*hématine*) du sang épanché. Cette matière abandonne les globules rouges du sang, s'infiltre dans les tissus et, après une série de métamorphoses, aboutit à une substance colorante fixe, d'un jaune orangé : c'est l'*hématoïdine* (Billroth) dont la disparition est assez lente, tandis que les autres éléments du sang (fibrine, sérum, globuline) se résorbent assez promptement.

(2) Pour Verneuil le liquide serait de la lymphe provenant de la déchirure des lymphatiques.

tremblotante au moindre contact, et dans quelques cas transparente ; la poche semble trop volumineuse pour la quantité de liquide qu'elle renferme, aussi n'est-elle tendue que dans les points déclives.

La poche est mal limitée, cependant elle peut être enkystée par un bourrelet inflammatoire périphérique.

Le liquide contenu est d'un rouge citrin, fluide ou légèrement visqueux (1) ; sa quantité, très-variable, peut atteindre 2 kil.; lorsqu'on le laisse reposer dans un verre, il forme un dépôt composé de deux couches : l'une profonde, renfermant des globules sanguins ; l'autre superficielle, formée par des gouttelettes graisseuses.

Marche.— Le liquide épanché se résorbe graduellement, mais dans quelques cas il s'enkyste et peut même s'enflammer et suppurer.

Le siége de ces épanchements, leur mode de production, leur étendue permettront de les différencier des épanchements sanguins.

Le *pronostic* est essentiellement variable suivant le degré, l'étendue de la contusion, la résistance du sujet, etc.

Traitement. — 1er et 2e *degrés.* — Repos, application de compresses trempées dans de l'eau froide ou dans quelques liquides astringents et résolutifs (arnica, alcool camphré, etc.) ; s'il survenait une vive réaction, un phlegmon, on le combattrait par les sangsues, les émollients, les incisions, etc. Les contusions étendues du 3e et du 4e degré peuvent nécessiter une amputation (2).

(1) Dans certains cas il présente l'aspect de l'huile, tache le papier comme ce liquide et renferme de nombreux cristaux de manganèse (Gosselin).

(2) Les bosses sanguines, les épanchements de sang seront comprimés, même assez fortement pour forcer le sang à s'infiltrer dans le tissu cellulaire du voisinage qui le résorbera : on a vu de très-vastes épanchements sanguins se résorber sans accident, aussi ne doit-on les ouvrir que lorsqu'il existe des signes d'inflammation.

Lorsque le choc traumatique a plongé le blessé dans la stupeur, il faut réveiller sa vitalité par des frictions sèches et excitantes, par des cordiaux, des sels anglais ; puis si la réaction devient trop vive, si le sujet est très-vigoureux, on peut lui pratiquer une petite saignée et recouvrir d'émollients les parties contuses.

Bérard a conseillé de pratiquer dans les kystes sanguins des ponctions sous-cutanées (avantageusement remplacées aujourd'hui par les appareils aspirateurs). En cas d'insuccès, on pourrait ouvrir largement le kyste et le bourrer de charpie pour le faire suppurer.

Les épanchements de sérosité ne se résorbent guère spontanément ; il faut les vider par l'aspirateur, et, en cas de récidives nombreuses, on pourrait, à l'exemple de Morel-Lavallée, recourir à des injections iodées.

D. **Plaies par armes à feu.**

Les plaies par armes à feu sont des plaies contuses par excellence dont les phénomènes immédiats sont une *stupeur profonde* et une *hémostase facile* et dont les conséquences sont une *vive réaction* générale et locale, et une *élimination longue et difficile* des parties mortifiées par le choc du projectile.

Nous étudierons : A, *l'action de la poudre seule ; B. l'action des projectiles.*

A. **Action de la poudre seule.** — La déflagration de la poudre peut à elle seule brûler les tissus, les contusionner et les déchirer par l'expansion des gaz, s'incruster dans leur épaisseur sous forme de points bleuâtres ; ces accidents s'observent dans l'explosion des poudrières, des mines, dans les cas de coups de feu tirés à bout portant, dans les tentatives de suicide, etc.

Les *brûlures* produites par la poudre sont souvent profondes.

Les *contusions* peuvent être assez violentes pour broyer les tissus, ainsi qu'on l'observe dans l'explosion des poudrières. La déflagration de la poudre dans la bouche produit, outre une violente commotion, des déchirures multiples des lèvres, des joues, etc.

Les grains de poudre non enflammée sont lancés comme des projectiles, ils s'incrustent dans les tissus et y forment des taches bleues ou noires. Sont-ils très-superficiels, on les enlève avec une aiguille à cataracte ou par un simple lavage avec une solution caustique ; sont-ils plus profonds, il faut, par l'application d'une forte solution de sublimé, provoquer une inflammation eczémateuse qui, une fois guérie, laisse la peau saine (Busch).

B. **Action des projectiles.** — Les projectiles de guerre actuellement employés ne sont guère que de deux espèces : 1° les balles ; 2° les obus et leurs éclats ; 3° il faut y joindre les corps durs détachés et lancés dans l'espace par les projectiles eux-mêmes.

Ces projectiles déterminent des contusions et des plaies contuses.

Contusions. — Les projectiles déterminent fréquemment des contusions de différents degrés : tantôt c'est une simple ecchymose (projectiles arrivés au terme de leur course), tantôt la peau est à peu près intacte, mais les tissus sous-jacents, les os eux-mêmes sont meurtris, désorganisés, broyés (1) ; et si la contusion porte sur les cavités splanchniques, le foie, la rate, les vaisseaux, etc., peuvent être lésés au point de déterminer la mort ; à ces lésions viscérales doivent être rapportés les graves accidents que les anciens attribuaient à la contusion produite par *le vent du boulet :* erreur dont les autopsies ont depuis longtemps fait justice en démontrant l'existence de lésions viscérales que l'intégrité des téguments ne pouvait guère faire prévoir.

Plaies. — Les plaies par armes à feu présentent de très-nombreuses variétés en rapport avec leur siége, le volume, la forme et la quantité de mouvement du projectile.

La plaie peut avoir la forme d'un *cul-de-sac :* c'est ce qui a lieu lorsque le projectile est resté dans les chairs ; d'une simple échancrure, lorsqu'elle a effleuré la peau, mais souvent elle présente deux orifices et un trajet intermédiaire (*plaies en séton*).

En général, l'*orifice d'entrée* est net, petit, régulier ; les téguments sont dirigés vers les parties profondes, tandis

(1) L'intégrité de la peau tient à son élasticité qui lui permet de fuir au-devant du projectile.

que l'*orifice de sortie* est irrégulier, large, les parties molles sont refoulées au dehors (1). L'orifice d'entrée est arrondi si la balle a frappé perpendiculairement les tissus ; il est elliptique si elle a agi obliquement, mais ceci n'a rien de fixe, car la consistance des tissus, leur état de relâchement ou de tension ont une grande influence sur la forme de la plaie.

Le trajet intermédiaire aux deux ouvertures peut être absolument direct, non-seulement lorsqu'il traverse les parties molles, mais encore lorsqu'il a rencontré des os sur son passage, mais il peut être sinueux ou tout à fait demi-circulaire ; c'est ce qui a lieu lorsqu'il contourne le thorax, le crâne, phénomène plus fréquent avec les anciennes balles cylindriques qu'avec les balles actuelles ; celles-ci, animées d'une force de mouvement considérable, fracturent les os, projettent les esquilles au dehors et entraînent les plus graves désordres.

Les plaies produites par *les obus ou par leurs éclats* sont graves et très-étendues : c'est tantôt un membre complétement détaché du tronc, tantôt une cavité largement ouverte, tantôt une vaste échancrure, etc.; elles contrastent par leur horrible aspect avec les plaies des balles souvent si étroites et en apparence si bénignes.

Les plombs de chasse produisent des lésions diverses : si le coup a été tiré de près il fait balle, c'est-à-dire que les plombs restent rapprochés et ne font qu'une ouverture d'entrée ; mais l'inégale résistance des tissus les écarte de telle sorte que les ouvertures de sortie sont multiples ; très-souvent d'ailleurs ils restent en plus ou moins grand nombre dans l'épaisseur des chairs ; enfin, si le coup est tiré de loin, les plombs déjà écartés pénètrent à une certaine distance les uns des autres.

Symptômes.—Les phénomènes que présentent les plaies par armes à feu peuvent se diviser en trois groupes :

(1) A son entrée, la balle ayant une grande force de projection fait une plaie régulière, tandis que la perte de mouvement occasionnée par son passage à travers les tissus détermine une plaie de sortie irrégulière.

1° phénomènes immédiats ; — 2° phénomènes consécutifs ;
— 3° complications.

1° *Phénomènes immédiats.* — La plaie est irrégulière,
noirâtre et assez sèche, on dirait qu'elle a été cautérisée,
ce qui avait fait croire aux anciens chirurgiens que les projectiles devenaient incandescents et brûlaient les tissus ;
mais on sait depuis longtemps que cet aspect spécial tient
à la contusion des parties, à la coagulation du sang, à la
présence de détritus noirâtres entraînés par le projectile et
provenant de la combustion de la poudre.

En général, il n'y a pas d'*hémorrhagie* (1) ; ces plaies sont
d'abord *peu douloureuses,* le blessé éprouve une commotion
violente qu'il compare à celle que produirait un coup de
poing, puis c'est une sorte de *stupeur et d'engourdissement*
s'irradiant plus ou moins loin sur le pourtour de la plaie.

Les *phénomènes généraux* varient beaucoup suivant le
siége et l'étendue de la blessure ; ils sont nuls ou très-peu
marqués lorsque la blessure est légère, mais si elle frappe
les cavités splanchniques ou si elle entraîne de vastes délabrements, le visage prend une pâleur syncopale, le pouls
est petit, il survient des frissons, des nausées, des vomissements, la température s'abaisse et le blessé succombe ;
ou bien la stupeur se dissipe graduellement et l'on voit se
dérouler les phénomènes consécutifs que nous allons
décrire (2).

2° *Phénomènes consécutifs.*—Pendant deux ou trois jours
la plaie conserve à peu près les mêmes caractères ; mais
alors sa bénignité apparente fait place à une *vive réaction*
inflammatoire, les tissus se gonflent, ils sont douloureux,
il survient de la fièvre et *la suppuration s'établit* (3).

La destinée de ces plaies est alors très-variable : 1° dans

---

(1) Sauf, bien entendu, lorsque la plaie intéresse une grosse artère. Il faut
également remarquer que les hémorrhagies primitives sont plus fréquentes
depuis que l'on se sert d'obus dont les fragments à angles saillants déchirent
les tissus en même temps qu'ils les contusionnent.

(2) Il est à remarquer que, même après les grands traumatismes opératoires,
on n'observe pas la stupeur qui accompagne les plaies par armes à feu.

(3) Car les plaies par armes à feu ne se réunissent pas par première
intention.

7

les cas favorables, les eschares s'éliminent sans encombre et la *plaie se cicatrise;* 2° si la perte de substance est considérable, le blessé, impuissant à suffire à une *suppuration longue et abondante,* s'épuise et succombe; 3° si la blessure a intéressé un os, il survient des périostites, des ostéites et des nécroses entretenant des *fistules intarissables* jusqu'à l'élimination du séquestre; 4° si elle a intéressé un gros vaisseau, il peut survenir une *hémorrhagie consécutive.*

Enfin la guérison peut être entravée par une des complications·que nous allons décrire.

Complications. — Elles sont primitives ou consécutives.

A. Les *complications primitives* sont : 1° L'*hémorrhagie* survenant au moment même de la blessure, nous en avons déjà parlé; 2° la *stupeur,* c'est-à-dire cet état d'engourdissement si remarquable et si spécial dans lequel se trouve plongé l'individu qui vient d'être atteint par un projectile de guerre (1).

3° *La présence de corps étrangers dans la plaie;* ces corps étrangers sont : tantôt les *projectiles* eux-mêmes (balles, fragments d'obus, corps durs, etc.), tantôt des *débris de vêtements,* d'équipement; tantôt enfin des *parties mêmes du blessé,* lambeaux de peau, d'aponévrose, esquilles osseuses détachées par le projectile. Ces corps étrangers se comportent de diverses façons: les uns *s'enkystent* et peuvent séjourner indéfiniment et sans inconvénients au milieu des organes les plus importants (cerveau, poumons, etc.); ou bien, après être restés longtemps inoffensifs, ils peuvent se déplacer, donner lieu à des abcès, à des fistules, etc.

Mais en général ils *provoquent une suppuration* qui ne cesse qu'avec leur élimination spontanée ou obtenue par une action chirurgicale.

Les *accidents consécutifs* sont, les uns communs à toutes les plaies : tels sont le phlegmon, la septicémie, l'infection purulente, putride, le tétanos, la pourriture d'hôpital, etc.;

____

(1) Au lieu de la stupeur, on observe parfois, et plus particulièrement chez les gens alcooliques, un état d'excitation se manifestant par des cris, des menaces, etc.

les autres spéciaux aux plaies par armes à feu, ce sont : la gangrène et les hémorrhagies consécutives.

1° La *gangrène* vient fréquemment compliquer ces plaies ; elle s'étend plus ou moins loin de la plaie, elle paraît résulter soit de l'excès d'inflammation, soit de l'étranglement, etc.

2° Les *hémorrhagies consécutives* sont une des complications les plus graves et les plus fréquentes ; elles surviennent du dixième au vingtième jour, et succèdent à la chute des eschares ; l'hémorrhagie se déclare brusquement ou à l'occasion d'un mouvement du blessé, elle peut tuer immédiatement ou bien elle s'arrête pour se reproduire ; parfois une syncope l'interrompt (voy. *Hémorrhagies en général.*)

Traitement. — Les plaies par armes à feu présentent plusieurs indications : 1° *débridement,* on donne ce nom à des incisions pratiquées aux orifices de la plaie ou sur toute l'étendue du trajet pour la transformer en une plaie simple et prévenir l'étranglement. — Ces débridements sont aujourd'hui rarement pratiqués, on les réserve pour les plaies étranglées ou compliquées de la présence de corps étrangers.

2° *L'extraction des corps étrangers ;* cette extraction se pratique soit par l'ouverture de la plaie, soit par une contre-ouverture pratiquée au niveau du projectile que l'on peut sentir au-dessous des téguments ; souvent, en plaçant le blessé dans la position qu'il occupait au moment où il a reçu sa blessure, on reconnaît la présence du projectile et on facilite son extraction.

Dans certains cas, il est difficile de savoir si le projectile est resté dans la plaie ; les stylets ordinaires ne suffisant pas, on a eu recours à des instruments divers (1).

(1) Tel est le stylet de Nélaton terminé par une petite olive en porcelaine non vernissée sur laquelle le plomb produit par le frottement une tache métallique. Ce stylet, dont le principe fut suggéré à Nélaton par son interne, permit au célèbre chirurgien de découvrir la balle logée dans le talon de Garibaldi.

Tels sont les appareils électriques très-ingénieux de Trouvé, Koracs, Favre, etc.

Mais ces instruments ne font reconnaître que les corps métalliques.

Quoi qu'il en soit, le corps étranger reconnu, il faut l'extraire. Si cette extraction ne peut être pratiquée par l'ouverture existant déjà, on l'incise, on l'élargit par l'application d'une éponge préparée ou d'une tige de *laminaria*, ou encore on pratique une contre-ouverture ; cela fait, on procède à l'extraction soit avec les doigts, soit avec une spatule, soit avec une pince ordinaire, soit avec des pinces spéciales désignées sous le nom de tireballes.

Pansement. — Au moment même de la blessure, on recouvre la plaie de compresses imbibées dans des liquides excitants (alcool camphré, arnica, etc.), puis, dès que l'inflammation est déclarée, de cataplasmes émollients (1) ; si, après le temps nécessaire à l'élimination des eschares (un mois environ), la suppuration persiste, elle est probablement entretenue par la présence d'un corps étranger, ou d'un séquestre.

Amputations. — Les plaies par armes à feu réclament souvent l'amputation ; bien qu'il soit difficile d'établir à cet égard des règles générales, on peut poser en principe que l'amputation est indiquée :

1° Lorsqu'un membre a été emporté par un boulet ;

2° Lorsqu'il existe à la fois une fracture comminutive ou une plaie articulaire avec blessures des gros troncs artériels et veineux ;

3° Lorsqu'il existe de vastes délabrements, avec épanchements sanguins considérables.

Résections. — Les résections tendent à se substituer de plus en plus aux amputations ; elles sont nettement indiquées lorsqu'il existe une fracture avec séquestre. Les résections articulaires ne donnent guère de meilleurs résultats que les amputations.

L'amputation doit être pratiquée le plus tôt possible, la résection sera différée jusqu'à la fin du premier mois (2).

---

(1) Dans certains cas où le pus s'écoule difficilement, le *drainage* prévient sa stagnation.

(2) Les appareils ouatés d'A. Guérin me semblent appelés à rendre de

Les *complications* seront traitées ainsi que nous l'indiquons dans les articles qui leur sont consacrés (voy. *Infection putride, Hémorrhagies*, etc.).

Le *traitement général* sera excitant dans la première période, calmant et émollient au moment de la réaction inflammatoire, et bientôt tonique, afin de permettre au blessé de suffire aux frais d'une abondante suppuration.

E. Plaies par arrachement.

Ce sont des solutions de continuité produites par une violente traction ; on les observe surtout aux doigts, aux orteils, aux membres, au testicule. Les puissants moteurs employés par l'industrie sont les agents les plus ordinaires des plaies par arrachement.

Les plaies par arrachement présentent deux caractères principaux :

1° *Leur surface est très-inégale*, ce qui tient à la différence de résistance et de rétraction des parties arrachées : ainsi les ligaments et les tendons se rompent d'abord, puis les muscles, les nerfs, et en dernier lieu les vaisseaux et la peau ; de plus, tandis que la peau et les vaisseaux se rétractent fortement, les autres tissus sont fort peu élastiques et viennent faire saillie dans la plaie.

2° Les *hémorrhagies y sont plus rares que dans les autres plaies*, ce qui tient à l'inégalité de résistance et de rétraction des tuniques artérielles ; les tuniques interne et moyenne se rompent les premières et reviennent sur elles-mêmes en diminuant à la fois la longueur et le calibre du

grands services à la chirurgie d'armée. En effet, après un combat, les amputations sont pratiquées dans le village voisin du champ de bataille, le membre amputé est enveloppé dans une épaisse couche de ouate et le blessé est évacué. Cet appareil ouaté présente le triple avantage de lutter contre l'infection septicémique, de prévenir les souffrances et les irritations occasionnées par le transport, d'être à peu près définitif et de ne pas nécessiter ces pansements quotidiens auxquels les chirurgiens, quels que soient leur nombre et leur zèle, ne peuvent suffire.

Les nombreuses résections que j'ai eu l'occasion de pratiquer en 1870-71, soit à Beaumont-en-Argonne, soit dans le château de Flavigny, soit, pendant la commune, à l'église Saint-Jacques, m'ont donné de bons résultats.

vaisseau; la tunique externe, au contraire, étant très-élastique, s'allonge et s'effile comme un verre allongé à la lampe, et lorsqu'elle se rompt son sommet est étroit, tordu, irrégulier, etc. La partie rompue de l'artère présente donc un cône allongé dont la base est en partie obstruée par les tuniques moyenne et interne.

Les plaies par arrachement ne sont cependant pas aussi bénignes qu'on le croyait jadis ; car, sans parler de la mutilation, elles exposent, si on ne peut en rapprocher les lèvres, à des suppurations abondantes.

Traitement. — Si la surface est très-irrégulière, les os saillants, il faut égaliser la plaie ; cela fait, le traitement sera celui des plaies ordinaires.

F. **Plaies par morsure.**

Bien que les morsures ne soient en réalité que des plaies contuses, elles présentent cependant quelques particularités dignes de mention.

Les morsures sont, en général, produites par des *carnassiers* et par des *solipèdes :* les premiers, armés de dents tranchantes et coniques, produisent de véritables trous dans l'épaisseur des tissus, qu'ils déchirent et arrachent ; les seconds, comme les chevaux, ont des dents plates, elles s'enfoncent peu dans les tissus, mais elles les écrasent.

Il en résulte que les plaies produites par les carnassiers, par le chien je suppose, sont surtout des plaies par piqûre, déchirure ou arrachement, et nous savons que ces plaies sont en général peu graves et susceptibles de réunion immédiate ; tandis que les morsures du cheval sont des plaies contuses, elles se présentent sous l'aspect de plaques rouges et ecchymosées, disposées suivant deux lignes courbes, les tissus sous-cutanés peuvent présenter tous les degrés de la contusion, depuis la simple infiltration ecchymotique jusqu'au broiement complet ; dans ce dernier cas, il n'est pas rare de voir survenir rapidement soit une *gangrène* de tout le membre, soit un *phlegmon diffus.*

Le traitement est celui des plaies contuses ; insistons sur la nécessité des débridements au moindre signe de phlegmon.

G. Plaies empoisonnées.

Sous ce titre on décrit les plaies compliquées de la présence de substances vénéneuses : la plaie permettant à ces substances de pénétrer dans le torrent circulatoire, il survient des accidents généraux, souvent graves, variables suivant la nature du poison, mais auprès desquels la plaie est sans importance, elle n'a servi que de porte d'entrée.

Les poisons qui peuvent pénétrer ainsi dans nos tissus se divisent en quatre groupes : A, *poisons végétaux et minéraux;* B, *matière septique des cadavres;* C, *venins;* D, *virus.*

A. **Poisons végétaux et minéraux.** — Placés à la surface d'une plaie, ces poisons sont plus ou moins vite absorbés et déterminent les mêmes symptômes généraux que lorsqu'ils sont introduits dans les voies digestives ; c'est ce que l'on observe lorsqu'on injecte sous la peau ou que l'on place sur une plaie une certaine quantité de morphine ou de strychnine. Quant aux plaies empoisonnées proprement dites, on ne les observe guère que chez les peuples sauvages, qui empoisonnent leurs flèches avec du *curare* ou du *woorara.*

B. **Matière septique des cadavres. — Plaies anatomiques.** — Après la mort, nos tissus s'imprègnent d'une matière septique, connue seulement par ses effets assez fréquemment observés chez les anatomistes qui se piquent ou s'écorchent, soit avec les instruments de dissection, soit sur les aspérités osseuses du cadavre (1).

Ces accidents présentent des différences qui conduisent

(1) Les cadavres frais, surtout quand l'infection purulente, la fièvre puerpérale (qui est une infection purulente) ont entraîné la mort, sont les plus dangereux ; l'injection des cadavres avec de l'hyposulfite de soude et du chlorure de zinc a rendu les dissections moins dangereuses.

à en distinguer trois variétés : 1° *le tubercule anatomique;* 2° *les piqûres anatomiques bénignes;* 3° *les piqûres anatomiques graves.*

1° **Le tubercule anatomique** est une petite tumeur violacée, indolente, parfois saignante, développée autour d'une écorchure ou d'une piqûre; elle est formée par une hypertrophie des papilles du derme laissant à leur centre un espace vide d'où l'on peut faire sourdre une gouttelette de pus.

Ces tubercules sont surtout fréquents et nombreux sur la face dorsale des articulations métacarpo-phalangiennes.

2° **Les piqûres anatomiques bénignes** consistent dans une inflammation du point piqué et des lymphatiques qui en partent, inflammation accompagnée de phénomènes généraux sans gravité.

En quelques heures la partie piquée ou écorchée devient rouge, chaude, douloureuse; les lymphatiques du bras et les ganglions de l'aisselle sont tuméfiés et douloureux; il se manifeste des frissons et une fièvre en général courte et légère.

Les doigts, les lymphatiques ou les ganglions peuvent suppurer, mais la guérison s'effectue aisément.

3° **Les piqûres anatomiques graves** donnent lieu à des symptômes locaux à peu près semblables aux précédents, mais accompagnés de symptômes généraux souvent mortels; ces symptômes sont tout à fait ceux d'une septicémie aiguë; quelques heures après la piqûre le malade est pris d'un frisson violent, de nausées, de vomissements et d'une grande anxiété; le pouls est faible, fréquent, la température élevée. En même temps la piqûre s'enflamme, elle devient vésiculeuse, des douleurs vives se font sentir dans le bras et l'épaule, qui se gonflent et sont envahis par un *phlegmon diffus.*

Dans certains cas, le malade, plongé dans la torpeur, succombe en un ou deux jours; dans d'autres cas la vie se prolonge, le phlegmon diffus parcourt son évolution et amène la mort vers le cinquième ou le sixième jour.

Traitement. — 1° *Prophylaxie*. — Avant de procéder à une dissection et surtout à une autopsie, examinez vos mains et vos doigts, et s'ils présentent quelques écorchures ou piqûres recouvrez de collodion ou de sparadrap la partie ulcérée.

2° *Dès que vous vous êtes piqué ou écorché*, exercez avec l'autre main une pression assez forte au-dessus du point piqué et courez le placer sous le robinet (toutes les salles de dissection sont pourvues de fontaine), laissez-le sous le jet d'eau pendant quelques minutes, toujours en continuant de presser modérément, le sang coulera jusqu'à ce que vous cessiez l'irrigation et la pression : cela fait, appliquez sur l'écorchure un morceau de taffetas gommé (1).

3° *Lorsque les accidents se sont montrés*, le traitement varie suivant leur nature. Les *tubercules anatomiques* disparaissent spontanément ou à l'aide de quelques cautérisations.

Quant aux angioleucites, phlegmons et accidents septicémiques, il faut les combattre par des bains tièdes permanents, de grandes incisions.

En même temps on administre à l'intérieur du sulfate de quinine, des alcooliques, des sudorifiques (thé au rhum) et des toniques.

C. **Plaies envenimées.**— Ce sont les plaies compliquées de la présence d'un venin (2).

---

(1) L'irrigation entraîne la matière septique, en même temps que la pression fait sortir le sang, gêne la diffusion du poison et l'entraîne avec lui.

Grâce à ce procédé, je n'ai eu aucun accident à déplorer pendant les cinq années durant lesquelles j'ai professé l'anatomie et la médecine opératoire. Le danger n'existe réellement que lorsque l'*écorchure passant inaperçue* on continue la dissection, car la matière septique a alors tout le temps de pénétrer dans la circulation. C'est ce qui a occasionné la mort de Durodié, un de mes élèves : il eut à préparer, pour son premier examen de doctorat, les articulations de la tête avec la colonne vertébrale; la préparation faite, il s'aperçoit d'une longue écorchure sur un de ses doigts ; sans y attacher d'importance, il passe son examen oral : le soir, il est pris d'un frisson intense et d'une grande agitation. Effrayé de son état, je prie Le Fort, dont j'étais l'interne, de venir le voir ; un phlegmon gangréneux occupait le bras et l'avant-bras ; malgré des incisions profondes, des bains tièdes prolongés, etc., mon malheureux ami succombait le quatrième jour.

(2) On sait que les venins diffèrent des virus en ce que leur action s'éteint

Les venins sont des produits de sécrétion normale propres à certains animaux (insectes, arachnides, reptiles).

1° *Piqures d'insectes.* — Les piqûres des guêpes, des abeilles déterminent une douleur très-vive avec un peu de gonflement : tout se dissipe en quelques heures ; mais si ces piqûres sont très-multipliées, elles peuvent produire de graves accidents et même la mort, soit par l'intensité de la douleur, soit par la quantité de principe septique qui a pénétré dans l'organisme.

Arrachez l'aiguillon en évitant de presser la petite poche qui le termine et qui peut encore contenir du venin ; quelques lotions ammoniacales ou narcotiques suffisent pour faire cesser la douleur.

2° *Piqures d'arachnides.* — Les piqûres du scorpion et de la tarentule peuvent déterminer des accidents plus sérieux.

L'aiguillon et la poche à venin du scorpion se trouvent placés au niveau de sa queue ; la piqûre détermine une tache rouge, puis noire, quelques phlyctènes et un peu de fièvre ; le venin du scorpion d'Afrique est beaucoup plus actif.

La tarentule donne lieu à peu près aux mêmes accidents, et on ne croit plus aux accès convulsifs, guéris par la danse, que les anciens attribuaient à la piqûre de cet insecte. La piqûre doit être lavée, on la fait saigner, on exerce au-dessus d'elle une compression circulaire, et on la cautérise.

3° *Piqure de la vipère* (1). — Elle détermine très-rapidement des accidents locaux et généraux. Le blessé éprouve au niveau de la piqûre une *douleur vive* qui, comme un trait de feu, s'étend dans tout le membre ; toutes les parties douloureuses se tuméfient, deviennent *molles, œdémateuses,*

---

dans le corps qu'ils ont frappé (Follin) : ainsi un homme mordu par un serpent ne peut donner lieu à des accidents semblables à ceux qu'il éprouve, tandis qu'il en est autrement pour les virus (syphilis, morve, rage, etc.).

(1) L'appareil venimeux de la vipère se compose de deux glandes placées derrière l'œil et communiquant avec une dent recourbée et creusée d'un petit canal. Lorsque la vipère mord, les muscles temporaux compriment la glande et projettent ainsi le venin dans la plaie que fait la dent canaliculée.

se recouvrent de *phlyctènes* et bientôt de larges *taches livides* et gangréneuses.

Les accidents généraux ne tardent pas à se manifester : ce sont ceux de tous les empoisonnements, frissons : angoisses, nausées et vomissements, sueurs froides, teinte ictérique, etc.

Cet état présente, d'ailleurs, dans son intensité, des différences en rapport avec la profondeur, le nombre des morsures, la quantité de venin inoculée et la force de ce venin. Ainsi le poison de la vipère est plus actif pendant les fortes chaleurs, dans les pays chauds, etc.; il est rare que dans nos climats la morsure ait une issue funeste (1).

Traitement. — Pratiquez immédiatement la succion, puis instillez entre les lèvres de la plaie une ou deux gouttes d'ammoniaque liquide ou d'acide phénique, et recouvrez la plaie avec un bourdonnet de charpie trempé dans la même liqueur; ou même encore, après l'avoir sucée, cautérisez-la avec le fer rouge, l'acide nitrique, etc. En même temps administrez à l'intérieur des toniques et des sudorifiques.

Les spécifiques tels que le *cédron*, le *guaco* paraissent rendre les animaux inaptes à être influencés par le venin, mais ils ne parviennent pas à arrêter ses effets toxiques lorsqu'ils ont commencé à se manifester.

H. Plaies sous-cutanées.

Les plaies sous-cutanées présentent une bénignité spéciale; elles se réunissent par première intention, caractère remarquable souvent mis à profit par le chirurgien, et qui mérite une description spéciale.

Ces plaies présentent deux variétés. 1° Tantôt c'est un instrument piquant ou tranchant qui a perforé la peau et qui a divisé dans une assez grande étendue les tissus sous-jacents : c'est ce que l'on observe par exemple dans la ténotomie du tendon d'Achille.

(1) *Morsures des serpents.* — Dans les régions équatoriales, les *crotales* ou *serpents à sonnettes* possèdent un venin tellement actif que la morsure de ces serpents peut tuer instantanément.

2º Tantôt la peau est intacte : les tissus sous-cutanés seuls sont déchirés, contus, arrachés, c'est ce que l'on observe dans les luxations (1) :

Prenons pour type de notre description ce qui se passe dans la ténotomie du tendon d'Achille. Une piqûre est faite à la peau; par cette piqûre est dirigé un instrument qui va diviser le tendon; aussitôt la section pratiquée, les deux bouts du tendon divisé s'écartent de plusieurs centimètres, et la peau se déprime au niveau de l'espace laissé libre par leur rétraction : la *douleur est légère* car la peau n'a été divisée que dans une très-petite étendue et on sait que les tissus sous-cutanés et surtout les tendons sont peu sensibles; si la section n'a pas porté sur des vaisseaux importants il sort à peine une ou deux gouttes de sang par la piqûre.

Dans les deux ou trois premiers jours, la piqûre se cicatrise par première intention, et il en est de même des tissus sous-jacents, un liquide glutineux grisâtre, comble l'espace laissé vide par l'écartement des deux bouts du tendon ; ce liquide, sécrété en grande partie par la gaîne péri-tendineuse qui devient très-vasculaire, s'organise, et, en vertu de cette loi par laquelle le tissu embryonnaire nouveau forme un tissu semblable à celui des parties auxquelles il s'interpose, le liquide glutineux interposé entre les deux bouts du tendon devient *fibreux.*

Des phénomènes semblables se passent au niveau des tissus déchirés par le déplacement d'une extrémité articulaire.

La *réunion immédiate est donc le mode habituel de cicatrisation des plaies sous-cutanées,* et sans nul doute il faut attribuer cette heureuse tendance à *l'absence du contact de l'air*, et à la *juxtaposition parfaite des tissus divisés.*

Dans quelques cas cependant ces plaies suppurent, comme les plaies exposées (2).

(1) L'extrémité d'un os ne peut en effet abandonner sa cavité de réception sans déchirer la capsule, les ligaments, les tissus péri-articulaires.

(2) On a cherché à démontrer que le contact de l'air n'entravait pas la

Le *pronostic* est bénin.

Le *traitement* consiste à placer dans le relâchement les tissus divisés et à faire garder le repos ; s'il existe une piqûre elle sera fermée avec du taffetas gommé. Dans les cas rares où la plaie suppure, ce qui s'annonce par la douleur, la tension et la chaleur il faut ouvrir une voie au pus.

ACCIDENTS DES PLAIES

Les plaies sont sujettes à des accidents nombreux qui compromettent leur cicatrisation et mettent souvent en péril la vie du blessé.

Ces accidents ont été divisés en *locaux et généraux, primitifs et consécutifs* ; mais ces distinctions sont tellement factices qu'il est peu utile de les conserver ; les accidents des plaies comprennent : les *hémorrhagies*, la *douleur*, le *délire nerveux*, l'*inflammation*, la *fievre traumatique*, la *septicémie aiguë* ou *chronique (infection putride)*, l'*infection purulente* ou *pyohémie*, le *tétanos*, l'*érysipèle*, la *pourriture d'hôpital* (1).

Hémorrhagies traumatiques.

Lorsque l'écoulement sanguin occasionné par une plaie dépasse par sa quantité ou sa durée les limites ordinaires, il y a *hémorrhagie*.

Les hémorrhagies traumatiques se divisent en deux groupes :

A. L'hémorrhagie est *primitive* lorsqu'elle a lieu au mo-

réunion immédiate des plaies sous-cutanées. Malgaigne a institué dans ce sens plusieurs expériences, qui ont été reprises et dont les résultats ont été confirmés par Demarquay et Leconte ; ces derniers ont injecté séparément de l'hydrogène, de l'oxygène et de l'acide carbonique, ce dernier gaz semble hâter la cicatrisation au lieu de l'entraver. A notre sens, ces expériences sont complétement insuffisantes pour renverser la théorie généralement acceptée.

(1) Parmi ces accidents il en est deux qui ont été déjà décrits, c'est le *tétanos*, voy. *Path. médicale*, 2ᵉ édit., p. 495, et l'*érysipèle*, voy. *Path. chirurgicale*, t. I, p. 1.

ment même de la blessure ; elle survient lorsque la plaie du vaisseau offre des dispositions incompatibles avec l'hémostase spontanée (blessure large, nette, etc.).

B. L'hémorrhagie est *consécutive ou secondaire* lorsqu'elle survient plusieurs jours après la blessure.

Les hémorrhagies consécutives sont surtout fréquentes dans les plaies par armes à feu et elles peuvent se produire sous deux influences bien distinctes : 1° *par chute d'une eschare* qui oblitérait une artère et qui, venant à se détacher du dix-septième au vingtième jour l'ouvre brusquement, le sang s'échappe alors à gros jet ; 2° *par altération du sang,* c'est ainsi que la septicémie, l'infection purulente déterminent des hémorrhagies secondaires, hémorrhagies en nappe assez semblables à ces hémorrhagies adynamiques qui compliquent les fièvres graves dans lesquelles le sang est profondément altéré.

Division. — Suivant sa source, l'hémorrhagie est artérielle, veineuse ou capillaire ; suivant son siége elle est externe ou interne, dans cette dernière le sang est infiltré ou épanché.

Hémorrhagie artérielle. — Elle présente trois caractères principaux : 1° le sang est rouge, vermeil et il jaillit sous forme d'un jet saccadé animé de pulsations isochrones au pouls ; 2° une pression exercée entre la plaie et le cœur arrête l'hémorrhagie, exercée au-dessous de la plaie elle l'augmente ; 3° les battements artériels sont faibles ou insensibles dans les vaisseaux sous-jacents à la partie blessée.

Telle est la règle, mais il est des exceptions ou des particularités importantes.

Ainsi le sang peut s'écouler des deux bouts de l'artère divisée (1) ; c'est surtout ce que l'on observe dans les plaies du cuir chevelu ou des extrémités (main, pied), car dans ces régions les anastomoses sont assez multipliés pour rame-

____

· (1) Et alors le sang formé par le bout inférieur est tantôt rouge et saccadé, tantôt noir et sans force ; ces différences tiennent à la richesse plus ou moins grande des anastomoses.

ner immédiatement le sang dans le bout inférieur; il est donc urgent de lier les deux bouts. Dans ce cas, la pression au-dessus de la plaie diminue l'hémorrhagie sans l'arrêter.

Si l'artère est incomplétement divisée ou si la plaie est étroite et tortueuse, une partie du sang continue son trajet et on sent encore les pulsations dans les artères sous-jacentes, une autre s'écoule au dehors ou s'infiltre dans les interstices celluleux du voisinage.

Lorsque le sang artériel *s'infiltre dans un membre*, ce membre augmente de volume, la peau prend une teinte violacée, elle est tendue et on sent des battements sourds, isochrones au pouls, qui disparaissent lorsque la tension est trop grande ; par la pression ou le mouvement on fait sourdre du sang noir hors de la plaie.

Hémorrhagie veineuse. — Elle est caractérisée : 1° par un sang noir qui coule en jet continu, sans saccades, en bavant ; 2° l'écoulement de sang s'arrête par une pression exercée au delà de la plaie, entre elle et les capillaires; elle augmente si la pression est exercée au-dessus de la plaie ou si l'on fait contracter les muscles de la région (c'est l'inverse pour les hémorrhagies artérielles).

Si la plaie veineuse est incomplète, la colonne sanguine se divise en deux parties : l'une continue sa marche vers le cœur, l'autre s'écoule par la plaie; la pression exercée au-dessus de la plaie force tout le sang à sortir par elle, c'est le cas de la saignée.

Dans certains cas, le sang qui sort d'une veine présente une teinte rouge et des mouvements saccadés. Ces particularités, qui se rattachent à l'activité de la circulation périphérique et au voisinage d'une artère qui communique ses pulsations à la veine, pourraient faire croire à une blessure artérielle s'il ne suffisait de comprimer au-dessous de la plaie pour arrêter l'hémorrhagie.

Hémorrhagies capillaires. — L'écoulement de sang par les capillaires ne devient assez abondant pour constituer une hémorrhagie que lorsqu'il est engendré par *une alté-*

ration du sang (septicémie, infection purulente, scorbut, etc.) ou par l'*hémophilie*.

Le sang, dont la teinte n'est pas aussi rouge que celle du
sang artériel, *s'écoule en nappe* et, chose importante, l'hémorrhagie a d'autant moins de tendance à s'arrêter qu'elle
dure depuis plus longtemps, car l'état anémique du sang
s'en accroît.

Les hémorrhagies capillaires sont beaucoup plus fréquentes à la surface des muqueuses que sur la peau : nous
avons déjà étudié leurs caractères (voy. *Épistaxis, Hémop-
lysies*, etc.).

Symptômes. — Nous venons d'exposer les *symptômes
locaux* des hémorrhagies et leurs caractères variables suivant leur source artérielle, veineuse ou capillaire ; les
symptômes généraux sont les mêmes dans toute hémorrhagie quelle que soit sa source, mais ils ne se manifestent que
lorsque l'écoulement du sang est abondant.

La *peau se décolore*, les lèvres et les extrémités des
doigts deviennent extrêmement pâles, une *sueur froide*
couvre le front, la poitrine, la paume des mains, il survient des *nausées*, des *vomissements*, la respiration est
courte, haletante, en dernier lieu se manifestent des *convulsions et des syncopes* qui deviennent rapidement mortelles.

Diagnostic. — Il se basera sur les symptômes que nous
venons de décrire.

Pronostic. — Il varie : 1º suivant l'abondance de sang
répandu ; 2º suivant la nature et le calibre des vaisseaux
blessés ; la blessure des artères est plus grave que celle
des veines ; 3º suivant l'état du blessé.

Traitement. — La *ligature* dans la plaie des deux bouts
du vaisseau divisé est le moyen hémostatique par excellence.
La ligature n'est ordinairement mise en usage que pour
les plaies d'artère, cependant elle convient aussi aux plaies
des veines.

S'il est impossible de saisir dans la plaie les bouts des
vaisseaux divisés, la ligature sera placée à une certaine dis-

tance, grâce à une incision pratiquée suivant les règles de la médecine opératoire (1).

En attendant la ligature, on arrête l'écoulement sanguin par *la compression* qui peut être *directe* (doigt directement appliqué sur le vaisseau divisé) ou *indirecte*; dans ce cas, la compression, pratiquée avec le doigt ou avec des instruments spéciaux, garrot, tourniquet de Dupuytren, porte sur l'artère entre la plaie et le cœur.

La ligature est nettement indiquée lorsque l'hémorrhagie provient d'une branche artérielle importante; mais lorsque le sang est fourni par des vaisseaux de moindre importance on aura recours aux procédés suivants :

1° S'agit-il de petites artérioles, on pourra les saisir avec une pince et les *tordre* plusieurs fois sur elles-mêmes.

2° S'agit-il d'artérioles encore plus fines ou de capillaires, on appliquera de l'*eau froide* sur la plaie, car le froid détermine la contraction des petits vaisseaux. On pourra recourir aux *astringents* et aux *styptiques*, tels que le sulfate de fer, l'eau de Rabel, le perchlorure de fer, l'alcool, ou encore à l'application de morceaux d'amadou, de toiles d'araignées, etc.

Inflammation.

Les plaies ne peuvent se cicatriser que par un processus inflammatoire des tissus divisés; l'inflammation n'est donc une complication que lorsqu'elle envahit de proche en proche les régions voisines (*phlegmon*), lorsqu'elle est vive au point d'amener le *sphacèle* des parties inflammées, lorsque, gênée dans son extension par la résistance des aponévroses voisines, elle détermine l'*étranglement* des tissus enflammés, ou encore lorsqu'elle se prolonge au delà de la durée ordinaire, en raison de la présence d'un *corps étranger*, etc.

La notion étiologique doit guider la thérapeutique; il faut donc débrider les regions étranglées, combattre le phleg-

(1) La ligature d'une artère faite sur un point plus ou moins éloigné de la plaie est désignée sous le nom de méthode d'Anel.

mon, extraire les corps étrangers, faciliter la circulation par une position élevée, par des émollients, etc.

Douleur.

Une douleur modérée étant la compagne inséparable de toute plaie, la douleur ne peut être considérée comme une complication que lorsqu'elle est intense et prolongée. Or, cette intensité inusitée peut se rattacher à diverses causes (1) :

1° A l'*étranglement*, par des aponévroses inextensibles, des tissus enflammés ;

2° A la présence dans la plaie de *corps étrangers*, de caillots sanguins ;

3° A la *ligature d'un nerf;*

4° A des pansements mal faits et à l'application de *topiques irritants.*

Traitement. — Après avoir soigneusement recherché la cause de la douleur pour s'appliquer à la faire disparaître, on diminuera la sensibilité du système nerveux par l'emploi de préparations narcotiques (opium, belladone, injections d'hydrochlorate de morphine) et de chloral.

Délire nerveux traumatique.

Sous ce nom, Dupuytren a décrit un ensemble de troubles intellectuels survenant chez les opérés et présentant une grande ressemblance, sinon une similitude complète, avec le *delirium tremens* des ivrognes.

Ce délire s'observe chez les gens d'un tempérament nerveux et dont l'imagination est fortement surexcitée avant

(1) On sait que nos tissus sont doués d'une sensibilité très-différente : la peau est très-sensible, les cartilages, les tendons, le cerveau ne le sont pas du tout, les os et les membres le sont peu, du moins lorsqu'ils ne sont pas enflammés. Un tissu enflammé est beaucoup plus sensible qu'un tissu sain.

On sait encore que la douleur est souvent rapportée par le blessé à une certaine distance du lieu lésé ; ainsi un amputé de jambe souffre du pied qu'il n'a plus.

l'opération, chez les gens qui ont tenté de se suicider et chez les alcooliques.

Il s'annonce, peu de temps après la blessure, par une gaieté et une *loquacité extraordinaire* qui porte le malade à confier ses pensées les plus intimes ; bientôt survient de la confusion dans les idées ; puis, insensible à toute douleur, *le blessé s'exalte*, arrache les pièces de son appareil, veut se lever, marcher et, en proie à une idée fixe, reste absolument sourd à toutes les prières qu'on peut lui adresser (1).

Chose remarquable, cet état est absolument *apyrétique*, la température ne s'élève pas, le pouls n'est pas accéléré. Après quelques heures ou trois ou quatre jours, l'excitation se calme, le malade recouvre l'intelligence et, brisé de fatigue, s'abandonne à un sommeil réparateur.

Le délire nerveux pourrait être confondu : 1° avec une *méningite*, dont il se distingue par l'absence de convulsions, de coma et de fièvre ; 2° avec le *delirium tremens;* peut-être cette dernière affection détermine-t-elle plus de tremblement; il faut cependant reconnaître que la ressemblance est grande, il est même probable que délire nerveux et *delirium tremens* sont une même maladie.

Le *traitement* consiste dans l'administration des opiacés ou du sirop de chloral.

Fièvre traumatique.

On donne ce nom au mouvement fébrile qui survient presque constamment après la production d'une plaie (2).

Pathogénie. — Des opinions très-diverses ont été émises sur la nature de cette fièvre :

1° Ce serait une *réaction constante et salutaire de l'organisme*, réaction provoquée par le traumatisme et le travail pathologique qui le suit ;

----

(1) Dupuytren a vu un vieillard qu'il avait opéré de la hernie étranglée, prendre plaisir à dévider ses intestins par la plaie opératoire.

(2) Surtout lorsqu'elle ne se réunit pas par première intention.

2° *L'irritation de la plaie* retentirait par l'intermédiaire du système nerveux sur l'économie tout entière et produi= rait cette fièvre (Lucas-Championnière) ;

3° Ce serait une *intoxication* produite par l'absorption d'un poison, poison engendré par la décomposition putride des éléments mortifiés à la surface de la plaie (1) (Billroth, Maisonneuve, Verneuil, etc.).

Symptômes. — A la suite d'un traumatisme d'une cer- taine importance, le blessé peut se trouver dans une de ces trois conditions :

1° Il *reste calme*, conserve le sommeil et l'appétit, sa tem- pérature est normale, elle ne s'élève que le deuxième ou le troisième jour (fièvre traumatique) ;

2° Il est *très-excité*, cette excitation paraît dériver du dé- lire nerveux, ou bien elle se calme et la fièvre traumatique se montre ;

3° Il est *très-abattu*, le traumatisme lui a imprimé un ébranlement, un *choc* contre lequel il réagit mal, sa tem- pérature s'abaisse et il succombe, ou bien elle se relève et la fièvre traumatique se déclare.

Ainsi, quel que soit l'état primitif du blessé, *la fièvre traumatique débute, en général, vers le deuxième ou le troisième jour;* elle s'annonce bien plus souvent par la cha- leur que par le frisson, les traits sont animés, le pouls fré- quent, la température s'élève, le malade a une soif vive, il souffre de la tête, ses voies digestives sont embarrassées (langue chargée, appétit nul, etc.), les urines sont fébriles

----

(1) La *fièvre traumatique,* la *septicémie* ou *infection putride* et *l'infec- tion purulente* pourraient être considérées comme trois degrés progressifs d'une intoxication dont la plaie est le point de départ.

A la surface d'une plaie, les éléments anatomiques se décomposent et en- gendrent un principe septique dont la pénétration dans l'organisme se révèle soit par la fièvre traumatique, soit par la septicémie, soit par l'infection purulente ; ces trois variétés distinctes d'intoxication tiendraient, soit à la quantité, soit à la qualité du poison. Ainsi, tandis que Verneuil n'admet qu'un seul poison traumatique qu'il désigne sous le nom de *septine,* Gosselin croit qu'il en existe plusieurs : l'un engendrerait la fièvre traumatique, un autre l'infection putride, un troisième l'infection purulente.

Cette théorie de l'intoxication, sans être encore universellement acceptée, paraît être la meilleure.

(rares, rouges, augmentation de l'urée, diminution des chlorures).

Variétés. — D'ailleurs cette fièvre revêt des allures variées; chez les individus très-nerveux et surtout chez les alcooliques il peut survenir une excitation allant jusqu'au délire ; chez les hommes épuisés, elle revêt le caractère adynamique.

Durée. — En vingt-quatre heures, la fièvre atteint sa plus haute intensité; elle diminue alors et disparaît en deux ou trois jours. Sa durée totale oscille entre deux et six jours, mais peut se prolonger huit jours ; au delà de ce terme, il faut craindre une complication générale ou locale (1).

État de la plaie. — Au moment où la fièvre se déclare, la plaie devient sensible, elle s'enflamme, se tuméfie et exhale un liquide séro-sanguinolent, puis séro-purulent, puis purulent; c'est en général au moment où la suppuration est bien établie que la fièvre tombe (2).

Diagnostic. — Il se fonde sur l'époque d'apparition de la fièvre (environ deux jours après le traumatisme), sur sa marche régulière, etc.; lorsqu'elle présente de grandes oscillations, qu'il survient de grands frissons, on a tout lieu de craindre l'invasion d'une maladie infectieuse.

La fièvre traumatique ne présente aucune gravité.

(1) La fin de la fièvre peut s'annoncer par des sueurs ou des urines abondantes.

(2) *Température.* — Elle s'élève après 24 ou 36 heures et atteint son maximum vers le troisième jour, maximum qui varie entre 38 et 40 degrés, puis elle diminue progressivement ou par étapes et redevient normale vers le sixième ou le huitième jour.

Plusieurs circonstances peuvent troubler la régularité de cette marche : 1° Dans les plaies sous-cutanées, réunies par première intention, ou pansées par la méthode de Guérin, de Lister, la température s'élève souvent très-peu ; au contraire, dans les plaies par armes à feu, l'élévation est très-notable.

2° Dès qu'il survient une *complication*, érysipèle, lymphangite, infection purulente, la *température s'élève brusquement et présente de grandes oscillations,* au lieu d'avoir une ascension régulière et modérée; c'est là le signe le plus net de l'invasion d'une maladie infectieuse.

3° Enfin lorsque la plaie est le siége d'un travail inflammatoire persistant (élimination d'escharres, d'esquilles, etc.), la température ne redevient pas normale.

Traitement. — Il est presque nul ; la plaie sera soigneusement pansée ; on calmera la soif par des boissons fraîches et acidulés et on ne craindra pas de faire prendre au blessé du bouillon, du lait, du vin, etc.

SEPTICÉMIE. — INFECTION PUTRIDE

On donne ce nom à un ensemble de phénomènes généraux graves, rappelant ceux de la fièvre typhoïde et produits par la pénétration dans l'organisme de principes septiques provenant d'une plaie.

La septicémie peut être aiguë ou chronique.

Septicémie aiguë.

Pathogénie. — Pour plusieurs chirurgiens (Gosselin, Verneuil) la septicémie aiguë ne serait qu'une fièvre traumatique grave.

Que la septicémie soit aiguë ou chronique, la pathogénie est la même ; les éléments anatomiques de la plaie se décomposent et engendrent un poison dont la pénétration dans l'organisme détermine les accidents désignés sous le nom de *septicémie* (1). La septicémie s'observe surtout lorsqu'il existe des clapiers anfractueux dans lesquels le pus séjourne et se décompose, à la suite de lésions osseuses, de plaies contuses, de plaies par armes à feu, de brûlures, etc. (2).

Anatomie pathologique. — Le cadavre des blessés emportés par une septicémie aiguë se décompose très-rapide-

(1) Les piqûres anatomiques offrent un exemple frappant de septicémie ; il en est de même des accidents occasionnés par l'inoculation à des animaux de matières en putréfaction (Gaspard). On sait également que lorsqu'un abcès froid n'est pas ouvert, il n'engendre pas l'infection putride qui apparaît souvent lorsque, l'abcès étant ouvert, le contact de l'air a provoqué la décomposition du pus, etc.

(2) D'après Richet, dans les fractures avec plaies du maxillaire, la septicémie se produirait par les voies digestives. La gangrène foudroyante de Maisonneuve est une septicémie suraiguë (voy. Gangrène.)

ment, parfois même avant la mort (gangrène foudroyante).

Le sang est noir, poisseux, on y a rencontré des bactéries (Davaine), des globules crénelés.

Les viscères (rate, poumons, foie, intestin) sont congestionnés à divers degrés (1).

Les séreuses (péricarde, plèvre) sont souvent enflammées.

Le caractère anatomique le plus tranché entre la septicémie et l'infection purulente, c'est *l'absence d'abcès métastatiques* dans la première.

Symptômes. — Le début de la septicémie ressemble à celui de la fièvre traumatique, mais les frissons sont plus fréquents, la température s'élève davantage, elle peut atteindre 41°, et au lieu de s'abaisser rapidement, elle persiste avec de légères rémissions matinales.

Le malade présente *un état typhoïde* (fièvre continue, pouls dur et fréquent (100 pulsations et plus), soif vive, langue chargée, fuligineuse, parfois nausées, vomissements et diarrhée) il est abattu, il souffre de la tête et présente souvent du subdelirium.

La *plaie* est *blafarde, sanieuse,* elle est fréquemment le point de départ de lymphangite, d'érysipèle, d'hémorrhagies en nappe, de phlegmons (2).

Cet état dure de 10 à 15 jours, la prostration devient de plus en plus grande et le malade succombe dans le coma; mais l'issue n'est pas constamment fatale (3).

Diagnostic. — La septicémie se distinguera de la fièvre traumatique par sa persistance et sa gravité; la formation d'un abcès, une lymphangite, une phlébite, un érysipèle et même une pleurésie, une pneumonie, etc., produisent des symptômes généraux semblables à ceux de la septicémie;

(1) D'après Vulpian les séreuses auraient une affinité élective pour les matières putrides qu'elles exhaleraient à leur surface.

(2) La peau qui l'entoure peut présenter une teinte bronzée (Billroth), érysipèle bronzé de Velpeau.

(3) Maisonneuve a signalé l'existence d'une septicémie *foudroyante* qui peut emporter le blessé en 24 heures.

mais la constatation de l'altération locale éclairera le diagnostic (voy. plus loin *Infection purulente*).

Traitement. — 1° On préviendra le développement de la septicémie en plaçant le malade dans de bonnes conditions hygiéniques, en surveillant avec soin la plaie et en prévenant par des pansements antiseptiques la décomposition putride de ses éléments;

2° La septicémie développée, on administrera au malade un régime tonique, du sulfate de quinine, on détergera la plaie avec soin, on la débridera si le pus ne s'écoule pas librement et même on la cautérisera au fer rouge afin de tarir la source du poison (1).

Septicémie chronique ou infection putride.

L'infection putride ou septicémie chronique, confondue jusqu'à Bérard avec l'infection purulente est un état morbide dont les symptômes ne diffèrent de ceux de la septicémie aiguë que par leur moindre intensité et leur plus longue durée.

Pathogénie. — La même que celle de la septicémie aiguë; *absorption des principes solubles d'un pus vicié et fétide* (Follin) ou *d'un poison spécial (septine)*.

L'infection putride s'observe chez les gens atteints de *foyers purulents anfractueux* dans lesquels le pus, altéré par le contact de l'air, séjourne et se décompose (abcès par congestion, abcès provenant de suppurations ganglionnaires profondes, de lésions osseuses, de tumeurs blanches, etc.).

Anatomie pathologique. — Il n'existe que peu ou point d'altérations anatomiques; cependant dans certains cas, on a constaté la dégénérescence graisseuse du foie et de divers autres viscères, la tuberculisation aiguë ou granulée des poumons (Verneuil).

(1) J'ai vu Labbé obtenir par ces cautérisations des guérisons tout à fait inespérées.

Symptômes. — Ils sont locaux et généraux.

Symptômes généraux. — Le malade, dont le foyer purulent n'avait jusqu'alors déterminé que peu ou point de symptômes généraux, est pris d'une fièvre continue avec exaspération le soir (*fièvre hectique*); il pâlit, maigrit, s'affaiblit de plus en plus, son appétit se perd; épuisé par la diarrhée, par des sueurs profuses et fétides, il tombe dans le marasme et succombe; mais la terminaison n'est pas constamment fatale; il suffit pour arrêter les accidents de modifier l'état du foyer purulent.

Symptômes locaux. — Le pus devient sanieux, liquide, il exhale une odeur fétide due à la formation de sulfhydrate d'ammoniaque, souvent sa quantité est diminuée; les parois du foyer deviennent grisâtres, les bourgeons s'affaissent et prennent un aspect pâle, fongueux, flétri.

Marche. — La durée de l'infection putride est longue, elle présente de fréquentes alternatives en rapport avec l'état de la suppuration et s'arrête lorsqu'on remédie à la décomposition du pus.

Son **pronostic** est grave, mais moins que celui de la septicémie aiguë et surtout que celui de l'infection purulente.

Diagnostic. — On pourrait au début la confondre avec la septicémie aiguë ou avec l'*infection purulente,* cependant l'*absence de frissons,* la fétidité spéciale du pus, la lenteur de l'évolution, l'amélioration observée lorsqu'on parvient à modifier l'état du foyer permettent d'établir le diagnostic (1).

Traitement. — La première indication consiste à faire cesser la décomposition du pus.

Dans ce but, on ouvrira largement les foyers anfractueux, on cautérisera au fer rouge les plaies à vitalité douteuse, on extraira les séquestres, au besoin on sacrifiera un membre. En même temps on aura recours aux pansements antiseptiques, à l'alcool, à l'acide phénique, au coaltar Le Beuf, au permanganate de potasse, etc.

---

(1) L'état de fièvre lente à rémission matinale, si fréquemment observé chez les gens atteints de suppurations chroniques et désigné sous le nom de *fièvre hectique,* doit être rapporté à l'infection putride.

A l'intérieur on prescrira un régime aussi tonique que possible, l'usage du quinquina, du sulfate de quinine, de vins généreux, et surtout le séjour à la campagne dans un lieu sec et aéré.

INFECTION PURULENTE. — PYOHÉMIE

État morbide ayant pour point de départ une plaie dont les produits infectent le sang, l'infection purulente est caractérisée par des lésions diverses dont le dernier terme est la formation d'abcès multiples dits métastatiques.

Pathogénie. — On a remarqué de tout temps que l'infection purulente se produit, de préférence, dans certaines conditions : 1° A la suite de plaies occupant des *régions très-vasculaires*, plaies des veines, plaies des os, etc. 2° Lorsque le blessé se trouve placé dans de *mauvaises conditions hygiéniques;* ainsi l'infection purulente est beaucoup plus rare à la campagne qu'en ville et surtout que dans les hôpitaux, où elle rend la pratique de la chirurgie si meurtrière. 3° Elle a souvent un *caractère épidémique*, et il est vraisemblable que la fièvre puerpérale des femmes en couches n'est autre chose que l'infection purulente (1).

Des opinions fort diverses ont été émises sur sa nature :

1re *opinion*. — Les anciens chirurgiens croyaient que *le pus fourni par la plaie était résorbé*, c'est-à-dire pénétrait dans le torrent circulatoire par les veines et les lymphatiques ouverts au niveau de la plaie, d'où le nom de *résorption purulente;* en effet, disaient-ils, la plaie se dessèche et il se forme des abcès dans divers points du corps ; ces abcès, Morgagni les croyait formés directement par le pus résorbé, tandis que pour Van Swietten ils étaient le résultat d'une fermentation spéciale, cette théorie est abandonnée.

2° *opinion*. — La pyohémie a pour point de départ une *phlébite suppurée* (Hunter, Hogdson, Cruveilhier, Velpeau, etc.); les veines de la plaie s'enflamment et suppurent, parfois il se forme dans leur cavité un caillot qui s'oppose à la pénétration du pus dans le torrent circulatoire (phlébite adhésive), et alors il n y a pas infection purulente, mais souvent ce caillot n'existe pas ou

(1) On a dit également, mais le fait est moins prouvé, que les émotions morales tristes, les revers, l'affaiblissement du sujet par des hémorrhagies, fatigues, alcoolisme, etc., prédisposaient à l'infection purulente.

bien il se ramollit, se désagrége, dès lors les voies sont ouvertes, le pus se mêle au sang et produit la pyohémie (1).

Les globules purulents mêlés au sang s'arrêteraient dans les capillaires de divers organes et seraient le point de départ des abcès métastatiques (2) (phlébite capillaire de Cruveilhier); mais, d'après cette théorie, pour expliquer la production des abcès métastatiques dans le foie, il faudrait que le globule purulent ait parcouru un bien long trajet; de plus, parfois, malgré les recherches les plus minutieuses, on ne trouve aucune trace de phlébite; de plus, encore, on admet aujourd'hui la parfaite identité des globules purulents avec les globules blancs (Virchow, Conheim). Enfin, d'après Virchow, la tunique interne des veines ne suppure pas, lorsqu'une veine s'enflamme le sang qu'elle renferme se coagule (thrombose) le caillot se ramollit et prend un aspect pus iforme : ce sont ces débris qui, transportés dans le torrent circulatoire, engendrent les abcès métastatiques (*embolies septiques*).

3e *opinion*. — La pyohémie serait une *fievre*, une *diathese purulente* dont le mécanisme est inconnu (Tessier, Chauffard, Nélaton, etc.).

4e *opinion*. — La pyohémie est une *intoxication produite par la pénétration dans l'organisme d'une substance toxique formée à la surface de la plaie*; ces idées, déjà formulées par Bouillaud en 1847, ont été récemment défendues par Billroth, Maisonneuve, Verneuil (3).

Anatomie pathologique. — Le caractère anatomique spécial de l'infection purulente, c'est l'existence d'abcès disséminés dans divers organes ou tissus, et désignés sous le nom d'abcès métastatiques; de plus il faut étudier l'état du sang et celui de la plaie.

(1) A l'appui de cette théorie on citait les expériences de Castelnau, Ducrest, Sédillot qui, en injectant du pus dans les veines (chiens, lapins) déterminaient des accidents semblables à ceux de l'infection purulente.

(2) Ce ne serait pas seulement la phlébite suppurée, mais encore la lymphangite, l'artérite, l'endocardite qui pourraient produire l'infection purulente, on sait que l'endocardite ulcéreuse présente les caractères cliniques de l'infection purulente.

(3) La théorie de l'intoxication nous paraît être la plus admissible; on conçoit que les éléments morbides d'une plaie puissent être toxiques, que leur absorption s'effectue particulièrement lorsque la plaie intéresse des régions très-vasculaires, que les mauvaises conditions hygiéniques ou atmosphériques favorisent le développement de ce poison, ce qui explique la forme épidémique de l'infection purulente, que ce poison soit contagieux, etc.

Abcès métastatiques. — Ces abcès se rencontrent : A dans les viscères; B dans les séreuses; C dans le tissu cellulaire.

A. *Abcès viscéraux.* — Les poumons, le foie, la rate, les reins, le cerveau, le cœur, sont les viscères dans lesquels on rencontre les abcès métastatiques ; leur évolution comprend·plusieurs périodes que l'on peut souvent étudier sur le même cadavre.

C'est 1° une *injection vasculaire* ou ecchymose plus ou moins étendue (1);

2° Une *infiltration sanguine avec ramollissement (infarctus hémorrhagique)*. Cette infiltration forme un noyau saillant, dur, de volume et de forme variables, arrondi dans le foie, pyramidal dans les poumons et la rate ;

3° Une *infiltration purulente ;* les globules purulents sont infiltrés dans la trame des tissus ;

4° Une *collection purulente ou abcès;* ces abcès présentent quelques différences suivant l'organe qui en est le siége ; dans les poumons, ils occupent surtout la base et font relief à la surface de l'organe ; dans le foie, ils sont jaunâtres et souvent considérables ; dans la rate, ils sont rougeâtres ; dans le cerveau ce sont de petites gouttelettes purulentes d'un jaune verdâtre; dans les muscles, les fibres sont nettement coupées à leur niveau.

B. *Collections purulentes dans les séreuses.* — On rencontre des collections purulentes dans les grandes séreuses (plèvre, péricarde); dans les synoviales articulaires, dans les gaînes tendineuses, ce sont d'abord des ecchymoses, puis des collections séro-sanguinolentes, puis purulentes.

Ces altérations des séreuses coexistent ordinairement avec des abcès viscéraux.

C. Le *tissu cellulaire* est le siége de collections purulentes plus ou moins étendues.

---

(1) Pour les Allemands, les lésions vasculaires primitives seraient une oblitération par thrombose ou embolie. Pour Ranvier c'est une simple congestion inflammatoire. Pour Hayem, qui en a étudié le processus dans le foie, les globules blancs s'accumulent dans les dernières divisions des artères et veines hépatiques, puis ils transsudent pour former l'abcès.

État du sang. — Les altérations du sang sont contestables; en général il est noir, poisseux comme dans toutes les intoxications; on a prétendu que les vaisseaux et lymphatiques renfermaient du pus, que les globules blancs étaient plus nombreux, qu'il se trouvait des globules crénelés.

État de la plaie. — La plaie est presque sèche, flétrie, grisâtre, d'un vilain aspect, les vaisseaux afférents sont souvent atteints de phlébite et d'angioleucite, mais parfois ne présentent rien d'anormal.

Le cadavre se putréfie avec une grande rapidité.

Symptômes. — *Début*. — L'infection purulente se déclare quelques jours (en moyenne 4 à 10) après la blessure ou l'opération, parfois beaucoup plus tôt. Elle ne révèle pas des symptômes généraux et locaux.

Symptômes généraux. — Le premier symptôme est un *frisson intense* (1) *prolongé*, semblable à celui d'une fièvre intermittente, suivi de chaleur et de sueurs, en même temps la température s'élève jusqu'à 40 et 41°; de plus *elle présente brusquement de grandes oscillations*, et en quelques heures elle s'élève de 2 à 3°, sans d'ailleurs offrir de type bien déterminé. Le frisson reparaît à diverses reprises d'une façon irrégulière ou à peu près intermittente.

En même temps la *respiration s'accélère;* le nombre des inspirations peut s'élever à 30 ou 40 par minute au lieu de 15 à 16, chiffre normal (Sédillot).

Les *traits s'altèrent promptement*, l'amaigrissement et la faiblesse font de rapides progrès, le pouls est très-fréquent, mou, dépressible, la langue est sèche, fuligineuse, la soif vive.

Symptômes locaux. — Les symptômes locaux ont leur siége au niveau de la plaie et dans les organes atteints par les abcès métastatiques. La *plaie* devient grisâtre, elle se dessèche, le pus est sanieux, clair, souvent il se développe sur son pourtour des érysipèles, des angioleucites, etc.

(1) Il est à remarquer que la plupart des maladies infectieuses débutent par un frisson.

8.

La production des *abcès métastatiques* se révèle dans chaque organe par des troubles spéciaux ; les abcès du poumon et de la plèvre déterminent de la dyspnée, de la toux, une expectoration sanguinolente, de la matité et des râles ; les abcès du foie se révèlent par une douleur de côté et une teinte subictérique. Du côté des articulations, des gaînes séreuses et des muscles, ce sont des douleurs sourdes, du gonflement et de la fluctuation.

Marche. — En proie à un malaise indéfinissable, agité par des rêvasseries, du subdelirium, souvent prostré, plus rarement surexcité et délirant, le malade s'affaiblit de plus en plus, sa peau est terreuse, jaunâtre, souvent couverte d'une sueur visqueuse (1) ; son haleine exhale une odeur fade (*odeur de souris*), il est pris d'une diarrhée fétide et succombe.

Pronostic. — Pour quelques auteurs, l'*infection purulente serait fatalement mortelle* (Velpeau, Bérard) ; cependant d'autres chirurgiens l'auraient vu guérir.

Diagnostic. — La *fièvre traumatique* se distingue aisément de la pyohémie, car son évolution est régulière, rapide et bénigne.

La *septicémie* présente déjà une intensité plus grande qui la rapproche davantage de l'infection purulente (2) ; cependant les frissons intenses, prolongés et répétés (14 à 19 fois, Verneuil), la grande fréquence des inspirations, les grandes oscillations thermométriques, la teinte subictérique des conjonctives, l'amaigrissement et l'affaiblissement rapide, les douleurs articulaires, etc., indiquent presque certainement la *pyohémie*.

Une *maladie intercurrente* quelconque survenant chez un opéré (fièvre intermittente, bronchite, érysipèle, angioleucite, etc...), peut déterminer des frissons et de la fièvre ; mais les symptômes locaux éclaireront le diagnostic.

_____

(1) La peau peut présenter certaines éruptions, urticaire, érythème, vésicules, etc.

(2) Que quelques chirurgiens ne considèrent que comme un degré d'intoxication plus élevé. (Verneuil).

Traitement. — Il serait inutile d'énumérer les nombreux moyens par lesquels on a cherché à combattre l'infection purulente.

Les indications peuvent se résumer ainsi :

1° Placer, autant que possible, le blessé ou l'opéré dans de bonnes conditions hygiéniques, éviter l'encombrement, la malpropreté (1);

2° Soutenir les forces du blessé par une alimentation tonique et abondante et par l'administration quotidienne de petites doses (30 à 50 centig.) de sulfate de quinine;

3° Panser les plaies avec des liquides désinfectants (arnica, alcool camphré, eau phéniquée, coaltar de Lebeuf, etc...);

4° A la première manifestation de l'infection purulente, administrer du sulfate de quinine 50 à 60 centigrammes, du thé au rhum, du lait chaud, sucré, du vin généreux, en même temps, débrider largement la plaie et la cautériser énergiquement avec un fer rouge (2).

POURRITURE D'HÔPITAL

Ulcère gangréneux, typhus, diphthérie des plaies, etc.

Cette complication des plaies, désignée par les noms les plus divers, est caractérisée par « un exsudat pseudo-membraneux à la surface d'une plaie ou d'une cicatrice, le ramollissement gangréneux et l'ulcération des parties sous-jacentes à cet exsudat » (Follin).

Pathogénie. — La pourriture d'hôpital se développe chez les blessés placés dans de mauvaises conditions hygiéniques, dans des lieux bas, humides, obscurs, affaiblis par

---

(1) J'ajouterai volontiers, faire le moins d'opérations possibles dans les hôpitaux et dans les grandes villes.

(2) Par les toniques et les boissons chaudes, vous rendez le système circulatoire moins apte à l'absorption du principe toxique et vous favorisez l'élimination du poison déjà absorbé; par le débridement et la cautérisation de la plaie, vous empêchez la formation d'une nouvelle quantité de principe toxique, vous desséchez sa source.

les fatigues, les privations, les maladies, démoralisés, mal pansés, mal nourris, voisins des salles encombrées de malades atteints d'affections épidémiques (scarlatine, diarrhées, choléra) (1).

Elle est *épidémique et contagieuse* et se développe de préférence sur les plaies larges, contuses, sur les ulcères, etc. (2).

La pourriture d'hôpital est-elle l'expression d'un mauvais état général (Legouest), ou bien est-ce une maladie primitivement locale ? Cette dernière opinion est la plus acceptée.

Symptômes.— La pourriture d'hôpital se présente sous des formes variées qui ont conduit certains chirurgiens à en multiplier, sans profit, les espèces ; on peut en distinguer deux variétés principales : 1° la forme pultacée ; 2° la forme ulcéreuse.

1° *Forme pultacée.* — La plaie prend une teinte blafarde, violacée, et se recouvre d'une matière grise, demi-concrète, de plus en plus épaisse, qui se détache comme une fausse membrane, au-dessous d'elle on trouve un ulcère saignant, parfois même les bourgeons de la plaie et la couche pultacée qui les recouvre sont infiltrés de sang (*forme hémorrhagique*).

2° *Forme ulcéreuse.* — Le malade éprouve de vives douleurs dans la plaie et on y constate un ou plusieurs ulcères recouverts d'un ichor fétide et noirâtre (3); ces ulcères font d'incessants progrès et gagnent rapidement les tissus voisins de la plaie.

En même temps on voit survenir des *symptômes généraux* (malaise, fièvre, sueurs, diarrhée, perte de l'appétit, abattement et état typhoïde).

(1) Les améliorations, apportées dans les hôpitaux, quelque insuffisantes qu'elles soient encore, y rendent la pourriture de plus en plus rare.

(2) La contagion s'effectue soit par l'air chargé d'émanations contagieuses, soit surtout par l'inoculation ou le contact direct des instruments, des linges, etc., ayant touché les parties malades.

(3) D'après Follin, ces ulcérations seraient précédées de vésicules ou de pustules.

Marche. — Quelle que soit sa forme, la pourriture d'hôpital arrête le travail de cicatrisation, et gagne les parties
voisines qu'elle détruit en surface et en profondeur.

Est-elle épidémique, elle marche rapidement, ronge les
tissus et entraîne souvent la mort; est-elle sporadique,
son évolution bien moins rapide est facilement arrêtée
par le traitement.

Diagnostic. — L'aspect grisâtre de la plaie, l'ulcération
progressive, la fétidité de l'ichor gangréneux qui s'en écoule
sont caractéristiques : on ne prendra pas pour de la pourriture d'hôpital l'aspect grisâtre et pultacé que présentent
certaines plaies atones.

La *diphthérie véritable* peut frapper les plaies; mais dans
ce cas le malade présente constamment une angine diphthéritique ou le croup, ce qui ne saurait laisser le moindre
doute sur la nature de la matière pultacée qui recouvre la
plaie.

Pronostic. — Très-grave, lorsque la pourriture est épidémique; très-bénin, lorsqu'elle est sporadique.

Traitement. — *Prophylaxie.* — Se rappelant les propriétés contagieuses de cette maladie, on *isolera les malades*
et on surveillera attentivement les objets qui ont servi à leur
pansement : on se rappellera que le moyen de prévenir
cette complication se trouve dans les *conditions hygiéniques*
qu'il est malheureusement impossible de réaliser en temps
de guerre.

Le *traitement curatif* consiste à laver les plaies avec du
jus de citron, du vinaigre, des acides phénique, sulfurique,
chlorhydrique étendus; mais il est souvent préférable de
recourir à la cautérisation pratiquée soit avec le nitrate
d'argent, soit plutôt avec le *fer rouge*. — En même temps
on insistera sur une alimentation aussi tonique que possible.

ACTION DE LA CHALEUR, DU FROID, DE LA FOUDRE
SUR L'ÉCONOMIE

Brûlures.

On donne ce nom aux lésions que le calorique trop concentré produit sur nos tissus.

Classification de Dupuytren. — Se basant sur la profondeur variable des brûlures, Dupuytren les a divisées en six degrés et sa classification est généralement acceptée.

1° *Simple rougeur érythémateuse des téguments.*

2° *Inflammation superficielle avec formation de phlyctènes* (épiderme soulevé par la sérosité.)

3° *Destruction d'une partie de l'épaisseur du derme.*

4° *Destruction de la totalité du derme.*

5° *Désorganisation des parties molles* (muscles, aponévroses, etc.), à une profondeur variable.

6° *Carbonisation de tout un membre.*

Étiologie. — Toutes les formes du calorique peuvent produire des brûlures dont l'étendue, la profondeur. le degré varient suivant l'intensité du calorique, la durée de son application, l'état des tissus qui peuvent être fins et délicats ou durs et calleux.

1° Le *calorique rayonnant* (soleil, fourneaux) peut produire une rougeur érythémateuse ; son application prolongée brunit et épaissit fortement les téguments (1).

2° La *flamme* brûle d'autant plus profondément que les tissus eux-mêmes se consument en lui fournissant un aliment et en l'entretenant (2).

3° *Liquides.* — Ils produisent souvent des brûlures très-étendues en raison de la facilité avec laquelle ils se répan-

(1) Visage des habitants du Midi, des ouvriers, des chauffeurs, cuisses des vieilles femmes qui font un usage habituel des chaufferettes.

(2) On s'explique ainsi la rapidité avec laquelle les vêtements enflammés produisent de vastes brûlures, la combustion du corps tout entier, etc.

dent à la surface du corps. La profondeur de la brûlure est
en rapport avec la température du liquide et l'élévation de
son degré d'ébullition. Ainsi l'huile brûle plus que le bouillon, le bouillon plus que l'eau.

4° *Solides.*— Leur action, souvent profonde, est limitée à
leur point de contact et il est souvent facile de s'y soustraire rapidement. Les métaux en fusion peuvent désorga-
niser immédiatement les tissus.

5° La *foudre* peut produire des brûlures assez profondes
pour atteindre le quatrième degré.

Symptômes. — Ils sont locaux et généraux.

Symptômes locaux. — 1er *degré* (en général produit par
le calorique rayonnant). Les parties atteintes présentent
une *rougeur érythémateuse* et sont le siége de douleurs
cuisantes qui se dissipent rapidement. Il y a souvent desquamation épithéliale (1).

2e *degré*. La peau est rouge, très-douloureuse, légèrement tuméfiée, çà et là l'épiderme est soulevé par de la
sérosité et forme des *phlyctènes* : il faut les ouvrir sur un
point et évacuer la sérosité ; l'épiderme ainsi conservé s'applique sur le derme, le protége, et il ne tombe que lorsque
au-dessous de lui s'est formée une nouvelle couche épidermique. Si l'épiderme est enlevé, le derme irrité par le
contact de l'air se recouvre de bourgeons qui suppurent et
laissent après eux une cicatrice, superficielle, mais qui n'en
a pas moins quelques inconvénients ; de plus la guérison
se fait attendre bien plus longtemps (2).

3e *degré. Destruction d'une partie du derme.* — Ces
brûlures sont moins douloureuses que les précédentes, par
le fait de la destruction d'une partie du derme. L'*eschare*
se présente sous deux formes : elle est tantôt molle, humide, tantôt sèche, souple, jaunâtre ; sur son pourtour la
peau, souvent rouge, présente une brûlure au deuxième
degré.

(1) Lorsque ces brûlures se reproduisent souvent, la peau devient foncée,
épaisse, écailleuse ; ouvriers, vitriers, mécaniciens, etc.)
(2) On voit ainsi tout l'intérêt que présente la conservation de l'épiderme
et le soin avec lequel on doit déshabiller les blessés.

Du huitième au quatorzième jour les eschares **tombent**, mettant à nu une surface granuleuse, suppurante, qui se cicatrise comme le ferait une plaie simple.

Les cicatrices du troisième degré sont d'un blanc mat, lisse; naturellement dépourvues de glandes, elles sont toujours sèches et d'une sensibilité très-obtuse.

4ᵉ degré. Destruction de la totalité du derme. — Les symptômes ressemblent aux précédents, seulement le derme ayant été complétement détruit, la douleur, très-vive au moment de la brûlure, disparaît rapidement. La cicatrice qui succède à la chute de l'eschare est très-profonde, très-dure; douée d'une grande rétractilité, elle peut modifier la situation et les rapports de certains organes, et entraîne soit des difformités, soit des troubles fonctionnels d'une haute gravité.

5ᵉ degré. La *destruction de toutes les parties molles*, muscles, vaisseaux, nerfs, donne lieu à des eschares dures, sèches, noires, insensibles; lors de leur chute il survient souvent de graves hémorrhagies qui, jointes à la durée de la suppuration, aux désordres considérables produits par les cicatrices, donnent à ces brûlures une gravité très-grande.

6ᵉ degré. — Lorsque *tout un membre est carbonisé* (doigt, main, etc.), tous les éléments qui le constituent doivent être éliminés, les parties molles se détachent d'abord, les os nécrosés proéminent à la surface du moignon, et si l'on n'intervenait, leur élimination serait fort lente.

Symptômes généraux. — Ils peuvent être rapportés à trois périodes : 1° douleur et congestion; 2° réaction inflammatoire; 3° suppuration et réparation.

1ʳᵉ période. Douleur et congestion. — Durée deux à trois jours. Deux cas peuvent se présenter : si la brûlure est du premier ou du deuxième degré et peu étendue, tous les symptômes se bornent à la douleur et à un peu d'agitation; mais dans les brûlures étendues et profondes nous observons une série de phénomènes qui se rattachent à la congestion des organes internes, produite par l'arrêt brusque de la circulation capillaire des parties brûlées, ce sont :

1° De la *stupeur*, de la *prostration*, de l'anxiété, du délire, des convulsions en rapport avec la congestion des *centres nerveux*. Leur persistance indique une mort prochaine et à l'autopsie on reconnaît que les centres nerveux et leurs enveloppes sont vivement congestionnés.

2° Une *constipation suivie de diarrhée*, des nausées, des vomissements, une soif vive; ces phénomènes reliés à une congestion de la *muqueuse digestive* persistent, en s'accentuant, dans la deuxième période où nous les retrouverons.

3° Un *besoin fréquent d'uriner*, bien qu'il y ait peu d'urine dans la vessie, phénomène en rapport avec la congestion de la muqueuse vésicale.

4° Une *dyspnée*, une oppression qui se rattachent à un état congestif des poumons. On a souvent observé des pleurésies à la suite de brûlures du thorax (1).

2ᵉ *période. Réaction inflammatoire*. Durée : une semaine environ. Une fièvre dont l'intensité est en rapport avec l'étendue de là brûlure se développe vers le deuxième ou troisième jour, elle annonce le travail de bourgeonnement qui se forme au pourtour des eschares et qui est destiné à les éliminer et à les réparer. Les phénomènes de congestion viscérales persistent et peuvent encore emporter le malade.

3ᵉ *période. Suppuration et réparation*. — Les bourgeons se sont formés, ils suppurent, ébranlent les eschares, les détachent; leur chute met à nu une surface granuleuse qui va au bout d'un temps variable se transformer en cicatrice.

Complications. — Pendant toute cette période le malade est exposé aux complications ordinaires des plaies : phlegmons circonscrits ou diffus, hémorrhagies redoutables, érysipèle, infection purulente ou putride, épuisement par l'abondance de la suppuration.

Les *cicatrices* peuvent apporter le trouble le plus sérieux à l'exercice des fonctions.

Anatomie pathologique. — Les lésions appréciables à la vue constituent les symptômes locaux que nous venons d'étudier.

(1) Dans cette première période le malade peut succomber à des phénomènes de congestion cérébrale.

De plus, lorsque le blessé succombe dans la première période, on observe une congestion des muqueuses gastro-intestinale et bronchique, des méninges, du cerveau et même des séreuses ; le sang a fui la surface tégumentaire pour se porter vers les organes profonds.

Dans la deuxième période, les altérations congestives sont les mêmes, de plus on rencontre les ulcères du duodénum.

Dans la troisième période, les traces de congestion sont moins accentuées, mais les muqueuses intestinale et bronchique peuvent présenter des traces d'inflammation chronique.

Ulcère duodénal. — On voit quelques blessés succomber brusquement avec tous les symptômes d'une perforation intestinale : douleurs abdominales très-vives, ballonnement du ventre, vomissements ; à l'autopsie on constate une *perforation duodénale* (1).

Diagnostic. — Il faut toujours être réservé sur le diagnostic précis d'une brûlure, car il est souvent fort difficile de reconnaître la profondeur atteinte par l'eschare (2).

Traitement. — 1° La première indication est de *calmer la douleur ;* on peut y arriver : par l'application continue d'eau froide ; par des bains tièdes prolongés ; par l'emploi du coton cardé dont on applique plusieurs couches superposées afin de prévenir le contact de l'air sur les parties

---

(1) Nous avons vu que la muqueuse digestive était violemment congestionnée dans les brûlures étendues, mais cette congestion est surtout marquée dans le duodénum. Elle fait place en quelques jours à un ou plusieurs *ulcères* placés d'ordinaire immédiatement au-dessous du pylore ; d'abord limités à la muqueuse, ils peuvent pénétrer plus profondément ; les glandes de Brunner sont en même temps hypertrophiées. Ces ulcères ne se révèlent par aucun signe particulier, mais la persistance des troubles intestinaux doit en faire craindre l'existence. D'ailleurs on ignore le mécanisme de leur production.

On a vu l'ulcère perforer l'artère pancréatico-duodénale, d'où hématémèse et melœna.

(2) En médecine légale on peut rechercher si la brûlure a été produite pendant la vie ou après la mort. Christison a avancé que les brûlures faites sur le vivant étaient entourées de deux cercles, le premier d'un blanc mat, le deuxième d'un rouge dont la teinte se perd en mourant sur les parties voisines. Sur le cadavre il ne se produit ni zone rouge ni phlyctènes.

brûlées, ou encore par l'application de linges imbibés de *liniment oléo-calcaire.*

2° Relever les forces du malade; régime tonique; stimulants; bonne hygiène.

· 3° S'il existe des phlyctènes, les perforer en conservant l'épiderme.

4° Les phénomènes d'inflammation vive seront combattus par les antiphlogistiques, sangsues, etc. (1).

5° Une indication pressante est de surveiller la chute des eschares volumineuses, afin d'arrêter les hémorrhagies qui pourraient se produire.

6° Par les mouvements, par la position on s'opposera autant que possible aux difformités produites par les cicatrices.

A l'aide de la *greffe épidermique* on pourra hâter la cicatrisation.

Le traitement varie d'ailleurs suivant la profondeur de la brûlure.

1° Les *brûlures superficielles* (1er et 2e degré) guérissent sans suppurer, mais elles sont fort *douloureuses,* surtout lorsque, l'épiderme enlevé, les papilles du derme sont mises à nu, d'où le précepte si important de couper les vêtements du brûlé, d'ouvrir les phlyctènes, en un mot, de conserver l'épiderme à tout prix. Cela fait, vous pouvez recouvrir les parties brûlées de linges imbibés d'huile, de liniment oléo-calcaire, d'eau froide; ou encore envelopper les parties brûlées dans du coton cardé que vous laissez en place jusqu'à la guérison.

2° Les *brûlures profondes* (3e et 4e degré) ne guérissent qu'avec suppuration, ici la douleur n'est pas le symptôme dominant, c'est l'*inflammation* qu'il faut surtout combattre par l'emploi des cataplasmes.

De plus la couche granuleuse nécessite une surveillance spéciale, puisque placée au niveau des orifices naturels elle peut les rétrécir et même les oblitérer et qu'elle peut établir des adhérences entre des parties naturellement séparées comme les doigts; pour prévenir ces accidents on placera des fragments de sondes en

---

(1) Lorsque les bourgeons sont en pleine suppuration, il est souvent très-utile de les recouvrir de bandelettes de diachylon rarement renouvelées et au-dessous desquelles se forme la cicatrice. Si les bourgeons étaient exubérants on les cautériserait avec le nitrate d'argent ou on les réprimerait par l'application d'une plaque de plomb.

gomme dans les orifices menacés, on glissera des linges huilés entre les doigts, etc.

3° Les brûlures qui désorganisent complétement un membre nécessitent l'amputation; toute intervention chirurgicale peut d'ailleurs être empêchée par le nombre et la gravité des lésions.

Insolation.

On donne ce nom à un ensemble de phénomènes morbides généraux, sans lésions locales, produits par une chaleur intense.

Pathogénie. — Fréquente dans la zone torride, surtout chez les Européens non acclimatés et intempérants, l'insolation s'observe parfois dans nos climats, soit sur les soldats obligés de faire des marches forcées sous un *soleil ardent*, soit sur les ouvriers, les chauffeurs exposés aux ardeurs d'un *foyer intense.*

L'*état hygrométrique et électrique de l'air* joue probablement un rôle important dans l'insolation.

Mais comment agit la chaleur? Détermine-t-elle une *altération du sang* (Wood)? *Paralyse-t-elle les centres nerveux* (Baxter), les *plexus pulmonaires* (Handfield)? ou bien produit-elle, comme on le croit plus généralement, une *altération spéciale des muscles striés* qui entraîne la rigidité (1)?

Anatomie pathologique. — La rigidité cadavérique est très-rapide et les altérations consistent surtout en *ecchymoses, congestions* et *épanchements sanguins;* on en observe sous la peau, entre la duré-mère et le crâne, sous les méninges, sous la plèvre, le péricarde, l'endocarde, dans les poumons, les bronches, le foie, la rate, les reins. Le cœur est dur et rigide; ses cavités droites sont gorgées de sang.

Symptômes. — Les phénomènes de l'insolation se développent d'une façon progressive ou surviennent brusquement, parfois d'une façon inopinée et l'individu frappé tombe sans connaissance.

---

(1) La rigidité du cœur et du diaphragme étant alors la cause des accidents.

Quel que soit son début, l'insolation se traduit par une *grande faiblesse*, le malade tombe, il ne peut se relever, il *souffre de la tête* et surtout de l'épigastre, il éprouve la sensation d'une *chaleur excessive* de la peau, et ne tarde pas à *perdre connaissance ;* la respiration est gênée, fréquente, stertoreuse, une écume mousseuse remplit la bouche et le corps reste immobile dans une roideur tétanique.

La mort peut être presque subite ou se faire attendre de vingt-quatre à quarante-huit heures ; lorsque le malade guérit il reprend connaissance, la céphalalgie se dissipe, les forces reviennent. Souvent une diarrhée abondante ou des sueurs profuses sont le signal du retour à la santé.

La durée de la maladie varie entre quelques heures et cinq ou six jours.

Diagnostic. — Lorsque le malade est plongé dans le coma, ce n'est guère que par les circonstances de l'accident que l'on peut différencier l'insolation d'une hémorrhagie ou d'une congestion cérébrale ; la *méningite simple* s'en distingue par les contractures, les vomissements, le ralentissement du pouls, etc.

Traitement. — Le traitement préventif consiste à éviter les températures trop élevées et surtout, lorsqu'on ne peut s'y soustraire, à s'abstenir de boissons alcooliques.

Lorsque le malade est sous le coup de l'insolation, il faut, autant que possible, le placer dans un endroit frais, lui faire sur tout le corps des lotions avec de l'eau froide, glacée, simple ou additionnée de vinaigre aromatique, d'eau de Cologne, lui faire respirer des sels anglais.

Froidures.

On désigne sous ce nom les lésions produites par le froid, lésions qui ressemblent sous plusieurs rapports à celles des brûlures.

Le froid peut déterminer des accidents locaux ou généraux : les premiers sont souvent désignés sous le nom d'*engelures et de congélation.*

Étiologie. —Il est difficile de déterminer le degré de froid auquel on peut résister; un adulte vigoureux supporte impunément — 25°, mais il est une foule de conditions qui diminuent cette force de résistance ; de plus, si les accidents généraux ne surviennent que sous l'influence d'une température très-basse, les accidents locaux peuvent être produits par quelques degrés de froid.

La mauvaise nourriture, l'alcoolisme, l'affaiblissement, les grandes fatigues, le découragement diminuent la force de résistance au froid, et à ces causes doit être rapportée la mortalité énorme de nos soldats pendant la retraite de Moscou ; la brusque transition d'une température à une autre est également très-fâcheuse (1).

Les *accidents locaux* s'observent plus souvent chez les gens faibles, lymphatiques, chez les enfants, les vieillards, et ils frappent de préférence les parties en relief et éloignées du centre de la circulation, tels que les doigts, les orteils, le nez, les oreilles.

Anatomie pathologique. — *Altérations générales.* — Elles sont fort peu connues, l'autopsie des gens qui ont succombé à l'action du froid révèle une *congestion des organes thoraciques, abdominaux* et *cérébraux:* dans quelques-cas ces derniers ont été trouvés anémiés.

Altérations locales. — La *peau* est rouge, infiltrée de sérosité, couverte de phlyctènes.

Le *tissu cellulaire* est infiltré de sérosité, et même de sang et de pus.

Les *muscles* sont pâles, les *os* peuvent être atteints d'ostéite, les *articulations* d'arthrites purulentes.

Les *nerfs* présenteraient une coagulation de la myéline, une dégénérescence granulo-graisseuse (Tillaux), ce qui explique les vives douleurs éprouvées par le malade.

Les *vaisseaux* sont habituellement imperméables (2).

Symptômes. —*Accidents locaux.* — Ces accidents présentent des différences d'intensité qui conduisent à en

(1) Aussi les engelures ont-elles été rapprochées des scrofulides (Hardy).
(2) Landrieux, Gubler ont décrit des embolies capillaires et lymphatiques survenues dans ces circonstances.

distinguer plusieurs degrés; on peut, avec Callisen, en décrire trois.

1er degré, simple *rubéfaction* de la peau.

2me degré, formation de *phlyctènes* et d'*ulcérations* super-ficielles.

3me degré. — *Mortification* des tissus.

1er *degré*. — Dans ce degré, connu sous le nom d'*enge-lures*, la peau prend une teinte d'un *rouge violacé* et pré-sente, ainsi que les tissus sous-jacents, un *gonflement élas-tique*, de plus elle donne lieu à des *démangeaisons* insup-portables lorsque le patient s'approche du feu ou se met au lit.

L'engelure se dissipe en quelques jours ou bien elle passe à l'état chronique, ne disparaît qu'au printemps et entraîne une anesthésie assez persistante.

2me *degré*. — Aux lésions précédentes se joignent soit des *phlyctènes (engelures ouvertes)* pleines de sérosité claire ou brunâtre et même de sang (Legouest), phlyctènes qui donnent naissance à des ulcères superficiels et grisâtres ; soit des *crevasses*, c'est-à-dire des ulcérations petites, étroites, sai-gnantes, bordées de tissus épaissis, calleux et noirâtres (1); ici il existe non-seulement des démangeaisons, mais encore une cuisson très-vive.

3me *degré*. — Il présente deux variétés bien distinctes : dans l'une les tissus congelés sont violacés ou bien pâles et décolorés, ils sont insensibles; mais dès que la température s'élève, la circulation se rétablit, les tissus deviennent rouges, chauds et reprennent leur vitalité ordinaire (2).

La seconde variété est beaucoup plus grave, ici les tissus congelés sont morts ; ils sont livides, gonflés, ramollis, noirâtres, et après une réaction trop vive ils présentent tous les signes de la gangrène qui est sèche ou humide et pré-

(1) Ces crevasses s'observent surtout au niveau des articulations métacarpo-phalangiennes.

(2) On a mis à profit l'anesthésie momentanée et locale des tissus soumis à un froid intense pour exécuter sans douleurs certaines opérations super-ficielles: ouvertures d'abcès, opération de l'ongle incarné ; le froid est obtenu soit par des pulvérisations d'éther, soit par un mélange de glace et de sel marin.

sente les phénomènes d'élimination et de réparation habituels au sphacèle.

Ces gangrènes par le froid frappent surtout les orteils, les doigts et on les observe sur les soldats, les marins, etc., elles déterminent des *douleurs* très-vives, une réaction générale des plus intenses, et fréquemment les malades succombent emportés par la dysentérie, la diarrhée, le scorbut.

Accidents généraux. — L'exposition prolongée à un froid très-intense détermine des accidents généraux souvent mortels.

Les parties exposées à l'air s'engourdissent et deviennent douloureuses, l'intelligence s'affaiblit, la sensibilité s'émousse et, en proie à un *sommeil invincible*, le malheureux patient s'endort pour ne plus se réveiller (1).

La mort est parfois précédée d'épistaxis, d'incontinence d'urine, de convulsions épileptiques, d'une dyspnée intense.

Traitement.—*Accidents locaux.*—Frictionnez les parties engourdies avec un liquide excitant (vin, alcool camphré) ou avec une pommade composée de farine de moutarde et de pâte d'amandes. S'il existe des ulcérations ou crevasses, recouvrez-les de collodion, cautérisez-les avec le nitrate d'argent et protégez-les avec du diachylon.

Dans le troisième degré, il faut bien se *garder de rappeler trop rapidement la circulation*, car la gangrène serait la conséquence d'une réaction trop brusque : *frictionnez les parties engourdies avec de la neige ou de l'eau très-froide*, lorsque la chaleur et la sensibilité reviennent les frictions seront faites avec de la flanelle chaude. Si les tissus sont morts, le traitement sera celui de la gangrène.

_____

(1) Dans ses récits navrants sur la retraite de Moscou, Larrey rapporte que les soldats les plus vigoureux suppliaient leurs compagnons de leur laisser goûter quelques instants de repos, de leur permettre de s'arrêter, souvent ils titubaient comme des gens ivres et tombaient morts la face contre terre.

Sur les rivages glacés de la Terre-de-Feu, Copland répétait à ses compagnons : « Quiconque s'assied s'endort et quiconque s'endort ne se réveille plus », et quelques instants après il les suppliait lui-même qu'on le laissât se coucher (Follin).

Accidents généraux. — Lorsqu'un malheureux engourdi
par le froid est sur le point de céder à ce sommeil léthar-
gique prélude de la mort, il faut le forcer à marcher, lui
faire boire un peu de vin, lui faire prendre quelques aliments;
mais on se gardera de l'approcher brusquement du feu, de
lui administrer des boissons alcooliques, car on pourrait
déterminer ainsi une réaction mortelle par son intensité.
On le frictionnera avec de la neige, on le plongera dans un
bain froid dont on élèvera progressivement la température,
puis on le placera dans un lit et on lui administrera les boissons diaphorétiques; si la respiration est embarrassée on
approche des narines des substances volatiles sternutatoires
(Richter).

Accidents produits par la foudre.

Ces accidents, très-variables puisqu'ils consistent tantôt
en une *simple commotion* avec ou sans perte de connaissance et tantôt en une mort *foudroyante,* ne sont pas fort
rares puisque dans une période de dix-sept ans on a relevé
en France 1308 cas de morts par la foudre.

Anatomie pathologique. — Les individus tués par la
foudre conservent parfois l'attitude qu'ils avaient au moment où ils ont été frappés, souvent ils sont renversés et
parfois même transportés à une certaine distance.

Leur corps, loin d'être pulvérisé et de s'en aller en poussière dès qu'on le touche, ainsi que le croit le vulgaire,
présente au contraire dans quelques cas une rigidité cadavérique remarquable.

Parfois il n'existe aucune lésion saisissable, mais en général on constate des *brûlures* superficielles ou profondes,
disposées en traînées bizarres dont la direction est souvent
tracée par un objet métallique que portait le blessé; les
poils sont parfois brûlés ou arrachés.

Mais un fait bien plus curieux, c'est l'impression sur la
peau d'*images photo-électriques* représentant les objets du
voisinage (fer à cheval, arbres, feuilles, meubles, etc.);

Ou encore d'un enduit noirâtre représentant des fleurs,

des arbres comparables à ceux produits sur un plateau de
résine neutre à l'aide de deux électricités et d'un mélange
de minium et de soufre et connus en physique sous le nom
de *figures de Leichtenberg.*

Souvent les membres sont *fracturés, arrachés,* etc.

Symptômes. — Parfois la mort est instantanée (1). Dans
les autres cas, l'individu frappé perd connaissance, il est
renversé ou reste debout, et lorsqu'il revient à lui il n'a
aucun souvenir de ce qui s'est passé.

La perte de connaissance est plus ou moins longue, elle
persiste rarement plus d'une heure ; lorsqu'elle se dissipe
le retour à la santé peut être complet, mais il est ordinaire
de voir persister divers troubles du mouvement et de la
sensibilité.

Les *troubles du mouvement* consistent en une lourdeur
et une faiblesse très-grande, et surtout en paralysies partielles frappant les membres et alternant aussi parfois avec
des convulsions tétaniques.

Les *troubles de la sensibilité* sont la perte de la vue, de
l'ouïe (avec ou sans rupture du tympan), une hyperesthésie
générale ou locale, des névralgies, des odeurs désagréables
(soufre, bitume), un affaiblissement intellectuel, etc...

Le corps présente les traces de *brûlures* plus ou moins
étendues, souvent superficielles, et dans quelques cas les
images photo-électriques dont nous avons parlé.

Traitement. — Si l'individu est encore privé de connaissance, cherchez à le faire revenir par des frictions excitantes,
des affusions froides, placez dans ses narines des odeurs
fortes, pratiquez même la respiration artificielle. Dès qu'il
aura repris ses sens on pansera ses brûlures (2).

(1) On ne connaît pas exactement par quel mécanisme elle se produit :
est-ce par commotion cérébrale ? par asphyxie ? par intoxication ?
(2) On a dit que les brûlures par fulguration étaient parfois difficiles à
guérir.

PATHOLOGIE DES CICATRICES

On peut, à l'exemple de Panas, diviser en trois classes la pathologie des cicatrices :

A, les *cicatrices difformes;* B, les *difformités par cicatrices;* C, les *maladies des cicatrices.*

A. Cicatrices difformes. — Les cicatrices, d'abord rosées, prennent plus tard une teinte d'un blanc mat, elles sont glabres, sèches, à peu près insensibles et douées d'une *puissante rétractilité.*

Tels sont leurs caractères ordinaires, mais elles peuvent être rendues difformes, soit par une *coloration,* soit par une *disposition* anormales. Ainsi elles peuvent être parsemées de *points noirs* dus à des grains de poudre incrustés dans leur épaisseur ou présenter des *taches brunes* dues à la décoloration du taffetas gommé noir dont on aura recouvert la plaie (1). Quant à leur *disposition,* elles sont tantôt saillantes, tantôt déprimées, tantôt adhérentes aux os, etc.

B. Difformités par cicatrices. — Il est des cicatrices qui entravent à divers degrés les fonctions de certains organes (2); c'est, en général, à leur rétractilité que sont dus ces difformités ou accidents qui sont très-variés : tantôt c'est un membre qui est dévié de sa position normale, tantôt ce sont des doigts qui adhèrent entre eux, c'est la tête qui est inclinée, ce sont des orifices naturels qui se ferment ou au contraire restent constamment ouverts (3); on a même observé la luxation progressive des grandes articulations (Follin).

Le *traitement* doit être d'abord prophylactique, c'est-à-dire qu'il faut prévenir les fâcheuses conséquences de la

(1) On se sert aujourd'hui de taffetas rosé.

(2) Surtout observés à la suite des vastes cicatrices consécutives aux brûlures.

(3) Comme cela s'observe souvent à la suite des brûlures des lèvres, des paupières, etc.

rétractilité des cicatrices ; pour cela on suivra le précepte de Dupuytren, en donnant aux parties une position diamétralement opposée à celle qui favoriserait la cicatrisation de la perte de substance ; on interposera des linges huilés entre les doigts brûlés ; on placera des tubes ou des éponges préparées dans les orifices naturels.

La difformité produite, on doit y remédier par l'incision des brides ou des adhérences, par leur excision, par l'autoplastie, etc. (1).

C. **Maladies des cicatrices**. — Les cicatrices sont exposées à des lésions assez nombreuses, les principales sont :

L'*hypertrophie ou chéloïde* (χηλὴ, pince d'écrevisse, et εἶδος, ressemblance). — Il n'est pas très-rare, surtout chez les sujets scrofuleux, de voir les cicatrices se couvrir de *bosselures violacées*, tantôt dures et fibreuses, tantôt assez molles, bosselures qui par leur progrès peuvent se rapprocher et former une masse volumineuse ; leur *coupe* est d'un blanc terne ; très-dures, elles crient sous le scalpel comme le tissu fibreux ; l'examen *histologique* démontre, en effet, qu'elles sont formées par ce tissu, par des cellules embryonnaires et par des vaisseaux en quantité variable.

Ces kéloïdes peuvent être abandonnées à elles-mêmes ou simplement *comprimées*, c'est ce qui convient le mieux lorsqu'elles ne sont ni très-difformes, ni très-gênantes ; dans le cas contraire on peut les extirper, on n'est pas, il est vrai, à l'abri des récidives.

Cicatrices douloureuses. — Certaines cicatrices sont le siége d'un *prurit* plus ou moins désagréable, d'autres sont très-douloureuses ; ces douleurs tiennent, soit à un développement névromatique des nerfs qui se terminent dans la cicatrice, soit aux rapports de la cicatrice avec des aspérités osseuses, ainsi que cela s'observe parfois au niveau de l'extrémité des os amputés ; dans d'autres cas la cause de la douleur ne peut être reconnue ; certaines cicatrices sont seulement douloureuses pendant les temps humides, ce qui a fait admettre leurs propriétés hygrométriques.

---

(1) Le massage des cicatrices peut être un adjuvant utile, mais ne saurait remplacer ces diverses opérations.

Pour combattre ces douleurs on devra, après avoir épuisé
toutes les pommades calmantes, recourir à la cautérisation
au fer rouge (Larrey) ou à l'extirpation du tissu cicatriciel.

Les *ulcères* s'observent fréquemment sur les cicatrices
minces, incessamment distendues ou tiraillées par le voisinage d'un os.

ULCÉRATION

Ulcères simples et variqueux.

Les ulcères sont des solutions de continuité suppurantes,
caractérisées par une perte de substance et par une tendance à rester stationnaire ou même à s'étendre, et cela par
le fait de l'absence de tout travail réparateur ou d'une désorganisation progressive (1).

Variétés. — Les ulcères peuvent se diviser en deux
grandes classes :

A. Les *ulcères diathésiques ou spécifiques* engendrés par
un état général : tels sont les ulcères cancéreux, syphilitiques, morveux, scorbutiques, scrofuleux (2).·

B. Les *ulcères simples*, c'est-à-dire ceux qui ne sont ni
diathésiques, ni symptomatiques ; c'est à eux seuls que s'applique notre description.

Étiologie. — Les *ulcères simples ne se montrent guère
que sur les jambes*, ce qu'il faut attribuer aux difficultés
que rencontre la circulation de ces régions et surtout à la
fréquence des varices ; ils s'observent de 30 à 50 ans, ils sont
plus fréquents chez l'homme que chez la femme, à la jambe
gauche qu'à la droite (3).

Les *causes déterminantes* sont les contusions, les plaies,
les brûlures, l'inflammation d'une varice,·etc.

(1) Le défaut de cicatrisation distingue les ulcères d'avec les plaies.

(2) Ces ulcères ne se prêtent pas à des considérations générales, l'ulcération est leur seul caractère commun.

(3) La raison de cette fréquence plus grande du côté gauche est exposée
dans l'étude du varicocèle (voy. *Chirurgie*, t. II, p. 545).

Pathogénie. — Des nombreuses hypothèses émises sur la pathogénie de l'ulcération, une seule est acceptée, c'est celle qui considère l'ulcération comme le résultat d'une *gangrène moléculaire*.

Symptômes. — *Début*.— Assez variable : tantôt c'est une plaie qui ne se cicatrise pas, tantôt c'est une rougeur de la peau qui devient prurigineuse et s'ulcère, tantôt c'est l'épiderme qui se soulève sous forme de phlyctène, c'est une phlébite suppurée, etc.

Lorsqu'il est formé, l'ulcère se présente sous l'aspect d'une solution de continuité d'étendue très-variable, dont les bords sont rouges et tuméfiés, taillés à pic ou en biseau, souvent décollés, et dont le fond, très-irrégulier, est parsemé de bourgeons violacés, saignants, grisâtres et fongueux, il s'en écoule constamment un pus sanieux. Ce fond ne dépasse guère l'épaisseur du derme, l'aponévrose protége les parties profondes; cependant lorsque l'ulcère correspond à la face interne du tibia, il n'est pas rare de rencontrer une ostéo-périostite de cet os.

Habituellement les veines de la région sont variqueuses (*ulcères variqueux*), cependant elles peuvent être saines et l'ulcère est alors réellement simple.

Les ulcères sont *indolents*, ils ne deviennent douloureux que sous l'influence de la fatigue ou des excitations.

Les ulcères n'ont que fort peu de tendance à la cicatrisation, ils persistent indéfiniment, ils peuvent même s'agrandir ou présenter diverses complications : de plus les membres affectés d'ulcères présentent divers autres troubles nutritifs (développement exagéré des poils, de l'épiderme, des sécrétions, anesthésies), les parties voisines présentent les traces d'une *inflammation chronique*.

Complications. — Ce sont : 1° l'*inflammation* produite par la fatigue, les frottements, la malpropreté, etc. ; elle s'annonce par des douleurs, une suppuration plus abondante; franchissant les limites de l'ulcère, l'inflammation peut déterminer le phlegmon des parties voisines;

2° Les *fongosités*, caractérisées par des bourgeons mous, pâles, saignants, dont le développement se rattache, soit à la nature lymphatique du sujet, soit à l'usage trop prolongé des émollients (*ulcères fongueux*) ;

3° L'*atonie* qui n'est que l'exagération de l'état précédent et qui est caractérisée par le défaut absolu de plasticité de l'ulcère ;

4° Les *callosités*, c'est-à-dire l'induration plus ou moins étendue des bords de l'ulcère, induration produite par des inflammations réitérées dont la résolution ne se fait pas (*ulcères calleux*) ;

- 5° La *gangrene*, qui se révèle par la fétidité remarquable du pus et par la séparation de lambeaux verdâtres (1) (*ulcères gangréneux*).

Traitement. — Les moyens proposés pour la cure des ulcères de jambe sont fort nombreux. Avant d'en parler, il convient d'exposer une méthode dont l'application rigoureuse est presque constamment suivie de succès, elle comprend :

1° Le *repos absolu* dans la position horizontale pendant toute la durée du traitement (2).

2° L'*excitation légère de la plaie*, à l'aide de lotions chlorurées ou de cautérisations au nitrate d'argent (3).

3° L'*application sur l'ulcère de greffes épidermiques* (4).

4° Lorsque l'ulcère est complétement cicatrisé, le malade se lève, en ayant soin, s'il existe des varices, de maintenir la jambe comprimée dans un bas élastique : parfois la cica-

---

(1) Souvent ces ulcères sont tapissés de la matière pulpeuse qui caractérise la pourriture d'hôpital. Certains ulcères, mal soignés, se compliquent de la présence de vers (ulcères venimeux).

(2) Maisonneuve ne permet pas au malade de mettre le pied par terre, même pour satisfaire à ses besoins.

(3) Cette excitation doit être pratiquée pendant un temps variable et jusqu'à ce que l'ulcère prenne l'aspect d'une plaie de bonne nature.

(4) Pour cela prenez, avec une lancette, une petite portion de l'épiderme et du derme, sur la malade ou sur une personne étrangère, et transportez-la sur l'ulcère, cette greffe doit avoir à peu près les dimensions d'une lentille ; on peut en placer plusieurs à la fois ; on les fixe à l'aide de quelques bandelettes de diachylon avec lesquelles on recouvre l'ulcère.

Trois jours après levez les bandelettes, vous verrez que vos greffes sont entourées d'une zone grisâtre d'épiderme nouveau. Vous pourrez en ajouter de nouvelles (Reverdin.)

trisation de l'ulcère variqueux réclame la cure préalable des varices.

Autres procédés. — On a recommandé le repos, la position horizontale, la compression, les onguents ou liquides excitants, ou au contraire émollients, l'application de bandelettes de diachylon, imbriquées les unes sur les autres de façon à recouvrir l'ulcère et les parties voisines (méthode de Baynton), les pansements à l'eau, la cautérisation et même l'électricité.

FISTULES

On donne le nom de fistules à des conduits morbides souvent étroits et tortueux (*fistula*, tuyau) qui laissent couler, soit du pus, soit des liquides normaux déviés de leur voie naturelle.

Variétés. — Les fistules sont souvent désignées d'après le nom de la région ou de l'organe qui en est le siége (fistules à l'anus, lacrymales, urinaires, vésico-vaginales, osseuses, du creux de l'aisselle, etc.).

On les distingue encore en *fistules complètes*, c'est-à-dire pourvues de deux orifices s'ouvrant en général l'un sur la peau, l'autre sur une muqueuse ou une séreuse, et *fistules incomplètes ou borgnes*, c'est-à-dire n'ayant qu'un seul orifice cutané ou muqueux.

Étiologie et pathogénie. — Au point de vue pathogénique, les fistules peuvent être divisées en deux grandes classes :

1re CLASSE. — Fistules dont la persistance est due au passage constant du pus ou d'un liquide normal ;

2e CLASSE. — Fistules entretenues par la disposition anatomique de la région ou par des adhérences cicatricielles entre la peau et la muqueuse du conduit intéressé (Verneuil).

1re CLASSE. — Les fistules de la première classe sont de

beaucoup les plus nombreuses, elles comprennent : 1° les fistules entretenues par la présence d'un *corps étranger;*

2° Celles liées à une *altération osseuse* (nécrose, carie, ostéo-périostite, tubercules, etc.), à l'*exfoliation d'un tendon,* à des *altérations articulaires,* etc.;

3° Les fistules entretenues par le passage d'un *liquide excrémentitiel* (dont les voies naturelles sont soûvent obstruées), fistules à l'anus, stercorales, urinaires, vésico-vaginales, lacrymales ;

_ 4° Au passage d'un *liquide de sécrétion* (fistules salivaires, des bourses séreuses).

2ᵉ CLASSE. — *Les abcès du creux ischio-rectal et du creux de l'aisselle deviennent souvent fistuleux,* car la difficulté que présente la juxtaposition des parois du foyer et les mouvements incessants de la région s'opposent à la cicatrisation, etc.

Les **causes** des fistules sont nombreuses et variées ; tantôt un *corps étranger* engagé dans nos tissus y entretient une suppuration constante ; tantôt la suppuration est fournie par un *os malade,* nécrosé, tuberculeux, par un *tendon exfolié;* ailleurs, c'est un *ganglion* qui s'est vidé et dont la coque ne s'affaisse pas.

Parfois c'est un *liquide normal* dont les voies d'excrétion ont été ouvertes par un traumatisme, par une gangrène, ou bien ces voies sont obstruées, le liquide s'accumule derrière l'obstacle, dilate le canal, le perfore, et ce trajet accidentel devient fistuleux (fistules urinaires consécutives à un rétrécissement de l'urèthre).

Dans d'autres cas c'est un *entozoaire* qui détermine dans l'intestin une inflammation ulcéreuse qui devient fistuleuse; ou encore c'est un *cancer* qui ronge les cloisons placées entre deux organes.

Certaines fistules sont *congénitales* et liées à la persistance d'un état embryonnaire.

Anatomie pathologique. — Les fistules présentent des *orifices* et un trajet *intermédiaire.*

1° *Orifices.* — Leur nombre est variable, en général il

en existe deux : l'un muqueux ou interne, l'autre cutané ou externe ; dans ce cas la fistule est dite *complète*.

L'orifice interne est souvent unique, induré, difficile à découvrir au milieu des plis de la muqueuse.

L'orifice externe peut être unique, mais il présente parfois plusieurs parties disposées en arrosoir ; cet orifice externe est tantôt placé au sommet d'un mamelon rose et saignant, tantôt entouré de fongosités, tantôt enfoui au fond d'un cul-de-sac dont les tissus indurés forment le pourtour.

Certaines fistules n'ont qu'un seul orifice (*fistules incomplètes ou borgnes*) qui s'ouvre soit sur une muqueuse (*fistule borgne interne*), soit sur les téguments (*fistules borgnes externes*).

2° Le *trajet* présente les plus grandes variétés, c'est à peine s'il existe lorsque la fistule fait communiquer deux cavités muqueuses adossées (*fistules vésico-vaginales*) ; souvent il est très-étendu, droit ou flexueux, simple ou multiple, régulier ou irrégulièrement dilaté.

Ce trajet est tapissé par une membrane dense et épaisse formée de tissu conjonctif et revêtue d'une couche épithéliale ; cette membrane possède toutes les propriétés rétractiles des cicatrices, aussi les fistules présentent-elles habituellement une grande tendance à se rétrécir.

Sur le pourtour du trajet, le tissu cellulaire est épaissi et induré, état que l'on désigne par le nom de *calleux* ou *callosités*.

Symptômes. — Les fistules présentent deux ordres de symptômes : 1° l'état anatomique de leur orifice et de leur trajet ; 2° l'écoulement d'un liquide.

1° *Trajet et orifices.* — Nous avons déjà décrit leurs dispositions essentiellement variables ; pour apprécier leur existence, leur étendue, leur direction, on doit recourir à des explorations faites avec un stylet, avec une bougie, à des injections de liquide coloré, etc.

2° *Écoulement d'un liquide.* — Toute fistule laisse écouler un liquide, c'est tantôt du pus, tantôt de l'urine, des larmes, des matières stercorales, de la salive, etc. L'écou-

lement en est plus ou moins abondant, continu ou intermittent (1).

Les *troubles fonctionnels* dépendent de la nature du liquide évacué, etc. Souvent leur contact détermine sur la
peau des éruptions diverses.

Marche. — En général les fistules guérissent rapidement lorsqu'on a fait disparaître leur cause; enlevez un
fragment d'os nécrosé, dilatez un rétrécissement de l'u-
rèthre, vous verrez les fistules disparaître.

Mais, abandonnées à elles-mêmes, elles ont de la tendance
à persister indéfiniment, de temps à autre elles se rétrécissent, se ferment, mais le liquide s'accumule derrière
le point rétréci; il en résulte des gonflements, de l'inflammation et alors la fistule s'ouvre de nouveau, ou bien elle
résiste, un abcès se forme et son évacuation crée un nouvel orifice fistuleux.

Le **diagnostic** de la fistule est aisé, il faut reconnaître sa
cause : altération osseuse, uréthrale, etc.

Le **pronostic** ne se prête pas à des considérations générales.

Traitement. — Certaines fistules qui suppléent à l'oblitération de conduits naturels doivent être entretenues par
la dilatation faite avec l'éponge préparée, la laminaria, etc.

Cette réserve faite, le traitement curatif est fort variable.

1° La fistule est-elle entretenue par un *corps étranger*
ou un *os malade*, la première indication consiste à l'extraire : parfois on pourra modifier l'état de l'os en dila-
tant le trajet fistuleux, puis en y poussant des injections de
teinture d'iode, de liqueur de Villate, etc.

2° Est-elle due au *rétrécissement ou à l'oblitération des
voies naturelles d'excrétion*, il faut leur rendre leur perméabilité.

---

(1) Ainsi il est continu dans certaines fistules vésico-vaginales, intermittent dans les fistules du canal de Sténon qui ne donnent de la salive que
pendant la mastication.

. 3° Est-elle liée à l'*écartement des parois du foyer*, à l'induration du trajet, il faudra par des incisions et des excisions modifier cet état, etc. (fistules à l'anus).

4° L'autoplastie, les cautérisations, les sutures peuvent guérir certaines fistules (fistules vésico-vaginales) (1).

____

(1) Voy. dans mon *Traité de Pathologie externe* les fistules à l'anus, urinaires, vésico-vaginales, etc.

LIVRE II

DES TUMEURS

—

Composition des tissus normaux.

Chaque tumeur ayant son analogue dans un tissu de l'organisme, un exposé succinct de la composition des tissus normaux peut servir de prélude à l'étude des tumeurs.

Depuis les travaux de Schwann, de Schleiden, *la cellule est considérée comme l'unité organique par excellence;* Virchow a démontré que toute production organique nouvelle était le fait d'une *prolifération* ou multiplication des cellules préexistantes : c'est *la théorie cellulaire* assez généralement acceptée (1).

Mais, tandis que plusieurs histologistes considèrent la cellule comme formée *d'une enveloppe, d'un contenu granuleux ou protoplasma et d'un nucléole,* Cornil et Ranvier définissent la cellule *une masse de protoplasma renfermant un noyau;* la formation de la membrane est pour eux un phénomène secondaire et consécutif produit, soit par la condensation des couches superficielles du protoplasma, soit par une excrétion de celui-ci.

Nous allons dire un mot de la composition de chacun des tissus de l'organisme en donnant à côté de lui le nom de la tumeur pathologique qui lui correspond.

Les **tissus normaux** peuvent se diviser en quatre groupes :

A. Le tissu de l'embryon.

B. Les tissus dont les cellules n'ayant par elles-mêmes aucun caractère distinctif sont plongées dans une substance caractéristique

---

(1) C'est ainsi qu'en partant de l'ovule, dont la prolifération entre en mouvement sous l'influence du sperme, on s'élève à la formation de tout notre organisme et de toutes les productions pathologiques qui peuvent le frapper.

par sa forme et ses propriétés physiques et chimiques (*tissu conjonctif, cartilagineux et osseux*).

C. Les tissus dont les cellules ont pris une forme et des propriétés spéciales et déterminées (*tissus musculaire et nerveux*).

D. Les tissus dont les cellules ayant une forme déterminée et constante sont juxtaposées presque directement et élaborent dans leur intérieur certaines substances bien fixes (*épithéliums de revêtement*, sécrétant soit une substance cornée telle que les ongles, soit du mucus; *épithéliums glandulaires* sécrétant de la pepsine, du suc intestinal, etc.).

A. **Premier groupe**. *Tissu embryonnaire. — Sarcome. —* Les cellules embryonnaires sont les plus simples de toutes; elles sont formées d'une masse granuleuse dite protoplasma au milieu de laquelle se trouve un noyau, elles ont de 10 μ à 15 μ (c'est-à-dire millième de millimètre (1).

Le premier pas de ces cellules vers une organisation plus avancée consiste dans la formation autour du noyau d'une membrane d'enveloppe.

Tous les autres tissus peuvent être considérés comme des dérivés de la cellule embryonnaire.

B. Le **deuxième groupe** comprend les tissus : 1° *conjonctifs*; 2° *cartilagineux*; 3° *osseux*.

1° Le *tissu conjonctif* se subdivise en tissus muqueux, fibreux, adipeux, réticulé et élastique.

Tissu muqueux. — Myxomes. — Les cellules embryonnaires se sont enveloppées d'une membrane présentant des prolongements qui les relient les unes aux autres ; ces cellules et leurs prolongements (*cellules plasmatiques*) sont séparées par une substance fondamentale contenant de la *mucine*.

Tissu fibreux.—Fibromes.— C'est une organisation plus avancée du tissu muqueux, la substance fondamentale et le protoplasma se dessèchent, s'atrophient, de telle sorte que la membrane et ses prolongements sont plus nombreux et plus denses.

Tissu adipeux. — Lipome. — La membrane d'enveloppe de la cellule plasmatique (2) est distendue par des vésicules spéciales dites graisseuses qui refoulent le protoplasma et le noyau (3).

Tissu réticulé. — Lymphadénomes. — Ce tissu est formé d'un

---

(1) Ces cellules se multiplient par la division du noyau et la segmentation du protoplasma ; si cette segmentation ne suit pas celle du noyau, la même cellule contient deux ou plusieurs noyaux.

(2) Cellule embryonnaire, revêtue d'une enveloppe.

(3) Le tissu élastique ne forme le type d'aucune tumeur.

réseau de fibrilles conjonctives, réseau dont les mailles renferment des cellules lymphatiques; ce tissu forme aux capillaires qui le traversent une couche condensée d'où se détachent les fibrilles et, dans les points d'intersection des fibrilles, se remarquent des nœuds.

Les tumeurs dites *myxomes*, *fibromes* et *lipomes* dérivent donc directement des diverses variétés de tissu conjonctif; mais on peut encore y faire entrer le *carcinome* formé d'une charpente fibreuse et renfermant des cellules hypertrophiées, et le *tubercule*, les *gommes* chez lesquelles les cellules sont au contraire atrophiées.

2° *Tissu cartilagineux*. — *Chondrome*. — Les cellules embryonnaires sécrètent autour d'elles des enveloppes ou capsules dont la fusion constitue une substance fondamentale, hyaline, transparente, assez dense, donnant de la *chondrine* par la coction (1).

3° *Tissu osseux*. — *Ostéomes*. — Les cellules osseuses sécrètent autour d'elles de la substance calcaire.

C. Le **troisième groupe** comprend : 1° le tissu musculaire ; 2° le tissu nerveux (2).

1° *Tissu musculaire*. — *Myome*. — Le tissu musculaire présente deux variétés . muscles de la vie organique ou à fibres lisses, muscles de la vie de relation ou à fibres striées.

Les cellules des muscles lisses sont fusiformes, très-longues (de 40 μ à 200 μ); elles sont formées d'une substance albuminoïde (résultant d'une transformation du protoplasma), sans enveloppe, et à leur centre se trouve un noyau allongé.

Les cellules des muscles striés dérivent également de la cellule embryonnaire, le protoplasma prend un aspect strié (3) et il s'entoure d'une enveloppe désignée sous le nom de *sarcolemme*. Toutes ces cellules sont réunies en faisceau.

2° *Tissu nerveux*. — *Névromes*. — Le tissu nerveux se compose de cellules et de tubes. Les *cellules nerveuses*, de forme et de dimensions très-variables (10 à 100 μ), sont unies entre elles et au tube nerveux par des prolongements ; elles sont formées d'un protoplasma coloré (cellules grises), d'un nucléole, et ne possèdent pas d'enveloppe.

(1) Une cellule cartilagineuse ne diffère donc d'une cellule muqueuse que par la substance fondamentale dont elle s'est entourée, substance qui est constituée par de la chondrine, tandis que dans le tissu muqueux elle est formée par de la mucine ; de même la cellule osseuse se distingue des deux premières par son enveloppe calcaire.

(2) C'est-à-dire les tissus dont les cellules ont une forme et des propriétés spéciales.

(3) Probablement dû à des renflements successifs.

Les *tubes nerveux* présentent deux variétés, avec ou sans moelle ; ils procèdent également de la cellule embryonnaire qui s'allonge ; mais nous ne voulons pas revenir sur cette texture qui a été exposée ainsi que les névromes dans notre *Pathologie chirurgicale*, t. I, p. 460.

D. Quatrième groupe. — Tissus épithéliaux. — *Épithéliome.* — Ces cellules ont des formes très-diverses (polygonales, cubiques, aplaties, cylindriques, à cils vibratiles, etc.), mais elles sont toutes *juxtaposées* de manière à former des membranes de revêtement qui se moulent exactement sur les surfaces qu'elles recouvrent, et de plus elles sont dépourvues de vaisseaux ; on peut les diviser en deux classes, les *épitheliums de revêtement* que l'on rencontre sur la peau et sur les muqueuses, et les *épithéliums glandulaires* qui tapissent les culs-de-sac des glandes et sont généralement entraînés avec le produit de leur sécrétion.

Pour Ranvier et Cornil, les tissus épithéliaux donnent naissance non-seulement aux épithéliomes, mais encore aux :

Papillomes, tumeurs formées par des papilles revêtues d'épithélium ;

Adénomes, tumeurs dans lesquelles l'épithélium a la même disposition que dans les glandes;

Kystes, dans lesquels l'épithélium tapisse une cavité kystique.

DES TUMEURS EN GÉNÉRAL

On n'a pu encore donner une définition complète des tumeurs, définition embrassant à la fois toutes leurs variétés, tous leurs caractères cliniques et histologiques.

Au point de vue histologique, on peut avec Ranvier et Cornil définir une tumeur : « toute masse constituée par un tissu de formation nouvelle (*néoplasme*) ayant de la tendance à persister ou à s'accroître (1).

Au point de vue clinique, quelques chirurgiens donnent le nom de tumeur à tout relief, toute tuméfaction anormale, quelle qu'en soit la cause (abcès, hernie, luxation, etc.). Pour d'autres, tout ce qui est gros ne constitue pas une tumeur, le mot tumeur implique l'idée d'une formation nouvelle non inflammatoire.

(1) Cette tendance distingue les tumeurs des productions purement inflammatoires comme les abcès.

Classification. — Il est au moins aussi difficile de classer les tumeurs que de les définir, nous allons exposer les quatre classifications les plus fameuses.

A. *Classification de Lebert*, longtemps adoptée par Robin, Follin, Broca, mais aujourd'hui complétement abandonnée ; Lebert divisait les tumeurs en deux groupes : les unes étaient formées par un tissu ayant son analogue dans l'économie (*tumeurs homœomorphes*) ; les autres étaient constituées par des éléments spéciaux sans analogues dans l'économie (*tumeurs hétéromorphes*). Cette théorie était d'autant plus séduisante que les tumeurs considérées comme homœomorphes étaient bénignes, (lipomes, fibromes), tandis que les tumeurs hétéromorphes étaient malignes (cancer).

Mais elle n'est plus soutenable, car on sait, à n'en pas douter, qu'il n'existe pas de cellules spécifiques du cancer, du tubercule, etc., et que « le tissu qui forme une tumeur a toujours son type dans un tissu de l'organisme à l'état embryonnaire ou à l'état de développement complet »; il ne saurait donc y avoir de tumeur hétéromorphe. Cette loi formulée par Muller est généralement acceptée (Ranvier et Cornil).

B. *Classification de Virchow.* — Il divise les tumeurs en quatre groupes : 1° tumeurs formées aux dépens des éléments du sang (*hématomes*) ; 2° tumeurs formées par la rétention des produits de sécrétion et la dilatation des cavités sécrétantes (*kystes glandulaires*) ; 3° tumeurs formées par la prolifération des tissus de l'organisme (*tumeurs proprement dites*) ; 4° enfin des tumeurs mixtes constituées par la réunion de plusieurs des tumeurs précédentes.

C. *Classification de Ranvier et Cornil.* — Elle est basée sur l'analogie du tissu de la tumeur avec les tissus normaux ; ainsi il y a des tumeurs formées par du tissu cartilagineux (enchondrome), d'autres par du tissu osseux (ostéomes), d'autres par du tissu embryonnaire (sarcome), d'autres par du tissu conjonctif. Or, et c'est en ceci que leur classification est mauvaise au point de vue clinique, ils sont obligés de réunir dans un même groupe, comme étant dérivées du tissu conjonctif, des tumeurs aussi différentes au point de vue clinique, que le carcinome et le lipome ou le fibrome.

D. *Classification de Billroth.* — Il est donc impossible de donner une classification satisfaisant à la fois l'anatomiste et le clinicien, et les efforts de Billroth dans ce sens n'ont pas eu plus de succès. Il divise les tumeurs en quatre classes : tumeurs bénignes, ne récidivant pas (lipomes, fibromes); tumeurs en général bénignes, mais pouvant récidiver et devenir infectieuses (sarcome, adénome); tumeurs à croissance rapide, toujours infectieuses (carcinome); il subdivise, sans nécessité, cette classe en deux groupes.

Malgré ses défauts, cette classification est peut-être encore la plus satisfaisante, aussi c'est à elle que nous donnons la préférence en réunissant en une seule les deux classes de tumeurs malignes.

Nous diviserons donc les tumeurs en trois groupes : A, **Tumeurs bénignes**; B, **Tumeurs à pronostic variable**, tantôt bénignes, tantôt malignes; C, **Tumeurs malignes**.

A. Tumeurs bénignes (1)...
- *Kystes.*
- *Lipomes.*
- *Fibromes.*
- *Ostéomes.*
- *Papillomes.*
- *Angiomes.*
- *Myomes.*
- *Névromes.*
- *Tubercules.*
- *Gommes.*

B. Tumeurs à pronostic variable...............
- *Chondromes.*
- *Adénomes.*
- *Myxomes.*
- *Sarcomes.*
- *Lymphadénomes.*
- *Lymphosarcomes.*

C. Tumeurs malignes.......
- *Epithéliomes.*
- *Carcinomes*

Pathogénie. — Les tumeurs naissent et se développent en vertu de causes générales qui nous sont inconnues ; elles sont assez souvent *héréditaires;* certaines d'entre elles, comme le cancer, ne se montrent en général que chez l'adulte ou le vieillard.

Ordinairement leur naissance est spontanée, et ce n'est qu'avec une extrême réserve qu'on peut admettre qu'un traumatisme a été, chez un individu prédisposé, la cause occasionnelle de leur apparition (2).

(1) Il faut remarquer que le mot bénin s'applique à la tumeur en elle-même, car par ses effets de voisinage, par le trouble qu'elle peut apporter aux fonctions d'organes importants, une tumeur bénigne peut occasionner la mort. Ex.: kystes de l'ovaire, angiomes ou tumeurs érectiles pouvant se rompre et déterminer une hémorrhagie mortelle, et cependant un angiome ou un kyste ne peuvent infecter l'organisme, ne récidivent pas après l'extirpation, et sont, par conséquent, des tumeurs bénignes.

(2) On ne croit plus, avec Hunter, à la formation des tumeurs aux dépens du sang épanché dans les tissus.

On ne saurait admettre qu'une tumeur soit le résultat de la transformation d'un tissu normal; quant à la possibilité de la *transformation d'une tumeur bénigne en tumeur maligne*, elle tend de plus en plus à être admise par les cliniciens.

Symptômes. — La physionomie variée des tumeurs se prête mal à une description générale.

A leur *début*, elles sont en général peu nuisibles : c'est ce que Virchow désigne sous le nom de *stade d'indifférence;* elles se présentent sous l'aspect de masses arrondies, plus ou moins volumineuses, dures, molles, fluctuantes ou élastiques et rénitentes.

En général elles ont de la *tendance à augmenter de volume :* les unes, souvent bénignes, le font en refoulant les tissus du voisinage; les autres, souvent malignes, adhèrent aux tissus voisins et se les approprient.

Les unes conservent pendant toute leur durée leur consistance primitive, les autres se ramollissent et s'ulcèrent; les unes sont toujours indolentes, les autres deviennent très-douloureuses.

Toutes les tumeurs malignes et un certain nombre de tumeurs à pronostic variable envahissent les ganglions par le canal des lymphatiques, et leurs éléments, greffés dans le ganglion, le transforment en une tumeur semblable à la tumeur-mère.

Les tumeurs bénignes ne déterminent pas d'infection générale et ne récidivent pas après l'extirpation. Les tumeurs à pronostic variable se comportent tantôt comme les tumeurs bénignes, tantôt comme les tumeurs malignes.

Quant aux tumeurs malignes, elles infectent l'économie, se généralisent, récidivent toujours après l'opération, et sont constamment mortelles dans un délai, variable pour chacune d'elles.

Le pronostic se trouve exprimé par la dénomination donnée aux trois groupes de tumeurs.

Traitement. — Il est entièrement chirurgical et consiste dans l'extirpation aussi précoce et aussi complète que possible de la tumeur, et, s'il en existe, des ganglions envahis.

A. TUMEURS BÉNIGNES

DES KYSTES

Cystomes (κύστις, sac, vessie).

Les kystes sont des tumeurs chroniques ayant la forme de cavités closes dont la surface externe se *continue* avec les tissus voisins, tandis que leur surface interne est simplement *en contact* avec la matière en général molle ou liquide qu'ils contiennent.

Classification. — On en a proposé beaucoup ; la plus satisfaisante est celle de G. Hunter adoptée par Broca, elle consiste à diviser les kystes en deux classes :

A. *Les kystes naturels ou progènes*, formés par le développement d'une cavité ou d'un canal préexistant.

B. *Les kystes accidentels ou néogènes*, dont la paroi s'est formée de toutes pièces (1).

A. **Kystes naturels ou progènes.** — Ils comprennent eux-mêmes plusieurs variétés, Broca en admet cinq ; toutefois on peut simplifier sa classification et la réduire à trois variétés : 1° kystes par exsudation ; 2° kystes par rétention ; 3° kystes vasculaires.

1° *Kystes par exsudation.* — Voici une cavité qui, à l'état normal, est vide ou renferme fort peu de liquide, mais, par le fait d'une irritation chronique de ses parois, le liquide qu'elle renferme s'accroît, la dilate et la transforme en kyste : voilà un kyste par exsudation ; dans cette classe se rangent les kystes de l'ovaire, du rein, du corps thyroïde ; les kystes des bourses séreuses, des gaînes tendineuses, des sacs herniaires, etc.

(1) Ranvier et Cornil se bornent à les distinguer, d'après leur contenu, en deux groupes : 1° les *kystes sébacés* (simples et dermoïdes); 2° les *kystes muqueux, séreux et colloïdes.*

2° *Kystes par rétention.* — On sait que le produit de la
sécrétion des glandes est éliminé au dehors ; si, par une
cause quelconque, les canaux qui servent à cette élimination des produits sécrétés viennent à s'obstruer, ces produits s'accumulent dans la glande et dans son conduit excréteur, en arrière de l'obstacle, et les dilatent de manière
à former un kyste : voilà un kyste par rétention, tels sont les
kystes des glandes sébacées (1).

3° *Kystes vasculaires.* — Ces kystes sont développés dans
la cavité des vaisseaux sanguins ou lymphatiques, entre
deux oblitérations superposées (Broca). Rares dans les artères et les lymphatiques, ils sont assez-fréquents dans les
veines et les capillaires ; mais il faut, au préalable, que ces
vaisseaux soient altérés comme ils le sont dans les varices
et les tumeurs érectiles ; de plus, en raison des deux oblitérations, le sang ne peut arriver dans le kyste qui se trouve
ainsi formé en grande partie par une exhalation anormale
du vaisseau dilaté (Broca).

B. **Kystes accidentels ou néogènes.** — Ces kystes
n'ont pas leur siége dans une cavité préexistante, leur paroi
est formée de toutes pièces. Broca en admet deux variétés :
1° dans les uns, la formation de la paroi est un phénomène
primitif (*kystes autogènes*) ; 2° dans les autres, elle est consécutive à la présence d'un corps étranger autour duquel
elle se forme et qu'elle enkyste (*kystes périgènes*).

1° *Les kystes autogènes*, c'est-à-dire ceux dont la paroi
se forme spontanément, sans cause appréciable, sont rares
et d'une explication difficile ; ils sont congénitaux ou acquis,
ils ont une paroi celluleuse ou cellulo-fibreuse et renferment un liquide *séreux*, on les rencontre dans les os, le
mésentère, les parois abdominales, les plexus choroïdes.

2° *Les kystes périgènes* se forment autour d'un corps
étranger, c'est la présence de ce corps qui provoque l'irritation dont la paroi kystique est la conséquence ; tels sont
les kystes développés autour d'un fœtus, ou d'un vestige

(1) D'après Richet, ces kystes sont surtout formés par la dilatation du
canal excréteur, tandis que pour Broca ils proviennent surtout de la dilatation des canaux intra-glandulaires.

d'embryon (*kystes dermoïdes*), autour d'un entozoaire (*kystes hydatiques*), autour d'un corps étranger quelconque, projectile de guerre, séquestres, esquilles, calculs et même autour du sang épanché hors des vaisseaux, du pus, etc. (*tumeurs enkystées*).

Parmi tous ces kystes il en est un grand nombre qui ont été décrits avec les développements qu'ils méritent dans nos pathologies spéciales : tels sont les kystes hydatiques, les kystes de l'ovaire, les kystes tendineux à grains riziformes, etc., mais il est utile de grouper dans une même description les caractères des *kystes dermoïdes*.

Kystes dermoïdes. — Ainsi que leur nom l'indique, ces kystes ont une paroi dont la texture ressemble à celle de la peau.

Ces kystes s'observent non-seulement dans l'ovaire, mais encore dans certains points de la tête (*queue du sourcil*), du cou et du tronc correspondant aux lieux où existent chez le fœtus des fentes, dites *fentes branchiales*, fentes qui disparaissent par la fusion des tissus voisins. Il est donc probable que l'occlusion tardive de ces fentes a pour conséquence l'inclusion dans la profondeur de tissus de véritables *sacs cutanés*, aux dépens desquels se font les kystes dermoïdes : c'est la *théorie de l'inclusion fœtale*.

Les kystes dernoïdes de l'ovaire ont été attribués à des *grossesses ovariques;* enfin, Lebert expliquait leur développement par une véritable *hétérotopie plastique*.

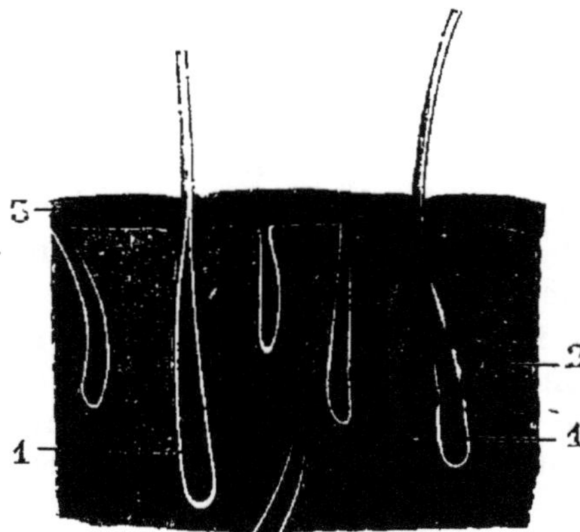

Fig. 7. — Coupe faite sur la paroi d'un kyste dermoïde placé au niveau de la queue du sourcil.

1, 1. Bulbes pileux.
2. Glande sébacée annexée à un bulbe pileux.
3. Surface interne du kyste.

Anatomie pathologique. — Ces kystes se rencontrent surtout dans l'ovaire, le testicule et au niveau de la queue du sourcil.—

Leur paroi offre une texture semblable à celle de la peau, elle renferme des glandes, des poils, des papilles. — Leur *contenu* est assez
variable, et, sous ce rapport, on peut avec Lebert distinguer trois
variétés de kystes dermoïdes : 1° les uns ressemblent absolument
aux kystes sébacés, ils n'en diffèrent que par leur siége et l'absence d'orifices ; 2° les autres renferment des poils, des cheveux

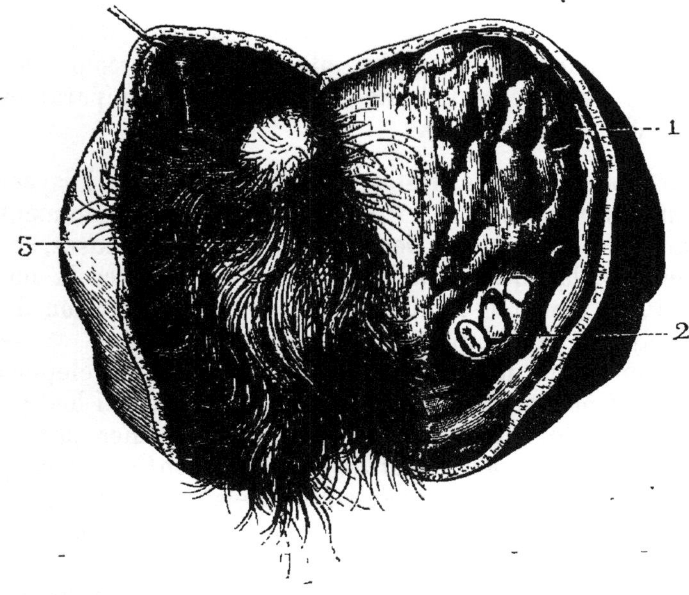

Fig. 8. — Kyste dermoïde ouvert ; il renferme : 1, une matière granuleuse
et blanchâtre que l'on a enlevée, en grande partie, pour montrer : 2, trois
dents, et 3, une touffe de cheveux émanant d'un tubercule.
Les dents et le tubercule chevelu sont implantés sur la paroi du kyste.

disposés souvent en touffes ; 3° chez d'autres encore le contenu est
complexe : on y rencontre, au milieu de la matière sébacée, des
dents, libres ou implantées dans un fragment osseux (ces dents
ont les caractères de la première et de la seconde dentition); des
plaques cartilagineuses, des masses de tissu musculaire strié, etc.

Anatomie pathologique. — La *paroi* des kystes présente de grandes variétés : tantôt elle est formée par un
tissu conjonctif ou fibreux d'épaisseur variable revêtu
d'une couche de cellules épithéliales ou endothéliales, tels
sont les kystes formés aux dépens d'une cavité préexistante ;

tantôt la paroi est beaucoup plus complexe et présente tous les caractères de la peau (kystes dermoïdes).

Leur *contenu* n'est pas moins variable, il se compose de liquides séreux, sanguins, purulents, muqueux ou colloïdes, de matière sébacée ou même de vestiges embryonnaires, poils, dents (kystes dermoïdes).

Leur *cavité* est unique ou multiple, cloisonnée, alvéolaire (kystes uni ou multiloculaires, kystes alvéolaires, etc.).

Leurs *dimensions* sont des plus variables, colossales comme celles de certains kystes de l'ovaire, ou comparables à celles d'un grain de mil.

Symptômes. — Les kystes se présentent sous l'aspect de *tumeurs arrondies*, de volume variable, habituellement *fluctuantes ;* ces tumeurs peuvent être molles, pâteuses, rénitentes et élastiques, différences en rapport avec la nature de leur contenu, liquide ou sébacé, avec la tension du liquide qu'ils renferment, la disposition de leur cavité qui est unique ou multiloculaire (1). Les kystes développés dans les os peuvent amincir la lamelle osseuse qui les recouvre à un tel point qu'elle se laisse déprimer par la pression en produisant un *bruit ou une sensation de parchemin*. Certains kystes très-superficiels, à parois trèsminces et remplis d'un liquide très-clair, sont *transparents*.

Les kystes *refoulent* les organes voisins sans leur adhérer, ils sont *indolents* par eux-mêmes, mais la compression des tissus ou organes qui les environnent peut se traduire, soit par des *douleurs vives*, soit par des *troubles fonctionnels* nombreux et graves.

Leur **évolution** est assez variable, ils peuvent s'accroître incessamment, rester stationnaires ou même s'affaisser, se rompre et guérir : mais ces ruptures, souvent provoquées

----

(1) Lorsque la fluctuation se transmet nettement dans un sens et non dans d'autres, il y a lieu de croire que le kyste est cloisonné.

Dans les kystes hydatiques la pression détermine parfois un *frémissement spécial dit hydatique*, frémissement dû soit à la collision des vésicules-filles qui flottent dans la cavité kystique, soit aux vibrations des parois de la vésicule.

par un traumatisme, déterminent fréquemment l'inflammation et la suppuration des parois du kyste et des phénomènes d'infection putride résultant de la décomposition du pus et des difficultés de son élimination.

Diagnostic. — Le diagnostic du kyste se basera sur les caractères que nous venons d'exposer : tumeur à évolution lente, sans phénomènes inflammatoires, sans adhérences à la peau, indolente, souvent fluctuante, sans retentissement ni ganglionnaire ni général ; ces caractères, il est vrai, appartiennent en partie à d'autres tumeurs telles que les lipomes ; mais une ponction capillaire pratiquée avec le trocart d'un appareil aspirateur dissipera les doutes, s'il en existe.

Le **pronostic** est bénin d'une manière générale ; mais, de même que la plupart des tumeurs bénignes, certains kystes peuvent, par l'obstacle qu'ils apportent à des fonctions vitales, déterminer la mort, tels sont les kystes de l'ovaire.

Traitement. — Les divers moyens appliqués à la cure des kystes peuvent se diviser en trois groupes (Broca).

1° *Faire résorber le contenu du kyste* par la compression, les révulsifs irritants (vésicatoire, badigeonnage à la teinture d'iode), les applications résolutives. Ces moyens ne peuvent être dirigés avec quelque chance de succès que contre les kystes récents, superficiels, peu volumineux.

2° *Oblitérer sa cavité par la fusion de ses parois.* — Pour cela, on enflamme la surface interne du kyste par des injections iodées, le séton, le drainage, l'incision et l'application de charpie, la cautérisation, etc.

3° *Extirper le kyste* avec l'instrument tranchant.

LIPOME (λίπα, graisse).

Le lipome est une tumeur formée par le développement anormal et circonscrit du tissu adipeux (1).

(1) Remarquons qu'un individu porteur d'un lipome, et qui maigrit, ne voit pas son lipome diminuer de volume comme les autres dépôts de tissu adipeux (Ranvier et Cornil).

Étiologie. — Leur cause est inconnue et c'est probablement à tort qu'on les a parfois rapportés à des froissements répétés, à des contusions. Complétement indépendants de l'état d'embonpoint de l'individu, on peut les observer chez des personnes très-maigres.

On a vu les lipomes se multiplier presque indéfiniment chez le même individu (Broca en a compté plus de deux mille), il faut voir là une prédisposition spéciale, inconnue, une sorte de *diathèse lipomateuse*, mais nullement une généralisation lipomateuse comparable à celle des tumeurs malignes.

Le lipome est plus fréquent chez l'adulte que chez l'enfant et le vieillard, chez la femme que chez l'homme.

Anatomie pathologique. — Les lipomes ont exactement la *texture du tissu cellulo-adipeux*, ils se composent de vésicules ou cellules plasmatiques gorgées de graisse ; ces vésicules graisseuses sont groupées en lobules, séparés les uns des autres par des cloisons fibreuses dans lesquelles rampent des artérioles fort minces et des veines plus développées. L'*aspect* du lipome est d'ailleurs exactement semblable à celui d'une masse adipeuse ordinaire.

Variétés. — Cette texture se présente avec de légères différences qui ont conduit à la distinction de quatre variétés :

1° *Lipome pur*, constitué par du tissu cellulo-adipeux et fort peu de tissu conjonctif, c'est lui qui donne surtout la fausse sensation de fluctuation.

2° *Lipome myxomateux* dans lequel les vésicules adipeuses sont séparées par du tissu muqueux.

3° *Lipome fibreux* dans lequel les cloisons conjonctives sont très-accentuées.

4° *Lipome érectile*, remarquable par le développement des vaisseaux ; mais cette tumeur est plutôt un angiome qu'un lipome (Broca).

Les lipomes peuvent présenter certaines *altérations nutritives*, mais elles sont exceptionnelles ; ainsi ils peuvent s'infiltrer de *sels calcaires, s'enflammer, se gangréner* et même, ce qui ressemble à un pléonasme, subir la transformation graisseuse ; dans ce cas les grosses vésicules adipeuses se réduisent en fines granulations.

Siége. — Les lipomes se rencontrent habituellement

dans les régions abondamment pourvues de tissu adipeux comme le cou, le tronc, les fesses ; ils sont beaucoup plus rares sur les membres (1).

Symptômes. — Le lipome est une tumeur indolente, mollasse, pâteuse, sans changement de couleur à la peau, qui glisse à sa surface ou lui est unie par quelques brides fibreuses ; cette tumeur est, comme le sein, mobile sur les parties profondes, sa surface est lisse ou légèrement lobulée (2).

Lorsqu'on la saisit à pleine main on a la sensation d'une masse lobulée, souple, spongieuse (3), parfois presque fluctuante, ce qui peut entraîner une erreur de diagnostic ; en tendant la peau à la surface de la tumeur, on voit, dans quelques cas, se dessiner les lobules graisseux.

Le *développement* des lipomes est très-lent, mais continu; ils atteignent parfois d'énormes proportions (20 kilog.). Ils sont uniques ou multiples. On a vu, mais très-exceptionnellement, les lipomes s'infiltrer de sels calcaires, s'enflammer, suppurer, se gangréner.

Diagnostic. — Un lipome ordinaire se reconnaît sans peine aux symptômes que nous venons d'indiquer ; tout au plus pourrait-on le confondre avec un *kyste* ou un *abcès froid*, erreur qu'une simple ponction fait aisément disparaître.

Lorsque le lipome est dur on pourrait, sans grands inconvénients, le confondre soit avec un *fibrome*, soit avec un *chondrome*.

Pronostic.—Le lipome est une tumeur tout à fait bénigne, elle n'infecte jamais l'organisme ; extirpée, elle ne récidive

(1) On a rencontré, mais à titre exceptionnel, des lipomes dans un grand nombre de tissus ou d'organes ; on en a observé dans les os, dans les muscles, dans les séreuses, exemple : polypes graisseux de l'épiploon pouvant tomber dans la cavité péritonéale, hernies graisseuses, franges synoviales chargées de graisse et se calcifiant pour constituer des corps étrangers très-durs (Virchow). On a même observé des lipomes pédiculés sur les muqueuses de l'estomac et de l'intestin (Ranvier et Cornil).

(2) Entraîné par son poids, le lipome peut se pédiculiser ou descendre au-dessous de son point d'implantation.

(3) On a perçu dans quelques cas une sorte de crépitation.

pas, et ne gêne que par son volume, son poids et sa situation (1).

Traitement. — Si le lipome atteint des proportions colossales, il peut y avoir danger à l'extirper, abandonnez-le à lui-même ou, à l'exemple de Blandin, enlevez-le en plusieurs fois. S'il en existe plusieurs, enlevez les plus gênants.

Les pommades, les frictions, etc., n'ont aucune influence sur le lipome ; si le malade, prévenu de l'innocuité absolue de sa tumeur, veut cependant en être débarrassé, extirpez le lipome avec le bistouri ; pour cela, faites une incision cruciale, et le lipome mis à nu, énucléez-le avec le manche du bistouri, vous servant de temps à autre de la lame pour diviser quelques attaches fibreuses ; si, l'extirpation faite, il y a surabondance de peau, réséquez-en une certaine étendue ; en tous cas, rapprochez les lèvres de la plaie, soit par des sutures, soit par des agglutinatifs, et préparez surtout par une compression méthodique l'adhésion de sa face profonde aux tissus sous-jacents. Si vous n'obtenez pas une réunion immédiate, prévenez la stagnation du pus, soit en écartant les lèvres de la plaie, soit en plaçant un tube à drainage (2).

FIBROMES. — TUMEURS FIBREUSES

Les fibromes sont des tumeurs exclusivement formées par du tissu fibreux (3).

---

(1) Il est même exceptionnel de la voir se reproduire lorsque l'extirpation n'a pas été complète.

(2) Nous ne signalerons que pour mémoire le *broiement* sous-cutané des lipomes, leur cautérisation, leur ligature, écrasement, etc., l'extirpation par transfixion qui consiste à diviser le lipome en deux parties que l'on extrait ensuite par arrachement.

(3) Le tissu fibreux forme la charpente de la plupart des tumeurs et surtout du cancer, mais dans les alvéoles de cette charpente se trouvent des cellules libres, tandis que dans un fibrome il n'y a que du tissu fibreux ; l'examen histologique d'un fibrome doit donc être fait sur des coupes nombreuses afin de s'assurer qu'il ne renferme que du tissu fibreux, car il y a des cancers où le tissu fibreux est assez développé pour qu'on puisse les prendre pour de simples fibromes.

Étiologie. — La cause des fibromes est inconnue, la plupart se rencontrent chez des gens adultes ayant toutes les apparences d'une bonne santé, cependant le *mollus- cum* peut-être congénital ; on sait également que les polypes fibreux naso-pharyngiens ne se rencontrent pas après l'âge de vingt à vingt-cinq ans.

Anatomie pathologique. — *Siége*. — Les fibromes se rencontrent dans la peau, le tissu cellulaire sous-cutané et sous-muqueux, le périoste, les aponévroses et la mamelle (1).

Aspect. — Les fibromes se présentent sous l'aspect de tumeurs arrondies, lobulées, polypiformes ; leur *volume* est des plus variables, il en est de fort petits, tandis que d'autres atteignent des dimensions colossales.

Ils ont en général la dureté du tissu fibreux, cependant il en est d'aussi mous que le tissu cellulaire sous-cutané, ce qui a conduit Billroth et Lücke à les distinguer en *fibromes durs* et *fibromes mous* (2).

A la coupe, on constate leur texture en général ser- rée, leur couleur d'un jaune blanchâtre ou rosée, et la pré- sence, dans certains cas, de gros vaisseaux artériels et sur- tout veineux ; la surface de section est tantôt sèche et rugueuse, tantôt assez molle et laissant transsuder un suc blanchâtre offrant quelque ressemblance avec le suc can- céreux.

Au microscope on reconnaît que la tumeur est formée *exclusivement* de tissu fibreux, c'est-à-dire par une sub- stance fondamentale disposée en faisceau, au milieu de la- quelle sont disposées des cellules plasmatiques anastomosées les unes avec les autres, cellules pleines de protoplasma et possédant un noyau ; on y trouve également des vaisseaux qui, dépourvus de tunique adventice, adhèrent directe-

____

(1) Nélaton a signalé les *tumeurs fibreuses de la fosse iliaque* qui, or- dinairement implantées sur le périoste de la crête iliaque ou sur l'arcade crurale, se développent au-dessous du péritoine et peuvent remplir la fosse iliaque: il les a toujours rencontrées chez des femmes ayant eu des enfants.

(2) Ces différences de consistance doivent être attribuées soit au siége du fibrome, soit à divers troubles dans sa nutrition.

ment au tissu de la tumeur, c'est ce qui explique les *hémorrhagies graves* observées parfois après la section des fibromes.

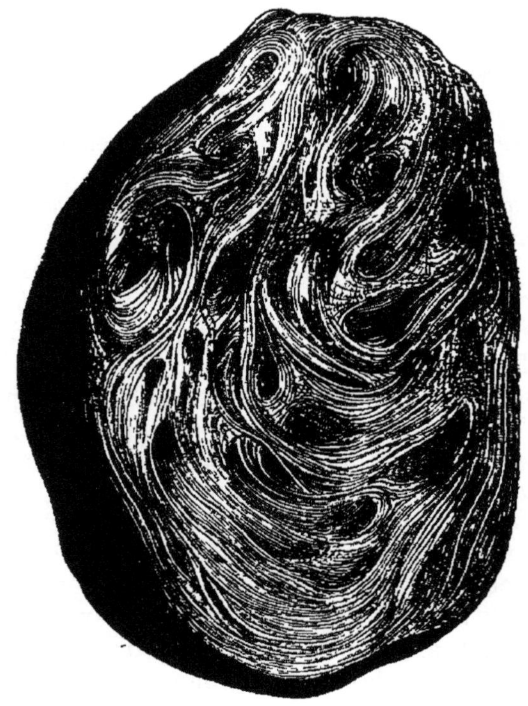

Fig. 9. — Coupe d'une tumeur fibreuse.

Variétés. — Elles tiennent à des modifications de nutrition, c'est :

1° Le *fibrome molluscoïde* ou *molluscum simplex*, dans lequel la substance fondamentale de la tumeur est infiltrée de sérosité comme dans l'œdème (Ranvier et Cornil).

2° Le *fibrome muqueux*, ainsi nommé en raison de la présence dans son épaisseur, de kystes remplis d'une matière gélatiniforme.

3° On a noté les transformations *graisseuses* et *calcaires* du fibrome et même son ossification.

Rappelons encore que le tissu fibreux entre dans la composition des carcinomes, lipomes, myxomes, sans que sa présence en quantité plus ou moins grande modifie la nature de ces tumeurs.

Symptômes. — Les fibromes se présentent sous l'aspect de tumeurs de forme, de volume, de consistance variables ; souvent arrondis et lobulés, ils ont, dans certaines régions, de la tendance à se pédiculiser comme des polypes (polypes naso-pharyngiens); parfois à peine gros comme un pois, il en est dont les dimensions sont colossales ; en général fermes et denses comme le tissu fibreux, ils peuvent s'infiltrer de sérosité et devenir souples et mous.

Molluscum vrai. — Les uns, nés dans la peau ou les tissus sous-cutanés ou sous-muqueux, sont *mobiles* sur les parties profondes ; les autres, implantés sur le périoste ou les aponévroses, sont fixes et immobiles.

En général ces tumeurs sont uniques, cependant elles peuvent être extrêmement nombreuses, elles sont alors molles et siégent dans le tissu sous-cutané, c'est ce qui constitue le molluscum vrai ; parmi cette multitude de fibromes molluscoïdes, il en est d'ordinaire un qui prend de grandes dimensions.

Les *fibromes présentent tous les caractères des tumeurs bénignes :* lenteur dans l'évolution, indolence ou douleur provoquée par la compression des tissus voisins (il n'y aurait d'exception que pour les tubercules sous-cutanés douloureux, voyez *Pathologie chirurgicale*, t. I, p. 45), défaut d'adhérence à la peau, pas de retentissement sur les ganglions, ni d'altération de la santé générale, pas de récidive après l'extirpation.

Cependant, à la longue, les fibromes peuvent, par distension, ulcérer la peau, s'enflammer, se gangrener, donner lieu à des hémorrhagies graves en raison de la disposition spéciale des vaisseaux et enfin déterminer des troubles de voisinage, douleurs, déformations, extrêmement sérieux (1).

Le **pronostic**, bénin quant à la nature de la tumeur, varie suivant son siége et ses rapports avec les organes voisins (2).

(1) Quelques auteurs, Paget, Virchow, croient à la possibilité d'une transformation des fibromes en sarcomes.

(2) Voyez *Polypes naso-pharyngiens*, dans ma *Pathologie chirurgicale*, t. I, p. 572.

Diagnostic. — Les caractères que nous venons d'énumérer distinguent les fibromes des tumeurs malignes ; tout au plus pourrait-on rencontrer quelque embarras à propos de fibromes ulcérés et donnant lieu à des hémorrhagies.

Il est plus difficile de les distinguer des tumeurs bénignes, lipomes, ostéomes, kystes et même de certains sarcomes.

Traitement. — On peut abandonner à eux-mêmes les petits fibromes, indolents et stationnaires ; mais s'ils augmentent de volume, s'ils compriment des organes importants, il faut les extirper.

L'extirpation se pratique soit avec le *bistouri*, soit avec l'*anse* ou le *couteau galvano-caustique*, soit par l'*écrasement linéaire ;* on sait que la section de la tumeur donne parfois lieu à des hémorrhagies sérieuses.

Papillomes.

Toute tumeur, quelle que soit sa texture (fibrome, sarcome, carcinome), peut, dans certains cas, offrir à sa surface des bourgeons disposés en forme de papilles, ce n'est pas pour cela un papillome.

Le papillome est simplement formé par l'hypertrophie des papilles normales reposant sur un tissu normal.

Étiologie. — Les papillomes les plus fréquents sont les *cors*, les *verrues*, les *poireaux*, et les *végétations* des organes génitaux, souvent désignées sous les noms de *crêtes de coq* ou choux-fleurs.

Ils se développent sous l'influence de pressions répétées (cors), ou par le contact d'un liquide irritant (végétations), ou encore sous une influence inconnue (papillomes du rectum chez les enfants).

Anatomie pathologique. — *Siége*. — Les papillomes se développent soit sur la *peau* (cors, verrues), soit sur les *muqueuses* (organes génitaux, larynx, muqueuse gastro-intestinale, soit sur les *séreuses* (tissu fongueux des tumeurs blanches).

Les papillomes n'étant qu'une hypertrophie des papilles normales, leur structure est celle de ces papilles ; ils sont donc formés :

1° Par un *stroma* ou charpente de tissu conjonctif dans laquelle se trouvent des *vaisseaux* disposés en anses ;

2° Par un *revêtement épithélial* formé tantôt de couches stratifiées d'épithélium pavimenteux et corné (*papillomes cutanés*), tantôt d'une simple couche de cellules cylindriques (*papillomes des muqueuses*) (1), tantôt d'une couche fort mince de cellules endothéliales (*papillomes des séreuses*).

Symptômes. — Les papillomes se présentent sous des aspects très-divers :

1° Les *papillomes cutanés*, cors, verrues, ont déjà été étudiés dans notre *Pathologie chirurgicale*, t. I, p. 15.

2° Les *papillomes muqueux* en végétations, ou choux-fleurs, ont été étudiés dans notre *Pathologie chirurgicale*, t. II, p. 720.

3° L'étude des *papillomes séreux* se rattache à celle des *tumeurs blanches*, t. I, p. 223.

Pronostic. — Très-bénin ; cependant les cors, mais surtout les végétations de l'urèthre, de la vessie, donnent lieu à des douleurs fort vives, les papillomes du larynx peuvent entraîner de graves accidents ; quant au tissu fongueux des tumeurs blanches, son histoire se confond avec celle de cette maladie.

Il est rare de voir un papillome se transformer en épithéliome ou en carcinome.

Traitement. — Il est très-variable : d'une manière générale on peut dire que les papillomes doivent être détruits par les caustiques, ou qu'après les avoir enlevés au bistouri on doit cautériser leur base d'implantation.

---

(1) Les papillomes muqueux se combinent fréquemment avec l'hypertrophie des culs-de-sac glandulaires, des vaisseaux, avec des kystes, etc. (Ranvier et Cornil).

ANGIOMES. — TUMEURS ÉRECTILES

Nævi materni. — Taches de naissance.

Les angiomes (1) sont des tumeurs formées par le déve-loppement anormal ou par la genèse nouvelle de petits vaisseaux (2).

Classification. — Pendant longtemps on a admis trois variétés d'angiomes, suivant qu'on les supposait formés par des vaisseaux *artériels, veineux* ou *capillaires* (3).

Les histologistes modernes n'en admettent que deux variétés : 1° Les *angiomes simples* dans lesquels les vaisseaux de nouvelle formation qui constituent la tumeur sont semblables aux vaisseaux normaux ;

2° Les *angiomes caverneux* (4) dans lesquels le sang circule dans un système lacunaire analogue au système caverneux des organes érectiles (Ranvier et Cornil).

Étiologie. — Les tumeurs érectiles sont presque toujours *congénitales*, mais c'est une bien grande erreur que de croire, avec le vulgaire, à l'*influence des-émotions ou des désirs* de la mère sur leur production (5).

Les angiomes qui se montrent après la naissance ont parfois pour point de départ une contusion ou une plaie.

(1) Une simple dilatation de vaisseaux préexistants constituera une varice artérielle, un anévrysme, mais non un angiome (Ranvier et Cornil).

(2) Dupuytren, frappé de l'aspect caverneux de ces tumeurs et de leur turgescence, leur a donné le nom de *tumeurs érectiles*, nom généralement accepté, bien que toutes les tumeurs vasculaires ne soient ni caverneuses, ni érectiles. Les noms de *fongus hématodes*, de *télangectasie*, de *nævus maternus* n'ont pas été acceptés ou ne s'appliquent qu'à une certaine forme de la maladie.

(3) Mais on peut remarquer que tous les angiomes s'injectent également bien par les artères ; la distinction n'est donc établie que sur la couleur bleue ou rouge de la tumeur, couleur qui est aussi bien due au degré de minceur de sa paroi qu'à la nature du sang qu'elle renferme.

(4) D'après Broca, ce seraient là deux degrés d'un même processus.

(5) On a même comparé ces taches vasculaires à certains fruits dont la mère aurait eu envie durant sa grossesse !

Broca a remarqué que les simples taches vasculaires étaient souvent multiples, tandis que les tumeurs érectiles sont ordinairement uniques ; de plus, les femmes y sont plus prédisposées que les hommes.

Anatomie pathologique. — *Siége*. — Les angiomes se rencontrent sur la peau, les muqueuses, surtout celles de la face, et plus particulièrement autour des orifices naturels, lèvres, nez (ce que Virchow attribue au grand nombre des *fissures branchiales* de la face) et dans le tissu cellulaire sous-cutané (angiomes sous-cutanés).

On en a trouvé dans les muscles, les os, les viscères et surtout le *foie* (1).

Texture.— Au point de vue de leur texture les angiomes doivent être divisés en deux classes : 1° les angiomes simples ou nævi materni, 2° les angiomes caverneux ou tumeurs érectiles.

1° L'*angiome simple* ou *nævus maternus* forme une tache ou une tumeur plate, plus rarement saillante et poly-

Fig. 10. — Angiome simple,   Fig. 11. — Angiome caverneux.

Ces deux figures représentent d'une façon schématique les deux types d'angiomes.

Dans la première, *angiome simple,* le sang circule dans des vaisseaux dilatés, mais dont les parois ne présentent pas de solution de continuité.

Dans la seconde, *angiome caverneux,* le sang circule dans un système d'alvéoles rappelant le tissu caverneux.

peuse, rouge et violacée ; il est formé par des capillaires de formation nouvelle, capillaires présentant des dilatations en

(1) Les angiomes du foie, de volume très-variable, se développent aux dépens de la substance hépatique dont ils déterminent l'atrophie.

ampoule, des flexuosités en tire-bouchon : ces capillaires sont plongés dans le derme ou dans le tissu sous-cutané (1).

2° L'*angiome caverneux* ou *tumeur érectile* est formé par une série d'alvéoles communiquant entre eux, alvéoles qui, situés entre les artères et les veines, tiennent lieu de capillaires et sont le siége d'une circulation très-active, ce que démontre le peu de leucocytes qu'ils renferment et la brusque augmentation de volume qu'ils présentent durant la vie sous toutes les influences qui accélèrent la circulation.

Les *cloisons* qui limitent ces alvéoles sont formées par du tissu fibreux très-dense et elles sont tapissées par des cellules épithéliales aplaties et fusiformes assez semblables à l'épithélium des veines (2).

Variétés. — Les angiomes sont sujets à diverses *altérations nutritives* qui modifient leur physionomie.

1° C'est d'abord la *transformation fibreuse*, c'est-à-dire que, sous l'influence de l'inflammation, le tissu conjonctif de la tumeur prolifère et étouffe les vaisseaux. C'est donc un mode de guérison mis à profit dans la thérapeutique de l'angiome.

2° La *présence de kystes*, probablement formés par l'isolement d'un segment vasculaire et par les métamorphoses du sang qu'il renferme.

3° Leurs parois peuvent s'infiltrer de *sels calcaires* et peut-être se recouvrir de couches fibrineuses comme celles des poches anévrysmales.

Les tumeurs érectiles s'accompagnent parfois de la dilatation des veines et surtout des artères qui les alimentent, mais ces cas appartiennent plutôt à l'anévrysme cirsoïde (voy. *Path. chirurg.* t. I, p. 387) qu'à l'angiome.

Symptômes. — On peut avec Broca, diviser, au point de vue clinique, les angiomes en trois classes, suivant leur

(1) En général l'angiome simple occupe l'épaisseur de la peau, tandis que l'angiome caverneux est sous-cutané.

(2) L'angiome caverneux peut être regardé comme un degré plus avancé de l'angiome simple ; celui-ci se forme par un tissu embryonnaire dans lequel se montrent des capillaires, ceux-ci se dilatent, leurs dilatations arrivent au contact les unes des autres, de larges communications s'établissent entre elles et l'angiome caverneux est ainsi constitué (Ranvier et Cornil).

siége : 1° dans la peau, 2° dans les muqueuses, 3° dans les tissus profonds.

1° *Angiomes cutanés.* Ils se présentent sous l'aspect de taches ou de tumeurs.

Les *taches*, souvent nommées *nævi materni* ou *taches de naissance*, sont tantôt rouges ou rosées et tantôt bleuâtres (1).

Elles sont petites ou très-étendues, de forme très-diverses, ressemblant parfois à certains fruits, bien circonscrites ou diffuses, elles disparaissent plus ou moins bien sous la pression du doigt et leur couleur devient plus vive au moment du cri et des efforts.

Ces taches sont habituellement *congénitales;* très-fréquentes au moment de la naissance, un grand nombre d'entre elles s'effacent spontanément (Depaul).

Les *tumeurs* forment, ainsi que leur nom l'indique, un relief plus ou moins accentué, elles sont plus ou moins bien circonscrites, arrondies, d'un rouge violacé : à l'état de repos cette teinte est pâle et la tumeur plus ou moins flétrie et ridée, mais elle devient *turgescente* dans toutes les circonstances qui accélèrent la circulation, d'où leur nom de *tumeurs érectiles :* elles *s'affaissent par la pression* pour se reproduire dès qu'elle cesse.

Lorsque ces tumeurs sont *diffuses*, à ces phénomènes d'érectilité se joint un susurrus, un bruit de souffle, mais ce sont plutôt des anévrysmes cirsoïdes que des tumeurs érectiles.

2° Les *angiomes des muqueuses* présentent les mêmes caractères que ceux de la peau, cependant leur coloration est plus bleuâtre et ils envahissent habituellement le tissu sous-muqueux.

3° Les *angiomes sous-cutanés* se développent primitivement dans le tissu cellulaire sous-cutané, ou bien ils sont le résultat de l'extension d'un angiome cutané ou muqueux. Quoi qu'il en soit, ils se présentent sous l'aspect de tumeurs molles, pâteuses comme des lipomes, tumeurs nettement circonscrites ou diffuses; la peau qui les re-

____

(1) Dans le premier cas on les croyait formées aux dépens des artères, et dans le second aux dépens des veines.

couvre présente souvent une teinte bleuâtre; ces tumeurs ressemblent parfois à des lipomes (angiome sous-cutané circonscrit, lipomateux de Monod) et dans d'autres cas à des anévrysmes, différence qui se rattache à l'absence ou à la présence de légers mouvements d'expansion, de bruits de souffle, de réductibilité à la pression.

Les *angiomes profonds*, tels que ceux de l'orbite, des os, du foie, donnent lieu à des troubles fonctionnels spéciaux; quelques-uns comme ceux du foie et d'autres viscères passent habituellement inaperçus.

Marche. — La destinée des angiomes est très-variable, ils peuvent en effet : 1° *Diminuer de volume et disparaître;* cette guérison peut s'effectuer spontanément, ainsi il n'est point rare de voir des taches de naissance s'effacer à mesure que l'enfant avance en âge, ou bien la guérison est obtenue par le fait d'un travail inflammatoire; dans ce cas, la tumeur s'enflamme tout entière, elle durcit, s'atrophie et disparaît, ou bien il se produit à sa surface de petites ulcérations, un peu de sang s'écoule, puis les ulcérations se recouvrent de bourgeons charnus qui forment une cicatrice blanche dont la rétraction oblitère la tumeur qui s'affaisse, devient imperméable et fibreuse.

2° *Rester stationnaires*, c'est la destinée ordinaire d'un grand nombre de tumeurs érectiles (1).

3° *Augmenter de volume, donner lieu à des hémorrhagies;* certains angiomes s'accroissent d'une façon continue ou intermittente, cet accroissement est spontané, provoqué par un traumatisme ou bien il survient au moment des règles, pendant la gestation, etc.

Les angiomes à marche progressive sont les plus exposés à se rompre spontanément ou sous l'influence des chocs les plus légers, à s'ulcérer et à guérir, mais aussi à donner lieu à des hémorrhagies très-graves.

Pronostic. — Les angiomes sont des tumeurs *bénignes* en elles-mêmes; elles ne sont graves que lorsqu'elles pro-

____

(1) Certains angiomes progressent, s'accroissent jusqu'au moment de la puberté, puis restent stationnaires.

gressent et lorsque leur rupture détermine d'abondantes *hémorrhagies.*

Traitement. — A l'exemple de Malgaigne tous les auteurs classent en trois méthodes les divers modes de traitement des tumeurs érectiles.

Première méthode.. — *Empêcher le sang d'arriver à la tumeur*, soit en *comprimant* cette tumeur, soit en appliquant à sa surface des *réfrigérants* ou des *liquides astringents*, soit en *liant les artères* qui l'alimentent ou les veines avec lesquelles elle communique, soit encore en pratiquant sur son pourtour une *incision circulaire*. Ces moyens sont rarement suivis de succès.

Deuxième méthode. — *Oblitérer par inflammation les vaisseaux de la tumeur.* — Pour obtenir ce résultat on a eu recours à des moyens très-divers : 1° la *vaccination*, elle a donné quelques succès, mais elle n'est applicable que sur les gens non vaccinés ; on la pratique soit avec la lancette, soit avec de petites épingles à insecte imprégnées de vaccin et laissées quelque temps dans la tumeur ;

2° L'*acupuncture* pratiquée avec des épingles enfoncées dans la tumeur pendant sept à huit jours ;

3° Le *séton* simple ou caustique, c'est-à-dire imprégné de chlorure de zinc (Follin).

4° Les *topiques irritants*, c'est-à-dire les frictions ou les piqûres avec le perchlorure de fer, l'huile de croton, etc. ;

5° La *cautérisation linéaire* ou *filiforme*, que l'on peut pratiquer soit avec des aiguilles rougies au feu, soit de préférence par la galvano-caustique, en traversant la tumeur par des fils _de_ platine rendus incandescents par leur communication avec l'appareil de Middeldorpf (1).

Troisième méthode. — *Détruire* ou *enlever la tumeur.* — 1° *Extirpation.* — L'extirpation avec le bistouri ne convient qu'aux petites tumeurs, et encore faut-il que les vaisseaux du voisinage ne présentent pas de développement anormal, ce qui rendrait l'hémostase difficile ; il est donc préférable de se servir de l'appareil galvano-caustique, soit de la lance cutellaire, soit de la lame coupante ; il faut, au préalable, pour maintenir cette lame, passer deux épingles en croix au-dessous de l'angiome.

2° La *ligature* comprend une foule de procédés ; la tumeur est-elle petite, on peut enfoncer à sa base deux épingles disposées en

____

(1) C'est là un bon procédé pour les tumeurs qui ne sont pas trop volumineuses.

croix et placer au-dessous une ligature pratiquée avec un fil ordinaire ou avec un fil en caoutchouc. Pour les tumeurs étendues,
on a imaginé des ligatures spéciales (Rigal de Gaillac, Lücke, etc.).

3° La *cautérisation* pratiquée soit avec le fer rouge, soit avec
le bouton galvanique, soit avec les caustiques [nitrate acide de
mercure, potasse caustique, pâte de Canquoin ou chlorure de
zinc] (1).

Au milieu de ces nombreux procédés le choix sera guidé par
le siége, le volume, la marche, la situation de la tumeur, etc. ; il
est de vastes taches vasculaires, stationnaires, qui doivent être
abandonnées à elles-mêmes.

MYOMES

Les myomes sont des tumeurs formées par du tissu musculaire.

Division. — Aux deux classes de fibres musculaires,
fibres striées et fibres lisses, correspondent deux variétés
de myomes : 1° les *myomes à fibres striées* qui sont très-
rares, presque toujours congénitaux, et dont nous ne nous
occuperons pas (2).

2° Les *myomes à fibres lisses* qui sont, au contraire, très-
fréquents, du moins dans l'utérus, où ils ont été longtemps
désignés d'après leur aspect extérieur sous le nom de corps
fibreux ou fibromes (3).

Leurs **causes** sont aussi obscures que celles des autres
tumeurs, et c'est une pure hypothèse que de les attribuer
à l'excitation, au catarrhe des organes génitaux.

Anatomie pathologique. — *Siége*. — La *matrice* est le
siége d'élection des myomes ; ils sont placés soit dans l'interstice de ses parois (myomes interstitiels), soit sur une
de ses surfaces, péritonéale ou muqueuse (myomes sous-

---

(1) Cette dernière n'attaque pas la peau, mais elle coagule le sang et cautérise plus activement que la pâte de Vienne ; on peut l'employer sous forme
de flèches implantées sur le pourtour de la tumeur.

(2) Rokitansky en a observé deux cas dans le testicule. Notre description s'applique spécialement aux myomes à fibres lisses.

(3) Broca les décrit sous le nom d'hystéromes.]

péritonéaux ou sous-muqueux); ces derniers prennent habituellement la forme de polypes; on en a rencontré encore
dans la prostate, le scrotum, les grandes lèvres, dans l'estomac, l'intestin, etc.; souvent le même organe renferme
plusieurs myomes.

Aspect. — Les myomes se présentent sous l'aspect de
tumeurs de volume très-variable, il en est qui atteignent des
dimensions colossales (1); elles sont tantôt lobulées, régulières, bien circonscrites, faciles à énucléer, tantôt pédiculées
et allongées comme des polypes (2). Parfois assez mous, les
myomes sont souvent *durs* comme du tissu fibreux, dont ils
offrent souvent à la coupe la couleur blanche et nacrée (3);
souvent, il est vrai, ils présentent une teinte rosée.

Texture. — Ils sont formés de fibres musculaires lisses
plongées au milieu d'un tissu conjonctif parfois extrêmement abondant (4). Dans ce tissu conjonctif se ramifient des
vaisseaux et surtout des veines dont les grandes dimensions
expliquent l'écoulement sanguin, parfois très-grave, dont
les myomes sont le siége.

Chose remarquable, les *myomes sont contractiles* et les
différences que présente, pendant la vie, leur consistance
tiendraient à leur état de relâchement ou de contraction
(Virchow).

Variétés. — 1° Les uns sont *réguliers*, non lobulés, remarquables par la direction uniforme de leurs fibres.

2° D'autres sont *lobulés* et leurs lobes sont réunis par une grande
quantité de tissu conjonctif dans lequel serpentent de vastes sinus
veineux.

(1) Mon ami E. Lagarde de Peyrehorade et moi en avons extirpé un dont
le poids dépassait 10 kilog.; épuisé par d'incessantes hémorrhagies, la malade
avait déjà éprouvé plusieurs syncopes qui annonçaient une fin prochaine;
cependant dès qu'elle fut débarrassée de sa tumeur, les hémorrhagies et les
défaillances cessèrent et aujourd'hui sa santé ne laisse rien à désirer.

(2) D'où le nom de polypes de l'utérus qui leur est souvent donné.

(3) Ces caractères, joints à la quantité parfois considérable de tissu fibreux
qui entre dans leur texture, expliquent le nom de *corps fibreux* sous lequel ils
ont été si longtemps désignés et celui de *fibro-myomes* que leur donne encore
Rindfleisch.

(4) Ces fibres musculaires sont évidemment de formation nouvelle, puisque
certains myomes développés dans l'utérus renferment plus de fibres musculaires que l'utérus tout entier.

3° Les myomes peuvent subir les dégénérescences *calcaire* (1), *graisseuse, muqueuse ;* dans ce dernier cas la tumeur se creuse de vastes kystes pleins d'une substance gélatiniforme.

Notons encore que le tissu musculaire s'associe fréquemment à d'autres tissus pour former des *tumeurs mixtes* désignées sous les noms de *myo-sarcome, myo-carcinome,* etc.

Symptômes. — Les myomes sont des tumeurs bénignes, facilement énucléables, ne récidivant pas après l'opération, mais elles peuvent devenir très-graves :

1° Par les *hémorrhagies* dont elles sont le point de départ en déterminant un état congestif de la matrice ;

2° Par les *douleurs expultrices*, comparables à celles de l'accouchement, qu'elles provoquent lorsqu'elles distendent la cavité de la matrice ;

3° Par la *compression* des organes voisins, vessie, intestins, d'où troubles de la miction, occlusions intestinales.

Pour plus de détails, voyez *Myomes utérins*, dans ma *Pathologie chirurgicale*, t. II, p. 591.

B. TUMEURS A PRONOSTIC VARIABLE

CHONDROMES. — TUMEURS CARTILAGINEUSES

Les chondromes sont des tumeurs formées par la production accidentelle de tissu cartilagineux.

Les chondromes sont toujours *indépendants des cartilages normaux de l'organisme ;* les productions auxquelles, sous l'influence du rhumatisme chronique, les cartilages normaux donnent parfois naissance ont reçu le nom d'*ecchondroses* (2).

---

(1) C'est surtout ce que l'on observe sur les myomes qui, nés de la surface péritonéale de l'utérus, se détachent et deviennent libres dans le péritoine.

(2) Le mot chondrome a été proposé par Muller qui, avec Cruveilhier, distingua les tumeurs cartilagineuses des cancers avec lesquels elles étaient confondues sous le nom de *spina ventosa*.

On les a encore nommées *chondrophytes* et *enchondromes*, mais la première désignation n'est plus usitée et la seconde ne s'applique qu'aux tumeurs cartilagineuses nées dans l'épaisseur d'un os.

Étiologie. — *Siége*. — Les chondromes se rencontrent
dans les os et dans les parties molles, ils sont beaucoup
plus communs dans les os que partout ailleurs (1) ; on les
trouve par ordre de fréquence dans les os des doigts et
des métacarpiens, dans les os du bassin, de la mâchoire, etc.,
dans les extrémités du fémur, du tibia.

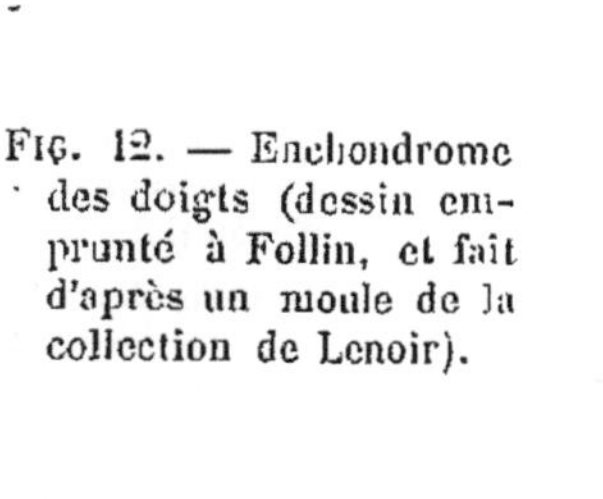

FIG. 12. — Enchondrome
des doigts (dessin em-
prunté à Follin, et fait
d'après un moule de la
collection de Lenoir).

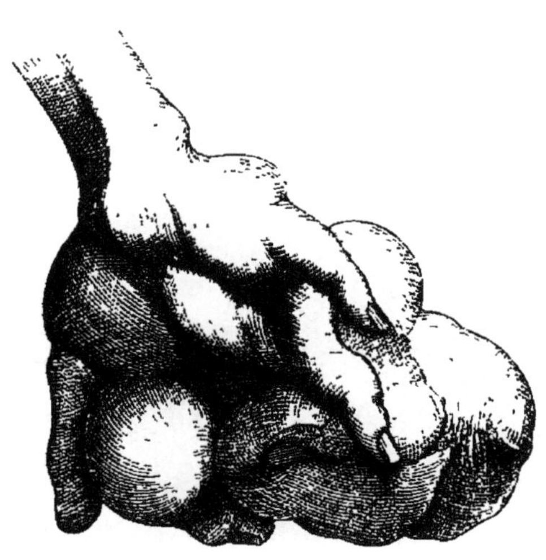

Les chondromes des *parties molles* se rencontrent surtout dans la parotide et le testicule (2), plus rarement dans
la mamelle, la glande sous-maxillaire, l'ovaire, etc.

Le chondrome des os s'observe surtout avant vingt ans,
tandis que celui des parties molles est plus fréquent après
cet âge.

D'ailleurs, ces tumeurs se développent sous une influence
inconnue (3) et elles sont souvent multiples, surtout lorsqu'elles frappent les mains ou les pieds (Dolbeau).

(1) Sur 141 chondromes, Huerlaux en a trouvé 104 pour le squelette et 37
pour les parties molles.

(2) Dolbeau et Paget croient que le chondrome de la région parotidienne
est presque aussi fréquent que celui des phalanges et des métacarpiens.

(3) A l'appui de l'*hérédité* du chondrome on ne peut citer que deux ou
trois observations, et l'influence du *traumatisme* est tout aussi douteuse.

Peut-on attribuer le chondrome des os au *rachitisme* ou à une perversion
dans le développement des os (Muller, Chassaignac)?

Anatomie pathologique. — *Texture.* — La texture des chondromes est la même que celle du tissu cartilagineux normal, c'est-à-dire qu'ils sont formés par une *substance fondamentale* hyaline, transparente, donnant de la chondrine par la coction, et creusée de cavités dites *cavités de cartilage;* dans ces cavités sont logées des *cellules* formées par une masse de protoplasma au milieu duquel on trouve un ou deux *noyaux* avec leurs nucléoles, de plus ces cellules sécrètent autour d'elles de minces membranes dites *capsules de cartilage.*

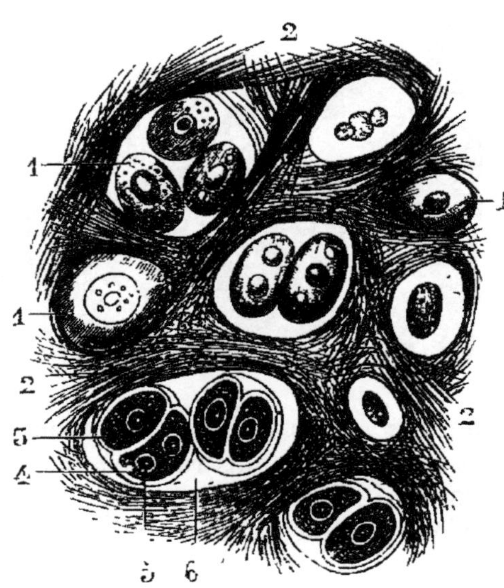

FIG. 13. — Cette figure est destinée à montrer les éléments microscopiques d'un chondrome en voie d'évolution.

1. Cavité creusée dans le cartilage et renfermant des cellules de formes diverses.

2, 2. Fibres (c'est-à-dire la substance fondamentale) séparant ces cavités les unes des autres.

3, 4, 5, 6. Cellules cartilagineuses en voie de prolifération. — On peut remarquer qu'elles se composent d'un nucléole, d'un noyau, d'une masse de protoplasma et de deux capsules, l'une primitive, l'autre secondaire.

La tumeur se présente sous la forme de lobes réunis par une trame cellulo-vasculaire (1), mais dans laquelle on n'a encore trouvé ni nerfs, ni lymphatiques; parfois la tumeur tout entière est entourée d'une coque fibreuse résistante.

Variétés. — Ce type, qui peut être désigné sous le nom de *chondrome hyalin* à un ou plusieurs lobes, présente plusieurs variétés.

Entre les îlots cartilagineux on peut rencontrer soit du tissu

(1) En quoi le chondrome diffère du vrai cartilage.

embryonnaire en grande quantité (*chondro-sarcome* de Virchow), soit du tissu fibreux en abondance (*chondro-fibrome*).

Lorsque le chondrome s'est développé dans une glande comme le testicule ou la parotide, on peut rencontrer dans le tissu cellulo-vasculaire qui sépare les lobes cartilagineux des culs-de-sac (1) et des conduits glandulaires (*adéno-chondromes*).

Parfois la tumeur cartilagineuse s'infiltre de sels calcaires (*chondromes ossifiants*), dans d'autres cas elle se ramollit à son centre qui prend l'aspect d'un kyste à contenu filant et gélatineux (*cysto-chondrome*). Enfin, ces diverses variétés sont souvent combinées entre elles, c'est ce qui constitue le *chondrome mixte*, de beaucoup le plus fréquent, surtout dans les glandes.

Les chondromes peuvent subir diverses *altérations nutritives*, leurs cellules s'infiltrent de granulations graisseuses, ils se ramollissent ou, au contraire, se calcifient.

Rapports du chondrome avec les tissus voisins : 1° Les rapports avec le *tissu osseux* peuvent présenter trois variétés : tantôt la tumeur cartilagineuse, née au centre de l'os, le repousse et s'en forme une véritable coque (*enchondrome*), tantôt les îlots cartilagineux sont disséminés çà et là dans l'épaisseur de l'os (*chondrome diffus*), tantôt la tumeur est placée à la surface de l'os au-dessous du périoste (*périchondrome*).

2° Les chondromes des *parties molles* sont rarement purs, ils s'unissent fréquemment à d'autres tumeurs ; quoi qu'il en soit, ils repoussent les tissus sans leur adhérer (2), et c'est exceptionnellement qu'on les voit perforer la peau, refouler les os.

3° Dans certains cas les chondromes se rencontrent dans les viscères, surtout dans les poumons.

Symptômes. — Les chondromes ont une *forme* sphéroïdale, à surface bosselée ; leur *consistance*, souvent dure et élastique comme celle du cartilage normal, peut présenter de grandes variétés. Car elle est parfois molle au point de

- (1) Ranvier et Cornil font remarquer que ces culs-de-sac, produits d'une irritation de voisinage, n'ont que bien peu d'importance et ne justifient pas la distinction d'une variété.

(2) Mais souvent sur leur pourtour on rencontre de petits îlots cartilagineux libres, fait important au point de vue opératoire (Dolbeau).

faire croire à de la fluctuation, ou dure et pierreuse comme celle du tissu osseux.

Ces tumeurs sont naturellement immobiles lorsqu'elles se développent aux dépens du squelette ; nées dans les parties molles, elles possèdent une certaine mobilité. Elles sont *indolentes* (1), sans *action sur l'organisme*, cependant si d'ordinaire la santé est excellente, elle peut aussi s'altérer comme dans le cas de tumeur maligne ; la peau qui les recouvre est souple et normale, cependant les veines sous-cutanées peuvent être dilatées.

Marche. — Le chondrome subit un accroissement continuel et progressif, mais très-variable dans ses allures (2) ; son ulcération est très-rare et n'a lieu que par l'excessive distension de la peau ; la surface ulcérée ne laisse écouler que peu de liquides et ces liquides n'ont point la fétidité de l'ichor cancéreux, cependant on voit souvent dans ce cas le malade pâlir, maigrir, être pris d'une fièvre hectique ; il peut même succomber, c'est surtout ce qui a lieu lorsque des tumeurs semblables se développent dans les viscères.

Pronostic. — Ces différences dans l'évolution du chondrome conduisent à le ranger dans la classe des tumeurs à pronostic variable : car si autrefois il était considéré comme essentiellement bénin, on sait aujourd'hui qu'il en est dont l'évolution ressemble à celle des tumeurs malignes, sans que leur texture puisse rendre compte de cette différence (3).

Diagnostic. — D'une façon générale, un chondrome se reconnaît à son siége, à son indolence, à sa consistance, son aspect bosselé, la lenteur de son évolution, le défaut d'adhérence de la peau.

(1) Si le chondrome est parfois douloureux c'est en raison de la compression qu'il exerce sur les tissus voisins.

(2) Ainsi on a remarqué que les chondromes des doigts et de la région parotidienne mettaient au moins cinq ou six ans avant que le chirurgien ne fût appelé à intervenir, tandis que ceux du testicule et des grands os du squelette avaient une marche beaucoup plus rapide.

Une contusion, un traumatisme quelconque peut accélérer l'évolution du chondrome.

(3) On a remarqué que les enchondromes des mains et de la région parotidienne sont plus bénins que ceux des os et des viscères (Paget).

Cependant si certaines tumeurs cartilagineuses comme celles du doigt et de la parotide sont d'un diagnostic facile, il en est qui, placées dans la profondeur des membres ou dans les viscères, se rapprochent beaucoup des fibromes, des sarcomes, etc.

Traitement. — L'*extirpation* est le seul traitement convenable : cette extirpation est en général facile lorsque le chondrome, placé dans les parties molles, est entouré d'une coque fibreuse qui permet son énucléation; le chondrome du tissu osseux peut être enlevé indépendamment de l'os lorsqu'il s'est développé à sa surface, dans le cas contraire il faut procéder à la résection, à la désarticulation ou à l'amputation.

ADÉNOMES (αδὲνη, glande).

Les adénomes sont des tumeurs formées par des éléments glandulaires.

Les glandes normales se divisent en deux groupes : 1º les glandes en grappe ; 2º les glandes en tubes : à chacun de ces groupes correspond une variété d'adénome : 1º aux glandes en grappe correspond l'*adénome acineux* ; 2º aux glandes en tubes correspond l'*adénome tubulé*.

La description des adénomes doit être précédée de remarques importantes; Cruveilhier, Velpeau remarquèrent que parmi les tumeurs du sein englobées sous le nom de cancers, il s'en trouvait qui en différaient considérablement; ils désignèrent ces tumeurs sous les noms de *corps fibreux*, eu égard à leur aspect, de *corps fibrineux* parce que Velpeau les crut formées par des épanchements sanguins consécutifs à des contusions, de *tumeurs adénoïdes* lorsque Lebert eut démontré la présence dans leur intérieur de culs-de-sac semblables à ceux qui constituent la glande, enfin d'*adénomes* c'est-à-dire, de tumeurs formées par des éléments glandulaires (tubes et culs-de-sac).

La plupart des chirurgiens regardent ces tumeurs comme très-communes, tandis que les histologistes considèrent les adénomes purs comme rares, car un grand nombre de tumeurs dites adénomes renferment, il est vrai, un certain nombre de culs-de-sac glandulaire, mais unis à un autre tissu, soit à des fibromes, soit à des myxomes, soit à des sarcomes; les culs-de-sac glandulaires ne sont qu'un élément secondaire, résultat de l'irritation de la glande.

Cela est si vrai que, la tumeur enlevée, si elle récidive, la nouvelle tumeur peut ne pas contenir d'éléments glandulaires, mais être exclusivement formée par du sarcome ou du myxome.

La présence d'éléments glandulaires dans une tumeur ne suffit donc pas pour la qualifier d'adénome; il faut, pour qu'il y ait adénome, non-seulement que la nature et la disposition des culs-de-sac soient entièrement semblables à ceux de la glande atteinte, mais encore que le stroma ne soit formé ni par du myxome, ni par du sarcome.

Les causes des adénomes sont inconnues, mais un fait important c'est qu'ils se montrent de préférence dans le jeune âge et chez l'adulte, tandis que le carcinome se manifeste souvent à une époque plus avancée.

Anatomie pathologique. — *Siége.* — Les *adénomes acineux* se rencontrent surtout dans la *mamelle*, on en a encore observé dans les glandes *parotide, lacrymale,* sous-maxillaire; les glandes sous-muqueuses du *voile du palais* et du *pharynx* peuvent en être atteintes (1).

Les *adénomes tubulés* se rencontrent surtout dans la muqueuse gastro-intestinale, dans l'utérus, le rectum; quelques polypes du nez appartiendraient à cette variété.

Aspect. — Un adénome ordinaire ou acineux se présente sous l'aspect d'une tumeur élastique, assez régulière ou lobulée, la surface de la coupe est d'un blanc grisâtre ou légèrement rosée et grenue, par le raclage elle ne donne pas de suc; leur consistance est assez variable, lorsque le stroma fibreux prédomine ils sont durs, fermes; il n'est pas rare de rencontrer dans leur épaisseur des kystes à contenu liquide ou butyreux (2).

Texture. — Les *adénomes acineux* ont la même texture que les glandes acineuses ou en grappe (mamelle, parotide,

____

(1) Il en résulte soit une tumeur, soit une hypertrophie générale de la muqueuse.

(2) D'après Ranvier et Cornil, les adénomes purs ne dépassent guère le volume d'une noix, ils se confondent avec la mamelle et ne renferment presque jamais de kystes; les tumeurs bien circonscrites et volumineuses sont généralement des fibromes, des sarcomes ou des myxomes.

glandes salivaires), c'est-à-dire qu'ils se composent d'une série de culs-de-sac formés par une membrane bien nette, tapissée intérieurement par un épithélium pavimenteux bien régulier et séparés les uns des autres par une couche de tissu fibreux; dans certains adénomes ce sont les culs-de-sac glandulaires qui prédominent, dans d'autres cas c'est le tissu fibreux (différence qui a conduit Broca à distinguer deux variétés d'adénomes).

Les *adénomes tubulés* (1) s'observent sur les glandes des muqueuses qui possèdent des glandes en tubes, ils consistent en une hypertrophie et une multiplication de ces glandes, et sont constitués par un grand nombre de tubes tapissés par un épithélium cylindrique, tubes souvent dilatés par place et remplis d'une substance colloïde; ces adénomes prennent souvent la forme de petits polypes (2).

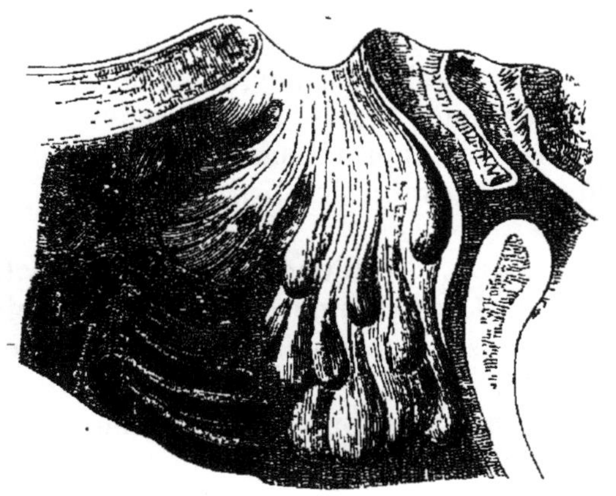

Fig. 14. — Coupe d'un petit adénome polypeux et tubulé de l'intestin grêle. Grossissement 20 diamètres (d'après Ranvier et Cornil).

Symptômes. — 1° Les *adénomes acineux* se présentent sous l'aspect de tumeurs arrondies ou lobulées, assez régulières, mobiles, dépourvues d'adhérences; ces tumeurs, que l'on rencontre dans la mamelle, la parotide, sont souples,

---

(1) Broca, Verneuil les décrivent sous le nom de *polyadénomes* ou *adénomes multiglandulaires* ; ils en décrivent deux variétés : les uns sont circonscrits et bénins; les autres, diffus et malins, se comportent comme les épithéliomes.

(2) Les œufs de Naboth, si fréquents sur la muqueuse utérine, sont les plus connus de ces adénomes.

élastiques (1), parfois elles déterminent un petit suintement séro-sanguinolent.

Leur évolution est très-lente ; elles sont indolentes, ne déterminent pas d'engorgement ganglionnaire et en général ne récidivent pas après l'extirpation. Broca admet la récidive de l'adénome, mais cette récidive doit faire craindre la nature sarcomateuse de la tumeur.

A la longue cependant, ces tumeurs peuvent déterminer l'ulcération de la peau, elles peuvent alors se ramollir et suppurer.

2° Les *adénomes tubulés* forment de petites tumeurs molles, arrondies, souvent polypiformes ; la muqueuse qui les recouvre est rouge, violacée ; leur évolution est très-lente, très-bénigne, et ce n'est qu'exceptionnellement qu'ils atteignent de grandes dimensions (2).

On pourrait les confondre avec des *épithéliomes à cellules* cylindriques, mais tandis que l'adénome tubulé, composé de tubes très-réguliers s'ouvrant à la surface des muqueuses, creusé de petits kystes, s'élève souvent en forme de polype, les tubes de l'épithéliome sont irréguliers, ils ont de la tendance à envahir les tissus profonds.

Pronostic. — D'une manière générale, les adénomes sont considérés comme des tumeurs bénignes, et Ranvier et Cornil leur reconnaissent expressément ce caractère de bénignité.

Cependant beaucoup de chirurgiens (3) ont cité des cas de récidive des adénomes (n'avaient-ils pas affaire à un sarcome?), et Broca, Verneuil, admettent l'existence d'adénomes diffus de la peau et des muqueuses, dont la marche serait

(1) Dans certains cas elles sont aussi molles qu'un encéphaloïde ramolli ou aussi dures qu'un squirrhe.

(2) Un certain nombre de polypes du rectum, de l'utérus, de l'intestin appartiennent à cette variété.

Broca croit que ces adénomes peuvent être diffus et envahissants; ils se rencontreraient sur les glandes sudoripares de la peau, sur la muqueuse du col utérin et se comporteraient comme des épithéliomes ; leur aspect est celui du papillome et plus tard celui de l'épithéliome.

(3) Qui font entrer dans a classe des adénomes un grand nombre de tumeurs qui peut-être n'en soat pas.

aussi maligne que celle des épithéliomes (1). Toutefois le dernier mot n'est pas dit sur cette question.

Traitement. — Les gros adénomes des glandes doivent être extirpés par le bistouri ; quant aux adénomes tubulés de la peau et des muqueuses, on peut, suivant les cas, les respecter ou les enlever, il est impossible de poser de règles générales à leur égard.

Myxomes.

Les myxomes sont des tumeurs formées par du tissu muqueux (2).

Ils ont été longtemps décrits sous le nom de *tumeurs colloïdes, gélatineuses,* etc.

Leurs causes sont inconnues ; on les rencontre à tout âge, mais de préférence chez les adolescents et les adultes.

Anatomie pathologique. — *Siége.* — On a rencontré des myxomes un peu partout, mais surtout dans les régions où se trouve du tissu cellulo-adipeux.

Les plus communs sont les myxomes (ou polypes muqueux) des *fosses nasales* et les myxomes (ou môles hydatiques) du *placenta* (3), puis viennent les myxomes des *nerfs*, longtemps confondus avec les névromes (4).

Ceux des muscles.

On peut en trouver dans les *glandes* (sein, rein, etc.), sous le périoste, dans les os courts, dans la peau où ils prennent souvent la forme papillaire.

Aspect. — Les myxomes se présentent sous l'aspect de *tumeurs gélatiniformes,* tremblotantes, parcourues par de

---

(1) Pour Cornil et Ranvier, ces adénomes diffus ne seraient que des épithéliomes.

(2) Chez l'embryon, le tissu muqueux constitue une des premières phases des tissus fibreux et adipeux, il forme le cordon ombilical, et chez l'adulte le tissu muqueux persiste dans le corps vitré.

(3) On en a trouvé, chez des enfants nouveau-nés, dans le cordon ombilical.

(4) Ils forment une tumeur qui tantôt englobe les tubes nerveux, tantôt les dissocie et les refoule à sa périphérie ; dans le cerveau, ils forment des tumeurs verdâtres (*collonéma* de Müller).

nombreux vaisseaux; quand on les racle on obtient un liquide semblable à une solution de gomme arabique.

Texture. — Ils sont formés par du tissu muqueux, c'est-à-dire par des cellules plasmatiques isolées ou anastomosées et plongées dans une substance fondamentale donnant de la *mucine* par la coction.

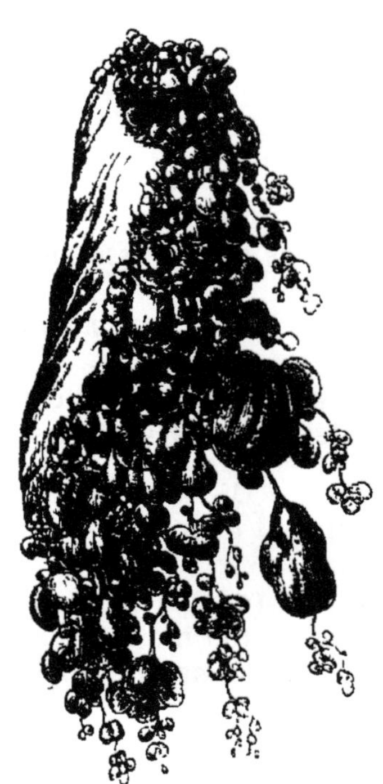

Fig. 15. — Myxome hydatiforme du placenta (d'après Virchow).

Variétés. — Les myxomes présentent au point de vue histologique certaines variétés :

1° Le *myxome pur*, c'est celui que nous venons de décrire.

2° Le *myxome lipomateux*, remarquable par le grand nombre de vésicules adipeuses qu'il renferme.

3° Le *myxome* contenant des *fibres élastiques*.

Des variétés plus rares comprennent 4° le *myxome hémorrhagique* remarquable par le nombre et la fragilité des vaisseaux qu'il renferme.

5° Le *myxome kystique*, renfermant des cavités pleines d'un liquide tremblotant résultant de la dégénérescence des éléments muqueux.

6° Les *myxomes mixtes* (1), c'est-à-dire renfermant soit du tissu embryonnaire (*myxo-sarcomes*), ce sont les plus communs, soit du tissu cartilagineux (*myxo-chondrome*), soit du tissu glandulaire (*adéno-myxome*).

Symptômes. — Les myxomes se présentent sous l'aspect de tumeurs gélatineuses à forme polypeuse (ex. polypes muqueux des fosses nasales, môles hydatiques du placenta).

(1) Ces tumeurs mixtes sont les plus communes ; il est certains organes, surtout le testicule, dont les tumeurs sont très-habituellement mixtes.

Ces tumeurs seront aisément confondues, soit avec les kystes, soit avec les lipomes ; d'autant mieux qu'ils peuvent, lorsqu'ils sont développés dans le panicule graisseux et dans les membres inférieurs, etc., acquérir des dimensions énormes : une ponction exploratrice révélera l'existence d'un kyste ; quant à la confusion avec un lipome, elle serait sans importance (1).

Pronostic. — Les myxomes sont des tumeurs bénignes, ne récidivant pas après une extirpation complète, ne se généralisant pas (2).

Traitement. — Il consiste à enlever le myxome, et, dans le cas où l'on conserverait des doutes au sujet de son extirpation complète, à cautériser son point d'implantation. (Voy. *Polypes des fosses nasales* in *Pathologie chirurgicale*, t. I, p. 572.)

SARCOMES (σὰρξ, chair).

Tumeurs fibro-plastiques, — embryoplastiques, — à myéloplaxes ou à médullocelles

Les sarcomes sont des tumeurs formées par du tissu embryonnaire pur ou subissant une des premières modifications qu'il présente pour devenir tissu adulte (Ranvier et Cornil) (3).

______

(1) Pourvu que cette extirpation soit complète, car la récidive si fréquente des polypes muqueux des fosses nasales tient à une destruction imparfaite de leur pédicule.

(2) Cependant Virchow a cité plusieurs faits de généralisation des myxomes ; mais, dans ces cas, le myxome contenait du tissu embryonnaire, et la tumeur était, en réalité, plutôt un sarcome qu'un myxome.

(3) Le tissu inflammatoire, les bourgeons charnus, par exemple, sont également formés par du tissu embryonnaire ; la seule différence qu'ils présentent avec le sarcome, c'est d'abord leur point de départ qui procède d'une plaie, puis leur terminaison qui est la résorption ou la constitution à l'état de tissu permanent, tandis que le sarcome progresse sans cesse.

12

Étiologie. — On ignore la cause des sarcomes, comme celle de la plupart des tumeurs. Faut-il accorder une certaine influence au traumatisme, aux pressions répétées ?

Ces tumeurs se manifestent plus particulièrement pendant l'enfance et l'adolescence ; ex. : sarcomes ou tumeurs à myéloplaxes des maxillaires, des os, sarcomes des testicules, de l'œil, longtemps confondu avec le carcinome.

Anatomie pathologique. — *Siége*. — Le sarcome se développe, soit dans le *tissu cellulaire*, soit dans les *os* (moelle et périoste), soit dans les *glandes* (parotide, mamelle, testicule), et sa physionomie est influencée par le tissu ou l'organe qui en est le point de départ.

Aspect.—L'aspect des sarcomes est extrêmement variable : ce sont des tumeurs arrondies, bosselées, dont les dimensions n'ont rien de fixe ; ces tumeurs sont tantôt aussi dures que les fibromes, tantôt molles et presque fluctuantes comme les myxomes ou les carcinomes ramollis ; leur *coupe* présente souvent un aspect comparable à celui de la chair, d'où le nom de sarcome, c'est-à-dire une couleur rosée et parfois blanchâtre ou jaunâtre ; le raclage donne, dans certains cas, un suc comparable à celui du carcinome (*sarcome encéphaloïde*); mais en général la surface de la coupe est absolument sèche.

Histologie. — Les sarcomes ont une texture qui rappelle complétement celle du tissu embryonnaire ; ils sont formés par des *cellules* (1) et par une *substance fondamentale ;* il n'est pas de tumeur qui présente une texture aussi simple.

1° Les *cellules* du sarcome ont des formes et des dimensions très-variées et très-peu caractéristiques par elles-mêmes, les unes sont sphériques, les autres allongées en fuseau (éléments fibro-plastiques de Lebert), d'autres encore sont plates ou très-irrégulières, leurs dimensions varient de 5 à 50 millièmes de millimètre. Ces cellules n'ont pas de membrane enveloppante, elles sont constituées par un ou plusieurs *noyaux* (de 1 à 50) arrondis ou allongés,

____

(1) Les cellules sont en général beaucoup plus nombreuses que la subtance fondamentale.

pourvus de nucléoles et par une *substance granuleuse* albuminoïde.

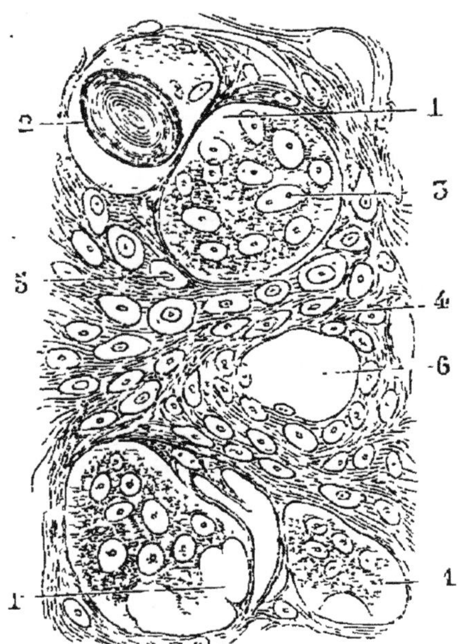

Fig. 16. — Tissu inflammatoire dont la composition histologique est semblable à celle
des sarcomes.

1, 1, 1. Cellules embryonnaires
occupant la place de cellules
-adipeuses ; une de ces cellules (2) renferme encore une
gouttelette graisseuse.

2. Gouttelette graisseuse.

3. Cellules embryonnaires.

4, 5. Tissu embryonnaire composé de cellules et d'une substance fondamentale.

6. Coupe d'un vaisseau ; on voit
que sa paroi est formée par
du tissu embryonnaire.

2° La *substance fondamentale* est molle et si peu abondante, que les cellules sont presque juxtaposées (1).

3° Les sarcomes possèdent des *vaisseaux*, toujours difficiles à isoler, malgré leur nombre parfois considérable, en
raison de la texture de leurs parois formées aussi par du
tissu embryonnaire.

Variétés. — La grande diversité des cellules du sarcome
a conduit à en multiplier beaucoup les espèces ou variétés ;
de plus on a remarqué que la forme des cellules était en
grande partie déterminée par l'état de la substance fondamentale. Est-elle semi-fluide ? les cellules peu pressées prennent une forme arrondie ; est-elle solide ? les cellules deviennent fusiformes ou aplaties. De plus si certains sarcomes sont

_____
(1) Par exception cette substance fondamentale est fibrillaire, muqueuse ou
gélatineuse, ce qui rend difficile le diagnostic du sarcome.

formés par du tissu embryonnaire pur, il en est d'autres dans lesquels ce tissu présente quelques-unes des modifications par lesquelles il passe pour devenir tissu adulte.

Se basant sur ces diverses particularités, Ranvier et Cornil ont distingué *six espèces de sarcomes*.

1° Le *sarcome encéphaloide*, dans lequel la substance fondamentale étant molle et peu abondante, les cellules sont arrondies et presque juxtaposées, et les vaisseaux volumineux; ce sarcome représente le tissu embryonnaire pur.

2° Le *sarcome fasciculé* (tumeur *fibro-plastique* de Lebert) dans lequel la substance fondamentale étant plus abondante, plus solide, les cellules deviennent fusiformes ; ce sarcome représente la première modification par laquelle passe le tissu embryonnaire pour devenir tissu conjonctif.

3° Le *sarcome myéloïde* (*tumeurs à médullocelles et à myéloplaxes* de Robin) dans lesquelles les cellules sont plates et renferment un grand nombre de noyaux; ce sarcome représente la moelle osseuse embryonnaire : on l'observe surtout dans les os.

4° Le *sarcome ossifiant*, c'est-à-dire celui formé par du tissu embryonnaire présentant les modifications par lesquelles il passe pour devenir tissu osseux.

5° Le *sarcome névroglique* (1) (*gliome* de Virchow) formé par de la névroglie, c'est-à-dire par le tissu conjonctif du tissu nerveux.

6° Le *sarcome angiolithique* (*psammomes*, grains de sable, Virchow). Il ne s'observe que dans les méninges, et il est caractérisé par la présence de bourgeonnements et de granulations calcaires semblables à celles qui existent normalement dans les plexus choroïdes.

Le tissu sarcomateux peut présenter diverses *altérations :* tantôt ses cellules ont subi la dégénérescence muqueuse (*sarcome muqueux*), tantôt elles sont infiltrées de vésicules graisseuses (*sarcome lipomateux*), tantôt enfin elles sont imprégnées de granulations pigmentaires (*sarcome mélanique*).

Le sarcome peut encore se creuser de *kystes sanguins*

____

(1) Ne s'observe que dans les centres nerveux.

ou *séreux* (cysto-sarcome), il peut s'*enflammer* et suppurer, se *mortifier* par place, etc.

L'accroissement du sarcome se fait de deux manières, soit par l'envahissement progressif des tissus voisins, soit par la prolifération des éléments mêmes du sarcome : la première forme est plus grave que la seconde.

Symptômes. — Les sarcomes se présentent sous l'aspect de tumeurs dont le siége, le volume, la forme, les caractères présentent les plus grandes variétés.

Ces tumeurs sont tantôt molles, élastiques, presque fluctuantes, tantôt très-dures. Au début, elles sont peu volumineuses, libres d'adhérences et en général indolentes, à moins qu'elles ne compriment des nerfs ou des organes sensibles; en un mot dans cette première période de leur évolution, les sarcomes présentent les caractères des tumeurs bénignes, la santé générale est conservée, les ganglions restent intacts.

La *marche* des sarcomes est très-variable : les uns conservent presque indéfiniment leurs premiers caractères, d'autres progressent d'une façon lente et régulière ou d'une manière très-rapide.

On les voit alors adhérer à la peau, se ramollir, s'ulcérer et donner lieu à des hémorrhagies et à un écoulement ichoreux qui est bien rarement abondant et infect comme celui du cancer; c'est alors aussi que l'on observe l'*engorgement ganglionnaire* et l'*infection viscérale*, c'est-à-dire la production d'autres sarcomes dans divers viscères.

Pronostic. — Les sarcomes dont l'organisation se rapproche le plus de celle du tissu embryonnaire (*sarcome encéphaloïde*) sont les plus graves; ils se généralisent et récidivent sur place comme des tumeurs malignes.

Les sarcomes à grandes cellules (*tumeurs à myéloplaxes*) présentent moins de gravité, leur évolution est lente et, en général, ils ne récidivent pas après l'extirpation.

Il est enfin des sarcomes qui se comportent comme les tumeurs bénignes, tels sont les *épulis*, les *exostoses sous-unguéales*.

Les sarcomes doivent donc être rangés dans la classe des tumeurs à pronostic variable.

Diagnostic. — Voyez diagnostic général des tumeurs.

Traitement. — Les sarcomes doivent être extirpés par le bistouri ou détruits par les caustiques.

LYMPHADÉNOME. — LYMPHO-SARCOME. — ADÉNO-LYMPHOME.

On donne ces différents noms à des tumeurs formées par du tissu lymphatique (1) (*tissu adénoïde de His*).

Lorsque la tumeur est constituée par un tissu absolument semblable à celui qui compose les glandes lymphatiques, elle porte le nom de *lymphadénome*.

Si la tumeur est constituée par des éléments lymphatiques jeunes et par des cellules embryonnaires, le nom de *lympho-sarcome* lui est plutôt applicable (2).

Bien qu'une lumière complète ne soit pas encore faite à cet égard, on tend de plus en plus à admettre que les maladies désignées sous les noms de *leucocythémie* ou *leucémie*, d'*adénie*, de *lymphadénome* et de *lympho-sarcome* sont les expressions variées d'une seule et même unité morbide.

Cette unité morbide présente, au *point de vue anatomique*, deux variétés : 1° Dans l'une, les tumeurs lymphatiques coexistent avec une surabondance de globules blancs dans le sang, c'est la *leucocythémie* de Bennett et de Virchow.

2° Dans l'autre, les tumeurs lymphatiques existent seules, le sang ne renferme pas de globules blancs en excès, c'est l'*adénie* de Trousseau (3).

Au point de vue clinique, elle présente également deux

(1) De nouvelle formation, d'après Cornil et Ranvier.
(2) Le lympho-sarcome a une évolution plus rapide et plus maligne que le lymphadénome.
(3) Voy. *Leucocythémie* dans mon *Manuel de pathologie interne*, 2ᵉ édition, p. 644.

variétés : 1° Dans certains cas, la prolifération des éléments glandulaires se localise dans un seul groupe de ganglions (la tumeur est ordinairement bénigne).

2° Dans d'autres cas, qui sont les plus communs, elle se généralise à tous les organes lymphoïdes (la tumeur est alors maligne) (1).

Étiologie. — Les causes du lymphadénome sont complétement inconnues ; on ne s'accorde même pas sur sa fréquence relative aux divers âges, car, en France, il paraît avoir été observé surtout dans l'âge adulte, tandis qu'en Allemagne il serait plus commun dans la jeunesse (2).

Anatomie pathologique. — *Siége.* — Les lymphadénomes ou lympho-sarcomes frappent de préférence les *ganglions lymphatiques* et plus particulièrement les ganglions du cou, de l'aine, de l'aisselle ; on les observe également dans *tous les organes lymphoïdes*, rate, thymus, amygdales, estomac, intestin (dont la muqueuse renferme des follicules clos).

Dans leur période de généralisation, ils envahissent la plupart des organes ou tissus, le foie, les reins, les poumons, le cœur, les os, etc. (3).

Aspect. — Le *volume* de ces tumeurs est extrêmement variable ; dans les *ganglions*, elles forment des masses volumineuses, arrondies, bosselées, et semblent être une simple hypertrophie de ces organes ; dans les muqueuses stomacale ou intestinale, tantôt elles sont fort petites et ressemblent à un follicule clos hypertrophié, tantôt elles forment des tumeurs bosselées, grisâtres, souvent trèsétendues et pouvant mesurer jusqu'à 3 ou 4 centimètres d'épaisseur.

---

(1) Cette différence d'évolution nous a conduit à placer les lymphadénomes dans le groupe des tumeurs a pronostic variable.

(2) Comme complément à l'étude du lymphadénome, consulter l'article consacré à la LEUCOCYTHÉMIE, dans notre *Pathologie interne*, 2ᵉ édition, p. 644.

(3) La maladie de peau connue sous le nom de *mycosis fongoïde* serait une lymphadémie cutanée.

Leur *couleur* est tantôt grisâtre, tantôt rosée, offrant
une teinte uniforme ou tachetée de points rouges, noirs,
jaunes, provenant de petites hémorrhagies ; à la coupe on
constate que leur tissu est tantôt mou, tantôt dur (d'où leur
distinction en *lymphadénomes mous* et *durs*) en raclant la
surface sectionnée, on obtient un suc laiteux dont l'aspect
est celui du suc cancéreux (1).

Histologie. — *Ces tumeurs sont formées par du tissu
adénoïde* (2).

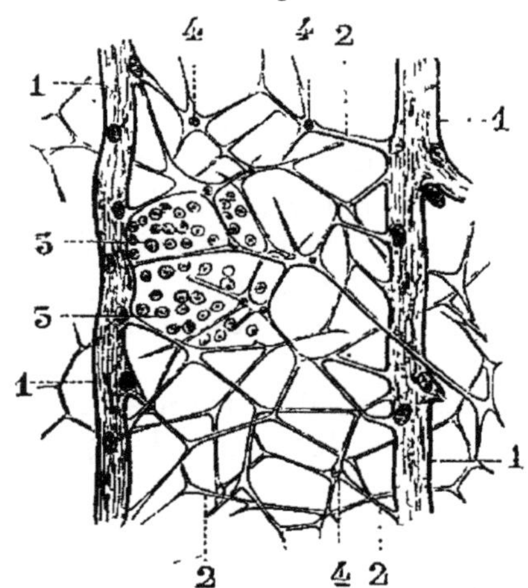

FIG. 17.—Tissu réticulé ou adénoïde d'un follicule lymphatique de l'intestin(d'après Frey).

1, 1. Vaisseaux capillaires parsemés de noyaux et dont on
voit se détacher les fibrilles
conjonctives.

2, 2, 2. Réseau de fibrilles conjonctives.

3, 3. Cellules lymphatiques occupant les mailles du réseau
formé par les fibrilles conjonctives.

4, 4. Nœuds placés au niveau du
point d'entre-croisement de ces
fibrilles.

Le tissu adénoïde ou réticulé se compose d'un *réseau de
fibrilles conjonctives*, réseau dont les mailles renferment des
cellules lymphatiques : ce tissu forme aux *capillaires* qui
le traversent une couche condensée d'où se détachent les fibrilles, et dans les points d'intersection de ces fibrilles se
remarquent des *nœuds*.

Lorsque ce tissu adénoïde ressemble au tissu normal, la
tumeur porte le nom de *lymphadénome ;* si ce tissu renferme des cellules embryonnaires, c'est le *lympho-sarcome,*

(1) Les lymphadénomes présentent donc un aspect assez semblable à celui
d'un cancer encéphaloïde.

(2) C'est-à-dire par le tissu qui forme les organes lymphoïdes, ganglions,
rate, thymus, etc.

qui est mou ou dur, suivant le développement plus ou moins grand du réseau conjonctif.

Pour Virchow, ces tumeurs procèdent d'une simple prolifération du tissu conjonctif, pour Ranvier et Cornil elles sont précédées d'une néo-formation de tissu embryonnaire.

Altérations. — Ces tumeurs sont parfois le siége d'*hémorrhagies diffuses*, mais elles subissent rarement les transformations caséeuses ou calcaires.

Symptômes. — Au point de vue clinique, les lymphadénomes présentent deux variétés :

A. *L'affection se localise dans un groupe de ganglions.*

B. Elle se *généralise* non-seulement aux *organes lymphoïdes* mais encore aux *autres tissus.*

A. La première variété présente tous les caractères de l'*hypertrophie ganglionnaire simple,* dont elle se distingue difficilement; elle ressemble pour l'aspect et la marche aux adénites scrofuleuses, reste comme elles localisée dans les ganglions du cou, plus rarement dans ceux de l'aine ou de l'aisselle.

B. La deuxième variété se rapporte aux maladies décrites sous les noms de *leucocythémie* et d'*adénie.*

En voici les principaux caractères : Un homme, en général dans la période moyenne de la vie, voit, sans cause appréciable, se développer un certain nombre de tumeurs au niveau du cou, de l'aisselle ou de l'aine.

Ces tumeurs, arrondies, indolentes, élastiques, sans adhérences à la peau, sont formées par le développement des ganglions de ces régions.

Leurs progrès sont plus ou moins rapides, mais constants; non-seulement les tumeurs primitives s'accroissent, se fusionnent de manière à former d'énormes masses lobulées, mais encore des tumeurs semblables se développent aux dépens de tous les organes lymphoïdes.

A cette époque on peut noter : 1° Que les tumeurs ganglionnaires sont *indolentes* par elles-mêmes et qu'elles n'ont *aucune tendance à suppurer*, contrairement à ce qui a lieu pour les adénites ordinaires. Très-souvent la *rate* est en même temps gonflée.

2° Que ces tumeurs déterminent des *phénomènes de compression* sur les vaisseaux, les nerfs et les organes voisins (1).

3° Que l'*état du sang n'est pas toujours le même :* tantôt il présente une augmentation considérable dans le nombre des globules blancs (*leucocythémie*), tantôt, au contraire, le chiffre des globules blancs reste normal (*adénie*).

Période de cachexie. — Après un certain temps, en général quelques mois, le malade présente des symptômes de cachexie, il pâlit, maigrit, est atteint de diarrhée, de vomissements, d'hémorrhagies par les diverses muqueuses, souvent les urines sont albumineuses, la fièvre hectique s'allume et il succombe (2).

La *marche* de la maladie est constamment progressive, et elle se termine par la *mort* après un laps de temps qui ne dépasse guère deux années (Potain).

Diagnostic. — Les lymphadénomes peuvent être confondus avec :

1° Les *adénites scrofuleuses*, qui s'en distinguent par la jeunesse du sujet, la présence d'autres manifestations scrofuleuses, et surtout par la tendance à la suppuration.

2° Les *adénites syphilitiques ;* mais elles se rattachent directement à des lésions cutanées et ne présentent dans leur volume et dans leur évolution rien qui rappelle le lympho-sarcome.

3° Les *adénites* consécutives au carcinome, à l'épithéliome, au sarcome sont si nettement sous la dépendance de ces tumeurs, que la confusion avec un lympho-sarcome n'est pas possible.

Pronostic. — La première forme est bénigne, la seconde presque constamment mortelle.

Traitement. — Il doit être médical et chirurgical.

(1) Phénomènes extrêmement variés, puisque ces tumeurs peuvent occuper le cou, le thorax, l'abdomen, le bassin, etc.

(2) A côté de ces symptômes généraux, qui se rattachent au développement de lymphosarcomes dans la plupart des organes, il faut noter les accidents locaux souvent assez graves pour entraîner par eux-mêmes la mort.

Le *traitement médical* consiste à chercher à modifier par les toniques, l'iode, le phosphore, l'arsenic, etc., l'état spécial et inconnu de l'organisme.

Le *traitement chirurgical* n'est applicable que dans des circonstances assez rares, lorsque la maladie est encore localisée dans un groupe de ganglions, que la rate n'est pas développée, que le sang ne renferme pas un excès de globules blancs (Verneuil). Certains chirurgiens (Trélat) repoussent toute intervention chirurgicale par ce motif qu'on ne saurait dire si la lésion est encore locale ou si elle est généralisée.

C. TUMEURS MALIGNES

ÉPITHÉLIOMES. — CANCROÏDES

Les épithéliomes sont des tumeurs formées par du tissu épithélial (1) :

Or, il existe deux espèces principales d'épithéliums normaux : 1° l'épithélium pavimenteux stratifié ; 2° l'épithélium cylindrique. — A chacun d'eux correspond une variété d'épithéliome ; il y aura donc : A. un *épithéliome pavimenteux*. B. un *épithéliome à cellules cylindriques;* et, en tenant compte des variétés présentées par l'épithéliome pavimenteux, on peut établir la classification suivante :

A. *Épithéliome pavimenteux*..	Épithéliome pavimenteux lobulé. Épithéliome perlé. Épithéliome tubulé.
B. *Épithéliome à cellules cylindriques*.................	Ne présentant pas de sous-variétés (2).

Anatomie pathologique. — *Siége.* — *L'épithéliome ordinaire* ou *pavimenteux* se rencontre plus particulièrement

(1) On les désigne assez fréquemment sous les noms de *cancroïde, cancer épithélial, épithélioma.*

(2) Ces variétés offrent plus d'intérêt au point de vue anatomo-pathologique que sous le rapport clinique.

dans les points où la peau se continue avec une muqueuse, tels
sont les *lèvres*, l'*anus*, les *paupières*, le *prépuce*, le *scrotum*,
le *col de l'utérus ;* d'une manière générale, on peut dire
qu'il est plus fréquent sur la face qu'en tout autre lieu.

L'*épithéliome à cellules cylindriques* siége de préférence
dans l'*intestin*, l'*estomac*, le *rectum ;* on l'a observé dans
les *fosses nasales* et dans l'*ovaire*.

Aspect. — L'*épithéliome pavimenteux* se présente, dans
les régions indiquées, sous l'aspect de tumeurs irrégulières
et granulées, ici très-friables, ailleurs plus denses ; sa coupe
d'un gris rosé, est marbrée de points opaques, translucides
ou de tractus fibreux, par le raclage on obtient une substance grumeleuse et opaque qui ne se mêle pas à l'eau
comme le suc du cancer.

L'*épithéliome à cellules cylindriques* forme sur l'estomac ou l'intestin des saillies arrondies, nummulaires, ulcérées à leur centre ; elles sont molles, donnent du suc par
le raclage et présentent une physionomie semblable à celle
du cancer encéphaloïde ou colloïde avec lequel elles ont été
longtemps confondues.

Histologie. — La texture assez variée des épithéliomes
nécessite les distinctions que nous avons primitivement
établies dans notre petit tableau.

A Épithéliomes pavimenteux (1).

1° *Épithéliome pavimenteux lobulé*. — Sa structure est
absolument celle de l'épiderme, avec cette différence que
les cellules cornées sont les plus profondes et les cellules
cylindriques les plus superficielles ; de plus ces tumeurs
sont disposées sous forme de lobules et, l'évolution épidermique ressemblant à celle de la peau, il en résulte que les

---

(1) On sait que la peau est revêtue d'un épithélium pavimenteux formé de
plusieurs couches superposées ou stratifiées ; la première couche placée sur
les papilles est formée de cellules cylindriques ; dans la deuxième couche les
cellules sont plus volumineuses et elles présentent des dentelures par lesquelles elles adhèrent entre elles (Max Schultze); enfin, dans la couche la
plus superficielle les cellules sont aplaties, desséchées et forment la couche
cornée de l'épiderme, couche qui s'use incessamment et se trouve renou-
velée par les cellules plus profondes.

cellules cornées, aplaties, desséchées s'accumulent au centre
des lobules et forment ce que l'on a désigné sous le nom de
globes épidermiques.

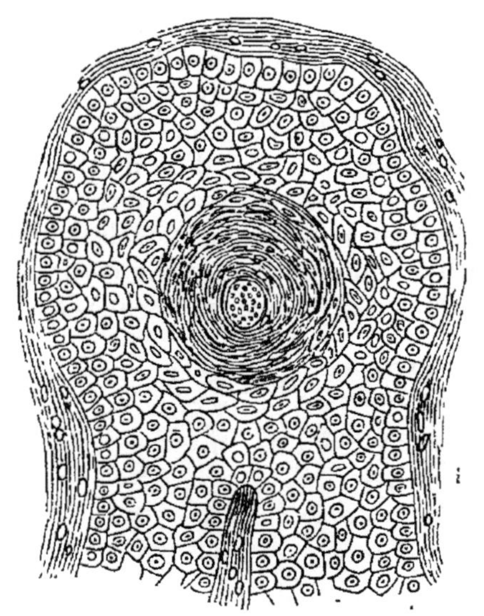

Fig. 18. — Section du lobule
   d'un épithéliome lobulé. —
   Grossissement de 250 diamètres (d'après Ranvier et Cornil).

Son centre est formé par un
   globe épidermique, c'est-à-
   dire par une accumulation de
   cellules cornées, aplaties et
   desséchées. Sa périphérie est
   composée de cellules cylindriques.

Enfin, sur son pourtour, on aperçoit les traces du stroma fibreux qui sépare les lobules
   les unes des autres.

Tous ces lobules sont séparés les uns des autres par un
stroma ou charpente qui est tantôt composé de tissu
embryonnaire pur avec de nombreux vaisseaux, tantôt de
tissu muqueux, tantôt de tissu fibreux. Les épithéliomes
les plus graves, sont ceux dont le stroma est formé par
du tissu embryonnaire, car cela indique une grande vitalité (1).

2° *Epithéliome perlé.* — Cette forme, assez rare, correspond aux *tumeurs perlées* de Cruveilhier : ce sont de petites
tumeurs arrondies, desséchées, dont la coupe est miroitante
comme celle de la cholestérine ; en la raclant, on obtient de
petites perles visibles à l'œil nu.

(1) Cependant il faut remarquer que leur malignité est surtout en rapport
avec leur siége ; ainsi les épithéliomes des lèvres, de la langue, des paupières,
du col de l'utérus ont une évolution beaucoup plus rapide que ceux du nez,
de la joue, qui peuvent rester dix et vingt ans stationnaires, bien que présentant exactement la même texture. Cela tient probablement à la plus
grande richesse lymphatique et aux causes d'irritation bien plus nombreuses.

Essentiellement formées par des globes épidermiques revêtus d'une seule couche de cellules aplaties et n'ayant pour stroma qu'un tissu fibreux presque dépourvu de vaisseaux, ces tumeurs, très-bénignes, paraissent être des lobules d'épithéliomes lobulés, lobules arrêtés dans leur évolution et momifiés (Ranvier et Cornil).

3° *Épithéliome tubulé.* — Ce sont des tumeurs composées de cylindres pleins d'un épithélium pavimenteux, à bords dentelés et ne subissant pas d'évolution épidermique ; ces cylindres sont anastomosés les uns aux autres et sont logés au milieu d'un stroma formé de tissu embryonnaire, muqueux ou fibreux (Ranvier et Cornil) (1).

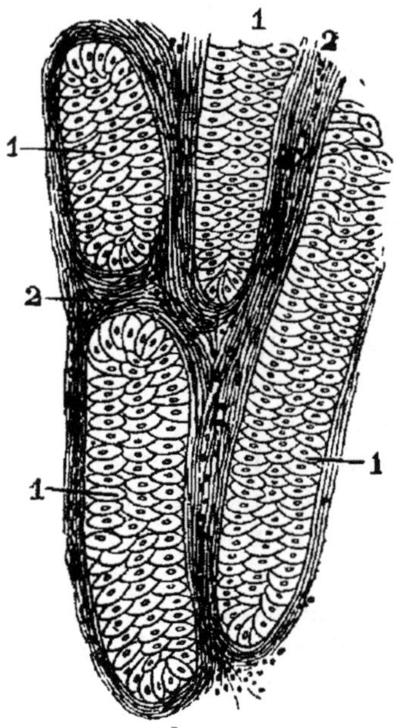

Fig. 19. — Coupe pratiquée sur un épithéliome tubulé.

1, 1, 1. Cylindres remplis de cellules épithéliales pavimenteuses.

2, 2. Stroma séparant ces cylindres les uns des autres.

Le stroma et les cellules épithéliales peuvent subir quelques altérations; ce sont tantôt de petits *kystes* se formant dans le stroma, tantôt une dégénérescence *colloïde*

(1) Ces auteurs rangent sous le nom d'épithéliome tubulé les *cylindroma* de Billroth, les *polyadénomes* de Broca, les *tumeurs hétéradéniques* de Robin et les *épithéliomes des glandes sudoripares* décrits par Verneuil.

ou même *cornée* des cellules épithéliales, ce qui rapproche ces tumeurs de l'épithéliome lobulé.

Évolution. — Les trois variétés d'épithéliomes pavimenteux
présentent dans leur évolution et leur accroissement quelques
différences :

1° L'*épithéliome pavimenteux lobulé* débute soit par une extension du corps muqueux de Malpighi, soit par la multiplication des
cellules épithéliales des follicules pileux, sébacés ou sudoripares;
les bourgeons épithéliaux de formation nouvelle s'enfoncent dans
le derme et s'étranglent de distance en distance de manière à
former des lobules.

2° L'*épithéliome perlé* a probablement la même évolution et on
ignore pourquoi ses éléments s'atrophient et restent si bénins.

3° L'*épithéliome tubulé* se développe habituellement dans les
glandes sudoripares, ainsi que Verneuil l'a depuis longtemps constaté et il y reste enfermé; lorsqu'il progresse, les bourgeons
épithéliaux perforent la membrane de la glande sudoripare et
l'évolution est la même que celle de l'épithéliome lobulé.

D'ailleurs l'épithéliome tubulé peut naître dans les glandes acineuses et en tubes, puisqu'on l'a rencontré au col de l'utérus, au
voile du palais, dans les sinus maxillaires et même dans la mamelle; et dans ces dernières régions son évolution est aussi
rapide que celle d'un épithéliome lobulé.

Accroissement. — Les épithéliomes ont une tendance
presque constante a envahir les parties voisines; ils le font
sous forme de traînées qui peuvent s'irradier très-loin de la
tumeur primitive, circonstance que l'opérateur doit connaître
pour inciser bien au delà des limites appréciables de la
tumeur qu'il enlève.

Ces traînées progressent surtout dans le système lymphatique, aussi les *ganglions se prennent-ils presque constamment*, et dans le tissu cellulaire, elles envahissent aussi les
muscles, les vaisseaux, les nerfs, le périoste, les os, en un
mot tous les tissus voisins (1).

Dans quelques cas l'*épithéliome se généralise* et, après
avoir envahi les ganglions, il se multiplie dans les *viscères*

____

(1) Cet envahissement des tissus voisins par les tumeurs de mauvaise
nature explique les adhérences et, par suite, le défaut de mobilité et d'enkys-
tement que l'on observe en général dans ces tumeurs.

(foie, rate, poumons, pancréas etc.), sous forme de tumeurs épithéliales semblables à la tumeur primitive.

B. Épithéliomes à cellules cylindriques. — Il est formé de tubes allongés dont les parois sont tapissées de cellules cylindriques toujours implantées perpendiculairement à

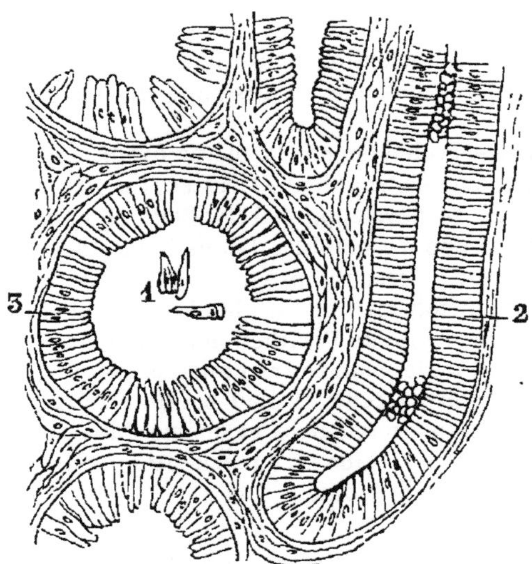

Fig. 20. — Section pratiquée sur un épithéliome à cellules cylindriques (intestin).

1. Tube coupé en travers; ses parois sont tapissées de cellules épithéliales cylindriques, quelques-unes de ces cellules se sont détachées de la paroi et flottent dans la cavité du tube.

2. Tube coupé suivant sa longueur (Ranvier et Cornil).

cette paroi : de plus il possède un stroma embryonnaire, muqueux ou fibreux : cette variété, observée surtout dans l'intestin, subit fréquemment la transformation colloïde.

Étiologie. — Les causes de l'épithéliome sont inconnues; cependant on a remarqué qu'il est plus commun chez *les gens de la campagne,* et que peut-être les *irritations permanentes ou répétées ne sont pas sans influence, soit sur son développement,* soit surtout sur la rapidité de sa marche; ainsi on l'observe habituellement sur les lèvres, surtout sur la lèvre inférieure, et le cancer de la lèvre est beaucoup plus fréquent chez l'homme que chez la femme.

Symptômes. — Le *début* de l'épithéliome est tout à fait insidieux; il se présente sous l'aspect de *papilles hypertrophiées,* d'un *dépôt squameux* plus ou moins épais, d'un *tubercule grisâtre* ou *rosé* recouvert d'une *croûte sèche ;* sur les muqueuses ; la lésion a souvent l'aspect d'une *fissure* grisâtre ou rosée dont les bords indurés et taillés à pic n'ont nulle tendance à se cicatriser (1). Le cancroïde est ordinairement unique.

Période d'état (2). — La lésion, quelle que soit sa forme, est le siége de *petits picotements*, de *démangeaisons* qui portent le malade à se gratter et à enlever la petite pellicule qui recouvre la tumeur ; ces excitations activent les progrès du mal et, après un temps plus ou moins long, l'épithéliome s'ulcère.

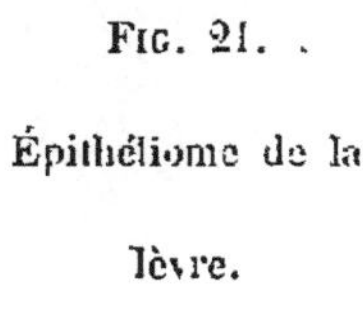

Fig. 21.

Épithéliome de la

lèvre.

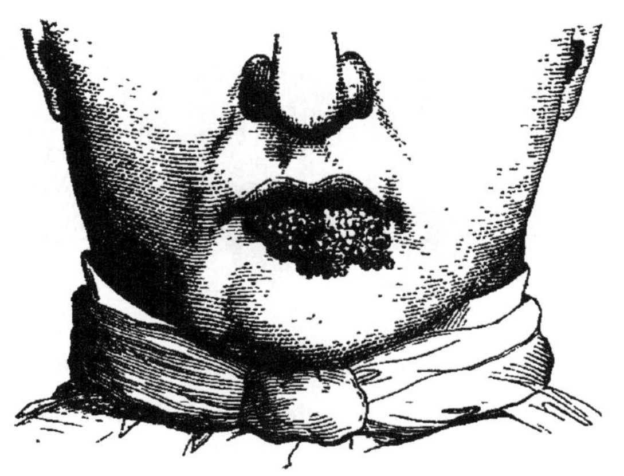

L'ulcération est d'abord très-superficielle; elle laisse suinter un liquide citrin et clair qui se concrète sous forme d'une *croûte jaune, grisâtre*, parfois colorée en noir par le sang. Mais l'ulcération fait d'incessants progrès, elle s'étend en surface et en profondeur au point d'atteindre plusieurs centimètres.

Le *fond de l'ulcère* est très-irrégulier : ici ce sont des excavations anfractueuses, ailleurs des bourgeons végétants

(1) Ces fissures, fréquentes sur les lèvres et la langue, sont produites par les mouvements de ces régions.

(2) Bien que l'épithéliome se prête peu, en raison de ses progrès incessants, à l'admission d'une période d'état, cependant sa marche est souvent si lente que, pendant des mois et des années, il conserve à peu près les mêmes caractères.

saignant au moindre contact (1); de toute la surface ulcérée, qui est sanieuse, grisâtre, s'écoule un *liquide à odeur fétide* absolument semblable à l'ichor cancéreux (2).

Les *bords* de l'ulcère sont durs, épais, mamelonnés, couverts de croûtes ; au delà, la peau est sillonnée de stries vasculaires.

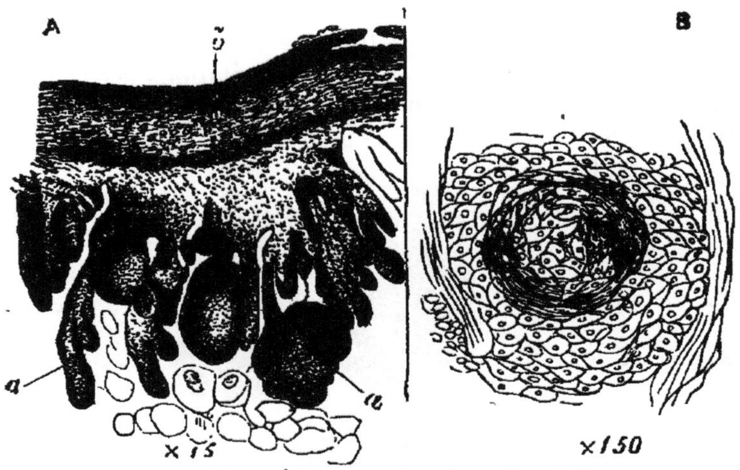

FIG. 22. — Épithéliome du pénis (Fenwick).

A. Vue générale de la section à un faible grossissement (15 diamètres).
    a, a. Glandes sébacées volumineuses et gorgées de cellules épithéliales.
    b. Surface de l'épithéliome.

B. Section d'une des glandes sébacées; on peut voir à son centre un globe épidermique : il est entouré d'une masse de cellules (grossissement 150 diamètres).

Période de cachexie. — A mesure que l'ulcération détruit les parties centrales du cancroïde, la périphérie de la tumeur faisant d'incessants et rapides progrès, envahit tous les tissus qui l'entourent (muscles, vaisseaux, os), les *ganglions* qui recouvent les lymphatiques de la partie malade s'infiltrent d'éléments épithéliaux et deviennent de nouveaux épithéliomes.

(1) Ces bourgeons sont formés par la prolifération des stroma de la tumeur (Ranvier et Cornil).

(2) Les excavations de l'ulcère renferment souvent une matière jaunâtre pulpeuse, pelotonnée ; elle est constituée par des masses épithéliales.

Les *douleurs* progressent de la même manière : le malheureux patient est torturé par des élancements aussi aigus que ceux du carcinome.

Épuisé par les douleurs, par le suintement ichoreux de l'ulcère, le malade tombe dans un *état cachectique* et meurt ; dans quelques cas, la mort est hâtée soit par la suppression d'un organe indispensable, rétrécissement de l'œsophage, du pylore, etc., soit par des hémorrhagies, soit par l'absorption des liquides qui suintent à la surface de la tumeur. — Parfois, mais rarement, des *tumeurs secondaires* se développent dans les viscères; ces tumeurs sont tantôt des épithéliomes, tantôt de véritables encéphaloïdes.

Marche. — En général, la marche de l'épithéliome est très-lente : il en est qui durent huit, dix ans et même davantage, une évolution aussi lente n'est pas rare pour les tumeurs des joues, du nez, surtout lorsqu'il s'agit d'un vieillard; mais les épithéliomes des muqueuses (lèvres, langue, utérus), incessamment soumis à des causes d'irritation, parcourent bien plus rapidement leur évolution.

Malgré quelques observations contraires, *la mort est la terminaison constante de l'épithéliome;* opéré, il récidive après un laps de temps qui varierait de un à huit ans (Heurtaux).

Pronostic. — Les *épithéliomes sont des tumeurs malignes,* mais cette malignité varie suivant plusieurs circonstances que nous avons indiquées : ainsi les épithéliomes du col de l'utérus et des lèvres sont bien plus graves que ceux de la peau ; un épithéliome pavimenteux ou à cellules cylindriques est bien plus grave qu'un épithéliome perlé (1).

Les épithéliomes des muqueuses ont souvent une évolution beaucoup plus rapide que ceux du nez et des joues, bien que leur texture soit identique. Enfin, il est d'observation ancienne que les *cancroïdes de la face restent*

(1) Celui-ci, souvent mêlé à d'autres produits morbides, est par lui-même sans importance.

Au point de vue histologique, les épithéliomes les plus graves sont ceux dont le stroma et le tissu conjonctif périphérique sont à l'état de tissu embryonnaire (Cornil et Ranvier).

longtemps stationnaires si on évite de les irriter, tandis que des cautérisations ou des extirpations incomplètes activent singulièrement leur marche, d'où le nom de *noli me tangere* qu'on leur avait donné (1).

Traitement. — Lorsque vous êtes consulté, par une personne âgée, atteinte d'un épithéliome qui depuis longtemps reste stationnaire, conseillez-lui de s'abstenir de tous traitement et d'éviter surtout les contacts irritants.

Vous pouvez cependant lui prescrire le *chlorate de potasse* à l'intérieur, 2 grammes par jour et en applications topiques, (plumasseau de charpie imbibé dans une solution saturée) (2).

Il ne faut pas négliger de prescrire pendant quelques jours l'usage de l'iodure de potassium (1 à 2 grammes par jour), car on a vu des ulcérations dont l'aspect était celui des cancroïdes, guérir sous l'influence de ce médicament, ce qui prouvait leur nature syphilitique et peut-être scrofuleuse.

En général, il est préférable d'*extirper le cancroïde* en portant les incisions sur des parties très-éloignées de la tumeur, afin d'être bien certain d'enlever les traînées épithéliales qui en partent ; puis, il faut, autant que possible, rechercher la *réunion immédiate*, afin de diminuer la durée du travail de cicatrisation. Si les ganglions sont malades, on les extirpe avec soin ; si les os sont atteints, on en pratique la résection.

(1) Le cancer de la lèvre a été souvent appelé *cancer des fumeurs* parce qu'on l'attribuait au contact irritant de la pipe ou du cigare ; il est probable que, chez un individu prédisposé, ce contact peut hâter l'apparition du cancer ; mais, en dehors de cette prédisposition, le contact irritant de la pipe, de la cigarette, ne saurait provoquer l'apparition du cancroïde, qui s'observe d'ailleurs fréquemment chez les gens qui n'ont jamais fumé.

Sur 250 cas d'épithéliomes, Heurtaux en a trouvé 190 ayant leur siége sur la face et 60 sur les autres parties du corps.

Et parmi les 190 cancers de la face, il en trouve : lèvres 85, paupières 19, nez 22, etc.

(2) Par ce moyen on a, paraît-il, obtenu quelques guérisons (un cas dans le service de M. Charcot).

CARCINOME (CANCER)

Encéphaloïde, squirrhe, cancer colloïde, mélanique, etc.

Le cancer est une tumeur, d'abord locale, qui se généralise, récidive après l'ablation et entraîne fatalement la mort.

Elle est constituée par une trame conjonctive formant des alvéoles que remplit un suc particulier dans lequel nagent des cellules de formes et de dimensions très-variées. Ces tumeurs sont vasculaires.

Étiologie. — Le cancer règne avec une fréquence à peu près égale dans tous les climats, sous toutes les latitudes. La proportion des morts par le cancer serait de 8 à 12 pour 1000.

Age. — D'après Paget, le cancer augmente de fréquence depuis l'enfance jusqu'à la vieillesse. Assez commun dans les cinq premières années, très-rare de cinq à trente ans, il devient, au delà de cet âge, de plus en plus commun.

Suivant les âges, il s'attaque de préférence à certains organes. Lebert classe ainsi cette prédisposition : œil, testicule, système osseux, cerveau, utérus, langue, sein, estomac et œsophage. L'œil et le testicule sont donc beaucoup plus souvent atteints chez l'enfant, l'estomac chez le vieillard.

Sexe. — La femme y est plus prédisposée que l'homme, en raison de la prédilection du cancer pour l'utérus et le sein.

Tous les tempéraments, toutes les constitutions, toutes les professions y sont également exposés.

Hérédité. — Elle paraît avoir de l'influence; ainsi, sur 102 observations, elle a été rencontrée 14 fois (Lebert) Lorsque le cancer est héréditaire, il se montre souvent de très-bonne heure et peut revêtir diverses formes; ainsi Broussais mourut d'un squirrhe du rectum, son fils d'une tumeur colloïde du même organe.

13.

Violences. — Les malades attribuent, mais à tort, une grande importance à l'action des violences extérieures peut-être, dans des cas assez rares, une contusion a-t-elle pu hâter l'apparition du cancer; mais, bien entendu, chez un individu prédisposé et qui, tôt ou tard, eût été atteint.

Contagion. — Le cancer n'est pas contagieux; on peut manier impunément les tumeurs cancéreuses, vivre avec les cancéreux. Les femmes atteintes de cancer utérin n'ont jamais communiqué le cancer à leurs maris (1).

Anatomie pathologique. — Le carcinome présente à étudier : 1° sa charpente fibreuse ou stroma; 2° son suc et ses cellules; 3° ses vaisseaux; 4° ses variétés; 5° ses altérations; 6° son développement.

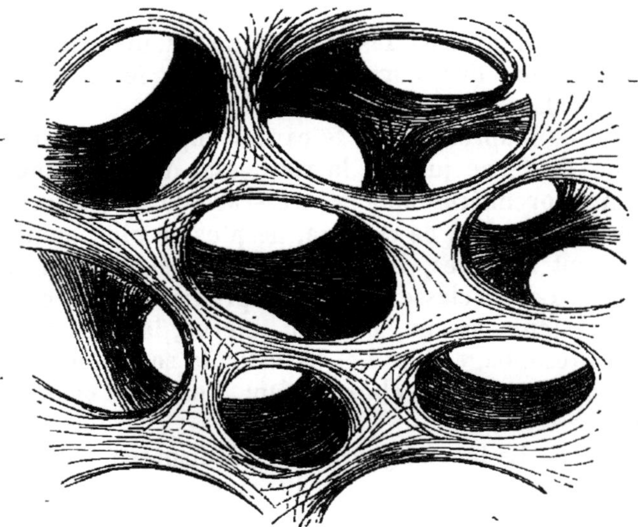

FIG. 23. — Charpente ou stroma fibreux d'un cancer (Grossissement 500 diamètres). Les cellules que renferment les alvéoles ont été enlevées.

1° *Stroma fibreux.* — La charpente du cancer est formée

(1) Dupuytren, Billroth, etc., ont tenté sans résultat l'inoculation du cancer, soit dans les veines, soit sous la peau, soit dans l'estomac. Alibert, Biett, etc., ont été plus loin : ils se sont inoculé le cancer et toujours sans résultat.

« Les recherches de Reverdin et Goujon permettent de penser que les éléments du cancer peuvent se greffer comme les éléments normaux. »

par des travées fibreuses unies les unes aux autres de manière à circonscrire des loges ou *alvéoles qui communiquent tous entre eux* comme celles d'une éponge ; ces loges sont ovoïdes ou aplaties suivant le degré de résistance qu'elles ont rencontré dans leur développement (1).

2° *Suc cancéreux, cellules et noyaux.* — Ces alvéoles sont remplis par un suc crémeux, blanchâtre, miscible à l'eau et renfermant un certain nombre de cellules des formes les plus variées, rondes lorsqu'elles sont peu nombreuses, aplaties dans le cas contraire, polygonales, fusiformes. Elles ont de 9 µ. à 40 µ. Le plus souvent elles renferment des noyaux énormes pourvus eux-mêmes de nu-

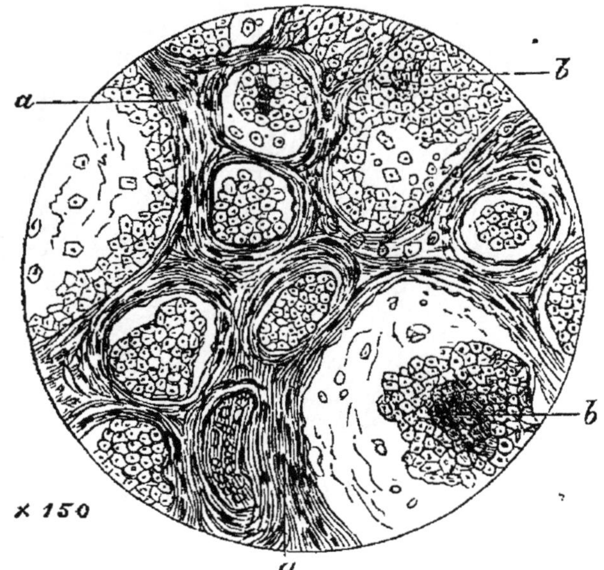

FIG. 24. — Coupe pratiquée sur un cancer encéphaloïde (Fenwick).

a, a. Travées fibreuses formant la charpente ou stroma du cancer et circonscrivant des alvéoles pleins de cellules.

b, b. Cellules de formes diverses logées dans les alvéoles.

cléoles. Mais, contrairement à l'opinion de Lebert, Follin, etc... ces cellules n'ont ni dans leur volume ni dans

(1) Chaque travée fibreuse représente un faisceau de tissu conjonctif contenant des cellules plasmatiques, très-manifestes au confluent des travées.

leurs noyaux rien de spécifique; on peut en rencontrer de semblables dans le sarcome et dans des produits purement inflammatoires.

3° *Vaisseaux.* — Le cancer possède des artères, des veines qui communiquent avec le système vasculaire de l'organe malade; souvent les parois des vaisseaux ont une structure embryonnaire et présentent des dilatations et des anévrysmes, etc.

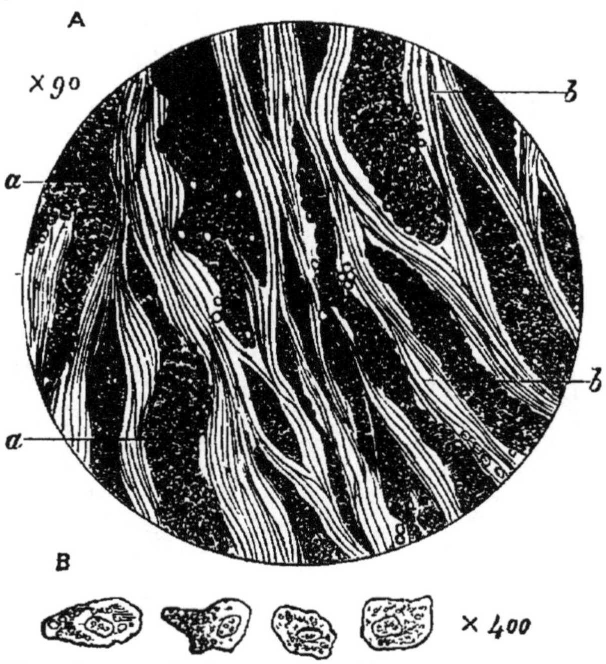

Fig. 25. — Coupe pratiquée sur un squirrhe. Ce cancer est remarquable par le développement du stroma fibreux.

a, a. Cellules de formes diverses. Quelques-unes de ces cellules sont représentées isolément B, sous un grossissement de 400 diamètres.
b, b. Stroma fibreux.
Les alvéoles limitées par le stroma fibreux sont étroites, aplaties, et ne renferment que peu de cellules.

Le cancer posséderait aussi des lymphatiques; ceux-ci formeraient autour des vaisseaux sanguins des gaînes comparables à celles qu'ils forment aux vaisseaux des centres nerveux (Rindfleisch). D'après Ranvier, ils s'aboucheraient directement dans les alvéoles du stroma, ce qui explique la rapidité avec laquelle le cancer envahit les ganglions.

Variétés du cancer. — *Encéphaloïde.* — Lorsque le stroma est peu développé et que le suc est au contraire très-abondant, le carcinome est très-mou, très-vasculaire, son aspect rappelle de loin celui de l'encéphale, d'où son nom. Son développement et sa généralisation sont très-rapides, ses vaisseaux très-nombreux et à parois minces, ce qui explique les nombreuses hémorrhagies dont les encéphaloïdes sont le siége. Dans les cas où les vaisseaux présentent un développement exceptionnel, avec des parois dilatées et anévrysmales, le cancer porte le nom d'*hématode.* Sur certains organes (vessie, estomac), le cancer se développe parfois sous forme de villosités : c'est le *cancer villeux.* Jamais l'encéphaloïde n'est isolable, enkysté ; il se confond toujours avec les tissus du voisinage.

Squirrhe (σκίῤῥος, dur). — Lorsque le stroma est très-développé, le suc et les vaisseaux peu abondants, la tumeur est dure, d'où lui est venu son nom ; le squirrhe se développe et se généralise moins rapidement que l'encéphaloïde, mais il présente des traînées qui s'étendent souvent fort loin. Il peut ratatiner l'organe qu'il atteint (*squirrhe atrophique*), lui donner la consistance du bois (*squirrhe ligneux*).

Cancer colloïde. — La tumeur est gélatiniforme, ce qui est dû à son infiltration par une substance semi-liquide, protéique, la mucine. Cette variété s'observe surtout dans les voies digestives et les ovaires.

Cancer mélanique. — Certains encéphaloïdes offrent une teinte absolument noire ; mais, le plus souvent, ces tumeurs noires, fort graves, que l'on observe dans l'orbite et dans la peau appartiennent au sarcome (Cornil).

Altérations du cancer. — *Dégénérescences graisseuse, caséeuse, calcaire.* — Elles sont toujours partielles. Des granulations graisseuses envahissent les cellules et les travées et leur donnent un aspect jaunâtre. Si une partie de la tumeur cesse de recevoir une quantité suffisante de sang, elle devient *caséeuse*, jaunâtre, se ramollit, disparaît en laissant une dépression à sa place. La transformation *calcaire* est des plus rares.

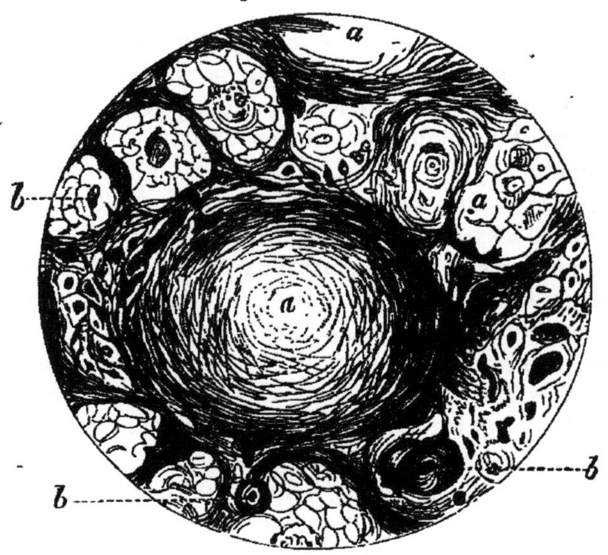

FIG. 26. — Coupe pratiquée sur un cancer colloïde (Fenwick).

a, a. Larges alvéoles.
b, b. Alvéoles plus petits.

L'inflammation est très-fréquente ; ainsi, la surface d'un cancer ulcéré est habituellement recouverte de bourgeons charnus, sécrétant du pus qui se mêle à l'ichor cancéreux et se concrète. La peau voisine est également le siége d'inflammations superficielles qui se passent dans les lymphatiques.

Gangrène. — Il survient souvent à la surface des cancers ulcérés un sphacèle partiel, sec ou humide, résultant d'inflammations ou d'oblitérations vasculaires.

Développement. — Le cancer débute par une tumeur unique (cancer primitif) ; il envahit ensuite les ganglions ; puis de nouvelles tumeurs apparaissent dans divers organes, foie, tissu osseux, etc. (cancers secondaires).

Son mode de formation est diversement compris.

1re *Théorie.* (abandonnée). — Les vaisseaux capillaires laissent transsuder dans l'interstice des tissus normaux un liquide ou blastème, d'abord amorphe, puis granuleux, au sein duquel apparaissent les cellules et noyaux que nous avons décrits (Lebert, Broca, etc.).

2ᵉ *Théorie* (à peu près abandonnée). — Le tissu conjonctif serait formé de cellules unies les unes aux autres ; leur prolifération serait le point de départ de tous les néoplasmes (théorie cellulaire de Virchow).

3ᵉ *Théorie.* — Le tissu conjonctif est formé de faisceaux entre-croisés et feutrés ; ces faisceaux sont recouverts de cellules plates, granuleuses, à gros noyaux ; faisceaux et cellules circonscrivent des cavités remplies, à l'état normal, par du sérum et des globules lymphatiques.

Or le tissu conjonctif est le terrain où se développe toujours le cancer (1). Les travées conjonctives s'épaississent et forment le stroma du cancer ; le liquide et les cellules qu'elles renferment dans les espaces lacuneux augmentent, prolifèrent et constituent le suc et les cellules cancéreuses (Ranvier) (2).

Tout cancer a de la tendance à s'accroître et à envahir les parties voisines, les vaisseaux sont atteints, détruits. Broca a étudié les altérations des veines, il a constaté l'envahissement de leurs parois, leur oblitération, la formation d'embolies ; par ces diverses altérations il a cherché à expliquer la dilatation des veines sous-cutanées fréquentes dans les cancers externes, les œdèmes, la généralisation du cancer, etc.

Symptômes. — Le cancer débute d'une façon insidieuse par un changement dans la consistance des tissus, par *une tumeur dure* dont on s'aperçoit par hasard et qui passe longtemps inaperçue lorsqu'elle frappe un organe profondément située. Cet état dure un certain temps (en moyenne une année pour le squirrhe, trois à cinq mois pour l'encé-

(1) S'il n'en existe pas normalement dans l'organe qui va être envahi par le cancer, il s'en forme d'abord : c'est ce que l'on observe dans les os.

(2) Lorsque le cancer se développe dans une glande, l'épithélium des canaux et des culs-de-sac prolifère par l'effet d'une irritation de voisinage.

Si l'on cherche à faire le diagnostic histologique d'un cancer, on voit que le suc et les cellules ne suffisent pas pour le faire reconnaître. La disposition du stroma circonscrivant des alvéoles réguliers différencie le cancer du *sarcome* qui peut présenter des travées fibreuses, parallèles aux vaisseaux, mais jamais d'alvéoles réguliers (Cornil). Les *fibromes* se distinguent du squirrhe par l'absence de cellules libres dans leurs alvéoles. Dans l'*épithéliome* les cellules sont soudées les unes aux autres ; elles flottent librement dans le cancer.

phaloïde), c'est en quelque sorte la première phase du cancer.

Puis surviennent : 1° les *douleurs*. Elles ne manquent jamais ; mais leur intensité, très-variable, va en augmentant. La tumeur est d'abord sensible, puis se manifestent des douleurs légères, intermittentes et graduellement vives, continues, atroces. Habituellement lancinantes, comparables à des piqûres d'épingle ou de canif, elles peuvent devenir gravatives et revêtir toutes sortes de formes : elles sont limitées à l'organe ou s'irradient au loin. Ces irradiations sont liées à des compressions nerveuses, peut-être à l'infection cancéreuse (1).

2° *Adhérences de la tumeur.* — Un caractère très-utile au diagnostic consiste dans la fusion intime que le cancer contracte avec toutes les parties voisines (parties molles, os, téguments, etc.), bien différent en cela des adénomes, fibromes, enchondromes, etc. Ces adhérences sont dues à l'infiltration des éléments du cancer dans les tissus normaux.

3° *Consistance de la tumeur.* — Au début, c'est une petite masse dure, pouvant offrir, dans le cas d'encéphaloïde, une certaine souplesse ; sa surface devient bosselée, irrégulière, d'une consistance inégale, certains points restant très-durs, tandis que d'autres se ramollissent. Il est certains cancers très-vasculaires, dits hématodes, dont la mollesse simule la fluctuation ; ils présentent même des battements avec expansion et bruits de souffle ; ces cancers sont rares ; on les a vus dans les os du genou, etc. Le squirrhe offre longtemps une dureté remarquable.

Dans la deuxième période de son évolution le cancer *se ramollit et s'ulcère.*

4° *Infection ganglionnaire.* — Les ganglions qui reçoivent les lymphatiques de la région cancéreuse sont très-rapidement envahis. Depuis que l'on admet l'abouchement des vaisseaux lymphatiques dans les alvéoles du stroma, il est aisé de comprendre la marche du suc cancéreux vers les ganglions. Bientôt toute la chaîne ganglionnaire se prend,

____

(1) Charcot et Cazalis ont démontré qu'elles se rattachent souvent au développement de cancers secondaires dans les os.

un ganglion envahi devenant un foyer d'irradiations nouvelles (1).

5° *Hémorrhagies*. — Très-fréquentes dans les encéphaloïdes en raison de la structure des vaisseaux nouveaux et de la destruction de ceux de la région, elles expliquent l'augmentation rapide de certaines tumeurs, puis leur retrait par la résorption du sang épanché. Lorsque le cancer est ulcéré, elles peuvent, par leur abondance, compromettre la vie. On sait que ces hémorrhagies constituent un symptôme important des cancers internes (estomac, vessie, utérus, etc.).

6° *Ulcération*. — Après être resté pendant un certain temps à l'état de tumeur dure, le cancer se ramollit; la peau, envahie par les éléments cancéreux, prend une teinte violacée, elle se détruit, disparaît, et laisse à nu une surface irrégulière, anfractueuse, d'où s'écoule un liquide sanieux, roussâtre, renfermant les éléments du cancer, des globules purulents, des corpuscules sanguins, etc.; son odeur est repoussante et spéciale; c'est l'*ichor cancéreux*.

7° *Cachexie*. — Soit après, soit même avant l'ulcération, le malade maigrit; épuisé par les douleurs, par les hémorrhagies, il s'affaiblit, prend une *teinte jaune paille* spéciale; il peut survenir des *œdèmes partiels* souvent localisés au membre abdominal gauche et produits par la coagulation spontanée du sang dans la veine fémorale (état inopectique de Vogel).

De nouveaux symptômes révèlent la *généralisation du cancer* et la production de tumeurs semblables dans le foie, les vertèbres, les poumons, le cerveau, etc. Au milieu de ces souffrances, l'intelligence reste intacte, et la température normale.

La *mort* arrive par épuisement, hémorrhagie, et, plus souvent, par obstacle à l'accomplissement d'une fonction indispensable : c'est surtout fréquent pour les cancers viscéraux.

(1) Le cancer peut agir aussi à titre d'irritant ordinaire et déterminer une adénite simple; cependant rien ne permettant de la différencier d'une adénite cancéreuse, il faudra, au point de vue chirurgical, la considérer comme telle et l'extirper en même temps que la tumeur principale.

Diagnostic. — Voy. plus loin *Diagnostic des tumeurs.*

Pronostic. — *Maladie mortelle.* — L'encéphaloïde est plus grave par sa marche rapide que le squirrhe qui peut durer de longues années (trois en moyenne).

L'ablation du cancer est suivie de récidives, mais au bout d'un temps plus ou moins long (1). Les cancers externes sont, en raison de leur situation, moins graves que les cancers internes.

Traitement. — Lorsqu'un cancer peut être extirpé en totalité, il faut l'opérer et enlever avec soin les ganglions douteux. Souvent on éloignera ainsi le terme fatal, on relèvera le moral du malade, on lui évitera de vives souffrances (2).

L'extirpation peut être faite par le bistouri, le couteau ou l'anse galvano-caustique, l'écraseur linéaire ou la pâte de Canquoin.

Ajoutons qu'à l'intérieur, on a essayé toute la matière médicale, surtout l'arsenic, la ciguë; l'iodure de potassium doit toujours être employé pendant un certain temps vu la similitude d'aspect qu'offrent parfois avec le cancer certaines tumeurs syphilitiques justiciables de ce médicament.

On a encore essayé les injections de suc gastrique, de liquides caustiques, la compression, la congélation, la ligature des artères qui alimentent la tumeur, le tout sans succès.

DIAGNOSTIC GÉNÉRAL DES TUMEURS

Après l'étude détaillée des tumeurs, nous croyons utile de réunir dans une même description les grands traits qui ont conduit à les diviser en trois classes : *Tumeurs bénignes, — tumeurs à pronostic variable, — tumeurs ma-*

(1) On cite quelques cas très-rares de cures radicales; mais s'agissait-t-il de cancers ou de sarcomes ?

(2) Quelques auteurs ont pensé que lorsqu'on pouvait par une opération autoplastique réparer la perte de substance, on éloignait la récidive, qui souvent, il est vrai, se montre sur les téguments oisins sous la forme de grosses verrues rouges.

lignes, et d'étudier dans chacune de ces trois classes les particularités spéciales aux tumeurs qui la composent.

1re CLASSE. — TUMEURS BÉNIGNES

A. Caractères généraux des tumeurs bénignes.

Lorsqu'une tumeur est encore à ses débuts, il est souvent difficile d'en préciser la nature, car les phases initiales de la plupart des tumeurs se ressemblent à peu de chose près; mais cet embarras diminue au fur et à mesure que la tumeur, s'avançant en âge, revêt les caractères qui lui appartiennent en propre.

La nature d'une tumeur ne pourra donc être toujours établie de prime abord; dans maintes circonstances, le diagnostic devra être réservé jusqu'à ce que le temps ait apporté avec lui sa lumière.

Les tumeurs bénignes se reconnaîtront à l'ensemble des caractères suivants :

1° L'*âge du malade;* malgré de nombreuses exceptions, on peut dire que les tumeurs bénignes se rencontrent de préférence dans l'enfance, la jeunesse et la première partie de l'âge adulte; en un mot, qu'elles débutent ordinairement avant la quarantième année, tandis que les tumeurs malignes se développent surtout après cet âge.

2° La *durée de l'évolution* est un caractère bien plus important; cette évolution est lente, d'une durée indéterminée lorsqu'il s'agit d'une tumeur bénigne.

3° Les *rapports de la tumeur avec les parties qui l'entourent* doivent être étudiés avec le plus grand soin; car, tandis que les tumeurs malignes se fusionnent avec ces tissus, leur adhèrent, les infiltrent de leurs éléments, les tumeurs bénignes refoulent les tissus qui les avoisinent; elles restent libres au sein de la région; on peut souvent les faire rouler sous le doigt; la *peau* glisse à leur surface; elle peut être distendue, amincie, rosée, lorsque la tumeur est très-volumineuse; mais, sauf ce cas, elle conserve sa souplesse et sa liberté.

4° La *consistance de la tumeur* est bien variable ; cependant les tumeurs bénignes sont en général souples, élastiques, fluctuantes, etc.

5° L'*état des ganglions lymphatiques* doit être interrogé avec le plus grand soin. Lorsque la tumeur est bénigne, les ganglions auxquels aboutissent les lymphatiques de la région occupée par la tumeur restent intacts, ou du moins il est exceptionnel de les voir se tuméfier (1).

6° Les tumeurs bénignes sont *indolentes* par elles-mêmes ; elles ne gênent que par leur volume, leur poids et leur situation ; cependant elles peuvent comprimer les organes situés dans leur voisinage et déterminer des troubles fonctionnels nombreux et en rapport avec le rôle physiologique de l'organe comprimé.

7° *Ulcérations.* — Il se peut qu'une tumeur bénigne volumineuse détermine par pression une ulcération de la peau ; mais les bords de cette ulcération sont minces, décollés ; on aperçoit le tissu granuleux de la tumeur bénigne et le liquide qui s'en écoule ne présente pas l'odeur fétide de l'ichor cancéreux ; d'ailleurs, l'ulcération est exceptionnelle.

8° *L'état général se conserve très-bien dans les tumeurs bénignes,* et c'est souvent là leur caractère le plus frappant et le plus important (2).

Cependant, bien que la tumeur soit bénigne, elle peut entraver par sa présence le jeu d'organes indispensables à la vie et déterminer ainsi des troubles de nutrition très-sérieux ; exemple : kystes de l'ovaire.

9° *L'examen histologique* devrait lever tous les doutes ; malheureusement, outre les difficultés qui ne le rendent praticable qu'à certains anatomistes, même entre leurs mains

(1) Si, par cas, ils se gonflent, ce n'est pas au transport dans leur sein des éléments de la tumeur qu'il faut l'attribuer, mais bien à une simple irritation, la tumeur ayant agi a titre d'irritant vulgaire.

(2) Ainsi lorsque vous êtes consulté par un malade qui est atteint depuis plusieurs années d'une tumeur dont les caractères sont peu significatifs, si sa santé générale est restée bonne vous pouvez presque affirmer que la tumeur est bénigne, sauf toutefois s'il s'agit d'une tumeur cutanée, puisqu'on sait que certains épithéliomes ont, surtout chez les vieillards, une évolution extrêmement lente.

il est bien infidèle; cependant, autant que possible, il ne doit jamais être négligé,

B. Caractères spéciaux à chaque tumeur bénigne.

1° **Kystes**. — Les kystes se présentent sous des aspects très-divers ; ils sont en général indolents, fluctuants, à évolution lente, parfois transparents, mais comme d'autres tumeurs peuvent présenter ces caractères et que, par contre, il peuvent faire complétement défaut à de véritables kystes, c'est la *ponction* pratiquée avec un appareil aspirateur qui décidera, en dernier ressort, si la tumeur est un kyste ou non.

2° **Lipomes**. — Une tumeur molle, arrondie, indolente, non fluctuante, sans changement de couleur à la peau, sans altération ganglionnaire, tumeur qui a mis plusieurs années à se développer sans altérer le moins du monde la santé générale, est probablement un lipome, surtout si on y sent une série de *petits lobules*, rendus plus appréciables par la tension de la peau qui recouvre la tumeur.

Certains lipomes sont presque *fluctuants*, on pourrait les confondre soit avec un *kyste*, un *abcès froid*, doute qui sera levé par une ponction pratiquée avec le trocart aspirateur, soit avec un *sarcome* ou un *carcinome encéphaloïde :* la marche de la maladie indiquera sa nature (1).

D'autres lipomes sont *durs, pédiculés*, disséminés en plus ou moins grand nombre à la surface du corps; on pourrait les confondre avec des *fibromes molluscoïdes ;* mais ceux-ci adhèrent à la peau, tandis que les lipomes sont libres.

Fibromes.—Les fibromes sont des tumeurs arrondies, bosselées, très-dures, bien limitées, d'un accroissement très-lent et n'ayant aucun retentissement ni sur les ganglions voisins, ni sur la santé générale.

Les fibromes peuvent être aisément confondus soit avec le *lipome* qui présente parfois une consistance presque fibreuse, mais qui est en général plus lobulé, soit avec les *sarcomes* dont la marche est cependant bien plus rapide et qui ont un retentissement fâcheux sur la santé, soit avec les *chondromes* qui présentent peut-être une élasticité différente, soit avec les *ostéomes*.

(1) Nélaton prétend que lorsqu'on peut imprimer uu mouvement de circumduction au trocart enfoncé dans la tumeur, cette tumeur est un sarcome ou un encéphaloïde, le lipome ne permettrait pas ce mouvement.

La marche lente, l'intégrité de la peau, la multiplicité, l'indolence complète des tumeurs du molluscum, ne laissent pas de doutes sur sa nature.

L'*examen histologique* est souvent le seul critérium de la nature fibreuse d'une tumeur : les fibromes sont formés par une substance fondamentale fasciculée, au milieu de laquelle sont disposées des cellules plasmatiques anastomosées les unes avec les autres, possédant un noyau et une masse de protoplasma ; on y rencontre quelques vaisseaux (Ranvier et Cornil) ; de plus, pour qu'une tumeur soit bien un fibrome, elle ne doit renfermer aucun autre élément, car on sait que le stroma ou charpente de beaucoup d'autres tumeurs, et surtout du cancer squirrheux, se compose de tissu fibreux.

Angiomes. Tumeurs érectiles. — Les *angiomes superficiels* se reconnaissent aisément à leur couleur spéciale, à leur origine congénitale ; souvent la tumeur est réductible par la pression, elle diminue sous l'influence de la compression de l'artère qui l'alimente, elle présente des battements, des bruits de souffle, etc., caractères éclatants qui circonscrivent le diagnostic entre une tumeur érectile et un anévrysme cirsoïde.

Les *angiomes sous-cutanés* sont souvent bien plus difficiles à reconnaître, surtout lorsqu'il n'existe pas en même temps une tache superficielle, c'est-à-dire un *nævus maternus ;* leur consistance tantôt molle et pâteuse, tantôt assez dure, permet de les confondre soit avec des *fibromes*, soit avec des *lipomes ;* d'autant mieux que ces dernières tumeurs peuvent devenir le siége d'une vascularisation anormale (Monod). On s'appuiera, pour diagnostiquer un angiome sous-cutané, sur l'existence d'une tache bleuâtre et, en son absence, sur la présence de veines dilatées et noueuses, et surtout sur la réductibilité de la tumeur.

Les *angiomes des parties profondes*, des muscles, de l'orbite, de la muqueuse stomacale ou intestinale, etc., sont d'un diagnostic fort difficile.

Myomes. — Les myomes présentent tous les caractères des tumeurs bénignes ; mais ils se font remarquer entre toutes ces tumeurs par la gravité et la fréquence des troubles fonctionnels dont ils sont l'occasion. Ainsi : 1° les myomes utérins donnent lieu à des hémorrhagies abondantes par l'irritation congestive de la muqueuse utérine ; 2° les myomes ou hypertrophie de la prostate sont la cause de rétentions d'urine ; 3° les myomes intestinaux (ou développés dans le voisinage de l'intestin) s'opposent au cours des matières, etc.

Par eux-mêmes les myomes sont indolents, durs, sans retentissement sur les ganglions ou sur la santé générale ; on les reconnaît surtout d'après leur siége sur l'utérus, la prostate, etc.

Examen histologique. — L'aspect des myomes ressemble beaucoup à celui des fibromes, d'où le nom de corps fibreux de l'utérus qui leur a été si longtemps appliqué ; mais au microscope on constate la présence de cellules musculaires allongées, tantôt groupées en faisceaux, tantôt disséminées au milieu du tissu conjonctif.

2ᵉ CLASSE. — TUMEURS A PRONOSTIC VARIABLE

Ces tumeurs se présentent sous des aspects très-divers ; tantôt elles ressemblent à des tumeurs bénignes, tantôt leurs allures sont celles des tumeurs malignes. C'est dans l'examen de chacune d'elles que nous pourrons exposer leurs caractères.

Chondromes. Tumeurs cartilagineuses. — Il est des enchondromes dont le diagnostic ne présente pas de difficulté, telles sont les tumeurs dures, bosselées, multiples développées sur les doigts et les orteils.

En général les chondromes se présentent sous l'aspect de tumeurs dures, élastiques, bosselées, indolentes, sans adhérences à la peau, sans engorgement des ganglions, sans altération de la santé.

Mais ces caractères ne sont ni invariables, ni toujours réunis chez le même sujet ; ainsi, dans les *grands os*, les enchondromes peuvent être confondus avec le sarcome myéloïde et le carcinome ; et cela, d'abord parce que le chondrome y présente parfois une consistance assez molle, puis, parce que ces trois espèces de tumeurs peuvent se rencontrer dans les os ; cependant les *sarcomes* et *carcinomes* ont une évolution plus rapide, plus douloureuse, les veines du voisinage se dilatent, la santé s'altère, etc. Dans les *parties molles,* le diagnostic est encore plus difficile ; on sait pourtant que le chondrome est fréquent dans la parotide et le testicule, très-rare dans la mamelle ; les autres caractères permettent de le distinguer.

L'*examen histologique* démontre l'existence de cellules dites cartilagineuses plongées dans une substance hyaline : cet examen sert non-seulement à préciser la nature de la tumeur, mais il fournit encore des indications relativement à son *pronostic.* Si le chondrome est bien limité par une coque fibreuse et épaisse, son pronostic est bénin ; si au contraire la tumeur n'est pas limitée par une coque fibreuse et si vous trouvez autour d'elle des traînées de tissu embryonnaire ou de cartilage en voie de développement, le pronostic est sérieux : la tumeur va probablement récidiver, se généraliser, se comporter, en un mot, comme une tumeur maligne.

Adénomes. — Les adénomes acineux, qui sont les plus importants, se rencontrent dans la mamelle et la parotide où ils forment des tumeurs élastiques, indolentes, libres, sans retentissement ganglionnaire, sans altération de la santé.

Pour Ranvier et Cornil les adénomes sont toujours bénins et, si nous les classons parmi les tumeurs à pronostic variable, c'est sur la foi de Broca et de Verneuil, qui ont décrit des adénomes diffus de la peau et des muqueuses, adénomes dont l'évolution est maligne.

Myxomes. — Les myxomes se présentent sous des aspects divers : tantôt il sont *pédiculés* et affectent la forme de polypes, tels sont les myxomes des fosses nasales, ceux que l'on observe parfois sur la peau, sur les grandes lèvres, etc.; tantôt ils sont *disséminés* en plus ou moins grand nombre sur le trajet des nerfs (1), tantôt enfin le *tissu muqueux* entre pour une part plus ou moins grande dans la composition de certaines tumeurs de la parotide, du testicule, de la mamelle, etc. (2).

De plus, la consistance variable de ces tumeurs expose à les confondre soit avec des *kystes* dont elles ont la fluctuation, soit avec des *lipomes* dont elles ont la mollesse, soit avec des *sarcomes* et des *enchondromes*, dont elles peuvent avoir la consistance dure ou élastique ; mais elles sont souvent gélatineuses et colloïdes.

Les myxomes se présentent, en général, avec les caractères de tumeurs bénignes; lenteur dans la marche, indolence, etc., par une rare exception on les a vus récidiver et se généraliser comme le font les tumeurs malignes; aussi doivent-ils être regardés comme des tumeurs d'un pronostic variable (3).

L'*examen histologique* démontre qu'ils sont formés de *tissu muqueux*, souvent mêlé de fibres élastiques ou de vésicules adipeuses ; on peut aisément les confondre avec le sarcome, surtout

(1) Les myxomes des nerfs sont bien souvent désignés sous le nom de *névromes.*

(2) Tumeurs mixtes et formées par un mélange de sarcome, de myxome et d'enchondrome.

(3) Lorsque l'extirpation est incomplète, ainsi que cela a souvent lieu pour les polypes des fosses nasales, ils se reproduisent avec une vigueur nouvelle.

dans la glande mammaire ; lorsqu'ils renferment du tissu embryonnaire en abondance, leur pronostic s'aggrave (1).

Sarcomes. — Le diagnostic général des sarcomes est difficile à présenter, en raison des variétés qu'offrent ces tumeurs dans leur siége, leur forme, leur consistance, leur marche, etc.; variétés si grandes qu'au point de vue anatomique Ranvier et Cornil les divisent en neuf classes, et qu'au point de vue clinique Lücke en distingue sept espèces.

Ils se rattachent à deux types distincts les rapprochant tantôt des tumeurs bénignes, tantôt des tumeurs malignes. Ainsi les sarcomes forment des tumeurs plus ou moins volumineuses, mais bien limitées, non adhérentes, sans retentissement sur les ganglions, sans altération de la santé générale, tumeurs molles ou élastiques ; elles peuvent conserver longtemps ces caractères ou bien se ramollir, s'ulcérer, envahir les ganglions et se généraliser.

C'est dans l'étude des tumeurs de chaque région que l'on peut comparer le sarcome aux autres productions morbides. Ajoutons qu'il en est dont le diagnostic n'offre que peu de difficultés, et dont la nature se trouve révélée par leur siége ; telles sont les épulis, les exostoses sous-unguéales et les tumeurs des os, surtout des maxillaires, souvent désignées sous le nom de tumeurs à myéloplaxes.

Examen histologique. — Les sarcomes se reconnaissent à la simplicité de leur texture; ils sont formés par un grand nombre de *cellules* presque juxtaposées, cellules semblables à celles du tissu embryonnaire, mais pouvant affecter des formes très-diverses et par une *substance fondamentale,* en général molle et abondante.

Nous avons vu que le pronostic des sarcomes est très-variable ; or l'examen histologique fournit à cet égard de précieux renseignements ; ainsi un sarcome est d'autant plus grave que son organisation est moins élevée et se rapproche davantage du tissu embryonnaire (2).

Lymphadénomes. — Ils se présentent sous l'aspect d'un engorgement ganglionnaire dont les progrès sont incessants, mais qui ne suppure pas. Ces tumeurs atteignent d'énormes proportions, compriment les organes voisins et au bout de quelques mois le malade succombe dans un état cachectique ; tantôt il y a hypertrophie de tous les organes lymphoïdes et le nombre des globules

---

(1) Pour Billroth, tous les myxomes seraient des myxo-sarcomes.

(2) Ainsi les sarcomes qui possèdent de véritables travées osseuses, ceux dont la texture est absolument semblable à la moelle des tissus osseux (tumeurs à myéloplaxes) sont en général bénins.

14

blancs est très-accru (*leucocythémie*), tantôt, au contraire, leur chiffre reste normal (*adénie*).

3e CLASSE. — TUMEURS MALIGNES

A. Caractères généraux des tumeurs malignes.

Les tumeurs malignes se reconnaissent aux caractères suivants :

1° *L'âge du malade.* En général, les tumeurs malignes se manifestent après quarante ans ; cette règle est, il est vrai, sujette à de nombreuses exceptions.

2° *Leur évolution rapide.* Le carcinome encéphaloïde se fait particulièrement remarquer par la rapidité de sa marche ; au contraire, certains squirrhes peuvent mettre plusieurs années à parcourir toutes leurs périodes ; certains épithéliomes, développés chez les vieillards, restent long-temps stationnaires. Toutefois, la durée moyenne d'une tumeur maligne peut être évaluée de deux à cinq ans.

3° *Les rapports de la tumeur avec les parties qui l'entourent* sont très-importants à constater, car ils apprennent de bonne heure la véritable nature de la tumeur.

Ainsi, les tumeurs malignes se fusionnent très-rapidement avec les tissus qui les entourent ; elles leur adhèrent par le fait de l'infiltration de leurs éléments dans ces tissus, de telle sorte qu'elles ne sont point libres, mobiles, roulantes sous le doigt et exactement limitées comme les tumeurs bénignes.

4° *La consistance des tumeurs malignes* est très-variable, et, par conséquent, peu utile au diagnostic ; elles sont en général dures, élastiques, bosselées à leur début, et, plus tard, elles se ramollissent et deviennent fluctuantes.

5° *Les ganglions* auxquels aboutissent les lymphatiques de la région occupée par la tumeur maligne s'engorgent très-rapidement par le fait de la présence d'éléments morbides puisés dans la tumeur ; semblables à des graines ces éléments transforment les ganglions en tumeurs semblables à la tumeur originelle (1).

6° *Douleurs.* — Dans la première période de leur évolution les tumeurs malignes sont indolentes; mais, plus tard, c'est-à-dire au moment où elles commencent à se ramollir, elles deviennent le siége de douleurs d'abord légères, intermittentes, souvent comparées à des coups d'épingles; ces douleurs ne font que s'accroître et présentent bientôt une affreuse intensité.

7° *Ramollissément, ulcération, ichor fétide, hémorrhagies.* — Après un certain temps, les tumeurs malignes se ramollissent, et peuvent, dans certains points de leur étendue, donner une fausse sensation de fluctuation; elles s'ulcèrent et mettent à nu un tissu friable, saignant au moindre contact, donnant lieu spontanément à d'abondantes hémorrhagies, et laissant suinter un liquide à odeur fétide désigné sous le nom d'ichor cancéreux.

8° *L'état général* s'altère très-rapidement dans les tumeurs malignes; le malade s'affaiblit, maigrit; son teint prend une couleur jaune paille; il se développe des œdèmes disséminés dans les parties déclives ou limités au territoire d'une veine oblitérée par une thrombose (*phlegmatia alba dolens*); mais il n'y a pas de fièvre, et, à moins de lésions intercurrentes, la température reste normale. Des tumeurs malignes se développent dans les viscères (foie, estomac, colonne vertébrale, poumon), et le malade succombe en conservant presque jusqu'au dernier moment toute la lucidité de son intelligence.

9° *Récidives.* — Après l'extirpation, les tumeurs bénignes ne se reproduisent plus; tandis qu'après un laps de temps variable, mais qui dépasse bien rarement deux ou trois années, les tumeurs malignes reparaissent, soit sur place, soit sur des viscères.

(1) Une tumeur maligne peut agir comme le ferait un irritant vulgaire et déterminer une adénite par irritation; dans ces cas les ganglions restent mobiles; tandis que dans les adénites spécifiques, de beaucoup les plus ordinaires, les ganglions se fusionnent en une masse dure et bosselée qui s'ulcère, etc.

B. **Caractères spéciaux à chaque tumeur maligne.**

Nous avons vu que les tumeurs constamment malignes sont le carcinome et l'épithéliome.

Le **Carcinome** présente au plus haut degré tous les caractères que nous venons d'assigner aux tumeurs malignes; à ces caractères qui ne sont appréciables en entier que lorsque la tumeur est superficielle (cancer de la mamelle, de la parotide, du testicule), viennent se joindre, lorsqu'elle occupe un viscère (estomac, foie, intestins, etc.), des troubles fonctionnels spéciaux, dont la signification est souvent très-nette. D'ailleurs, quel que soit son siége, elle imprime toujours à l'état général son cachet de déchéance vitale et de cachexie.

Une tumeur à évolution rapide, douloureuse, adhérente, bosselée, avec engorgement ganglionnaire, etc., est très-probablement un cancer; le doute n'est plus possible si la santé s'altère, si la tumeur s'ulcère, et donne lieu à des hémorrhagies ou à un écoulement fétide.

Cependant certains encéphaloïdes ont été confondus avec des *collections de sang* ou *de pus*, et réciproquement on a pu prendre ces dernières pour un cancer; cette erreur vient de la fluctuation presque parfaite que présentent certains encéphaloïdes et de la teinte d'un rouge violacé que prend la peau qui les recouvre.

On recherchera si l'apparition de la tumeur n'a pas été précédée d'une contusion ou de phénomènes inflammatoires (1), et on procédera à une ponction exploratrice.

Certains encéphaloïdes très-vasculaires (*cancers hématodes*) peuvent être confondus avec des *tumeurs érectiles*; cependant si la tumeur occupe un os, ainsi que cela a lieu le plus souvent, il est fort probable qu'elle est maligne. Est-elle placée dans les parties molles, comprimez l'artère principale du membre et vous réduisez presque complétement la tumeur, s'il s'agit d'un angiome, tandis que vous diminuerez fort peu le volume d'un carcinome.

A *l'état d'ulcère* le cancer, mais surtout l'épithéliome, peut être confondu soit avec des ulcères syphilitiques, soit avec une ulcération entretenue par une cause locale (voyez plus loin *Épithéliome*).

Les *cancers viscéraux* se traduisent par des symptômes qui peuvent se grouper sous quatre chefs : 1° *troubles fonctionnels* de l'organe malade (vomissements, constipation, ictère, etc.);

---

(1) Après avoir pris des mesures pour procéder sans retard à l'extirpation s'il s'agit d'un cancer, car les ponctions exploratrices activent leur développement.

2° *hémorrhagies* (hématémèses, melæna, etc.); 3° *douleurs ;* 4° *état cachectique* (œdème, teinte jaune paille, etc.).

Épithéliome. — *Au début,* le cancroïde peut être confondu : 1° avec une *verrue ;* on devra se méfier des verrues qui apparaissent dans un âge avancé, sont le siége de desquamations fréquentes et de prurit ; 2° avec ces petites plaques d'épiderme, fréquentes sur le visage des gens âgés et désignées sous le nom de *crasse des vieillards ;* mais ces petites plaques ne recouvrent point d'ulcère.

3° Le *lupus* ne frappe guère que des sujets jeunes et lymphatiques.

Lorsque l'épithéliome est ulcéré, il peut être confondu avec un ulcère *scrofuleux* ou *syphilitique.* Les ulcères syphilitiques sont tantôt un chancre induré, plus rarement une gomme ulcérée ; mais, lorsqu'il s'agit d'un chancre induré, l'affection est récente ; lorsqu'il s'agit d'une gomme ou d'une syphilide, elle n'est pas unique, et le sujet présente d'autres manifestations syphilitiques (1).

Les *ulcérations scrofuleuses* dont le lupus est une variété des plus importantes, ne s'observent guère que chez les sujets jeunes, lymphatiques ; souvent multiples, elles sont indolentes, molles, etc.

Certains *ulcères entretenus pour une cause locale* peuvent simuler un épithéliome : c'est surtout ce qui a lieu pour la langue irritée par une dent cariée ; mais il suffit de faire disparaître leur cause pour les voir guérir.

(1) En cas de doute, ayez toujours recours pendant un certain temps à l'*iodure de potassium,* c'est une règle que Maisonneuve n'oubliait jamais. Grâce à ce précieux médicament, il avait guéri à Bicêtre plusieurs vieillards réputés cancéreux et qui n'avaient que des accidents syphilitiques tertiaires. Pendant que j'étais son interne à l'Hôtel-Dieu, je reçus une vieille femme, envoyée par un médecin de province, pour être opérée d'un cancroïde de la paupière supérieure ; notre service était plein de cancéreux et on leur donnait à tous de l'iodure de potassium ; or, en attendant son tour pour être opérée et en prenant chaque jour sa ration d'iodure de potassium, la femme en question guérit parfaitement, et cependant l'aspect de sa tumeur était tel que Maisonneuve allait lui enlever la paupière.

LIVRE III

SYMPTOMES FOURNIS PAR LES DIVERS APPAREILS

—

CHAPITRE PREMIER

SYMPTOMES FOURNIS PAR L'APPAREIL DE L'INNERVATION

L'appareil de l'innervation remplit un triple rôle, il préside :

A. A l'accomplissement des mouvements volontaires et involontaires.

B. A l'exercice des sensibilité générale et spéciale.

C. A la manifestation des actes intellectuels.

Or, le mouvement, la sensibilité et l'intelligence peuvent éprouver des perturbations très-diverses ; chacune d'elles constitue un signe qui a reçu un nom spécial.

Nous allons passer successivement en revue ces différents signes, en faisant remarquer qu'il est bien plus ordinaire de les rencontrer réunis qu'isolés (1).

(1) C'est la conséquence naturelle des fonctions multiples affectées au même appareil.

A. *Les troubles de la motilité comprennent*...............	Paralysies .	Hémiplégies. Paraplégies. Paralysies partielles.
	Convulsions. Contractures. Ataxie. Tremblement.	
B, *Les troubles de la sensibilité comprennent*...............	Anesthésie. Hyperesthésie. Douleur. Névralgies, Céphalalgie.	
C. *Les troubles intellectuels comprennent*....................	Délire. Coma. Vertiges. Syncope.	

A. TROUBLES DE LA MOTILITÉ

DE LA PARALYSIE EN GÉNÉRAL

La paralysie est la diminution ou l'abolition du mouvement (1).

Variétés. — La paralysie véritable présente trois variétés :

1° Elle frappe la moitié droite ou gauche du corps (**hémiplégie**);

2° Elle frappe la moitié inférieure du corps (**paraplégie**);

3° Elle est localisée dans une partie limitée du corps, à une moitié de la face, à une paupière, à un bras, une jambe, à certaines parties symétriques, à certains muscles, à un organe (**paralysies partielles**).

Après avoir tracé les caractères généraux des paralysies, nous consacrerons un article spécial à chacune de ces trois variétés (2).

(1) Le mot de paralysie a encore été appliqué à l'abolition de la sensibilité générale et des sensibilités spéciales; mais, dans ce cas, il doit être suivi d'une épithète précisant sa nature; ex. : paralysie de la sensibilité, de la rétine, etc,

Rappelons d'ailleurs que la paralysie de la sensibilité coïncide ordinairement avec celle des mouvements.

(2) La périencéphalite diffuse est souvent désignée sous le nom de *paralysie générale des aliénés*: cet état ne doit pas nous occuper ici, et nous

Caractères. — Le mouvement peut être complétement aboli ou simplement diminué, de là vient la distinction des mots *paralysie* (perte absolue) *parésie* (simple affaiblissement) (1).

La paralysie frappe les muscles de la vie de relation (muscles volontaires) et ceux de la vie organique (muscles involontaires); son invasion est brusque ou graduelle, sa durée indéfinie ou temporaire; liée en un mot à des causes très-diverses, elle suit les destinées de la maladie dont elle est symptomatique.

La paralysie est en général facile à reconnaître; frappe-t-elle les *membres*, ils ne peuvent exécuter aucun mouvement; vient-on à les soulever, ils retombent comme une masse inerte; existe-t-il une simple *parésie*, il est facile, en faisant marcher le malade, de reconnaître qu'il tire une jambe, qu'il marche en fauchant, ou bien en le priant de vous serrer la main, vous sentez que l'étreinte produite avec la main gauche ou la droite est très-inégale (2).

Les *paralysies partielles* limitées à la moitié de la face, de la langue, du voile du palais, à l'orbiculaire ou au releveur des paupières, etc., sont un peu plus difficiles à diagnostiquer; souvent peu appréciables dans l'état de repos, elles deviennent très-manifestes dans l'accomplissement des actes auxquels président d'ordinaire les parties paralysées; ainsi la paralysie de la moitié de la face devient très-manifeste lorsque le malade, rit, parle, souffle, etc., la paralysie de la langue se traduit par la déviation de sa pointe, etc., (voy. *paralysies partielles*).

Deux choses doivent être encore recherchées dans l'étude

ferons d'ailleurs remarquer qu'il s'agit, dans cette paralysie générale, d'un simple affaiblissement étendu à un grand nombre de muscles plutôt que d'une paralysie véritable, état qui serait incompatible avec la vie (voy. *Manuel de pathologie interne*, 2ᵉ édition).

L'affaiblissement d'un grand nombre de muscles, que l'on classe dans les affections comateuses, est souvent désigné sous le nom de *résolution des membres*.

(1) Mais, pour la facilité du langage, nous nous servirons seulement du mot paralysie.

(2) Si le malade a conservé la sensibilité, on pourra pincer la peau à son insu, et on verra que le retrait des membres est plus ou moins rapide.

des parties paralysées : 1° l'*état de la contractilité électrique; 2° l'état des mouvements réflexes.*

1° *Contractilité électrique.* — Duchenne a démontré que les muscles paralysés conservent ou perdent la propriété de se contracter sous l'influence de l'électricité, et que dans certains cas beaucoup plus rares, les muscles perdent leur contractilité électrique tout en conservant leur contractilité ordinaire.

2° *Mouvements réflexes.* — On donne ce nom à des mouvements qui succèdent à des impressions sans que ces impressions aient été perçues ou senties; les mouvements réflexes s'observent surtout dans les paraplégies lorsque la distension ou la compression d'une partie de la moelle soustrait son segment inférieur à l'influence cérébrale.

Jaccoud a formulé, à cet égard, la loi suivante : « Les mouvements réflexes sont normaux ou accrus dans les membres paralysés tant que l'influence cérébrale manque seule à ces membres; ils sont affaiblis ou nuls lorsque l'influence spinale leur fait également défaut. »

Cette formule est entièrement applicable aux *mouvements provoqués par l'électricité.*

Troubles de la sensibilité. — Il est très-ordinaire d'observer simultanément la paralysie du mouvement et du sentiment; ainsi vous pouvez irriter, piquer les parties paralysées du mouvement, souvent le malade n'en a aucune conscience, car la sensibilité de ces parties est également éteinte.

Et cependant, le malade accuse parfois des douleurs spontanées dans les membres où une exploration attentive à fait constater une anesthésie complète : cet état est désigné sous le nom *d'anesthésie douloureuse*, il est la manifestation excentrique d'un travail morbide central.

Température. — Troubles nutritif. — La température des membres paralysés a été l'objet de recherches importantes de la part de Charcot, Vulpian, Follet, Lépine, etc.; il résulte de leurs recherches que lorsque la paralysie se rattache à une hémorrhagie cérébrale, surtout lorsque cette hémorrhagie à son siége dans les couches optiques ou les corps striés, il y a élévation relative dans les parties paralysées (1) ; mais quand la paralysie est ancienne et que le membre commence à s'atrophier, sa température s'abaisse et devient même inférieure à celle du côté sain.

La *nutrition* des parties paralysées devient languissante, la circulation s'affaiblit, il survient souvent de l'*œdème* (voyez *hydropisies en général*), la peau est rugueuse ; comme dernier terme, on observe l'*atrophie*.

Pathogénie. — Le tissu musculaire possède la contractilité ; mais cette contractilité ne peut être mise en jeu que par le système nerveux ; de telle sorte que *si le système nerveux est altéré ou si ses relations avec les muscles sont interrompues, ces muscles sont atteints de paralysie* (2).

Les nombreuses causes capables de porter atteinte au fonctionnement régulier du système nerveux seront donc des causes de paralysies. Or, pour que le système nerveux fonctionne régulièrement, il faut : 1° qu'il possède son intégrité organique ; 2° qu'il reçoive une quantité de sang suffisante ; 3° que ce sang ne soit pas altéré ; 4° enfin, le système nerveux peut éprouver des troubles fonctionnels qui ne se rattachent ni à une altération organique, ni à un défaut dans la quantité ou la qualité du sang qui le nourrit, c'est ce que l'on observe dans les névroses, etc.

Il suit de là qu'au point de vue pathogénique les paralysies peuvent être divisées en quatre groupes.

1° *Paralysies organiques*, liées à une altération organique des centres nerveux ou des nerfs.

2° *Paralysies ischémiques*, liées à l'anémie des centres nerveux.

3° *Paralysies dyscrasiques*, liées à l'altération du sang qui aborde les centres nerveux.

4° *Paralysies fonctionnelles*, c'est-à-dire indépendantes

---

(1) Aux mains et aux genoux cette élévation peut aller jusqu'à 3 ou 4 degrés ; dans l'aisselle elle ne dépasse guère 1°,5 ; mais jamais la température des parties paralysées n'atteint celle des parties centrales.

(2) Quand, chez un animal, vous coupez un nerf, vous constatez que le mouvement volontaire est aboli dans les membres innervés par ce nerf ; mais ces membres conservent la propriété de se contracter sous l'influence de l'excitation galvanique.

des trois ordres de causes précédents et liées à des né-vroses, etc.

1° **Paralysies organiques**. — Elles peuvent se diviser elles-mêmes en deux groupes; dans un cas, l'altération du système nerveux n'est pas primitive, elle succède à l'alté-ration d'un tissu ou d'un organe voisin qui vient agir sur lui par compression, dans le second cas, l'altération frappe de prime abord les centres nerveux.

1ᵉʳ *groupe, altérations consécutives.* — La compression des centres nerveux ou des nerfs peut tenir à des causes très-diverses, mais qui ont en général, pour point de dé-part, une *lésion de leurs enveloppes* (os et méninges), ce sont : les *fractures* du crâne, les fractures et les luxations de la colonne vertébrale, etc., les *tumeurs* de toute nature dont ces os peuvent être le siége (sarcomes, carcinomes, gommes, exostoses syphilitiques, etc. (1).

Ce sont encore diverses altérations des méninges ; *mé-ningites avec dépôts purulents et fausses membranes, hé-matome de la dure-mère, hémorrhagies méningées* crâ-niennes et rachidiennes, *tumeurs des méninges* (sarcomes, carcinomes, etc.).

Enfin des tumeurs de toute nature, de toute provenance peuvent comprimer, soit les centres nerveux, soit certains nerfs; de là des paralysies étendues à une grande partie du corps (hémiplégie ou paraplégie) ou circonscrites dans un membre, un muscle, un organe, etc.

2ᵉ *groupe, altérations primitives.* — Les lésions orga-niques primitives des centres nerveux sont les causes les plus ordinaires des paralysies; citons d'abord les *hémor-rhagies* et les *ramollissements* du cerveau, les *lésions in-flammatoires et congestives* (encéphalites, etc.), et les *tu-meurs* de diverses espèces (*sarcomes, carcinomes, gommes, tubercules,* etc.).

2° **Paralysies ischémiques**. — Dans ce genre de para-lysies les centres nerveux ne fonctionnent plus, parce qu'ils

____

(1) Les fractures, luxations ou tumeurs des os des membres peuvent éga-lement comprimer les nerfs voisins et déterminer des paralysies exactement localisées à la distribution du nerf comprimé.

ne reçoivent plus de sang : les exemples les plus remarquables de paralysies de ce genre sont les *hémiplégies* survenant brusquement au moment de la *ligature d'une artère
carotide* primitive ou interne (ainsi qu'on en possède plusieurs exemples) ou au moment où une *embolie* détachée du
cœur vient obstruer, soit une de ces artères, soit plus ordinairement l'artère sylvienne ou cérébrale moyenne (1).

3° **Paralysies dyscrasiques.** — Dans ce genre de paralysie les centres nerveux ne fonctionnent plus parce qu'ils
reçoivent un sang altéré. Or, l'altération du sang est tantôt
celle qui constitue la *chloro-anémie;* il est fort rare que
cette altération produise des paralysies véritables, tantôt
elle tient à la présence d'un élément toxique (*plomb, mercure, arsenic, tabac, ergot de seigle*), on sait combien sont
fréquentes les *paralysies saturnines* (voy. *Manuel de path.
interne,* 2ᵉ éd., p. 669).

4° **Paralysies fonctionnelles** (2). — En dehors de toute
altération organique, de toute diminution ou intoxication
appréciable du sang, on observe certaines paralysies qui
se rattachent, les unes à des *névroses*, telles sont les *paralysies hystériques*, d'autres à des *maladies infectieuses*,
telles sont les *paralysies diphthéritiques* (si fréquentes après
l'angine diphthéritique ou couenneuse), d'autres à l'*action
du froid, paralysie à frigore* ou *rhumatismale* (3).

Enfin il est des paralysies liées à certaines *maladies
cachectiques*, paralysies d'ailleurs fort rares (fièvres paludéennes, pellagre, béribéri, etc.). La paralysie se produit
parfois à l'occasion de *vers intestinaux?*

(1) On aurait encore observé des paralysies partielles par oblitération ou
compression de l'artère principale d'un membre ou à la suite d'hémorrhagies
abondantes; des paralysies par oblitération de l'aorte (Barth et Grisolle).

(2) L'histologie, en découvrant des lésions anatomiques jusqu'alors inaperçues, restreint chaque jour le cadre des paralysies fonctionnelles. Ainsi,
pour n'en citer qu'un exemple, les recherches de Charcot et de Vulpian ont
appris que la paralysie infantile, longtemps regardée comme essentielle, se
rattache à une altération des grandes cellules des cornes antérieures de la
moelle, etc.

(3) La paralysie faciale reconnaît souvent pour cause l'impression du froid
sur le nerf facial.

On a encore observé des paralysies plus ou moins étendues à la suite des fièvres éruptives, de la fièvre typhoïde,
du typhus, du choléra, etc.; Gubler, qui a appelé l'attention
sur ces paralysies, ordinairement circonscrites et passagères, les attribue à la débilité de l'économie et il les a
désignées sous le nom de *paralysies amyotrophiques*.

Pronostic. — Nous venons d'exposer les nombreuses
causes de paralysie; liées à la destinée des maladies dont
elles sont symptomatiques, les paralysies ont donc un pronostic très-variable. Quelle différence par exemple entre
une paralysie faciale à *frigore*, une paralysie hystérique, etc.,
et une hémiplégie liée à une hémorrhagie cérébrale, etc. (1).

Diagnostic. — Un diagnostic complet comprend la solution de trois problèmes :

A. Il faut *reconnaître la paralysie;* on y arrive à l'aide
des caractères que nous avons indiqués déjà;

B. En *reconnaître la cause;* cette étude va être faite
dans les articles consacrées à l'hémiplégie, à la paraplégie
et aux paralysies partielles;

C. Préciser *le siége des lésions anatomiques;* ce troisième
point se confond avec le diagnostic de la cause, il est cependant utile d'en dire quelques mots.

Siége des lésions anatomiques. — Plusieurs cas peuvent
se présenter :

1° Il existe une *paraplégie*, c'est-à-dire une paralysie de
la moitié inférieure du corps ; vous pouvez, sans hésitation,
en placer le point de départ dans la moelle, et la limite
supérieure de la paralysie vous indique à quelle hauteur
de la moelle est située l'altération (2). Il reste, bien en-

(1) Il est un fait important, c'est que les muscles paralysés subissent,
après un temps variable, une *dégénérescence graisseuse* plus ou moins
étendue; les nerfs qui s'y rendent s'atrophient et cette atrophie se prolonge sous forme d'un cordon scléreux dans la moelle et jusque dans certains points de l'encéphale, que l'on a considérés comme étant les *centres
trophiques* de ces nerfs (Valler).

(2) Charcot a publié quelques faits très-exceptionnels d'hémiparaplégie
ou même de paralysies tout à fait localisées, résultant de la compression
partielle de la moelle.

tendu, à déterminer sa cause, organique, ischémique, dyscrasique ou fonctionnelle ;

2° Il existe une *hémiplégie*, c'est-à-dire une paralysie de la moitié droite ou gauche du corps ; son point de départ siége dans l'*hémisphère cérébral opposé au côté paralysé* ; car, en raison de l'entre-croisement des pyramides au niveau du bulbe, les nerfs de la moitié droite du corps se rattachent à l'hémisphère cérébral du côté gauche et réciproquement (1) ; mais il est beaucoup plus difficile d'arriver à plus de précision et de localiser la lésion dans les couches optiques, les corps striés, les circonvolutions, etc. (2).

Cependant on est arrivé à formuler quelques lois en général vraies : 1° *Si un hémiplégique a conservé son intelligence*, on peut dire que la lésion occupe les couches optiques ou les corps striés; mais la proposition inverse n'est pas vraie.

2° La *paralysie du mouvement* est particulièrement en rapport avec les lésions des corps striés et des pédoncules cérébraux ; de telle sorte que si le malade conserve la sensibilité dans les parties paralysées, vous pouvez diagnostiquer une lésion de ces régions.

La *paralysie de la sensibilité* est particulièrement en rapport avec une lésion des couches optiques et de leurs connexions hémisphériques (Türk, Jaccoud).

3° Une altération exactement limitée aux *hémisphères cérébelleux* ne détermine pas d'hémiplégie, elle produit un défaut d'équilibre (*ataxie ou titubation cérébelleuse*, Hillairet).

4° Lorsque la paralysie frappe simultanément une paire de nerfs crâniens, surtout les deux faciaux, les deux trijumeaux, les deux hypoglosses, il est bien probable que la lésion frappe les points où les racines de ces nerfs s'entre-croisent, c'est-à-dire le bulbe

----

(1) On sait aujourd'hui que l'entre-croisement n'est pas limité aux pyramides, mais qu'il a lieu dans toute la hauteur du bulbe et même au delà (Schiff).

(2) Ces difficultés tiennent d'abord à ce que les attributs physiologiques d'un grand nombre de régions sont encore indéterminés ; de plus, il n'existe pas de ligne de démarcation bien nette entre l'appareil cérébral proprement dit et l'appareil spinal supérieur ; enfin les maladies de l'encéphale déterminent un grand nombre de symptômes dont la plupart se rapportent à la perturbation générale éprouvée par l'encéphale en entier et, au milieu d'eux, on ne peut distinguer les *symptômes de foyer* sur lesquels repose le diagnostic topographique ; ces symptômes de foyer ne se manifestent qu'après la disparition des symptômes apoplectiques.

ou la protubérance ; or, comme les lésions du bulbe sont rapidement mortelles, on peut localiser la lésion dans la *protubérance*.

3° Le diagnostic topographique des *paralysies_partielles*
est plus facile. En effet, une paralysie exactement limitée
à la distribution d'un nerf indique une lésion de ce nerf,
soit dans sa portion périphérique ou spinale, soit dans sa
portion centrale ou cérébrale (1).

Ainsi une hémiplégie faciale exactement limitée à la dis-
-tribution du nerf facial indique une altération du nerf facial, soit dans sa portion périphérique (et alors la paralysie se trouve placée du côté de la lésion), soit dans sa
portion cérébrale (et alors la paralysie se trouve placée du
côté opposé à la lésion, etc.).

Les paralysies produites par certaines influences frappent
de préférence des régions déterminées ; ex. : paralysie des
muscles extenseurs de l'avant-bras et du bras dans l'empoisonnement saturnin.

La paralysie isolée d'un membre est souvent en rapport
avec la lésion (traumatisme, compression) des filets nerveux
qui s'y rendent. Les névroses (hystérie) déterminent fréquemment des paralysies partielles, à invasion et à disparition brusque, paralysies qui peuvent, il est vrai, revêtir
la forme hémiplégique ou paraplégique, etc.

Traitement. — Il présente deux indications :
1° *Combattre la cause de la paralysie.* — Les moyens
à employer seront aussi divers que le sont les causes elles-
mêmes ; il faudra combattre tantôt une hémorrhagie céré-

(1) Chaque nerf crânien se compose de deux parties : l'une périphérique,
étendue du mésocéphale à la sphère de distribution du nerf ; l'autre centrale,
étendue du mésocéphale au cerveau ; l'union de ces deux parties s'effectue
par un amas de cellules grises (noyau de Stilling) ; la portion périphérique
est formée de filets nerveux réunis en un cordon, tandis que la portion cérébrale est formée d'une foule de filets dissociés se rendant dans l'hémisphère
cérébral opposé ; le nerf moteur oculaire externe fait seul exception : il se
rend dans l'hémisphère correspondant.

Cette disposition explique les *paralysies alternes*, c'est-à-dire l'hémiplégie
faciale d'un côté avec l'hémiplégie des membres du côté opposé ; supposons, en
effet, une lésion de la moitié droite de l'encéphale, elle détermine une hémiplégie gauche, mais, comprimant le nerf facial droit, elle produit une paralysie faciale du côté droit.

brale, tantôt une compression par fracture, luxation, tumeur, etc., dans d'autres cas la syphilis, l'hystérie, l'empoisonnement saturnin, etc.

2° *Rappeler la contractilité des muscles et prévenir leur atrophie.* — Les frictions excitantes et surtout les courants électriques sont les agents les mieux appropriés à ce but; mais leur usage doit être fait avec discernement.

DES PARALYSIES EN PARTICULIER

Hémiplégie

L'hémiplégie est la paralysie de la moitié du corps.

Variétés. — L'hémiplégie est complète ou incomplète, localisée aux membres ou étendue à la face (1).

Description. — *Début.* — L'hémiplégie est souvent précédée d'une *attaque d'apoplexie,* c'est-à-dire que le malade brusquement frappé tombe privé de connaissance, il est insensible à toute excitation, ses membres sont dans la résolution; soulevés, ils retombent comme une masse inerte (2), et ce n'est qu'après la disparition de cet état apoplectique que l'hémiplégie devient évidente. Ce début apoplectique s'observe surtout dans les hémiplégies liées aux hémorrhagies cérébrales, aux compressions brusques de l'encéphale par une fracture, un épanchement sanguin, etc.; dans d'autres cas, l'hémiplégie se dessine immédiatement, c'està-dire sans apoplexie préalable, ou encore son développement est graduel : c'est ce que l'on observe lorsqu'elle est sous la dépendance d'une tumeur.

(1) Habituellement la face est paralysée du même côté que les muscles ; mais, dans certains cas assez rares, la paralysie de la face est opposée à celle des membres ; ex. : hémiplégie des membres à droite, hémiplégie de la face à gauche, c'est la *paralysie alterne* de Gubler.

(2) Dans cette phase apoplectique qui dure de quelques heures à plusieurs jours, on ne peut guère savoir où siégera l'hémiplégie ; cependant Vulpian a remarqué que souvent la face regarde avec persistance du côté de l'hémisphère malade : en soulevant les paupières on voit les yeux déviés dans la même direction, l'hémiplégie se manifestera donc du côté opposé à celui que regarde la face.

Caractères. — Lorsque l'hémiplégie est complète, le *bras et la jambe* (d'un même côté) sont absolument inertes; mais une paralysie aussi complète est assez rare, d'ordinaire le malade peut imprimer quelques mouvements aux extrémités, surtout à la jambe qui est ordinairement moins immobile que le bras. — Si l'hémiphégie est incomplète on la reconnaît à ce que le malade traîne la jambe, marche en fauchant, serre moins énergiquement, etc.

A la face l'hémiplégie est moins accentuée que dans les lésions du nerf facial, cependant la face et surtout la commissure des lèvres paraît être entraînée du côté sain, ce qui est surtout appréciable lorsque le malade parle, rit, etc.; du côté paralysé la joue est flasque, l'œil ouvert (voy. *Paralysie faciale*).

La *langue* est déviée du côté paralysé (1).

Les paralysies des *muscles de l'œil* sont plus rares. Parfois il existe une hémiplégie du *voile du palais*, qui devient flasque et dont la luette est déviée vers le côté sain; elle rend la déglutition difficile, les liquides tombent souvent dans les voies aériennes et provoquent la toux.

Les *paralysies viscérales* (vessie, rectum) existent dans certains cas, elles donnent lieu, suivant le muscle qu'elles frappent, à la rétention ou au contraire à l'incontinence de l'urine et des matières.

La *sensibilité* est souvent éteinte dans les parties paralysées, dont la température s'élève au point de dépasser de un degré celle des parties opposées.

Marche. — Extrêmement variable, certaines hémiplégies s'effacent rapidement, tout à coup et d'une façon complète (hémiplégie hystérique); dans d'autres cas leur guérison est lente, graduelle et incomplète (hémiplégies liées à une hémorrhagie cérébrale qui se résorbe, à une tumeur syphilitique qui disparaît, etc.), souvent elles persistent indéfiniment.

---

(1) Ce qui tient à l'action du génio-glosse qui, en tirant la langue hors de la bouche, dirige sa pointe du côté opposé; lorsque les deux muscles agissent simultanément, les mouvements de latéralité s'annulent, mais ils deviennent manifestes lorsque l'un d'eux est paralysé.

Or, lorsqu'une hémiplégie se prolonge plusieurs mois (4 à 5, Türck), surtout lorsqu'elle se rattache à une hémorrhagie cérébrale, il n'est pas rare de voir les membres paralysés se *contracturer* (1), leur *nutrition s'altère*, la peau est sèche, squameuse ; les nerfs, les os s'atrophient et la réaction électrique s'éteint.

Pathogénie. — *L'hémiplégie indique une altération organique ou fonctionnelle de l'hémisphère cérébral opposé aux membres paralysés* (2). Nous devrions répéter ici ce que nous avons déjà exposé dans la pathogénie des paralysies en général ; sans revenir sur ces nombreux détails, nous dirons que les causes des hémiplégies peuvent se diviser en quatre groupes.

1° *Hémiplégies organiques.* — Elles se rattachent à une altération organique d'un hémisphère cérébral, telle que *hémorrhagie cérébrale, hémorrhagie méningée, pachyméningite, fracture du crâne, ramollissement cérébral, encéphalite, plaies du cerveau, tumeurs* (sarcomes, carcinomes, exostoses, tumeurs syphilitiques, tubercules, etc.).

2° *Hémiplégies ischémiques.* — Cette hémiplégie s'observe à l'occasion de la *ligature* de la carotide primitive ou interne, d'une *embolie* obstruant soit ces artères, soit l'artère sylvienne.

3° *Hémiplégies dyscrasiques.*—Beaucoup plus rares, elles sont liées à une altération du sang.

4° *Hémiplégies fonctionnelles.*—Tout aussi rares, elles ne s'observent guère que chez les *hystériques*.

Séméiotique. — Après avoir, grâce aux caractères que nous venons d'indiquer, constaté *l'existence* d'une hémiplégie, vous devez *déterminer les conditions qui lui ont donné naissance*, c'est-à-dire reconnaître si elle se rattache à une *hémorrhagie cérébrale*, à un *traumatisme*, à un *ramollissement cérébral*, à une

---

(1) Ces contractures sont en rapport avec la dégénérescence scléreuse des faisceaux de la moelle qui correspondent au foyer hémorrhagique du cerveau.

(2) Ainsi que nous l'avons dit, cela tient à l'entre-croisement des pyramides et même de la plupart des filets nerveux au niveau du bulbe, de telle sorte que les nerfs du côté droit, par exemple, se rendent à l'hémisphère cérébral et réciproquement.

tumeur, à une *embolie* ou à l'*hystérie*, car ce sont là les causes ordinaires des hémiplégies.

Voici à quels signes vous reconnaîtrez que l'hémiplégie se rattache :

1° A une **hémorrhagie cérébrale.** — C'est ordinairement un individu d'un certain âge dont la santé était bonne ou qui souffrait depuis peu de temps de vertiges et de maux de tête, lorsque tout à coup il tombe ; tantôt il est frappé d'apoplexie, c'est-à-dire qu'il a perdu le sentiment, le mouvement et l'intelligence, il est dans une résolution complète, sa respiration est lente, stertoreuse, et ce n'est que lorsque cette phase apoplectique se dissipe (quelques heures à deux ou trois jours) que l'hémiplégie se dessine; tantôt l'apoplexie fait défaut, l'hémiplégie est soudaine, le malade conserve sa connaissance, mais il est paralysé de la moitié du corps.

Tel est le début; les choses restent en cet état pendant quatre à huit jours, alors se manifestent du mal de tête, des douleurs, des contractures et des secousses dans les membres paralysés, la température s'élève un peu ; ce sont les signes d'un travail inflammatoire, d'une *encéphalite* développée autour du foyer sanguin.

Si le malade traverse ces deux phases de début et d'encéphalite, il entre dans une phase d'état à durée indéterminée, phase pendant laquelle l'hémiplégie se présente dans toute sa pureté, accompagnée ou non de troubles de l'intelligence, de la sensibilité, etc., en général elle s'amende graduellement, le mouvement reparaît d'abord dans le membre inférieur, etc., mais le retour à la santé n'est jamais complet, d'ailleurs les récidives sont presque fatales.

2° A un **traumatisme.** — Si l'hémiplégie est survenue à la suite d'une violence extérieure, la simple connaissance de ce fait vous permet d'affirmer qu'elle est due, soit à une *fracture du crâne* avec enfoncement d'un fragment et l'examen direct vous instruit à cet égard, soit à un *épanchement sanguin*, soit à une *contusion cérébrale* qui se révèle quelques jours après l'accident par l'*encéphalite* qu'elle provoque (légère élévation de la température et phénomènes d'excitation, tels que délire, convulsions, contractures, etc.).

3° A un **hématome de la dure-mère ou pachyméningite.** — Ici l'hémiplégie est précédée des symptômes d'une méningite chronique, l'individu est aliéné, les accidents présentent des intermittences, la paralysie est mal limitée, tardive, précédée de contractures ou de convulsions épileptiformes.

4° A un **ramollissement cérébral** (1). — Il s'agit d'un individu avancé en âge, dont l'intelligence s'affaiblit graduellement, qui souffre de la tête, devient irritable, morose, perd la mémoire et les forces, et chez lequel survient une attaque apoplectique, laissant après elle une hémiplégie.

5° A une **embolie.** — Il s'agit, en général, d'un individu jeune, atteint d'une lésion cardiaque (athérome ou endocardite ulcéreuse); il tombe tout à coup frappé par une attaque d'apoplexie, comme s'il s'agissait d'une hémorrhagie cérébrale, l'apoplexie se dissipe, et l'hémiplégie apparaît (2); parfois il existe en même temps des signes d'obstruction embolique dans d'autres viscères et surtout dans la rate qui est grosse et sensible. Cette hémiplégie peut disparaître en quelques heures (3) ou se prolonger indéfiniment en ne présentant ni l'amélioration graduelle, ni les convulsions ou contractures, si fréquentes dans les hémiplégies liées à une hémorrhagie cérébrale.

6° A l'**hystérie.** — C'est à propos des paralysies partielles que nous étudierons les paralysies hystériques (voy. plus loin).

Pronostic. — Sauf dans les cas de paralysies hystériques le pronostic de l'hémiplégie est toujours grave.

Traitement. — Il ne saurait être exposé d'une manière générale, car l'hémiplégie n'est qu'un symptôme étroitement lié à l'altération d'un hémisphère cérébral, altération dont la nature variée présente des indications thérapeutiques diverses.

Paraplégie

La paraplégie est une impuissance complète ou incomplète de la motilité volontaire des deux membres inférieurs ou plutôt de la partie inférieure du corps.

(1) On sait que la nécrobiose ou ramollissement du cerveau est consécutive à l'anémie cérébrale, anémie tantôt graduelle et consécutive à la thrombose des artères cérébrales, tantôt brusque et occasionnée par leur obturation embolique.

(2) Elle siége ordinairement à droite, car l'embolie a une prédilection marquée et inexpliquée pour l'artère sylvienne du côté gauche.

(3) Si la circulation collatérale suffit à conduire à l'hémisphère anémié la ration de sang nécessaire à l'accomplissement de ses fonctions.

Pathogénie.—Dans l'immense majorité des cas la *paraplégie se rattache à une altération organique ou fonctionnelle de la moelle.* Or, les causes capables d'altérer le fonctionnement de la moelle et, par suite, de produire une paraplégie sont au nombre de quatre (1) :

A. Il existe une altération organique de la moelle. — *Paraplégies organiques.*

B. La moelle ne reçoit qu'une quantité de sang insuffisante à sa nutrition. — *Paraplégies ischémiques.*

C. La moelle ne reçoit qu'un sang altéré. — *Paraplégies dyscrasiques.*

D. La moelle éprouve un simple trouble fonctionnel. — *Paraplégies fonctionnelles ou liées aux névroses.*

A. **Paraplégies organiques.** — Ces paraplégies qui sont de beaucoup les plus fréquentes et les plus importantes se rattachent à une altération organique de la moelle, altération qui peut être consécutive soit :

1° A un *traumatisme* ou à une *maladie de la colonne vertébrale* (fractures, luxations, exostoses, gommes syphilitiques, nécrose, ostéite, mal de Pott, cancer) (2);

2° A une maladie des *enveloppes de la moelle*, tumeurs de natures diverses (sarcomes névrogliques, fibromes, etc.), inflammations avec collections purulentes, exsudats pseudomembraneux, hémorrhagies méningées ou hématorrhachis, ou encore à l'irruption dans le canal médullaire d'une collection liquide;

3° Soit à une *maladie de la moelle elle-même ; congestion, myélites* de toutes natures (myélite centrale généralisée de Charcot, myélite aiguë chronique ou sclérose des cordons antérieurs), *tumeurs de la moelle* (gliomes, cancers, tubercules, gommes, etc.).

B. Les **paraplégies ischémiques** sont fort rares, on en

(1) Cette classification a été proposée par Jaccoud dans ses magnifiques études sur les ataxies du mouvement.

(2) Dans ces cas, la paralysie est le fait de la *compression* exercée sur la moelle par le fragment osseux, la tumeur, l'abcès, etc., compression qui interrompt la communication entre le cerveau et les nerfs qui procèdent du segment de la moelle sous-jacent à la partie comprimée.

15.

connaît deux ou trois cas consécutifs à l'oblitération de l'aorte.

C. Les **paraplégies dyscrasiques** sont également très-exceptionnelles, on en a observé à la suite de l'empoisonnement par le plomb, le mercure, le phosphore, l'oxyde de carbone, etc.

D. Les **paraplégies fonctionnelles** sont moins rares, les unes sont consécutives à certaines maladies (fièvres éruptives, intermittentes, typhoïde, diphthérie, pellâgre); les autres surviennent probablement par une action réflexe, à la suite de l'impression du froid, des maladies chroniques des organes génitaux (Leroy d'Étiolles) ou d'un état morbide de l'intestin (vers intestinaux, diarrhées prolongées, etc.).

Description. — *Début.* — La paraplégie peut se manifester tout d'un coup, c'est ce qui a lieu dans les compressions brusques de la moelle par une fracture, une luxation de la colonne vertébrale, une hémorrhagie rachidienne ou encore dans l'hystérie ; dans d'autres cas, elle se développe graduellement comme la tumeur ou l'inflammation qui l'engendre.

Caractères.—*Les mouvements volontaires sont impossibles ou très-faibles dans les deux membres inférieurs*, il existe de la *rétention d'urine* et souvent le malade urine par regorgement (paralysie de la vessie); la paralysie de l'intestin, paralysie plus ou moins étendue suivant la hauteur du siége de la lésion médullaire, se traduit par de la constipation et du météorisme.

Mais, fait remarquable, vient-on à exciter les membres inférieurs, on les voit se contracter, s'agiter de diverses façons sans que le malade puisse réprimer ces mouvements, ce sont là des *mouvements réflexes :* or, pour que ces mouvements se produisent il faut que la lésion qui produit la paraplégie n'affecte qu'une certaine étendue de la moelle et qu'il y ait au-dessous d'elle un segment de moelle saine; si la moelle est complétement désorganisée depuis le siége de la lésion jusqu'à la queue de cheval, les mouvements réflexes ne se produisent pas (1).

Les membres paralysés présentent des troubles divers de la sensibilité : tantôt elle est perdue, tantôt elle est exaltée, parfois il existe de l'*anesthésie douloureuse*, c'est-à-dire des douleurs spontanées dans les points où une exploration attentive a fait constater une anesthésie complète ; outre ces irradiations douloureuses dans les membres inférieurs, il existe parfois des *douleurs en ceinture* correspondant toujours par leur siége à la limite supérieure de la paralysie.

Marche. — Extrêmement variable, certaines paraplégies s'effacent rapidement, tout à coup et d'une façon complète (paraplégies hystériques) ; dans d'autres cas la guérison est lente et incomplète ; souvent la paraplégie persiste indéfiniment.

Dans ce cas on observe fréquemment des *contractures* en rapport avec la dégénérescence scléreuse de la moelle, la *disparition graduelle des mouvements réflexes* et de la contractilité électrique indiquant la désorganisation du segment inférieur de la moelle sous-jacent à la lésion primitive ; les membres inférieurs s'atrophient, s'œdématient, leur température s'abaisse, la peau devient sèche, squameuse, et le *malade succombe* souvent emporté par les

(1) On sait que, normalement, la moelle possède la propriété de transformer les impressions en mouvements ; mais cette propriété ne devient manifeste que lorsque le segment inférieur de la moelle se trouve, par une section ou une lésion, complétement séparé de l'encéphale : alors, en effet, l'impression arrive par un nerf sensitif à la moelle, qui ne peut monter jusqu'au cerveau puisque la moelle est coupée ou altérée, le malade n'en a donc pas conscience ; mais elle agit sur les nerfs moteurs et détermine des mouvements, ce sont là des mouvements réflexes ; si le nerf sensible irrité aboutit à un segment de moelle altéré, il ne peut réagir sur le nerf moteur, il n'y a alors dans les muscles paralysés aucun mouvement ni volontaire ni réflexe.

On peut établir que : 1° Les mouvements réflexes révèlent une altération limitée à une certaine étendue de la longueur de la moelle et l'intégrité du segment de la moelle situé au-dessous de cette lésion;

2° L'abolition des mouvements réflexes révèle la désorganisation du segment inférieur de la moelle.

Tout ce que nous venons de dire sur les mouvements réflexes s'applique à la contractilité électrique.

désordres de la miction , le catarrhe vésical, par les eschares au sacrum, etc., ou bien par une myélite, etc.

Séméiotique. — Après avoir, grâce aux caractères que nous venons d'exposer, constaté l'*existence* d'une paraplégie, vous devez *déterminer les conditions qui lui ont donné naissance*, c'est-à-dire reconnaître si elle se rattache à un *traumatisme*, à un *mal de Pott*, à une *myélite* aiguë ou chronique, à une *tumeur* rachidienne.

Voici à quels signes vous reconnaîtrez que la paraplégie se rattache :

1° A un **traumatisme.** — Si la paraplégie est survenue à la suite d'une violence extérieure, la simple connaissance de ce fait vous permet d'affirmer qu'elle est due, soit à une *fracture du rachis* avec déplacement d'un fragment qui comprime la moelle, ce que vous fera reconnaître l'exploration du rachis (1), soit à une *luxation des vertèbres* dont le diagnostic est souvent très-facile, soit à une *plaie de la moelle*, soit à une *commotion de la moelle* que l'on ne tarde pas à reconnaître grâce à la disparition rapide des accidents, soit à un *épanchement de sang* dans le canal rachidien dont on ne peut guère que soupçonner l'existence.

2° A un **mal de Pott.** — La paraplégie liée au mal de Pott est précédée de douleurs sur le trajet de la colonne vertébrale, douleurs continues ou intermittentes, circonscrites ou en ceintures, mais s'exaspérant par la pression des vertèbres malades ; souvent il existe une *gibbosité*, des *abcès par congestion*, le malade est pâle, anémié, miné par la fièvre hectique, par les tubercules pulmonaires, etc.

3° A une **myélite.** — Les diverses formes de myélites engendrent la paraplégie; nous allons étudier successivement les myélites aiguës et chroniques.

La *myélite aiguë* est habituellement occasionnée par les plaies de la moelle ou les lésions des vertèbres, mais dans des cas rares on la voit survenir sans cause bien appréciable (variations brusques de température, excès de coït, etc.); quoi qu'il en soit, elle se traduit par de la fièvre, des douleurs vives qui, du segment de moelle enflammée, s'irradient en divers sens, de la paraplégie, des convulsions, des contractures surtout fréquentes lorsque les méninges sont en jeu, des fourmillements, de l'anesthésie dou-

(1) Exploration qu'on ne saurait faire avec trop de prudence.

loureuse, des troubles nutritifs, etc., elle tue en quelques jours; par exception elle peut guérir, mais les parties détruites ne se réparent pas, et la paraplégie est définitive.

Dans certains cas, vous voyez la paralysie s'élever chaque jour vers la région cervicale jusqu'à ce que, arrivée au bulbe, elle emporte le malade; cette forme de myélite a été décrite par Charcot sous le nom de *myélite centrale ou ascendante*.

La *myélite chronique* ou *sclérose de la moelle* engendre la paraplégie lorsqu'elle frappe les cordons antéro-latéraux, tandis que la sclérose des cordons postérieurs se borne à détruire la coordination du mouvement, c'est-à-dire à produire l'ataxie.

Vous aurez lieu de rapporter la paraplégie à une myélite chronique lorsqu'elle s'est produite très-graduellement chez une personne de vingt à quarante-cinq ans, qui a pu éprouver au début des roideurs, crampes, contractures, mais chez laquelle, fait dominant, la paraplégie a mis plusieurs années à se produire et a commencé par un affaiblissement progressif (1).

4° A une **tumeur**. — Il est toujours fort difficile de diagnostiquer l'existence d'une tumeur intra-rachidienne; cependant il est des cas où elle se révèle par des caractères assez significatifs. Voici, je suppose, une femme atteinte d'un cancer au sein; elle commence à souffrir de la région lombaire et une paraplégie se développe rapidement, vous pouvez presque affirmer qu'un *cancer* s'est produit dans le corps des vertèbres lombaires. Voici, encore, un individu syphilitique atteint de paraplégie, vous donnez de l'iodure de potassium, la paraplégie s'amende et disparaît, il est fort probable qu'il existait une *gomme* ou une *exostose* comprimant la moelle (2).

5° Les paraplégies liées à des **empoisonnements** se reconnaissent aux phénomènes qui les accompagnent et aux circonstances dans lesquelles elles surviennent; il en est de même de celles que l'on peut observer dans le cours ou à la suite des *fièvres graves*, ou par action réflexe dans le cours des *maladies vésicales* de longue durée, des affections vermineuses de l'intestin, des diarrhées.

6° Les paraplégies liées aux **névroses** seront étudiées avec les paralysies partielles.

(1) Sans ataxie, ni trouble de la vue, de l'ouïe, à moins que la sclérose ne frappe en même temps les cordons postérieurs.

(2) En dehors de ces cas, tout n'est qu'hypothèse, car à quel signe reconnaître que la paraplégie est produite par un sarcome, par des tubercules, etc... ? A moins que des tumeurs semblables n'existent dans des régions accessibles à l'examen, on ne peut se hasarder à formuler un pareil diagnostic.

Traitement. — La paraplégie étant le symptôme de lésions médullaires engendrées par des causes très-diverses, les indications thérapeutiques sont fournies par la nature de la cause et non par la paralysie elle-même.

Cependant la paraplégie réclame des soins hygiéniques spéciaux, il faut empêcher la stagnation de l'urine dans la vessie, prévenir la formation des eschares au sacrum; on y arrive en sondant le malade avec des sondes en caoutchouc, en le plaçant sur un matelas à eau ou à air, en changeant souvent sa position, etc.

Paralysies partielles

Une paralysie est dite partielle lorsqu'elle est limitée à un muscle, à un organe, à un viscère, à un membre, à un groupe de muscles (1).

Pathogénie. — Les causes des paralysies partielles se groupent dans trois catégories.

A. *Paralysies organiques* produites par la compression, la destruction, l'inflammation ou la dégénérescence quelconque d'un nerf, d'un groupe de nerfs, ou d'une partie restreinte des centres nerveux (cellules des cornes antérieures de la moelle).

B. *Paralysies dyscrasiques;* leur type est fourni par la paralysie des muscles extenseurs de l'avant-bras dans l'intoxication saturnine.

C. *Paralysies fonctionnelles,* liées soit à l'impression du froid, soit à l'hystérie, soit à la diphthérie, soit à une maladie grave, etc.

Division. — La meilleure manière d'étudier les paralysies partielles consiste à les exposer chacune en particulier, en consacrant ensuite des descriptions spéciales aux paralysies partielles de nature diphthéritique, saturnine et hystérique dont la clinique offre de fréquents exemples.

---

(1) **Ex.** : Paralysies de l'orbiculaire, du releveur des paupières, du nerf optique, acoustique, de la vessie, du bras, de la jambe, des muscles extenseurs de l'avant-bras, des muscles de la face, du voile du palais, etc.

Nous allons étudier successivement les paralysies : A, des muscles de l'œil ; B, de la face ; C, des nerfs de sensibilité spéciale (optique, acoustique, olfactif) ; D, du voile du palais ; E, des muscles du larynx ; la paralysie labio-glosso-pharyngée ; G, les paralysies infantiles ; H, les paralysies viscérales; I, les paralysies diphthéritiques ; J, saturnines ; K, hystériques et liées à des névroses.

A. Paralysies des muscles de l'œil (1). — Trois nerfs président aux contractions des muscles de l'œil, ce sont les nerfs de la troisième paire (moteur oculaire commun), de la quatrième paire (moteur oculaire externe), de la sixième (nerf pathétique).

Si tous les muscles de l'œil étaient paralysés, il faudrait diagnostiquer une lésion simultanée de ces trois nerfs, ce qui est fort rare, d'ordinaire la paralysie est localisée.

1° Si la paupière est abaissée, l'œil dévié en dehors et la pupille dilatée, la lésion porte sur le *nerf de la troisième paire*, car ce nerf commande au releveur de la paupière, au muscle droit interne et au sphincter interne de l'iris (2).

2° Si l'œil est dévié en dedans, la lésion porte sur le *nerf de la sixième paire*, car ce nerf animant le muscle droit externe, sa paralysie permet au muscle droit interne d'attirer l'œil en dedans.

3° La paralysie du *nerf de la quatrième paire* qui anime le muscle grand oblique est rare et mal connue, l'œil malade regarde en haut et en dedans, et il se produit de la diplopie lorsque le regard se porte en bas.

La paralysie de la troisième paire est donc de beaucoup la plus ordinaire, il faut rechercher si elle se rattache à l'impression du froid, à l'existence d'une tumeur, syphilitique ou autre, comprimant le nerf, à la sclérose; on sait que ces paralysies sont très-fréquentes dans le cours de l'ataxie locomotrice, etc.

B. Paralysie faciale. — Voici un individu dont la moitié de la face est immobile, sans rides, entraînée en bloc vers le côté sain, son œil est largement ouvert, souvent la paupière inférieure est renversée en dehors et les larmes coulent sur la joue, l'aile du nez est flasque et se rapproche de la cloison pendant l'inspiration ; la joue, semblable à un voile inerte, se soulève passivement au moment de l'expiration, la bouche est entraînée du

(1) Pour plus de détails, voy. *Paralysie des muscles de l'œil* dans ma *Pathologie chirurgicale*, t. II, p. 18.
(2) Il commande encore aux droits supérieur et inférieur et au petit oblique, il existe de la diplopie, etc.

côté sain, la commissure labiale abaissée du côté paralysé laisse échapper la salive et les aliments. Cet individu est atteint d'une *paralysie faciale*.

Recherchez si cette paralysie est produite par l'action du froid sur le nerf facial, ou si elle tient à une lésion organique du nerf (lésion traumatique, compression par une tumeur de la base du crâne, de la parotide, à une fracture, une carie du rocher, etc.) (1).

C. Paralysies des nerfs de sensibilité spéciale. — 1° La paralysie du nerf optique ou amaurose se traduit par un affaiblissement plus ou moins grand de la vision, dont la cause n'est pas appréciable à l'ophthalmoscope ; elle est produite, soit par une tumeur qui comprime le nerf optique (tumeurs cérébrales, hémorrhagies, gommes, fractures, etc.), soit par une plaque de sclérose placée sur les couches optiques (ataxie), soit par une altération du sang (anémie, embolie de l'artère centrale de la rétine, hémorrhagies, fièvres graves, empoisonnements, etc.), soit par une action réflexe (vers intestinaux, hystérie, épilepsie, etc.). Les paralysies des nerfs olfactifs, acoustique, lingual, caractérisées par la perte de l'olfaction, du goût et par la surdité, se prêtent aux mêmes considérations (2).

D. La paralysie du voile du palais se traduit par la flaccidité, la chute en avant de cet organe ; si la paralysie ne frappe que la moitié de ce voile, la luette est entraînée vers le côté sain et, pendant la déglutition, la moitié paralysée reste flasque et inerte, tandis que l'autre moitié se resserre ; de plus, la voix est nasonnée, les aliments et surtout les boissons refluent par les fosses nasales.

Cette paralysie accompagne les hémiplégies, ou bien elle est isolée et s'observe dans la convalescence de la diphthérie, d'une angine ordinaire ou de toute autre maladie aiguë ou chronique.

La paralysie du pharynx qui survient dans les mêmes conditions se traduit également par de la dysphagie, par le flux des liquides dans les fosses nasales, par un bruit de gargouillement et de violentes quintes de toux dues à l'introduction d'une partie du liquide dans les voies aériennes.

E. La paralysie des muscles du larynx sera étudiée dans l'article consacré à l'*aphonie*.

---

(1) Pour plus de détails, voy. *Paralysie faciale* dans ma *Pathologie interne*, 2ᵉ édition, p. 526.

(2) Pour plus de détails, voy. *Amaurose* dans ma *Pathologie chirurgicale*, t. II, p. 7, et l'article consacré plus loin aux troubles des organes des sens.

F. La paralysie essentielle de l'enfance, la paralysie labio-glosso-pharyngée, l'atrophie musculaire progressive, peuvent être groupées avec Charcot sous le nom de **myoparalysies d'origine spinale**, car elles se rattachent à *une myélite des cornes antérieures de la moelle* (substance grise antérieure, Vulpian et Prevost).

Voici à quels signes on les reconnaîtra : 1° *Paralysie infantile;* une paralysie circonscrite survenue brusquement chez un enfant à la mamelle, à la suite d'un accès de fièvre avec ou sans convulsions, paralysie qui reste limitée et s'accompagne de l'atrophie des régions malades, voilà la paralysie infantile (1).

2° L'*atrophie musculaire progressive* débute par les petits muscles de la main, les régions thénar, hypothénar et les espaces interosseux présentent une maigreur qui contraste avec le bon état des parties voisines, souvent les altérations sont symétriques ; il en résulte une faiblesse proportionnée à l'étendue de la destruction musculaire.

La maladie progresse, elle frappe l'avant-bras, le bras, les membres inférieurs, et enfin les muscles du tronc ; il en résulte des difficultés dans la miction, la défécation et la respiration, difficultés souvent mortelles.

3° La *paralysie labio-glosso-pharyngée* se rattache à la destruction des cellules motrices du bulbe ; ainsi que son nom l'indique, la paralysie frappe les muscles de la langue, de l'orbiculaire des lèvres et du voile du palais, plus tard ceux de la glotte ; il en résulte dans l'articulation des mots, dans la déglutition et en dernier lieu dans la respiration, des troubles divers auxquels le malade finit par succomber.

G. Paralysies viscérales. — 1° *La paralysie de l'œsophage* n'est pas très-rare chez les aliénés, on voit ces malheureux avaler des aliments solides qui, au lieu de descendre dans l'estomac, s'accumulent dans l'œsophage, dans le pharynx où on peut les sentir avec le doigt, et qui, si on n'y avise, déterminent l'asphyxie.

2° La *paralysie de l'estomac* est fort rare, on peut en soupçonner l'existence dans les cas où un cancer du pylore obstruant cet orifice, l'estomac se laisse distendre énormément par les aliments et les gaz sans les rendre par vomissement (2).

3° La *paralysie de la vessie* s'observe d'abord dans les affec-

---

(1) Pour plus de détails, voy. ma *Pathologie interne*, 2e édition, p. 531.

(2) On peut, avec Bérard, attribuer cette paralysie à la surdistension du viscère, dont les limites d'élasticité ont été dépassées.

tions de la moelle et du cerveau (voy. hémiplégie et paraplégie), elle n'est pas très-rare chez les femmes hystériques (1).

Enfin elle est souvent la conséquence de la surdistension du viscère par stagnation de l'urine dans les maladies de la prostate.

Cette paralysie se traduit par la rétention d'urine, puis par l'incontinence, c'est-à-dire que le trop-plein s'échappe involontairement et goutte à goutte (2).

4° La *paralysie de l'intestin* et du rectum déterminée également, soit par une lésion des centres nerveux, soit par un obstacle au cours des matières, se traduit par de la constipation et du météorisme.

5° La *paralysie du diaphragme* s'observe, soit dans les maladies de la portion cervicale de la moelle, soit dans les lésions du nerf phrénique; elle se traduit par une dépression de l'épigastre et des hypochondres au moment de l'inspiration; si la paralysie est unilatérale, la dépression n'a lieu que d'un côté, l'autre côté se soulève comme à l'état normal (3).

Paralysies diphthéritiques.— Les paralysies partielles sont très-fréquentes pendant la convalescence de la diphthérie (angine et croup) ; on les observe dans le quart ou le sixième des cas; elles surviennent au bout de deux ou trois semaines, lorsque l'état général commence à devenir satisfaisant, et peuvent se produire dans les cas légers comme dans les plus graves.

Le voile du palais et le pharynx sont atteints les premiers et souvent les seuls, les malades nasonnent, les boissons refluent par le nez, la déglutition est difficile.

La paralysie peut d'ailleurs *atteindre la plupart des muscles :* muscles des membres supérieurs, inférieurs, muscles de la nuque, vessie, rectum, etc. Elle peut entraîner des *troubles de la vision* (4), les troubles de l'*ouïe*, du *goût*, de la coordination des mouvements sont beaucoup plus rares.

Les paralysies diphthéritiques sont *rarement complètes,* elles

(1) Dans le service d'Empis, jj'ai vu à la fois trois femmes hystériques atteintes de paralysies vésicales, paralysies que nous traitions par l'électricité, un des pôles appliqué sur la surface interne de la vessie, l'autre sur la paroi abdominale.

(2) Dans ces circonstances, sondez le malade, vous retirerez une grande quantité d'urine.

(3) A l'état normal, ces régions se soulèvent pendant l'inspiration, puisque en ce moment le diaphragme se contracte et refoule les viscères abdominaux.

(4) Désordres de l'accommodation par paralysie des muscles ciliaires, strabisme et diplopie, mydriase permanente, etc.

peuvent frapper isolément ou simultanément la sensibilité *(anal-gésie et anesthésie)* et le mouvement.

La *guérison* est leur terminaison habituelle ; cependant lors-qu'elles atteignent les muscles respirateurs elles peuvent tuer par asphyxie.

Leur *pathogénie* est très-obscure ; Trousseau les attribuait à une *action toxique* spéciale à la diphthérie, d'autres à des *phéno-mènes réflexes*, à des *lésions nerveuses*, Gubler à une *amyosthénie* ou *faiblesse musculaire* qui n'aurait rien de spécial à la diphthérie, et qui résulterait simplement de la convalescence ; ainsi des pa-ralysies semblables peuvent, plus rarement il est vrai, se déve-lopper à la suite d'un grand nombre de maladies aiguës ou chro-niques.

Diagnostic.—La physionomie des paralysies diphthéritiques ne ressemble nullement à celle des paralysies organiques, en tous cas le diagnostic sera surtout établi par l'apparition de la para-lysie durant la convalescence d'une maladie diphthéritique (angine ou croup).

Ces paralysies s'effacent spontanément.

Paralysies saturnines. — Les paralysies partielles sont fréquentes chez les saturnins (1) (environ deux fois sur quatorze saturnins), la perte du mouvement n'est pas instantanée, elle est précédée de lassitude, engourdissement et tremblement dans les parties qui vont être atteintes.

Ces paralysies ont une *prédilection marquée pour les muscles extenseurs du membre supérieur et surtout de l'avant-bras,* et elles sont habituellement *symétriques* (2), le poignet et les doigts sont fléchis, la main ne se ferme qu'incomplétement, et la *con-tractilité électrique* des muscles paralysés s'efface très-rapidement. A la longue, les muscles s'atrophient. La durée de la paralysie saturnine est indéterminée, la guérison est complète ou incom-plète (3).

---

(1) Ouvriers qui travaillent le plomb, la céruse, personnes qui habitent des appartements fraîchement peints. On ignore comment agit le plomb pour produire la paralysie : détermine-t-il une lésion des cornes antérieures de la moelle (Raymond), ou bien agit-il directement sur les rameaux intra-muscu-laires des nerfs (Hubel)?

(2) De plus, parmi les muscles paralysés il en est qui restent indemnes, tel est, par exemple, le long supinateur dont l'intégrité est, pour Duchenne, un caractère diagnostique entre la paralysie radiale *a frigore* et la paralysie saturnine. -

(3) C'est à la paralysie des muscles extenseurs que l'on peut rattacher cette tuméfaction indolente de la face dorsale du poignet, qui accompagne

Vous reconnaîtrez qu'une paralysie est de nature saturnine à ses caractères, à sa localisation si remarquable dans les muscles extenseurs, à sa symétrie, à l'état saturnin du sujet (coliques, liseré noirâtre sur les gencives, profession du malade, etc.).

L'électricité, employée sous forme de courants induits, constitue le meilleur traitement des paralysies saturnines, il faut y associer le traitement général de l'intoxication saturnine (1).

Paralysies hystériques. — Les paralysies sont fréquentes chez les hystériques, et elles affectent une distribution très-irrégulière : tantôt ce sont des hémiplégies, tantôt des paraplégies, tantôt enfin des paralysies partielles, limitées à un membre, frappant les deux bras, etc., atteignant un viscère tel que la vessie, etc.

Ces paralysies sont remarquables par leur invasion brusque, leur disparition, leurs retours non moins rapides ; parfois même, après s'être longtemps prolongées, elles disparaissent très-rapidement, soit sous l'influence d'une vive émotion, d'un médicament dans lequel la malade a une grande confiance, etc., soit même spontanément.

La nature hystérique d'une paralysie se reconnaît aux caractères que nous venons d'exposer, à l'absence des symptômes qui forment le cortége habituel des paralysies organiques, à l'invasion brusque de la paralysie chez une femme nerveuse, et à l'existence d'autres manifestations hystériques (2) (boule hystérique, pleurs faciles, névralgies diverses, crampes de l'estomac, attaques de nerfs, etc.).

Des paralysies peuvent s'observer dans d'*autres névroses*, dans la *chorée*, l'*épilepsie*, le *tétanos*, la *rage*, etc. ; mais elles n'en constituent pas un symptôme assez important pour mériter autre chose qu'une simple mention : nous renvoyons donc à la description de ces maladies.

la paralysie, disparaît avec elle et qui a été désignée sous le nom de *tumeur dorsale du poignet.* Charcot l'a rattachée à la goutte saturnine ou à une influence trophique.

(1) Grâce à l'électricité, j'ai vu à la Charité (pendant mon internat chez Empis) où, en raison de l'antique réputation du traitement dit de la Charité, tous les saturnins de Paris se donnent rendez-vous, j'ai vu, dis-je, la plupart de ces paralysies s'améliorer et guérir (voy. *Intoxication saturnine* dans ma *Pathologie interne,* 2ᵉ édition, p. 667).

(2) Voy. *Hystérie* dans ma *Pathologie interne,* 2ᵉ édition, p. 465.

Aphasie. — Alalie. — Amnésie

Ces différents noms s'appliquent au désordre ou à l'abolition de la parole.

La parole est la faculté d'exprimer les pensées par des signes de convention désignés sous le nom de mots.

La pensée est un acte intellectuel, mais *la parole*, c'est-à-dire l'expression de la pensée, *est un acte de mouvement.* l'étude des désordres ou de l'abolition de la parole doit donc être rapprochée des autres désordres du mouvement.

L'*Aphasie*, car c'est le nom qui a prévalu, peut s'observer dans trois circonstances différentes :

1° Lorsque la pensée ou l'intelligence est abolie ;

2° Lorsque, la pensée ou l'intelligence étant intacte, l'appareil moteur de la parole est altéré ;

3° Dans certains cas l'intelligence persiste, l'appareil moteur de la parole fonctionne librement, et cependant le malade se trouve dans l'impossibilité de parler, de lire, d'écrire ; ces faits ont conduit à localiser la faculté de la parole (*idéation verbale*) dans une région déterminée de l'encéphale que l'expérience a appris_être les lobes antérieurs et surtout la *troisième circonvolution cérébrale du côté gauche*, au voisinage de l'insula de Reil.

Lors donc qu'on constate un désordre ou une abolition de la parole, il faut se demander si elle se rattache :

1° A une *abolition des facultés intellectuelles* (altérations générales de l'encéphale) ;

2° A une altération du *siége anatomique de l'idéation verbale* (troisième circonvolution du côté gauche) ;

3° A une altération de *l'appareil moteur expressif* (appareil qui se compose de deux parties : 1° de fibres nerveuses étendues de la troisième circonvolution au bulbe ; 2° des nerfs moteurs qui partent du bulbe pour se rendre à la langue).

1er *cas*. — Le malade est plongé dans le coma, la parole est abolie en même temps que tous les autres actes intel-

lectuels : dans ce cas, l'altération organique ou fonctionnelle porte sur une *grande étendue de l'encéphale.*

2e cas. — L'intelligence est conservée, *la langue est parfaitement mobile,* et cependant le malade est muet, ou
bien il a perdu la mémoire des mots (*amnésie verbale*), il
les emploie mal à propos, il répète toujours le même; il
s'aperçoit de son infirmité, et il s'en irrite; dans ce cas, il
y a lieu de songer à une *altération de la troisième circonvolution cérébrale.*

3e cas. — Le malade parle en bredouillant, la *moitié de
la langue est paralysée* ou bien elle est atteinte d'ataxie; il
y a lieu de rapporter ce désordre de la parole à une *altération de l'appareil moteur expressif* étendu de la troisième circonvolution cérébrale à la langue (corps strié,
bulbe, corps olivaire, nerf hypoglosse).

DES CONVULSIONS

Les convulsions consistent en une augmentation morbide,
en une perversion, par excès, de l'activité musculaire; elles
sont donc l'opposé des paralysies.

Variétés. — Les convulsions peuvent frapper les muscles
à fibres lisses ou de la vie organique, et dans ce cas elles
prennent le nom de *spasmes* (spasmes de l'œsophage, de
l'estomac); et les muscles striés oú de la vie de relation, le
nom de *convulsions* leur est alors appliqué.

Les convulsions sont : 1° *toniques,* lorsqu'elles donnent à
la partie affectée une position immobile, une roideur continue; 2° *cloniques,* lorsqu'elles lui impriment une succession de déplacements plus ou moins étendus (1).

Description. — Les convulsions peuvent être *générales
ou partielles,* c'est-à-dire étendues à tous ou presque tous

(1) Les convulsions toniques sont souvent désignées sous les noms de
contractures et de *crampes,* de telle sorte que le mot de convulsion employé seul désigne habituellement, en clinique, les convulsions cloniques
des muscles de la vie de relation.

les muscles, ou limitées à un certain nombre d'entre eux. Elles sont *passagères ou permanentes;* parfois, chez le même malade, les convulsions sont alternativement cloniques et toniques, c'est-à-dire que tantôt ses muscles sont dans un état de contraction permanente qui donne aux membres une rigidité spéciale (*convulsion tonique*), tantôt, au contraire, ils s'agitent en tous sens dans le plus grand désordre (*convulsion clonique*); cependant ces deux variétés sont ordinairement isolées et entourées de certains caractères spéciaux qui ont permis d'en faire des individualités pathologiques (épilepsie, chorée, hystérie, tétanos). Les convulsions sont *douloureuses ou indolentes;* elles peuvent constituer à elles seules tout l'état morbide ou faire partie d'un ensemble pathologique complexe.

Très-souvent, surtout dans les grandes névroses convulsives, il existe, en même temps que les convulsions, des *troubles de l'intelligence;* très-souvent aussi des *troubles de sécrétion;* ainsi les larmes abondantes terminent une attaque d'hystérie; les urines sont limpides et abondantes après la plupart des attaques convulsives.

La circulation s'accélère, et, dans certains cas, la température s'élève d'une façon très-remarquable; c'est surtout ce que l'on observe dans le tétanos (1).

Pathogénie. — La *substance grise de l'axe spinal* (moelle épinière et moelle allongée, depuis la queue de cheval jusqu'au voisinage des tubercules quadrijumeaux) *est très-probablement le siége anatomique des convulsions.*

On sait que la moelle (axe spinal) remplit un double rôle : non-seulement c'est un *agent conducteur* des impressions

(1) D'après Charcot et Bouchard, cette élévation de la température ne s'observerait que dans les convulsions toniques, parce que l'absence du mouvement produit serait compensée par une production exagérée de calorique. D'après Peter, elle serait en rapport avec les progrès de l'asphyxie, car, dans ce cas, le sang veineux, normalement plus chaud que le sang artériel, se trouverait moins refroidi, dans son passage à travers le poumon, par le contact de l'air atmosphérique.

On ne confondra les convulsions ni avec l'agitation, ni avec la jactitation que présentent certains individus agités par la fièvre, le délire, ni avec les mouvements irréguliers de l'ataxie, ni avec les convulsions simulées, etc.

sensitives et des incitations motrices, mais encore elle possède le *pouvoir excito-moteur*, c'est-à-dire qu'une impression partie d'un point quelconque du corps peut être directement transformée en mouvement par la moelle, le cerveau restant complétement étranger à ce mouvement.

Il est très-probable que les convulsions ne sont que la mise en jeu de cette propriété excito-motrice de la moelle.

On peut, en effet (chez un animal) produire expérimentalement des convulsions, en mettant en jeu le pouvoir excito-moteur de l'axe spinal; or, on le met en jeu de diverses façons :

1° En sectionnant la moelle dans sa partie supérieure pour l'isoler de l'encéphale;

2° En diminuant la quantité de sang qu'il reçoit;

3° En imprégnant ce sang de divers poisons;

4° En excitant mécaniquement l'axe spinal lui-même;

5° En excitant les nerfs qui s'y rendent ou le cerveau (1).

Ces données pathogéniques vont nous-guider dans la classification des convulsions.

Classification. — Plusieurs auteurs divisent les convulsions en trois catégories :

1° *Convulsions symptomatiques*, c'est-à-dire liées à une altération des centres nerveux;

2° *Convulsions sympathiques* du désordre d'un autre organe;

3° *Convulsions essentielles*, c'est-à-dire dont le point de départ est inconnu.

Nous croyons pouvoir adopter, pour les convulsions, la même classification que pour les paralysies; en effet, convulsions et paralysies ne sont-elles pas deux altérations opposées de l'activité musculaire dont l'axe spinal est le siége?

A. Convulsions par *lésions organiques* des centres nerveux et des nerfs.

(1) Le pouvoir excito-moteur étant localisé dans la colonne grise de l'axe spinal, le cerveau ne possède pas ce pouvoir, il se trouve dans les mêmes conditions que les nerfs; il ne peut donc produire de mouvements ou de convulsions que par un rayonnement incident sur l'axe spinal et par une réflexion de celui-ci (Foville).

B. Convulsions par *altération du sang* (ischémie et dys-
crasie).

C. Convulsions dans les *névroses*, les fièvres graves, par
action réflexe à la suite de lésions d'organes divers.

A. Convulsions par lésions organiques des centres nerveux et des nerfs. — Toutes les lésions organiques des
centres nerveux peuvent être le point de départ de convulsions. Citons les *méningites* cérébrales et rachidiennes;
les *encéphalites* et les *myélites;* les *congestions* cérébrales
et spinales; les *hémorrhagies* ayant leur siége soit dans les
méninges (pachyméningite, hématorrhachis), soit dans la
substance nerveuse; les *traumatismes*, les *tumeurs* de toute
nature.

Les *lésions des nerfs* (compressions, tumeurs, sections,
irritations diverses) peuvent déterminer des convulsions,
mais elles sont beaucoup plus rares.

B. Convulsions par altération du sang. — L'*anémie*
donne lieu, lorsqu'elle est portée à un certain degré, à des
convulsions plus ou moins fortes; l'exemple le plus remarquable est fourni par les animaux que l'on fait mourir par
hémorrhagie; dans leurs derniers moments, ils sont agités
de violentes convulsions (1).

Les altérations du sang qui donnent lieu aux convulsions
les plus remarquables sont les *intoxications*.

Parmi ces intoxications, les unes se produisent par le fait
de la rétention dans l'organisme de produits destinés à
l'élimination, tels que l'urée, le carbonate d'ammoniaque,
la cholestérine, etc. : c'est à cela que doivent être attribuées
les convulsions de l'*urémie*, du *mal de Bright*, de la *cho-
lestérémie*, etc.; les autres, et de beaucoup les plus nombreuses, sont le fait de la présence de poisons; le plus remarquable des poisons convulsivants, c'est la *strychnine* (2);

____

(1) Et ces convulsions résultent bien certainement de l'anémie des centres
nerveux, car si on vient à injecter du sang ou même de l'eau dans les veines
de ces animaux, les convulsions cessent.

Les crampes du choléra et des diarrhées abondantes sont vraisemblable-
ment produites par l'énorme déperdition de liquide.

(2) Et toutes les substances qui en renferment : strychnées, noix vo-

la plupart des *poisons narcotico-âcres* (opium, tabac, jusquiame, belladone).

On observe encore des convulsions dans l'empoisonnement
par l'*alcool* (*delirium tremens*), chez les *hydrophobes*, les
saturnins, dans l'*asphyxie*, l'empoisonnement par l'*ergot
de seigle*, etc.

C. Convulsions dans les névroses. — Il est plusieurs
névroses dont les convulsions constituent le symptôme capital, telles sont l'*épilepsie*, l'*hystérie*, le *tétanos*, la *chorée*,
l'*éclampsie* puerpérale et celle des enfants.

Un grand nombre de *fièvres* comptent les convulsions
parmi leurs symptômes. Ces convulsions sont surtout fréquentes lorsqu'il s'agit d'un enfant (*fièvres éruptives, continues, intermittentes, simples* ou *éruptives*).

Les convulsions se produisent souvent par action réflexe
sous l'influence de la lésion d'un organe éloigné, *vers intestinaux, éruptions dentaires*, etc.

Seméiotique. — La grande diversité des maladies qui présentent les convulsions parmi leurs symptômes rend impossible
l'examen isolé de chacune d'elles ; nous nous bornerons donc à faire
quelques remarques applicables aux cas les plus ordinaires.

A. Convulsions chez les enfants. — Les enfants sont extrêmement prédisposés aux convulsions : elles reviennent chez eux
à tout propos et sont, pour ainsi dire, la seule expression des troubles nerveux.

En présence d'un enfant atteint de convulsions vous devez rechercher : 1° si ces convulsions se rattachent à une *dentition
difficile*, à la présence de *vers intestinaux*, ou même à une simple
indigestion, à la constipation, etc. ; 2° s'il existe une fièvre forte
et persistante, le diagnostic se circonscrit entre deux hypothèses :
est-ce une *fièvre éruptive*, une *fièvre muqueuse*, un *embarras gastrique* ? ou bien s'agit-il d'une *maladie cérébrale*, telle qu'une
méningite simple, tuberculeuse ou une *hémorrhagie méningée*, etc.?

Les fièvres éruptives se révèleront bientôt par l'éruption ; l'embarras gastrique par la rapide efficacité d'un vomitif ; les méningites, dont il ne faudra pas trop vite admettre l'existence, par la

mique, fève de Saint-Ignace, fausse angusture, etc.; les convulsions produites par ces substances ressemblent absolument à celles du tétanos.

céphalalgie, le délire, les vomissements, puis la somnolence et le coma. Si la méningite est tuberculeuse, il existe souvent déjà des tubercules dans les poumons ou les ganglions mésentériques, et la mort arrive vers le vingtième jour et non vers le septième comme dans la méningite franche (1).

B. **Convulsions dans les névroses.** — 1° *Épilepsie*. — Voici un individu fort, vigoureux, qui tout d'un coup s'arrête, il tombe sur place en jetant un cri, sa face est livide, il est dans une immobilité complète ; mais presque aussitôt sa face devient vultueuse et d'horribles convulsions agitent tout son corps, une écume sanglante sort de sa bouche et il tombe dans un coma stertoreux. Que vous assistiez ou non à l'attaque, il vous sera facile, d'après des caractères aussi tranchés, les morsures de la langue, la connaissance d'attaques antérieures, de reconnaître l'épilepsie.

2° *Hystérie*. — Voici une femme nerveuse qui éprouve des pandiculations, des bâillements ; elle pleure, rit sans motifs, s'agite ; elle sent une boule qui monte vers sa gorge, puis surviennent des *convulsions* de nature fort diverse, suivies parfois d'extases, terminées par des sanglots, des éructations, des urines abondantes : vous reconnaîtrez sans peine à ces caractères une attaque d'hystérie.

3° *Tétanos*. — Un blessé ou un individu atteint d'une écorchure légère éprouve une gêne dans les mouvements de la mâchoire (*trismus*), une roideur douloureuse dans le cou ; cette roideur s'étend à d'autres muscles, elle est persistante ; mais, spontanément ou sous l'influence d'un effort, d'un léger contact, elle s'exagère d'une façon horrible. — Le début de ces convulsions toniques par les muscles de la mâchoire et du cou, leurs paroxysmes, leur durée, leur extension à d'autres muscles sont caractéristiques du tétanos.

4° *Éclampsie puerpérale*. — Voici une femme enceinte, à peu près arrivée au terme de sa grossesse ou même en travail, qui éprouve quelques convulsions partielles dans les muscles du visage et des membres : tout à coup son regard prend une fixité étrange, son corps se raidit dans une immobilité générale, mais qui ne dure qu'un instant, car, presque aussitôt, éclatent les grandes convulsions ; tous les membres sont dans une agitation délirante ; la malade a perdu connaissance, elle est complétement insensible; l'accès convulsif se prolonge quelques minutes, puis les convulsions se calment, la respiration se régularise et la malade reste plongée

____

(1) Pour les détails, voyez *Éclampsie des enfants* et *Méningite*, dans ma *Pathologie interne*, 2° édit., p. 472 et 372.

dans un état comateux jusqu'à la production d'un nouvel accès (1). L'intervalle des accès est très-variable ; souvent mortelle, l'éclampsie peut guérir (2).

5° Les *convulsions urémiques* ressemblent beaucoup à celles de l'épilepsie et de l'éclampsie. Leur diagnostic s'établit sur deux éléments principaux : l'absence de fièvre et de paralysie motrice, qui permet d'éloigner l'idée d'une phlegmasie ou d'une lésion circonscrite de l'encéphale ; la connaissance des désordres préexistants de la sécrétion urinaire, mal de Bright, lithiase rénale, cancer rénal, etc.

Les convulsions se rencontrent dans bien d'autres états pathologiques, mais elles y sont moins fréquentes ou unies à des caractères éclatants qui ne permettent guère d'en méconnaître le point de départ.

Convulsions ou spasmes des muscles à fibres lisses. — Les muscles à fibres lisses ou de la vie organique qui entrent dans la texture des voies digestives, urinaires, du cœur, présentent fréquemment des convulsions semblables à celles que nous venons d'étudier dans les muscles de la vie de relation.

Ces convulsions, plus souvent toniques que cloniques, reçoivent en général le nom de *spasmes*, et, dans certains organes, celui de *coliques*, de *palpitations ;* elles surviennent d'ailleurs dans les mêmes circonstances, sous l'influence des *névroses*, des *irritations locales*, des *intoxications*.

Leur conséquence naturelle est un trouble plus ou moins grand apporté aux fonctions de l'organe qu'elles frappent. Ne pouvant entrer ici dans des détails, nous nous bornerons à citer :

Les *spasmes de l'œsophage* ou œsophagisme, donnant lieu à de la dysphagie et simulant un rétrécissement de l'œsophage ;

Les *spasmes de l'estomac* donnant lieu à des vomissements ;

(1) Les urines sont albumineuses, mais on n'attache plus à ce fait la même importance qu'autrefois.

(2) Pour plus de détails, voyez *Pathologie interne*, 2ᵉ édit., p. 475

Les spasmes ou *coliques de l'intestin* (1);
Les *spasmes de la vessie et de l'urèthre*, etc.

DES CONTRACTURES

On donne ce nom à un état de contraction musculaire permanente, souvent douloureuse, limitée à un muscle ou à un groupe de muscles.

La contracture ressemble aux *convulsions toniques*, mais elle en diffère totalement par sa durée; ainsi une convulsion tonique ne peut se prolonger au delà de peu de temps, et il y a, par intervalles, un relâchement musculaire à peu près complet, tandis qu'une contracture peut persister des jours et des mois entiers *sans la moindre rémission*.

Elle ressemble encore aux *rétractions musculaires;* on donne ce nom à cet état des muscles qui, constamment placés dans un état de raccourcissement morbide, s'altèrent, deviennent fibreux et ne peuvent s'allonger sans se déchirer; mais un muscle contracturé est encore extensible, tandis que le muscle rétracté ne l'est pas (2).

Description. — La contracture s'observe surtout dans les membres; elle est plus fréquente dans le membre supérieur qu'en tout autre point.

Son invasion peut être brusque, douloureuse : c'est ce que l'on désigne souvent sous le nom de *crampe;* ou lente, graduelle et indolente.

Sa durée varie suivant ses causes.

Pathogénie. — Les contractures peuvent être divisées en trois groupes :

A. *Contractures organiques* liées à une altération des centres nerveux (encéphale, moelle, méninges), des nerfs ou des muscles eux-mêmes.

B. *Contractures dyscrasiques* liées à une altération du sang.

(1) Auxquels nous consacrons plus loin un article spécial.
(2) Il est vrai qu'une contracture prolongée amène la rétraction musculaire.

16.

C. *Contractures fonctionnelles* survenant dans le cours des névroses, par sympathie ou par action réflexe à l'occasion de troubles viscéraux éloignés.

A. **Contractures organiques**. — Les altérations organiques des centres nerveux sont souvent le point de départ des contractures. On les observe :

Du côté de l'encéphale :

1° Dans les *méningites* et les *hémorrhagies méningées ;*

2° Dans les *encéphalites* traumatiques ou spontanées ;

3° Dans les destructions d'une partie de l'encéphale par des *foyers hémorrhagiques* ou par des *ramollissements* (nécrobiose cérébrale).

Du côté de la moelle :

1° Dans les *méningites rachidiennes* et les *hémorrhagies rachidiennes ;*

2° Dans les *myélites* traumatiques et spontanées ;

3° Dans plusieurs cas de *compression de la moelle* (mal de Pott, cancer, fractures, etc.) ;

4° Dans les *scléroses* consécutives aux altérations cérébrales et médullaires.

Du côté des nerfs :

Les lésions nerveuses (compressions, plaies, corps étrangers) provoquent plutôt des douleurs que des contractures ; celles-ci ne sont cependant pas sans exemple (1).

Du côté des muscles :

1° Dans les *affections rhumatismales* (exemples : torticolis, lumbago) ;

2° Dans les *myosites* (inflammation du muscle psoasiliaque) ;

3° Dans les cas de *contusions violentes*, de *tumeurs* ou de *corps étrangers*.

---

(1) Tillaux a observé une contracture du fléchisseur des doigts, à la suite de la piqûre du nerf médian au pli du coude.

Brown-Sequard enfonce un clou dans la plante du pied d'un animal sur le trajet d'un nerf, et détermine ainsi des contractures tétaniques ; il coupe alors le tronc du nerf au-dessus de la plaie ; les accidents cessent. Cette expérience éclaire d'une vive lumière la pathogénie du tétanos traumatique.

B. Contractures dyscrasiques.— Certaines contractures se rattachent à une altération du sang, mais les contractures de ce groupe sont rares; citons pourtant celles de *l'urémie*, les contractures consécutives aux maladies générales (fièvres, typhus, choléra), celles produites par le café, la strychnine (1).

C. Contractures essentielles, idiopathiques, fonctionnelles. — Dans ce groupe mal défini nous rangerons -les contractures observées dans les *névroses* et surtout dans le cours de l'hystérie, les *contractures réflexes* que l'on observe dans la *tarsalgie des adolescents* (contracture des péroniers latéraux), dans les cas de *diarrhées prolongées,* de dysentérie, de *vers intestinaux,* cette névrose singulière désignée sous le nom de *tétanie* ou de *contracture essentielle dës extrémités,* et celte névrose professionnelle désignée sous le nom de *crampe des écrivains.*

Seméiotique. — Une contracture étant donnée, quel en est le point de départ ?

Voici les circonstances dans lesquelles se rencontrent le plus souvent les contractures :

1° Un individu est atteint d'*hémiplégie* depuis quatre ou cinq mois, hémiplégie consécutive à une hémorrhagie cérébrale, et voilà que ses membres, jusqu'alors inertes, prennent de jour en jour une rigidité plus grande, rigidité qui devient permanente et se prolonge indéfiniment (2).

Vous devez diagnostiquer une *sclérose* et une dégénérescence granulo-graisseuse des *cordons latéraux de la moelle,* dégénérescence due à la destruction des centres trophiques cérébraux auxquels aboutissaient les nerfs des parties paralysées (3).

Même diagnostic pour la contracture des membres inférieurs survenant dans le cours d'une *paraplégie.*

2° Un individu a été frappé depuis quatre ou cinq jours d'une attaque d'apoplexie ou bien il a reçu un coup sur la tête; vous

---

(1) A la suite de la ligature ou de l'obstruction embolique des vaisseaux, on a observé des contractures.

(2) Le bras se prend en premier lieu.

(3) Cette sclérose est descendante, c'est-à-dire qu'elle frappe d'abord les pédoncules cérébraux, se prolonge sous forme d'un cordon dans la protubérance, le bulbe et enfin la moelle.

voyez en ce moment se manifester des contractures partielles :
vous devez diagnostiquer une *encéphalite* développée autour du
foyer hémorrhagique ou dans les parties contuses.

3° Une femme présente depuis plus ou moins longtemps des
signes d'hystérie ; elle est brusquement atteinte de contracture :
il s'agit très-probablement d'une *contracture hystérique* qui dispa-
raîtra aussi rapidement qu'elle est venue.

4° Voici un jeune enfant ou une femme en couches qui sont
pris de crampes douloureuses dans les muscles fléchisseurs des
doigts et de la main ; les doigts s'inclinent vers la paume de la
main recouvrant le pouce qui est dans une flexion forcée; le poignet
est fléchi ; les muscles de la partie postérieure de la jambe et ceux
de la plante du pied se contractent à leur tour, de telle sorte que
les orteils sont fléchis et le pied étendu.

C'est *la contracture essentielle des extrémités* se produisant
sous forme d'accès et qui va se dissiper d'elle-même en quelques
jours (1).

Traitement. — Bien qu'il soit impossible, vu la diversité
de leur cause, de tracer d'une manière générale les indications thérapeutiques des paralysies, des convulsions et des
contractures, nous dirons que les médicaments dont l'action
sur les centres excito-moteurs est le mieux démontrée sont,
d'une part, la belladone et le seigle ergoté, de l'autre le
nitrate d'argent et la strychnine.

La *belladone* et le *seigle ergoté* calment l'irritabilité des
centres excito-moteurs ; leur usage pourra donc être indiqué
dans les cas de convulsions et de contractures.

Le *nitrate d'argent et la strychnine* réveillent le pouvoir
excito-moteur, leur usage pourra donc être indiqué dans
les cas de parésie (2).

Est-il besoin d'ajouter que lorsqu'il existe une lésion organique, l'usage de ces médicaments est pour le moins
inutile ?

(1) On peut en rapprocher la *crampe des écrivains*, caractérisée par une
contracture des doigts qui tiennent la plume; des contractures semblables
ont été observées chez les pianistes, les bijoutiers.

(2) L'influence du nitrate d'argent est lente et durable ; celle de la strychnine rapide, mais passagère.

ATAXIE (*α* privatif; τάξις, ordre).

On donne le nom d'*ataxie* au désordre ou à l'incoordination des mouvements volontaires (1).

Description. — L'ataxie du mouvement peut frapper la plupart des muscles; elle est surtout très-manifeste aux membres inférieurs, et elle est portée au plus haut degré lorsque, par un motif quelconque, mais surtout par l'occlusion des yeux, le malade ne peut voir le sol sur lequel il marche (2).

La jambe, lancée avec une brusquerie saccadée, décrit un demi-cercle, et, follement agitée de secousses convulsives, retombe lourdement sur le sol qu'elle frappe du talon; plus tard, les jambes peuvent s'enlacer, entraîner des chutes, rendre enfin la progression impossible.

L'ataxie des bras, des muscles respirateurs, de la vessie, etc., se traduit par la manière saccadée et désordonnée dont s'effectuent les mouvements de la main, la respiration, la miction, etc.

Pathogénie. — Analysons le mouvement le plus simple et nous voyons que sa production nécessite : 1° d'abord la volonté de l'accomplir tel qu'il doit être, c'est-à-dire avec ses diverses qualités de force, d'étendue, etc. Ceci est un acte cérébral dont nous sommes parfaitement maîtres; 2° il exige la contraction simultanée d'une foule de muscles dont les actions se combinent à notre insu et sous l'influence de la moelle, pour donner de l'harmonie au mouvement, pour le coordonner.

Le cerveau commande donc la production du mouvement

(1) Le mot *ataxie* ayant été encore appliqué à la prédominance des troubles nerveux dans les fièvres (fièvre typhoïde ataxique), à l'apparition de phénomènes insolites dans le cours d'une maladie, etc..., il est utile de préciser sa signification en disant *ataxie du mouvement*.

(2) Et dont il n'éprouve plus la sensation en raison de l'anesthésie musculo-tactile qui accompagne fréquemment l'ataxie; c'est précisément cette anesthésie que corrige la vue.

avec ses diverses qualités de force, d'étendue, de direction, tandis que la moelle préside d'une façon automatique à sa régularité et à son harmonie. *Si l'action de la moelle est altérée, le mouvement devient désordonné ou ataxique;* les muscles qui doivent le produire se contractent avec trop de force, leurs antagonistes entrent en jeu mal à propos, etc.

Or, *l'observation a appris que c'est la sclérose des cordons postérieurs de la moelle qui produit l'incoordination des mouvements ou ataxie,* tandis que la sclérose des cordons antéro-latéraux détermine en bloc la destruction des mouvements volontaires avec toutes leurs qualités, c'est-à-dire qu'elle produit la paralysie (1).

Les maladies qui comptent l'ataxie du mouvement parmi leurs symptômes sont :

1° La *sclérose spinale postérieure* (désignée souvent sous le nom d'*ataxie locomotrice progressive*);

2° La *méningo-encéphalite diffuse;*

3° L'*hystérie;*

4° *Diverses maladies générales.*

Séméiotique. — 1° Sclérose spinale postérieure. — Il est, en général, très-facile de reconnaître l'ataxie locomotrice; le malade, indépendamment des troubles dans la coordination des mouvements (troubles qu'on ne rencontre avec cette intensité et cette persistance que dans la sclérose spinale postérieure), éprouve des douleurs fulgurantes, des désordres dans les fonctions génitales, la paralysie de certains nerfs crâniens : bien souvent la sensibilité est émoussée, surtout celle de la plante des pieds, il semble au

---

(1) Comment la sclérose spinale postérieure détermine-t-elle l'ataxie?

1re *opinion.* — Lorsqu'un muscle se contracte, le cerveau en est averti par le moyen des cordons postérieurs de la moelle (c'est là le sens musculaire, ou sentiment d'activité musculaire de Ch. Bell, de Gerdy) ; le cerveau, ainsi prévenu, envoie, par les cordons antérieurs, des ordres en rapport avec le mouvement dont il veut la production. Mais si le cordon postérieur est altéré, il empêchera le cerveau d'acquérir des renseignements sur le muscle qui se contracte, et il le laissera dans l'embarras sur les ordres qu'il doit lui envoyer par le cordon antérieur, d'où l'ataxie.

2° *opinion.* — La moelle préside automatiquement à l'harmonie des mouvements. Les altérations de ses cordons postérieurs détruisent ses propriétés coordinatrices, et le mouvement se produit tel que le cerveau le commande, c'est-à dire sans ordre.

malade qu'il marche sur du coton ; mais malgré l'incoordination des mouvements, la force musculaire est conservée. L'évolution essentiellement chronique de la maladie vient encore éclairer le diagnostic.

2° Périencéphalite diffuse. — La paralysie générale des aliénés ne détermine, pendant ses premières périodes, d'autres troubles de motilité que des désordres dans la coordination des mouvements (1).

Le *diagnostic* n'offre d'ailleurs que peu de difficultés ; le tremblement de la langue et des lèvres, l'embarras de a parole, le délire ambitieux ne permettront ni de méconnaître l'existence d'une paralysie générale, ni de la confondre avec une sclérose spinale (2).

3° Hystérie. — Lasègue a vu plusieurs fois l'incoordination des mouvements se produire sous l'influence de l'hystérie, avec cette particularité que la vue suffisait pour corriger, plus complétement même que dans les cas de sclérose, le désordre des mouvements.

L'état hystérique de la malade, l'invasion brusque des accidents et leur disparition non moins rapide feront connaître leur nature.

4° Maladies graves. — L'ataxie des membres inférieurs a été plusieurs fois observée à la suite de maladies graves, telles que *diphthérie, fièvres graves, syphilis, pellagre*, etc. (3).

(1) Désordres qui, dans les membres supérieurs, se traduisent par des troubles de l'écriture ayant une grande importance sémiologique (Jaccoud).

(2) Les maladies du cervelet peuvent déterminer une titubation, un défaut d'équilibre offrant quelque ressemblance avec l'incoordination des mouvements ; mais la céphalalgie occipitale, les vomissements incoercibles, l'absence de douleurs fulgurantes les distinguent de la sclérose spinale.

(3) J'en ai observé un exemple digne de remarque chez un instituteur d'Anecile qui, à la suite d'une fièvre typhoïde, fut pris d'une ataxie des membres inférieurs de tous points semblable à celle que l'on observe dans la sclérose spinale ; toutefois, la brusque apparition de l'ataxie, l'absence de douleurs fulgurantes, de troubles de la vue, me firent espérer la curabilité de ces désordres, pronostic qui s'est heureusement réalisé.

L'ataxie consécutive à l'hystérie et aux fièvres graves, bien qu'encore peu connue, ne doit cependant pas nous étonner ; car pourquoi le pouvoir coordinateur de la moelle ne serait-il pas troublé momentanément dans ces différents états, comme le sont les parties des centres nerveux qui président à la sensibilité et au mouvement ?

DU TREMBLEMENT

Le tremblement, que son nom seul dépeint avec exactitude, consiste en une série de petits mouvements oscillatoires réguliers, rapides et involontaires.

Description. — Le tremblement occupe une *étendue* variable; il peut être général ou limité soit à la moitié du corps, soit à un membre, soit à un groupe de muscles (muscles des mains, des doigts, du cou, des lèvres, etc.).

Il présente également des *degrés* très-divers; parfois il est difficile à reconnaître, tant il est faible; parfois il est tellement prononcé, que la marche, la préhension des objets, sont impossibles, les genoux se heurtent, la tête est violemment agitée. Chose remarquable, le tremblement ne se manifeste que lorsque les membres affectés entrent en jeu (1). Mais, sauf pendant le repos, le tremblement est à peu près continuel; il ne diminue que lorsque le malade fait effort pour contracter énergiquement les muscles tremblants.

Sa *durée*, son *intensité*, etc., sont subordonnées à la maladie qui l'engendre.

Le tremblement pourrait être confondu avec la chorée ou avec l'ataxie; mais, dans la *chorée*, le sautillement se produit aussi bien dans le repos que dans le mouvement; dans l'*ataxie*, il y a incoordination du mouvement et non tremblement.

Pathogénie. — Les conditions pathogéniques du tremblement sont mal connues.

On a cherché à l'expliquer en disant qu'à l'état normal une contraction musculaire est le résultat d'une série non interrompue d'impulsions motrices; si ces impulsions sont plus rares, la contraction musculaire, au lieu d'être uni-

(1) Ainsi, pour reconnaître le tremblement des doigts d'un buveur, il faut qu'il les étende et les écarte; les oscillations de la tête d'un vieillard atteint de tremblement du cou ne se produisent que lorsqu'il relève sa tête posée sur un oreiller, qu'il essaye de la soutenir, etc.

forme, est interrompue, devient saccadée et tremblante (Marey).

Le tremblement se rencontre dans des états pathologiques assez divers, que l'on peut, d'une façon artificielle, diviser en trois groupes :

A. Dans les **intoxications** par l'alcool, le mercure, le tabac, l'opium, le café, le thé, l'ergot de seigle (1).

B. Dans certaines **lésions organiques** des centres ner-veux, telles que la sclérose en plaques, la paralysie agi-tante, la méningo-encéphalite diffuse (paralysie générale des aliénés).

C. Dans certains états d'**affaiblissement général :** sénilité, convalescence de maladies graves, inanition, excès vénériens, masturbation, dans les émotions violentes, etc.

Nous allons dire quelques mots des maladies les plus remarquables au point de vue du tremblement :.

1° **Alcoolisme.** — Le tremblement est un des premiers phénomènes de l'alcoolisme; il est d'abord léger, passager, limité aux doigts; plus tard, il s'accentue, devient continuel, envahit les membres, la face, la langue. Vous reconnaîtrez le tremblement en disant au malade de tenir les doigts écartés, ils ne tarderont pas à osciller. Vous rapporterez ce tremblement à l'alcoolisme si l'individu est atteint de troubles dyspeptiques, de vomissements acides, pituiteux, survenant le matin à jeun; les capillaires de la face sont développés, l'alcoolique est très-impressionnable, sa surexcitation fait place à la torpeur, sa parole est embarrassée, souvent il est atteint d'angine granuleuse, etc.

2° **Hydrargyrisme.** — Le tremblement mercuriel ne se développe que progressivement et il annonce une intoxication profonde; il peut envahir successivement toutes les parties du corps et être porté à un point tel que les malades ne peuvent manger sans une assistance étrangère.

Vous reconnaîtrez sa nature d'abord par la profession du malade (doreurs, étameurs de glaces), par l'existence d'une gingivite chronique et d'une salivation abondante, de la fétidité de l'haleine, d'ulcérations sur les bords de la langue et sur les gencives.

(1) Plus rarement dans les intoxications par l'arsenic et le plomb.

3° **Tremblement sénile**. — Il est des vieillards chez lesquels la décrépitude se manifeste non-seulement par l'affaiblissement de l'intelligence, des sens, des forces musculaires, mais encore par un tremblement qui commence par les muscles du cou (tête branlante) et s'étend à ceux des lèvres (bégayement) et, en dernier lieu, aux membres.

Vous rapporterez sans peine ce tremblement à sa véritable cause, à moins que, par exception, il ne s'observe chez un homme relativement jeune (de quarante-cinq à cinquante ans) ; même dans ce cas l'absence des causes ordinaires du tremblement et la décrépitude précoce vous mettront sur la voie du diagnostic.

4° **Paralysie agitante**. — Le tremblement est le caractère essentiel et longtemps unique de cette maladie ; d'abord partiel, limité à un membre, plus tard il se généralise (1).

Quant à la paralysie, elle est beaucoup moins accentuée que ne semble l'indiquer la dénomination de la maladie : il n'existe qu'un affaiblissement de la force musculaire.

Vous reconnaîtrez la paralysie agitante par les caractères spéciaux du tremblement : les membres supérieurs exécutent des oscillations rhythmiques, tandis que les doigts se meuvent les uns sur les autres comme dans l'action de filer au rouet, d'émietter du pain (Charcot). Veulent-ils marcher, ils le font à petits pas qui deviennent involontairement de plus en plus pressés ; inclinés en avant, ils semblent courir après leur centre de gravité.

5° La **sclérose en plaques disséminées**, longtemps confondue avec la paralysie, détermine un tremblement progressif.

Vous le rapporterez à la sclérose, car la tête participe au désordre, les yeux sont dans un état d'agitation continuelle, la parole est lente, scandée ; de plus, caractère distinctif, il existe des *paralysies partielles ou des contractures* dont la distribution est très-irrégulière, des troubles intellectuels, etc.

La périencéphalite diffuse ou paralysie générale des aliénés donne lieu à un tremblement qui affecte particulièrement les muscles des lèvres, de la langue, des mâchoires (d'où trouble de la parole) et les muscles des membres supérieurs ; aussi tout travail de précision est-il impossible et les troubles de l'écriture sont surtout très-remarquables (2).

(1) D'après Charcot, les muscles de la tête et de la face ne seraient pris de tremblement que dans la sclérose en plaques.

(2) Les lignes ne sont pas droites, les lettres sont irrégulières, et, comparées à son écriture ancienne, elles présentent de grandes différences.

Vous reconnaîtrez la périencéphalite diffuse à la modification du caractère, des habitudes, au délire ambitieux ou hypochondriaque; au début il pourra vous être difficile de la distinguer de l'alcoolisme; cependant chez les paralytiques les troubles de la motilité sont généraux d'emblée, tandis que chez les alcooliques ils sont partiels et envahissants; chez les premiers l'hésitation de la parole est un fait initial; enfin la connaissance des habitudes alcooliques, les troubles dyspeptiques, les accès de delirium tremens éclairceront le diagnostic (1).

B. TROUBLES DE LA SENSIBILITÉ.

La sensibilité peut être troublée de trois façons différentes :

I. Elle peut être abolie : c'est ce qui constitue l'**anesthésie.**

II. Elle peut être exaltée : c'est ce qui constitue l'**hyperesthésie.**

III. Cette exaltation, portée au plus haut degré, constitue la **douleur** ou les **névralgies**, qui en sont une forme spéciale.

Nous allons consacrer un article spécial à chacun de ces troubles de la sensibilité.

ANESTHÉSIE

Le mot *anesthésie* sert à désigner la diminution ou l'abolition de la sensibilité (2).

Cette large acception du mot anesthésie ne peut être admise depuis que l'on a constaté l'existence de plusieurs

(1) Il n'y a rien de spécial à dire au sujet des tremblements observés dans la convalescence et à la suite des excès vénériens, des abus du tabac, du café, etc.

(2) Les parties insensibles au contact direct sont parfois le siége de douleurs spontanées très-intenses, douleurs en général liées à un état morbide des nerfs ou des centres nerveux, au-dessus des parties anesthésiées, et que le sensorium rapporte dans ces parties; cet état est désigné sous le nom d'*anesthésie douloureuse.*

genres de sensibilité pouvant éprouver des altérations distinctes et indépendantes les unes des autres ; telles sont :

1° La *sensibilité au tact*, dont l'abolition constitue *l'anesthésie* proprement dite.

2° La *sensibilité à la douleur*, dont l'abolition constitue l *analgésie*.

3° La *sensibilité à la température* ou *thermesthésie*.

4° Le *sens musculaire*, spécial aux muscles et leur permettant d'apprécier leur état de relâchement ou de contraction.

5° La *sensibilité au chatouillement*, *pallesthésie* de Gubler.

6° Enfin, les *sensibilités spéciales* (vue, ouïe, olfaction, goût) (1).

D'après Brown-Sequard, chacune de ces sensibilités aurait pour organe des nerfs spéciaux dont l'entre-croisement s'effectuerait au niveau du bulbe comme celui des nerfs moteurs (il n'y aurait d'exception que pour les fibres nerveuses qui président au sens musculaire, fibres nerveuses qui ne s'entre-croiseraient pas).

Vulpian s'élève contre ces localisations exagérées, et, tout en reconnaissant qu'il existe un sens spécial du tact, de la douleur, de la température, du chatouillement, puisqu'un de ces sens peut être aboli, les autres restant intacts, il ne croit pas possible d'affirmer l'existence de nerfs spéciaux à chacun d'eux.

Description. — Bien que ces divers troubles de la sensibilité puissent se rencontrer isolément, on ne saurait consacrer une étude spéciale à chacun d'eux.

Anesthésie. — Nous dirons seulement que l'anesthésie est plus rare que l'analgésie, et peut exister à divers degrés ; parfois elle est absolue (2) : le *malade n'a aucune conscience*

---

(1) A ces diverses sensibilités on pourrait encore joindre la *sensibilité électrique*, c'est-à-dire la propriété que possèdent les muscles de se contracter sous l'influence des courants électriques.

(2) Vous pouvez piquer, pincer les parties anesthésiées sans que le malade s'en aperçoive ; les brûlures, les plaies ne déterminent pas la moindre douleur lorsque l'anesthésie frappe tous les genres de sensibilité.

du contact des corps; souvent elle est incomplète ou obtuse ; le malade, n'ayant du contact des corps qu'une notion
imparfaite, croit marcher sur du duvet, sur du coton, etc.

Les malades ont généralement conscience de la perte de
la sensibilité tactile, tandis qu'ils ne remarquent jamais
d'eux-mêmes l'analgésie proprement dite; toutefois, pour
apprécier exactement l'état de la sensibilité tactile, il convient de recourir au procédé de Weber (1).

Pour apprécier l'état de la sensibilité à la température,
il suffit de mettre en contact, avec la partie explorée, des
objets froids et chauds, en ayant soin de faire fermer les
yeux au malade; cette constatation est des plus faciles ;
mais, dans certains cas où la sensibilité à la température.
persiste seule, une impression de température peut être
prise pour une impression de contact ou de pression si l'on
n'a soin d'interposer un linge entre le tégument et le doigt
(Jaccoud).

La *perte du sens musculaire* est toujours difficile à apprécier. Weber a reconnu que, sans exercice préalable, les
membres supérieurs peuvent normalement différencier des
poids qui sont entre eux comme 30 est à 40. Jaccoud a démontré que cette sensibilité est beaucoup moins délicate
dans les membres inférieurs, et que divers poids, suspendus aux pieds, ne sont jugés différents que lorsqu'il
existe entre eux un écart de 50 à 70 grammes (2).

Quoi qu'il en soit, quand le sens musculaire est perdu,
comme il l'est si fréquemment dans l'ataxie locomotrice,
les mouvements commandés ne sont ponctuellement exé-
cutés que lorsqu'ils sont dirigés par la vue (3).

(1) Weber emploie, pour la mensuration de la sensibilité tactile, un compas dont les deux pointes mousses sont appliquées sur la région à explorer :
l'écart qu'il faut leur donner pour produire deux impressions distinctes mesure la sensibilité; moins la région est sensible et plus il faut les écarter.

(2) Vu la difficulté de ces constatations, on ne tiendra compte que des différences très-caractérisées, car les différences légères peuvent être mises
sur le compte de l'imperfection des moyens d'exploration ou sur celui des
oscillations physiologiques.

(3) Dites au malade d'exécuter un mouvement pendant qu'il tient ses yeux
fermés, il croira avoir obéi en restant parfaitement immobile ou en portant
son membre dans une direction opposée ; mais, dès qu'il ouvre les yeux, il se
rend compte de son erreur et il la corrige.

Est-il besoin d'ajouter que ces divers troubles de la sensibilité intéressent des régions d'une étendue variable, présentent dans leur marche, leur durée, des variétés en rapport avec la diversité des causes qui les produisent, qu'on les rencontre réunies ou isolées, etc.

Pathogénie. — Au point de vue pathogénique, les anesthésies peuvent être divisées en trois groupes :

A. *Anesthésies organiques* liées à une altération appréciable des centres nerveux, des nerfs ou de la peau.

B. *Anesthésies dyscrasiques* liées à l'anémie ou à l'altération du sang.

C. *Anesthésies névrosiques*, c'est-à-dire liées à des névroses (1).

A. **Anesthésies organiques.** — Les lésions organiques qui donnent lieu à des anesthésies intéressent :

1° *Les centres nerveux et leurs enveloppes.* — Dans la plupart des lésions organiques des centres nerveux la perte de la sensibilité cutanée accompagne la perte du mouvement volontaire; sa production, son siége, sa durée, etc., obéissent aux mêmes lois; ainsi, la *lésion d'un hémisphère cérébral* détermine à la fois l'hémiplégie et l'hémianesthésie de la moitié opposée du corps; la destruction de la moelle détermine la paraplégie et l'anesthésie de la moitié inférieure du corps.

Il est une remarque importante : pour qu'une lésion de la moelle détermine l'anesthésie, il faut qu'elle intéresse la substance grise ou les racines postérieures des nerfs rachidiens; les lésions des cordons antérieurs et des racines antérieures produisent seulement des paralysies du mouvement (2).

---

(1) Indépendantes, en un mot, de toute altération organique ou dyscrasique.

(2) L'anesthésie incomplète ou un *simple retard* dans la perception indique que les voies de transmission sont altérées sans être complétement détruites.

On a remarqué que, lorsque tous les modes de sensibilité ne sont pas éteints, c'est la sensibilité à la température qui persiste en dernier lieu.

Les maladies cérébrales qui déterminent des troubles de la sensibilité sont : les *méningites,* les *hémorrhagies céré-brales,* les *ramollissements,* la *compression du cerveau* par tumeur, épanchement sanguin, etc.

L'anesthésie est un symptôme très-commun des maladies de la moelle; on l'observe, mais avec des caractères distincts, dans toutes les *variétés de myélites ou de scléroses,* dans les *compressions* de la moelle par n'importe quelle cause.

2° *Les nerfs.* — On sait que les nerfs rachidiens sont, dès leur sortie du tronc de conjugaison, des nerfs mixtes, c'est-à-dire composés de filets moteurs et sensitifs, tandis que, dans la plupart des nerfs crâniens, les filets nerveux, sensitifs et moteurs, conservent jusqu'à leur terminaison leur indépendance primitive.

Il résulte de ce fait que les lésions organiques des nerfs rachidiens déterminent à la fois la paralysie du sentiment et du mouvement dans le territoire de leur distribution, tandis que la lésion d'un nerf crânien produira, soit une perte de mouvement si elle porte sur un nerf moteur comme le facial, soit une perte de sensibilité si elle frappe un nerf sensitif comme le trijumeau, soit enfin la perte d'un sens spécial si elle intéresse les nerfs optique, acoustique, olfactif, lingual, etc.

Les principales anesthésies par lésions nerveuses sont consécutives à la *compression,* à la *destruction,* à la *section* des nerfs, plus rarement à leur *inflammation,* à la présence de *tumeurs,* etc.

3° *La peau.* — Plusieurs affections cutanées s'accompagnent d'altérations de la sensibilité (1), altérations probablement consécutives à la destruction des filets terminaux des nerfs dans le derme.

La *lèpre tuberculeuse* ou *éléphantiasis des* Grecs est surtout remarquable sous ce rapport (2).

(1) Voyez le mémoire de Rendu dans les *Annales de dermatologie* pour 1873.

(2) Elle détermine une anesthésie disposée d'abord par plaques correspondant aux taches jaunes et aux phlyctènes; plus tard l'anesthésie se généralise.

Le *zona* laisse, après la dessiccation des vésicules d'herpès, une insensibilité prolongée (1).

Les *cicatrices* sont dépourvues de toute sensibilité.

Les *érysipèles, lichens, pemphigus chroniques*, rendent la sensibilité très-obtuse dans les régions qu'ils occupent.

En résumé : 1° Les anesthésies liées aux altérations organiques des centres nerveux s'étendent à de vastes régions, à la moitié droite ou gauche du corps ou à sa moitié inférieure.

2° Les anesthésies liées aux altérations organiques des nerfs se circonscrivent dans le champ de distribution de ces nerfs.

3° Les anesthésies d'origine cutanée n'ont rien de fixe dans leur distribution (2).

B. **Anesthésies dyscrasiques.** — L'insensibilité est un phénomène commun à beaucoup d'intoxications, propriété précieuse mise à profit par la chirurgie dans la pratique des opérations.

Nous ne citerons que les principaux agents capables de déterminer l'anesthésie :

1° Les *liqueurs alcooliques ;* on sait que, même dans le premier degré de l'ivresse, l'insensibilité est à peu près générale, mais qu'elle devient absolue dans le coma alcoolique et dans le *delirium tremens.*

2° Les *narcotiques* (opium, belladone, haschisch, tabac) sont remarquables par leurs propriétés anesthésiques.

3° Les *anesthésiques* (chloroforme, éther, chloral, protoxyde d'azote) jouent dans la pratique chirurgicale un rôle trop connu pour qu'il soit nécessaire d'insister.

4° L'*anesthésie saturnine*, compagne ordinaire de la paralysie, se montre sous les formes les plus diverses, mais elle est toujours limitée ; le dos de la main et de l'avant-bras sont ses lieux de prédilection.

5° L'*application d'un froid très-vif* détermine une analgésie souvent provoquée pour pratiquer, sans douleur, des

---

(1) Insensibilité qui est habituellement de l'anesthésie douloureuse, puisque le malade ressent de vives douleurs dans les points insensibles au contact direct.

(2) Soit dans un membre, dans le bras, par exemple, après la section des nerfs du plexus brachial, soit dans un groupe de muscles : hémianesthésie faciale par lésion du trijumeau, etc.

incisions peu profondes. Cette anesthésie peut être attribuée à une anémie de la peau par contraction des artérioles du derme (1).

C. Anesthésies liées aux névroses. — *Hystérie.* — La sensibilité est presque constamment altérée chez les hystériques ; elle l'est de toutes les façons, mais l'anesthésie est un des troubles les plus fréquents ; elle porte sur tous les genres de sensibilité, sur les organes des sens, etc. Bien rarement générale, elle a une prédilection marquée et inexpliquée pour la moitié gauche du corps (2), et présente dans son intensité, sa durée, etc., cette évolution capricieuse propre à toutes les manifestations hystériques.

L'hypochondrie, *l'épilepsie*, s'accompagnent d'anesthésie sans caractères dignes de mention.

Seméiologie. — Dans maintes circonstances, l'anesthésie survient dans des conditions tellement nettes qu'on la rattache naturellement à sa véritable cause, sans qu'il soit possible de commettre d'erreur ; il serait donc superflu de consacrer une étude spéciale à chacun de ces cas.

Nous nous bornerons à mentionner l'insensibilité produite par les *agents anesthésiques, par les narcotiques, par les liqueurs alcooliques, par les maladies cutanées.* -

L'anesthésie saturnine est aisément rapportée à sa véritable cause grâce aux nombreux accidents saturnins qui l'accompagnent (3).

Les *hémi-anesthésies* avec hémiplégie se rattachent évidemment à une lésion de l'hémisphère cérébral opposé, et c'est bien moins la perte de la sensibilité que celle du mouvement qui appelle l'attention du clinicien.

Quant à déterminer si le point de départ en est une hémorrhagie cérébrale, un ramollissement, une tumeur, etc., ces questions ayant déjà été étudiées dans l'article consacré à l'hémiplégie et ne se prêtant pas, dans une étude consacrée à l'anesthésie, à des considérations nouvelles, il est inutile d'y revenir.

(1) Anesthésie locale obtenue par les pulvérisations d'éther pratiquées avec l'appareil de Richardson ou par l'application de glace pilée et de sel, moyen souvent mis en usage pour l'opération de l'ongle incarné.

(2) Touchez la conjonctive du côté gauche, le clignement ne se produira pas ; piquez, pincez le bras, la jambe, etc..., le malade ne s'en apercevra pas.

(3) Coliques, liséré noirâtre des gencives, paralysies, coloration noire de la peau sous l'influence des bains sulfureux.

17.

Les anesthésies liées aux altérations organiques de la moëlle présentent souvent des particularités qui ont, dans ces derniers temps surtout, attiré spécialement l'attention de Brown-Sequard et des médecins de l'école de la Salpêtrière (Charcot, Vulpian, Raymond, etc.).

Si l'anesthésie coexiste avec une paraplégie, sa pathogénie est exactement la même que celle de la paralysie du mouvement (1).

C'est surtout dans les diverses espèces de *myélites* ou de *scléroses* que se rencontrent les anesthésies limitées à tel ou tel genre de sensibilité, et, s'il n'est point encore possible, comme le veulent Brown-Sequard, Schiff, etc., de préciser, d'après le genre de sensibilité altérée, le siége anatomique de la lésion médullaire, on sait que *le centre gris de la moelle et les racines postérieures sont les voies de transmission de la sensibilité en général.*

Si l'anesthésie coexiste avec une paraplégie, on peut diagnostiquer soit une *compression* de toute une zone de la moelle, soit une *sclérose des cordons antéro-latéraux.*

Si l'anesthésie coexiste avec une incoordination des mouvements, elle se rattache à une *sclérose des cordons postérieurs.*

Est-elle disséminée d'une façon irrégulière, coïncide-t-elle avec du tremblement et divers troubles cérébraux, on la rattachera à une *sclérose en plaques.*

Les *anesthésies hystériques,* si remarquables par leur fréquence, seront aisément reconnues à l'état général de la malade (attaques nerveuses, boule hystérique, dissémination irrégulière de l'anesthésie et des paralysies, insensibilité de la conjonctive du côté gauche, etc.).

TROUBLES DES ORGANES DES SENS.

Troubles de la vue.

Trois conditions sont nécessaires à l'accomplissement intégral des fonctions visuelles, il faut :

1º Que les rayons lumineux puissent arriver librement jusqu'à la rétine;

2º Que la rétine et le nerf optique soient en état d'en recevoir l'impression et de la transmettre à l'encéphale;

3º Que l'encéphale puisse percevoir cette impression.

(1) Et nous renvoyons à l'article consacré à la paraplégie.

Les **causes** nombreuses capables d'amener l'affaiblissement ou la perte de la vue peuvent donc se grouper sous trois chefs :

A. *Altérations des milieux réfringents de l'œil* (cornée, humeur aqueuse, cristallin, corps vitré);

B. *Altérations de la rétine ou du nerf optique;*

C. *Altérations de l'encéphale.*

A. **Altérations des milieux réfringents de l'œil.** — Les milieux réfringents de l'œil remplissent un double rôle, ils sont : 1° d'une transparence parfaite, ce qui permet aux rayons lumineux de les traverser librement ; 2° ils présentent des courbures et des degrés de réfringence combinés de façon que l'image du monde extérieur vienne se former précisément sur la rétine.

Un trouble visuel plus ou moins grand sera donc la conséquence d'un désordre survenu dans l'une ou l'autre de ces propriétés.

Les courbures des milieux réfringents, le diamètre antéro-postérieur de l'œil viennent-ils à être modifiés, l'image au lieu de se former sur la rétine se formera au devant ou en arrière de cette membrane ; l'individu sera *myope ou hypermétrope.*

Les altérations de la transparence des milieux réfringents de l'œil jouent dans les troubles de la vision un rôle beaucoup plus important ; ces altérations doivent être étudiées dans chacun des milieux transparents de l'œil pris isolément.

Cornée. — Les *opacités* ou *taies* de la cornée sont très-fréquentes, consécutives aux kératites, elles se présentent sous l'aspect de nuages ou de taches blanchâtres désignées d'après leur épaisseur sous les noms de *néphélion*, de *leucoma* et d'*albugo;* les troubles visuels dépendent de l'étendue, de l'épaisseur et du siége de ces opacités.

Ils sont surtout prononcés dans le *staphylome opaque* et dans les cas d'infiltration de la cornée par du *pus* et surtout par des *vaisseaux* qui, partant de la conjonctive, envahissent la cornée, état désigné sous le nom de *pannus.*

Humeur aqueuse. — La transparence de la chambre antérieure peut être troublée par des épanchements de sang, de pus (*hypohœma, hypopion*), par des fausses membranes, des adhérences de l'iris (*synéchies*) consécutives à des iritis.

L'orifice pupillaire peut être rétréci ou fermé par des tractus membraneux consécutifs à des *iritis*.

Cristallin. — Les opacités du cristallin désignées sous le nom de *cataracte* jouent dans les troubles visuels un rôle considérable et bien connu.

Corps vitré. — Les maladies du corps vitré sont assez rares, mais ses opacités consécutives sont fréquentes, car on les observe dans les *glaucomes*, dont l'importance pathologique est tout au moins aussi grande que celle des cataractes.

B. Altérations de la rétine et du nerf optique. — Pour que la rétine et le nerf optique puissent recevoir l'impression des rayons lumineux et la transmettre à l'encéphale, ils doivent avoir conservé l'intégrité de leur texture et de leur conductibilité; or cette intégrité est troublée dans toutes les variétés de *rétinite* et de *neuro-rétinite*, dans les *hémorrhagies*, les *décollements*, les *tumeurs* de la rétine, dans l'*atrophie du nerf optique*, atrophie consécutive soit à une compression de ce nerf par une tumeur de l'orbite, du crâne, soit à une sclérose, soit à une inflammation du nerf, à une embolie de l'artère centrale de la rétine (1).

C. Altérations de l'encéphale. — Enfin la perception des rayons lumineux nécessite l'intégrité de l'encéphale, aussi observe-t-on l'amblyopie ou l'amaurose, c'est-à-dire la diminution ou l'abolition de la vision, dans la plupart des maladies organiques de l'encéphale (*hémorrhagies, ramollissement, tumeurs, sclérose*) et dans une foule d'*intoxications*. Le trouble visuel peut être limité à un œil ou étendu aux deux (2).

(1) On sait que l'ataxie locomotrice s'accompagne très-fréquemment d'une atrophie du nerf optique.

(2) Dans les cas de compression d'*un seul* des nerfs optiques par une tumeur, la perte de la vue est unilatérale et siège du côté de la tumeur lorsque cette tumeur comprime le nerf optique entre le chiasma et l'œil; mais la perte de la vue est bilatérale lorsque la tumeur comprime un point

Sémélotique. — Le diagnostic consiste : 1° à reconnaître le degré d'affaiblissement ou de trouble de la vision ; 2° à déterminer sa cause.

1° Il est facile de reconnaître le trouble de la vision ; avez-vous lieu de croire que l'individu présente une simple **anomalie de la réfraction** : placez-le à vingt pieds du tableau de Snellen et faites-lui fixer un numéro qu'il ne pourra distinguer que d'une manière confuse ; si en plaçant devant ses yeux des *verres convexes* sa vision s'améliore, c'est qu'il est *hypermétrope ;* si cette amélioration est obtenue avec des *verres concaves*, c'est qu'il est *myope ;* l'acuité visuelle, indépendamment des troubles de la réfraction, sera également appréciée avec les échelles de Snellen ou de Giraud-Teulon (voy. pour les détails, *Examen de l'œil* dans ma *Pathol. chirurg.*, t. I, p. 659).

2° Vous avez reconnu que la vision est affaiblie ou perdue : il faut déterminer la cause de ce trouble. Nous diviserons notre examen en trois parties ; il portera d'abord sur les milieux réfringents, puis sur la rétine et le nerf optique, enfin sur l'encéphale (1).

L'examen des milieux réfringents se fera par la vue, par l'éclairage latéral et par l'ophthalmoscope.

Les altérations de la *cornée* sont directement appréciables à la vue, il est donc fort aisé de déterminer les rapports qui peuvent exister entre une opacité, un staphylôme, un pannus de la cornée et un trouble visuel.

Une collection de pus ou de sang occupant la chambre antérieure, des synéchies de l'iris obstruant la *pupille,* sont également faciles à reconnaître.

Les *opacités de l'appareil cristallinien* (capsule et lentille) ou cataractes réclament un examen plus approfondi ; sans parler ici des troubles de la vision qui sont cependant assez spéciaux, nous dirons qu'à la simple vue on remarque que la pupille au lieu d'être noire présente une teinte blanchâtre, jaunâtre ou nacrée avec des reflets chatoyants ; si la cataracte est centrale il existe une zone noire entre elle et le bord de la pupille ; si la cataracte occupe tout le cristallin ainsi que cela a souvent lieu dans les cataractes molles, cette zone n'existe pas. L'ophthalmoscope ne peut distin-

situé entre le chiasma et les tubercules quadrijumeaux, car la décussation n'étant pas complète au niveau du chiasma, chaque nerf, entre, son origine et le chiasma, contient des filets destinés aux deux yeux.

(1) Est-il besoin de faire remarquer que souvent la lésion se présente avec une netteté qui la fait reconnaître à première vue ?

guer le fond de l'œil si la cataracte est totale; si.elle est partielle, les parties opaques ne se laissant pas traverser par la lumière se dessinent par des taches noires sur le fond rouge de la rétine; enfin, l'éclairage oblique fera apprécier l'étendue, la forme et le siége de l'opacité.

Le *glaucome* peut être aigu ou chronique; le glaucome aigu s'annonce par des douleurs extrêmement vives dans le fond de l'œil, la vue est très-affaiblie, elle peut se perdre en vingt-quatre heures, la conjonctive présente un cercle périkératique, la cornée devient terne, insensible, l'humeur aqueuse est trouble, l'iris pàle, terne, paresseux, la pupille dilatée, l'humeur vitrée souvent troublée au point de masquer le fond de l'œil; lorsqu'elle est transparente on constate des congestions, des apoplexies de la choroïde et de la rétine.

Le glaucome chronique qui s'établit d'emblée ou succède à la forme aiguë présente à peu près les mêmes caractères, mais il n'est pas douloureux, la vue s'affaiblit progressivement, la pupille dilatée présente une coloration verdâtre; si l'examen ophthalmoscopique est possible on constate l'excavation de la papille du nerf optique et les pulsations des vaisseaux rétiniens.

Examen de la rétine et du nerf optique. — Les rétinites, les hémorrhagies, les décollements et tumeurs de la rétine, les neuro-rétinites et les atrophies du nerf optique se révèlent à l'ophthalmoscope par des opacités, des taches, des stries, des plaques de couleur, de forme, d'étendue très-variables et dont nous ne pouvons indiquer ici les nombreuses variétés (voy. pour plus de détails ma *Path. chirurg.* t. I, p. 714).

Examen de l'appareil de perception. — Si l'affaiblissement ou la perte de la vision ne se rattache ni à un trouble des milieux réfringents de l'œil, ni à une altération do la rétine et du nerf optique, on doit en chercher la cause dans le centre percepteur, c'est-à-dire dans l'encéphale; existe-t-il en même temps que l'amaurose des signes d'hémorrhagie, de ramollissement, de tumeur cérébrale (*paralysies, affaiblissement de l'intelligence, douleurs de tête, convulsions*), il est naturel de leur rapporter le trouble visuel. Rappelons encore que les troubles visuels peuvent se rattacher à de simples lésions dynamiques et fonctionnelles des centres nerveux, en dehors de toute altération organique; ainsi ils sont fréquents dans les *empoisonnements* (par la nicotine, l'alcool, l'opium, le sulfure de carbone et par la belladone, etc.), et dans les *névroses* (hystérie) à la suite des *hémorrhagies abondantes;* et encore par action réflexe, chez les enfants atteints do *vers intestinaux,* à la suite de contusions du nerf sus-orbitaire, de plaies du sourcil, de névralgie dentaire, etc.

Les troubles de la vision ne consistent pas toujours en un simple affaiblissement; ils peuvent encore offrir des désordres de nature fort diverse : tantôt ce sont des brouillards, des flocons, des mouches volantes, des flammes, des étincelles, etc., que voit le malade soit d'une façon passagère, soit continuellement; tantôt les objets sont vus en double (*diplopie*), leur contour est irisé; tantôt il n'en distingue que la moitié (*hémiopie*); tantôt il existe des lacunes dans le champ visuel. Ces désordres n'ont pas de signification diagnostique assez précise pour se prêter à une étude de séméiologie.

Troubles de l'ouïe.

Trois conditions sont nécessaires à l'accomplissement intégral des fonctions auditives; il faut :

1° Que les ondes sonores puissent arriver librement sur la membrane du tympan et être transmises par les osselets au liquide labyrinthique dans lequel flottent les divisions terminales du nerf acoustique;

2° Que le nerf acoustique soit en état d'en recevoir l'impression et de la transmettre à l'encéphale;

3° Que l'encéphale puisse percevoir cette impression.

Les causes nombreuses capables d'amener l'abolition ou la perte de l'ouïe pourront donc se grouper sous trois chefs :

A. *Altérations de l'appareil de transmission* (conduit auditif externe, membrane du tympan, trompe d'Eustache, caisse et osselets).

B. *Altérations de l'appareil d'impression* (oreille interne et nerf acoustique).

C. *Altérations de l'appareil de perception* (encéphale).

A. **Altérations de l'appareil de transmission.** — Le *conduit auditif externe* peut être obstrué par des concrétions de cérumen, par des corps étrangers, des tumeurs de nature diverse qui s'opposent plus ou moins à l'arrivée des ondes sonores jusqu'à la membrane du tympan.

Les altérations de la *trompe d'Eustache* sont une cause très-fréquente de surdité; or, de toutes ces altérations la plus fréquente est le catarrhe, qui coexiste habituellement avec le catarrhe naso-pharyngien et qui, rétrécissant le calibre de la trompe, s'oppose à l'accès de l'air dans la caisse du tympan (1).

Les altérations de la *caisse du tympan* (ou *oreille moyenne*) sont extrêmement fréquentes et si importantes, que c'est d'elles que dépendent la plupart des surdités ; on sait, en effet, que l'oreille moyenne renferme les osselets de l'ouïe destinés à transmettre au liquide labyrinthique les vibrations de la membrane du tympan, osselets dont les articulations délicates, dont les mouvements d'une merveilleuse finesse, sont aisément troublés par le plus léger épaississement de la muqueuse, par la plus petite diminution de l'air, en un mot par la plus légère atteinte apportée au fonctionnement de leur organisme ; or, dans les *otites*, ces osselets peuvent non-seulement être gênés dans leurs mouvements, mais encore nécrosés, détruits, ankylosés, etc.

Les altérations de l'oreille moyenne sont habituellement des *otites aiguës* ou *chroniques*, otites habituellement consécutives aux inflammations catarrhales de l'arrière-gorge et de la trompe, *otites catarrhales* extrêmement fréquentes chez les nouveau-nés ou chez les jeunes gens scrofuleux, tandis que chez les vieillards on observe plutôt des *otites scléreuses*.

Les lésions de la *membrane du tympan* sont également une cause très-fréquente de surdité ; ces lésions sont tantôt des *perforations* et *déchirures* consécutives soit à un traumatisme, soit à l'ouverture d'un abcès, tantôt des *inflammations ou myringites* qui, épaississant cette membrane, la rendent moins apte à entrer en vibration ; enfin, chez les gens âgés et surtout chez les goutteux, le tympan peut s'infiltrer de *concrétions calcaires* qui diminuent également la sensibilité de ses mouvements (2).

(1) Dans ce cas, l'air contenu dans la caisse se résorbe, le tympan n'étant plus équilibré entre deux pressions atmosphériques se trouve refoulé vers la caisse et ne peut plus vibrer librement sous l'influence des ondes sonores.

(2) C'est en grande partie à l'incrustation calcaire du tympan, à la raideur des articulations des osselets qu'il faut rapporter la dureté de l'ouïe ordinaire dans un âge avancé.

B. Altérations de l'appareil d'impression. — Le ner*
acoustique et ses innombrables filets de terminaison qui se
ramifient dans l'oreille interne peuvent être altérés au
point de se trouver dans l'impossibilité d'être impressionnés
par la pression que les osselets exercent sur le liquide labyrinthique ; ils ne peuvent donc déterminer dans l'encéphale
la sensation particulière de l'ouïe ; mais ces lésions sont fort
peu connues ; on conçoit leur production dans les *fractures
du rocher*, les *caries* ou *nécroses* de cet os, les *tumeurs* de
nature diverse pouvant comprimer ou détruire le nerf
acoustique, cependant leur diagnostic ne peut être posé que
par exclusion, c'est-à-dire en constatant l'intégrité de
l'oreille moyenne, du tympan, des osselets d'une part, et
d'une autre part celle de l'encéphale.

C. Altérations de l'encéphale. — Enfin, la perception
des ondes sonores nécessite l'intégrité de l'encéphale, aussi
une surdité plus ou moins complète peut-elle accompagner
un grand nombre de lésions des centres nerveux (hémorrhagies, ramollissement, tumeurs, scléroses) et une foule
d'intoxications.

Séméiotique. — Le diagnostic consiste : 1° à reconnaître le
degré d'affaiblissement de l'ouïe ; 2° à déterminer sa cause.

Il est facile de constater l'affaiblissement de l'ouïe (1) et la
cause de la surdité n'est pas en général fort difficile à reconnaître.
Prenons pour exemple les cas les plus ordinaires. - - - - - - -

Voici un adolescent dont l'ouïe s'affaiblit, il est en même temps
atteint de catarrhe naso-pharyngien (ozène) ou de suppuration de
l'oreille, vous devez attribuer sa surdité soit à une *obstruction de
la trompe* par extension du catarrhe à la muqueuse qui la tapisse,
soit à une *inflammation de la caisse* (très-souvent ces lésions
coexistent). L'examen du tympan, les douches d'air données par
la méthode de Politzer, donneront plus de précision à votre diagnostic.

Une *perforation du tympan*, qu'elle soit traumatique ou consécutive à un abcès de l'oreille moyenne, peut être directement
appréciée par l'examen au spéculum ; d'ailleurs le malade lui-même
entend le sifflement produit par l'air qui traverse cet orifice (2).

(1) Nous ne reviendrons pas sur les détails de cet examen, détails qui ont
été exposés dans notre *Path. chirurgicale*, t. I, p. 60 .

(2) Au moment où une douche d'air est lancée par le procédé de Politzer
dans la trompe d'Eustache et l'oreille moyenne.

Voici un individu âgé qui devient sourd, sa surdité fait d'incessants progrès sans présenter d'alternatives en mieux et en mal, il n'est pas atteint de catarrhe naso-pharyngien, très-souvent il éprouve des bourdonnements très-pénibles. A l'examen vous constatez que le tympan est opaque, jaune comme une feuille de parchemin ; en envoyant une douche d'air (1), vous entendez un souffle rude dans l'oreille moyenne et cependant la membrane du tympan reste à peu près immobile, et la douche ne produit aucune amélioration, même passagère : il faut en conclure qu'il existe une *otite scléreuse* (2).

La surdité unilatérale survenue à l'occasion d'une fracture, d'une carie du rocher, se rattache naturellement à la *compression ou à la destruction du nerf acoustique*.

Quant aux surdités liées à des maladies cérébrales (ramollissement, hémorrhagies, tumeurs, etc.), elles n'ont qu'une bien faible importance, vu la gravité des autres manifestations.

En résumé la surdité se rattache habituellement : 1° *Chez les jeunes gens*, au catarrhe de la trompe d'Eustache et de l'oreille moyenne, ou à des perforations du tympan (*otites aiguës* ou *chroniques*) ;

2° *Chez les gens âgés*, à une *otite scléreuse*.

La dureté d'oreille n'est pas le seul trouble qui puisse atteindre l'appareil auditif ; ses maladies donnent fréquemment lieu à des *bourdonnements* très-pénibles qui sont le résultat de l'excitation pathologique des filets terminaux du nerf acoustique ; ces bourdonnements se produisent surtout lorsqu'une pression est exercée par l'étrier sur la fenêtre ovale, et par suite sur le liquide intra-labyrinthique (3) ; or, cette pression anomale peut tenir à des causes très-diverses et peut se rencontrer dans presque toutes les altérations du tympan, des osselets, de la trompe, etc. On peut encore observer des *vertiges* simulant une congestion cérébrale (maladie de Menière), des *troubles de l'équilibre*, des nausées, des vomissements, etc.

<hr>

(1) La trompe d'Eustache est ordinairement libre et même dilatée.

(2) Pour les détails voyez mon *Manuel de chirurgie*, t. I, p. 637.

(3) On sait que les bourdonnements et tintements d'oreilles précèdent souvent, pendant un temps plus ou moins long, les autres manifestations des lésions organiques de l'encéphale, et qu'ils sont très-fréquents dans les fièvres, surtout dans la fièvre typhoïde ; on les observe encore très-fréquemment après l'administration du sulfate de quinine.

. ᐧL'ouïe, au lieu d'être affaiblie, présente parfois une *sensibilité exagérée*, à tel point que le moindre bruit devient une véritable douleur : c'est ce que l'on observe dans la *migraine*, chez les hystériques, etc.

Troubles de l'olfaction et du goût.

Les conditions organiques nécessaires à l'accomplissement régulier de l'olfaction et du goût sont semblables à celles que nous avons étudiées en détail pour la vue et l'ouïe, c'est-à-dire : libre accès de l'agent excitant (rayons lumineux, molécules odorantes, etc.) jusqu'au nerf de sensibilité spéciale, intégrité de celui-ci et de l'organe percepteur.

Les *troubles de l'olfaction* s'observent dans les coryzas aigus ou chroniques, les polypes des fosses nasales, les fractures de la lame criblée de l'ethmoïde, etc. (1).

Le *goût* est plus ou moins modifié dans la plupart des maladies du tube digestif et surtout de l'estomac ; dans les fièvres, la bouche est mauvaise, amère, le malade ne trouve plus aux aliments leur saveur habituelle.

Chez les hystériques, les femmes enceintes, on observe des perversions du goût, désignées sous les noms de *pica*, de *malacia*, qui les portent à rechercher avidement des substances insipides ou repoussantes (colle, plâtre, matières fécales).

Nous n'entrons pas dans plus de détails au sujet des troubles de l'olfaction et du goût, car ils ne présentent que peu d'intérêt pour le clinicien.

HYPERESTHÉSIE

L'hyperesthésie est une exaltation de la sensibilité de la peau et des muqueuses différant de la douleur en ce qu'au lieu d'être spontanée, elle ne se révèle que sous l'influence

(1) On remarquera toute l'influence exercée par l'olfaction sur le goût : lorsqu'on est atteint d'un coryza, on ne peut apprécier la saveur des aliments, du tabac, etc. Aussi, lorsqu'on veut faire avaler une substance d'un goût désagréable, faut-il fermer les narines.

des excitants naturels de la sensibilité (contact d'un corps étranger, d'un liquide normal ou pathologique) (1).

Description. — L'hyperesthésie doit être étudiée sur la peau et sur les muqueuses.

1° *Sur la peau*. — La peau, atteinte de cette exagération de la sensibilité, peut être intacte ou présenter des lésions diverses telles qu'éruptions papuleuses, érection des follicules pileux (*chair de poule*), élévation de la température. Si vous venez à effleurer légèrement sa surface, à redresser les poils qui la recouvrent, le malade éprouve de vives douleurs (2).

Il est rare que les hyperesthésies présentent des localisations aussi régulières que les paralysies; car, habituellement indépendantes de toutes lésions matérielles des centres nerveux, elles se rattachent à des lésions cutanées ou à des névroses dont le siége ne présente rien de fixe.

2° *Sur les muqueuses*. — Les muqueuses sont fréquemment atteintes d'une exagération de la sensibilité qui s'accompagne de divers troubles fonctionnels et très-souvent de névralgies; ainsi, c'est à l'hyperesthésie que doivent être rapportés la *toux sèche des hystériques* (hyperesthésie des muqueuses laryngée ou pulmonaire), le *vaginisme* (hyperesthésie de la muqueuse du vagin), etc. L'hyperesthésie joue un rôle important dans les spasmes de l'urèthre, du col de la vessie, du rectum, de l'œsophage, etc. (3).

Seméiotique. — L'hyperesthésie s'observe : 1° *Dans l'hystérie*. — Les troubles de la sensibilité ne sont nulle part aussi fréquents,

---

(1) Il n'existe d'ailleurs entre l'hyperesthésie et la douleur qu'une distance bien faible, et ces deux perversions de la sensibilité coexistent fréquemment.

(2) La peau atteinte d'hyperesthésie présente l'exquise sensibilité du derme dépouillé de son épiderme.

Il est à remarquer que des excitations réitérées épuisent cette hyperesthésie, et qu'une forte pression ne provoque pas de douleurs semblables à celles du simple contact, à moins que la région hyperesthésiée ne corresponde à un point névralgique, ce qui, à vrai dire, n'est point fort rare.

(3) Il est probable que la peau et les muqueuses ne sont pas les seuls tissus sujets à l'hyperesthésie. — Les douleurs que provoque dans certaines circonstances une pression exercée sur les os, sur les membres, etc., révèlent une exagération de la sensibilité de ces organes.

aussi variés que chez les hystériques. Toutes les formes de l'anesthésie (anesthésie tactile, douloureuse, thermique, musculaire),
tous les genres de névralgies (cutanée, cérébrale, viscérale),
toutes les perversions de la sensibilité (hallucinations, illusions,
pica, malacia), pour ne parler ni des troubles de la motilité ni
des désordres psychiques, se rencontrent dans cette névrose.

L'hyperesthésie y est également très-ordinaire et elle s'y présente sous deux formes: tantôt elle est générale et l'impressionnabilité sensitive de l'hystérique est exaltée au plus haut degré : le
parfum d'une fleur, la vue d'un objet, la lumière, le son, etc., tout
l'irrite et l'abat: cet état révèle l'hyperesthésie de centres nerveux.

Mais indépendamment de cette exaltation générale de la sensibilité, on rencontre chez les hystériques des hyperesthésies localisées soit à une muqueuse, soit à une certaine étendue des téguments, hyperesthésies qui n'ont rien de fixe, qui vont, viennent, se
déplacent, coïncident ou non avec des paralysies, avec des anesthésies, etc

2º *Maladies de la moelle.* — L'hyperesthésie est un phénomène
fréquent dans les diverses maladies de la moelle ; elle indique la
participation de la substance grise à la maladie et son état d'irritation, mais elle prouve en même temps que cette substance n'est
pas désorganisée, que sa conductibilité n'est pas interrompue.

*L'hyperesthésie correspond donc à la première phase des maladies
de la moelle,* elle coexiste avec les sensations de *pincements* et
de *chatouillements ;* mais à mesure que les lésions font des progrès
et que la substance grise s'altère, l'hyperesthésie est remplacée par
l'anesthésie et la paralysie.

L'hyperesthésie est fréquente au début des *encéphalites* et surtout dans toutes les variétés de *méningites cérébrales et cérébro-
rachidiennes;* mais, dans ces cas, les convulsions et les contractures
sont des phénomènes dont l'importance et l'éclat priment l'exagération de la sensibilité et révèlent la nature de la maladie

3º *Maladies de la peau.* — L'hyperesthésie est un phénomène
très-ordinaire dans un grand nombre de maladies cutanées; elle
s'associe fréquemment au prurit et bientôt la nature spéciale de
l'éruption éclaire le diagnostic.

4º *Altérations du sang.* — *Intoxications.* — L'exaltation de la
sensibilité est un phénomène que l'on rencontre, moins fréquemment, il est vrai, que l'anesthésie, dans l'*anémie,* la *chloro-anémie*
et un grand nombre d'intoxications chroniques produites par l'alcool, le *tabac,* l'*opium,* le *plomb,* etc.

Nous n'insistons pas sur la *valeur séméiotique de l'hyperesthésie,*
car elle est assez restreinte et l'exagération de la sensibilité est

presque constamment associée à des symptômes plus significatifs et partant plus utiles au diagnostic.

DOULEUR (ἄλγος, douleur).

La sensibilité est une propriété commune à la plupart de nos tissus, et ceux-là mêmes qui en sont dépourvus à l'état normal l'acquièrent sous une influence pathologique.

La douleur, qui n'est qu'une exaltation morbide de la sensibilité (1), est donc un symptôme si ordinaire, si général, rattaché à des causes si diverses, que sa fréquence en diminue la valeur séméiotique, et qu'il est difficile de grouper dans une même description ses modalités nombreuses, ses significations variées, etc.

Pathogénie. — Trois conditions sont nécessaires à la production de la douleur :

1° L'*intégrité du centre percepteur*, c'est-à-dire de la protubérance et du bulbe, que l'on considère aujourd'hui comme étant le siége principal de la perception douloureuse (2).

2° L'*intégrité de l'élément conducteur*, c'est-à-dire des filets nerveux étendus de la partie irritée au centre percepteur.

3° La *sensibilité de la région ou du tissu irrité;* ainsi, une irritation quelconque portant sur les ongles, les poils, les cartilages non enflammés, sur des tissus gangrenés, etc., ne saurait provoquer la moindre douleur.

Caractères. — La douleur se présente avec des caractères très-divers ; en général, elle se fait sentir dans le lieu même soumis à l'impression et non dans le cerveau, centre percepteur.

(1) Dans l'étude de l'hyperesthésie, nous avons dit en quoi elle différait de la douleur.

(2) Les célèbres expériences de Longet ont appris qu'on pouvait enlever à un animal tous les organes encéphaliques, sauf la protubérance et le bulbe, sans abolir chez lui la sensibilité ; car, chez un animal ainsi mutilé, l'irritation d'une partie du corps provoque des mouvements et des cris à peu près aussi vifs qu'avant l'ablation des hémisphères cérébraux.

Cependant certaines douleurs sont ressenties loin du lieu où elles naissent; ainsi, un amputé souffre du pied qu'il n'a plus; un calculeux rapporte la douleur vésicale à l'extrémité du gland, etc.; l'excitation d'un nerf est douloureusement ressentie vers ses filets périphériques; une lésion rénale retentit le long du cordon et jusqu'au testicule, etc.

Variétés. — La douleur éveille des sensations toujours pénibles, mais dont les différents caractères ont été exprimés par diverses épithètes (1) :

1° La *douleur pulsatile,* dans laquelle le malade ressent des battements isochrones à ceux du pouls, se rattache à la formation du pus.

2° La *douleur tensive* (sentiment de gonflement et de tension) appartient aux inflammations phlegmoneuses.

3° La *douleur gravative* (sentiment de pesanteur) se relie à l'augmentation de volume d'un organe (orchite, métrite, etc.), à une accumulation de liquide dans une cavité, etc.

4° La *douleur lancinante* (élancements) appartient aux névralgies, aux tumeurs cancéreuses, etc.

5° La *douleur contusive* (brisement) est fréquente dans le rhumatisme musculaire, dans les prodromes des maladies aiguës.

6° La *douleur prurigineuse* (démangeaison) appartient aux affections cutanées, prurigo, pityriasis, gale, etc.

7° Les *douleurs fulgurantes* (éclairs de douleur) se montrent surtout dans la sclérose des cordons postérieurs de la moelle (2).

Certaines conditions rendent plus ou moins apte à percevoir la douleur; ainsi, un *tempérament nerveux,* un *état inflammatoire* augmentent l'intensité de la perception, tandis qu'elle est diminuée par un tempérament lymphatique, par l'abus des boissons alcooliques, par la concentration de l'intelligence sur un seul point et surtout par une foule de névroses et de maladies cérébrales; rien n'est

(1) Hahneman distinguait soixante-treize espèces de douleurs! nous ne parlerons que de celles ayant, en clinique, une valeur incontestable.

(2) Citons encore les douleurs âcres, brûlantes, constrictives, etc., suffisamment caractérisées par leur dénomination, les douleurs ostéocopes, etc.

plus ordinaire que de voir des hystériques, des aliénés, se couper, etc., sans manifester la moindre douleur (voy. *Anesthésie*).

Conséquences. — La douleur peut : 1° *gêner les fonctions* de certains organes; ainsi, le rhumatisme empêche les mouvements, etc.

2° Déterminer des *accidents sympathiques;* ainsi, les vomissements sont fréquents dans la céphalalgie, les coliques néphrétiques, hépatiques, etc.

3° Produire certains *effets locaux*, tels que rougeur afflux des liquides, etc.

Séméiotique. — Les circonstances dans lesquelles se rencontre la douleur sont très-nombreuses et complexes, et les limites de cette description ne me permettent d'en dire ni toutes les variétés, ni tous les aspects.

Nous nous bornerons à étudier les névralgies, les céphalalgies, et à ajouter quelques remarques générales.

Des névralgies.

On donne le nom de névralgie à une exagération de l'excitabilité des nerfs sensibles se traduisant par de vives douleurs le long de leur trajet.

L'hyperesthésie est également une exagération de l'excitabilité des nerfs sensitifs; mais cette exagération n'est mise en évidence que par le contact d'un corps étranger, tandis que les *douleurs névralgiques éclatent sans sollicitations extérieures*.

Pathogénie. — La névralgie n'est qu'un symptôme de l'excitabilité anomale d'un nerf; or, les nombreuses causes capables de produire cette excitabilité morbide peuvent se grouper sous trois chefs :

A. *Lésions primitives et intrinsèques des nerfs sensibles*.

B. *Lésions extrinsèques à ces nerfs*, c'est-à-dire situées en dehors d'eux, soit dans leur voisinage immédiat, soit à distance.

C. *Altérations constitutionnelles*.

A. Lésions primitives et intrinsèques. — Les lésions primitives et intrinsèques des nerfs ne sont pas les causes les plus ordinaires des névralgies ; mais leur interprétation est des plus nettes, car on conçoit aisément que l'altération matérielle d'un nerf sensible exagère sa sensibilité (1).

. Ces lésions comprennent : la *névrite*, les *congestions et œdèmes* du névrilème, les *tumeurs* de diverses natures développées dans le nerf, en particulier les *névromes*, et enfin l'*action du froid*.

Les névralgies *à frigore* ou de *nature rhumatismale* sont fréquentes, mais leur pathogénie n'est pas encore élucidée. Comment agit le froid ? Est-ce simplement en troublant la conductibilité du nerf sans altérer sa texture d'une façon appréciable, ou bien détermine-t-elle une hyperhémie, une congestion active de ses tuniques ? Cette dernière opinion tend à prévaloir.

B. Causes extrinsèques. — 1° Les unes sont *directes*, c'est-à-dire que, situées dans le voisinage immédiat du cordon nerveux, elles le compriment, l'irritent au point de faire éclater une névralgie : telles sont les *altérations des os* du crâne, du rachis, des membres, de la face (tumeurs, exostoses, nécroses, carie, etc.), avec lesquels sont en rapport les nerfs sensitifs. Les *tumeurs* de toute nature, les *hypertrophies des ganglions ou des organes* situés dans le voisinage immédiat de ces nerfs (exemple : névralgie sciatique dans le cas de tumeur utérine).

2° Les autres sont *indirectes*, c'est-à-dire qu'éloignées du nerf atteint de névralgie, elles agissent sur lui par irradiation réflexe. Ces névralgies sont assez rares ; on les observe dans le cours des *lésions chroniques de l'encéphale et de la moelle* (sclérose, etc.).

C. Causes constitutionnelles. — Les névralgies de cet ordre sont très-fréquentes et elles se rattachent très-probablement à une *altération du sang*.

---

(1) Pour que la lésion matérielle d'un nerf entraîne une névralgie, cette lésion ne doit pas être assez prononcée pour altérer la conductibilité du nerf, auquel cas il y aurait anesthésie et non névralgie.

18

Pour qu'un nerf fonctionne bien, il faut que le sang qui l'alimente soit convenable en quantité et en qualité; cette double condition ne se trouve remplie ni dans les *anémies*, ni dans les *intoxications*.

Aussi les *femmes anémiques* sont-elles fréquemment atteintes de névralgies à déterminations multiples (névralgies intercostales, faciales, crampes d'estomac, etc.). Les névralgies sont également très-fréquentes dans une foule d'*intoxications*; pour ne citer que les principales, on les observe dans les *pays marécageux* (la névralgie faciale est la forme la plus commune de la fièvre lactée), dans les *intoxications saturnines, mercurielles*, chez les *syphilitiques*, les *goutteux* (1).

Symptômes. — La douleur est le symptôme capital de toute névralgie; de plus, l'état d'excitation dans lequel se trouve un nerf atteint de névralgie peut avoir du retentissement sur les nerfs moteurs et sur les nerfs vaso-moteurs, et produire ainsi des désordres du mouvement, de la nutrition et des sécrétions.

Il en résulte que les symptômes des névralgies peuvent se grouper sous trois chefs :

A. La *douleur*, symptôme capital et constant.

B. Des troubles dans la *motilité* et les *fonctions* de la région malade.

C. Des désordres dans son *innervation vaso-motrice* (sécrétions, nutrition, etc.).

A. **Douleur**. — Les douleurs névralgiques se présentent, sous des formes variées, mais elles sont toujours remarquables par leur intensité; spontanément ou sous l'influence de l'excitation la plus légère (chatouillement avec la barbe d'une plume, etc.), elles atteignent des proportions qui plongent le malheureux patient dans la plus vive anxiété; il s'agite, crie, se roule par terre, ne peut trouver de termes assez énergiques pour exprimer ses souffrances.

(1) Les névralgies syphilitiques se rattachent souvent à des altérations matérielles, telles que gommes, exostoses, etc.

Quelque variées que soient les douleurs névralgiques, elles obéissent, en général, aux trois lois suivantes :

1° Elles suivent très-exactement le *trajet des branches nerveuses* malades (1).

2° Elles présentent des *paroxysmes* désignés sous le nom d'*accès*.

.3° Il est certains *points déterminés* (points douloureux de Valleix) au niveau desquels la pression les réveille ou les exagère.

1° *Trajet de la douleur.* — Les nerfs le plus ordinairement atteints de névralgie sont, par ordre de fréquence : les *nerfs intercostaux*, le *nerf de la 5ᵉ paire* ou *trijumeau*, les *branches des plexus lombaire et sacré* (surtout le *grand nerf sciatique*), le *nerf sous-occipital* et les *nerfs cervicaux*.

La névralgie peut frapper toutes les branches de ces différents nerfs, se limiter à l'un ou à un certain nombre de leurs rameaux ; mais, qu'elle soit généralisée à tout le nerf ou circonscrite dans une de ses branches, la douleur suit très-exactement le trajet du filet nerveux malade.

De plus, la névralgie peut s'étendre par l'intermédiaire des appareils ganglionnaires et centraux à d'autres nerfs sensibles.

2° *Paroxysmes.* — *Accès.* — L'excitabilité nerveuse n'étant pas continue et s'épuisant après un certain temps, il en résulte que les douleurs névralgiques offrent des intermittences, c'est-à-dire des alternatives d'apaisement et d'augmentation, et présentent en réalité deux formes : *douleurs continues, accès douloureux.*

C'est-à-dire que la région atteinte de névralgie est à peu près constamment le siége d'une *douleur continue*, mais sourde et très-supportable, et que, de temps à autre, éclatent spontanément ou sous l'influence d'une cause légère (contact, mouvement, etc.) des *paroxysmes* dans lesquels la douleur acquiert une grande intensité (2).

(1) A tel point que le malade peut indiquer du doigt le trajet du nerf malade, aussi exactement que le ferait un anatomiste.

(2) Ces paroxysmes, souvent désignés sous le nom d'*accès*, sont eux-mêmes formés par des secousses douloureuses qui se succèdent rapidement et que

3° *Points douloureux.* — On sait que lorsqu'un nerf est excité sur un point de son trajet, quel que soit le point de ce trajet qui ait été excité, le sensorium rapporte la douleur à l'extrémité périphérique du nerf; mais, outre ces douleurs excentriques, il en est qui se manifestent au niveau même de la pression. Valleix s'est attaché à déterminer pour chaque nerf les points au niveau desquels la pression éveillait la douleur locale (ou diffuse), et il a reconnu que c'était surtout au niveau de l'*émergence du nerf* hors des trous ou conduits osseux qu'il traverse, et encore dans les points où un *filet se détache du tronc nerveux* pour devenir cutané et superficiel. Cependant, une pression énergique, exercée sur le nerf malade, calme souvent la douleur (1).

B. Troubles de la motilité. — Il n'est pas rare d'observer, dans le cours de certaines névralgies, des *convulsions* cloniques ou toniques, qui tantôt se limitent aux muscles de la région douloureuse, tantôt se produisent à distance (2).

Les nombreuses anastomoses qui, dans les centres nerveux (et surtout dans le bulbe), unissent les cellules originelles des nerfs sensitifs et moteurs, expliquent ces irradiations d'un nerf à l'autre.

C. Troubles de l'innervation vaso-motrice (3). — Les

l'on a comparées à des décharges électriques; ces accès ne se prolongent pas ordinairement au delà de quelques minutes : cependant leur durée est d'autant plus longue que la névralgie est plus ancienne.

(1) La suspension de la douleur tient à la suppression de la conductibilité du nerf; pour que la pression supprime la douleur, elle doit être exercée sur la partie du nerf intermédiaire au cerveau et la partie malade, car seulement alors elle empêche les excitations morbides d'arriver à l'encéphale : si le point malade se trouve placé entre le cerveau et le lieu comprimé, la douleur persiste, toujours en vertu de la loi des manifestations excentriques (amputé qui souffre du pied qu'il n'a plus). On voit combien la pression d'un nerf atteint de névralgie peut éclairer le diagnostic du siége de la lésion.

(2) Ces secousses convulsives s'observent fréquemment à la face dans les cas de névralgie trifaciale, *tic douloureux de la face*, dans les muscles du mollet chez les gens atteints de sciatique.

(3) Ils peuvent être interprétés soit comme une conséquence de la paralysie du centre vaso-moteur qui se trouve dans le bulbe, soit, si l'on admet

névralgies provoquent souvent des désordres dans l'innervation vaso-motrice : ces désordres, qui se manifestent au
moment où la douleur atteint son paroxysme, consistent
dans la dilatation du système vasculaire ; les artères battent avec force, les veines sont turgescentes, la température s'élève, la peau rougit, les sécrétions s'exagèrent ;
l'accès terminé, tout rentre dans l'ordre (1).

Cependant la répétition de ces actes peut entraîner des
troubles durables : les téguments et les tissus sous-cutanés
s'épaississent et se couvrent d'éruptions diverses (2), les
poils tombent ou prennent, au contraire, un développement
exagéré.

Marche. — La marche des névralgies est subordonnée
à leur cause. Tient-elle à une lésion organique, la névralgie
durera autant qu'elle, à moins que le nerf ne vienne à être
détruit par les progrès de la tumeur, auquel cas l'*anesthésie* succédera à la névralgie, circonstance heureuse que
l'on a cherché à obtenir par la section ou la résection du
nerf.

Les névralgies d'origine palustre ont des accès périodiques, souvent quotidiens.

En dehors de cela il n'y a rien de fixe ; les accès sont
plus ou moins fréquents : souvent ils se terminent tout à
coup, après un *phénomène critique* tel que larmes ou sueurs
abondantes ; parfois ils se calment peu à peu. Mais on en a
vu qui persistent pendant des années entières ; certains malades, découragés par la persistance de leur mal, se sont
suicidés.

Le **pronostic**, extrêmement variable, ne se prête pas à
des considérations générales.

Diagnostic. — Il doit répondre à deux questions : 1° re-
connaître la névralgie ; 2° déterminer sa cause.

l'existence des nerfs vaso-dilatateurs, comme une excitation de leur foyer
central.

(1) L'exagération des sécrétions lacrymale, nasale, salivaire est surtout
très-remarquable dans les accès de névralgie faciale.

(2) Le zona (éruption de vésicules d'herpès) est remarquable par l'intensité
et la persistance des douleurs névralgiques qui l'accompagnent.

1° Une névralgie se reconnaît aisément aux caractères que présente la douleur, c'est-à-dire à sa limitation au trajet d'un nerf, à ses paroxysmes spontanés ou provoqués par une pression exercée dans des points déterminés.

L'anesthésie douloureuse donne également lieu à des douleurs lancinantes avec paroxysmes, mais elle se distingue de la névralgie par l'abolition de la sensibilité tactile.

2° On détermine la cause de la névralgie par un examen scrupuleux de l'état général du malade, du nerf lui-même et des portions du squelette avec lesquelles il est en rapport.

Ainsi les *névralgies anémiques* sont souvent intercostales, elles se déplacent, le malade est pâle, faible, il souffre de crampes à l'estomac, de palpitations de cœur, on entend chez lui des souffles vasculaires, etc.

Les *névralgies à frigore* surviennent brusquement sous l'influence d'un refroidissement chez des personnes ayant souvent présenté déjà d'autres manifestations rhumatismales.

Les *névralgies d'origine palustre* s'observent dans les pays à fièvres intermittentes; elles reviennent par accès, souvent à la même heure, et frappent d'ordinaire le trijumeau; l'efficacité du sulfate de quinine et de la liqueur de Fowler démontre leur nature.

Les *névralgies rhumatismales et goutteuses* s'observent fréquemment soit sur le nerf sciatique, soit sur le nerf sous-occipital; l'âge du malade et les autres manifestations arthritiques permettent de rapporter la névralgie à sa véritable cause.

Les *névralgies de nature organique*, caractérisées par leur ténacité et par le caractère fulgurant de la douleur, se reconnaissent par la constatation d'une tumeur siégeant sur le nerf ou dans son voisinage, par l'association à la douleur de paralysies ou de troubles fonctionnels liés à la compression des nerfs moteurs, par l'existence de manifestations syphilitiques, de caries, nécroses, etc.

Traitement. — Le traitement présente deux indications : 1° combattre la cause de la névralgie; 2° calmer la douleur.

1° *Indications fournies par la cause.* — Une névralgie ne peut être efficacement combattue que grâce à une connaissance exacte de sa cause.

Avez-vous reconnu sa *nature syphilitique*, ayez recours,

soit de prime abord à l'iodure de potassium (de 1 à 2 gr. par jour), soit préalablement au traitement mixte.

Est-elle d'*origine palustre*, administrez chaque jour de 60 centigrammes à 1 gramme de sulfate de quinine, et, en même temps, de 4 à 10 gouttes de liqueur de Fowler.

Est-elle de *nature anémique*, prescrivez les préparations ferrugineuses, le quinquina, l'exercice, le régime tonique.

Est-elle de *nature rhumatismale ou goutteuse*, ayez recours à la médication alcaline et lactée (eau de Vichy, bicarbonate de soude), aux bains de vapeur prolongés.

Se rattache-t-elle à une *lésion organique*, sa destinée lui est enchaînée; il n'est point fort rare d'observer la destruction du nerf par le fait des progrès de cette lésion, auquel cas l'anesthésie succède à la névralgie.

On a cherché à obtenir ce résultat par la *résection* du nerf atteint de névralgie; mais, pour que cette résection supprime les douleurs, elle doit porter sur la partie du nerf comprise entre le bulbe et la lésion : la résection sera réservée aux cas dans lesquels la pression suspend la douleur, et elle sera pratiquée au niveau du point comprimé.

2° *Calmer la douleur.* — Les *préparations opiacées* tiennent le premier rang; on les emploie sous forme de pilules d'extrait thébaïque (de 5 centigrammes en moyenne) et de chlorhydrate de morphine en injections sous-cutanées ou en applications sur la peau dépouillée de son épiderme par un vésicatoire.

Les *pilules de Méglin* (1) méritent leur ancienne réputation; on peut en donner de 3 à 5 par jour (2).

Les applications *loco dolenti* sont également très-utiles; elles consistent en applications réfrigérantes faites avec de l'*éther*, du *liniment chloroformisé*, de l'*eau blanche*, etc., mais surtout en *petits vésicatoires volants* pansés avec de

---

(1) Composées d'extrait de jusquiame, de valériane et d'oxyde blanc de zinc, 5 centigrammes de chaque.

(2) Il est une foule d'autres agents dont l'efficacité est beaucoup moins certaine, mais qui, en désespoir de cause, peuvent être essayés : tels sont le *chloral*, la *belladone*, l'*aconitine*, la *vératrine*, les *préparations cyaniques*, le *bromure de potassium*, etc.

la morphine, eu *cautérisations transcurrentes ou ponctuées*, etc.

CÉPHALALGIE (κεφαλὴ, tête ; ἄλγος, douleur).

Le mot céphalalgie sert à désigner une douleur de tête, ainsi que l'indique son étymologie.

Description. — Il est une chose digne de remarque, c'est que le siége anatomique et la physiologie pathologique de la céphalalgie sont encore inconnus (1).

La céphalalgie peut être générale, c'est-à-dire étendue à toute la tête, mais elle est plus souvent partielle et limitée soit à une moitié latérale (*hémicrânie*), soit à une région (frontale, occipitale), soit à un point (clou hystérique). Son intensité est très-variable ; elle est aiguë ou sourde, légère ou violente, passagère ou continue ; c'est tantôt une gêne, une lourdeur, une sensation de chaleur, de tension, de constriction, tantôt des éclairs de douleurs, des déchirements, des pulsations, etc.

Il est rare que la céphalalgie ne s'accompagne pas de quelques troubles dans les *organes des sens* (bourdonnements d'oreille, grande sensibilité à la lumière, etc.), et qu'elle n'étende son influence au delà du domaine cérébral, en particulier sur les voies digestives, d'où anorexie, nausées, vomissements.

Le malade est fatigué, courbaturé, triste ; il recherche le calme, le silence, l'obscurité, etc.

---

(1) La substance cérébrale peut être sectionnée, brûlée, etc., ces mutilations peuvent même porter sur la substance grise, que l'on sait aujourd'hui être l'organe de réceptivité des impressions périphériques, sans qu'il en résulte la moindre douleur ; les couches optiques paraissent être les seules parties de l'encéphale douées de sensibilité (Magendie, Luys). On peut, il est vrai, les considérer comme un prolongement de l'axe spinal ; il n'est donc nullement admissible qu'elles soient le siége de la céphalalgie.

D'après G. Sée, les muscles de la tête (muscles des sourcils, muscle occipito-frontal, etc.) seraient dans tous les cas de céphalalgie le siége exclusif de la douleur !

Il est probable que le mal de tête a son siége dans l'encéphale, sans qu'on puisse apporter de preuves à l'appui de cette opinion.

Quant à la pathogénie, elle est tout aussi obscure : est-elle provoquée par un état congestif, anémique, par une altération du sang, etc.?

La *marche* de la céphalalgie n'a rien de fixe; elle est continue, intermittente, périodique, nocturne, etc. Sa *durée* présente les mêmes variétés que ses autres caractères.

Pathogénie. — Toutes les classifications proposées jusqu'à ce jour sont défectueuses (1); nous adoptons l'ordre suivant :

A. **Céphalalgies liées à une lésion organique de la tête.** — 1° *De la peau, des muscles et tissus fibreux, des os du crâne.* — Les téguments du crâne peuvent être le siége d'*érysipèle,* de *phlegmon;* vous les reconnaîtrez au gonflement œdémateux du cuir chevelu, devenu sensible à la pression, à l'engorgement douloureux des ganglions, etc.

Le nerf sous-occipital et les filets du trijumeau qui se rendent au cuir chevelu peuvent être atteints de *névralgies;* il en résulte des éclairs de douleurs sur le trajet des nerfs malades (2); ces douleurs reviennent par accès, accès parfois périodiques (3).

Le *rhumatisme du cuir chevelu,* c'est-à-dire du muscle occipito-frontal, n'est point rare chez les personnes chauves, chez celles qui, pour un motif quelconque, ont la tête exposée au froid; il se traduit par une douleur superficielle générale augmentant par la pression; elle se distingue des névralgies en ce qu'elle est continue et générale au lieu de revenir par accès et de suivre le trajet d'un nerf.

Le *clou hystérique,* localisé dans un point de la tête, s'observe chez les personnes nerveuses au milieu d'un ensemble de symptômes très-significatifs.

Les douleurs de tête de *nature syphilitique,* douleurs si remarquables par leur intensité et leurs exaspérations nocturnes, se rattachent souvent à l'ostéo-périostite, à la nécrose, aux gommes des os du crâne; mais elles peuvent

---

(1) Parisot divisait les céphalalgies en sympathiques, idiopathiques et symptomatiques; Jolly, en céphalalgies directes et sympathiques; plusieurs auteurs en céphalalgies congestives, sympathiques de l'état fébrile et par diathèses.

(2) Douleurs réveillées par une pression exercée au niveau des points d'émergence des principaux rameaux nerveux.

(3) Dans ce cas, ils cèdent habituellement à l'emploi du sulfate de quinine et constituent une forme larvée de l'infection paludéenne.

être indépendantes de toutes lésions appréciables; on les reconnaît à l'existence d'autres manifestations syphilitiques (1).

2° *Des centres nerveux.* — La douleur de tête est très-vive dans la première période des *méningites;* elle arrache au malade des cris plaintifs (cris hydrencéphaliques).

Le *ramollissement cérébral* donne lieu à une douleur de tête fixe se prolongeant pendant des mois, des années, jusqu'à la désorganisation complète des parties malades; l'affaiblissement graduel de l'intelligence et de la motilité, les attaques apoplectiques caractérisent la nature de la maladie.

Les *congestions cérébrales* s'accompagnent d'un sentiment de pesanteur et d'embarras plutôt que d'une douleur véritable.

Les *tumeurs* du cerveau peuvent être l'occasion de douleurs fixes accompagnées de convulsions épileptiformes, de paralysies partielles, etc.

B. Céphalalgie dans les fièvres. — Toute fièvre, quelle qu'en soit la nature, le point de départ, la durée (fièvres éruptives, fièvre typhoïde, fièvres paludéennes, fièvre traumatique, etc.), détermine une céphalalgie dont la valeur séméiotique est rendue bien faible par cette généralisation.

C. Céphalalgie dans les maladies éloignées de l'encéphale. — Les liens sympathiques qui unissent les systèmes cérébral et digestif ont, de tout temps, appelé l'attention des médecins, et nous expliquent la fréquence des douleurs de tête dans la plupart des *maladies de l'estomac et de l'intestin.*

Ainsi la céphalalgie accompagne l'indigestion, l'embarras gastrique, les diverses formes de dyspepsie; on l'observe également dans la constipation, dans l'affection vermineuse, etc.

---

(1) Le coryza peut produire une céphalalgie frontale très-vive par extension de la phlegmasie aux sinus frontaux; l'otite peut entraîner la carie des os du crâne, des méningo-encéphalites, etc.

Les maladies du fond de l'œil, et surtout le glaucome, donnent lieu à des douleurs de tête circumorbitaires fort remarquables.

Appareil respiratoire et circulatoire. — Les maladies fébriles du poumon et de la plèvre donnent fréquemment lieu à de la céphalalgie ; en cela elles ressemblent à toutes les affections fébriles. Cette douleur de tête ne présente, d'ailleurs, aucun caractère qui la rende utile au diagnostic. Les maladies du cœur ne s'accompagnent de céphalalgie que dans leur période ultime, alors que les désordres de la circulation ont produit la congestion et l'œdème des viscères.

D. Céphalalgie dans les anémies et les intoxications. — Les douleurs de tête sont très-fréquentes chez les anémiques et les chloro-anémiques ; elles se rencontrent presque constamment dans toutes les intoxications (tabac, alcool, plomb, opium, vapeurs de charbon, iode, copahu, etc.). Chose remarquable, la pléthore détermine une céphalalgie semblable à celle de l'anémie ; rien n'est plus ordinaire que la pesanteur de tête chez les gens habitués aux écoulements sanguins (hémorrhoïdes), chez les femmes à l'époque de la ménopause.

E. Céphalalgie dans les névroses. — Toutes les névroses (hystérie, chorée, épilepsie, hypochondrie) déterminent des maux de tête plus ou moins intenses.

F. Céphalalgie dans les diathèses. — La goutte, le rhumatisme, la syphilis donnent lieu à des douleurs de tête plus ou moins vives (1).

Telles sont les principales circonstances dans lesquelles on observe la céphalalgie. Nous avons dû nous borner à une simple énumération, car la diversité et le nombre des maladies qui s'accompagnent de maux de tête enlèvent à ce signe presque toute sa valeur séméiotique.

(1) D'après Bazin, la diathèse herpétique produit une céphalalgie vive, lancinante et partielle, tandis que la diathèse arthritique engendre la pesanteur et la lourdeur de la tête plutôt qu'une douleur aiguë.

C. TROUBLES DE L'INTELLIGENCE.

DÉLIRE (*de*, hors; *lira*, ligne).

Le délire est un désordre des facultés mentales (1).

Le délire se présente sous deux aspects très-différents :

A. Tantôt il survient d'une *façon aiguë, temporaire*, dans le cours des maladies graves; cette forme sera seule étudiée ici.

B. Tantôt il existe d'une *façon chronique comme symptôme essentiel et pathognomonique de la folie ou aliénation mentale;* notre description restera complétement étrangère à cette forme de délire.

Description. — La *prédisposition* au délire est extrêmement variable, elle est très-marquée chez les personnes impressionnables, chez les femmes nerveuses, chez les enfants au-dessus de cinq ans, chez les gens affaiblis, etc.

De plus, le délire n'étant qu'un symptôme, il est accompagné d'autres manifestations indiquant soit une *excitation*, soit une *dépression cérébrale*, soit une *névrose*.

Il est encore une remarque importante, le *coma et les paralysies*, étant une cessation plus ou moins complète des fonctions nerveuses, révèlent des altérations profondes et souvent la désorganisation complète des éléments nerveux; le *délire*, au contraire, n'étant qu'un simple désordre intellectuel, indique une souffrance des éléments nerveux,

---

(1) On ne saurait en donner une définition plus rigoureuse, vu : 1º la multiplicité des formes du délire qui seraient difficilement embrassées dans une même définition ;

2º La difficulté d'assigner des limites précises à la raison.

Car, où cesse la raison, où commencent le délire et la folie ? Le jugement public est bien variable à cet égard : entre le génie et la folie, entre la philosophie et la démence, entre l'inspiration poétique et le délire, il n'est point aussi aisé qu'on pourrait le croire d'établir des lignes de démarcation nettement tranchées.

Mais, dans cet article consacré au délire aigu, nous n'avons pas à aborder ces questions.

mais il apprend en même temps que ces éléments ne sont ni détruits, ni même profondément désorganisés.

Variétés. — Les différences de caractère que présente le délire permettent d'en distinguer deux variétés : 1° *le délire doux*, calme, tranquille (subdelirium); 2° *le délire furieux*.

1° *Délire tranquille.* — Le délire porte à la fois sur les paroles, les gestes et les actions; le malade marmotte à voix basse quelques paroles incohérentes, souvent une interrogation faite d'un ton résolu suffit pour arrêter ces divagations; mais parfois on n'obtient qu'une réponse brève, sèche, impolie ; d'autres malades gardent un silence obstiné.

A cela se joignent des *gestes et des actes incohérents*, l'un remue sans cesse, fouille ses oreillers, entasse ses couvertures, cherche à saisir des corps qu'il croit voir flotter devant ses yeux *(carphologie)*; il se lève sans motifs, sans but déterminé; voulez-vous l'empêcher d'accomplir ces différents actes, il ne discute pas, n'oppose pas de résistance, mais il les recommence presque aussitôt.

Il existe encore des *hallucinations* de la vue, de l'ouïe, du toucher (bruits étranges, visions effrayantes, etc.).

2° Dans le *délire furieux* toutes les fonctions cérébrales sont surexcitées, le visage est rouge, animé, les yeux brillants, la physionomie égarée, le malade pousse des cris d'effroi ou de fureur, il ne reconnaît ni parents, ni-amis; se croyant poursuivi, il s'échappe sans vêtements, se précipite par la fenêtre, il cherche à se suicider; veut-on le saisir, ses forces se décuplent, il se livre à d'incroyables efforts pour rompre ses liens; sa sensibilité est abolie, il se meurtrit, se déchire, arrache les pièces de son appareil, sans paraître éprouver la moindre souffrance; il crache, il expulse l'urine et les féces. Enfin, épuisé par ces efforts, couvert de sueur, la voix rauque, brisé de fatigue, il s'apaise pour un temps plus ou moins long.

Entre les deux types très-tranchés que nous venons de dépeindre, et qui souvent alternent entre eux, se rencontrent mille nuances intermédiaires.

Le délire peut cesser brusquement, ou bien il se calme peu à peu et fait place à un sommeil réparateur; à son réveil, le malade est fatigué, courbaturé ; si le délire a été violent, il n'en a souvent conservé aucun souvenir, tandis qu'il se rappelle les faits et gestes extravagants occasionnés par un délire léger (1).

Diagnostic différentiel. — *L'agitation nerveuse* que présentent les sujets impressionnables atteints d'une fièvre violente ressemble, jusqu'à un certain point, au délire véritable, mais les malades ont toujours conscience de leurs actes, ils comprennent les questions qu'on leur adresse et y répondent d'une façon raisonnable ; d'ailleurs entre cet état d'agitation et le délire il n'y a qu'un pas.

L'aliénation mentale a pour caractère pathognomonique le délire ; mais ce désordre mental se distingue du délire que nous étudions ici par les circonstances qui l'accompagnent. En effet, un aliéné est, sauf sous le rapport mental, un homme bien portant, tandis que le délire aigu ne s'observe que dans le cours de maladies fébriles, de lésions traumatiques, d'empoisonnements bien déterminés ; au surplus, quelques jours d'attente suffiront pour lever tous les doutes.

Pathogénie. — Le cerveau étant l'instrument qui préside à l'exercice des facultés mentales, le désordre de ces facultés suppose nécessairement un désordre organique ou dynamique du cerveau (2).

Les circonstances dans lesquelles on observe le délire peuvent se grouper sous trois chefs :

A. *Altérations organiques* intéressant le cerveau ou même d'autres organes.

B. *Altérations du sang* (anémie, pléthore, intoxications).

C. *Fièvres.*

D. *Névroses* (hystérie, épilepsie, etc.).

(1) Il en conserve un souvenir semblable à celui que laissent certains rêves.

(2) La nature intime du désordre des cellules cérébrales qui donne lieu au délire est inconnue, mais on sait que l'activité fonctionnelle de ces cellules est troublée de façon à produire le délire par des altérations organiques, par les états congestifs ou anémiques, par les altérations du sang, les névroses, etc.

Il est une autre classification qui consiste à diviser le délire en trois variétés :

1° Délire *symptomatique* d'une altération organique du cerveau.

2° Délire *sympathique* et consécutif à l'altération d'un organe autre que le cerveau.

3° Délire *essentiel* ou idiopathique.

A. *Altérations organiques.* — Le délire s'observe dans le cours d'une foule de maladies, que l'on peut diviser en deux groupes :

1° Les unes portent sur le système nerveux lui-même : le délire est *symptomatique;* tel est celui qui accompagne les *méningites,* l'*encéphalite,* les *tumeurs cérébrales,* les coups, les chutes sur la tête (c'est-à-dire les méningo-encéphalites développées sous leur influence). Ici le délire est l'expression directe de l'état de surexcitation dans lequel se trouvent les cellules nerveuses enflammées (1).

2° Dans d'autres cas le délire se produit par *sympathie* ou *action réflexe* à l'occasion d'une maladie éloignée des centres nerveux, tel est le délire qui accompagne l'*érysipèle* du cuir chevelu, celui que l'on peut observer dans le cours des *maladies des voies digestives* (embarras gastrique, entérite, péritonite, etc.). Dans les *maladies de l'appareil respiratoire,* surtout dans les pneumonies (2), dans les *maladies du cœur,* surtout celles du cœur droit, mais ici le délire est la conséquence d'une gêne considérable de la circulation cérébrale ; à la suite d'*opérations chirurgicales,* etc.

B. *Délire par altération quantitative ou qualitative du sang.* — Pour que le cerveau fonctionne régulièrement, il doit recevoir une quantité déterminée d'un sang pur ; cette quantité se trouve-t-elle augmentée ou diminuée ou bien le sang est-il altéré, le cerveau exprime son état de souffrance par un trouble dans ses fonctions, trouble qui sera tantôt

(1) L'état de dépression de ces cellules se traduit par la somnolence et le coma qui peuvent être regardés comme l'opposé du délire.

(2) On a remarqué que les pneumonies du sommet, les pneumonies des alcooliques, celles survenues chez les diabétiques, les gens atteints de mal de Bright étaient plus fréquemment suivies de délire que les autres maladies de l'appareil respiratoire.

un état de dépression (somnolence, coma, paralysie), tantôt un état d'excitation, c'est-à-dire du délire.

Le délire s'observe donc dans les *congestions cérébrales* produites par n'importe quelles causes, par insolation, par excès de travail intellectuel, par pléthore, par gêne de la circulation cardiaque, etc.

On le rencontre dans les *anémies* produites par des hémorrhagies abondantes, par les fièvres graves, l'inanition, etc.

Mais c'est surtout dans les *intoxications* de toute nature que le délire est fréquent ; on sait combien il est ordinaire de le rencontrer chez *les alcooliques*, chez eux la plupart des fièvres, des plaies s'accompagnent de délire ; le *delirium tremens* en est la forme la plus remarquable (1).

On l'observe encore dans l'*intoxication saturnine*, dans la plupart des *empoisonnements aigus* (*opium* et ses dérivés, belladone, etc.), dans l'*ergotisme*, la *pellagre*, etc.

C. *Délire dans les fièvres.* — Le délire est très-fréquent dans les fièvres ; il n'est pas toujours le résultat de l'intensité de la fièvre, ni de sa nature, car il tient souvent à la disposition du sujet ; ainsi, *chez les enfants*, le délire éclate à l'occasion d'une fièvre même légère ; il est également très-fréquent chez les *femmes nerveuses*, impressionnables, enfin certains individus présentent à son égard une prédisposition spéciale.

Le délire est très-ordinaire dans la *fièvre typhoïde*, dans les *fièvres éruptives*, dans les *fièvres intermittentes*, dans les *fièvres septicémiques* (infection purulente, infection putride, etc.), dans l'*urémie*, l'*éclampsie*, etc.

D. *Délire dans les névroses.* — Le délire s'observe dans toutes les névroses, il est surtout très-ordinaire chez les femmes *hystériques* et se présente sous des formes dont la variété échappe à toute description, il est beaucoup plus rare chez les *épileptiques*.

(1) Le *delirium tremens* se présente sous forme d'accès provoqués souvent par un excès, une blessure, une émotion violente, etc.; le malade est en proie à la plus vive agitation, il crie, vocifère, voit sans cesse devant lui des rats, des bêtes féroces, contre lesquelles il se défend; cet accès peut se prolonger plusieurs jours, puis il se dissipe; il est fort rarement mortel.

Séméiotique.— Le délire est un phénomène trop vague, commun à trop de maladies, pour qu'on puisse lui accorder une grande valeur diagnostique : ce sont les circonstances dans lesquelles il se produit qui permettent de déterminer son point de départ.

Au point de vue du **pronostic,** sa signification n'est pas plus précise, bien qu'il doive être regardé comme un symptôme fâcheux ; on ne doit pas non plus attacher une trop grande importance à sa forme, tranquille ou furieuse, car non-seulement elles ne sont pas plus graves l'une que l'autre, mais encore elles se substituent fréquemment.

COMA (κῶμα, sommeil profond).

Le coma est un état de sommeil et d'assoupissement profonds dont il est difficile ou impossible de faire sortir le malade.

Variétés. — Le sommeil morbide se présente avec des différences d'intensité qui ne nécessitent pas de descriptions spéciales, mais que l'on a désigné par des noms particuliers, ce sont :

1° La *somnolence,* état intermédiaire au sommeil et à la veille et assez facilement interrompu.

2° Le *sopor*, expression peu usitée, indiquant un état intermédiaire à la somnolence et au coma.

3° Le *coma,* sommeil profond, dont on tire difficilement le malade ; le coma se présente sous deux formes, tantôt le malade est immobile et silencieux (*coma somnolentum*), tantôt son sommeil est agité, et, bien qu'ayant les yeux fermés, il prononce des paroles incohérentes (*coma vigil*).

En parlant au malade, en le secouant, on le réveille un instant, on le fait parler, mais il retombe presqu'aussitôt dans la somnolence.

4° Le *carus* et la *léthargie* expriment un anéantissement encore plus profond et que ne peuvent dissiper, même pour un instant, les plus fortes excitations.

Description. — L'individu plongé dans le coma présente

cet état souvent désigné sous le nom d'*apoplexie* : il semble dormir d'un sommeil profond, sa respiration est lente, bruyante et stertoreuse, les battements du cœur et les pulsations artérielles présentent leur rhythme habituel; les membres sont dans une attitude abandonnée, ils ne sont pas paralysés, mais dans un état de résolution complète, l'irritation de la peau peut provoquer quelques mouvements; le visage exprime des sensations diverses : tantôt c'est la satisfaction, l'extase, tantôt, au contraire, c'est la stupeur, l'effroi, les paupières sont demi-closes, les pupilles inégales ou dilatées.

Insensible aux besoins naturels, le malade laisse l'urine et les matières s'accumuler dans la vessie et l'intestin ou bien leur évacuation est inconsciente, la déglutition est difficile.

Souvent, par un appel plus ou moins pressant, vous réveillez le malade qui prononce quelques paroles, puis retombe dans l'assoupissement; dans d'autres cas il reste insensible à toute excitation.

Ces caractères sont plus ou moins accentués, et nous avons indiqué les dénominations diverses appliquées aux divers degrés du sommeil morbide.

Il est habituel de rencontrer en même temps que le coma d'autres désordres, soit de la motilité (convulsions, paralysie), soit de la sensibilité (anesthésie, etc.), ce sont des manifestations de l'état morbide, dont le coma lui-même est un symptôme.

Entièrement subordonnée à sa cause, le coma ne présente ni dans sa marche, ni dans sa durée, rien de fixe, rien qui se prête à une description générale.

La *syncope*, l'*ivresse*, l'*extase*, le *sommeil profond des convalescents* ressemblent au coma, mais s'en distinguent par plusieurs caractères.

Le peu de durée de la *syncope*, la suspension des battements du cœur et des pulsations artérielles, la font aisément reconnaître ; le coma lié à l'*ivresse* se reconnaît aux

---

(1) Il est dangereux de faire avaler des liquides, car ils descendent souvent dans les voies aériennes et peuvent causer la suffocation.

circonstances dans lesquelles il s'est produit, à l'odeur alcoolique exhalée par le malade. Le sommeil des *convalescents* peut être profond, mais il est doux, paisible ; quand on les éveille, ils répondent convenablement aux questions qu'on leur adresse.

Pathogénie. — Lorsqu'on enlève les lobes cérébraux à un animal, il perd tous les instincts et il reste plongé dans un assoupissement plus ou moins profond, il est donc naturel de rapporter le coma à une altération organique ou dynamique de ces lobes (surtout de leur portion corticale ou grise); ces altérations se produisent sous des influences diverses que l'on peut grouper sous trois chefs :

A. *Coma par altérations organiques des hémisphères cérébraux, ou d'organes éloignés.*

B. *Coma par altération du sang.*

C. *Coma dans les névroses* (1).

Tandis que les convulsions et le délire indiquent une surexcitation des centres nerveux, la paralysie et le coma révèlent leur dépression ou leur anéantissement; il n'est donc pas étonnant de voir ces phénomènes se succéder puisque, en vertu d'une loi qui régit la plupart des actes de notre organisme, une dépense exagérée de forces entraîne un anéantissement proportionnel.

A. *Coma par lésions organiques du cerveau ou d'organes éloignés.* — La plupart des lésions organiques de l'encéphale peuvent déterminer le coma, car il en est peu qui n'altèrent les conditions nécessaires au fonctionnement des hémisphères cérébraux, soit en les détruisant ou en les comprimant, ainsi que cela s'observe dans les *hémorrhagies cérébrales*, le *ramollissement*, les *tumeurs*, l'*hydrocéphalie*, les *fractures du crâne* avec enfoncement (2), etc., soit en les

---

(1) Certains auteurs admettent trois variétés de coma : 1° le *coma symptomatique*, c'est-à-dire lié à une lésion cérébrale ; 2° le *coma sympathique*, lié à des affections dont le siége est hors du cerveau ; 3° le *coma idiopathique*, indépendant de toute lésion matérielle appréciable (Béhier et Hardy).

(2) On se rappellera que l'inextensibilité du crâne permet à un épanchement ou à une tumeur située dans un point quelconque de sa cavité de déterminer la compression d'organes encéphaliques éloignés du siége de la tumeur.

irritant, comme cela a lieu dans les *méningites* ; mais ici le coma est toujours précédé d'une période d'excitation, il exprime l'état d'épuisement des centres nerveux un instant surexcités.

Le coma s'observe encore dans un grand nombre d'affections ayant leur siége loin du cerveau, il est la conséquence d'un acte réflexe dont le système vaso-moteur est probablement l'intermédiaire (1).

B. *Coma par altération du sang.* — Pour que les hémisphères cérébraux puissent remplir convenablement leurs fonctions, il faut que le sang qu'ils reçoivent soit convenable en quantité et en qualité.

Que la *quantité* soit accrue ou diminuée, il en résulte une suspension fonctionnelle qui se traduit par le coma ; c'est ainsi que se produit le coma à la suite de l'*embolie*, de la *ligature* ou *de la compression des grosses artères* qui se rendent à l'encéphale, ou encore après les grandes *pertes de sang* (coma par anémie), et le coma consécutif à la *congestion cérébrale,* quelle qu'en soit la cause.

C'est aux *altérations qualitatives* du sang que l'on doit rapporter le coma qu'il est si fréquent d'observer dans une foule d'*intoxications* ou de *fièvres* ; pour ne citer que les principales, rappelons le coma survenant dans certaines formes de *fièvres palustres* (fièvre comateuse), dans la *fièvre typhoïde*, l'*urémie*, dans les *empoisonnements par l'opium*, par l'*alcool* et par tous les *narcotiques*, etc.

C. *Coma dans les névroses.* — Nous avons déjà vu dans les divers articles consacrés aux troubles de l'innervation qu'il n'en est pas un seul que les névroses ne puissent produire ; il est donc naturel de rencontrer le coma parmi leurs symptômes ; c'est ainsi que les attaques d'*épilepsie* se terminent par un coma plus ou moins long, que le coma est fréquent dans l'*hystérie*, la *catalepsie*, etc.

Séméiotique. — La valeur diagnostique du coma ne peut donc être établie que par l'étude des circonstances qui l'accompagnent et des symptômes concomitants.

(1) On peut admettre qu'une irritation, une impression quelconque, puisse déterminer un trouble dans le système vaso-moteur des hémisphères cérébraux et par suite une suspension d'action se traduisant par le coma.

Ainsi on reconnaît que le coma se rattache à .une lésion de l'encéphale ou à une compression par un épanchement, un corps étranger, etc., lorsqu'il succède à une fracture ou à une contusion du crâne. Survient-il brusquement chez un individu qui depuis longtemps souffre de la tête, présente un affaiblissement intellec-tuel, on peut le rattacher à une nécrobiose ou à une hémorrhagie cérébrale. Accompagne-t-il des paralysies partielles, des accès épilep-tiformes, il y a lieu de le rattacher à une tumeur cérébrale, etc.

Les vomissements, la constipation, le délire, les convulsions révèlent l'existence d'une *méningite;* dans la fièvre typhoïde, le coma ne se manifeste guère avant le second septenaire, c'est-à-dire à une époque où le diagnostic est déjà établi.

Dans les régions paludéennes, le coma peut éclater brusquement comme manifestation de l'*intoxication palustre* (1).

Les *névroses* (épilepsie, hystérie) s'accompagnent de caractères éclatants qui permettent de rapporter à leur véritable cause le coma qui survient constamment (épilepsie) ou accidentellement dans leurs attaques.

L'urémie se diagnostique par les altérations déjà connues du rein, de l'urine, par l'anasarque, etc.

DES VERTIGES (*vertere*, tourner).

Le vertige est difficile à définir, car il comprend un en-semble de phénomènes variés.

L'individu atteint de vertige voit les objets tourner au-tour de lui, il croit tourner lui-même et il est obligé de s'asseoir ou de saisir un point d'appui pour éviter une chute qu'il ne prévient pas toujours ; sa vue est obscurcie, couverte d'un nuage ou éblouie par des sillons, des éclairs lumineux ; il éprouve en même temps des bourdonnements d'oreilles, des battements de cœur, des nausées, un senti-ment de défaillance, etc.

Pathogénie. — Il y a longtemps qu'abandonnant l'idée ancienne, qui rattachait le vertige à un trouble visuel, on le regarde comme un trouble du fonctionnement cérébral,

(1) Bien que le fait soit rare, il faut le signaler vu l'indication pressante de prévenir, par l'administration du sulfate de quinine, un nouvel accès coma-teux, souvent mortel.

mais on n'a pu déterminer la localisation précise de ce désordre, dont les causes très-nombreuses peuvent se grouper sous quatre chefs .

A. Vertiges liés à une altération des centres nerveux ou d'organes plus ou moins éloignés.

B. Vertiges par altération du sang.

C. Vertiges dans les névroses.

D. Vertiges nerveux, c'est-à-dire se produisant à l'état physiologique dans des conditions déterminées.

A. **Vertiges par lésions de l'encéphale ou d'autres organes.** — Le vertige peut s'observer dans la plupart des maladies organiques du cerveau, mais il s'y rencontre avec une fréquence très-inégale ; il est habituel dans la *thrombose des petites artères cérébrales* (thrombose fréquente chez les gens âgés), et il peut précéder de plusieurs années les autres symptômes du ramollissement ; il est tout aussi habituel dans les cas de *tumeur cérébrale*, dont il constitue avec la céphalalgie, un des premiers symptômes ; il se rencontre aussi, mais plus rarement, dans les *hémorrhagies cérébrales*, les *pachyméningites*, la *méningo-encéphalite diffuse* des aliénés ; enfin, on a depuis longtemps signalé sa fréquence dans les *maladies du cervelet*.

Les organes, autres que les centres nerveux, dont les lésions s'accompagnent fréquemment de vertiges sont les lésions de l'estomac et de l'intestin, de l'œil et de l'oreille.

Les *dyspepsies* donnent souvent lieu à des vertiges sur lesquels Trousseau a surtout appelé l'attention et qu'il a désignés sous le nom de *vertigo a stomacho læso*, ces vertiges se produisent soit lorsque l'estomac est vide et ils ressemblent aux vertiges de l'inanition (1), soit lorsque l'estomac est surchargé. Les *vers intestinaux* déterminent parfois, par action réflexe, des convulsions et des vertiges, circonstances qu'il faut bien connaître, car elle est pour la thérapeutique une indication capitale (2).

---

(1) D'ailleurs, chose remarquable, le vertige peut se produire sans que le malade accuse des désordres dans les fonctions stomacales ; il se rattache probablement à un vice dans la nutrition des cellules cérébrales.

(2) Les vertiges de l'estomac présenteraient pour caractère distinctif, de ne jamais faire perdre au malade la conscience de ce qui lui arrive.

Un certain nombre de *maladies de l'œil* (diplopie , glaucome) donnent lieu à des vertiges, mais c'est surtout la vue de certains objets qui provoque cet état, ainsi que nous allons le dire dans un instant. Certaines *maladies de l'oreille* sont très-remarquables par les vertiges qu'elles provoquent ; l'expérimentation physiologique apprend que le vertige accompagne toute augmentation de pression du liquide intralabyrinthique ; or, cette augmentation de pression peut se rencontrer dans les lésions diverses de l'appareil auditif, mais elle est surtout très-remarquable dans la maladie de Menière (1).

B. **Vertiges par altératon du sang**. — Les altérations du sang déterminent fréquemment des vertiges ; ils se rencontrent dans l'*anémie,* la *chlorose,* dans les *états cachectiques* et dans la convalescence des maladies graves qui ont profondément débilité l'organisme.

A côté du vertige anémique, il convient de placer le vertige congestif que l'on observe chez les *gens pléthoriques,* à la suite de la suppression d'hémorrhagies habituelles, d'insolations, etc. (2).

La *congestion cérébrale* a été de tout temps regardée comme une cause fréquente de vertige ; cependant Trousseau a voulu diminuer son importance relativement à la production du vertige et, d'après Vulpian, le vertige est bien plus ordinaire dans les états congestifs par stase veineuse de l'encéphale (stases très-fréquentes dans les affections cardiaques) que dans les congestions actives du cerveau.

Les vertiges se rencontrent dans la plupart des *intoxications* : empoisonnement par le tabac, l'alcool, les solanées vireuses, les narcotiques, etc.

(1) Maladie caractérisée par des vertiges et une perte de connaissance se produisant tout à coup chez un individu plein de santé.

Cet état, qui ressemble à une attaque d'apoplexie, dure quelques minutes, quelques jours, puis le malade revient à lui en conservant une surdité plus ou moins complète. Pour plus de détails, voy. *Path. chirurgicale,* t. I, p. 647.

(2) Trousseau et Gueneau de Mussy ont signalé la fréquence du vertige chez les goutteux.

C. **Vertiges dans les névroses.** — Le vertige se rencontre dans l'*épilepsie* dont il constitue une forme (1).

Le malade est pris d'un étourdissement soudain, il tombe ou bien il a le temps de s'asseoir, parfois, obéissant à une impulsion motrice irrésistible, il se précipite en avant, tourne sur lui-même et tombe étourdi ; il a perdu la notion des objets extérieurs, il présente une immobilité à peine troublée par quelques grimaces, quelques soubresauts ; cet état ne dure que quelques instants, le malade se relève et n'a souvent conservé aucun souvenir de ce qui lui est arrivé.

Le vertige est plus rare dans l'*hystérie*, il est fréquent chez les *aliénés*.

D. **Vertige nerveux.** — On désigne sous ce nom le vertige qui se produit à l'état physiologique dans plusieurs circonstances déterminées, lorsque par exemple on regarde d'un lieu élevé, quand on tourne rapidement sur soi-même, ou qu'on fixe des objets soumis à un mouvement de rotation rapide ; le mal de mer s'accompagne d'un vertige dont la cause n'est pas encore élucidée.

SYNCOPE (σὺν, avec ; κοπή, coupure).

DÉFAILLANCES.— LIPOTHYMIES (λείπω, je laisse ; θυμός, esprit).

La défaillance, la lipothymie et la syncope ne sont que les différents degrés d'un même état morbide ; liées aux mêmes causes, se rencontrant dans les mêmes circonstances, produites par le même mécanisme, elles ne présentent entre elles que des différences d'intensité.

Cet état morbide (que pour la facilité de l'exposition nous désignerons sous le nom de syncope) consiste en une suspension plus ou moins complète du sentiment, du mouvement, de la circulation et de la respiration. .

Cette suspension est-elle très-imparfaite, il y a seulement

(1) Le petit mal se présente sous deux formes, l'une désignée sous le nom de vertige, l'autre sous celui d'absence.

défaillance; est-elle presque complète, il y a *syncope;* la *lipothymie* représente le degré intermédiaire.

Description. — La syncope survient brusquement ou elle est précédée pendant quelques instants de malaise, d'anxiété, de tintements d'oreilles, de vertiges, de nausées, etc. La face pâlit, se couvre d'une sueur visqueuse, les lèvres se décolorent, la station est difficile (ce n'est encore là qu'une *défaillance* ou une *lipothymie*), mais bientôt la perte de connaissance est complète, l'individu tombe, sa respiration s'arrête, son pouls cesse de battre, le choc du cœur est inappréciable, ses bruits sont très-faibles ou ne peuvent même être entendus, l'individu est dans un état de mort apparente (1).

La syncope ne se prolonge guère au delà de quelques secondes ou, au plus, de quelques minutes, puis elle se dissipe graduellement, la respiration se rétablit, les yeux s'ouvrent, la face se colore, les idées d'abord un peu vagues reprennent leur netteté, le malade se sent brisé, courbaturé.

La syncope peut se reproduire presque immédiatement ou à des intervalles plus ou moins longs; dans d'autres cas elle ne reparaît plus, différences naturellement en rapport avec la diversité de ses causes.

Pathogénie. — La syncope paraît être produite par une *anémie cérébrale* (2); deux opinions ont été émises sur son point de départ.

1re *opinion : La syncope commence par le cœur;* elle est produite par un arrêt momentané de ses contractions, le

(1) Il y a un point qui a été vivement discuté. Dans la syncope, les battements du cœur sont-ils complétement suspendus ou sont-ils seulement beaucoup plus rares et beaucoup plus faibles? Cette dernière opinion est la plus probable, la plus acceptée; mais on ne doit pas oublier que Parrot a cité des cas de syncope avec retour à la vie, dans lesquels l'auscultation la plus minutieuse n'a pu entendre le moindre bruit du cœur, pendant un temps plus ou moins long.

(2) Ainsi les gens affaiblis qui ont longtemps gardé le lit tombent en défaillance lorsqu'ils se lèvent; d'une autre part, faites étendre, les bras élevés, un individu qui se trouve mal et souvent la défaillance se dissipe; en effet, la station verticale gêne l'afflux du sang artériel vers le cerveau, tandis que la position horizontale le favorise.

cerveau ne fonctionne pas parce que le cœur cesse de lui envoyer du sang (Bichat, Grisolles).

2e *opinion : La syncope commence par le cerveau* et l'arrêt de la circulation est consécutif (Piorry, Bouchut, etc.).

L'étroite solidarité établie entre le cœur et l'encéphale par les nombreuses connexions qui les unissent rend fort difficile la solution de ce problème.

La syncope peut se produire sous des influences très-diverses.

1° *Influences émotives ou nerveuses.* — Les impressions morales et sensorielles capables de produire la syncope sont aussi nombreuses que variées (elles ne peuvent d'ailleurs déterminer la syncope que chez les personnes qui y sont prédisposées), ce sont les vives *émotions* de plaisir, de peine, de terreur, la *vue de divers objets* (sang, rats, etc.), le *contact de certains corps* (1).

Dans cette classe doivent se ranger les syncopes consécutives à de *vives douleurs* ou se produisant dans le cours de certaines névroses (hystérie, etc...)

2° *Anémie cérébrale.* — Toutes les circonstances capables de déterminer l'anémie cérébrale sont des causes de syncope. Nous citerons les hémorrhagies (2), la ponction d'une ascite, d'un kyste de l'ovaire, la thoracentèse, l'application de la ventouse Junod; dans ces diverses circonstances l'équilibre sanguin est brusquement rompu, car le sang, affluant en grande abondance dans des régions où quelques instants auparavant il arrivait avec peine, abandonne l'encéphale.

L'anémie cérébrale et par suite la syncope peuvent encore être la conséquence de diverses lésions organiques; ainsi

______

(1) Il est probable que sous l'influence de ces émotions survient une irritation des nerfs vaso-moteurs qui se distribuent dans les artères cérébrales, d'où résulte une contraction spasmodique de ces artères et par suite une anémie cérébrale.

C'est par le même mécanisme que les émotions produisent la pâleur ou la rougeur de la face.

(2) Alors même que la perte de sang est peu considérable, la syncope peut survenir si l'on emploie des moyens capables d'attirer le sang loin du cerveau, comme les pédiluves chauds et irritants (Hardy).

la syncope est fréquente dans les *épanchements péricar-diques*, dans les *myocardites*, dans les *maladies organiques du cœur*, surtout dans l'insuffisance aortique, dans les lésions des gros vaisseaux, dans les *embolies ;* ici la gêne ou plutôt l'insuffisance de la circulation cérébrale est la conséquence mécanique de la faiblesse de l'impulsion cardiaque.

Il est une forme de *fièvre intermittente* désignée sous le nom de *syncopale* en raison des syncopes fréquentes qu'elle occasionne ; cette forme est rare et c'est à peine si, même dans les pays marécageux, on peut en reconnaître assez rapidement la nature pour la combattre par le sulfate de quinine.

La syncope peut se produire par action réflexe à l'occasion de *vers intestinaux*, de *lésions organiques* de divers viscères, à la suite de flux intestinaux très-abondants, etc.

Le **pronostic** de la syncope se basera moins sur sa durée et ses retours plus ou moins fréquents que sur le degré de résistance vitale du malade et la gravité de l'affection dont il est atteint.

N'oublions pas que, dans certaines circonstances, la *syncope est une circonstance heureuse ;* ainsi dans les hémorhagies artérielles elle suspend l'écoulement du sang et permet à un caillot obturateur de se former; elle favorise la réduction des luxations en plaçant les muscles dans une résolution complète, etc.

Diagnostic. — Dans *l'apoplexie* l'intelligence et le mouvement sont supprimés, mais la persistance intégrale de la respiration et de la circulation distinguent nettement cet état de la syncope.

Lorsque la syncope se prolonge, il n'est pas facile de reconnaître si la mort est apparente ou réelle ; cependant lorsqu'il n'y a que syncope, une auscultation attentive révèle la persistance des bruits du cœur, très-affaiblis il est vrai, mais encore appréciables (1).

____

(1) Alors même qu'on ne les entendrait pas, il ne faudrait pas perdre trop

Traitement. — L'indication principale consiste à *favoriser l'afflux du sang vers le cerveau;* dans ce but, on placera le malade dans la position horizontale, c'est-à-dire qu'on l'étendra par terre en élevant ses bras. En même temps on facilitera la circulation en délaçant les vêtements, en projetant sur la face de l'eau froide pure ou additionnée de quelque vinaigre excitant (eau de Cologne, etc.), on fera respirer des sels anglais, des odeurs fortes, etc.

Si la syncope se prolonge au point de devenir inquiétante, il faut placer dans la bouche quelques gouttes d'un liquide excitant comme l'acétate d'ammoniaque, donner un lavement stimulant avec du sel ou du vinaigre, faire avaler un verre d'eau froide et pratiquer la respiration artificielle.

promptement l'espoir, car on a pu rappeler à la vie des individus chez lesquels ces bruits avaient cessé d'être perçus pendant plusieurs minutes.

Dans la syncope la température axillaire reste normale, tandis que dans la mort la température baisse d'heure en heure, au bout de douze heures elle est en moyenne de 30 degrés et au bout de vingt-quatre ou trente heures de 22 degrés (Bouchut).

CHAPITRE II

SYMPTOMES FOURNIS PAR L'APPAREIL RESPIRATOIRE

Considérations physiologiques sur le poumon.

C'est sur la surface interne du poumon que le sang se revivifie, c'est là qu'il se débarrasse de l'acide carbonique provenant de la combustion de nos tissus et qu'il se charge de l'oxygène destiné à des combustions nouvelles (1).

Pour remplir ce but, le poumon se compose d'une infinité de petites cavités, vésicules ou alvéoles, à parois élastiques, capables d'augmenter ou de diminuer de volume, et dont la surface interne est tapissée par une muqueuse presque exclusivement formée par des vaisseaux sanguins ; les parois de ces vaisseaux présentent une ténuité telle que le sang qu'ils contiennent ne se trouve séparé de l'air renfermé dans l'alvéole que par une membrane qui a moins d'un centième de millimètre d'épaisseur.

Le poumon formé par la juxtaposition de ces milliers d'alvéoles (2) est logé dans une grande cavité, le thorax, susceptible de se dilater et de se rétrécir et dont il suit tous les mouvements comme s'il faisait corps avec lui.

La multitude de ces alvéoles et de leurs cloisons a pour but d'étendre considérablement la surface de contact de l'air et des vaisseaux au niveau desquels s'effectuent les échanges gazeux.

L'acte respiratoire comprend des phénomènes de deux ordres :

(1) L'oxygène se fixe sur les globules rouges, qui vont directement le céder aux éléments anatomiques qui composent notre organisme.

(2) Que l'on pourrait comparer à des grappes de raisin pressées les unes contre les autres, grappes dont les grains creux représentent les alvéoles, tandis que la grappe et ses branches, également creuses, représentent les bronches et leurs divisions.

1° Les uns, *mécaniques*, ont pour but de faire pénétrer dans le poumon l'air extérieur chargé d'oxygène, c'est l'*inspiration*, et de le repousser au dehors lorsqu'il a cédé au sang son oxygène et qu'il a pris en retour l'acide carbonique, c'est l'*expiration*.

2° Les autres, *chimiques*, consistent dans les modifications que présentent l'air et le sang sous l'influence des échanges gazeux qui se produisent dans le poumon.

En clinique, on ne se préoccupe guère que des phénomènes mécaniques, aussi est-ce sur eux que nous allons spécialement appeler l'attention.

Nous étudierons en quelques mots l'*inspiration* et l'*expiration*, — leur fréquence, — les résultats fournis par la *palpation*, la *percussion* et l'*auscultation* d'une poitrine normale.

Inspiration et expiration. — L'inspiration consiste dans l'appel de l'air dans les poumons, cet appel se fait par l'agrandissement du thorax et la dilatation du poumon.

L'agrandissement du thorax s'effectue d'une part par l'élévation des côtes qui augmente les diamètres transverse et antéro-postérieur de la poitrine, d'une autre part par l'abaissement du diaphragme qui augmente son diamètre vertical (1). Grâce à son élasticité et à l'absence d'air dans la plèvre, le poumon suit le thorax dans sa dilatation comme s'il faisait corps avec lui, les vésicules pulmonaires se dilatent et par conséquent appellent l'air extérieur qui se précipite dans leur cavités de la même manière qu'il pénètre dans un soufflet que l'on ouvre.

La **plèvre**, interposée au poumon et aux parois du thorax, se compose de deux feuillets adhérents l'un au poumon, l'autre aux parois du thorax; ces deux feuillets qui, sur le pourtour du hile ou racine du poumon, se réfléchissent pour se continuer l'un avec l'autre et former une cavité close, sont juxtaposés et glissent l'un sur l'autre, ils favorisent le glissement du poumon dans la cavité thoracique de la même façon que les synoviales articulaires facilitent le glissement des surfaces articulaires qu'elles séparent.

C'est grâce à l'absence d'air dans la cavité pleurale que le poumon suit le thorax dans sa dilatation, si l'air pénètre dans la

---

(1) Nous n'avons pas à entrer ici dans plus de détails, ni à énumérer les muscles qui élèvent les côtes (scalènes, trapèzes, intercostaux, etc.). Rappelons qu'à l'état physiologique, quand la respiration est calme, la dilatation du thorax s'obtient par la contraction modérée du diaphragme, des muscles intercostaux, surcostaux, des scalènes et d'une portion des grands dentelés.

Mais quand la respiration s'accélère, et surtout quand elle devient laborieuse, on voit entrer en jeu une série de muscles qui sont des inspirateurs auxiliaires (sterno-mastoïdiens, pectoraux, etc.).

plèvre, la paroi pulmonaire se trouvant placée entre deux pressions égales et contraires qui s'équilibrent (la pression de l'air qui remplit les alvéoles et celle de l'air qui occupe la plèvre), cette paroi obéit librement à son élasticité, le poumon s'affaisse et ne suit plus la dilatation du thorax (1).

Pendant l'inspiration les poumons suivent, en quelque sorte malgré eux, la paroi thoracique ; mais, dès que les forces musculaires qui ont produit cette dilatation cessent d'agir, l'élasticité du poumon suffit pour chasser en grande partie l'air qu'il renferme, l'expiration est donc un phénomène passif, elle ne nécessite l'intervention musculaire que lorsqu'elle est forcée, comme dans l'effort ; les muscles qui diminuent la capacité du thorax en abaissant les côtes, sont les muscles obliques et transverse de l'abdomen.

Locomotion du poumon. — Pendant la respiration, le poumon exécute des mouvements facilités par la présence de la plèvre ; dans l'inspiration il glisse de haut en bas pendant que les côtes s'élèvent, dans l'expiration il s'élève et abandonne le vaste sinus formé par l'insertion du diaphragme sur les dernières côtes.

Ces mouvements d'ascension et de descente sont silencieux, car les deux feuillets de la plèvre glissent sans bruit l'un sur l'autre, mais si une pleurésie a rendu ces feuillets rugueux il ne glissent plus, ils frottent l'un sur l'autre en donnant lieu à la production de *bruits de frottement*.

Fréquence de la respiration. — Un homme adulte, bien portant, fait en moyenne dix-huit respirations par minute, environ une respiration par trois secondes ; les deux temps d'une respiration ne sont pas égaux ; l'expiration est un peu plus longue que l'inspiration, mais la fréquence de la respiration augmente dans maintes circonstances, les unes physiologiques, les autres pathologiques.

Résultats fournis par la palpation, la percussion et l'auscultation d'une poitrine saine.

Palpation. — L'application des mains sur les parois de la poitrine permet d'apprécier les mouvements des côtes dans l'in-

(1) L'élasticité du poumon n'est jamais satisfaite durant la vie, et cela assure l'énergie et la régularité de son mouvement de retour pendant l'expiration ; elle n'est même pas satisfaite après la mort ; en effet, incisez un espace intercostal sur un cadavre, dès que vous aurez ouvert la plèvre, vous verrez que l'air s'y précipite, le poumon s'affaisse et se trouve séparé de la paroi thoracique par un espace dans lequel vous pouvez glisser le doigt.

spiration et l'expiration; de plus, si vous faites parler ou compter le malade, vos mains sentent un frémissement produit par les *vibrations* de la voix qui se transmettent aux parois thoraciques (1).

Percussion. — La percussion a pour but d'apprécier la *sonorité* et l'*élasticité* du thorax,

Pour percuter la poitrine, appliquez les doigts de votre main gauche sur le point que vous voulez explorer, avec l'index et le médius de la main droite frappez un coup sec sur la face dorsale des phalanges appliquées sur les parois de la poitrine. Lorsque vous voulez limiter exactement telle ou telle modification de la sonorité, ayez soin d'écarter l'un de l'autre le médius de l'index et de les percuter alternativement, vous pourrez alors circonscrire dans l'intervalle qui les sépare les limites précises de la matité.

Une percussion légère révèle la sonorité des parties superficielles; plus lourde et plus forte, elle explore la sonorité des parties profondes.

La percussion (2) des parties saines devra toujours servir de terme de comparaison.

La résonnance naturelle du thorax varie dans ses diverses régions, car elle est naturellement en rapport avec le degré d'épaisseur des parois. *A droite,* le son est clair (*son pulmonal*) depuis le haut du thorax jusqu'à la sixième ou septième côte, où il est remplacé par la matité de plus en plus complète que donne le foie; *à gauche,* il est également clair jusqu'à la quatrième côte, il s'assourdit dans la région précordiale, redevient clair jusqu'à la septième côte; au-dessous il est remplacé par le son tympanique de la grosse tubérosité de l'estomac.

Sous les clavicules et au-dessus d'elles (dans une hauteur de 2 à 3 centimètres) le son est également clair, il s'assourdit un peu au niveau des mamelles.

Sous les bras, la matité est très-grande depuis le creux de l'aisselle jusqu'à la sixième ou septième côte.

En arrière, le son est obscur dans les fosses sus et sous-épineuses, il est clair entre le bord de l'omoplate et les apophyses

---

(1) Ces vibrations se transmettent avec des caractères que l'expérience apprend à connaître; d'ailleurs leurs modifications pathologiques ne portant en général que sur une partie limitée de la poitrine peuvent être appréciées par la comparaison avec les parties saines.

(2) On ne se sert guère des plaques en ivoire ou en caoutchouc et du petit marteau désigné sous le nom de *plessimètre,* et destiné, de l'avis de leurs auteurs, à donner plus de précision à la percussion (Piorry).

épineuses des vertèbres ; enfin, en dedans et au-dessous de l'angle de l'omoplate il redevient aussi clair et aussi pur qu'en avant.

Dans toutes les régions où le son est clair, les doigts qui percutent ont la sensation d'une grande *élasticité;* dans les régions mates, ils éprouvent une *résistance* très-accentuée.

La résonnance de la poitrine est beaucoup plus grande chez les vieillards amaigris dont les os sont durs et compactes, et chez les jeunes sujets dont les muscles sont à peine formés, qu'à toute autre époque de la vie.

Nous venons d'étudier la sonorité du thorax au point de vue de l'*intensité* du son, il faudrait encore apprécier son *timbre* et son degré d'*acuité* ou de *tonalité ;* le timbre du son s'apprécie par comparaison avec tel ou tel autre bruit (bruit de pot fêlé, son tympanique, etc.).

Piorry, Skoda ont poussé l'étude de la percussion jusqu'à ses dernières limites et, dans leur pratique comme dans leurs classifications, ils tiennent compte de nuances qui ne sont guère appréciables que pour eux seuls, aussi n'insistons-nous pas (1).

Auscultation. — Si vous appliquez l'oreille sur la poitrine d'une personne en bonne santé vous entendez, pendant qu'elle respire, un bruit doux, soufflant, léger, c'est le *bruit respiratoire normal* ou *murmure vésiculaire,* qui se compose en réalité de deux bruits distincts, l'un correspondant à l'*inspiration* est plus fort, plus prolongé que le second qui correspond à l'*expiration.*

Deux théories principales ont été émises au sujet de la production de ce bruit.

Première théorie. — D'après Laënnec, il serait dû au passage de l'air dans l'arbre aérien et aux vibrations qu'il provoque dans toute son étendue.

Deuxième théorie. — On sait que lorsqu'un fluide, liquide ou gazeux, pénètre par un orifice rétréci dans une partie plus large, il entre en vibration ; or l'air attiré dans le poumon par l'inspiration rencontre deux orifices rétrécis, d'abord la glotte, puis l'entrée de l'infundibulum des vésicules pulmonaires ; le murmure vésiculaire

(1) Cependant les travaux de Skoda n'ont pas été stériles ; entre autres choses, ils ont renversé l'opinion qui tendait à attribuer le son exagéré, c'est-à-dire le tympanisme, à une tension excessive de l'air ; or il est facile de prouver par la percussion d'une vessie renfermant de l'air que cette opinion est fausse : en contient-elle en quantité moyenne, le son est tympanique ; est-elle surdistendue, le son devient sourd et mat ; il semble que, dans ce dernier cas, les vibrations sonores ne peuvent se produire ; ce principe d'acoustique explique certains faits de percussion dont l'interprétation restait obscure.

serait la combinaison de ces deux bruits, l'un *glottique*, l'autre *alvéolaire*.

Le *bruit expiratoire*, beaucoup plus faible et plus difficile à expliquer, se produirait d'après Bergeon, au niveau des cordes vocales inférieures.

Le murmure vésiculaire présente quelques différences : ainsi il est fort et rude, en arrière, au niveau de la bifurcation des bronches, chez quelques personnes il est plus intense au sommet du poumon droit ; règle générale, il est d'autant plus prononcé que les poumons sont plus développés, les parois thoraciques plus minces ; chez les enfants il présente une force spéciale désignée sous le nom de respiration puérile.

État pathologique. — Les divers caractères que présente l'examen d'une poitrine normale peuvent dans l'état pathologique être altérés de façons diverses.

1° La respiration peut être gênée et fréquente ; état désigné sous le nom de **dyspnée.**

2° Au lieu d'arriver librement jusqu'au fond des vésicules pulmonaires, l'air peut se trouver arrêté dans sa marche par des obstacles qui diminuent ou augmentent la force de ses vibrations : ces vibrations elles-mêmes, au lieu d'arriver sans encombre à l'oreille, peuvent se trouver interceptées par des épanchements, etc. ; l'air peut pénétrer dans une cavité pathologique où il vibre d'une façon spéciale, etc.

Le bruit respiratoire peut donc présenter des **altérations d'intensité,** de **rhythme,** de **caractère,** nous allons voir qu'il peut s'y joindre des **bruits anormaux.**

3° La cavité des voies aériennes peut être obstruée dans un point quelconque de son étendue par des mucosités ou par des exsudats provenant d'une inflammation catarrhale ou profonde de la muqueuse qui les tapisse ou par un gonflement de cette muqueuse ; l'air, rencontrant ces obstacles sur son passage, entre en vibration et il en résulte des bruits anormaux désignés sous le nom de **râles.**

4° Chaque fois que la muqueuse bronchique est irritée, quelle que soit la nature de l'agent irritant (air froid, corps étranger, mucosités produites par l'inflammation), elle détermine, par action réflexe, une contraction spasmodique des muscles expirateurs, désignés sous le nom de **toux** ; cette contraction chassant brusquement l'air contenu dans les poumons, cet air entraîne avec lui les mucosités ou les corps étrangers qui s'y trouvent et ils sont rejetés par expectoration.

La toux a donc pour but de nettoyer les voies aériennes.

5° Les corps étrangers (mucosités, sang) chassés au dehors par la toux ont reçu le nom de **crachats**.

6° Les **vibrations de la voix et de la toux**, au lieu de se transmettre aux parois thoraciques avec une netteté normale, peuvent être exagérées lorsqu'un exsudat fibrineux, je suppose, augmente la densité des poumons, ou au contraire, affaiblies ou arrêtées par un épanchement dans la plèvre.

7° De même la **sonorité** normale de la poitrine peut être exagérée, diminuée ou abolie.

Les **symptômes communs à la plupart des affections thoraciques** sont donc :

A. la dyspnée. — B. les altérations dans l'intensité, le rhythme, les caractères de la respiration.—C. les râles. — D. la toux. — F. les crachats. — G. les altérations dans la sonorité du thorax.

A ces signes locaux viennent se joindre des symptômes généraux, variables suivant la nature du processus qui frappe le poumon ou l'entrave qu'il apporte à ses fonctions.

Ces signes peuvent être appréciés par **quatre modes d'exploration** auxquels, en clinique, il convient d'avoir recours dans l'ordre que nous indiquons : ce sont l'inspection, la palpation, la percussion, l'auscultation.

L'**inspection** révélera l'existence des *déformation du thorax*.

La **palpation** apprendra l'état des *vibrations thoraciques*.

La **percussion** indiquera l'état de la *sonorité du thorax*.

L'**auscultation** permettra d'apprécier les altérations d'intensité, de rhythme, de caractère du *murmure respiratoire*, l'existence des *bruits anormaux* (râles et bruits de frottement), les altérations du retentissement de la *voix* (bronchophonie, egophonie, pectoriloquie, voix amphorique) celle de la *toux* (toux bronchique caverneuse, tubaire), le *tintement métallique*.

A côté de ces signes fournis par l'examen direct de la poitrine, viendra l'étude des *troubles fonctionnels*, tels que la *dyspnée*, la *toux*, les *crachats*, la *douleur de côté*, la *fièvre*, etc., c'est dans cet ordre que nous allons procéder à l'étude des signes fournis par l'appareil respiratoire.

TABLEAU DES SIGNES FOURNIS PAR L'EXAMEN DE L'APPAREIL RESPIRATOIRE

I. — Signes fournis par l'inspection.

Déformation du thorax.
Voussure.
Dépression.

II. — Signes fournis par la palpation.

Vibrations thoraciques.
Tension des parois thoraciques.

III. — Signes fournis par la percussion.

Diminution du son. — Submatité, matité.
Exagération du son. — Son clair, tympanique.
Altérations du son. — Bruit métallique, bruit de pot fêlé.
Modifications de l'élasticité.

IV. — Signes fournis par l'auscultation.

A. Auscultation de la respiration.

1° Altérations d'intensité.
- Respiration forte ou puérile.
- Respiration faible.
- Respiration nulle.

2° Altérations de rhythme.
- Respiration saccadée.
- Respiration lente.
- Respiration prolongée.

3° Altérations de caractère.
- Respiration rude.
- Respiration bronchique ou tubaire. — Souffle tubaire.
- Respiration caverneuse. — Souffle caverneux.
- Respiration amphorique. — Souffle amphorique.

4° Altérations des bruits normaux.
- 1er genre. — Bruits de frottement.
- 2e genre.
  - Râles secs ou sonores.
    - Râle sibilant.
    - Râle ronflant.
    - Râle crépitant.
    - — sous-crépitant.
    - — muqueux.
  - Râles humides ou bulleux.
    - Gros râles ou gargouillements.
- 3e genre. — Tintement métallique.

B. *Auscultation de la voix et de la toux.*

Bronchophonie.
Egophonie.
Voix et toux caverneuses.
Voix et toux amphoriques.

V. — Troubles fonctionnels et symptômes généraux.

Dyspnée.
Toux.
Crachats.
Douleur de côté.
Fièvre.
Rougeur des pommettes, etc.

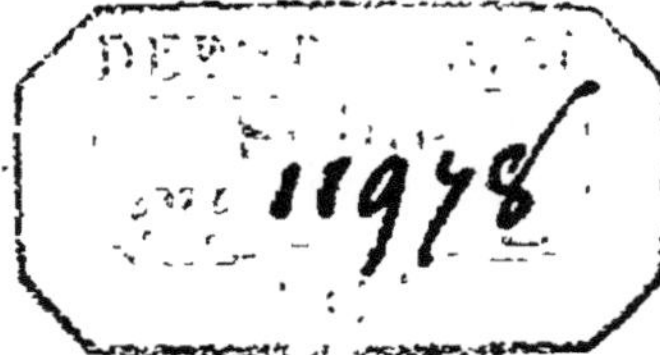

Diagnostic des maladies de poitrine.

I. — Signes fournis par l'inspection de poitrine.

L'inspection de la poitrine permet d'en apprécier les *déformations* : ces déformations sont tantôt une *dilatation générale*, tantôt une *dilatation partielle ou voussure*, tantôt une *dépression*.

1° Dilatation générale. — La dilatation générale de la poitrine est rare et difficile à apprécier, à moins qu'elle ne soit irrégulière et asymétrique.

2° La dilatation partielle ou voussure est au contraire assez fréquente et se rencontre dans plusieurs régions du thorax (régions sus et sous-claviculaire, parties latérales du sternum, base du thorax, etc.), elle forme un relief plus ou moins accentué sans limites bien précises, ou bien c'est tout un côté de la poitrine qui paraît plus gros, plus arrondi (1).

En général les *excursions thoraciques* présentent moins d'ampleur au niveau des parties dilatées que dans les parties saines.

Les déformations du thorax peuvent se rattacher au *rachitisme;* on sait, en effet, que, sous l'influence du ramollis-

(1) Lasègue conseille de mesurer la base du thorax à l'aide des deux mains disposés en compas et placées l'une en avant, l'autre en arrière.

sement général du tissu osseux, les côtes n'ont pas la force de résister à la pression atmosphérique, elles se laissent déprimer latéralement, il en résulte une projection du thorax en avant, un aplatissement latéral de la poitrine, une série de nodosités, disposées en chapelet sur les côtés du sternum, etc. Le rachitisme étant écarté, une dilatation ou voussure de la poitrine se rattache à l'*emphysème* ou à une *pleurésie avec épanchement*.

L'*emphysème* peut dilater tout le thorax et lui donner une forme globuleuse, mais il ne produit ordinairement qu'une voussure limitée aux régions sus ou sous-claviculaires; à ce niveau la sonorité est exagérée, le bruit vésiculaire affaibli ou rude, etc.

La *pleurésie avec épanchement* détermine la dilatation des parties les plus déclives, c'est-à-dire de la base du thorax; à ce niveau le son est mat, la respiration ne s'entend pas, etc.

Le *pneumothorax* produit aussi une ampliation marquée d'une moitié du thorax, qui présente une sonorité exagérée, parfois métallique (1).

La dilatation du thorax a encore été signalée dans les *congestions pulmonaires*, les *bronchites chroniques*, la *pneumonie*, etc., mais elle y est bien plus rare, bien moins prononcée et bien moins caractéristique que dans les maladies précédentes.

3° La **rétraction** du thorax, toujours partielle, se traduit par une dépression dont on peut apprécier l'étendue en la comparant au côté sain.

La rétraction du thorax ne se rencontre que dans la *pleurésie chronique* et la *phthisie*.

La *pleurésie* avec épanchement produit, ainsi que nous l'avons vu, une dilatation du thorax; si cet épanchement se résorbe rapidement, le poumon comprimé reprend son volume au fur et à mesure que le liquide diminue et alors la paroi du thorax et les organes déplacés reprennent leur

______

(1) Voillez, qui a insisté sur ces dilatations, a imaginé un instrument propre à les mesurer : c'est le *cyrtomètre*, qui n'est pas entré dans la pratique.

situation physiologique ; mais si la résorption de l'épanchement se fait avec lenteur, si le poumon refoulé et aplati contre la colonne vertébrale se trouve enfoui sous des fausses membranes inextensibles, il ne peut reprendre son volume primitif au moment où l'épanchement diminue ; la paroi thoracique doit donc s'affaisser, se déprimer pour aller à la rencontre du poumon et satisfaire à cette *tendance au vide* que crée dans la cavité pleurale la résorption de l'épanchement (1).

Dans la *phthisie* il est ordinaire de rencontrer un rétrécissement de la partie supérieure du thorax, ce qui donne à la clavicule un relief exagéré ; ce retrait est dû au ratatinement du sommet du poumon, à la rétraction des fausses membranes pleurétiques, etc.

II. — Signes fournis par la palpation.

La palpation permet d'apprécier, souvent mieux que la simple vue, les *déformations du thorax*, mais elle est surtout appliquée à l'étude des *vibrations vocales*.

Vibrations vocales. — Lorsqu'on parle, les vibrations de la voix se transmettent aux parois du thorax et donnent à la main une sensation particulière de frémissement désignée sous le nom de vibrations vocales (2).

Les vibrations vocales peuvent être exagérées ou diminuées.

Elles sont *diminuées ou abolies* dans la *pleurésie avec*

(1) La rétraction des néo-membranes joue encore un rôle actif dans la production de ce retrait.

La tendance au vide créée par la disparition du liquide est satisfaite, non-seulement par le retrait de la paroi thoracique, mais encore pas l'ascension du foie, la déviation du cœur, etc.

(2) Ces vibrations n'ont pas la même force chez tout le monde ; elles sont très-nettes chez les gens maigres, à voix forte et grave, et surtout chez les vieillards dont les cartilages costaux sont ossifiés ; elles sont très-faibles chez les sujets gras, à voix faible et aigre. — Mais ces différences individuelles n'enlèvent rien à la valeur diagnostique des vibrations, car les maladies qui en altèrent les caractères étant habituellement unilatérales, on peut comparer l'état des vibrations à leur niveau à celui du côté opposé.

épanchement, diminuées lorsque la couche de liquide est peu épaisse, supprimées lorsque l'épanchement est abondant ; suivant la remarque de Monneret, elles constituent un signe plus précieux que la matité elle-même, car la matité appartient à la fois aux épanchements, aux tumeurs, aux fausses membranes intra-thoraciques, tandis que l'abolition des vibrations vocales se rattache exclusivement soit à un *épanchement liquide*, soit à une *accumulation de gaz* dans la plèvre (pneumo-thorax) ou encore à une *surdistension des vésicules pulmonaires* (emphysème) (1).

Elles sont *exagérées* lorsque le poumon devient dense, compacte, ainsi que cela a lieu dans la *pneumonie*, les *dépôts tuberculeux*, les *tumeurs solides intra-thoraciques*.

III. — SIGNES FOURNIS PAR LA PERCUSSION.

Jusqu'à la publication du livre de Skoda, on ne demandait à la percussion que de répondre aux questions suivantes : 1° Le son est-il conservé ? — 2° Est-il exagéré ? (*son clair, très-clair*). — 3° Est-il diminué ? (*son légèrement mat, mat, très-mat*). — 4° Son timbre est-il modifié ? (*son tympanique, bruit de pot fêlé*, etc.)

Avec Hardy et Béhier nous croyons que cette nomenclature, créée par Avenbrügger et Laennec, répond à toutes les exigences de la clinique et, c'est elle que nous adoptons.

Le *son mat*, produit par la percussion d'une masse solide comme la cuisse, comme une tumeur, consiste en un bruit sans vibrations, sans durée, presque instantané.

Le *son clair* produit par la percussion d'un organe renfermant de l'air ou du gaz, qui joue le rôle d'un appareil de résonnance, consiste en un bruit dont les vibrations se prolongent et deviennent presque musicales.

Le *son tympanique* est l'exagération du son clair : il est produit par la percussion d'un organe renfermant beaucoup de gaz, mais n'en renfermant pas cependant à un point tel que la vibration de

(1) La nature de l'épanchement est révélée par la percussion, qui donne de la matité s'il est liquide, une sonorité exagérée s'il est gazeux.

cés gaz soit rendue impossible, auquel cas sa percussion donne un son aussi mat que celui des parties solides.

Ce dernier fait a été révélé par Skoda; on peut en démontrer la vérité en percutant une vessie renfermant de l'air: cet air est-il peu abondant, le son est clair; est-il plus abondant, le son devient tympanique; mais si la vessie vient à être surdistendue, sa percussion donne un son mat, sourd, car l'excès d'air empêche ses vibrations (1).

Diminution du son. — Submatité. — Matité. — La sonorité naturelle du thorax se trouve diminuée dans des conditions diverses qui peuvent se grouper sous trois chefs:

1° Lorsqu'un épanchement liquide s'est effectué dans la plèvre.

2° Lorsque la densité du tissu pulmonaire est accrue.

3° Lorsqu'il s'est formé dans la poitrine des tumeurs, etc.

1° *Épanchements pleuraux.* — La pleurésie avec épanchement est une des causes les plus ordinaires de la matité thoracique; trois cas peuvent se présenter. — L'épanchement est très-peu abondant, il est disposé en nappe à la surface du poumon; dans ce cas il peut y avoir de la *submatité*, mais il arrive souvent que la pression légère exercée sur le poumon augmente les vibrations de l'air qu'il renferme au point de déterminer un son tympanique ou tout au moins très-clair (2). — L'épanchement est plus abondant, il obéit alors à l'action de la pesanteur (à moins qu'il n'en soit empêché par d'anciennes adhérences pleurales) et s'accumule en arrière et vers la base du thorax, c'est là que la percussion révèle sa présence par un *son complétement mat* dont la limite supérieure, oblique d'arrière en avant, a la forme d'une courbe; en même temps le doigt qui percute éprouve une sensation de résistance proportionnelle à la masse du liquide; de plus, la percussion

(1) Quant à la distinction des sons *vides, pleins, graves, aigus, sourds*, de l'élévation diatonique des sons clairs, etc., elle est sans importance pratique; elle jette même dans l'esprit une confusion d'autant plus grande que chaque auteur se crée aujourd'hui un vocabulaire plessimétrique spécial.

(2) Ce cas est assez rare; mais il apprend que la percussion doit être pratiquée avec une force variable, car une percussion forte traverse une mince couche de liquide et peut faire vibrer le poumon s'il est encore perméable.

pratiquée au-dessous de la clavicule donne un *son tympanique* (Skoda) ou du moins très-clair. — L'épanchement est considérable, il occupe toute la cavité pleurale, la *matité est absolue* dans une moitié de la poitrine (1).

2° *Augmentation de densité du tissu pulmonaire.* — La *pneumonie* augmentant la densité du tissu pulmonaire diminue la résonnance du thorax, mais elle ne détermine guère qu'une submatité, très-appréciable pourtant lorsqu'on la compare à la sonorité des parties saines.

Les *tubercules* obscurcissent également le son, mais à des degrés très-divers ; cette matité peut même s'observer au niveau des cavernes, car leurs parois formées par des tissus indurés tapissés de fausses membranes, ne permettent pas à la percussion de faire vibrer l'air qu'elles renferment ; cependant si la caverne est très-vaste, absolument vide, et en contact immédiat avec la paroi thoracique, la percussion pratiquée à son niveau donne de la sonorité.

Les foyers d'*apoplexie pulmonaire* ou de *gangrène* diminuent la sonorité du thorax, mais à la condition d'occuper tout à fait la surface du poumon.

3° *Tumeurs. — Corps étrangers.* — Les tumeurs intra-thoraciques, les dépôts de fausses membranes dans la plèvre donnent lieu à une matité plus ou moins complète.

Exagération de la sonorité. — Son clair, tympanique. — L'exagération de la sonorité s'observe, ainsi que nous venons de le voir, au-dessous de la clavicule, dans les cas d'épanchements pleuraux ou de pneumonie ; elle est surtout remarquable et constante dans l'*emphysème*, au niveau des parties dilatées, et dans le *pneumo-thorax*.

---

(1) En résumé, la percussion pratiquée au-dessous de la clavicule dans les cas d'épanchements pleuraux (et aussi de pneumonie) donne souvent un *son tympanique* produit soit par un certain degré de condensation du poumon favorable à la vibration de l'air qu'il renferme (Skoda), soit, pour d'autres auteurs, par la distension des vésicules et l'accumulation, dans un point encore perméable, de l'air qui ne peut pénétrer dans les divisions bronchiques oblitérées par l'épanchement pleural ou l'infiltration fibrineuse (Hardy), soit enfin par l'ébranlement plessimétrique de la colonne d'air renfermé dans la trachée et les bronches ; cependant, si l'épanchement est considérable, le son est mat, même au-dessous de la clavicule.

**Altérations du son. — Bruit de pot fêlé. — Bruit mé-
tallique.** —Le bruit de pot fêlé s'entend lorsqu'on percute
la poitrine au niveau d'une *vaste caverne* placée superficiel-
lement (1), il a encore été signalé dans certaines épanchements pleurétique sans la moindre excavation, dans les deux
cas il se produit au-dessous de la clavicule.

Le bruit métallique ou bruit d'airain a été observé dans
les mêmes circonstances.

Modifications dans l'élasticité des parois thoraciques.
— L'élasticité des parois thoraciques suit les modifications
de la sonorité : ainsi le doigt qui percute éprouve une sensation d'élasticité très-nette lorsque le son est très-clair tandis
qu'il éprouve une sensation de résistance lorsque le son est
mat.

IV. — Signes fournis par l'auscultation.

Auscultation de la respiration

Le bruit respiratoire peut être modifié : A. Dans son *intensité*. — B. Dans son *rhythme*. — C. Dans *ses caractères*.
— D. Il peut être altéré ou remplacé par des *bruits anormaux*.

A.— Altérations d'intensité. — La respiration peut être
forte, faible ou *nulle*.

1° *La respiration forte, pénible ou supplémentaire* est
caractérisée par une intensité exagérée du bruit respiratoire qui conserve cependant sa régularité et son moelleux;
elle indique une altération pulmonaire située ailleurs que
dans le point où on l'entend, altération qu'elle cherche à
suppléer par une activité respiratoire exagérée (2).

2° *La respiration faible ou nulle* consiste dans une dimi-

(1) Le bruit de pot fêlé paraît être produit par la transmission à l'air
contenu dans la trachée et les grosses bronches des vibrations de l'air contenu dans la caverne; il faut, pour le produire, percuter à coups secs, au-
dessous de la clavicule, pendant que le malade tient la bouche entr'ouverte.

(2) Ainsi dans la pleurésie ou la pneumonie, la respiration du poumon
sain est souvent puérile.

nution dans l'intensité du bruit respiratoire, ou dans son absence complète; cette diminution peut tenir à deux causes: ou bien le bruit respiratoire se produit avec moins de force, ou bien il est transmis moins parfaitement à l'oreille.

Le bruit respiratoire se produit avec moins de force dans la *pleurodynie, l'emphysème, les tubercules, le rétrécissement du larynx*, celui *des bronches* comprimées par une tumeur ganglionnaire, anévrysmale ou autre.

Le bruit respiratoire est transmis moins parfaitement, ou n'est plus transmis du tout à l'oreille, lorsque le poumon est éloigné des parois thoraciques par *un épanchement d'air ou de gaz dans la plèvre*, par des *fausses membranes*, par une *tumeur*, etc.

Les maladies qui ordinairement affaiblissent le bruit respiratoire sont donc l'emphysème, les tubercules, la pleurodynie et les épanchements pleurétiques peu abondants; si la faiblesse de la respiration coexiste avec une sonorité exagérée, une voussure, elle indique l'*emphysème* ou le *pneumothorax;* si elle coexiste avec de la matité ou de la submatité, elle indique des *tubercules* ou un *épanchement pleural*, cette faiblesse avec matité est-elle limitée au sommet du poumon, s'accompagne-t-elle de rudesse, de craquements, d'exagération des vibrations, elle indique des *tubercules;* siége-t-elle vers la base, s'accompagne-t-elle d'une diminution dans les vibrations, elle indique un *épanchement pleurétique*. Si la faiblesse du bruit respiratoire coexiste avec une sonorité normale et avec une douleur des parois thoraciques augmentant par les mouvements respiratoires et la pression, il y a *pleurodynie*.

La *respiration nulle* indique presque constamment un *épanchement pleurétique*.

B. Altération de rhythme. — La respiration peut être *saccadée*, comme dans la pleurodynie, l'asthme, etc; elle peut être *fréquente*, ainsi que cela s'observe dans la plupart des maladies respiratoires. (voy. *dyspnée*), enfin *l'expiration peut être prolongée*.

L'expiration prolongée est un des signes les plus propres à faire reconnaître le *premier degré de la tuberculose* (1).

---

(1) On ne doit pas oublier qu'au sommet du poumon droit, en arrière, on entend un bruit d'expiration beaucoup plus fort qu'à gauche; il est produit par le voisinage de la grosse bronche droite.

C. Altérations de caractère. — La respiration peut perdre son caractère moelleux et devenir *rude, soufflante et bronchique, caverneuse, amphorique.*

1° *La respiration rude* présente des différences dans sa force, sa rudesse, elle se produit dans les deux temps de la respiration ou dans un seul. Avec Hardy et Béhier nous croyons peu utile de distinguer la respiration rude d'avec la respiration bronchique, car elle se rattache aux mêmes causes et n'est réellement que le premier degré de la respiration bronchique.

2° *La respiration bronchique ou soufflante, souffle tubaire,* consiste en un bruit intense comparable à celui que l'on obtient en soufflant brusquement et avec force soit dans un stéthoscope, soit dans la main arrondie en tube ; elle se produit dans un seul temps de la respiration ou dans les deux (elle est presque toujours plus forte dans l'expiration), mais elle ne varie pas d'un instant à l'autre, elle persiste un certain temps dans le même point.

La respiration bronchique se produit lorsque le parenchyme pulmonaire est induré, que les vésicules pulmonaires sont oblitérées et qu'il existe, entre les bronches où se produit le bruit et les parois thoraciques, un corps bon conducteur. Toutes ces conditions se trouvent parfaitement réunies dans *la pneumonie fibrineuse,* à sa deuxième période (coagulation de l'exsudat ou hépatisation), on les retrouve à divers degrés dans la *tuberculose, la pleurésie, l'apoplexie pulmonaire,* diverses *tumeurs* comprimant le poumon, etc. (1).

Le souffle survient-il dans le cours d'une maladie aiguë, on ne peut guère songer qu'à une pneumonie ou une pleurésie. Est-il très-rude et perçu avec la même force dans toute l'étendue de la matité, il est plus en rapport avec la *pneumonie* (dans ce cas il y aura des crachats rouillés et une exagération de vibrations vocales). Est-il doux, lointain, voilé et peu en rapport avec l'étendue et l'intensité de la matité du thorax, il est plus en rap-

(1) Pour que la pneumonie donne naissance au souffle tubaire, il faut qu'elle atteigne la surface du poumon, car, lorsque la pneumonie est centrale, le bruit vésiculaire des portions du poumon restées perméables masque le bruit de souffle.

port avec une *pleurésie* (dans ce cas il y aura diminution des vibrations vocales).

Les *tubercules* infiltrés dans le tissu pulmonaire en déterminent l'induration et produisent par conséquent un bruit de souffle; cependant c'est plutôt une respiration rude qu'un souffle véritable; d'ailleurs la marche chronique de la maladie, son siége au sommet du poumon en révèlent la nature.

La respiration devient soufflante autour d'un foyer d'*apoplexie pulmonaire;* ordinairement dans ce cas le sujet est atteint d'une lésion organique du cœur, il expectore des crachats sanglants; enfin sur le pourtour du foyer s'entendent des râles sous-crépitants dus à la présence du sang dans les bronches.

3° La *respiration caverneuse* ressemble au bruit que l'on produit en soufflant dans un vase creux ou dans les deux mains disposées en cavité; ainsi que son nom l'indique, elle se rattache habituellement à une excavation ou *caverne creusée dans le tissu pulmonaire*, plus rarement à une *dilatation bronchique*, plus rarement encore à un *épanchement pleurétique* abondant.

Les. cavernes pulmonaires sont ordinairement consécutives à une *fonte tuberculeuse :* aussi le souffle caverneux s'entend-il souvent au-dessous de la clavicule, chez les phthisiques; cependant les *abcès* et les *gangrènes* peuvent aussi creuser des cavités dans le poumon, la marche de la maladie indiquera leur nature; ainsi les abcès sont précédés de signes de pneumonie, ils occupent la base ou le milieu de la poitrine, la gangrène se reconnaît à la fétidité spéciale de l'haleine et des crachats.

Les *dilatations bronchiques* assez vastes pour produire le souffle caverneux ne s'observent guère que chez les vieillards atteints depuis de longues années de bronchites chroniques.

Dans certaines *pleurésies* on entend un véritable souffle caverneux; il est probable que l'épanchement comprimant tout le poumon et le rendant imperméable, c'est le bruit des grosses bronches qui arrive à l'oreille, en raison de conditions particulières et de nature inconnues (1), car d'ordinaire un vaste épanchement supprime tout bruit normal ou pathologique et le silence est absolu.

4° La *respiration amphorique* a un timbre encore plus

(1) Peut-être lorsque le poumon, au lieu d'être refoulé contre la colonne vertébrale, se trouve appliqué contre la paroi thoracique.

retentissant que la respiration caverneuse, elle ressemble au bruit que l'on produit en soufflant dans une bouteille à goulot étroit, elle est produite par la pénétration de l'air dans une vaste cavité, aussi s'observe-t-elle surtout dans le *pneumo-thorax* et dans les *vastes cavernes*.

Notons que la respiration amphorique peut, comme la respiration caverneuse, se montrer en l'absence de toute excavation pulmonaire (1).

D. Altérations par bruits anormaux (2). — Les bruits anormaux qui se mêlent au bruit respiratoire ou le remplacent peuvent se diviser en trois groupes :

A. *Bruits de frottement.* — B. *Râles et craquements.* — C. *Tintement métallique.*

A. Bruits de frottement. — *Frottement pleurétique.* A l'état normal, les deux feuillets de la plèvre glissent sans bruit l'un sur l'autre (3), mais lorsque une inflammation a transformé les surfaces lisses, unies, onctueuses de ces deux feuillets (ou seulement de l'un d'eux) en une surface rugueuse, âpre, tapissée par de fausses membranes, les mouvements des poumons et des parois thoraciques donnent lieu à des bruits de frottement plus ou moins rudes ; lorsque le frottement est très-dur, il peut être apprécié par la main appliquée sur le thorax.

Ces bruits ressemblent aux craquements ou aux râles, mais ils s'en distinguent par leur position superficielle et parce qu'ils ne sont pas comme eux modifiés par la toux.

Le frottement pleurétique indique donc une *pleurésie,*

----

(1) Et par le fait d'une transmission parfaite du bruit qui se passe dans la trachée ou les grosses bronches ; c'est ce que l'on observe dans certains cas de pleurésie, de pneumonie chronique et de tumeur intra-thoracique.

(2) C'est par faute d'impression que dans notre tableau, page 348, on trouve : « 4° altérations des bruits normaux, » il devrait y avoir « altérations par bruits anormaux. »

(3) Nous avons vu que le poumon s'abaisse dans l'inspiration et s'élève dans l'expiration ; ces mouvements, opposés à ceux des parois thoraciques, sont facilités par le glissement des deux feuillets de la plèvre ; les bruits pathologiques pleuraux ne se passent donc que pendant la respiration.

mais une *pleurésie sèche,* c'est-à-dire sans épanchement écartant les deux feuillets de la plèvre (1).

B. RALES.— Les râles sont des bruits anormaux, engendrés par divers obstacles apportés à la pénétration de l'air dans les vésicules pulmonaires; ils se mêlent au bruit respiratoire, l'obscurcissent ou le remplacent.

Les râles se divisent en deux groupes : 1° les *râles secs ou sonores* liés à un rétrécissement partiel des voies aériennes ; 2° les *râles humides ou bullaires* produits par le déplacement de mucosités occupant divers points des voies aériennes.

1° Râles secs ou sonores. — Le rétrécissement des voies aériennes qui les engendre est produit tantôt par un épaississement de la muqueuse, tantôt par la présence de mucosités très-adhérentes.

Les râles secs, vibrants ou sonores se présentent avec des variétés de son difficiles à décrire, mais que l'on peut cependant rattacher à deux groupes : 1° les *râles sibilants;* 2° les *râles ronflants.*

3° Le *râle sibilant,* comparable à un sifflement aigu ou à un gazouillement, se passe probablement dans les dernières divisions bronchiques et même dans les vésicules pulmonaires.

4° Le *râle ronflant,* plus grave, plus sourd, comparable au son de la basse ou au ronflement d'un homme endormi, se passe dans les bronches d'un plus fort calibre.

Les râles secs s'entendent dans les deux temps de la respiration ou dans un seul, ils se rattachent presque constamment à la *bronchite aiguë,* surtout à cette première période de la bronchite dans laquelle la muqueuse est gonflée ou tapissée par des mucosités très-adhérentes ; on les entend dans *l'emphysème, la tuberculose, la pneumonie;* mais comme ces lésions s'accompagnent constamment de bronchite, ce n'est pas à elles, c'est à la bronchite qu'il convient

---

(1) La pleurésie sèche précède l'épanchement, elle lui succède ou bien elle peut rester constamment sèche; lorsqu'elle occupe le sommet du poumon, elle est presque constamment symptomatique de tubercules.

de rapporter la plupart des râles secs que l'on entend dans ces cas.

2° **Râles humides ou bullaires**. — Engendrés par la présence d'exsudats, de mucosités ou de liquides dans les voies aériennes, les râles humides présentent trois variétés principales : 1° *le râle crépitant*, 2° *le râle sous-crépitant ou muqueux*, 3° *le râle caverneux* ou *gargouillement*.

1° *Râle crépitant*. — Le râle crépitant est formé d'une multitude de bulles fines, sèches, égales, éclatant par bouffées et produisant un bruit analogue à celui du sel que l'on projette sur des charbons ardents ou d'une mèche de cheveux que l'on froisse dans l'oreille ; *il ne s'entend que dans l'inspiration* (1) et il est rare que chez l'enfant et le vieillard il se présente avec le même degré de finesse que chez l'adulte.

Le râle crépitant s'entend dans la première période de la pneumonie, alors que l'exsudat tapisse les alvéoles, mais n'est pas encore coagulé (on l'entend aussi plus tard, lorsque l'exsudat se liquéfie, c'est le râle crépitant de retour) ; il est dû soit au passage des bulles d'air à travers l'exsudat, soit plutôt au décollement, pendant l'inspiration, des parois alvéolaires rapprochées et agglutinées par l'exsudat pendant l'expiration (Wintrich et Parrot). Le râle crépitant est donc *un bruit de décollement* (2).

Le râle crépitant est à peu près pathognomonique de la pneumonie à sa première période (3) ; il s'entendrait cependant dans l'*œdème du poumon*, la *bronchite capillaire*, et l'*apoplexie pulmonaire*, mais jamais dans ces maladies il n'offre la sécheresse remarquable du râle crépitant de la pneumonie.

2° *Râle sous-crépitant (muqueux, humide)*. —Formé par

(1) Souvent même dans la seconde moitié de l'inspiration ou pendant les fortes inspirations qui suivent la toux ; mais il n'est modifié ni par la toux, ni par l'expectoration.

(2) Cornil et Grancher rattachent le râle crépitant au déplissement des alvéoles demeurées libres autour du foyer pneumonique et dont les parois sont accolées l'une à l'autre par la pression de ce foyer.

(3) Ou au moment de la liquéfaction de l'exsudat, râle crépitant de retour.

des bulles inégales, humides et plus ou moins grosses (1); les râles muqueux produisent un bruit analogue à celui que l'on détermine en soufflant avec un chalumeau dans de l'eau de savon, il s'entend dans les deux temps de la respiration ou dans un seul, la toux et l'expectoration le modifient souvent, le font paraître ou disparaître, il coïncide souvent avec des râles secs et il leur succède fréquemment.

Les râles humides se rattachent au déplacement, par la colonne d'air qui pénètre dans le poumon et qui en sort, des mucosités ou des liquides contenus dans les bronches.

Toutes les maladies entraînant la présence de mucosités ou de liquides dans les bronches s'accompagneront donc de râles humides, telles sont la *bronchite*, la *tuberculose*, la *dilatation des bronches*, l'*emphysème*, l'*asthme*, etc.

De toutes ces maladies les plus fréquentes sont les bronchites et la tuberculose, or si les bulles grosses et nombreuses à la base du poumon diminuent et disparaissent à mesure que l'on s'élève vers son sommet, il y a lieu de croire à une *bronchite;* mais si les bulles s'entendent au sommet du poumon, dans les deux côtés et surtout d'un seul, si elles diminuent et disparaissent vers la base, on peut diagnostiquer des *tubercules ramollis.*

3° *Râle caverneux.* —*Gargouillement.* — Formé par de très-grosses bulles, en général peu nombreuses, ce râle est uni à la respiration caverneuse, il s'entend dans les deux temps de la respiration et il est produit par le passage de l'air à travers le liquide d'une caverne (2).

Le râle caverneux indique l'existence d'une excavation pulmonaire presque constamment rattachée à la fonte et à l'élimination des *tubercules* (3), beaucoup plus rarement à un *abcès,* à un *foyer gangréneux,* à un *épanchement pleu-*

---

(1) Suivant le calibre de la bronche dans lequel il se produit, ce qui la fait distinguer en râle muqueux à petites bulles et râle muqueux à grosses bulles.

(2) Sa production nécessite l'existence d'une caverne contenant du liquide et communiquant avec une bronche; or ces conditions ne se trouvent pas toujours remplies, le râle caverneux ne se rencontre donc que de temps en temps, parfois après une quinte de toux, etc.

(3) Surtout lorsqu'il s'entend au sommet du poumon.

rétique circonscrit et ouvert dans les bronches, à la *dilatation bronchique* en ampoule.

Bruits de craquement. — Il est assez fréquent d'entendre, au sommet du poumon, chez les gens atteints de
tubercules, des bruits divers se rapprochant des râles secs
ou sous-crépitants, mais ressemblant surtout à des craquements ; ces craquements révèlent l'existence de *tubercules
crus* lorsqu'ils sont secs, et de *tubercules ramollis* lorsqu'ils
sont humides.

Tintement métallique. — Le tintement métallique est
un petit bruit argentin semblable à celui que rend une
coupe qu'on frappe légèrement avec une épingle ou dans
laquelle on laisse tomber un grain de sable.

Ce bruit s'entend surtout lorsque le malade tousse, plus
rarement lorsqu'il respire ou qu'il parle ; il est continu,
intermittent ou très-fugace, il coexiste avec la sonorité exagérée de la poitrine et la respiration amphorique ou avec
le gargouillement et le râle caverneux.

Les conditions physiques nécessaires à sa production
sont une *vaste cavité contenant des liquides et des gaz en
mouvement*, or ces conditions se trouvent réalisées dans
l'hydro-pneumothorax avec ou sans fistule pulmonaire et
dans les vastes cavernes.

Quant au *mécanisme de sa production*, il n'est pas bien connu ;
on a attribué le tintement métallique : 1° à l'agitation de l'air
renfermé dans la plèvre au moment où le malade tousse, parle ou
respire (Laennec) ;

2° A la chute d'une goutte de liquide tombant du sommet de la
cavité sur la collection liquide accumulée dans les parties
déclives ;

3° A une bulle d'air qui viendrait éclater à la surface de ce
liquide ;

4° Le tintement métallique serait moins un bruit anormal qu'un
timbre particulier que prendraient les bruits normaux ou pathologiques qui se produisent dans le poumon lorsqu'ils sont séparés
de l'oreille par une cavité renfermant de l'air (Beau, Aran,
Béhier, etc.).

*Le tintement métallique est donc un symptôme de
pneumothorax et de vaste caverne.* — S'il s'entend dans

la partie moyenne du thorax, qu'au-dessous de lui on constate de la matité, si le malade a été pris subitement de dyspnée, il y a lieu de croire plutôt à un pneumothorax qu'à une caverne.

Bruit de fluctuation thoracique. — Succussion hippocratique. — Lorsqu'il se trouve dans la poitrine une vaste cavité renfermant des liquides et de l'air, il est possible, en imprimant un brusque mouvement de déplacement au malade, de déterminer un bruit semblable à celui que l'on produit en agitant une carafe à moitié pleine d'eau. Souvent le malade a conscience de ce bruit et le produit lui-même en se déplaçant, il peut même s'entendre à distance.

La fluctuation thoracique coïncide avec la respiration amphorique, etc..., elle indique un *hydro-pneumothorax* ou une *vaste caverne*.

Auscultation de la voix et de la toux.

La voix produit dans tout l'appareil aérien un retentissement dont l'intensité et les caractères présentent des différences en rapport :

1° Avec *le lieu* que l'on ausculte ; ainsi sur le larynx et la trachée le retentissement est très-intense, sur la poitrine ce n'est plus qu'un retentissement doux et confus, plus prononcé en arrière au niveau de la bifurcation des bronches (troisième vertèbre dorsale) et vers le sommet du poumon droit qu'en tout autre point.

2° Avec *le timbre* bas et sonore ou aigu et grêle de la voix, avec le degré d'épaisseur des parois thoraciques ; plus le timbre est bas, plus la résonnance est grande ; chez les femmes et les enfants, qui ont la voix aiguë, la résonnance est très-faible.

État pathologique. — Dans l'état pathologique, la résonnance de la voix peut être affaiblie, accrue ou modifiée.

L'affaiblissement et *l'exagération* du retentissement vocal tiennent aux mêmes causes que les altérations pareilles du murmure vésiculaire, aussi n'insisterons-nous que sur **les altérations de la résonnance vocale** qui sont au nombre de trois principales : A. La **bronchophonie**, voix bronchique ou tubaire. B. L'**égophonie** ou voix chevrotante. C. La **pectoriloquie**.

A. Bronchophonie. — Voix bronchique ou tubaire. — La bronchophonie est un retentissement spécial de la voix assez semblable à celui que l'on produit en parlant dans un tube ; il indique une *oblitération des vésicules pulmonaires*, oblitération qui arrête les vibrations vocales et les force à retentir dans les bronches ; la bronchophonie coexiste avec le souffle bronchique ou tubaire et reconnaît les mêmes causes, elle présente une étendue et un siége en rapport avec la lésion qui la produit (1). Or, cette oblitération des vésicules pulmonaires, et par suite la bronchophonie, s'observent dans la *pneumonie*, les *tubercules*, plus rarement dans les *épanchements pleurétiques* et les *tumeurs intra-thoraciques*.

Les conditions nécessaires à la production de la bronchophonie se trouvent surtout réalisées dans la *pneumonie*, plus rarement dans la *tuberculose*, plus rarement encore dans la *pleurésie*; les phénomènes concomitants permettront d'ailleurs de lui donner sa véritable signification.

B. **Égophonie** (voix de chèvre). — On donne ce nom à un chevrotement particulier de la voix, dont la résonnance ressemble au bêlement de la chèvre ou plutôt à la voix d'une personne qui parle avec un jeton entre les dents.

L'égophonie s'entend lorsqu'il existe dans la plèvre un épanchement faible ou moyen, elle disparaît lorsque l'épanchement augmente ou diminue ; elle coïncide avec le souffle doux, voilé, lointain, ou avec l'absence du murmure vésiculaire, et elle a pour lieu d'élection cette région qui correspond à l'angle de l'omoplate.

L'égophonie n'est point un phénomène stéthoscopique très-commun ; lorsqu'elle existe elle indique un *épanchement médiocre dans la plèvre*. Lorsqu'il y a pleuro-pneu-

---

(1) Les vésicules devenues imperméables consonnent avec les bruits bronchiques et les renforcent proportionnellement à leur densité (Jaccoud).

mónic, la voix présente à la fois une résonnance exagérée et un caractère chevrotant, c'est la *broncho-égophonie*.

C. Pectoriloquie. — Voix caverneuse. — On donne ce nom à un retentissement spécial de la voix qui semble sortir directement de la poitrine.

La pectoriloquie se produit dans les cavernes de dimensions moyennes, superficielles, vides, à parois dures et communiquant librement avec une assez grosse bronche; elle coïncide avec le gargouillement et le souffle caverneux et elle a la même valeur séméiotique, c'est-à-dire qu'*elle révèle une cavité* creusée par la fonte des tubercules, par un abcès, un foyer gangréneux, apoplectique, par une dilatation des bronches. *Si elle s'entend au sommet du poumon elle est presque pathognomonique d'une fonte tuberculeuse* (1).

Voix amphorique. — La résonnance de la voix peut présenter un timbre métallique et creux, semblable à celui que l'on obtient en parlant dans le goulot d'une cruche aux trois quarts vide; elle coïncide avec la respiration amphorique, souvent avec le tintement métallique et indique communément soit un *pneumothorax*, soit une *très-vaste caverne*.

La toux présente dans sa résonnance des variétés absolument semblables à celles de la voix, variétés se rattachant aux mêmes causes, ayant la même signification et sur lesquelles il est, par conséquent, inutile d'insister.

V. — TROUBLES FONCTIONNELS ET SYMPTOMES GÉNÉRAUX.

De la toux.

La toux est une expiration brusque, bruyante, d'ordre réflexe, souvent involontaire et instinctive, produite par une contraction presque convulsive du diaphragme et des muscles expirateurs.

----

(1) Nous ne rappellerons pas ce que nous avons déjà dit dans notre étude sur les souffles caverneux, c'est-à-dire sur la possibilité de leur production dans des cas d'épanchements pleurétiques sans excavation.

La toux présente trois phénomènes principaux qui, à la vérité, ne se trouvent pas toujours réunis, ce sont :

1° Le *besoin de tousser*, qui consiste en une sensation de chatouillement siégeant au niveau du larynx ; cette sensation est parfois assez impérieuse pour qu'il soit nécessaire de la satisfaire immédiatement ; mais, dans d'autres cas, on peut lui résister, et elle se dissipe sans qu'on tousse.

2° La *toux proprement dite*, c'est-à-dire la contraction violente des muscles expirateurs et la production d'un bruit produit par le passage de l'air à travers les lèvres de la glotte légèrement rapprochées.

3° L'*expectoration*, c'est-à-dire l'expulsion des matières contenues dans l'arbre aérien (1).

Variétés. — La toux présente une infinité de variétés relatives :

1° *A sa fréquence et à sa durée.* — Elle est rare ou fréquente ; elle est courte ou se prolonge sous forme de quintes, c'est-à-dire que plusieurs secousses de toux se succèdent presque sans interruption. Lorsque ces quintes se prolongent, la face devient rouge et vultueuse, les yeux larmoyants, les oreilles tintent, la suffocation est imminente (2) ; de plus, la contraction brusque des muscles expirateurs peut entraîner des vomissements et même une émission involontaire de l'urine et des matières fécales.

2° *A sa résonnance.* — La toux est *faible ou grosse et forte* ; elle peut être *caverneuse ou amphorique*, c'est-à-dire prendre un timbre assez semblable à celui que l'on produit en toussant dans un vase à goulot étroit : c'est ce qui a lieu lorsqu'une excavation se trouve creusée dans le poumon. Dans l'emphysème, elle prend un timbre profond que l'on a comparé à la ventriloquie. Les maladies du larynx donnent à la toux un timbre spécial ; ce timbre est *strident*, aigre, métallique dans la laryngite striduleuse ; il est *sourd*, aphone, étouffé dans le croup (3) ; il est *éructant*, c'est-

---

(1) Lorsqu'il n'y a pas expectoration, la toux est dite sèche. — L'expectoration et les crachats seront l'objet d'une étude spéciale.

(2) Ces phénomènes s'expliquent par les entraves que la toux apporte à la respiration.

(3) C'est avec raison que Jaccoud s'élève contre la dénomination de *toux*

-à-dire semblable à un rot étouffé dans la laryngite chronique avec ou sans destruction des cordes vocales. La *toux férine* sèche, sonore, éclatante, revenant par quinte, s'observe au début de la rougeole ou chez les femmes nerveuses.

_ 3° *A son état de sécheresse ou d'humidité.* — La toux entraîne souvent avec elle l'expulsion de mucosités ou de liquides désignés sous le nom de crachats : elle est dite alors humide et grasse; mais parfois elle ne s'accompagne d'aucune expectoration : en ce cas, elle est sèche (1).

4° *A ses causes.* — La toux est, dans l'immense majorité des cas, le symptôme d'un état d'irritation de la muqueuse des voies aériennes. Or les causes de cette irritation sont extrêmement nombreuses; voici les principales :

1° L'introduction d'un corps étranger, liquide ou solide, d'un air froid, de poussières ou de gaz irritants;

2° L'irruption d'un liquide, sang, pus, etc.;

3° Les inflammations de toute nature (laryngites, bronchites, pneumonies, tubercules, etc. (2);

4° Certaines névroses avec inflammation spéciale des bronches (coqueluche, asthme, etc.).

Parfois la toux est *sympathique*, c'est-à-dire qu'elle survient à l'occasion d'une maladie étrangère aux voies aériennes; telle est :

1° La toux *nerveuse* ou *hystérique*, et celle des *femmes enceintes* : toux sèche, quinteuse, persistante et étrangère à toute inflammation des voies aériennes (3);

2° La toux que l'on observe chez les enfants à l'occasion de la *dentition* ou des *vers intestinaux*.

Séméiotique. — La toux a bien rarement des caractères assez tranchés pour faire à elle seule reconnaître la maladie à laquelle elle se rattache; cependant

croupale donnée à une toux sonore et aboyante, puisque ce timbre éclatant de la toux est précisément l'opposé de ce qui s'observe dans le croup.

(1) Il est d'ailleurs très-ordinaire de voir une toux d'abord sèche devenir humide : c'est ce qui a lieu dans la bronchite, etc.

 (2) Rappelons que la toux qu'on observe presque constamment dans les fièvres éruptives, la fièvre typhoïde, etc., n'est pas une toux sympathique, elle se rattache à une véritable bronchite.

 (3) Peut-être la toux hystérique se rattache-t-elle à une hyperesthésie des voies aériennes.

La toux quinteuse, suivie d'une inspiration sifflante, est pathognomonique de la *coqueluche;*

La toux sèche, survenant chez un adolescent qui s'affaiblit et maigrit, doit faire craindre la *tuberculose,* etc.

La toux n'apporte guère plus d'éléments au *pronostic* qu'au *diagnostic.*

Crachement. — Expuition. — Expectoration.

Crachats.

Cette description dóit se diviser en deux parties :

A. L'examen des actes mécaniques préposés à l'expulsion des matières, actes désignés sous les noms de crachement, expuition, expectoration.

B. L'étude de ces matières désignées sous le nom de crachats.

A. ACTES MÉCANIQUES. — Les matières liquides ou solides contenues dans les voies aériennes, dans le pharynx, l'arrière-gorge et la bouche, peuvent être rejetées à l'extérieur par des actes mécaniques auxquels on a donné des noms différents suivant le lieu occupé par ces matières.

1° Le **crachement** est l'acte par lequel sont rejetées au dehors les matières contenues dans la bouche (qu'elles aient été sécrétées dans cette cavité ou qu'elles y soient arrivées). Le crachement s'obtient par une contraction des muscles des joues et des lèvres, contraction qui rétrécit la cavité buccale et l'orifice des lèvres, et projette vivement au dehors l'air et avec lui les mucosités renfermées dans la bouche (1).

2° L'**expuition** est l'acte par lequel sont rejetées au dehors les matières contenues dans le pharynx et l'arrière-

---

(1) Si cet acte se répète très-fréquemment en n'entraînant chaque fois qu'une petite quantité de matière visqueuse ou de salive, il porte le nom de *crachotement.* Dans d'autres cas, la salivation est si abondante que la salive s'écoule sans crachement, d'une manière presque continue (*ptyalisme, sialorrhée*).

21.

gorge (qu'elles y aient été sécrétées ou qu'elles y soient arrivées); l'expuition s'obtient par la contraction du pharynx et de l'isthme du gosier.

3° **L'expectoration** est l'acte par lequel sont rejetées au dehors les matières contenues dans les organes respiratoires situés au-dessous de la glotte; l'expectoration s'obtient par la toux (c'est-à-dire par la contraction violente des muscles expirateurs), qui projette vivement au dehors l'air contenu dans les bronches, et avec cet air les matières qu'elles peuvent renfermer.

L'expectoration peut, par exception, se produire sans la toux; les crachats remontent dans le pharynx par la seule force des expirations ordinaires, et sont rejetés par expuition; dans d'autres cas, l'expectoration s'accompagne d'actes musculaires considérables semblables à ceux du vomissement : c'est ce que l'on observe lorsqu'une grande quantité de liquide vient faire brusquement irruption dans la trachée ou les bronches, comme cela a lieu dans certains cas d'épanchements pleurétiques, d'abcès intra ou extra-pulmonaires, d'anévrysmes, etc. Dans ce cas, le rejet des matières a reçu le nom de **vomique** (1).

L'expectoration peut être aisée ou difficile; dans le premier cas, elle a lieu après une simple quinte de toux; dans le second, elle ne se produit qu'après des efforts répétés, accompagnés de suffocation ou, tout au moins, d'un sentiment d'ardeur et de sécheresse très-pénible, parfois de vomissements.

En général, l'expectoration est, *chez les enfants*, rare et difficile; ils avalent les crachats que la toux amène dans le pharynx; parfois ces crachats sont ensuite rendus par vomissement. L'expectoration peut être aussi difficile chez les vieillards ou les gens faibles atteints de catarrhes chroniques; les crachats, qu'ils n'ont pas la force d'expulser,

____

(1) Il est à remarquer que si le crachement et l'expuition peuvent se produire isolément, l'expectoration est presque constamment suivie de l'un de ces actes ou des deux; ainsi, les matières formées dans les bronches parcourent trois étapes pour arriver à l'extérieur : l'expectoration les conduit dans l'arrière-gorge, l'expuition et le crachement les projettent au dehors

s'accumulent dans les bronches, et peuvent entraîner la suffocation.

Cependant l'expectoration ne fournit que peu d'éléments au pronostic et au diagnostic.

B. CRACHATS. — MATIÈRES EXPECTORÉES. — Les crachats sont des matières solides ou liquides qui, formées ou parvenues dans les voies aériennes, dans le pharynx, l'arrière-gorge ou la bouche, en sont expulsées par des actes successifs ou isolés désignés sous les noms d'expectoration, d'expuition ou de crachement, actes que nous venons d'étudier.

Les crachats présentent entre eux des différences très-nombreuses relatives à leurs caractères : A, **physiques;** B, **chimiques;** C, **microscopiques.**

A. **Caractères physiques.** — Ils comprennent la couleur, la forme, l'odeur, la consistance, la transparence et l'abondance des crachats.

Couleur. — La couleur des crachats est très-variée : ils sont blancs, gris, verts, jaunes, rouillés, rouges, noirâtres, panachés de couleurs diverses, etc.

Ces colorations sont en rapport avec la nature des crachats; ainsi, le sang leur donne la couleur rouge, rouillée, etc.; ils sont noirs lorsqu'on a respiré dans une atmosphère chargée de parcelles noirâtres; ils sont clairs lorsque le liquide qui les forme est très-pur, verdâtres lorsqu'il est mêlé à de nombreux détritus épithéliaux, etc.

Forme. — Les crachats sont souvent assez fluides pour n'avoir pas de forme particulière; ils remplissent le vase d'un liquide transparent ou d'une purée opaque; cependant ils peuvent être assez visqueux pour prendre une forme arrondie; d'autres ont l'aspect de blocs nageant au milieu d'un liquide transparent; ces blocs, dont la configuration rappelle de loin celle d'une pièce de monnaie, ont reçu le nom de *crachats nummulaires* (*nummus*, pièce d'argent); leurs bords sont souvent déchiquetés (1). Dans des cas rares,

(1) D'après Hérard et Cornil, la forme nummulaire des crachats tient à l'abondance du liquide dans lequel ils nagent; ainsi, faites cracher dans un vase à demi plein d'eau un malade qui expectore une purée opaque, cette purée prendra la forme de crachats nummulaires.

les crachats sont arborescents et reproduisent la configuration des divisions bronchiques qui leur ont servi de moules.

Odeur. — Ordinairement sans odeur, les crachats peuvent cependant exhaler une odeur fade et alliacée; dans certains cas, ils possèdent une odeur gangréneuse extrêmement fétide qui se répand au loin et nécessite l'isolement des malades (1).

Consistance. — Les crachats sont tantôt fluides comme de la sérosité (*crachats séreux*), tantôt ils ressemblent à une solution de gomme (*crachats muqueux*), tantôt à une purée grisâtre (*crachats purulents* ou *muco-purulents*), tantôt enfin ils sont très-visqueux, très- adhérents, ne peuvent être rejetés que par de violents efforts de toux, filent le long des lèvres dont on ne peut les détacher qu'avec la main, et enfin s'attachent au vase à un tel point que ce vase peut être renversé sans que les crachats s'en détachent (*crachats visqueux* ou *adhérents*).

Transparence. — Les crachats peuvent être transparents comme de l'eau ou opaques comme une tumeur solide; entre ces deux extrêmes on rencontre bien des nuances : tantôt ils sont marbrés de stries plus foncées, tantôt ils sont parsemés de grumeaux blanchâtres comparables à du riz, tantôt ils sont mêlés à des bulles d'air qui leur donnent un aspect spumeux ou mousseux (2).

Abondance. — L'expectoration est rare ou abondante; en général, elle est rare dans la première phase des phlegmasies bronchiques; elle augmente à mesure que l'inflammation se rapproche de la période de coction, et elle devient considérable dans les catarrhes chroniques; elle prend alors le nom de *bronchorrhée*.

L'expectoration peut tout d'un coup devenir considérable, au point de faire craindre la suffocation ou même de la déterminer : c'est ce qui a lieu lorsque le sang ou une collection liquide (épanchement pleurétique, abcès pulmonaire)

---

(1) On ne confondra pas avec l'odeur qui appartient en propre aux crachats celle qu'exhale la bouche dans diverses variétés de stomatites.

(2) Cet aspect indique qu'avant d'être expectorés les crachats ont été vivement agités dans les bronches par les secousses de la toux.

vient faire brusquement irruption dans les bronches (*vomique*).

B, C. Caractères chimiques et histologiques. — C'est par l'analyse chimique et l'examen microscopique que l'on peut apprécier la composition intime des crachats. Or, sous ce rapport, ils présentent de grandes *variétés* pour lesquelles on a proposé de nombreuses classifications, et qu'en somme il convient de désigner d'après leurs caractères les plus frappants.

1° *Crachats séreux.* — Ils sont formés par un liquide clair, transparent, fluide (1), dans lequel flottent quelques cellules à cils vibratiles (provenant des voies aériennes) et quelques cellules épithéliales pavimenteuses (provenant de la bouche et du pharynx); on y trouve aussi des leucocytes ou globules purulents et de rares globules rouges.

2° *Crachats muqueux.* — Le liquide qui les forme est moins clair, plus épais, plus visqueux (mucus); ils renferment les mêmes éléments microscopiques que les précédents, mais en quantité bien plus considérable et d'autant plus grande qu'ils sont plus opaques (2).

3° *Crachats purulents* (3) — Ces crachats diffèrent des crachats muqueux par le grand nombre de leucocytes qu'ils renferment; de plus, fait important, on y trouve souvent des débris de *fibres élastiques* enroulées sur elles-mêmes

(1) Ce liquide est séro-albumineux et renferme une certaine quantité de mucine.

(2) Leur teinte est parfois noirâtre par le fait du mélange de poussières diverses ou de noir de fumée, etc.

(3) On attribuait jadis une grande importance à la distinction des crachats purulents d'avec les crachats muqueux, car ces derniers indiquaient, croyait-on, une inflammation superficielle, tandis que le crachat purulent se rapportait à l'érosion, à la destruction du parenchyme pulmonaire, c'est-à-dire à la phthisie; le procédé auquel on avait habituellement recours pour les distinguer consistait à placer le crachat dans de l'eau ordinaire ou salée : surnageait-il? il était dit muqueux; se précipitait-il au fond du vase en troublant l'eau? il était dit purulent.

On crut que le microscope allait juger la question en dernier ressort; mais il n'en fut pas ainsi, puisqu'il n'existe pas de différences bien nettes entre le globule de pus, le globule de mucus et le globule blanc du sang. Cette incertitude n'est pas d'ailleurs trop regrettable, puisque l'auscultation permet de donner au diagnostic toute la précision désirable.

et provenant de la destruction du parenchyme pulmonaire.

Crachats sanglants (voy. *Hémoptysie*, p. 40).

Crachats renfermant des produits spéciaux. — On peut rencontrer dans les crachats des produits spéciaux, tels que des *fibres élastiques* du poumon (phthisie), des *exsudats fibrineux* (pneumonie), des *fausses membranes tubulées*

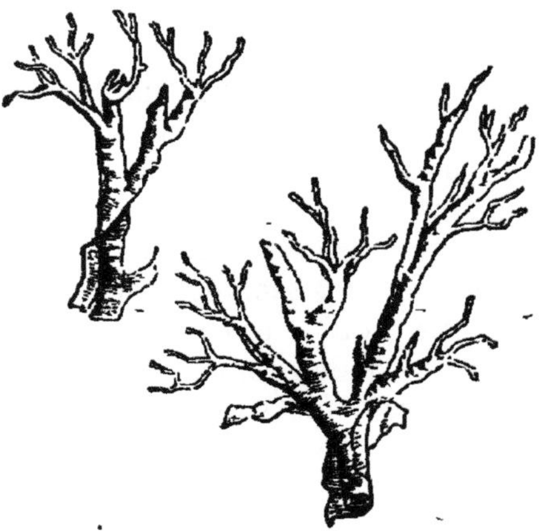

Fig. 27.

Concrétions arborescentes formées dans les bronches.

ormées de fibrine englobant des leucocytes et des cellules épithéliales (1), des *concrétions calcaires* ramifiées, en général dures, grises ou blanches (2).

Enfin, dans des cas très-exceptionnels, on a trouvé dans les crachats des *hydatides*, des *débris de cancer*, etc. (3), des cristaux de margarine, de cholestérine, etc.

(1) L'acide acétique gonfle ces fausses membranes, les rend gélatiniformes, fait voir les leucocytes, etc., qu'elles renferment et les distingue ainsi des amas de pus concret.

(2) On les a attribuées à des cavernes tuberculeuses guéries par le dépôt de phosphates calcaires.

(3) Faut-il rappeler qu'il est fréquent de voir, surtout chez les enfants, l'acte du vomissement s'unir à l'expectoration, de telle sorte qu'il est difficile d'apprécier la nature des crachats. Les crachats des phthisiques renferment-ils de la matière tuberculeuse? Remak, Lebert, etc., pensent qu'en se ramollissant, le tubercule perd sa forme et ne saurait être reconnu dans les crachats; d'une autre part, Villemin a affirmé le pouvoir contagieux et virulent des crachats des phthisiques, etc.

Séméiotique. — Du jour où l'auscultation nous fournit sur les maladies de poitrine ses précieux renseignements, on attacha moins d'importance à l'examen des crachats et leur valeur séméiotique se trouva bien diminuée.

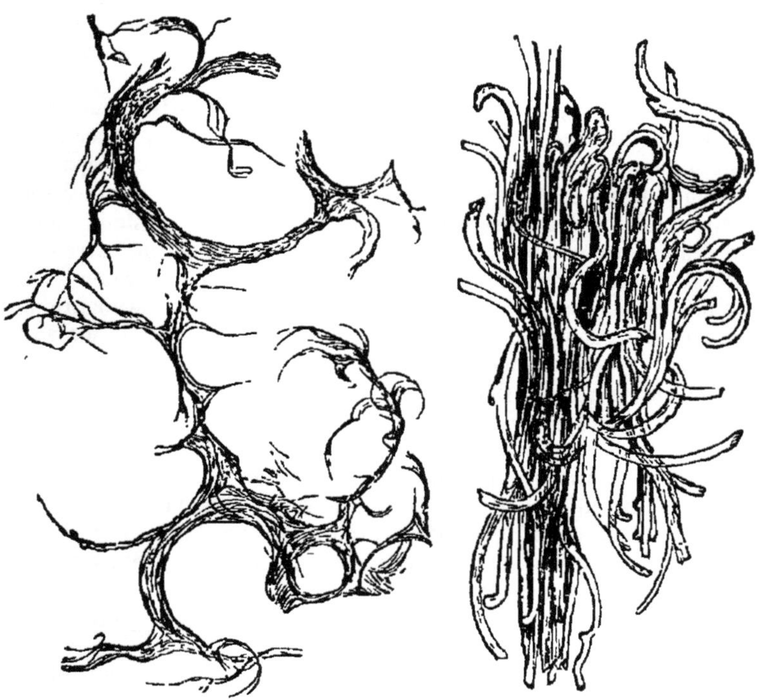

<table>
<tr><td>FIG. 28. — Alvéoles pulmonaires.</td><td>FIG. 29. — Fibres élastiques trouvées dans les crachats le phthisiques (Fenwick).</td></tr>
</table>

Aussi, au lieu de passer en revue, à leur propos, toutes les maladies du poumon, car toutes elles s'accompagnent d'expectoration, il est plus simple d'étudier seulement les crachats qui présentent des caractères significatifs.

1° *Crachats renfermant des fibres élastiques.* — La présence de fibres élastiques dans les crachats est pathognomonique de la destruction du poumon et par conséquent de la phthisie, de la gangrène ou de l'apoplexie pulmonaire; or, comme la gangrène se reconnaît aisément à son odeur spécialement fétide, que l'apoplexie pulmonaire est rare et présente des caractères spéciaux, la *présence des fibres élastiques dans les crachats indique donc une phthisie pulmonaire* (1).

2° *Crachats fibrineux, rouillés.* — Les crachats rouillés (2), visqueux, adhérents au vase, formés par un liquide albumino-fibrineux au milieu duquel sont englobés des cellules épithéliales et des globules rouges, sont pathognomoniques de la *pneumonie fibrineuse*, puisqu'ils mettent l'exsudat inflammatoire sous les yeux de l'observateur (3).

3° *Les crachats fétides, sanieux, noirâtres ou verdâtres* qui, sous l'influence du repos, se divisent en trois couches, la supérieure étant muco-purulente, la moyenne séreuse, l'inférieure épaisse contenant des fibres élastiques, des débris verdâtres ou noirâtres de tissu pulmonaire, des cellules détruites, de gros cristaux, etc., sont à peu près pathognomoniques de la *gangrène pulmonaire* (4).

Il est d'autres cas dans lesquels, sans avoir la même valeur, les crachats présentent cependant des caractères dignes de mention. Ainsi, pendant la période convulsive de la *coqueluche*, le malade rejette après chaque accès une quantité considérable d'un liquide transparent, glaireux, filant, incolore.

Après les accès d'*asthme*, le malade rejette souvent des crachats muqueux, très-consistants, pelotonnés ou ramifiés en masses grisâtres, demi-transparentes, on les a comparés à du vermicelle; ces crachats renferment des corpuscules polyédriques ou ovales qui ont probablement une nature organique (Leyden).

Dans la *dilatation des bronches*, les malades rejettent chaque matin, et en très-grande quantité à la fois, des crachats puriformes qui exhalent souvent une odeur alliacée, infecte, etc.

Valeur pronostique. — Les crachats offrent bien plus d'indications au diagnostic qu'au pronostic (5).

---

(1) Pour isoler les fibres élastiques et les examiner au microscope, on mêle les crachats à une solution sodique, on la fait bouillir, puis on la verse dans un récipient conique, on y ajoute alors de l'eau froide, qui entraîne au fond du vase les fibres élastiques.

On peut encore traiter les crachats par l'acide acétique qui dissout le pus et n'altère pas les fibres élastiques.

(2) Dont la teinte présente d'ailleurs tous les intermédiaires entre le jaune paille et le rouge noir, car le sang qui leur donne cette coloration s'y trouve en quantité très-variable.

(3) Pour les détails voyez ma *Path. interne*, 2ᵉ édit., p. 138.

(4) C'est à l'acide valérianique que ces crachats doivent leur fétidité.

(5) Les crachats gris du poumon survenant dans le cours d'une pneumonie sont d'un fâcheux présage, parce qu'ils indiquent ordinairement une hépatisation grise.

Leurs **indications thérapeutiques** sont également assez restreintes; cependant, dans deux circonstances, ils présentent des indications spéciales :

1° Lorsque par leur persistance et leur abondance ils épuisent les forces du malade; dans ce cas, on cherchera à tarir cette sécrétion par des révulsifs cutanés, par des substances aromatiques et balsamiques (térébenthine, goudron, copahu) et par l'opium à faible dose.

2° Lorsqu'ils s'accumulent dans les tuyaux bronchiques et entraînent une gêne, souvent fort grande, de la respiration; dans ce cas, il faut recourir aux expectorants; tels sont l'ipéca, le kermès, l'oxyde blanc d'antimoine, le soufre doré, l'arsenic.

Les eaux minérales, sulfureuses et bicarbonatées, sodiques et chlorurées, rendent souvent de grands services.

DYSPNÉE

Dans l'état de santé, un adulte fait, en moyenne, 12 à 18 respirations par minute, un enfant en fait de 22 à 26 ; les mouvements d'inspiration et d'expiration se font avec régularité, sans peine, d'une façon automatique ; leur durée est à peu près égale ; mais, dans un grand nombre d'états pathologiques, la respiration est gênée, accélérée au point qu'elle peut arriver à 40, 50, 100 respirations par minute, c'est ce qui constitue la *dyspnée*; dans d'autres cas elle est *saccadée*, c'est-à-dire que ses deux temps sont entrecoupés, ou bien ses deux temps perdent leur régularité, l'inspiration, par exemple, étant difficile tandis que l'expiration reste facile (*œdème de la glotte*).

Le mot dyspnée s'applique à la fréquence et à la gêne de la respiration (1). La dyspnée existe à des degrés très-divers, parfois elle est à peine marquée, dans d'autres cas

(1) Après une course rapide, après l'ascension d'un escalier, d'une côte, la respiration est plus ou moins gênée; elle l'est surtout lorsque l'individu est anémique, que son cœur, ses poumons sont malades ou qu'il est chargé d'embonpoint; mais nous ne parlerons ici que de la dyspnée existant par le seul fait de la maladie et sans sollicitation d'exercice ou de mouvement.

elle présente une telle intensité que le malade est obligé
de faire appel à toutes les puissances respiratoires ; penché
en avant, accroché à un meuble, les bras élevés, il prend
instinctivement les positions les plus favorables à l'action
des muscles dilatateurs du thorax ; cet état constitue l'*orthopnée* (όρθός, droit; πνέω, je respire); par moments la
respiration est suspendue, c'est l'*apnée*.

Symptôme de lésions très-diverses, la dyspnée présente
de grandes variétés dans son mode de début, sa marche, sa
durée, etc., elle s'établit graduellement ou survient tout
d'un coup (spasme de la glotte, pneumothorax), elle est
continue ou revient sous forme d'accès paroxystiques, etc.

Pathogénie. — La dyspnée s'observe dans un grand
nombre de maladies que l'on peut grouper ainsi :

A. -*Les maladies qui diminuent -le -champ- de l'hématose* (1). Dans ce groupe se rangent :

1° *Les maladies de la plèvre et du poumon*, car elles res-
treignent le champ de l'hématose, soit par la compression
qu'exercent sur les vésicules pulmonaires les épanchements
de liquides ou de gaz dans la plèvre (*pleurésie, pneumothorax*), soit par la congestion de ces vésicules, leur oblitération par un exsudat, par l'hyperhémie, les œdèmes collatéraux (*pneumonie, bronchites, tubercules*, etc.).

2° *Les affections douloureuses des parois thoraciques et
de l'abdomen*, car la douleur oblige le malade à diminuer
l'amplitude des mouvements respiratoires (*pleurodynie,
névralgie intercostale, péritonite*, etc.) (2).

L'*emphysème* est remarquable par l'état de dyspnée
qu'elle entretient ; cette dyspnée résulte de la diminution
du champ de l'hématose par le fait de la rupture d'un grand
nombre d'alvéoles, de la déformation persistante du thorax
(voussure) et de l'abaissement du diaphragme qui empêchent le poumon de revenir complétement sur lui-même

---

(1) L'organisme est obligé de suppléer par la fréquence des mouvements
respiratoires au manque d'étendue de la surface pulmonaire.

(2) Le développement considérable du ventre gêne l'abaissement du diaphragme et devient ainsi une cause de dyspnée (ascite, tympanite, kystes
de l'ovaire, etc.).

pendant l'expiration, aussi les excursions du thorax sont-elles sans ampleur.

B. *Certaines névroses.* — *L'asthme et la coqueluche.* — L'asthme est caractérisé par une dyspnée intermittente spéciale, provoquée probablement par une névrose du pneumogastrique déterminant, suivant les uns, un spasme de la tunique musculaire des bronches, d'où le nom de crampes des bronches, entraînant, suivant G. Sée, une contraction spasmodique des muscles inspirateurs.

La coqueluche serait aussi une névrose du pneumogastrique, mais ici la contraction spasmodique porterait sur les muscles expirateurs.

L'*angine de poitrine* est présentée par quelques auteurs comme s'accompagnant d'une dyspnée intense ; il est vrai que, pendant l'attaque, le malade est en proie à une angoisse qui lui fait craindre une suffocation imminente, cependant, si l'angine est essentielle, les mouvements respiratoires présentent leurs caractères habituels, ils ne sont troublés que lorsque l'angine est liée à une lésion du cœur ou de l'aorte, et la dyspnée est alors le fait de la maladie première et non de l'angine.

C. *Les maladies du cœur.* — On sait que la dyspnée est fréquente dans les maladies du cœur, elle résulte des désordres de la circulation cardio-pulmonaire, entraînant la congestion, l'œdème du tissu pulmonaire et l'insuffisance des échanges gazeux, d'où surabondance d'acide carbonique dans le sang.

D. *Les affections fébriles*, car la fièvre exagérant les phénomènes nutritifs augmente la consommation d'oxygène et la production d'acide carbonique, l'échange gazeux doit donc être plus actif à la surface du poumon et il en résulte une plus grande fréquence dans la respiration.

E. *Les maladies qui entravent l'accès de l'air dans les poumons*, telles sont les lésions organiques placées sur le trajet des voies aériennes, tumeurs de l'arrière-gorge, du cou, corps étrangers introduits dans les voies aériennes ou l'œsophage, œdème de la glotte, spasme de la glotte, croup, polypes du larynx, etc.

Est-il besoin d'ajouter que ces diverses causes se réunissent souvent pour produire la dyspnée ?

La dyspnée ne constitue pour le **diagnostic** et le **pronostic** qu'un élément sans très-grande valeur ; cependant, pour ne citer que les cas les plus remarquables, nous dirons qu'une dyspnée intense survenant brusquement chez un phthisique doit faire craindre un *pneumothorax ;* la fréquence de la respiration jointe aux frissons et aux grandes oscillations de la température doit, chez un opéré ou une femme en couches, faire craindre le développement d'une *infection purulente ;* survenant dans le cours d'une maladie septique, une dyspnée intense est toujours d'un fâcheux présage.

Les maladies du poumon et de la plèvre s'accompagnent encore de plusieurs **symptômes généraux** ou de **manifestations éloignées** de nature diverse qui ne se prêtent pas à une étude générale.

Ce sont : *la fièvre* indiquant un travail phlegmasique.

Des *désordres circulatoires* divers dont les uns se rattachent à la gêne de la circulation pulmonaire, les autres à 'appauvrissement du sang.

Des *troubles nutritifs* exprimant la souffrance des divers organes qui ne reçoivent plus la ration d'oxygène nécessaire à l'accomplissement régulier de leurs fonctions, etc., etc.

Diagnostic des maladies du poumon et de la plèvre.

Les lésions primitives ou secondaires du poumon et de la plèvre sont si fréquentes, l'état de ces organes peut être apprécié d'une façon si facile et si précise que, alors même qu'aucun signe rationnel (douleur de côté, toux, dyspnée, crachats, etc.) n'appellerait votre attention de ce côté, vous devrez toujours procéder à leur examen (1). Bien souvent, votre diagnostic se fera rapidement, car vous constaterez un de ces symptômes éclatants et significatifs

(1) Vous y trouverez fréquemment des lésions inattendues qui vous donneront la clef d'un état morbide dont, au premier abord, vous ne saisissiez pas la signification ; cela est surtout fréquent chez les vieillards qui, habituellement bien portants, sont pris de fièvre, de malaise, d'un peu de toux ; ils se plaignent à peine, auscultez-les, vous reconnaissez souvent une pneumonie très-grave qui s'est installée sournoisement.

qui ne se prêtent guère à de fausses interprétations, mais ne vous prononcez pas à la hâte, que la découverte de ce signe guide seulement vos recherches, car outre que cette précipitation serait une preuve d'inexpérience, votre diagnostic doit encore indiquer le siége, l'étendue de la lésion, la période à laquelle elle est arrivée, etc. : toutes choses qui ne peuvent être précisées que par un examen méthodique et complet.

Rappelons-nous aussi que, malgré les immenses progrès que Laënnec a fait faire au diagnostic des maladies de poitrine, il est encore bien des cas embarrassants.

Après avoir rapidement retracé les traits caractéristiques sous lesquels se présentent parfois les maladies de poitrine, nous indiquerons les principaux caractères de chacune d'elles.

Caractères indiçatifs.

Voici une personne, quel que soit son âge, qui tousse depuis quelques jours ; elle a, au début, éprouvé un peu de fièvre, de malaise, d'anorexie, des douleurs sternales s'exaspérant par la toux ; vous entendez, surtout en arrière et vers la partie moyenne des poumons, des râles secs, vibrants ou muqueux, vous diagnostiquez une *bronchite*. Si la bronchite s'accompagne d'une grande dyspnée, il y a lieu de craindre qu'elle ne soit *capillaire*.

Les quintes de toux avec inspiration sifflante révèlent la *coqueluche*.

Un vieillard qui tousse depuis longues années et expectore d'abondantes mucosités est très-probablement atteint de *catarrhe bronchique* et peut être de *bronchectasie*.

Voici un adolescent pâle, amaigri, qui tousse, crache le sang, etc.; examinez le sommet de ses poumons, vous y trouverez presque certainement des traces de *tubercules* à un degré plus ou moins avancé, mais que l'on peut à peu près reconnaître par l'aspect plus ou moins défait du malade, la durée de sa maladie, etc.

Voici un autre malade qui a été pris de frisson, de fièvre, de douleur de côté, vous percutez la poitrine et trouvez dans une certaine étendue, en général vers la base, une matité étendue, une absence de vibrations vocales, il y a tout lieu de croire à une *pleurésie avec épanchement*.

Ou bien, avec un début à peu près pareil (point de côté, frisson, fièvre, toux, etc.), on vous montre des crachats rouillés, vous entendez des râles crépitants ou un souffle tubaire bien net, vous diagnostiquez une *pneumonie*.

L'odeur extrêmement fétide des crachats indique la *gangrène pulmonaire*.

Pleurodynie et névralgie intercostale. — Si vous êtes consulté pour une douleur vive siégeant sur un des côtés du thorax, douleur augmentant par le mouvement, la toux, la respiration, la poitrine ayant d'ailleurs conservé sa sonorité, l'auscultation ne vous révélant qu'une faiblesse du bruit respiratoire (1), et le malade n'ayant point de fièvre, vous pouvez diagnostiquer soit une *pleurodynie* (c'est-à-dire une lésion rhumatismale des parois thoraciques), soit une *névralgie intercostale ;* celle-ci se distingue de la première par le siége des points douloureux, souvent disposés au nombre de trois sur le trajet du nerf, l'un en arrière, près de la colonne vertébrale, l'autre en avant près du sternum, le troisième au milieu, dans le point d'émergence d'un filet nerveux collatéral.

Pleurésie. — Elle se présente sous des formes diverses :
1° *Pleurésie sèche ;* elle s'accompagne d'un peu de fièvre, de dyspnée, d'un point de côté, d'une diminution dans les excursions thoraciques, ou bien s'installe sans bruit ; quel que soit son début, elle se révèle par des *bruits de frottement* dus au dépoli des surfaces pleurales qui glissent l'une sur l'autre ; ces frottements pleurétiques s'entendent aux deux temps de la respiration et ils ne sont pas modifiés par la toux, ce qui les distingue des râles bronchiques (2).
2° *Pleurésie avec épanchement.* — Son début peut être obscur, mais d'ordinaire il est nettement marqué par un *frisson* qui a rarement l'intensité de celui de la pneumonie, par une *douleur de côté* d'une intensité très-variable, par une *petite toux sèche* et par de la *fièvre.*

Il existe parfois une *dilatation de la poitrine* du côté de l'épanchement et une diminution dans les excursions thoraciques ; mais un symptôme plus important consiste dans l'*affaiblissement ou la disparition des vibrations vocales*, la percussion révèle une *matité* plus ou moins accentuée et l'auscultation un *affaiblissement du murmure respiratoire*, ou une absence complète de tout bruit normal ou morbide ; plus rarement un souffle doux, lointain, voilé (3).

---

(1) La douleur provoquée par les mouvements respiratoires en détermine instinctivement l'arrêt ; aussi ces mouvements manquent d'ampleur et le bruit respiratoire est faible.

(2) Lorsque la pleurésie sèche occupe le sommet du poumon, elle y est presque constamment symptomatique de tubercules.

(3) Plus rarement encore un souffle bruyant et presque caverneux ; pour plus de détails, voyez mon *Manuel de pathologie interne,* 2ᵉ édit , p. 189.

La voix suit toutes les modifications du bruit respiratoire ; là où il ne s'entend pas, la voix manque également ; est-il faible, la voix devient chevrotante, c'est l'*égophonie* ou la voix de polichinelle.

La *pleurésie purulente* se traduit par l'existence d'une fièvre continue avec exacerbation, par des sueurs nocturnes, un amaigrissement rapide avec teinte terreuse, parfois un œdème de la paroi correspondante du thorax.

3° La *pleurésie diaphragmatique* donne lieu à quelques symptômes spéciaux, une dyspnée extrême due à l'immobilité du diaphragme, des douleurs vives au niveau du rebord des fausses côtes et au-dessus de la clavicule, c'est-à-dire sur le trajet du nerf phrénique.

Pneumothorax. — Lorsqu'un phthisique est brusquement pris d'une dyspnée avec oppression extrême et violente douleur de côté, vous devez soupçonner la perforation de la plèvre par des tubercules ramollis et la production d'un pneumothorax (1). Le côté malade est dilaté, immobile, les vibrations thoraciques ne sont pas transmises, il présente une sonorité exagérée dans les deux tiers supérieurs (là où se trouve l'air) et de la matité dans le tiers inférieur (là où se trouve le liquide).

On n'entend plus le murmure vésiculaire, mais la respiration, la voix et la toux résonnent comme dans une amphore, d'où le nom d'amphorique qu'on leur a donné ; de plus on entend le *tintement métallique* (2), en imprimant une secousse au malade on peut produire un bruit de glouglou désigné sous le nom de *succussion hippocratique*.

Le pneumothorax est une complication très-fâcheuse ajoutée à la maladie préexistante.

Bronchites. — Elles présentent de nombreuses variétés :

1° La *bronchite aiguë* débute par un sentiment de picotement et d'ardeur dans le larynx et la trachée avec oppression ou constriction pénible derrière le sternum ou entre les deux épaules ; en même temps surviennent de la courbature, du mal de tête et une fièvre légère.

Le malade est atteint d'une toux, d'abord sèche, qui ne tarde pas à s'accompagner de crachats séreux, puis grisâtres et opaques ; toutefois la respiration reste assez libre.

Le thorax conserve sa sonorité, à l'auscultation on entend des

---

(1) Si le pneumothorax survient dans le cours d'une pleurésie chronique et par le seul fait de l'évacuation du liquide dans les bronches, il n'existe ni douleur ni dyspnée subite.

(2) Bruit morbide spécial au pneumothorax et aux vastes cavernes.

râles d'abord secs (sibilants ou ronflants), puis humides (muqueux et sous-crépitants (1).

La bronchite aiguë guérit en quelques jours, cependant elle peut passer à l'état chronique.

2° La *bronchite chronique* se caractérise par une *toux* plus ou moins fréquente, revenant par quintes, surtout le matin, et accompagnée d'une *expectoration* abondante de mucosités verdâtres, blanchâtres, purulentes, ou d'un liquide filant, transparent, mousseux (2).

La sonorité du thorax est normale, mais on entend une foule de râles muqueux, sibilants et ronflants disséminés dans toute la poitrine ; en général il n'existe ni fièvre, ni amaigrissement notable.

3° La **bronchectasie ou dilatation des bronches** ressemble beaucoup à la bronchite chronique, qui est d'ailleurs la cause habituelle de sa production, elle s'en distingue par la grande quantité de crachats puriformes, à odeur fétide, que le malade rend en masse chaque matin et parfois par des signes de caverne.

4° **Bronchite capillaire** ; ses symptômes sont une combinaison des symptômes de la bronchite aiguë avec ceux de l'asphyxie ; dans le cours d'une bronchite ordinaire, la fièvre s'élève, l'état s'aggrave, l'oppression augmente et bientôt survient une dyspnée qui fait de rapides progrès, la toux est quinteuse avec rejet de matières visqueuses, filantes, etc., la sonorité est normale, l'auscultation fait entendre des râles sous-crépitants fins ; bientôt se manifestent les symptômes de l'asphyxie, la respiration atteint une fréquence inouïe, la face est pâle, couverte d'une sueur visqueuse, le creux épigastrique déprimé, le malade éprouve quelques convulsions, tombe dans le coma et meurt. Cependant la guérison n'est pas impossible, l'état général s'amende, la toux devient grasse, humide et les bronches reprennent leur perméabilité.

PHTHISIE. — Le cours de la phthisie se divise en deux périodes, l'une antérieure, l'autre postérieure au ramollissement et à l'évacuation des tubercules.

1ʳᵉ *période*. — L'individu pâlit, maigrit, il est pris d'une petite toux sèche, de sueurs nocturnes, il souffre de névralgies intercostales, il est essoufflé, parfois il a des hémoptysies.

(1) Ces râles s'entendent surtout en arrière, de chaque côté de la colonne vertébrale, au niveau de la bifurcation des bronches ; mais si la bronchite est intense, ils peuvent exister dans presque toute l'étendue du poumon, surtout en arrière et à sa base.

(2) Il est des malades qui ne rejettent que quelques crachats arrondis et nacrés, c'est le *catarrhe sec* de Laennec.

Vous trouvez une diminution de sonorité et d'élasticité sous la clavicule, à ce niveau le murmure vésiculaire est affaibli, l'expiration est prolongée, rude, parfois inégale et saccadée, la voix et la toux retentissent davantage ; un peu plus tard vous entendez quelques bulles assez grosses, sèches (craquements secs) ou humides (craquements humides), il se produit aussi un léger mouvement fébrile.

2* *période*. — La toux est beaucoup plus fréquente, les crachats sont verdâtres, opaques, striés de lignes jaunes, on y trouve des fibres élastiques provenant de la destruction du tissu pulmonaire, la fièvre est à peu près continue, mais présente souvent un redoublement quotidien ou bi-quotidien.

Sous l'une des clavicules ou sous toutes les deux vous constatez de la matité et un défaut d'élasticité, parfois un bruit de pot fêlé ; vous entendez des craquements humides qui deviennent de plus en plus gros et constituent le gargouillement ou râle caverneux, la voix et la toux semblent sortir directement de la poitrine (pectoriloquie), etc. (1).

Phthisie aiguë. — Elle se présente sous deux formes : 1° tantôt elle ressemble à un *catarrhe généralisé*, le malade éprouve une langueur, une faiblesse étranges, il est pris d'une toux sèche et fatigante, la fièvre s'allume, la dyspnée devient bientôt très-pénible et le malade meurt asphyxié ; cependant la poitrine est restée sonore et on n'y a entendu que quelques râles de bronchite.

2° Tantôt elle ressemble à une *fièvre typhoïde*, ce ne sont ni la dyspnée, ni le catarrhe qui dominent la scène, ce sont les accidents cérébraux et la stupeur.

La phthisie aiguë, quelle que soit sa forme, tue en quelques semaines.

PNEUMONIES. — Les inflammations du poumon se présentent avec des caractères très-différents qui en font distinguer plusieurs variétés.

1° La **pneumonie franche ou fibrineuse** survient d'ordinaire dans le cours d'une santé parfaite, elle s'annonce par un frisson intense, prolongé, mais unique, par une fièvre qui s'élève à 40 et 41 degrés, par une douleur de côté qui s'exagère par tout mouvement du thorax, par une dyspnée proportionnée à l'étendue de la lésion et moins marquée que dans la bronchite capillaire.

---

(1) A ces signes locaux, qui sont caractéristiques, se joignent une foule d'autres symptômes fournis par les divers appareils. Pour plus de détails, voyez mon *Manuel de pathol. interne*, 2ᵉ édit., p. 145.

Le malade tousse et-rejette des crachats visqueux, rouillés, comparables à du sucre d'orge et à de la brique pilée (1).

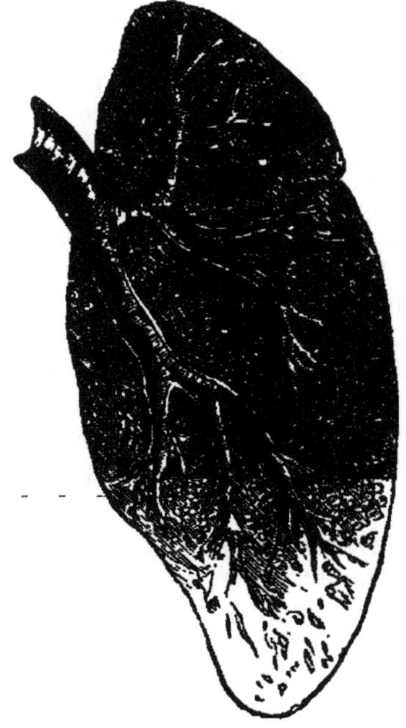

Fig. 30. — Figure schématique destinée à montrer les trois phases de la pneumonie (Fenwick).

Le tiers supérieur du poumon représente la pneumonie à la période d'engouement (fluxion et exsudation) ; le poumon est lourd, friable, lie-de-vin, à la coupe il laisse écouler un liquide visqueux, fibrineux : c'est l'exsudat inflammatoire.

Le tiers moyen représente la pneumonie à la période d'hépatisation rouge (coagulation de l'exsudat) ; le poumon est rouge foncé, dur, il ne crépite plus, plonge dans l'eau et ne peut être insufflé, sa coupe est hérissée de granulations rouges du volume d'un grain de millet ; ce sont les vésicules pulmonaires rendues solides par l'épaississement de leurs parois et la coagulation de l'exsudat. — L'exsudat peut avoir deux destinées différentes : 1° l'exsudat se liquéfie, il est éliminé par les crachats et le malade guérit, ou bien 2° les globules blancs deviennent de plus en plus nombreux et la pneumonie passe à l'hépatisation grise.

Le tiers inférieur représente la pneumonie à la période d'hépatisation grise (suppuration) ; les parties malades perdent leur aspect granuleux et leur couleur, elles deviennent grisâtres, très-friables et infiltrées de pus ; mais c'est par exception que ce pus se creuse un foyer et constitue un abcès.

(1) Ces crachats sont pathognomoniques, puisqu'ils mettent sous les yeux de l'observateur l'exsudat fibrineux accumulé dans les vésicules pulmonaires. Pour les détails, voyez mon *Manuel de pathol. interne,* 2e édit , p. 134.

Les vibrations vocales sont exagérées au niveau du point enflammé, à ce niveau la sonorité est diminuée (1) et on entend le râle crépitant ; dès que l'exsudat fibrineux s'est coagulé (hépatisation), le râle crépitant est remplacé par du souffle bronchique ou tubaire ; plus tard, lorsque l'exsudat coagulé se liquéfie pour se résorber, on peut encore entendre le râle crépitant, dit de retour.

2° La **pneumonie catarrhale** ou état fœtal, coïncide fréquemment avec la bronchite capillaire, elle consiste dans l'extension de la phlegmasie aux canalicules respirateurs· et aux vésicules pulmonaires, elle s'annonce par l'élévation de la température qui atteint 40 degrés et par l'apparition de signes qui ressemblent à ceux de la pneumonie franche ou fibrineuse, mais en diffèrent par leur moindre intensité : ainsi on entend un râle sous-crépitant très-fin, presque crépitant, une respiration légèrement soufflante, les crachats peuvent être striés de sang, mais ils ne sont ni rouillés, ni visqueux.

3° La **pneumonie caséeuse** consiste en une inflammation chronique du poumon déterminant la phthisie comme la tuberculose, mais caractérisée au point de vue anatomique par des dépôts blanchâtres comparables à du fromage ; ces dépôts détruisent les parties du poumon qu'ils occupent, se ramollissent et sont éliminés, laissant après eux des cavernes ; les symptômes ressemblent beaucoup à ceux de la tuberculose.

4° La **pneumonie hypostatique ou congestion pulmonaire** se rencontre fréquemment comme complication d'une foule d'états morbides, elle se traduit par un sentiment de chaleur, de gêne et d'oppression dans la poitrine, le malade tousse et rejette quelques crachats visqueux, parfois striés de sang. La congestion occupe presque toujours le bord postérieur et la base des poumons, à ce niveau le son est un peu affaibli, on constate une diminution du bruit respiratoire qui peut devenir soufflant et parfois quelques râles muqueux très-fins.

5° La **pneumonie interstitielle ou sclérose du poumon** consiste dans l'inflammation chronique du tissu conjonctif qui entre dans la structure du poumon ; bien rarement primitive, elle ne se développe guère que sur le pourtour des lésions du poumon et ne se traduit souvent par aucun signe (2).

(1) Il se peut que la matité soit très-accentuée, sans l'être autant que dans les épanchements pleurétiques.

(2) Ou du moins on ne sait si l'exagération des vibrations vocales, le souffle et la bronchophonie doivent être rapportés à la lésion primitive sur le pourtour de laquelle s'est développée la sclérose ou à la sclérose elle-même.

SIGNES FOURNIS PAR L'EXAMEN DU LARYNX.

Les signes fournis par l'examen du larynx sont :

A *Des troubles fonctionnels..*
{ Douleur.
Toux et expectoration.
Dyspnée.
Altérations de la voix et aphonie.

B. *Des désordres appréciables à l'auscultation et au laryngoscope..........*
{ Souffle laryngien.
Ulcérations. — Nécrose, etc.
Polypes et végétations.
Œdème.

Or, l'examen complet du larynx ne pouvant être fait qu'à l'aide du laryngoscope, nous allons indiquer son maniement :

Laryngoscopie. — L'emploi de cet instrument ne date que de quelques années, c'est à Türck et à Czermak que revient en grande partie-l'honneur de sa découverte.

L'examen laryngoscopique se fait à l'aide de deux miroirs (miroir laryngien et réflecteur) et d'une lampe.

Le *miroir laryngien ou laryngoscope* consiste en un petit plan en verre ou en acier, quadrangulaire, ayant de 1 1/2 à 2 centimètres de surface, à bords mousses, fixé par un de ses angles à une tige rigide qui se termine par un manche. Avant d'être appliqué, ce miroir doit être légèrement chauffé pour ne pas être terni par la respiration (1).

Le *réflecteur* est un miroir légèrement concave, disposé de façon à recueillir les rayons d'une lampe et à les projeter dans le fond de la gorge ; il est percé, à son centre, d'une ouverture par laquelle regarde l'observateur.

Si le malade supporte difficilement le contact du miroir laryngien, faites-lui prendre pendant deux ou trois jours 1 gramme de bromure de potassium, car ce sel a la propriété d'anesthésier la muqueuse de l'arrière-gorge, ou encore faites-lui sucer de la glace pendant quelques minutes avant l'examen ; de plus, l'application du miroir doit être faite sans tâtonnements.

Le docteur Labordette a imaginé un *spéculum laryngien* assez ingénieux, mais qui est cependant peu employé.

(1) Pour apprécier son degré de chaleur, vous le posez sur votre joue.

Examen. — Le malade et le chirurgien sont assis vis-à-vis l'un de l'autre, mais séparés par une table étroite sur laquelle sont placés la lampe et le réflecteur disposé de manière à projeter les rayons lumineux dans la gorge du malade.

Celui-ci ouvre largement la bouche et tire la langue au dehors, le chirurgien la saisit avec sa main droite entourée d'un linge (1), alors sa main gauche armée du laryngoscope l'applique sur la face inférieure du voile du palais, ainsi d'ailleurs que l'indique la figure, et regardant par le trou du réflecteur il voit se dessiner sur le laryngoscope l'image de la cavité du larynx, c'est-à-dire l'épiglotte, le bourrelet muqueux et cartilagineux qui circonscrit l'orifice supérieur du larynx, les cordes vocales et la glotte (2).

A. Troubles fonctionnels.

1° **Douleur**. — La muqueuse du larynx est douée d'une sensibilité exquise (3); aussi la plupart des maladies du larynx s'accompagnent-elles de picotements, de chatouillements et surtout d'une sensation de corps étranger qui provoque un brusque mouvement d'expectoration avec toux et parfois des mouvements de déglutition; d'ailleurs ce symptôme étant commun à la plupart des laryngites devient par cela même très-peu significatif.

(1) Ou bien c'est le malade lui-même qui la tient, de telle sorte que le chirurgien peut avec sa main droite porter un instrument dans le larynx.

(2) En même temps on l'engage à prononcer un son, comme ahhhh... ou chhhh .. ce qui élève la luette et facilite l'application du miroir, surtout chez les gens dont la langue proémine fortement en arrière. Outre la constatation des ulcérations, polypes, végétations, etc., de leur siége, de leur volume, etc., le laryngoscope peut encore fournir des données précieuses pour le diagnostic d'affections profondes; ainsi la paralysie de la corde vocale gauche constatée à l'aide de cet instrument a permis, dans quelques cas, d'affirmer l'action d'un anévrysme de la crosse de l'aorte (Hardy, Potain, etc.).

(3) Cette sensibilité protége les voies aériennes contre l'introduction des corps étrangers, car, excitée par tout contact autre que celui d'un air pur, elle provoque par action réflexe de violentes quintes de toux qui, à la façon d'un courant violent, balayent de bas en haut les voies aériennes.

Lorsque cette sensibilité est éteinte, l'individu meurt souvent, asphyxié par l'introduction de corps étrangers dans les voies aériennes; c'est ce que l'on observe chez certains aliénés ou chez les animaux auxquels on sectionne les nerfs laryngés supérieurs.

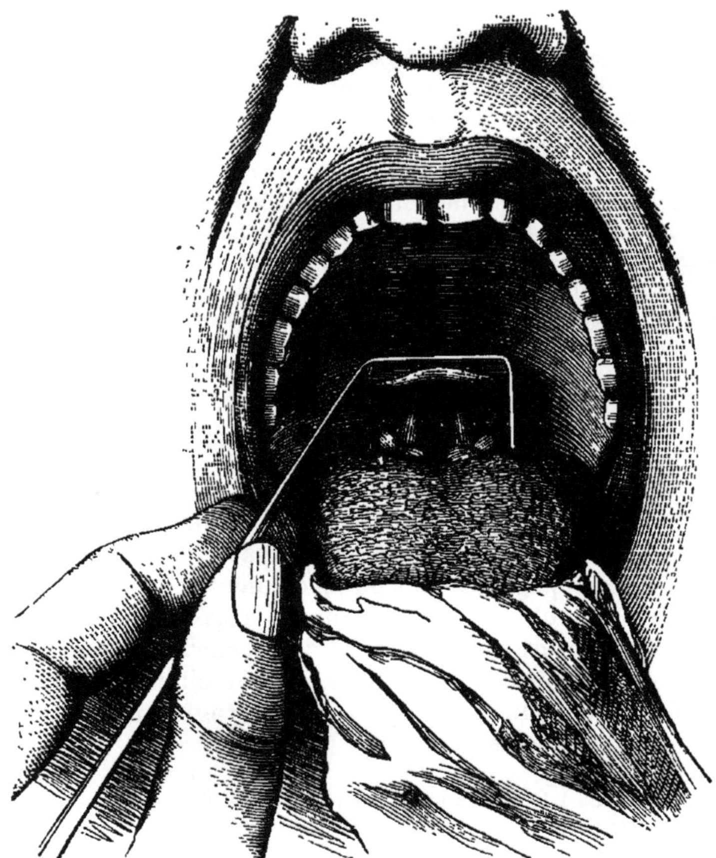

Fig. 31. — Application du miroir laryngoscopique sur la face inférieure
du voile du palais.

On y voit en avant l'épiglotte, au milieu les deux cordes vocales, en arrière
les bourrelets aryténoïdiens.

L'*épiglotte*, dont la forme est assez variable, présente sa face supérieure ou
linguale qui est rose et donne insertion au repli glosso-épiglottique médian, son bord libre découpé suivant la forme que l'on sait, et sa face
laryngée qui est jaunâtre.

Les *replis ary-épiglottiques* forment un bourrelet circulaire qui circonscrit
l'orifice supérieur du larynx et présente en arrière des bosselures dues
à la présence des cartilages de Wrisberg et de Santorini.

Les *cordes vocales* se présentent sous l'aspect de deux cordons d'un blanc
nacré rapprochés l'un de l'autre en avant, c'est-à-dire au niveau de l'angle rentrant du cartilage thyroïde dans lequel ils s'implantent, mais écartés en arrière au niveau de leur point d'insertion sur l'apophyse vocale
du cartilage aryténoïde; pendant l'*inspiration*, ces cordes s'écartent l'une
de l'autre, surtout en arrière; pendant la *phonation*, les cordes se rapprochent et deviennent presque parallèles.

2° Toux et expectoration. — La toux est un phénomène constant dans les maladies du larynx, elle est en général fréquente, quinteuse, présentant dans son timbre toutes les altérations que nous allons signaler dans le timbre de la voix, le malade sent parfaitement qu'elle vient du larynx.

Il est des cas où la toux est assez caractéristique; ainsi, dans la *laryngite glanduleuse*, elle survient surtout le matin et consiste en un *hem* par lequel le malade cherche à se débarrasser des mucosités qui, pendant la nuit, se sont accumulées dans le larynx.

Souvent, dans la simple *laryngite catarrhale*, la toux est rauque, retentissante et aboyante; cette variété est appelée bien à tort, par quelques auteurs, toux croupale, on ne saurait trop s'élever contre cette terminologie; que l'on sache bien que la toux du *croup*, loin d'être aboyante, est au contraire éteinte, étouffée.

Dans la *phthisie laryngée*, la toux ressemble à un rot étouffé (*toux éructante*).

Dans la *laryngite striduleuse* (laryngite des jeunes enfants) elle est sonore, éclatante, aiguë comme le cri d'un jeune chien.

Au début, la toux est parfaitement sèche, mais elle ne tarde pas à entraîner les produits morbides qui se trouvent dans le larynx, ce sont tantôt de petits crachats filants, transparents, verdâtres, striés de lignes jaunes, pelotonnés, déchiquetés, etc., dans lesquels on rencontre diverses variétés d'épithéliums, surtout des épithéliums à cils vibratiles, des globules muqueux et des globules blancs ; tantôt les crachats sont muco-purulents ou purulents, mêlés de sang et même de débris de cartilage, de ligaments (*nécrose du larynx*) (1), tantôt enfin les crachats renferment des débris de fausses membranes souvent rendus en petits fragments, mais parfois en lambeaux assez grands pour être reconnaissables au premier coup d'œil (croup).

3° Dyspnée. — L'air devant traverser le larynx pour pénétrer dans la trachée et les bronches, la respiration se trouve gênée dans toutes les maladies du larynx qui obstruent ou rétrécissent sa cavité : de plus, l'état d'irritation dans lequel se trouvent placés les muscles ou les nerfs du larynx détermine des spasmes musculaires, donnant lieu à des

____

(1) On a vu des abcès sous-muqueux s'ouvrir tout à coup dans le larynx.

suffocations. Suivant les cas, la dyspnée se présente avec des caractères très-divers; citons les plus remarquables :

1° La *laryngite striduleuse* (1) détermine des accès de dyspnée faisant craindre une suffocation immédiate, la respiration est difficile, bruyante, avec un sifflement prolongé à timbre sec, à tonalité plus ou moins aiguë ; l'accès, qui survient de préférence pendant la nuit, ne dure guère que quelques minutes (voy. pour les détails ma *Path. interne*, 2ᵉ éd., p. 76).

2° Dans les *laryngites chroniques*, la respiration est tantôt libre, tantôt très-gênée et ses variétés sont en rapport avec les altérations organiques et fonctionnelles du larynx ; tant que son calibre est conservé, la respiration reste libre ; mais que la muqueuse s'hypertrophie, qu'un cartilage se nécrose et éprouve un mouvement de bascule, que le muscle dilatateur de la glotte (crico-aryténoïdien postérieur) se paralyse, que les constricteurs soient atteints de spasme, qu'une infiltration séreuse ou purulente s'effectue dans le tissu sous-muqueux, et aussitôt apparaissent la dyspnée et les accès de suffocation.

3° Dans l'*œdème de la glotte* il existe une dyspnée de nature particulière, l'inspiration est anxieuse, fort difficile et sifflante, tandis que l'expiration est facile et silencieuse (ce qui s'explique par la disposition de replis ary-épiglottiques infiltrés de sérosité); de plus, il survient de temps à autre des accès de suffocation et le malade meurt asphyxié.

4° Dans le *croup*, la dyspnée est le phénomène capital (2); elle s'accompagne de la dépression du creux épigastrique désigné sous le nom de *tirage*, d'accès de suffocation et finalement des symptômes de l'asphyxie.

5° Le *spasme de la glotte*, presque spécial aux jeunes enfants, se traduit par un accès de suffocation qui survient brusquement, la respiration est suspendue (*apnée*), le thorax im-

(1) On sait qu'une simple laryngite catarrhale peut, chez les enfants au-dessous de dix ans, se compliquer d'un spasme des muscles constricteurs de la glotte; c'est ce qui constitue la laryngite striduleuse.

(2) Elle s'explique par l'obstacle qu'apportent au passage de l'air dans le larynx les fausses membranes qui l'encombrent; il faut aussi l'attribuer en partie aux désordres survenus dans la contraction des muscles du larynx atteints de spasme ou de paralysie.

mobile, la bouche largement ouverte cherche en vain à aspirer l'air, la suffocation est imminente ; lorsque les muscles du larynx se relâchent, la glotte s'ouvre et l'accès se termine, souvent, il est vrai, pour se reproduire presque aussitôt.

6° Les *polypes du larynx* déterminent aussi une dyspnée graduelle ou qui éclate tout à coup avec une intensité qui rend la suffocation imminente.

4° **Altérations de la voix** (1). — Le larynx est l'organe de la phonation. Pour que la voix conserve sa tonalité, son timbre, sa force, etc., il faut que les cordes vocales soient intactes, convenablement tendues, et que rien

(1) **Physiologie**. — Les deux cordes vocales (inférieures) et l'espace qu'elles circonscrivent, c'est-à-dire la glotte, sont les parties essentielles du larynx : tous les autres éléments de cet organe, cartilages, muscles, articulations, ne servent qu'à imprimer aux cordes vocales les divers degrés de rapprochement, d'écartement, de tension, par lesquelles elles accomplissent leurs fonctions.

Or les cordes vocales et la glotte sont préposées à deux fonctions capitales : 1° la respiration ; 2° la phonation.

1° *Respiration*. — Pour que l'air, appelé dans la poitrine par la dilatation du thorax, pénètre librement dans la trachée et les bronches, il faut que la glotte soit ouverte, c'est-à-dire que les deux cordes vocales soient écartées, l'écartement des cordes vocales est placé sous la dépendance des muscles crico-aryténoïdiens postérieurs.

2° *Phonation*. —Pour que les cordes vocales puissent entrer en vibration et produire le son sous l'influence de la colonne d'air qui sort des poumons pendant l'expiration, il faut qu'elles se rapprochent et qu'elles se tendent (comme des cordes de violon). Tous les muscles du larynx, sauf les crico-aryténoïdiens postérieurs, concourent au rapprochement et à la tension des cordes vocales.

Le *rapprochement* ou *constriction* des cordes vocales est plus particulièrement sous la dépendance des muscles crico-aryténoïdien latéral, thyro-aryténoïdien, ary-aryténoïdien, tandis que leur *tension* est plus particulièrement soumise à l'action des crico-thyroïdiens antérieurs, d'où le nom de tenseurs par excellence qui leur a été donné.

Les *nerfs* qui président à l'innervation du larynx se détachent du pneumogastrique, mais ne sont probablement qu'une émanation du *spinal* dont une grosse branche vient s'accoler au pneumogastrique et va former les nerfs laryngés : ces nerfs sont : 1° le nerf *laryngé supérieur*, qui fournit un gros rameau désigné sous le nom ; 2° de nerf *laryngé externe* ou *moyen*; 3° le *nerf récurrent* ou *laryngé inférieur*.

Le *nerf laryngé supérieur* préside à la sensibilité de la muqueuse du larynx.

Le *nerf laryngé externe* et le *nerf récurrent* président à la contraction de tous les muscles du larynx ; le laryngé supérieur fait contracter le muscle

ne gêne la liberté de leurs vibrations ; or, il est difficile qu'une lésion quelconque du larynx ne modifie au moins quelques-unes de ces conditions, tantôt en déterminant l'épaississement de la muqueuse, le dépôt d'exsudats, tantôt en ulcérant les cordes vocales, en détruisant les cartilages, souvent par une atonie ou un spasme des muscles tenseurs de la glotte ; dans d'autres cas, il s'agit d'une lésion organique ou fonctionnelle des nerfs qui les animent ; souvent enfin plusieurs de ces conditions se trouvent réunies, aussi les altérations de la voix sont-elles un des symptômes les plus importants des maladies du larynx. Ces altérations peuvent se grouper sous trois chefs :

1° *Abaissement de ton.*

2° *Changement de timbre et discordance.*

3° *Affaiblissement, extinction ou aphonie.*

1° *Abaissement de ton.* — La voix est sourde, couverte, rauque, enrouée dans la plupart des laryngites ; souvent l'enrouement est plus prononcé le matin et le soir que vers le milieu de la journée (1) ; les changements de temps, l'action de la parole, etc., augmentent l'abaissement du ton de la voix, qui se rattache à la turgescence de la muqueuse et aux dépôts de mucosités à sa surface.

2° *Changement de timbre.* — Le timbre de la voix peut présenter les modifications les plus diverses, il est tantôt rude, criard, éclatant, strident, tantôt, au contraire, sourd, étouffé et éteint.

La voix est souvent *discordante* par suite d'un défaut d'harmonie dans les vibrations des cordes vocales, l'une d'elles étant immobile ou plus gênée dans ses mouvements que la corde vocale opposée ; cette discordance peut s'observer dans toute laryngite aiguë ou chronique, mais elle est surtout remarquable dans la paralysie de l'une des

crico-thyroïdien antérieur, c'est-à-dire le tenseur par excellence, tandis que le nerf récurrent fait contracter tous les autres muscles, c'est-à-dire : 1° les muscles *constricteurs* de la glotte crico-aryténoïdien latéral, thyro-aryténoïdien, ary-aryténoïdien ; 2° le muscle respirateur ou dilatateur de la glotte, c'est-à-dire le crico-aryténoïdien postérieur.

(1) Le matin en raison de l'accumulation du mucus pendant la nuit, le soir par le fait de la fatigue de la journée.

cordes vocales par lésion du nerf récurrent, ainsi que cela s'observe dans certains anévrysmes de la crosse de l'aorte (1)

3° **L'extinction de voix ou aphonie** se rencontre dans une foule d'affections diverses, qu'au point de vue clinique il convient de distinguer en deux groupes : *aphonie nerveuse, aphonie symptomatique.*

L'aphonie se présente avec des degrés divers et sous des formes variées, la voix est simplement affaiblie ou bien elle est éteinte et le malade né parle qu'en chuchotant; dans d'autres cas le timbre est très-altéré et la voix est discordante, ce qui se rattache à l'inégalité de tension des cordes vocales donnant lieu à deux tons distincts (2).

Lorsque la perturbation fonctionnelle porte à la fois sur les nerfs moteurs du larynx et sur son nerf sensitif, la muqueuse laryngée est anesthésiée et les liquides peuvent faire fausse route et pénétrer dans les voies aériennes.

Lorsque la paralysie ne frappe qu'une corde vocale, faites parler le malade, pendant que vous appliquez les doigts de vos deux mains sur les côtés du larynx, vous constaterez un défaut de vibration du côté correspondant à la paralysie.

Aphonie nerveuse. — On donne ce nom à l'abolition plus ou moins complète de la voix survenue en dehors de toute lésion organique du larynx ou des nerfs qui s'y rendent.

Dans l'immense majorité des cas *cette aphonie est de nature hystérique,* cette origine se reconnaît : 1° aux caractères de l'aphonie, qui offre la marche capricieuse des manifestations de l'hystérie, se montre, disparaît, avec une rapidité, une brusquerie peu en rapport avec l'évolution d'une lésion organique.

2° A l'état général de la personne chez laquelle on l'observe et qui est, en général, une femme nerveuse, ané-

(1) Les excès de table, les plaisirs vénériens et principalement les cris incessants que nécessitent certaines professions, donnent à la voix un timbre enroué qui se rattache en général à l'hypertrophie des glandules et à la dilatation des veines du larynx.

(2) Krishaber et Peter ont cité des cas dans lesquels l'aptitude musicale de la voix était seule altérée.

mique, présentant d'autres signes de chloro-anémie ou d'hystérie (crampes d'estomac, palpitations de cœur, troubles de la voix, pleurs faciles, imagination exaltée (1).

L'aphonie nerveuse peut s'observer en dehors de l'hystérie, à l'occasion d'une violente émotion, sous l'influence d'un refroidissement, d'un rhumatisme, etc...; peut-être s'est-elle produite par action réflexe chez les gens atteints de vers intestinaux (2).

Dans l'aphonie nerveuse [il y a perte du son glottique, c'est-à-dire de la voix, mais conservation du son pharyngé, aussi les *malades parlent-elles à voix basse en chuchotant*.

Aphonie symptomatique. — Ici, l'extinction de voix se rattache à une lésion organique du larynx ou des nerfs qui animent les muscles constricteurs de la glotte.

Ce sont : 1° tantôt des *fausses membranes* accumulées dans le larynx en assez grande quantité pour empêcher les vibrations des cordes vocales, c'est ce que l'on observe dans le croup (3). Mais, comme la turgescence de la muqueuse et l'abondance des fausses membranes sont susceptibles de modifications rapides, la voix peut elle-même être changée d'un moment à l'autre et reparaître après avoir été complétement nulle. L'ensemble symptomatique du croup est d'ailleurs assez caractéristique pour qu'il soit possible de reconnaître immédiatement les causes de cette aphonie.

2° Tantôt l'aphonie se rattache à une destruction partielle des cordes vocales par le fait d'ulcérations ou à leur immobilité par suite de nécroses, tumeurs blanches ou ankyloses des cartilages dont les mouvements de bascule réglaient leur tension ; ces altérations diverses appartiennent aux *laryngites chroniques* et aux polypes et le laryngoscope permet de les apprécier exactement.

(1) Ces aphonies ne sont pas nécessairement de courte durée; elles peuvent, à la façon des autres paralysies hystériques, se prolonger longtemps.

(2) On a encore signalé l'extinction de voix dans certains empoisonnements par le plomb, la jusquiame, etc.

(3) L'extinction de voix du croup doit être attribuée, non-seulement aux fausses membranes, mais encore au gonflement de la muqueuse qui revêt les cordes vocales et à la parésie des muscles du larynx ; on sait qu'un muscle tapissé par une muqueuse enflammée est d'abord convulsé, puis atteint de sténose.

3° Dans des cas rares l'extinction de voix se rattache à la compression des nerfs récurrents par une tumeur quelconque du cou ou du médiastin, un anévrysme de la crosse de l'aorte, une adénopathie bronchique, etc.; à une section de ces nerfs dans les cas de plaies du cou (1). Mais, on remarquera qu'habituellement la compression ne portant que sur un des nerfs il n'y a pas aphonie complète, mais discordance de la voix.

Diagnostic. — *L'examen laryngoscopique* rend dans le diagnostic de l'aphonie, les plus grands services.

Il démontre que, lorsque le malade veut produire un son, les deux cordes vocales ou l'une d'entre elles restent immobiles et écartées. Ou bien, si là lésion porte plus spécialement sur les tenseurs (crico-thyroïdien), les cordes vocales se rapprochent mollement, sans tension et flottent en quelque sorte sous l'action de la colonne d'air qui se précipite dans la trachée ou qui en sort.

Quant à la cause de l'aphonie, elle est surtout fournie par l'examen de l'état général, par celui du cou et du thorax.

Pronostic. — Le pronostic de l'aphonie varie naturellement suivant les causes dont elle dépend :

Les *aphonies nerveuses* liées à la *chlorose* ou à l'*hystérie* guérissent presque toujours ; il n'est même pas rare de les voir cesser tout d'un coup à la suite d'un traitement approprié, d'une émotion, ou sans cause appréciable ; la guérison est définitive ou temporaire.

Il en est de même des aphonies liées à un *refroidissement* ou *rhumatisme*, à la *débilité de l'organisme*, à la *diphthérie* et aux *diverses intoxications*.

Les *aphonies symptomatiques* ont un pronostic beaucoup plus sérieux, car les lésions qui les produisent sont souvent irréparables elles consistent, en effet, soit en une *lésion des centres nerveux* qui a produit une hémiplégie, soit en

(1) On sait que le nerf récurrent du côté gauche embrasse dans sa concavité la crosse de l'aorte.

une *tumeur* du cou ou du thorax qui comprime le nerf récurrent (1).

Traitement. — Lorsque l'aphonie se rattache à une altération organique, elle ne constitue dans l'ensemble de l'état pathologique qu'un symptôme d'une importance secondaire qui ne réclame pas de médication spéciale ; le traitement doit être dirigé contre la lésion cérébrale, la tumeur, etc.

Il en est tout autrement des aphonies nerveuses, c'est-à-dire indépendantes de lésions organiques ; on les combat efficacement par un *régime tonique* capable de modifier l'état anémique dans lequel se trouve souvent le malade et par des *applications directes* propres à réveiller la contractilité des muscles du larynx. Or, *l'électricité constitue le moyen local le plus efficace ;* on peut avoir recours aux courants induïts ou aux courants constants (des succès ont été obtenus par les deux méthodes) ; les deux pôles seront appliqués sur la région thyroïdienne ou bien l'un d'eux sera placé dans le larynx et l'autre à l'extérieur sur la région thyroïdienne (2).

B. Désordres appréciables à l'auscultation et au laryngoscope.

L'Auscultation du larynx ne fournit que des indications très-incertaines, aussi avait-elle été négligée par Laënnec et l'usage du laryngoscope a détruit le peu d'importance que lui avaient donné les travaux de Barth.

Si, à l'état normal, on applique un stéthoscope sur le larynx on entend, pendant la respiration, un bruit rude à timbre creux et caverneux, ce bruit devient *râpeux* dans la laryngite aiguë ou chronique, *sifflant* dans le spasme et

(1) Si l'aphonie était due à la section d'un nerf récurrent, on pourrait espérer sa guérison, car de nombreuses expériences sur les animaux prouvent que les récurrents se régénèrent aisément après la section.

(2) L'électricité donne parfois des succès immédiats, parfois aussi elle doit être employée avec persévérance, Krishaber a signalé des cas de guérison de l'aphonie nerveuse par l'application de courants induïts sur des régions très-éloignées du larynx, comme les mains ou les pieds.

l'œdème de la glotte, dans la laryngite striduleuse, d'abord *ronflant et métallique,* puis *sourd et étouffé* dans le croup ; dans cette maladie, dans les cas de polypes ou de corps étrangers introduits dans les voies aériennes on peut entendre un *bruit de soupape ou de drapeau.*

Ajoutons qu'en pratique on a rarement recours à l'auscultation du larynx.

Le **Laryngoscope** fournit au diagnostic et à la thérapeutique les plus précieux renseignements.

Dans les *laryngites aiguës,* il revèle une *rougeur* plus ou moins étendue, disposée en plaques, en stries, en pointillé, de petites ecchymoses et quelques érosions produites par la chute de l'épithélium ; ces dernières lésions sont plus prononcées vers les parties supérieures du larynx qu'au niveau des cordes vocales inférieures.

Dans les *laryngites chroniques* les altérations présentent quelques différences suivant la nature du processus morbide (1).

Ainsi, dans la *laryngite glanduleuse* (qui coexiste fréquemment avec une angine de même nature) les vaisseaux sont dilatés, variqueux, les glandes sont turgescentes et hérissent la muqueuse de petites granulations mamelonnées, leur élimination laisse de petites ulcérations arrondies et régulières comme si elles étaient taillées à l'emporte-pièce.

Dans la *laryngite syphilitique* on observe une teinte rouge foncée, non hémorrhagique, disposée par plaques, avec des érosions plus ou moins étendues, plus tard ce sont des plaques muqueuses, des éruptions papulo-tuberculeuses et des ulcérations à bords taillés à pic, çà et là se trouvent des végétations ou condylomes.

Dans la *phthisie laryngée,* la teinte rouge est ecchymotique, on observe de petits grains isolés et confluents (granulations tuberculeuses) disséminés dans la muqueuse ; ces petits grains se ramollissent, s'éliminent et créent des ulcérations d'abord isolées, mais qui ne tardent pas à devenir

____

(1) Rappelons pourtant que ces lésions sont moins significatives que les symptômes généraux ou concomitants.

confluentes, ulcérations dont les bords sont végétants et non taillés à pic.

Tandis que les *lésions syphilitiques* siégent de préférence dans les parties sus-glottiques, et s'accompagnent d'adénite cervicale et sous-maxillaire, les *lésions tuberculeuses* occupent surtout les cordes vocales inférieures et la région aryténoïdienne et l'adénite cervicale est exceptionnelle.

Les ulcérations de la *variole* et de la *fièvre typhoïde* n'ont rien de bien caractéristique, cependant ces dernières ont une tendance remarquable à la production de la nécrose des cartilages du larynx.

Dans l'*œdème de la glotte* les replis ary-épiglottiques, d'abord infiltrés et rouges, présentent une teinte blanchâtre, ils sont gorgés au point de rappeler l'aspect de la vessie natatoire des poissons (1).

Dans l'*aphonie nerveuse*, on constate une intégrité absolue de la muqueuse, mais les cordes vocales sont immobiles et, au lieu de se rapprocher lorsque le malade veut émettre un son, elles restent béantes.

Lorsqu'un des *nerfs récurrents est comprimé par une tumeur* (anévrysme de l'aorte, ganglion hypertrophié) le laryngoscope montre que l'un des cartilages aryténoïdes

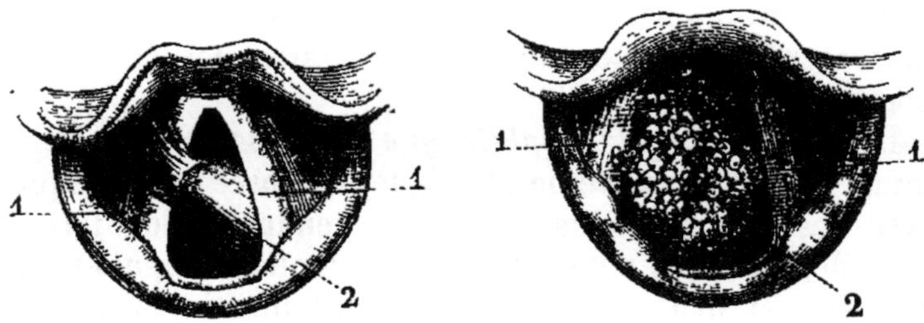

FIG. 32 et 33. — Polypes du larynx. — 1, 1, cordes vocales. — 2, polypes.

et l'une des cordes vocales restent immobiles pendant l'émission du son et que, pendant l'inspiration, la glotte ne se dilate qu'à moitié (2).

(1) Chez les gens qui ont déjà eu des accès de suffocation, l'examen laryngoscopique doit être repoussé.

(2) C'est-à-dire par l'écartement de la seule corde vocale dont les muscles ne sont pas paralysés.

Les *polypes du larynx* ne peuvent être surement reconnus que par l'examen laryngoscopique et c'est à leur traitement que la découverte de ce mode d'exploration a rendu les plus grands services.

Séméiologie. — Sans entrer dans des détails qui ne seraient que d'inutiles répétitions, nous allons rappeler les principaux traits qui caractérisent les maladies du larynx et ceux qui les distinguent les unes des autres.

La **laryngite simple** se traduit par un sentiment de picotement, de chatouillement dans le larynx, la voix est discordante, grasse, enrouée, le malade est pris d'une petite toux (qu'il rapporte parfaitement au larynx), d'abord sèche, elle s'accompagne bientôt de l'expulsion de quelques crachats; la maladie se termine souvent en une ou deux semaines.

La **laryngite striduleuse** ou **faux croup** est spéciale aux enfants ; elle se révèle tout à coup au milieu de la nuit par un accès de suffocation, la respiration est sifflante, la toux éclatante, sonore et stridente, la voix n'est pas éteinte; cet appareil symptomatique effrayant se dissipe vite et le lendemain, le petit malade ne présente que les symptômes d'une laryngite simple.

Les **laryngites chroniques**, remarquables par leur longue durée, donnent lieu à un sentiment d'embarras et de gêne dans le larynx, à une toux quinteuse, éructante, étouffée, etc., la voix présente toutes les variétés d'altérations depuis le simple enrouement jusqu'à l'aphonie complète, la respiration est plus ou moins gênée, le malade rejette des crachats pelotonnés, perlés, striés de lignes jaunes, de sang, etc. Les diverses variétés de laryngites chroniques *glanduleuse, tuberculeuse, syphilitique, typhique* se distinguent les unes des autres bien plus par l'examen général du malade que par les caractères anatomiques de la laryngite.

L'**œdème de la glotte** est une maladie toujours secondaire qui peut s'observer dans deux ordres de circonstances : 1° comme *complication d'une maladie du larynx* ou de l'un des organes voisins ; 2° beaucoup plus rarement, dans le cours des *maladies hydropigènes ;* elle se traduit surtout par une dyspnée de nature particulière, l'inspiration est anxieuse, fort difficile et sifflante, tandis que l'expiration est facile et silencieuse, de plus il survient des accès de suffocation et le malade meurt asphyxié.

Le **croup** est habituellement précédé d'une angine diphthéritique, la voix devient rauque, basse, discordante, elle est bientôt
étouffée et éteinte ; la toux présente les mêmes caractères, elle ne
tarde pas à entraîner des lambeaux membraneux tubulés, cylindriques, la dyspnée fait d'incessants progrès, il s'y joint bientôt
des accès de suffocation et, en général, le malade succombe
asphyxié.

Les **polypes du larynx** se développent graduellement, le
malade éprouve la sensation d'un obstacle ou d'un corps étranger
au niveau du larynx, sa voix s'altère et s'éteint, sa respiration est
de plus en plus difficile ; ces symptômes rappellent ceux des laryngites chroniques, mais le laryngoscope fait voir le polype avec ses
diverses qualités de forme, de volume et de situation.

CHAPITRE III

SYMPTOMES FOURNIS PAR L'APPAREIL CIRCULATOIRE

Considérations anatomiques et physiologiques sur le cœur.

Nous croyons utile de rappeler en quelques mots l'anatomie et surtout la physiologie du cœur, car l'étude clinique des maladies de cet organe est d'autant plus facile à saisir que l'on connaît mieux les conditions de son fonctionnement normal.

Anatomie. — Le cœur occupe dans la poitrine un espace désigné sous le nom de médiastin ; il répond en avant à la paroi thoracique, à laquelle il transmet ses battements, en arrière à la colonne vertébrale, dont il est séparé par l'aorte et l'œsophage, à droite et à gauche aux poumons enveloppés de leur plèvre ; il repose sur le diaphragme. Sa partie supérieure ou sa base (car le cœur a la forme d'un cône dont la base dirigée en haut et en arrière regarde à droite, tandis que sa pointe dirigée en bas et en avant regarde à gauche) est en quelque sorte suspendue aux gros vaisseaux qui s'en détachent.

Le cœur est enfermé dans une cavité fibro-séreuse, le *péricarde*, vaste sac dont le feuillet externe, de nature fibreuse, se fixe en bas sur le diaphragme, tandis qu'en haut il se fusionne avec la tunique celluleuse des gros vaisseaux qui se détachent du cœur et dont le feuillet interne, de nature séreuse, tapisse d'abord la face profonde du feuillet fibreux, puis se réfléchit sur le pourtour des gros vaisseaux, pour se continuer sur le cœur dont il facilite les mouvements de la même manière que les plèvres facilitent ceux du poumon.

Le cœur ne se rattache donc à l'organisme que par les vaisseaux qui se détachent de sa base, aussi jouit-il d'une grande mobilité et il se déplace : 1° sous l'influence de ses propres contractions; 2° sous l'influence des variations de pression survenues soit dans un point de la cavité thoracique (épanchements pleurétiques), soit dans l'abdomen (pneumatose, etc.).

La *face antérieure* du cœur est convexe, elle répond au sternum, aux cartilages des troisième, quatrième et souvent cinquième côtes gauches et aux espaces intercostaux correspondants.

Les *rapports précis de la pointe du cœur* ont soulevé des divergences d'opinions : ainsi pour les uns elle répond au quatrième espace intercostal ou à l'union de la cinquième côte avec son cartilage, elle se trouve ainsi placée au-dessous du mamelon gauche, et *en dedans* d'une ligne verticale abaissée de ce mamelon (Bouillaud, Verneuil, Raynaud) ; pour les autres, elle répond au cinquième espace intercostal ou à la sixième côte, elle est placée très au-dessous du mamelon et *en dehors* d'une ligne verticale abaissée de ce mamelon.

Le rapport de la face antérieure du cœur avec la paroi thoracique n'est immédiat que vers sa partie moyenne; sur sa périphérie le bord du poumon s'interpose entre le péricarde et le thorax ; aussi la percussion ne donne-t-elle qu'une matité de 3 à 4 centimètres carrés à gauche du sternum vers la troisième et la quatrième côte (point où le contact est immédiat), sur son pourtour on obtient des sons différents, en haut et à gauche une submatité due à l'interposition d'une lame de poumon, en bas une sonorité tympanique produite par la grosse tubérosité de l'estomac, à droite une matité qui s'étend au loin car elle se confond avec celle du foie ; il n'est donc pas possible de tracer une ligne de démarcation entre le bord droit du cœur et le foie.

La *face postérieure* du cœur est plane, horizontale, elle repose sur le centre phrénique du diaphragme et mérite bien le nom de face inférieure qui lui a été donné par quelques auteurs. Cette disposition est importante à connaître, car elle nous explique la transmission vers la pointe des bruits auriculo-ventriculaires.

Des deux bords du cœur, le droit est mince, presque horizontal, il s'appuie sur le diaphragme et se relève brusquement plus loin ; le bord gauche est épais, arrondi, vertical.

Conformation intérieure. — On sait que le cœur se compose de quatre cavités, deux supérieures, les oreillettes ; deux inférieures, les ventricules. Les cavités gauches, oreillette et ventricule, renferment du sang artériel. — Les cavités droites, oreillette et ventricule renferment du sang veineux. — Les oreillettes reçoivent : celle de droite le sang veineux de tout le corps qui lui arrive par

les veines caves et la veine coronaire (1), celle de gauche le sang
qui s'est artérialisé dans les poumons et qui lui est apporté par les
veines pulmonaires.

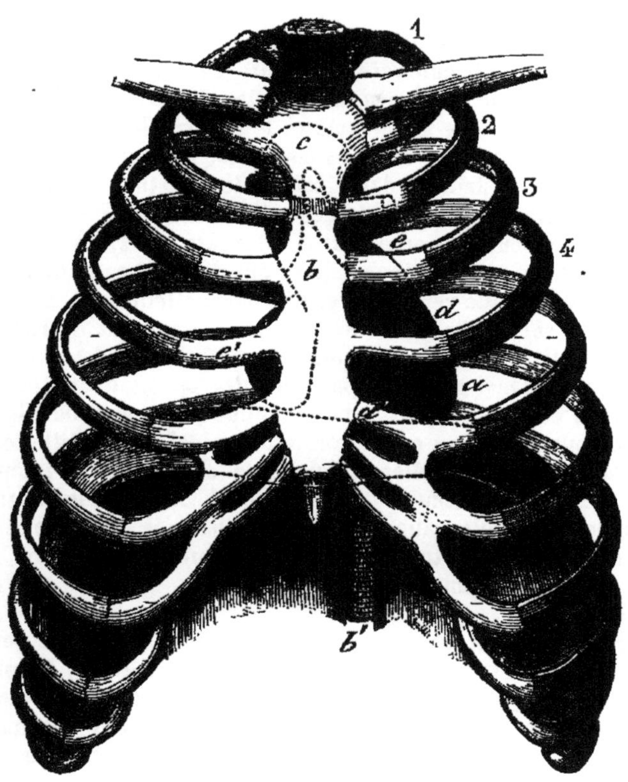

FIG. 34. — Rapports du cœur avec la cage thoracique (Racle).

1, 2, 3, 4. Ces numéros représentent les côtes.
a. Pointe du cœur correspondant au quatrième espace intercostal, c'est-à-
   dire à l'espace placé entre la quatrième et la cinquième côte, mais
   beaucoup plus près de la cinquième.
b. Origine de l'aorte derrière la portion du sternum qui correspond aux
   troisièmes cartilages costaux. b' aorte abdominale.
c. Crosse de l'aorte (malgré le peu de finesse de cette gravure on voit que
   le sommet de cette crosse n'atteint pas le bord supérieur du sternum.
d. Ventricule gauche, d' ventricule droit.
e. Oreillette gauche, c' oreillette droite.

(1) La veine cave supérieure lui apporte le sang veineux de la partie
sus-diaphragmatique du corps, la veine cave inférieure lui apporte le sang
veineux de la moitié sous-diaphragmatique du corps, la veine coronaire le
sang qui a nourri le cœur lui-même.

Les ventricules placés au-dessous communiquent avec elles par deux vastes orifices dits auriculo-ventriculaires ; ces orifices sont pourvus de soupapes ou valvules s'ouvrant de haut en bas, c'est-à-dire de l'oreillette vers le ventricule ; elles permettent donc le passage du sang de l'oreillette dans le ventricule, mais s'opposent à son reflux du ventricule vers l'oreillette (celle de droite se nomme *tricuspide,* celle de gauche *mitrale*). De plus chacun des ventricules donne naissance à une artère, le *ventricule droit à l'artère pulmonaire* qui se rend dans les poumons, le *ventricule gauche à l'aorte* qui se distribue dans toutes les parties du corps. Au niveau du point de jonction de ces artères avec leur ventricule se trouvent trois soupapes ou *valvules,* dites *sigmoïdes,* dont la forme rappelle celle du nid de pigeon ; elles s'ouvrent de bas en haut c'est-à-dire du ventricule vers l'artère, elles permettent donc le passage du sang du ventricule vers l'artère, mais s'opposent au reflux du sang de l'artère vers le ventricule.

On peut remarquer que *l'épaisseur des parois* de chacune de ces cavités est en rapport avec l'étendue du trajet qu'elle doit faire parcourir au sang qu'elle projette ; ainsi, les oreillettes ont des parois minces, car elles ne doivent lancer le sang que dans les ventricules. Les ventricules ont des parois beaucoup plus épaisses, surtout le ventricule gauche qui doit pousser le sang dans toutes les parties du corps, tandis que le ventricule droit ne doit l'envoyer que dans les poumons.

Physiologie. — Le cœur bat dans la poitrine, on le sent et on le voit par l'examen de la région précordiale (1). De plus il suffit d'appliquer l'oreille en cet endroit pour entendre très-distinctement des bruits (tic-tac du cœur) accompagnant ces mouvements. Nous étudierons donc : A. *Les mouvements du cœur.* — B. *Les bruits du cœur.*

A. **Mouvements du cœur.** — Les deux oreillettes se contractent ensemble ; il en est de même des ventricules, leur contraction porte le nom de *systole* (συστέλλειν, resserrer) leur dilatation ou relâchement celui de *diastole* (διαστέλλειν, dilater); quand on parle de la systole du cœur on n'a en vue que la contraction des ventricules.

Une révolution complète du cœur comprend une contraction des oreillettes, une contraction des ventricules et les instants de repos qui les séparent ; on peut la représenter ainsi : nous mettons

(1) On peut d'ailleurs s'en assurer *de visu* en ouvrant la poitrine à un animal.

en regard les résultats fournis par l'auscultation dans ce même temps :

AUSCULTATION

1° Contraction simultanée des deux oreillettes.. Silence.
2° Petit instant de repos..................... Silence.
3° Contraction simultanée des deux ventricules
   (premier temps)...................... Premier bruit (ayant
                                          son maximum à la
                                          pointe du cœur).

4° Repos un peu prolongé (deuxième temps).... Deuxième bruit (ayant
                                              son maximum à la
                                              base du cœur).

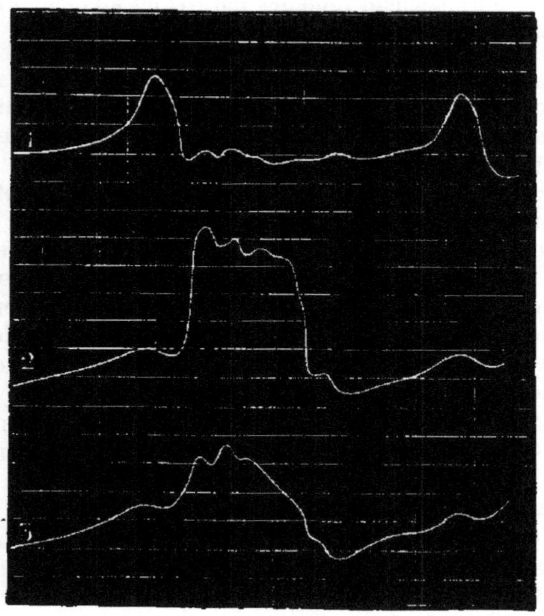

Fig. 35. — Révolution complète du cœur dont le tracé graphique a été obtenu avec le cardiographe de Chauveau et Marey. — Ces trois courbes sont obtenues simultanément.

Le n° 1 donne le tracé de l'oreillette.
Le n° 2 donne le tracé du ventricule.
Le n° 3 donne le tracé du choc précordial.

N° 1. *Tracé de l'oreillette.* — Les deux grands mamelons sont dus à un excès de pression, et ils correspondent à la systole auriculaire ; dans l'intervalle qui les sépare, la ligne s'abaisse, car l'oreillette est au repos, mais elle présente, surtout au début, des élévations très-légères dues à l'arrivée

Ces faits, découverts par Harvey, ont été vivement attaqués. C'est à Marey et Chauveau que l'on en doit la démonstration mathématique ; elle s'obtient à l'aide d'un instrument dit cardiographe qui permet au cœur de tracer lui-même sur le papier les divers mouvements dont il est le siége, leur étenduc, leur ordre de succession, leur durée relative, etc.

L'explication de la figure suffit pour le démontrer.

Au moment de la contraction des ventricules, le cœur frappe la paroi thoracique, c'est le *choc précordial ;* on a cherché à l'expliquer de plusieurs façons et, sans entrer dans des détails qui seraient ici superflus, disons qu'on l'attribue aujourd'hui à un contact plus énergique et plus prolongé du cœur et de la paroi résultant du durcissement subit des ventricules au moment où ils se contractent.

B. **Bruits du cœur**. — Lorsqu'on applique l'oreille sur la région précordiale, on entend deux bruits qui se succèdent presque sans interruption (c'est-à-dire ne sont séparés que par un silence très-court) et qui sont suivis d'un instant de silence.

Le premier bruit du cœur est sourd, prolongé, profond, car avant d'arriver à l'oreille il doit parcourir un assez long trajet ; il a son maximum à la pointe du cœur, c'est-à-dire au-dessous du mamelon et un peu en dehors (on se rappellera que le cœur étant obliquement couché sur le diaphragme, les bruits normaux et pathologiques qui se passent au niveau des orifices auriculo-ventriculaires, s'entendent surtout à la pointe), il coïncide avec le choc précordial, la systole ventriculaire et le pouls, et *il est dû au claquement des valvules auriculo-ventriculaires* qui se redressent brusquement pour s'opposer au reflux du sang dans l'oreillette.

Le deuxième bruit du cœur est plus clair, plus bref, plus superficiel et se prolonge dans les artères, il a son maximum à la base du cœur, c'est-à-dire sur la partie latérale droite du sternum au niveau de l'articulation de la deuxième côte droite, c'est-à-dire au niveau même du foyer de sa production, il coïncide avec le

---

du sang ; lorsque l'oreillette distendue se contracte, le second mamelon se dessine.

N° 2. *Tracé du ventricule.* — Le mamelon est à la fois brusque et très-considérable, il correspond à la systole ventriculaire ; or ce tracé démontre d'une façon irréfutable que la systole ventriculaire commence précisément au moment où la systole de l'oreillette se termine.

N° 3. *Choc de la pointe.* — Le mamelon correspond à l'augmentation de pression contre les parois thoraciques, on voit qu'il coïncide avec la systole ventriculaire.

moment de repos des ventricules et il est dû *au claquement des valvules sigmoïdes* qui s'abaissent brusquement sous l'influence de la pression du sang renfermé dans les artères, s'opposant ainsi à son

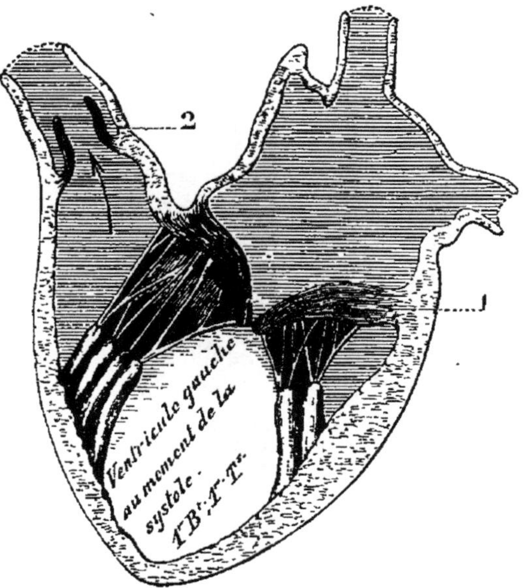

Fig. 36. — Figure schématique destinée à montrer l'état des valvules pendant la systole ventriculaire, c'est-à-dire pendant le premier temps de la révolution cardiaque.

1. Les valvules auriculo-ventriculaires se soulèvent et s'appliquent l'une contre l'autre (bien plus encore que ne le montre la figure), pour s'opposer au reflux du sang vers l'oreillette. C'est leur claquement qui produit le premier bruit du cœur, surtout perceptible au dessous du mamelon gauche, c'est-à-dire au niveau de la pointe du cœur.

2. Valvules sigmoïdes, placées à l'entrée de l'aorte et soulevées, au moment de la systole ventriculaire, par l'ondée sanguine que le ventricule projette dans l'aorte.

retour dans les ventricules qui viennent de le lancer dans le système artériel (1).

(1) On sait que les artères sont élastiques ; lors donc que les ventricules se contractent, elles reçoivent aisément l'ondée sanguine projetée dans leur cavité (et qui vient s'ajouter au sang qu'elles renferment déjà); mais lorsque la contraction des ventricules cesse, les artères reviennent sur elles-mêmes et chassent le sang en deux sens, vers les capillaires et vers le cœur. Or colonne de retour qui se dirige vers le cœur abaisse les valvules sigmoïde qui s'opposent à la régurgitation du sang dans le cœur (c'est leur claque-

Les bruits du cœur s'entendent mieux chez les personnes maigres, que chez les gens chargés d'embonpoint : ils s'entendent assez
loin du foyer de leur production. On peut les distinguer non-seule-

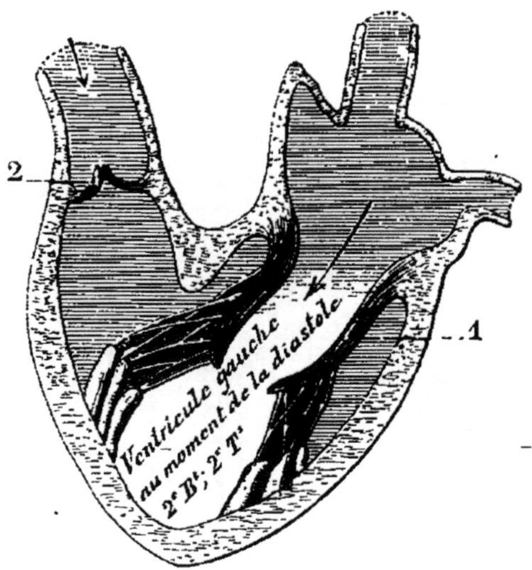

FIG. 37. — Figure schématique destinée à montrer l'état des valvules pendant la diastole ventriculaire, c'est-à-dire pendant le deuxième temps de la
révolution cardiaque.

1. Les valvules auriculo-ventriculaires s'abaissent et s'écartent sous l'influence de la colonne sanguine que les oreillettes lancent dans les ventricules.
2. Valvules sigmoïdes s'abaissant et se juxtaposant sous l'influence de la
réaction élastique des artères qui, distendues par le sang au moment de la
systole ventriculaire, reviennent sur elles-mêmes dès que cette systole a
cessé, c'est-à-dire dès que la diastole commence. C'est leur claquement
qui produit le deuxième bruit dont le maximum se fait entendre au niveau
de la base du cœur.

ment dans tout le côté gauche de la poitrine, mais encore à droite ;
enfin leur énergie et leur fréquence s'accroît par un exercice violent.

Leur fréquence, sujette à d'assez nombreuses variations individuelles, est d'environ 60 révolutions par minute ; elle est plus

ment qui produit le deuxième bruit du cœur). Toute l'élasticité des artères
travaille donc à pousser le sang vers les capillaires, et elle a l'avantage de
transformer la marche saccadée de l'ondée sanguine lancée par le cœur en
une progression continue.

grande chez la femme et surtout chez les enfants nouveau-nés, dont le pouls bat de 120 à 130 pulsations à la minute.

État pathologique.

Dans l'état pathologique les divers caractères que nous venons d'exposer peuvent être altérés, de plus, le fonctionnement de tous nos organes se trouvant étroitement subordonné à la régularité des fonctions cardiaques, les maladies du cœur engendrent de proche en proche des désordres éloignés et multiples, à moins que, par d'heureuses circonstances, le cœur n'éprouve lui-même des changements de structure et d'énergie propres à corriger ou à compenser les troubles hydrauliques consécutifs à l'altération de l'une de ses parties.

L'examen d'un cœur malade comprend donc l'appréciation :

A. **Des signes locaux et directs de son altération**. (Signes fournis par l'inspection, la palpation, la percussion et l'auscultation de la région précordiale.)

B. **Des signes généraux ou éloignés.**

C. **Des phénomènes de compensation** (1).

D. Nous terminerons par un exposé succinct **des caractères propres à chacune des lésions cardiaques.**

---

(1) On peut, avec Traube, diviser au point de vue de leurs rapports avec l'organisme, les lésions du cœur en trois groupes :

1° *Les unes sont indifférentes*, c'est-à-dire n'apportent aucune entrave à la circulation (plaques laiteuses du péricarde, épaississement de l'endocarde disposées de façon à ne point gêner l'occlusion parfaite des valvules).

2° *Les autres sont nuisibles*, ce sont de beaucoup les plus fréquentes ; elles entravent l'action régulière du cœur et gênent la progression du sang, soit par des obstacles (lésions des valvules s'opposant à leur occlusion), soit par une insuffisance motrice du muscle cardiaque (myocardite, atrophie, dégénérescence graisseuse).

3° *Les autres sont salutaires*, car elles compensent les inconvénients précédents et rétablissent l'équilibre rompu de la circulation (hypertrophie et dilatation de certaines cavités du cœur).

SIGNES FOURNIS PAR L'EXAMEN DE LA RÉGION PRÉCORDIALE DANS LES MALADIES DU CŒUR.

I. — Signes fournis par l'inspection.

Voussure précordiale.
Dépression précordiale.
Modifications dans le choc de la pointe.

II. — Signes fournis par la palpation.

Changement de siége de la pointe.
Sensation de frottement.
Frémissement cataire.
Cardiographie.

III. — Signes fournis par la percussion.

Augmentation de la matité précordiale.
Diminution de la matité précordiale.

IV. — Signes fournis par l'auscultation.

1° Altération de siége des bruits du cœur.
2° Altération d'intensité.
3° Altération de rhythme.
4° Altération de timbre.
5° *Altération par bruits anormaux.*

Bruits de frottement.

Bruits de souffle, de râpe, de lime, de scie, etc.

Souffle à la pointe..	Présystolique.......	Rétrécissement mitral.
	Systolique..........	Insuffisance mitrale.
	Souffle prolongé de la pointe...........	Rétrécissement et insuffisance mitrale.
Souffle à la base....	Au 1er temps (systolique).............	Anémie ou rétrécissement aortique.
	Au 2e temps........	Insuffisance aortique.
	Au 1er et au 2e temps.	Rétrécissement et insuffisance aortique.

CONSÉQUENCES MÉCANIQUES ET VITALES DES LÉSIONS CARDIAQUES.

Gêne de la circulation de la veine cave inférieure.	Œdème des membres inférieurs, du scrotum, etc. Ascite. Cirrhose hépatique. Cirrhose rénale. — Albuminurie.
Gêne de la circulation de la veine cave supérieure.	Œdème de la moitié supérieure du corps. Pouls veineux. Congestion cérébrale.
Gêne de la circulation de l'artère et des veines pulmonaires.	Œdème du poumon. Catarrhe bronchique. Apoplexie pulmonaire (1).

PHÉNOMÈNES DE COMPENSATION.

Hyperthrophie et dilatation des cavités du cœur.

SYMPTOMES DIVERS.

Douleur précordiale.
Palpitations de cœur.
Cachexie cardiaque.
Asystolie.

A. — SIGNES LOCAUX DES MALADIES DU CŒUR.

Pour examiner le cœur il faut se placer à gauche du malade ; celui-ci est au lit, la tête élevée par des oreillers, la poitrine découverte, si les battements du cœur sont trop tumultueux on peut administrer un peu de digitale et renvoyer l'examen à quelques jours : on procède alors à l'inspection, la palpation, la percussion et l'auscultation de la région précordiale.

I. — Signes fournis par l'inspection.

L'inspection révèle parfois l'existence : 1° d'une **voussure précordiale**, c'est-à-dire d'une saillie plus ou moins pro-

(1) La gêne de la circulation de la veine coronaire peut donner lieu à un épanchement séreux dans le péricarde (hydro-péricarde).

noncée occupant le bord gauche du sternum et formée par le refoulement de la paroi thoracique.

Cette voussure précordiale ne sera confondue ni avec une déformation rachitique, car celle-ci coexiste avec une déviation vertébrale et d'autres déformations, ni avec une dilatation emphysémateuse, car celle-ci est symétrique et occupe le creux sous-claviculaire, ni avec un anévrysme de l'aorte qui détermine une voussure à droite du sternum, ni enfin avec la dilatation de tout un côté du thorax produite par un épanchement pleurétique.

Or la voussure précordiale indique soit une *hypertrophie du cœur*, et alors elle est permanente, soit un *épanchement péricardique*, et alors elle peut disparaître rapidement.

2° D'une **dépression de la région précordiale**. — Cette dépression est très-rare, elle se rattache à l'adhérence du cœur au péricarde (symphyse cardiaque), elle se produit par le même mécanisme que la dépression d'un côté de la poitrine à la suite de pleurésie (1).

3° D'une **modification dans le choc de la pointe du cœur**. Ces modifications seront étudiées dans l'article consacré à la palpation.

4° Des *battements épigastriques*, les uns normaux se rattachent à l'impulsion du cœur, peut-être sont-ils plus énergiques dans le cas de dilatation des cavités droites du cœur ou d'adhérence du péricarde.

II. — Signes fournis par la palpation.

Changement de siége de la pointe. — La pointe du cœur peut battre dans le cinquième, sixième et même septième espace intercostal en débordant de plus en plus en dehors le mamelon ; cela indique que le cœur s'est hypertrophié et qu'il s'est couché dans le sens transversal, souvent alors le

---

(1) On observe parfois une dépression rhythmique coïncidant avec la systole et indiquant une adhérence du cœur avec le péricarde et de celui-ci avec la plèvre.

choc de la pointe est perçu dans une étendue double ou triple de celle qu'il occupe ordinairement.

La palpation permet de percevoir, souvent aussi bien que l'auscultation, les changements dans le rhythme des pulsations cardiaques, elle révèle surtout les *changements dans la force de ses contractions ;* elle peut être exagérée : ainsi un cœur hypertrophié frappe la main comme le ferait un coup de marteau, soulève la tête de celui qui ausculte ; par contre, la force des contractions peut être diminuée, c'est là un des signes les plus importants de l'asystolie.

La palpation fait encore éprouver une sensation de *frottements* ou de *frou-frou* dans le cas de péricardite avec fausses membranes, et un *frémissement cataire* (1), dans les cas où les valvules, incrustées de sels calcaires, impriment à la colonne sanguine une vibration anormale.

Cardiographie. — Marey a imaginé un instrument qui permet de recueillir et d'enregistrer le choc du cœur avec une précision bien autrement grande que la palpation ; mais ce mode d'investigation est encore à l'étude et jusqu'à présent il n'a conduit à aucun résultat positif.

III. Signes fournis par la percussion.

Nous avons vu que la présence du cœur se révèle normalement par une matité (jamais absolue) de 3 à 4 centimètres carrés, située à gauche du sternum vers la troisième et la quatrième côte gauche (voir la figure).

Or, la matité précordiale peut être :

1° **Augmentée,** ce qui tient, soit à un épanchement péricardique, soit à une hypertrophie avec dilatation des cavités, à des caillots sanguins, etc.

S'agit-il d'un *épanchement péricardique,* la matité est absolue, pyriforme, survenue en quelques jours, la pointe cesse de toucher la paroi, ou bien, si elle la touche, elle bat plus haut que la limite inférieure de la matité (Gubler).

(1) C'est-à-dire une sensation comparable à celle qu'on éprouve en appliquant la main sur le dos d'un chat pendant qu'il fait *ronron* (M. Raynaud).

S'agit-il d'une *hypertrophie*, la matité, moins nette, moins absolue, est plus étendue dans le sens transversal ; elle est survenue d'une façon progressive, le doigt qui percute

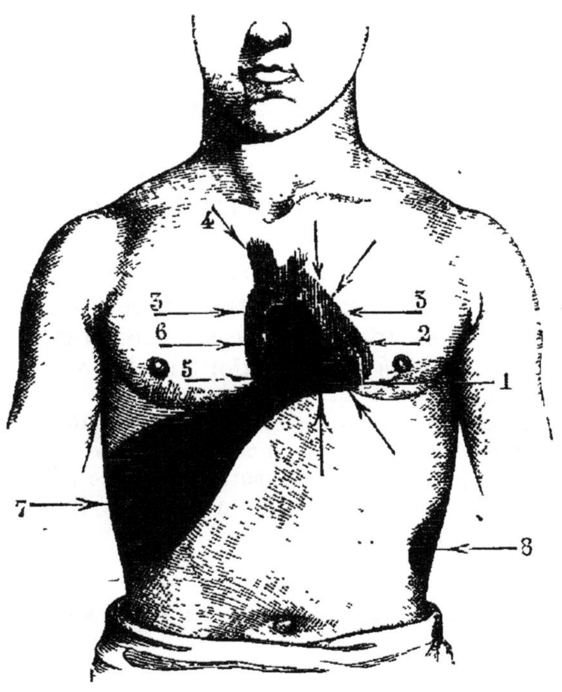

Fig. 38. — Figure destinée à montrer les résultats de la percussion du cœur.

Les parties noires donnent une matité absolue (on voit ainsi que la matité du cœur se continue avec celle du foie), les parties demi-noires donnent de la submatité.
Les flèches indiquent le sens dans lequel doit être dirigée la percussion.
1. Pointe du cœur. — 2. Région du ventricule. — 3, 3. Origine de l'aorte et de l'artère pulmonaire. — 4. Aorte s'élevant sur le bord droit du sternum. — 5. Oreillette droite. — 7. Foie. — 8. Rate.

éprouve la sensation d'une grande résistance, la pointe bat au niveau de la limite inférieure de la matité et elle est en général facile à sentir (1).

(1) Un anévrysme de la crosse de l'aorte augmente l'étendue de la matité précordiale, mais du côté droit du sternum, le frémissement, les bruits de souffle, etc., révèlent la nature de la tumeur.

2° **Diminuée**, ce qui tient à l'interposition entre le cœur et la paroi thoracique d'une lame de poumon emphysémateux.

IV. Signes fournis par l'auscultation.

1° **Altérations de siége**. — Les bruits du cœur, au lieu d'avoir leur maximum d'intensité dans les régions habituelles, peuvent être *abaissés* par le fait d'une hypertrophie cardiaque ou de la présence d'une tumeur au niveau de la base du cœur, *élevés* par le fait du refoulement du dia-phragme, *déviés* à droite ou à gauche par un épanchement dans la plèvre (1).

2° **Altérations d'intensité**. — Les bruits du cœur peuvent être *affaiblis* par une hypertrophie, une atrophie de cet organe, par un épanchement péricardique, un emphysème pulmonaire. Ils peuvent être *exagérés* par une hypertrophie, par des palpitations, une induration des parois du cœur.

3° **Altérations de rhythme**. — Les bruits du cœur sont *accélérés* dans les fièvres, les palpitations *simples* ou *liées* à des altérations organiques, ils sont, au contraire, *ralentis* par l'action de la digitale, la dégénérescence du cœur, etc.

Ils sont *irréguliers* ou *intermittents* ; ces désordres n'ont par eux-mêmes aucune signification bien précise, cependant ils indiquent souvent une altération organique du cœur. Le *nombre* des bruits peut être modifié ; tantôt on n'en entend qu'*un seul*, l'autre bruit manque ou il est remplacé par un bruit anomal ; tantôt on en entend *trois* et même *quatre*, ce qui tient à un défaut de synchronisme

____

(1) Les difformités rachitiques du thorax changent souvent la place du cœur.

De ces diverses altérations de siége les plus importantes sont les *dévia-tions latérales* liées aux *épanchements pleurétiques*, car elles constituent une indication pressante à la thoracocentèse, le déplacement du cœur pouvant entraîner une syncope mortelle.

dans les mouvements du cœur droit et du cœur gauche(1).

Bruits anormaux.

Les bruits anormaux que l'on peut entendre dans la région précordiale se divisent en deux groupes :

A. Les uns se produisent *en dehors du cœur*, entre lui et le péricarde, ce sont des *bruits de frottement.*

B. Les autres se forment dans les cavités même du cœur, ce sont des *bruits de souffle.*

A. Bruits de frottement. — Ils présentent divers caractères que l'on a comparés à un frôlement, au bruit du cuir neuf, à un raclement ; ces bruits sont notablement renforcés par une pression exercée avec le stéthoscope ou la tête sur la région précordiale, ils coïncident fréquemment avec le frémissement vibratoire et indiquent une *péricardite sèche ou avec fausses membranes ;* leurs variétés sont en rapport avec le degré de rugosité des surfaces du péricarde (2).

(1) Le triple bruit résulte souvent du dédoublement du deuxième bruit normal ; il présente le rhythme du marteau qui, après avoir frappé l'enclume, rebondit et retombe immobile (Bouillaud) ou celui du galop du cheval (*bruit de galop, de rappel,* etc...) ; en général il se rattache au rétrécissement mitral, car le ventricule gauche se remplit moins que son congénère, se contracte moins que lui et lance par conséquent moins de sang dans l'aorte ; il en résulte que le choc en retour du sang, c'est-à-dire l'abaissement des valvules sigmoïdes se fait plus vite dans l'aorte que dans l'artère pulmonaire, etc.

Potain a appelé l'attention sur le *dédoublement physiologique des bruits du cœur ;* ces dédoublements se rattachent à un défaut de synchronisme entre le claquement des valvules homologues des deux cœurs, chacune d'elles produit alors un bruit isolé.

Si les valvules sigmoïdes de l'aorte et de l'artère pulmonaire ne s'abaissent pas ensemble, le deuxième bruit est dédoublé, etc... Ces dédoublements peuvent être sous la dépendance de la respiration, mais on ignore pourquoi ils se produisent chez certains sujets et non chez d'autres.

(2) Il est à peine besoin d'ajouter que le frottement péricardique se rattache aux mouvements du cœur qui font glisser les deux feuillets du péricarde l'un sur l'autre ; il ne peut donc se produire qu'en l'absence d'un épanchement, car celui-ci éloignant les deux feuillets empêche leur frottement.

B. Bruit de souffle. — Le bruit de souffle est de beaucoup le plus fréquent des bruits anormaux du cœur, il présente de nombreuses variétés relatives, 1° à son *siége :* car il se fait entendre, tantôt au niveau de la pointe du cœur, tantôt au niveau de sa base ; il coïncide avec le premier ou avec le deuxième bruit normal ou avec tous les deux ; 2° à son *étendue :* tantôt il est circonscrit dans une partie limitée de la région précordiale, tantôt il se fait entendre au loin et se prolonge dans les artères ; 3° à sa *durée :* il est court ou prolongé ; 4° à son *intensité*, tantôt il est doux, soufflant, en jet de vapeur, tantôt il est rude au point d'imiter le bruit de la scie, de la râpe, il peut même prendre un timbre musical et imiter un piaulement.

Causes physiques. — Le bruit de souffle se rattache, soit à un excès dans le frottement du sang au niveau des orifices qu'il traverse, soit au rétrécissement de ces orifices et à la formation d'une veine fluide produite par le passage d'une ondée liquide d'un point rétréci dans un point élargi (Marey, Chauveau), parfois à une diminution du nombre des globules du sang (1).

Pathogénie. — On peut diviser en trois groupes les maladies qui donnent lieu à la production du bruit de souffle.

1er groupe. — *Lésions organiques du cœur* ayant pour effet de gêner le passage du sang au niveau des orifices auriculo-ventriculaires ou des orifices artériels, ou encore de permettre le retour du sang dans la cavité qu'il vient de quitter : ces troubles sont habituellement la conséquence de l'*endocardite chronique* qui épaissit les valvules, les surcharge de fausses membranes, les fait adhérer, soit entre elles, soit avec les parois des ventricules ou des artères, les ulcères, etc., toutes circonstances qui empêchent ces voiles membraneux de remplir convenablement leur rôle de soupape : dans d'autres cas, c'est sous l'influence de la *sénilité* que les valvules perdant leur souplesse, s'incrus-

____

(1) Le mécanisme des bruits normaux et des souffles est complétement différent ; les premiers résultent du claquement des valvules, ce sont des bruits *solidiens ;* les autres sont engendrés par un obstacle au cours du sang, ce sont des bruits *liquidiens.*

tent de concrétions calcaires, etc., plus rarement les valvules sont saines, mais l'orifice s'étant dilaté, elles ne peuvent plus le clore complétement (dilatation de l'orifice aortique par un anévrysme de l'aorte, etc.) (1).

2e groupe. — *Altération du sang;* surtout la chloro-anémie simple ou consécutive à des hémorrhagies, à des cachexies, à la grossesse, etc. (2).

3e Groupe. — *Névroses.* — Le bruit de souffle s'entend parfois chez les hystériques, les hypochondriaques, chez les gens atteints de palpitations simples (3).

Diagnostic. — Il doit répondre à trois questions :

1° Le bruit anormal se passe-t-il dans le cœur ou en dehors de lui?

2° S'il se passe dans le cœur, est-il ou non l'indice d'une lésion organique de cet organe?

3° S'il est de nature organique, où siége la lésion et quelle est sa nature?

A. *Le bruit anormal se passe-t-il dans le cœur ou en dehors de lui* (4)? — Les frottements péricardiques et les souffles cardiaques se distinguent par plusieurs caractères :

1° Les bruits cardiaques sont généralement doux, soufflants, en jet de vapeur; ceux du péricarde ont un timbre plus rude, comparable au bruit du cuir neuf.

2° Les frottements précardiques sont plus clairs et plus superficiels que les souffles cardiaques.

3° Ils s'exagèrent par la pression du stéthoscope, l'inclinaison du tronc en avant, ce qui ne modifie pas les souffles cardiaques.

4° Les frottements ont souvent leur maximum d'intensité vers la partie moyenne de la région précordiale et non au niveau de la base ou de la pointe comme les souffles.

(1) La communication anormale des deux cœurs, la présence de caillots sanguins dans ses cavités peuvent aussi donner lieu à des bruits de souffle.

(2) On attribue ce souffle à la diminution des globules rouges du sang.

(3) Faut-il l'attribuer à un trouble dans l'innervation cardiaque ou plutôt a l'anémie qui accompagne fréquemment ces divers états morbides.

(4) Rappelons que l'on donne le nom de bruits de souffle à ceux qui se passent dans le cœur, et de bruits de frottement à ceux qui se passent entre les feuillets du péricarde.

5° Les premiers restent circonscrits dans la région précordiale, les souffles aortiques se prolongent dans ce vaisseau.

6° Les frottements péricardiques peuvent disparaître d'un moment à l'autre, ce qui n'a pas lieu pour les souffles cardiaques (1).

B. *Le bruit de souffle reconnu, se rattache-t-il à une lésion organique du cœur ou bien est-il simplement de nature anémique?*

1° Les souffles organiques sont en général rudes, les souffles anémiques sont au contraire très-doux (2).

2° Les souffles organiques peuvent se rencontrer au premier ou au deuxième temps, avoir leur maximum à la pointe ou à la base, tandis que les *souffles anémiques ne se font entendre qu'au premier temps et à la base.*

3° Les premiers, une fois établis, persistent des mois et des années et prennent souvent un timbre de plus en plus rude, les seconds sont d'ordinaire intermittents, passagers et conservent leur caractère de douceur.

4° Les premiers s'accompagnent des autres signes de maladie du cœur (voussure, frémissement, hypertrophie, œdème, ils s'entendent chez des gens ayant eu des rhumatismes), tandis que les souffles inorganiques s'observent chez des gens qui présentent tous les caractères de l'anémie.

C. *Le souffle étant reconnu de nature organique, il s'agit de préciser le siége et la nature de la lésion organique.* — On sait que les endocardites sont le point de départ ordinaire des maladies organiques du cœur; elles les

---

(1) On ne confondra pas un frottement péricardique avec un frottement pleurétique qui se rattacherait à une inflammation sèche de cette partie de la plèvre qui recouvre le péricarde, car les frottements pleurétiques coïncident avec les mouvements de la respiration, ceux du péricarde avec les contractions cardiaques; faites suspendre la respiration, vous continuerez à entendre les bruits de frottement s'il s'agit d'une péricardite; vous ne les entendrez plus s'il s'agit d'une pleurésie.

(2) Il faut pourtant remarquer que, d'une part, les souffles organiques peuvent être très-doux, surtout lorsque la lésion valvulaire est encore récente, que les produits inflammatoires ne se sont pas indurés et que, d'une autre part, les souffles anémiques peuvent présenter un remarquable caractère de rudesse. Aussi est-ce moins sur un seul signe que sur l'ensemble des signes locaux et généraux que l'on établira le diagnostic.

provoquent en altérant les valvules et en les rendant impropres à remplir convenablement leur rôle de soupape.

On sait que les valvules doivent : 1° *s'ouvrir largement* pour permettre le passage facile du sang d'une cavité dans l'autre.

2° Se *fermer exactement* pour s'opposer au retour du sang dans la cavité qu'il vient de quitter.

Or, les valvules altérées peuvent : 1° gêner le passage du sang d'une cavité dans l'autre, par conséquent *rétrécir* l'orifice.

2° Permettre le retour du sang dans la cavité qu'il vient de quitter, c'est ce qu'on nomme *insuffisance.*

3° Souvent la valvule immobile et infiltrée de sels calcaires, etc., détermine à la fois les deux troubles fonctionnels précédents, auquel cas il y a, à la fois, *rétrécissement et insuffisance.*

Ces lésions ne s'observent que dans le *cœur gauche ;* il n'y a jamais de dépôts calcaires ou plastiques dans le cœur droit, ses altérations sont consécutives à celles du cœur gauche, ou bien elles sont engendrées par des lésions pulmonaires chroniques ; elles sont parfois congénitales.

Un bruit de souffle organique indique donc le rétrécissement ou l'insuffisance des orifices auriculo-ventriculaires ou aortique.

Il s'agit maintenant de déterminer lequel de ces deux orifices est malade et en quoi consiste sa lésion, en un rétrécissement ou en une insuffisance?

Le bruit de souffle a-t-il son maximum à la base du cœur, il indique une altération de l'orifice aortique,

A-t-il son maximum à la pointe, il indique une altération de l'orifice auriculo-ventriculaire.

L'orifice malade ainsi reconnu, il faut déterminer s'il est atteint d'insuffisance, de rétrécissement ou de ces deux lésions réunies.

Pour cela nous allons étudier :

A. *Le bruit de souffle à la pointe.*

B. *Le bruit de souffle à la base.*

A. Bruit de souffle à la pointe. — Recherchez s'il précède la systole ventriculaire (1er temps ou 1er bruit) ou s'il coïncide avec elle.

1° Précède-t-il la systole, c'est-à-dire est-il présystolique, il se produit au moment où le sang passe de l'oreillette vers le ventricule et il indique que ce passage ne s'effectue pas librement ; *le souffle présystolique de la pointe indique donc un rétrécissement de l'orifice mitral.*

2° Accompagne-t-il la systole, il se produit au moment où, sous l'influence de la contraction ventriculaire, la valvule mitrale se ferme pour empêcher le retour du sang dans l'oreillette (c'est-à-dire au moment du 1er temps ou du 1er bruit) ; il indique que la valvule mitrale ne se ferme pas exactement et permet le retour d'une certaine quantité de sang dans l'oreillette ; *le souffle systolique de la pointe indique donc une insuffisance mitrale.*

3° Si vous entendez à la pointe un souffle prolongé (à la fois présystolique et systolique), c'est que les deux lésions précédentes sont réunies ; *le souffle prolongé de la pointe indique donc un rétrécissement avec insuffisance mitrale* (c'est le cas le plus fréquent).

B. Bruit de souffle à la base. — Le bruit de souffle organique à la base indique une lésion de l'orifice aortique ; recherchez s'il coïncide avec la systole ventriculaire (1er bruit) ou s'il la suit (2e bruit).

1° Coïncide-t-il avec la systole, c'est-à-dire a-t-il lieu au 1er temps, il se produit au moment où le sang passe du ventricule dans l'aorte, et il indique que ce passage ne s'effectue pas librement ; *le souffle au 1er temps et à la base indique donc un rétrécissement aortique* (1).

2° Suit-il la systole, c'est-à-dire a-t-il lieu au 2e temps, il se produit au moment où, sous l'influence de la réaction élastique des artères, le sang revient sur les valvules sigmoïdes et les abaisse en déterminant leur claquement, c'est-à-dire le 2e bruit ; sa production indique que les valvules sigmoïdes ne se ferment plus exactement et permettent le

(1) Rappelons que le bruit de souffle au premier temps et à la base est bien plus souvent *anémique* qu'organique.

retour d'une certaine quantité de sang dans le ventricule ; *le souffle au 2ᵉ temps et à la base indique donc une insuffisance aortique.*

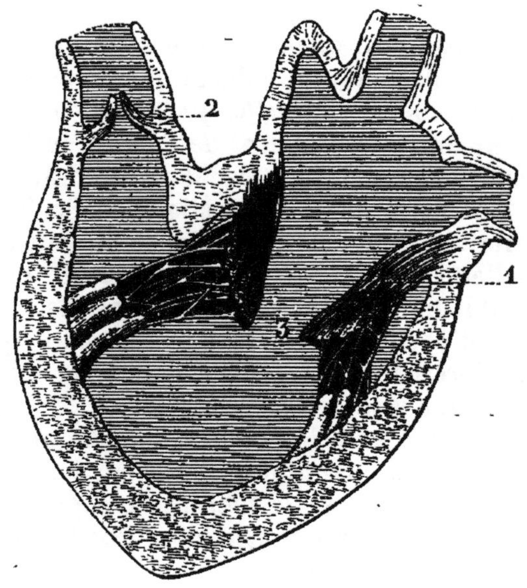

FIG. 59. — Figure schématique destinée à montrer un *rétrécissement avec insuffisance* de l'orifice auriculo-ventriculaire gauche (orifice mitral).

1. Valvule mitrale, épaissie, incrustée de sels calcaires et devenue immobile. Cet état de la valvule gêne le passage du sang de l'oreillette dans le ventricule et permet son reflux du ventricule dans l'oreillette. — 2. Valvules sigmoïdes. — 3. Orifice mitral rétréci et toujours béant.

3° Le double bruit de souffle à la base (au 1ᵉʳ et au 2ᵉ temps) indique le rétrécissement et l'insuffisance de l'orifice aortique (1).

L'altération appartient-elle au cœur gauche ou au cœur droit ? — Nous avons vu que dans l'immense majorité des cas elle appartient au cœur gauche (2).

(1) Les bruits de la base se prolongent habituellement sur le trajet de l'aorte.

(2) Nous verrons plus loin que si les lésions organiques du cœur débutent presque constamment par le ventricule gauche, elles finissent par entraver la circulation du cœur droit au point de dilater ses cavités et ses orifices, et de rendre ainsi ses valvules insuffisantes.

Voici d'ailleurs les caractères qui les distinguent : 1º les lésions du cœur gauche donnent lieu à des souffles dont le maximum d'intensité se trouve plus à gauche que les bruits de souffle produits par les lésions du cœur droit (1).

2º Les lésions du cœur gauche modifient les caractères du pouls (artériel), celles du cœur droit troublent la circulation veineuse, donnent lieu aux congestions, aux œdèmes, au pouls veineux, etc.

Bruits de râpe, de lime, bruits musicaux, bruit de piaulement, etc. — Les bruits anomaux engendrés par des lésions valvulaires ne sont pas toujours de véritables souffles en jet de vapeur; ils peuvent prendre un timbre rude, musical, imiter le bruit de piaulement, etc. Le mécanisme de leur production est le même (2); ils indiquent, d'une part, que les valvules sont incrustées de sels calcaires qu'elles sont ossifiées, que les orifices sont rétrécis et, d'une autre part, que les parois du cœur sont hypertrophiées et projettent avec force le sang à travers l'orifice rétréci (3).

CONSÉQUENCES MÉCANIQUES ET VITALES DES LÉSIONS CARDIAQUES.

Les cavités et les valvules du cœur étant disposées de manière à imprimer au sang une direction déterminée; un trouble quelconque survenu dans le fonctionnement de ces

(1) De plus, s'il existe une lésion valvulaire à gauche et non à droite, on peut, par une auscultation attentive, entendre à gauche le souffle produit par la lésion, tandis qu'à droite on entendra le bruit normal produit par le claquement régulier des valvules du cœur droit et *vice versa*.

(2) Ils sont plutôt en rapport avec des rétrécissements qu'avec des insuffisances.

(3) Enfin il vous arrivera, assez souvent même, d'entendre des bruits de souffle dans le cœur de personnes qui cependant ne présentent aucun trouble circulatoire; vous pourrez assurément en conclure que la lésion est compensée, cependant n'oublions pas que plusieurs circonstances, telles que légers épaississements d'une valvule, etc., peuvent produire un souffle sans que les phénomènes hydrauliques du cœur soient compromis le moins du monde.

valvules suffit pour altérer cette marche à laquelle est subordonnée la régularité de la circulation et, par suite, de la nutrition de toutes les parties de notre organisme ; de plus, la solidarité qui unit les diverses parties de l'appareil circulatoire est telle que l'altération d'un seul de ces rouages entraîne des désordres qui s'étendent de proche en proche jusqu'aux parties extrêmes du système.

C'est cet enchaînement que nous allons étudier ; il nous fera connaître le mécanisme des nombreux troubles fonctionnels engendrés par les lésions cardiaques, la manière dont ces désordres deviennent mortels (*cachexie cardiaque, asystolie*), et, d'une autre part, les modifications subies par l'appareil lui-même pour lutter contre eux et en compenser plus ou moins longtemps les inconvénients.

Règle générale. — Une lésion valvulaire non compensée a pour effet d'élever la pression du sang dans les vaisseaux situés derrière elle (en amont) et de l'abaisser dans les vaisseaux situés au devant d'elle (en aval), ce qui, en définitive, revient à dire que :

Les lésions valvulaires non compensées élèvent la pression dans les veines, l'abaissent dans les artères (1) (Jaccoud). D'une autre part, il est facile de démontrer la solidarité qui unit les diverses parties de l'appareil circulatoire. Prenons pour exemple une *lésion mitrale;* qu'il s'agisse d'un rétrécissement ou d'une insuffisance, le sang est gêné dans son cours ; il s'accumule dans l'oreillette gauche et la dis-

---

(1) Supposons qu'un barrage soit établi sur une rivière, l'eau s'élèvera dans tout le cours de cette rivière située en arrière (en amont) du barrage, ainsi que dans les affluents qui se rendent dans cette partie de son trajet ; elle s'abaissera au contraire dans la partie situé en aval du barrage.

Au lieu d'une rivière, supposez un système de canaux élastiques, ces canaux seront soumis à une forte pression en amont de l'obstacle, tandis que la pression diminuera en aval.

Or, comme par rapport au cœur, les artères sont en aval et les veines en amont, on peut dire qu'une lésion valvulaire abaisse la pression dans les artères et l'élève dans les veines.

Mais, le système circulatoire formant un cercle, l'excès de pression des veines se transmettra au loin, ainsi que nous le disions plus haut, et finira par arriver jusqu'aux artères.

tend ; les veines pulmonaires se dégorgeront plus difficilement dans cette oreillette obstruée ; *le sang stagnera donc dans les capillaires du poumon.*

L'artère pulmonaire, rencontrant les capillaires du poumon gonflés, ne pourra que difficilement y déverser son contenu ; sa propre circulation sera gênée, et, par suite, celle du ventricule droit et de l'oreillette droite. Souvent le ventricule se dilate, et, par suite, la valvule tricuspide devient insuffisante ; le *sang s'accumulera donc dans l'oreillette droite* comme il s'est accumulé dans l'oreillette gauche ; par conséquent, le sang des veines caves et coronaire y aura un accès difficile ; *il stagnera dans ces veines*, sa tension s'accroîtra ; elle augmentera également dans les *capillaires généraux*, et, par suite, dans les divisions de l'aorte qui rencontrent ces capillaires gonflés, dans l'aorte elle-même, et enfin dans le ventricule gauche.

Une lésion mitrale a donc entravé de proche en proche la circulation dans tout son ensemble. Nous eussions pris une lésion de l'orifice aortique ou du cœur droit que nous eussions parcouru tout ce cycle de la même façon.

Nous allons étudier maintenant les désordres engendrés par ces stases sanguines.

Gêne dans la circulation de la veine cave inférieure.

1° Œdème. — Le sang contenu dans la veine cave inférieure se trouvant soumis à une pression anormale, ses parties les plus fluides (sérosité) transsudent à travers les parois des capillaires et s'accumulent dans les mailles du tissu cellulaire.

L'œdème débute par les points où la circulation est la plus difficile, c'est-à-dire par les malléoles ; il ne se manifeste d'abord que le soir, à la suite d'une fatigue, d'une station verticale prolongée, etc., puis il devient permanent et gagne les cuisses, le scrotum, la vulve, les parois abdominales, etc.

C'est d'abord un œdème mou, pâle, sans chaleur, sans

douleur; plus tard, la peau, surdistendue, rougit, s'amincit, s'éraille et laisse écouler de la sérosité (1).

2° Congestions viscérales. — Cirrhoses hépatique et rénale. — Ascite. — L'excès de tension du sang renfermé dans la veine cave inférieure entraîne la stagnation du sang dans les veines hépatiques et la veine rénale.

Or, du moment où la circulation est gênée dans les veines sus-hépatiques, elle ne tarde pas à l'être dans tout le foie et dans le système de la veine porte; il en résulte, du côté du foie, un état congestif (*foie muscade*) et parfois une véritable *cirrhose;* du côté de la veine porte, de l'*ascite*, un état congestif de la muqueuse intestinale, et, par suite, de la dyspepsie, un catarrhe chronique de l'intestin, etc., le gonflement et l'induration de la rate, etc.

Du côté des reins, un état congestif et souvent une véritable sclérose (*rein cardiaque*), une *albuminurie* persistante et parfois des *accidents urémiques*.

Gêne dans la circulation de la veine cave supérieure.

Œdème. — Stases dans les veines du cou. — Pouls veineux. — L'influence si favorable qu'exercent sur la circulation de la veine cave supérieure l'action de la pesanteur et l'aspiration thoracique, nous explique la rareté des œdèmes observés dans son territoire, chez les gens atteints de maladies du cœur (2).

Par contre, l'**examen des veines superficielles du cou** fournit des renseignements d'un assez grand intérêt; on y observe d'abord une *stase simple* et en rapport avec la difficulté qu'éprouve le dégorgement de la veine cave supérieure et de l'oreillette droite; puis *une stase avec oscilla-*

(1) Ces éraillures sont parfois le point de départ d'érysipèle, surtout lorsqu'elles ont été pratiquées avec une lancette; mais elles soulagent beaucoup le patient.

(2) On sait, au contraire, que les œdèmes liés au mal de Bright ont, à leur début, une prédilection marquée pour le tissu cellulaire des paupières et de la face.

tions isochrones aux mouvements respiratoires et aux contractions cardiaques, c'est-à-dire qu'à chaque expiration les veines du cou deviennent turgescentes; ce phénomène, commun à toutes les maladies de l'appareil respiratoire dans lesquelles la circulation est gênée, et que l'on observe également dans l'effort, tient à ce que la tension veineuse étant accrue, l'excès de pression intra-thoracique qui se produit au moment de l'expiration suffit pour arrêter le cours du sang dans la veine cave supérieure et ses dépendances; le même phénomène se produit à chaque contraction de l'oreillette droite (1).

Enfin, dans un degré plus avancé encore, on observe le **pouls veineux**, c'est-à-dire une véritable pulsation se produisant dans les veines jugulaires à chaque systole; le pouls veineux peut se rattacher à la simple insuffisance des valvules des veines jugulaires; mais, lorsqu'il est bien accentué, il indique une *insuffisance de la valvule tricuspide*: dans ce cas, en effet, au moment de la systole, c'est-à-dire au moment où le ventricule droit se contracte, l'ondée sanguine reflue dans l'oreillette, et de là dans la veine cave supérieure et dans ses affluents (2).

Congestion cérébrale. — La veine cave supérieure ramenant au cœur le sang veineux de l'encéphale, il est évident que toute gêne dans la circulation de la veine cave supérieure ralentit la circulation encéphalique; les sinus veineux de la dure-mère se dégorgent mal; la pie-mère s'infiltre de sérosité; les ventricules cérébraux sont distendus (*hydrocéphalie*) et, comme conséquence, on observe de la

(1) Il y a probablement reflux de bas en haut du sang contenu dans l'oreillette droite et la veine cave supérieure; les valvules des veines jugulaires se soulèvent et arrêtent la colonne sanguine qui descend des parties supérieures, d'où turgescence des veines.

(2) Pour reconnaître si les valvules jugulaires sont ou non insuffisantes, videz, par une pression exercée avec les deux index, une étendue de plusieurs centimètres de la veine jugulaire externe, maintenez appliqué l'index placé en haut et soulevez l'index placé en bas, si la veine reste vide, c'est que la valvule jugulaire est suffisante; si elle se remplit, c'est que cette valvule permet le reflux du sang de bas en haut (pouls veineux), elle est donc insuffisante.

lenteur dans les opérations cérébrales, des accès de somnolence et même de coma (1).

Gêne dans la circulation pulmonaire.

Le poumon et le cœur sont si étroitement unis que les
altérations de l'un de ces organes retentissent fréquemment
sur l'autre ; ainsi les lésions pulmonaires de longue durée
gênent le dégorgement de l'artère pulmonaire et finissent
par amener la dilatation et l'hypertrophie du cœur droit ;
de même les lésions du cœur déterminent la stase dans les
capillaires du poumon, et de cette stase découlent des conséquences de deux ordres : 1° les unes sont mécaniques ;
elles comprennent le *catarrhe chronique des bronches*, entraînant à la longue de l'emphysème et de la bronchectasie, l'*œdème du poumon* et les *apoplexies pulmonaires* (2).

2° Les autres sont d'*ordre chimique*, c'est-à-dire que les
échanges gazeux se trouvant diminués par la stase sanguine, l'exhalation de l'acide carbonique et l'absorption de
l'oxygène sont toutes deux diminuées, l'acide carbonique s'accumule dans le sang, qui prend de plus en plus le caractère
veineux, d'où la *teinte bleuâtre* (*cyanose*) que présentent à
une certaine période les gens atteints de maladies du
cœur, d'où une déchéance nutritive qui aboutit à la *cachexie
cardiaque*.

(1) Phénomènes semblables, sauf leur plus haut degré d'intensité, à ceux
que l'on observe après un repas copieux, alors que tout le système veineux
est distendu.

Il n'est pas rare d'observer aussi du délire et des hallucinations ; mais ces
phénomènes d'excitation se rattachent plutôt à l'anémie cérébrale et à la
surcharge d'acide carbonique qu'à la stase veineuse proprement dite.

(2) Les vaisseaux du poumon soumis à une pression anormale se laissent
distendre, deviennent variqueux, friables ; ils se rompent.

SIGNES FOURNIS PAR L'EXAMEN DES ARTÈRES ET DES VEINES

SIGNES FOURNIS PAR LA CIRCULATION DES ARTÈRES.

DU POULS. — Le pouls a perdu une grande partie de son importance séméiologique le jour où l'on a reconnu que la température était le miroir le plus fidèle de la fièvre; par contre, ses renseignements ont gagné en précision depuis que Marey a imaginé le sphygmographe, instrument qui en registre le pouls avec toutes ses qualités de fréquence, de régularité, d'intensité et de forme.

Après avoir brièvement rappelé les caractères normaux du pouls, nous étudierons les modifications qu'il présente dans divers états pathologiques.

Physiologie du pouls. — Le pouls est ce mouvement de dilatation imprimé à tout l'arbre artériel par l'ondée sanguine qu'y projette la contraction des ventricules du cœur.

Le pouls coïncide donc avec la systole ventriculaire, le choc de la pointe, le premier bruit ou le premier temps ou, pour parler plus exactement, il les suit, mais de si près, que ce n'est guère que sur les artères très-éloignées du cœur que l'on peut apprécier un intervalle entre la pulsation et la contraction cardiaque (1).

Le pouls normal présente, quant à sa fréquence, des variétés relatives.

1° *A l'âge.* — Chez les enfants nouveau-nés le pouls est très-fréquent, il bat environ 130 pulsations à la minute, de six mois à un an, 120 pulsations, puis cette fréquence diminue graduellement, à

____

(1) *Précautions.* — Pour examiner le pouls, vous appliquez la pulpe de l'index, du médius et de l'annulaire sur l'artère radiale, au voisinage du poignet; là, en effet, cette artère est très-superficielle et elle repose sur un plan résistant qui en facilite la compression; la main du malade est légèrement fléchie, son bras repose sur un point d'appui; vous explorez son pouls à diverses reprises, car l'émotion causée par votre présence et votre examen suffit pour accélérer les contractions du cœur et, par conséquent, augmenter le nombre des pulsations.

Avec un peu d'habitude vous appréciez aisément le nombre de pulsations pendant un temps donné; mais, pour plus d'exactitude, vous pouvez compter ces pulsations avec une montre à secondes, etc.

l'époque de la puberté le nombre des pulsations est de 70 à 80, dans l'âge adulte de 60 à 70, dans la vieillesse de 70 à 80, à peu près comme à l'époque de la puberté.

2° *Au sexe.* — Le pouls est plus fréquent chez la femme que chez l'homme (de 10 à 14 pulsations par minute).

3° *Variétés individuelles.* — Il est des personnes chez lesquelles le nombre des pulsations s'éloigne beaucoup de la moyenne physiologique et cela sans qu'elles en éprouvent le moindre inconvénient ; chez les unes ce nombre est très-diminué, il atteint à peine 40 pulsations par minute (tel était, au dire de Rochoux, le pouls de l'empereur Napoléon), chez d'autres au contraire, il dépasse 100 pulsations.

4° *Influences diverses.* — Le nombre des pulsations peut, chez la même personne, diminuer ou augmenter sous une foule d'influences, il *diminue* pendant le repos, le sommeil, la diète, l'état de convalescence, à la suite de pertes sanguines, de sécrétions exagérées, il *augmente* sous l'influence de l'émotion, du mouvement, de l'ingestion des aliments, de la grossesse, etc. (1).

Outre la fréquence des battements, le pouls présente bien d'autres caractères, il est *large, fort, dur, plein* ou, au contraire, *petit, serré, faible, mou, dépressible, filiforme,* etc. On conçoit combien il était difficile d'apprécier les nuances qui séparent l'état physiologique de l'état morbide, jusqu'au jour où Marey découvrit le sphygmographe (σφυγμὸς, pouls) qui permet d'enregistrer toutes les qualités du pouls.

Voici la figure qui retrace les diverses qualités du pouls normal.

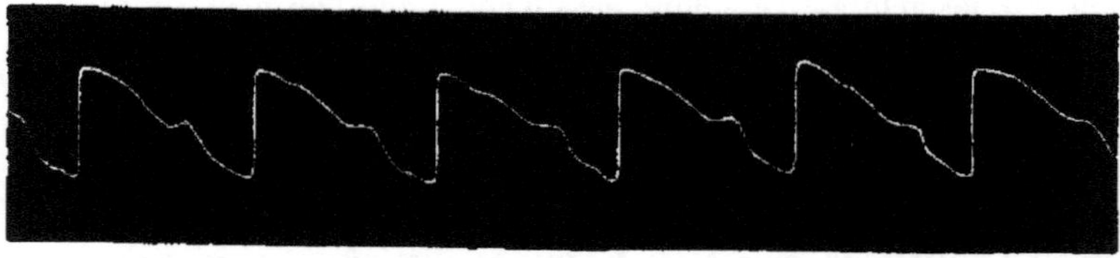

FIG. 40. — Pouls normal

Le tracé de chaque pulsation se compose donc de trois parties : la ligne d'ascension, le sommet et la ligne de descente.

1° *La ligne d'ascension,* qui correspond à l'afflux du sang dans l'artère et à la distension de ce vaisseau ; plus la projection est rapide et énergique, plus cette ligne se rapproche de la verticale.

(1) La taille du sujet elle-même exerce une influence sur le nombre des pulsations, ainsi ce nombre diminue à mesure que la taille s'élève ; ceci est vrai non-seulement pour l'homme, mais dans toute la série animale.

2° *Le sommet* ou *plateau* se produit dans ce court instant où 'artère distendue va revenir sur elle-même en vertu de son élasticité.

3° *La ligne de descente* correspond au retour de l'artère à ses dimensions premières, cette ligne de descente est oblique, car cë retour est graduel et n'a pas la brusquerie de l'expansion; de plus, on voit qu'elle est brisée et présente un ressaut, c'est que le mouvement de descente éprouve un temps d'arrêt occasionné par la difficulté qu'éprouve le sang à pénétrer dans le système capillaire.

Ce temps d'arrêt est désigné sous le nom de *dicrotisme* (δις, deux fois; κρότειν, frapper), il n'est appréciable au doigt que lorsqu'il est exagéré comme dans la fièvre typhoïde.

État pathologique. — Il est peu d'états morbides qui n'altèrent le pouls, au moins dans quelques-uns de ses caractères; ainsi :

Sa fréquence est accrue dans toutes les maladies fébriles, et pendant longtemps c'est presque exclusivement sur ce caractère qu'on a basé le diagnostic de l'état fébrile.

Elle est diminuée dans un grand nombre d'affections cérébrales (surtout dans les états comateux), parfois dans les maladies organiques du cœur, mais surtout après l'administration de la digitale.

Le pouls *intermittent et irrégulier* se rattache souvent à une *lésion organique du cœur*; si le cœur est intact, il faut songer à une affection nerveuse; si cette irrégularité survient dans le cours d'une affection fébrile, si le pouls est en même temps fréquent, petit et faible, il devient un signe de mort prochaine.

D'ailleurs, dans toutes les maladies autres que les lésions organiques du cœur et des artères, le pouls ne présente pas de caractères pathognomoniques, il fournit seulement des indications très-utiles à rapprocher des autres signes.

Au contraire, dans les *lésions du cœur et des gros vaisseaux*, ce tracé présente des caractères de la plus haute valeur.

Maladies des artères. — Dans l'athérome, les artères ayant perdu leur élasticité, la ligne d'ascension est très-courte, le plateau horizontal très-étendu et la ligne de descente très-oblique et sans dicrotisme.

Dans les *anévrysmes*, le pouls des artères situées au delà

de l'anévrysme présente un tracé beaucoup moins étendu qu'à l'état normal, car la poche anévrysmale absorbe une grande partie de l'impulsion cardiaque (1).

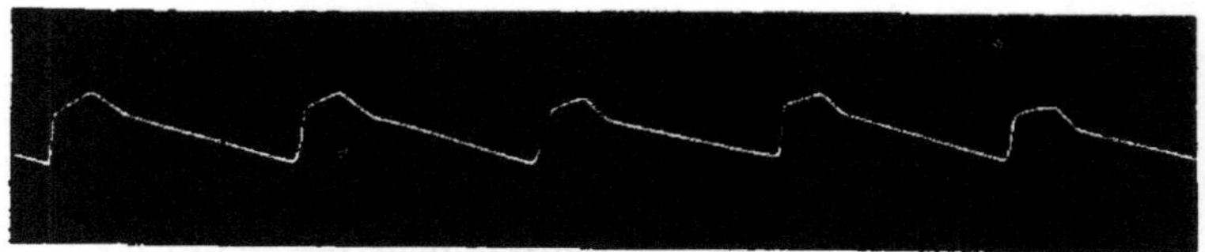

Fig. 41. — Pouls de l'athérome artériel.

Maladies du cœur. — *Rétrécissement aortique.* — La ligne d'ascension est courbe au lieu d'être verticale, car le rétrécissement s'oppose au libre accès du sang dans l'aorte, les pulsations sont régulières, mais sans ampleur.

Insuffisance aortique. — La ligne d'ascension est absolument verticale et très-élevée, ce qui exprime la brusquerie de l'expansion des artères sous l'influence de l'ondée

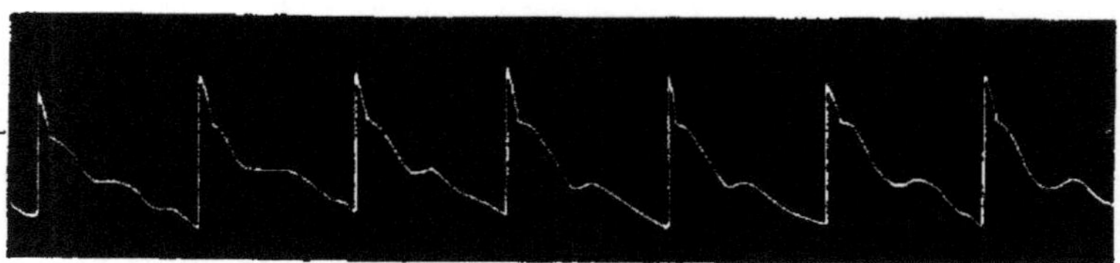

Fig. 42 — Pouls de l'insuffisance aortique.

sanguine lancée par un ventricule hypertrophié ; au sommet se trouve un crochet au lieu du plateau, indiquant la chute brusque de la pression artérielle au moment où le sang revient dans le ventricule (2).

(1) La différence est surtout très-appréciable lorsqu'on compare le tracé de l'artère influencé par l'anévrysme à celui de l'artère correspondante du côté opposé. — Un anévrysme placé à l'origine de l'aorte influence tout le système artériel ; placé sur la portion thoracique descendante ou sur la portion abdominale de l'aorte, il n'influence que les artères des membres inférieurs.

(2) Ces caractères sont bien en rapport avec ceux fournis par le doigt, qui révèle l'existence d'un pouls bondissant et dépressible.

Insuffisance mitrale.— Le tracé n'a pas d'ampleur, il est irrégulier, souvent dicrote.

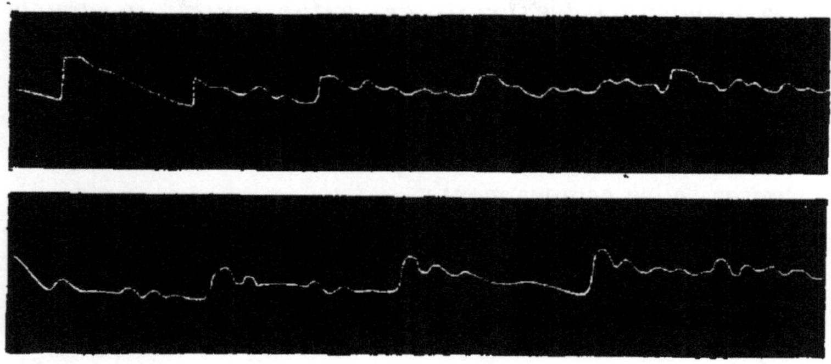

FIG. 43 et 44. — Pouls de l'insuffisance mitrale.

Le simple rétrécissement mitral ne donne au pouls aucun caractère spécial.

AUSCULTATION DES ARTÈRES.

Si, **à l'état normal**, vous appliquez légèrement le stéthoscope sur une artère, vous constatez que chacune de ses pulsations est accompagnée d'un bruit dont la force et les caractères varient suivant une foule de circonstances, telles que le calibre du vaisseau que l'on ausculte, sa proximité du cœur, l'épaisseur de ses parois, la qualité du sang qu'il renferme, etc.(1).

On ne s'accorde point sur la cause de ce bruit :

1° Les uns l'attribuent au choc de la colonne sanguine contre la paroi artérielle au moment de la systole ventriculaire ;

2° D'autres au frottement du sang contre la paroi artérielle et à la vibration de cette paroi.

3° D'autres encore au choc de l'ondée sanguine lancée par le ventricule contre la colonne de sang que contient le système artériel toujours plein (Hardy et Béhier).

État pathologique. — Le bruit artériel s'exagère ou s'affaiblit suivant l'état de la circulation, mais ses modifica-

---

(1) Le bruit est d'autant plus fort que l'artère est plus grosse et plus rapprochée du cœur; une pression exercée sur l'artère transforme ce bruit normal en un bruit de souffle.

tions les plus importantes consistent dans sa transformation en bruit anomal, *bruit de souffle*, et dans la part qu'il prend à la production des *bruits de souffle continu à double courant*, bruits de diable, chant des artères, etc.

Le bruit de souffle simple se produit : A. *Dans toutes les conditions qui exagèrent le frottement du sang contre la surface interne de l'artère :* or ces conditions sont nombreuses, elles comprennent :

1° La pression de l'artère par le stéthoscope ou par une tumeur ;

2° Le rétrécissement de ce vaisseau ;

3° Les rugosités ou inégalités de sa surface interne.

4° Le passage du sang à travers un orifice anomal (souffle des anévrysmes, tumeurs érectiles, cancers très-vasculaires, etc. (1) ;

5° La violence des contractions du ventricule gauche.

B. *Lorsque le sang présente des altérations dans sa densité, sa viscosité ou sa plasticité,* comme cela a lieu dans l'hypochondrie, l'anémie et la chlorose.

Bruit de souffle continu ou à double courant ; *bruit de diable.* — Ce bruit donne tantôt la sensation d'un bruit de souffle continu avec redoublement (ce que l'on a justement comparé au ronflement de ce jouet désigné sous le nom de diable), plus souvent celui de deux bruits se succédant presque sans intervalle, au point de former un souffle continu ; dans certains cas il est comparable au roucoulement de la tourterelle, au sifflement du vent à travers le feuillage, prend un timbre musical, etc.

On l'entend, comme le bruit de souffle simple, sur les parties latérales du cou, dans le creux sous-claviculaire et plus fortement à droite qu'à gauche ; il s'observe surtout chez les femmes (2).

(1) Durozier a signalé, dans le cas d'insuffisance aortique, l'existence d'un double bruit de souffle artériel : l'un systolique, l'autre diastolique ; pour le percevoir il faut exercer avec le stéthoscope une pression sur l'artère crurale (voy. *Insuffisance aortique*) ; ce double souffle a été perçu aussi dans l'anémie, la fièvre typhoïde, etc.

(2) Pour le percevoir, la pression du stéthoscope ne doit être ni trop faible ni trop forte ; la face du malade doit être inclinée du côté opposé à celui que l'on ausculte et le menton un peu relevé.

Des théories nombreuses ont été formulées sur sa production : 1° Pour les uns il se passe dans les artères, pour d'autres dans les veines, et cette dernière opinion tend à prévaloir.

2° Chauveau et Marey pensent que le souffle des vaisseaux du cou est dû à la pression du stéthoscope et que la chlorose et l'anémie ne le produisent pas, mais en facilitent la production.

3° Potain distingue au cou trois sortes de souffles : un souffle continu se passant dans les veines, un souffle intermittent se produisant encore dans les veines au moment de la diastole des oreillettes, un souffle intermittent se produisant dans les artères.

Si l'on ne s'accorde ni sur le siége ni sur le mécanisme de ces souffles, il n'en est heureusement pas de même sur leur signification clinique, qui est fort nette : *ils se rattachent à la chloro-anémie.*

Signes fournis par la circulation veineuse (1).

La circulation veineuse ne fournit que fort peu d'éléments au diagnostic ; cependant la **dilatation des veines superficielles** a une signification plus ou moins importante ; survient-elle aux jambes, sur le trajet de la saphène interne, elle constitue un état morbide désigné sous le nom de *varices ;* ordinairement produites par la seule action de la pesanteur, chez des sujets prédisposés, les varices peuvent être le résultat d'une compression exercée sur la veine cave inférieure ou sur les veines iliaques par une *tumeur abdominale,* grossesse, kystes de l'ovaire, myomes utérins. La dilatation des *veines sous-cutanées abdominales* doit faire songer à un obstacle au cours du sang dans la veine porte, ordinairement à une cirrhose ; sur le pourtour des tumeurs, surtout lorsqu'elles sont de nature cancéreuse, les veines

(1) Nous ne parlerons ici ni des *œdèmes,* que nous avons vus se rattacher à la gêne de la circulation des veines caves, ni du *bruit de souffle continu à double courant* ou à redoublement que, pour nous conformer à l'usage, nous avons étudié avec les signes fournis par la circulation artérielle, bien que les veines entrent pour la plus large part dans sa production

présentent des dilatations surtout très-marquées autour des cancers du sein.

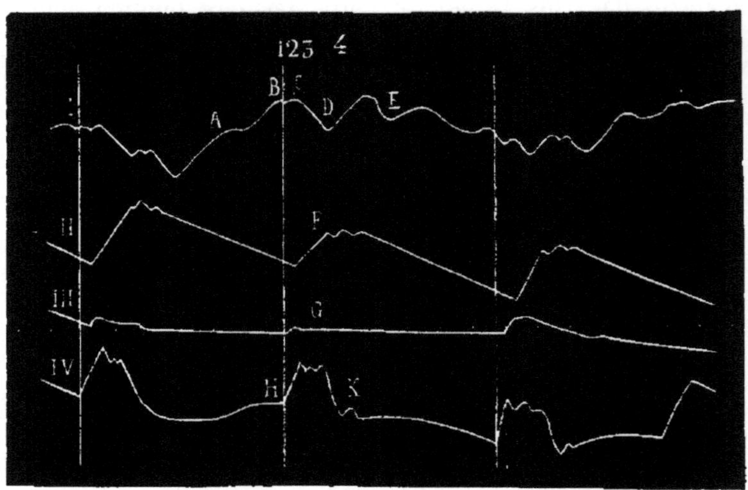

FIG. 45. — Pouls veineux jugulaire physiologique (Potain).

I. Tracé de la veine jugulaire. — II. Pouls radial. — III. Pouls carotidien. — IV. Choc précordial. (Ces quatre tracés ont été recueillis simultanément sur le même sujet.)

Le tracé de la veine jugulaire présente un soulèvement progressif (A), deux soulèvements brusques et plus étendus (B et C), puis deux affaissements profonds (D et E).

En comparant ce tracé aux trois suivants on remarque : 1° que le premier soulèvement brusque de la veine jugulaire précède le pouls radial F, le pouls carotidien G est le commencement de la systole ventriculaire H; il se produit donc au moment de la *systole auriculaire*. 2° La saillie C succède immédiatement à la systole ventriculaire H et coïncide avec le pouls carotidien G, elle résulte de la transmission au système veineux de la systole ventriculaire. 3° La première dépression D coïncide avec la systole ventriculaire et la diastole de l'oreillette, elle est due à l'afflux du sang dans cette cavité relâchée, etc. (Potain).

Pouls veineux.—Nous avons vu que dans certains cas de lésions cardiaques les veines jugulaires pouvaient présenter de brusques mouvements de dilatation auxquels on a donné le nom de pouls veineux; sur tout autre point que les veines jugulaires, le pouls veineux indique la communication d'une veine avec une artère, c'est-à-dire un anévrysme artério-veineux.

Nous avons déjà étudié le pouls veineux, dans l'article consacré à la gêne de la circulation dans la veine cave supérieure, et nous avons vu qu'il présente *deux variétés :* la première se rattache à la *simple insuffisance des valvules de la veine jugulaire*, qui permet le reflux du sang dans cette veine au moment de la contraction des oreillettes ; la deuxième se rattache à la *double insuffisance des valvules jugulaires et de la valvule auriculo-ventriculaire droite* (valvule tricuspide), de telle sorte que le sang reflue du ventricule au moment de la systole ; aussi cette variété de pouls veineux est-elle beaucoup plus accentuée que la première.

Il est bon de dire un mot du *pouls veineux physiologique*, c'est-à-dire de certains soulèvements rhythmiques se produisant dans la région sus-claviculaire chez des sujets parfaite.ment sains ; ce sont d'ailleurs des oscillations rhythmiques plutôt qu'un véritable pouls veineux. (Voyez l'explication de la figure.)

DOULEUR PRÉCORDIALE.

Le cœur est insensible à l'état normal ; les célèbres expériences de Haller ont prouvé qu'on pouvait le pincer, le dilacérer sans provoquer la moindre douleur ; mais sous une influence pathologique ne peut-il devenir sensible ? Non, répondent la plupart des auteurs, le cœur malade reste insensible et les douleurs rapportées au cœur par les patients proviennent le plus souvent des parties voisines et surtout d'une névralgie des parois thoraciques (1).

Caractères. — La douleur précordiale se présente sous des formes diverses : tantôt c'est un malaise indéfinissable,

(1) Raynaud pense qu'il est difficile de refuser au cœur une certaine participation aux phénomènes pénibles ressentis par les malades ; mais la douleur du cœur n'aurait point ce caractère aigu que présente celle des organes de la vie de relation, elle aurait ce caractère angoissant qui appartient aux sensations douloureuses du grand sympathique.

De plus, nous verrons que l'angine de poitrine fait peut-être exception à cette loi.

le malade *sent son cœur* ; tantôt il éprouve un sentiment de constriction ou de dilatation, tantôt un véritable point névralgique, tantôt enfin une douleur angoissante des plus pénibles avec imminence de suffocation et irradiations diverses vers le bras gauche, le cou, etc.

Valeur séméiotique. — Rappelez-vous que le plus souvent la douleur précordiale se rattache à la *chloro-anémie*, il en est ainsi si la personne qui en est atteinte présente un souffle au premier temps et à la base, des souffles vasculaires, si elle est pâle, se plaint de névralgies diverses, de crampes à l'estomac, de maux de tête, de dysménorrhée, de palpitations, etc. (1).

Par contre, une douleur atroce et angoissante qui étreint la poitrine et qui de la région cardiaque s'irradie vers le cou et le bras gauche doit être rapportée à l'*angine de poitrine*.

Quant aux *endocardites*, lésions valvulaires, perforations, communications anormales, hypertrophies et dilatations, elles sont indolentes par elles-mêmes, s'installent sans bruit et le malade n'appelle l'attention sur leur existence qu'en raison des troubles circulatoires qu'elles provoquent lorsqu'elles ne sont pas compensées.

La *péricardite* est-elle douloureuse ? C'est une question que nous avons déjà agitée.

DES PALPITATIONS DE CŒUR.

Les palpitations sont des troubles dans les contractions du cœur consistant en une exagération de leur fréquence, de leur force et souvent en une altération de leur rhythme.

Description. — Les palpitations consistent en contractions fortes, tumultueuses et irrégulières dont le malade a parfaitement conscience, tandis que les contractions ordinaires du cœur passent inaperçues.

(1) Chez les gens qui fument avec excès, chez les dyspeptiques, il n'est point fort rare d'observer des douleurs de la région précordiale.

Palpation. — La paroi thoracique est *vivement ébranlée* par les chocs réitérés du cœur.

Auscultation. — Les bruits du cœur s'entendent très-distinctement, parfois même à distance ; ils sont *clairs, éclatants,* métalliques ; il se peut même que les muscles papillaires convulsés gênent les fonctions de la valvule mitrale, au point de produire un souffle à la pointe, mais ce souffle disparaît avec l'accès.

Le *pouls* offre des altérations correspondantes à celles du cœur, il est dur, fort, résistant ; parfois cependant il est mou, dépressible, l'impulsion du cœur est faible, ce qui cadre bien avec la diminution de la tension sanguine (Jaccoud).

Les malades éprouvent un sentiment de *malaise et d'anxiété, de l'oppression, de l'étouffement ;* si les palpitations sont fortes, la circulation est bientôt très-gênée, le visage pâle, terrifié, les extrémités se refroidissent, il peut même survenir des lipothymies et des syncopes.

Après quelques instants d'une vive anxiété, l'orage se calme, les palpitations s'apaisent et le cœur reprend son jeu régulier. La *durée* des accès est souvent fort courte, mais leurs retours fréquents sont amenés soit par un excès, soit par une fatigue, soit par une émotion quelconque. Enfin, ils peuvent survenir, en dehors de toute cause appréciable, à tout instant du jour et de la nuit, assez souvent même pendant le sommeil.

La *durée* des palpitations est subordonnée à leurs causes ; elles assombrissent le *caractère* et le prédisposent à l'hypochondrie.

Pathogénie. — Il est probable que les palpitations de cœur se produisent de deux façons :

1° *Par le fait d'un abaissement dans la tension artérielle;* or, on sait que toutes les *lésions valvulaires* ont pour première conséquence d'abaisser la tension artérielle et d'élever la tension veineuse, elles réalisent donc les conditions nécessaires à la production des palpitations.

Cet abaissement de tension s'observe encore à la suite d'une *course forcée* qui produit de la chaleur et dilate les capillaires, à la suite d'une *émotion* qui détermine, par les nerfs vaso-moteurs, la dilatation paralytique des capillaires, dans l'*anémie vraie* (suite d'hémorrhagie), dans le séjour des altitudes, etc.

2° *Par le fait d'un désordre dans l'innervation du cœur.* — L'influence nerveuse arrive au cœur par deux voies, les rameaux du grand sympathique et ceux des pneumogastriques.

Le sympathique agit comme excitant ; plus son action est grande, plus les contractions cardiaques sont fortes et fréquentes ; si on le coupe, le cœur est paralysé.

Le pneumogastrique agit comme modérateur ; plus son action est grande, plus les contractions du cœur sont faibles et rares ; si on le coupe, le cœur bat d'une façon tumultueuse (1).

Les palpitations de nature nerveuse pourraient donc théoriquement être divisées en deux classes, suivant que le désordre porte sur le grand sympathique ou sur le pneumogastrique ; mais l'ignorance dans laquelle on se trouve sur le mécanisme des palpitations, quelle qu'en soit la cause, et le peu de fondement que présentent les hypothèses édifiées à ce sujet, nous engagent à ne pas insister.

Mais si le mécanisme qui préside aux palpitations est encore très-obscur, il n'en est heureusement pas de même des circonstances dans lesquelles on les observe.

Division. — Les palpitations peuvent se diviser en trois groupes : A. Les unes se produisent dans des conditions physiologiques. B. Les autres sont pathologiques et peuvent elles-mêmes se diviser en deux classes, suivant qu'elles se rattachent à une lésion organique du cœur, ou qu'elles en sont indépendantes.

A. *Palpitations physiologiques.* — Certaines palpitations se produisent dans des conditions physiologiques, telles que courses forcées, ascension rapide, séjour dans une région élevée (montagnes, ascension en ballon, etc.) ; elles ne donnent lieu à aucune considération.

---

(1) Le sympathique serait l'éperon qui excite un cheval, le pneumogastrique serait la rêne qui le maintient.

B. *Palpitations pathologiques.* — Celles-ci sont très-fréquentes et très-importantes, nous avons vu qu'on peut les diviser en deux groupes.

1° *Palpitations liées à une lésion organique du cœur.* La plupart des lésions organiques du cœur peuvent, à un moment donné, occasionner des palpitations : ainsi on les observe soit dans *les lésions organiques* de cet organe, telles que lésions des orifices, endocardites, hypertrophie, myocardite, polypes du cœur, adhérence au péricarde ; soit dans les *maladies de l'aorte*, anévrysme, rétrécissements congénitaux ou acquis ; soit dans les *compressions ou déplacements du cœur* (épanchements pleurétiques, surtout ceux du côté gauche, tumeurs abdominales, etc.).

2° *Palpitations inorganiques ou nerveuses.* — Les palpitations sont bien plus souvent liées à une altération du sang, ou à un simple trouble nerveux qu'à une lésion organique du cœur.

Les altérations du sang sont très-fréquemment le point de départ des palpitations ; ainsi on les observe dans la *chlorose*, *l'anémie* (1), à la suite de *l'abus de tabac*, *d'alcool*, de boissons fermentées, de mets épicés, de café, de thé, etc.

Les palpitations nerveuses se produisent par action réflexe dans un grand nombre de *dyspepsies*, chez les gens atteints de *vers intestinaux*, dans tous les cas d'*épuisement nerveux* par excès vénériens, masturbation, excès de veille, de travaux intellectuels, de préoccupations, de passions, d'émotions, etc.

On les observe dans les *névroses*, telles que l'hystérie et l'hypochondrie.

Enfin, elles constituent un des trois symptômes de la maladie de Basedow ou *goître exophthalmique* (saillie oculaire, goître et palpitations), elles peuvent même présenter dans cette étrange maladie une violence extraordinaire.

Séméiologie — Nous devons, en présence de palpita-

---

(1) Il suffit d'enlever à un animal une certaine quantité de sang pour voir se produire des palpitations.

tions, nous demander si elles se rattachent ou non à une altération du cœur, c'est-à-dire si elles sont organiques ou inorganiques.

Le diagnostic se basera sur un ensemble de considérations :

Ainsi : 1° Si vous observez les palpitations chez un jeune homme qui se livre à des excès de travail, de tabac, d'alcool, à des excès vénériens ou chez une jeune femme pâle, lymphatique, chlorotique, ayant eu des manifestations hystériques, vous avez tout lieu de croire que ces palpitations sont inorganiques.

2° Si, au contraire, l'individu que vous observez a eu des rhumatismes, souffre du cœur depuis longtemps, si ses jambes sont œdématiées, vous avez tout lieu de croire que ses palpitations sont de nature organique.

Examinez la région précordiale : si elle présente une voussure et surtout si le choc de la pointe se fait plus bas et plus en dehors que de coutume, les palpitations se rattachent probablement à une lésion organique du cœur.

Mais l'auscultation va nous fournir des renseignements plus précieux. Révèle-t-elle un bruit de souffle au premier temps et à la base, les palpitations sont anémiques : si le souffle a lieu au second temps et à la base, il existe une insuffisance aortique ; si c'est à la pointe, il indique une lésion mitrale ; cependant, avant d'admettre l'existence d'une lésion organique, il faudra ausculter le cœur en dehors d'un accès de palpitation. Avez-vous par la percussion constaté une hypertrophie cardiaque ? Vous avez par cela même déterminé la nature organique des palpitations (1).

On a encore remarqué que la digitale calme mieux les palpitations organiques que les palpitations inorganiques.

Indications thérapeutiques. — Vous ne pourrez formuler un traitement rationnel contre les palpitations qu'après avoir reconnu leurs causes.

Sont-elles inorganiques ? — Vous devez d'abord prescrire

____

(1) La répétition des palpitations nerveuses peut, par le surcroît d'activité qu'elle imprime au cœur, déterminer son hypertrophie.

un traitement hygiénique : ainsi le malade devra s'abstenir de toute fatigue, éviter surtout les excès vénériens, les abus de tabac, de café, de liqueurs, etc.—Un régime tonique combattra efficacement les palpitations anémiques. Vous diminuerez la force et la fréquence des accès par l'emploi des antispasmodiques, tels que le musc, le castoréum, la valériane, le bromure de potassium, l'éther, l'eau de laurier-cerise, l'application sur la région précordiale de linges trempés dans de l'eau froide.

Souvent les hypochondriaques s'exagèrent la signification des palpitations qu'ils éprouvent, il faut chercher à dissiper leurs craintes.

Sont-elles de nature organique? — Le traitement sera celui de la lésion cardiaque (voy. *Traitement des maladies du cœur*). C'est ici que la *digitale* rend les plus grands services.

Les palpitations se rattachent-elles à la *compression ou au déplacement du cœur* par un épanchement pleurétique ou péricardique, l'indication d'évacuer le liquide avec un appareil aspirateur devient pressante.

Compensation. — Asystolie.

Lorsqu'une lésion cardiaque, dérangeant le cours régulier des deux sangs, a modifié les conditions normales de la tension artérielle et veineuse, il semblerait que la mort doive être rapidement la conséquence d'un pareil état, et cependant il est loin d'en être toujours ainsi, et les cliniciens ont fait depuis longtemps à cet égard une remarque importante que voici :

1° Des gens atteints de lésions cardiaques considérables continuent à vivre sans que la circulation et les autres fonctions de l'organisme éprouvent d'altérations sérieuses et même appréciables.

2° Ces mêmes individus voient parfois leur circulation se troubler profondément, soit d'une façon passagère, soit au point d'entraîner la mort, sans que cependant il y ait des changements appréciables dans les altérations physiques du cœur qui 'eur avaient permis de vivre plusieurs années.

Pourquoi deux si opposés en présence d'une même lésion? C'est que le. 'gie des contractions du cœur n'est pas la même dans les deux cas : dans l'un, ses contractions sont assez fortes, assez fréquentes pour rétablir l'équilibre (*compensation*); dans l'autre, elles sont impuissantes à atteindre ce résultat (*asystolie*).

A la connaissance physique des altérations organiques du cœur doit donc se joindre celle de son état vital; c'est ce que nous allons étudier sous les noms de compensation et d'asystolie.

COMPENSATION. — Lorsqu'un individu dont le cœur est malade (1) ne présente que peu ou point de troubles circulatoires et continue à vivre à peu près de la vie commune, on dit que la *lésion cardiaque est compensée*, ce qui signifie que l'équilibre est établi entre les obstacles à la circulation dérivant de la lésion cardiaque et les modifications vitales et organiques subies par le cœur pour lutter contre cet obstacle.

Pour la facilité de l'exposition prenons un exemple, soit une insuffisance aortique qui laisse retomber dans le ventricule une partie du sang lancé dans les artères, ou bien un rétrécissement aortique ne permettant pas à ce ventricule de se vider complétement; dans les deux cas une certaine quantité de sang s'accumule dans ce ventricule; si rien ne se modifie dans le cœur, cette stagnation sanguine va de proche en proche entraîner de nombreux désordres circulatoires et tous les phénomènes de l'asystolie; si, au contraire, la compensation s'établit, voici ce qui se produit :

Obéissant à l'excès de pression produite par le retour du sang dans sa cavité, le ventricule se laisse distendre mécaniquement, il se *dilate;* d'une autre part les contractions du cœur augmentent de force, les parois du ventricule *s'hypertrophïent* et les inconvénients de la stase sanguine

---

(1) Maladie révélée par l'auscultation ou par des attaques antérieures *d'asystolie.*

seront ainsi palliés puisque la capacité du ventricule se sera accrue pour recevoir le sang en excès et que ses parois auront acquis une force d'impulsion suffisante pour le mettre en mouvement.

La dilatation et l'hypertrophie de la cavité située en arrière de l'obstacle sont donc les agents de la compensation.

La rupture de la compensation crée l'asystolie ; or, les causes capables d'amener cette rupture sont nombreuses et peuvent être divisées en deux groupes : 1º les unes augmentent les obstacles, telles sont les phlegmasies de l'appareil broncho-pulmonaire, les efforts, les excès, une maladie intercurrente, la fièvre, etc.

2º Les autres diminuent l'énergie du cœur, telles sont la myocardite, les péricardites, l'abus de la digitale, etc.

ASYSTOLIE. — Lorsque les contractions cardiaques sont impuissantes à rétablir l'équilibre circulatoire rompu par une lésion organique, il en résulte un état spécial de gêne circulatoire désigné sous le nom d'asystolie.

Étiologie. — La défaillance cardiaque peut se produire. dans le cours de *toutes les affections organiques* de cet organe, elle survient souvent sans qu'un nouveau désordre anatomique vienne en fournir le motif, le muscle est fatigué, surmené, il se contracte avec moins d'énergie (1). Toutefois, l'asystolie reconnaît souvent certaines *causes occasionnelles :* ainsi elle éclate fréquemment dans des circonstances variées, mais qui ont pour effet commun de gêner les contractions du cœur ; tels sont les violents efforts musculaires, les ascensions pénibles, les excès de table, le coït et surtout les *affections de l'appareil broncho-pulmonaire* (2).

Symptômes. — L'asystolie se manifeste plusieurs fois dans le cours d'une affection organique du cœur, elle se

(1) D'après Rigal, la diminution de l'élasticité artérielle est une cause puissante d'asystolie.

(2) Rappelons que la digitale donnée à doses trop hautes ou trop longtemps prolongées produit une asystolie artificielle.

révèle par attaques dans l'intervalle desquelles, n'étaient les lésions physiques et quelques troubles fonctionnels de peu d'importance, on ne se douterait pas qu'il existe une altération organique du cœur.

Or, l'asystolie se traduit par deux grands caractères : *l'abaissement de tension dans le système artériel* déterminant des palpitations de cœur, la fréquence et la faiblesse du pouls, les vertiges, etc..., et *l'augmentation de tension dans le système veineux* donnant lieu aux hydropisies, aux congestions viscérales, à la cyanose, etc. (1).

D'abord éloignées, les attaques se rapprochent, se prolongent ; à chacune d'elles, la réparation est moins parfaite. Ces désordres considérables de la circulation altèrent la nutrition et la vitalité des tissus, l'imperfection des échanges gazeux dans le poumon accumule l'acide carbonique dans le sang ; de cet ensemble résulte un état général désigné sous le nom de *cachexie cardiaque.*

De la mort dans les maladies du cœur. — La mort est, à une époque plus ou moins éloignée, la conséquence des maladies du cœur ; or, elle est subite, rapide ou lente.

La mort subite se produit sous forme de syncope, les battements du cœur s'arrêtent et le malade meurt ; ce genre de mort a été surtout observé dans les cas d'insuffisance aortique, de dégénérescence graisseuse du muscle cardiaque, dans les ruptures du cœur, ses déplacements, les épanchements péricardiques très-abondants, etc.

La mort rapide ou *lente* est précédée de la série des troubles fonctionnels et des lésions organiques dont l'ensemble a été désigné sous le nom de cachexie cardiaque (2).

---

(1) Les bruits anormaux (bruit de souffle, de râpe, etc.), qui existaient avant l'apparition de l'asystolie, disparaissent très-fréquemment lorsque celle-ci est confirmée, en sorte que si l'on ausculte alors pour la première fois, il est impossible de dire s'il y a des lésions valvulaires ou s'il n'en existe pas (Maurice Raynaud).

(2) La mort peut être la conséquence soit d'une *maladie intercurrente,* soit d'une *complication* telle qu'une lésion inflammatoire ou gangréneuse de la peau distendue par l'œdème, un catarrhe pulmonaire, etc. Mais quand la mort est le fait de la lésion du cœur, elle est produite soit par *asphyxie* résultant de l'insuffisance des échanges gazeux et de la surcharge carbonique,

Cachexie cardiaque. — A moins, ce qui est encore assez rare, qu'il ne meure subitement, le malheureux individu atteint d'une maladie de cœur tombe dans un état de déchéance vitale auquel Andral a donné le nom saisissant de cachexie cardiaque.

Cet état consiste dans la réunion des divers troubles circulatoires, respiratoires et nutritifs dont nous avons exposé le mécanisme et dont nous allons rapidement esquisser le *tableau clinique.*

Assis sur son lit et soutenu par de nombreux oreillers, la poitrine haletante comme s'il venait de faire une course forcée, les lèvres et les joues livides, le regard animé, les veines du cou turgescentes, les membres inférieurs et le tronc gonflés par l'œdème, les jambes souvent rouges, tendues et ulcérées, en proie à du délire et à des hallucinations, le malheureux patient cherche en vain à goûter quelques instants de repos, il se réveille sous l'imminence de l'asphyxie qui n'est retardée que par des appels incessants et désespérés à toutes les puissances inspiratrices.

Cet état peut se prolonger en présentant des alternatives d'aggravation et d'amélioration ; mais tôt ou tard, la surcharge d'acide carbonique, l'asphyxie, l'urémie, l'hydrocéphalie, etc., viennent mettre un terme à cette longue et poignante agonie.

DIAGNOSTIC DES MALADIES DU CŒUR ET DU PÉRICARDE.

Plusieurs cas peuvent se présenter. — Votre attention est de prime abord appelée sur la possibilité d'une lésion cardiaque, par l'existence de palpitations, de crachats sanglants (apoplexie pulmonaire), d'un œdème des malléoles, de dyspnée, d'un accès d'angine de poitrine, etc. ; ou bien vous auscultez le cœur, soit parce que votre patient est atteint d'une maladie dont vous connaissez les tendances à retentir sur le cœur ou le péricarde (rhumatisme,

soit par *urémie* liée à l'altération des reins devenus impuissants à éliminer les produits excrémentitiels du sang, soit par *hydrocéphalie* ou hydropisie des ventricules du cerveau, soit par *syncope*, c'est-à-dire par arrêt du cœur surmené, enfin par cette déchéance vitale de tous les tissus désignée sous le nom de *cachexie cardiaque.*

fièvres graves, mal de Bright, catarrhe pulmonaire de longue
durée, goître exophthalmique, etc.), soit enfin parce que l'examen
du cœur ne doit jamais être négligé lorsque vous voulez appro-
fondir l'étude d'un malade.

Or l'*examen du cœur* vous fera immédiatement reconnaître
l'existence ou l'absence d'une lésion cardiaque, son siège, sa
nature, son étendue.

L'*examen de la circulation générale* vous apprendra si cette
lésion est, ou non, compensée.

Existe-t-il une voussure précordiale, une matité étendue, une
exagération dans l'impulsion, la pointe bat-elle plus bas et plus
en dehors que de coutume, vous devez diagnostiquer une *hypertrophie du cœur* (1); si vous constatez un bruit de frottement,
vous diagnostiquez une *péricardite sèche;* s'il existe une matité
étendue et descendant au-dessous du lieu où bat la pointe, cet
état révèle une *péricardite avec épanchement.*

Existe-t-il un bruit de souffle à la pointe; ou bien il est présystolique, auquel cas il s'agit d'*un rétrécissement mitral;* ou bien il
est systolique, et vous avez affaire à une *insuffisance mitrale;*
enfin s'il existe un souffle à la fois présystolique et systolique, c'est-
à-dire un souffle prolongé, il vous indique l'existence simultanée
des deux lésions, c'est-à-dire un *rétrécissement avec insuffisance
de la valvule mitrale.*

Existe-t-il un bruit de souffle à la base, ou bien il est au premier temps et alors il se rattache très-probablement à l'*anémie,*
parfois à un *rétrécissement aortique;* s'entend-il au second temps,
il indique une *insuffisance aortique.*

Pour apprécier l'état de compensation ou d'asystolie, il faut examiner l'état de la circulation générale. Une *compensation parfaite*
se traduit par l'intégrité de toutes les fonctions ; n'étaient les signes
physiques de la lésion cardiaque, elle passerait inaperçue et le malade vit de la vie commune.

L'*asystolie* se reconnaît aux œdèmes, à la dyspnée et, en un
mot, à l'existence des désordres de la circulation.

Nous allons rappeler en quelques mots les caractères des principales maladies du cœur et du péricarde.

Péricardites. — La péricardite s'observe non-seulement dans
le cours du rhumatisme, mais encore dans celui d'une foule de
maladies générales, telles que typhus, fièvre typhoïde, fièvres

______

(1) Il restera à déterminer quelle est la cause de cette hypertrophie qui
est bien rarement simple.

éruptives, mal de Bright, scorbut, etc.; il est fort rare qu'elle soit primitive; il est également rare que son début soit éclatant et attire forcément l'attention sur elle; bien souvent, au contraire, la péricardite doit être recherchée.

Deux cas peuvent se présenter : 1° la *péricardite est sèche*, c'est-à-dire que les deux feuillets du péricarde sont dépolis, rugueux, tapissés de fausses membranes, mais ils ne sont pas séparés l'un de l'autre par un épanchement liquide, cette péricardite se reconnaît à l'existence de bruits de frottement; or, ces bruits étant pathognomoniques, il n'y a pas lieu d'insister sur les autres caractères (1); 2° la *péricardite s'accompagne d'un épanchement;* dans ce cas, il existe une voussure précordiale proportionnée à son abondance, la percussion révèle l'existence d'une matité pyriforme et très-étendue, on ne perçoit plus le choc précordial, ou bien, si l'on peut encore apprécier la position de la pointe du cœur, on remarque que la matité descend bien au-dessous d'elle. Les bruits du cœur s'éloignent et disparaissent d'abord vers la pointe, sa contractilité subit une profonde atteinte et il en peut résulter des lipothymies et des syncopes.

Endocardites. — L'endocardite se développe sous l'influence du rhumatisme ou dans le cours des maladies graves, elle peut être simple ou ulcéreuse; quant à la forme chronique, elle est très-souvent le reliquat d'une endocardite aiguë, mais elle peut s'installer sans bruit, sous l'influence de l'âge, de la même façon que l'athérome artériel.

Si dans le cours d'un rhumatisme vous voyez la température s'élever rapidement, cherchez-en la cause dans le cœur, vous constaterez souvent l'existence d'une endocardite ou d'une péricardite; mais, habituellement, qu'elle survienne dans le cours d'un rhumatisme ou d'une fièvre grave, qu'elle soit simple ou ulcéreuse, l'endocardite s'installe sournoisement.

L'*endocardite simple* se traduit : 1° par un éréthisme cardiaque donnant lieu à des palpitations; 2° par un épaississement des valvules qui, remplissant mal leurs fonctions, donnent lieu à la production de bruits de souffle (2); 3° par une fièvre qui dépasse rarement 39 degrés.

(1) La péricardite peut rester sèche pendant toute son évolution, mais souvent la sécheresse et les bruits de frottement précèdent ou suivent l'épanchement.

(2) Il ne faut pas oublier que ces bruits sont temporaires et disparaissent dès que l'état inflammatoire se dissipe, car les valvules reprennent alors leur jeu régulier.

L'*endocardite ulcéreuse* qui ne s'observe que dans le cours des maladies graves est caractérisée par des symptômes généraux se rapprochan tantôt de ceux de la fièvre typhoïde, tantôt de ceux de l'infection purulente, par des bruits de souffle en rapport avec les altérations valvulaires et par les désordres spéciaux qu'entraînent les embolies (1).

Les symptômes de l'*endocardite chronique* se fusionnent avec ceux des lésions valvulaires qu'elle engendre.

Lésions des orifices du ventricule gauche. — 1° *Rétrécissement et insuffisance de la valvule mitrale;* c'est de toutes les lésions valvulaires la plus fréquente, Stokes lui avait donné le nom de maladie mitrale ; elle a pour caractère diagnostique principal le *souffle prolongé de la pointe* (2).

Dans toutes les lésions mitrales le pouls est très-petit, son tracé donne des oscillations fort peu accentuées, régulières si la compensation existe, inégales, irrégulières si elle n'existe pas. Est-il besoin d'ajouter qu'à ces signes viennent se joindre ceux de l'hy-

(1) Ainsi le malade peut être brusquement frappé d'une hémiplégie par le fait de l'oblitération de l'artère cérébral emoyenne, ou bien du sphacèle d'un membre, du gonflement de la rate, etc., toujours par oblitération embolique de leur vaisseau.

(2) L'expression de souffle prolongé de la pointe suffit assurément à tous les besoins de la clinique ; cependant l'importance du sujet ne nous permet pas de passer complétement sous silence les nombreux travaux dont ce point de pathologie cardiaque a été l'objet.

D'après Durozier, le souffle prolongé de la pointe qui révèle la maladie mitrale se compose en réalité d'une série de bruits morbides dont il a donné une notation qui a été légèrement modifiée par Raynaud. La voici :

rrroû	*f*	*foût*	*ta ta*
Roulement diastolique.	Souffle présystolique.	Souffle systolique.	Dédoublement du deuxième bruit normal.

Souffle prolongé de la pointe.

C'est d'abord un *bruit de roulement* (rrroû) résultant du passage du sang de l'oreillette dans le ventricule sous l'influence de la seule *vis a tergo* du sang contenu dans l'oreillette et les veines, puis c'est le *souffle présystolique* (f) se produisant au moment où le passage du sang est activé par la contraction de l'oreillette ; puis c'est le *souffle systolique* (foût) résultant du reflux du sang dans l'oreillette au moment où le ventricule se contracte.

Enfin le deuxième bruit normal se dédoublerait (ta ta) par suite de la différence que la maladie mitrale établit entre la tension du sang contenu dans l'aorte et celui que renferme l'artère pulmonaire.

pertrophie et les divers troubles circulatoires que nous avons exposés.

2° *Insuffisance aortique.* — Elle se révèle par un bruit de souffle qui présente plusieurs caractères importants : 1° Il a son maximum à *la base du cœur* (au niveau du bord inférieur de la troisième côte près le bord droit du sternum) et *au second temps,* c'est-à-dire qu'il se produit au moment où le sang qui a été lancé dans l'aorte reflue dans le ventricule par le fait de l'insuffisance ; il remplace le second bruit produit normalement par le claquement de ces valvules ; 2° il se *prolonge* sur le trajet de l'aorte, il est doux, soufflant, en jet de vapeur. — Les artères, surtout les carotides et les radiales, sont athéromateuses, flexueuses, *le pouls est bondissant et dépressible* (1) ; le bondissement du pouls est dû à la force de projection du sang lancé par le ventricule gauche hypertrophié ; sa dépressibilité s'explique par le reflux brusque du sang dans le ventricule et par la diminution de la tension artérielle qui en résulte immédiatement.

Le *sphygmographe* rend parfaitement ce double caractère; la ligne d'ascension est verticale et marque ainsi la brusquerie de l'expansion vasculaire; à son sommet se trouve un petit crochet indice de l'abaissement brusque de la tension artérielle par suite du reflux du sang dans le ventricule.

En général la compensation s'établit fort bien : ainsi les œdèmes et les autres symptômes de l'asystolie sont-ils beaucoup plus rares dans l'insuffisance aortique que dans les lésions mitrales. De toutes les maladies du cœur, c'est une des moins gênantes, mais une des plus graves, car elle prédispose spécialement à la *mort subite* par syncope.

Lésions du cœur droit. — Ces lésions sont rares, presque toujours consécutives à des lésions du cœur gauche, à des catarrhes bronchiques chroniques ; parfois congénitales, elles donnent lieu à des souffles dont le mécanisme est identique à celui des souffles qui se produisent dans le cœur gauche, mais dont le siége est plus à droite; de plus on rencontre parfois le *pouls veineux,* etc. Il ne faut point oublier que, par l'entrave qu'elles apportent à la circulation, les lésions du cœur gauche finissent par troubler le jeu du cœur droit.

---

(1) Durozier a signalé dans les artères des membres et principalement dans la crurale un double bruit de souffle produit par une pression légère du stéthoscope ; le premier bruit coïncidant avec la systole résulte de l'obstacle au cours du sang créé par la pression du stéthoscope; le second est produit par le retour du sang vers le cœur, retour qui ne peut s'effectuer que dans les cas d'insuffisance.

Maladies du muscle cardiaque. — La *cyanose* est une coloration bleue due à la gêne de la circulation veineuse, elle s'observe dans les maladies du cœur arrivées à un degré prononcé d'asystolie ; de plus elle peut être le reflet d'une lésion congénitale du cœur, telle que la persistance du trou de Botal, du canal artériel, une communication entre les deux ventricules ; elle s'accompagne de dyspnée, d'accès de suffocation, de bruits de souffles et d'un grand désordre dans les contractions du cœur.

La *myocardite* ou inflammation du muscle cardiaque est une maladie rare et impossible à diagnostiquer pendant la vie, aussi n'insistons-nous pas ; elle se développe : 1° par *voisinage*, à la suite des endocardites et des péricardites ; 2° par *altération du sang*, à la suite de la fièvre typhoïde, de la pyohémie et des fièvres éruptives graves.

INDICATIONS THÉRAPEUTIQUES FOURNIES PAR LES MALADIES DU CŒUR.

Un cœur malade peut se présenter sous trois aspects différents offrant chacun des indications thérapeutiques toutes spéciales.

A. La *lésion cardiaque est compensée.*

B. La *lésion cardiaque n'est pas compensée,* c'est-à-dire qu'il n'y a plus équilibre entre les obstacles à la progression du sang et la force de contraction du cœur, le muscle cardiaque ne peut triompher de l'obstacle.

C. La *compensation est exagérée,* c'est-à-dire que le cœur déploie plus de force que n'en demandent les besoins de la circulation.

A. Lorsque la LÉSION CARDIAQUE EST COMPENSÉE, tous vos efforts doivent tendre à maintenir cet équilibre ; pour cela n'hésitez pas à prévenir le malade du danger qui le menace, vous obtiendrez ainsi de lui l'observation rigoureuse de vos prescriptions.

Il devra : 1° *Se prémunir avec soin contre les refroidissements,* car un rhume crée des obstacles à la circulation cardiaque ;

2° *Éviter les efforts musculaires,* les fatigues, les émotions, les travaux intellectuels assidus ;

3° *Surveiller avec soin ses fonctions digestives et uri-*

naires; y a-t-il tendance à la constipation, il faut la combattre par l'usage du lait, de la rhubarbe, des eaux purgatives naturelles ; si la quantité d'urine tombe au-dessous de la moyenne physiologique (un litre et demi, soit 1500 gr. environ), il faut l'augmenter par l'usage du lait et de la tisane de chiendent ou de busserole, etc., additionnée de 2 à 4 grammes de sel de nitre.

En effet, la constipation gêne la circulation abdominale et provoque des efforts qu'il faut éviter, la diminution de la sécrétion urinaire augmente la tension du sang dans le système veineux et nécessite par conséquent une force d'impulsion anormale de la part du cœur.

B. Lorsque la LÉSION CARDIAQUE N'EST PAS COMPENSÉE, c'est-à-dire lorsqu'il n'y a plus équilibre entre l'obstacle et la force motrice, l'indication est fort nette, il faut chercher : 1° à diminuer l'obstacle ; 2° à augmenter la force motrice.

1° Vous **diminuez l'obstacle,** en diminuant la quantité de sang contenu dans le système veineux et, par conséquent, en abaissant la tension veineuse ; or, pour arriver à ce résultat, vous pouvez recourir à la saignée, aux purgatifs, aux diurétiques et à la médication lactée dont Jaccoud a précisé les indications, les effets et le mode d'emploi (1) ; nous allons dire un mot de chacun de ces moyens de déplétion, qu'il est souvent utile d'associer.

Saignée. — La saignée a été de tout temps conseillée dans les maladies du cœur ; en principe, son utilité est incontestable, car les grosses veines et les cavités droites du cœur distendues par une grande quantité d'un sang noirâtre et chargé d'acide carbonique sont immédiatement débarrassées par la saignée ; le cœur, n'ayant plus devant lui cet énorme obstacle, se contracte avec plus de force et de régularité, les viscères se dégorgent, les reins reprennent leurs fonctions et l'organisme se débarrasse des matériaux viciés qui s'étaient accumulés dans le sang.

Frappé de ces avantages et sous l'empire des idées qui régnaient alors, on fit, au commencement de ce siècle, un

(1) Jaccoud, *Clinique médicale de l'hôpital Lariboisière,* Paris, 1872.

déplorable abus de la saignée; ces spoliations sanguines abondantes et répétées abattaient les forces vives de l'organisme et le mettaient dans l'impuissance de réagir et de lutter contre les nombreuses causes de déchéance vitale créées par la lésion cardiaque. Aussi la réaction a-t-elle suivi l'abus, mais, ainsi que cela a lieu· d'ordinaire, cette réaction, elle aussi, a été exagérée.

Déjà éloignés de l'époque où se livrèrent ces discussions passionnées, nous pouvons aujourd'hui apprécier avec plus de calme et d'impartialité les avantages et les inconvénients de la saignée dans les maladies du cœur. Établissons d'abord que lorsque la gravité de la situation oblige à recourir à la saignée, il vaut mieux n'enlever qu'une petite quantité de sang (250 à 300 grammes), sauf à y revenir si besoin est, que de pratiquer immédiatement une saignée copieuse capable d'affaiblir le .malade, de préparer l'inertie du cœur et de provoquer des lipothymies ou des syncopes.

Les indications de la saignée sont nombreuses, nous ne pouvons que citer les principales, ce sont :

1° La *dilatation de l'oreillette droite* qui peut arriver à un volume étonnant (Raynaud); cette dilatation sera reconnue par une percussion bien faite;

2° La *cyanose de la face* et le *pouls veineux;*

3° L'*état pléthorique*, avec force et plénitude du pouls, gêne de la respiration, anxiété précordiale ;

4° Les *congestions viscérales* des poumons, de l'encéphale, du foie, réclament plus particulièrement les saignées locales ; ainsi, dans le cas de congestion pulmonaire vous aurez recours aux ventouses scarifiées; dans le cas de congestion cérébrale, aux sangsues appliquées derrière les oreilles, etc.

Purgatifs. — Les purgatifs drastiques sont ceux auxquels on a généralement recours, car ils déterminent mieux que tout autre l'évacuation d'une grande quantité de liquide, ils enlèvent donc au sang une grande quantité de sérosité et diminuent la tension veineuse ; les plus employés sont :

L'*eau-de-vie allemande,* teinture de jalap composée, à la dose de 10 à 20 grammes par jour ; — l'eau-de-vie allemande et le *sirop de nerprun*, parties égales de chacun, une ou deux cuillerées à bouche chaque matin ; — la *colo- quinte* (poudre de 10 à 30 gr. d'extrait) ; — l'*huile de croton* (une goutte dans une tasse de bouillon), etc. Ces purgatifs énergiques ne peuvent être employés que chez les personnes vigoureuses, pléthoriques et qui en sont encore à leurs premières attaques d'asystolie ; chez les gens depuis longtemps malades, affaiblis et dans un état de cachexie avancée, il vaut mieux recourir à des purgatifs doux comme l'eau de Sedlitz (30 à 40 gr.), l'huile de ricin (de 20 à 25 grammes), le polypode, etc.

Diurétiques. — Les diurétiques jouent un grand rôle dans la thérapeutique des maladies du cœur, leurs indications sont nombreuses et faciles à saisir ; vous pouvez, en effet, les prescrire chaque fois que vous constatez une défaillance du muscle cardiaque, de l'œdème, des palpitations, etc.

La *digitale* est un des principaux diurétiques, mais nous nous bornons à signaler ici son action diurétique, car nous allons étudier dans un instant son action spéciale sur le cœur.

La *scille* est également très-employée, elle entre dans la composition de la plupart des vins diurétiques ; on l'administre sous forme de vin scillitique (10 à 50 grammes dans un julep), d'oxymel scillitique (20 à 40 gr. dans une potion).

Les *sels de potasse* (nitrate ou acétate) à la dose de 5 grammes environ dans un litre de tisane de chiendent ou d'infusion de genièvre.

Le *vin diurétique de la Charité*.

Enfin la **médication lactée**.

Lorsque l'anasarque est considérable et ne diminue pas notablement par l'emploi de ces moyens, il est indiqué de pratiquer sur les membres inférieurs des *piqûres* ou *mouchetures* par lesquelles s'échappe la sérosité ; ces petites plaies doivent être lavées soigneusement avec une décoction de quinquina, mais malheureusement elles deviennent souvent le point de départ d'érysipèles gangréneux.

2° La seconde indication consiste à **augmenter la force motrice du cœur.**

Or, on obtient cette augmentation de force motrice par la digitale et accessoirement par la caféine, les toniques et les révulsifs.

La **digitale**, qui joue dans la thérapeutique des maladies du cœur un rôle capital, se trouve indiquée chaque fois que l'énergie cardiaque et par suite la pression artérielle sont abaissées ; elle est contre-indiquée quand l'énergie du cœur et la pression artérielle sont accrues (Jaccoud). Or, vous reconnaîtrez que l'énergie cardiaque est diminuée quand il existe des palpitations et des intermittences, que le pouls est à la fois fréquent, faible et irrégulier, que les urines deviennent rares : si dans ce cas vous administrez de la digitale, vous voyez les battements du cœur reprendre leur régularité, leur force, le pouls se ralentit, il devient plus fort et plus régulier, la quantité d'urine s'accroît ; ces divers faits doivent être attribués à l'élévation de la pression artérielle, et c'est ainsi que la digitale agit comme diurétique.

La digitale peut être employée, soit : 1° sous la forme de *granules* de digitaline de 1 milligramme chacun (un, deux ou trois granules par jour, pendant huit jours consécutifs, avec des interruptions d'un temps égal) ; 2° en *poudre* renfermée dans des cachets Limousin (de 20 à 50 centigr. de poudre) ; 3° en *teinture alcoolique* à la dose de un gramme dans une potion ; 4° en *infusion* faite avec la poudre de feuilles (30 centigr. à 1 gr. de poudre dans 125 gr. d'eau bouillante) : après refroidissement et filtration, cette potion édulcorée avec du sirop simple peut être prise par cuillerée toutes les deux heures ; 5° en *sirop*, celui de Labélonye mérite son ancienne réputation.

Il est une remarque importante, c'est que non-seulement l'organisme ne s'habitue pas à la digitale, mais encore les *effets de cet agent s'accumulent*, se prolongent au delà de son administration, de telle sorte que la digitale, après avoir excité les contractions cardiaques, peut amener leur épuisement et produire cette asystolie qu'elle était précisément chargée de combattre. Il faut donc *diminuer pro-*

gressivement les doses de digitale, en surveiller attentivement les effets et en suspendre l'usage non-seulement
quand il se produit des effets toxiques (nausées, maux
d'estomac, vertiges, délire, etc.), mais quand la tension
artérielle s'affaiblit, ce qu'indiquent la diminution d'urine,
la petitesse et l'irrégularité du pouls, etc.

Les autres stimulants de la contractilité cardiaque sont :
- la *caféine*, l'*infusion de café*, les *toniques*, les *stimulants
diffusibles*, l'*alcool*, l'*acétate d'ammoniaque* dans une potion éthérée, et enfin les *révulsifs* tels que sinapismes sur
la poitrine, vésicatoire ammoniacal, ventouses sèches.

C. COMPENSATION EXAGÉRÉE. — Lorsque la compensation
est exagérée, c'est-à-dire que la force et la fréquence des
battements du cœur dépassent les nécessités de la compensation, ce que vous reconnaissez à l'état pléthorique
du malade, à la gêne de la respiration, au sentiment d'embarras ou d'anxiété précordiale qu'il éprouve, à la force
et à la plénitude du pouls, etc., il est indiqué de modérer
cet état 1° en calmant l'éréthisme du muscle cardiaque ;
2° en abaissant la tension artérielle.

1° *Pour calmer le cœur*, vous pouvez recourir soit au
bromure de potassium à la dose de 2 à 4 grammes par jour,
soit à l'*acide cyanhydrique médicinal*, à la dose de 10 à
12 gouttes dans 120 grammes de potion non sucrée, soit
en inhalation (1), 5 à 10 gouttes dans de la vapeur d'eau,
trois fois par jour (Hake).

Les *applications d'eau froide* sur la région précordiale
produisent aussi une sédation très-favorable.

2° *Pour abaisser la tension artérielle*, il faut avoir recours
à peu près aux mêmes moyens que ceux dont nous avons
déjà conseillé l'usage pour abaisser la tension veineuse,

---

(1) Même dans ces cas, quelques auteurs administrent la digitale ; cependant, d'après ses propriétés que nous venons d'exposer, on conçoit qu'elle ne peut qu'exagérer cet état, à moins qu'on ne la donne à doses toxiques, car à cette dose elle abaisse la tension artérielle au lieu de l'élever, mais il y a imprudence à agir ainsi.

c'est-à-dire aux *saignées,* aux *purgatifs drastiques* et aux *diurétiques* employés avec beaucoup de modération.

Dès que le calme sera rétabli, il faudra revenir aux mesures hygiéniques recommandées dans les cas de lésions cardiaques compensées.

CHAPITRE IV

SYMPTOMES FOURNIS PAR L'APPAREIL DIGESTIF.

SIGNES FOURNIS PAR L'EXAMEN DE LA BOUCHE.

Dans l'état de santé, la bouche s'ouvre et se ferme à volonté ; elle est humectée par une quantité convenable de salive, la muqueuse qui la tapisse présente une teinte rose pâle, les gencives sont fermes et lisses, les dents blanches et saines, l'haleine est inodore. Or, une foule d'états morbides modifient ces conditions.

Les signes fournis par l'examen de la bouche sont de deux ordres.

A. **Signes physiques :** vices de conformation, altérations de couleur, d'odeur, de consistance, éruptions, ulcérations, dépôts, tumeurs.

B. **Signes fonctionnels :** troubles des mouvements, de la sensibilité, des sensations.

A. SIGNES PHYSIQUES. — **Vices de conformation.** — Les plus ordinaires sont le *bec-de-lièvre*, limité à la lèvre ou étendu à la voûte palatine et au voile du palais, de telle sorte que les fosses nasales et la bouche ne forment qu'une seule cavité (gueule-de-loup). Chez les scrofuleux la lèvre supérieure est épaisse, les mâchoires larges.

Les *dents* présentent des altérations très-fréquentes, elles peuvent être mal plantées, cariées, dentelées, bleuâtres, ce qui les prédispose à la carie. Ces altérations se rencontrent surtout chez les scrofuleux et les rachitiques (1).

Dans le *scorbut*, la *salivation mercurielle*, les dents ébranlées par le ramollissement des gencives sont branlantes et tombent facilement; leur chute est également très-fréquente dans le *diabète*.

Il est très-ordinaire d'observer le *gonflement* d'une partie plus ou moins étendue de la bouche; elle est occasionnée soit par une altération dentaire (fluxion), soit par une stomatite, etc.

Couleur. — Dans l'anémie, la chlorose, les hémorrhagies, la muqueuse buccale est décolorée, cette pâleur est surtout prononcée aux lèvres et aux gencives. Dans les inflammations, au contraire, la muqueuse est rouge, sa couleur est surtout modifiée par les éruptions diverses dont elle est si fréquemment le siége.

Les lèvres sont *bleues* dans la cyanose liée aux maladies du cœur, dans la période algide des fièvres graves et du choléra, etc.

La muqueuse buccale est *jaune* dans l'ictère.

Les saturnins présentent sur le bord libre des gencives un *liséré noirâtre* ou *bleuâtre* formé par le dépôt de poussières de plomb, transformées en sulfure de plomb par l'hydrogène sulfuré qui se dégage des voies digestives.

Odeur. — L'odeur de l'haleine est forte et fétide dans toutes les maladies de la bouche et dans un certain nombre de maladies de l'estomac; cette fétidité s'accompagne d'une odeur métallique et cuivreuse dans la stomatite mercurielle, d'une odeur alliacée dans les affections saturnines. Dans les angines pultacées et pseudo-membraneuses, sa fétidité se rapproche de l'odeur gangréneuse qu'elle exhale dans le noma; enfin dans la gangrène du poumon la fétidité

---

(1) Gueneau de Mussy a fait observer que les dents, surtout les incisives, présentent parfois une rainure transversale sur la face antérieure de la couronne ; cette rainure indique que le sujet a été atteint durant son enfance (pendant la seconde dentition) d'une maladie sérieuse, telle que la fièvre typhoïde ou une fièvre éruptive, pendant laquelle le trouble apporté à la nutrition a nui au développement de la dent.

de l'haleine a été comparée à celle du plâtre récemment employé.

Le ramollissement fongueux de la muqueuse gingivale s'observe dans un grand nombre de stomatites, surtout dans la stomatite mercurielle, autour des dents malades, dans le diabète, etc.

Éruptions. — La muqueuse buccale est le siége d'éruptions extrêmement nombreuses, les unes sont semblables à celles de la peau : telles sont celles que l'on observe dans les fièvres éruptives et dans un grand nombre de maladies cutanées; les autres sont plus spéciales à la muqueuse buccale et offrent plus d'intérêt. Tantôt elles sont d'origine traumatique et succèdent à une brûlure, à la présence d'un fragment anguleux de dent, etc.

Les autres sont de *nature diathésique*, telles sont : 1° les *ulcérations syphilitiques*, le chancre infectant et surtout les plaques muqueuses; elles débutent par une papule grisâtre qui ne tarde pas à s'ulcérer; elles s'observent dans tous les points de la bouche, mais surtout dans la gorge, sur la face interne des joues, sur les bords de la langue, au niveau de la commissure des lèvres (1); à une période plus avancée on observe les gommes et les lésions osseuses dont la voûte palatine est le lieu de prédilection.

2° *Les ulcérations tuberculeuses* de la bouche étudiées par Julliard sont beaucoup plus rares que celles du larynx ou de l'intestin, elles ne présentent pas de caractères bien tranchés et se reconnaissent surtout à leur développement chez un individu atteint de tuberculose pulmonaire.

3° *Les ulcérations scorbutiques* remarquables par l'état fongueux et saignant de la muqueuse, se montrent surtout au niveau des gencives et coïncident avec des hémorrhagies diverses, des ecchymoses sous-cutanées, etc.

4° Les *ulcérations cancéreuses*, communes sur les lèvres et la langue, sont précédées d'une tuméfaction dure, bosselée, irrégulière ; l'engorgement des ganglions, la durée de la

____

(1) Elles sont très-tenaces chez les fumeurs et chez les gens qui n'ont pas recours au traitement spécifique.

maladie, la fétidité de l'ichor cancéreux sont des caractères très-nets.

Les *aphthes* sont des ulcérations superficielles qui s'effacent rapidement. .

Dépôts. — La muqueuse buccale est fréquemment le siége de dépôts de diverses natures, ce sont des pseudo-membranes, des concrétions variées, des parasites

Les fausses membranes de la diphthérie buccale coïncident en général avec l'angine couenneuse, elles forment des plaques grisâtres, se détachant en lambeaux. Dans une foule d'autres maladies on observe des concrétions blanchâtres, molles et pultacées.

La stomatite ulcéro-membraneuse des enfants et des soldats consiste en un véritable sphacèle de la muqueuse buccale disposé par plaques ; la chute de l'eschare met à nu une ulcération de profondeur variable, qui ne tarde pas à se recouvrir d'exsudation plastique comme les autres ulcérations buccales.

Parasites. — La bouche est fréquemment le siége de *parasites :* le plus important est le *muguet*, disposé sous forme de petites plaques jaunâtres, composées des spores et des filaments tubulés d'un végétal, l'*oïdium albicans*, mélangé à des cellules épithéliales. On sait que le muguet est très-fréquent chez les enfants, et chez eux il est sans importance, tandis qu'apparaissant à la période ultime des maladies chroniques il annonce presque toujours une fin prochaine. ·

On peut encore rencontrer dans la bouche deux autres parasites, visibles seulement au microscope et sans importance : ce sont le *cryptococcus cerevisiæ* et le *leptothrix buccalis*.

Tumeurs. — Diverses tumeurs peuvent se rencontrer dans la cavité buccale : les unes se forment aux dépens des maxillaires, les autres se développent sur la langue, d'autres encore sur les gencives (ces tumeurs ont été étudiées dans notre *Pathologie chirurgicale*, t. II).

Les gencives présentent assez fréquemment des *fistules*

liées à la carie du bord alvéolaire, carie et nécrose provoquées par ces périostites alvéolo-dentaires, si communes chez les gens qui ont de mauvaises dents.

B. TROUBLES FONCTIONNELS. — Les **mouvements des mâchoires** sont gênés ou empêchés dans des circonstances diverses :

1° Lorsqu'il existe une *inflammation* de la parotide, des amygdales, des ganglions sous-maxillaires, une fluxion, etc. (dans ces divers cas c'est la douleur qui s'oppose à l'abaissement de la mâchoire inférieure);

2° Dans les *fractures*, les *luxations* du maxillaire inférieur, l'ankylose de l'articulation temporo-maxillaire;

3° Dans certaines *névroses*, hystérie, épilepsie et surtout le tétanos, dont la contraction des mâchoires ou *trismus* constitue le premier symptôme; dans ce cas, c'est le spasme des muscles masticateurs, masséters, temporaux et ptérygoïdiens qui s'oppose à l'abaissement de la mâchoire inférieure.

Les mouvements des lèvres, des joues, de la langue, du voile du palais peuvent être gênés ou abolis *par le fait d'une paralysie :* tantôt c'est une paralysie du nerf facial qui supprime les contractions de la moitié correspondante des lèvres et de la joue, de telle sorte que la bouche est entraînée du côté sain, la commissure labiale du côté paralysé est abaissée et laisse couler la salive, la prononciation des voyelles labiales est difficile; la joue, semblable à un voile inerte, se gonfle dans l'expiration, s'aplatit et se creuse dans l'inspiration (*fumer la pipe*), etc. (1).

L'hémiplégie de la langue sera étudiée dans l'étude séméiologique de cet organe.

Le tremblement des lèvres, le grincement des dents s'observent dans les états adynamiques, dans le frisson des fièvres, etc.

Sécrétions. — La bouche est incessamment lubrifiée par la salive sécrétée par les glandes parotides, sous-maxil-

____

(1) Pour les détails voy. *Paralysie faciale* dans ma *Pathologie interne* 2ᵉ édition, p. 526.

laires, sub-linguales et par le mucus des glandes buccales ; la salive joue un rôle très-important dans la mastication, la gustation, la digestion dé certains aliments et même la prononciation ; or, sa quantité peut être augmentée ou diminuée. Elle est diminuée dans le *diabète,* aussi les diabétiques ont-ils constamment la bouche pâteuse, collante, sèche ; il leur est difficile de parler longtemps de suite ; elle l'est aussi, mais à un moindre degré, dans les *fièvres.*

Elle est augmentée (*sialorrhée*) dans des circonstances bien plus nombreuses (1), par l'action de fumer, par la grossesse, par toutes les stomatites et surtout par la stomatite mercurielle ; dans les cas de bec-de-lièvre, de paralysie faciale, au moment de l'éruption des dents, dans certaines maladies de l'estomac (2), etc.'

La salive, qui normalement présente une réaction alcaline, devient *acide* dans certains états morbides et surtout dans le muguet, dont les spores ne peuvent vivre dans un milieu alcalin.

Les troubles de la mastication, de la déglutition, de l'articulation des sons seront étudiés plus loin.

SIGNES FOURNIS PAR L'EXAMEN DE LA LANGUE.

L'examen de la langue a été toujours tenu en honneur par les cliniciens, non-seulement parce qu'elle est « le miroir de l'estomac », mais encore parce que, outre les lésions dont elle peut être primitivement le siége, elle offre des altérations en rapport avec un assez grand nombre d'états morbides.

Ces altérations diverses sont, les unes *physiques :* changements de forme, de volume, de couleur, enduits divers, sécheresse, etc.

(1) On donne le nom de *ptyalisme* (πτύειν, cracher) à l'action fréquente de cracher.

(2) Certains agents tels que le mercure (surtout le calomel à doses fractionnées), le chlorate de potasse, l'iodure de potassium, augmentent la sécrétion salivaire.

Les autres sont des *troubles fonctionnels* : troubles du mouvement, de la sensibilité, du goût, etc.

Changements physiques. — 1° Le **volume** de la langue est considérablement accru dans les cas de *glossite*, dans le *cancer*, dans la *macroglossie*, dans les cas de *tumeurs* diverses, etc. : ses bords présentent alors des inégalités produites par la pression des dents. La langue est *large, étalée*, dans l'embarras gastrique, dans l'hémiplégie ; il est bien plus rare que son volume soit diminué, on en a cité cependant des exemples dans les cas d'atrophie musculaire progressive ; sa pointe est effilée ou conique dans quelques fièvres typhoïdes, etc.

2° **Couleur.** — La teinte rose pâle de la langue peut éprouver des modifications très-diverses, tenant au dépôt d'enduits, à des troubles de la circulation, à des dépôts de pigment ou à des matières tinctoriales venues du dehors.

La *teinte cyanique* de la langue se produit dans les mêmes circonstances que celle des lèvres (asphyxie, maladies organiques du cœur, etc.).

Parfois la langue prend une *teinte noire* toute spéciale et très-étrange. Cette couleur tient-elle à une accumulation de pigment ou bien à la présence d'un parasite ? Raynaud y a découvert des spores se rapprochant de ceux de la teigne, etc.

De toutes les colorations morbides de la langue, les plus remarquables se rattachent à la présence des enduits.

3° **Enduits.** — La langue est fréquemment recouverte d'enduits (1) présentant des teintes diverses, blanches, grises, verdâtres, jaunes, brunes, noires et fuligineuses : enduits tantôt superficiels, tantôt très-épais, limités au milieu de la langue ou étendus à toute sa surface, souvent humides, parfois secs et fendillés, faciles à détacher ou poisseux, collants et même très-adhérents. Au point de vue de leur composition ces enduits peuvent être divisés en trois groupes :

(1) Ces enduits ne s'observent que sur la face supérieure de la langue

1° Les uns sont *muqueux et épithéliaux ;* ils sont formés par une accumulation de cellules épithéliales et de mucus (1), sur lesquels se déposent des poussières atmosphériques, des principes colorants, fournis par les aliments, les boissons et parfois même par la bile provenant d'un ictère ou de vomissements.

Ces enduits s'observent dans l'embarras gastrique et dans les nombreux états morbides qui le provoquent, dans les états bilieux, et par conséquent dans la plupart des fièvres, qui presque toutes déterminent cet état.

Ces enduits peuvent être colorés en noir par du sang provenant de fissures ou de crevasses plus ou moins profondes ; il en résulte une masse noire, sèche, fendillée, qui non-seulement recouvre la langue, mais encore les lèvres et les dents : ce sont les *fuliginosités* que l'on observe dans le deuxième septenaire des fièvres typhoïdes graves, dans les fièvres éruptives, la pneumonie des vieillards, en un mot dans toutes les maladies qui présentent un état typhoïde.

2° Les autres sont *pseudo-membraneux ;* ils sont fort rares, car la diphthérie et la stomatite ulcéro-membraneuse respectent habituellement la langue.

3° Les *enduits parasitaires* sont tout aussi rares ; le *muguet* est le seul parasite végétal qui forme sur la langue de larges enduits.

Les **éruptions** sont très-fréquentes sur la langue, ce sont tantôt de petites vésicules blanchâtres qui se rompent et laissent après elles des érosions superficielles (*aphthes*), tantôt les éruptions spéciales aux *fièvres éruptives* (2), tantôt des *plaques muqueuses*, surtout fréquentes sur les bords de la langue ; elles se présentent sous l'aspect de reliefs aplatis, rouges à leur centre, grisâtres à

---

(1) On doit les attribuer à une prolifération très-active de l'épithélium lingual et à une diminution de la sécrétion buccale.

(2) Rougeur vive et pointillée dans la scarlatine, pustules dans la variole, l'éruption rubéolique est beaucoup moins marquée sur la langue, tandis que sur la voûte palatine elle présente une netteté caractéristique.

leur périphérie, ou bien elles sont formées par de simples taches rouges (1).

Dans certains cas, diverses maladies cutanées provoquent sur la langue des éruptions semblables à celles des téguments; c'est tantôt de l'*eczéma* (plaques d'un rouge vif et excoriées), tantôt du *psoriasis* reconnaissable à ses taches arrondies, d'abord opalines, puis d'un blanc argenté, tantôt ce sont des plaques grises, parcheminées, fendillées par plaques (*plaques grises des fumeurs*), etc.

Les plaies et les tumeurs de la langue ont été étudiées dans notre *Path. chirurgicale*, t. II.

L'état d'humidité ou de sécheresse de la langue est une source d'indications précieuses. Ainsi la langue est sèche dans presque tous les *états fébriles* (2), dans tous les cas où *la respiration est gênée* (car la dyspepsie active l'évaporation) sous l'influence de certains *médicaments*, tels que l'opium, la belladone, la jusquiame, de *certaines maladies*, telles que le diabète, par l'action prolongée de la *parole*, etc.

TROUBLES FONCTIONNELS. — Ils portent sur la sensibilité de la langue et sur ses mouvements.

Troubles de la sensibilité. — La langue possède une double sensibilité, une sensibilité générale ou tactile, et une sensibilité spéciale ou gustative.

La sensibilité générale peut être : 1° diminuée ou perdue; 2° exaltée; 3° pervertie.

1° La *diminution du goût* s'observe dans la plupart des affections de la bouche, car les enduits ou la sécheresse de la langue diminuent l'impression des substances sapides; cette diminution peut encore s'observer dans les maladies chroniques des organes digestifs, dans l'extrême vieillesse; après l'administration de certains médicaments, tels que la belladone, l'opium, le contact des liqueurs fortes ou des essences de menthe, de cannelle, etc.

---

(1) Dans les syphilis anciennes, les papilles de la langue peuvent présenter un aspect hérissé comme celles de la langue du chat.

(2) Probablement par une influence particulière de la fièvre sur le grand sympathique qui règle l'activité sécrétoire des glandes.

La *diminution du goût* s'observe dans les lésions des nerfs glosso-pharyngien, dans celles des facial et trijumeau qui compromettent l'intégrité de la corde du tympan, et dans les hémiplégies : dans ce cas elle est unilatérale; enfin elle s'observe dans certaines névroses, hystérie, hypochondrie, etc.

2° L'*exaltation du goût* est fort rare et souvent confondue avec l'hyperesthésie tactile et douloureuse.

3° Les *perversions du goût* sont bien plus communes; la plupart des affections catarrhales des voies digestives donnent lieu à un goût *fade, amer* ou *acide;* chez les diabétiques le goût est *douceâtre* ou *sucré,* il est *salé* dans les hémoptysies et à la fin des catarrhes pulmonaires, il est *fétide* dans les ulcérations de la bouche et du pharynx, la carie des dents, etc.

Les perversions les plus remarquables sont celles que l'on observe chez les *hystériques,* et chez les *femmes grosses,* etc.; on les voit, en effet, rechercher avidement des substances répugnantes, telles que le plâtre, la colle, l'encre, le vinaigre pur, etc., c'est le *pica* et le *malacia* (1).

La **sensibilité tactile ou générale** de la langue peut être diminuée ou suspendue, c'est ce que l'on observe dans les hémiplégies et chez les hystériques; dans ce dernier cas l'insensibilité occupe presque constamment la moitié gauche de la langue.

Elle peut être exagérée dans toutes les affections inflammatoires de la langue, dans les névralgies du trijumeau, dans l'hystérie, etc.

Troubles de la motilité. — La langue semble posséder deux ordres de mouvements distincts l'un de l'autre : 1° des *mouvements de mastication* qui président à la déglutition, à la gustation, etc.; 2° des *mouvements phonétiques* qui président à l'exercice de la parole.

(1) Les aliénés ont souvent des *illusions* du goût qui les portent à repousser les substances alimentaires et à prendre avec plaisir des médicaments d'un goût désagréable.

Ces deux ordres de mouvements peuvent être troublés isolément ou ensemble; ils le sont surtout dans la paralysie générale, dans l'hémiplégie, dans la paralysie labio-glosso-pharyngée.

Dans la *paralysie générale* le trouble de la parole présente des nuances très-diverses, que l'on a exprimées par les mots de tremblement, balbutiement, bégayement, bredouillement, hésitation, lenteur (1).

Dans les *hémiplégies* la paralysie est limitée à la moitié de la langue qui, lorsqu'elle est tirée hors de la bouche, se dévie du côté paralysé; l'hémorrhagie cérébrale, les tumeurs du cerveau, les lésions du nerf hypoglosse en sont les causes les plus ordinaires.

La *paralysie labio-glosso-pharyngée* peut amener une paralysie complète de la langue qui devient inerte, immobile, et ne peut être tirée hors de la bouche.

Les désordres de la parole s'observent encore dans l'alcoolisme, les intoxications, les émotions violentes, etc. (2).

DYSPHAGIE (δὺς, difficilement; φαγεῖν, manger).

La déglutition comprend l'ensemble des actes mécaniques qui concourent au transport de l'aliment de la bouche dans l'estomac.

Les physiologistes ont divisé la déglutition en *trois temps* correspondant à chacune des régions traversées par le bol alimentaire; bien que cette division soit un peu artificielle, vu la manière dont ces différents actes s'enchaînent et la rapidité avec laquelle ils se succèdent, elle est généralement adoptée et peut s'étendre à l'étude de la dysphagie.

Le mot dysphagie sert à désigner la difficulté de la déglution, c'est un symptôme commun à des lésions fort diver-

(1) Ces désordres tiennent aux altérations du foyer d'origine des nerfs aciaux, hypoglosses, à des désordres dans l'idéation et à l'amnésie verbale.

(2) On a désigné sous le nom de laloplégie (Spring) la paralysie phonétique complète, c'est-à-dire une impossibilité de prononcer les mots, bien que les mouvements de la langue soient conservés et que le malade puisse exprimer sa pensée par l'écriture ou par des gestes (voy. l'article consacré à l'aphasie); la laloplégie s'observe dans la paralysie générale, la paralysie labio-glosso-pharyngée, etc.

ses (1) que l'on peut étudier dans le lieu même de leur production, c'est-à-dire dans la bouche, le pharynx et l'œsophage.

Nous distinguerons donc trois genres de dysphagie : A. Une
dysphagie buccale. — B. Une *dysphagie pharyngienne.* —
C. Une *dysphagie œsophagienne.*

A. **Dysphagie buccale** (2). — Le premier temps de la
déglutition ne commence que lorsque le bol alimentaire tri-
turé et insalivé se trouve ramené sur la langue par les lèvres et les joues et conduit dans l'isthme du gosier par l'application de la langue sur la voûte palatine.

Les causes capables de gêner la déglutition buccale sont
de deux ordres :

1° *Mécaniques.* — Telles sont : la tuméfaction de la langue, ses ulcérations ou ses adhérences, la perforation de la
voûte palatine ou des parois buccales, les tumeurs du plancher de la bouche, les fractures, luxations ou ankyloses de
la mâchoire inférieure.

2° *Dynamiques.* — Telles sont : l'anesthésie de la muqueuse buccale, les paralysies, convulsions ou contractures
des muscles masticateurs, la sécheresse de la bouche par
diminution de la salive.

B. **Dysphagie pharyngienne** (3). — Les causes de la

(1) Ces lésions pourraient se grouper sous plusieurs chefs : diminution
de la cavité (tumeurs, rétrécissements, etc.); perforation des parois ; altérations de la muqueuse, du plan musculaire, de l'innervation, etc.

(2) Avant d'être déglutis, les aliments subissent dans la bouche un travail
préparatoire, ils sont triturés et imprégnés de salive ; or, maintes causes, telles
qu'absence ou imperfection des dents, tumeur de la langue, paralysie des
joues, etc., peuvent gêner ce premier travail.

(3) Le deuxième temps de la déglutition n'est plus soumis à l'influence de
la volonté ; dès que le bol alimentaire a franchi l'isthme du gosier il est saisi
par le pharynx qui s'est avancé vers lui et le conduit presque instantanément
jusqu'à l'œsophage. — Le deuxième temps s'accomplit par un phénomène
réflexe, le contact de l'aliment provoque la contraction des puissances musculaires ; cet acte réflexe peut se décomposer ainsi : 1° contact de l'aliment
sur la muqueuse ; 2° transport jusqu'au bulbe de son impression par les filets du
glosso-pharyngien et du trijumeau ; 3° excitation de cette partie du bulbe à
laquelle aboutissent les nerfs sensitifs de l'arrière-gorge et d'où partent ses
filets moteurs et que l'on pourrait appeler le centre nerveux de la déglutition ;
4° Renvoi de l'incitation motrice par les nerfs hypoglosses, faciaux et spinaux.

dysphagie pharyngienne sont nombreuses; les unes *gênent mécaniquement* le passage des aliments, ce sont les tumeurs développées dans le pharynx ou dans son voisinage (hypertrophie des amygdales, polypes naso-pharyngiens, abcès rétro-pharyngiens); d'autres *altèrent la sensibilité* de la muqueuse, elles l'exagèrent (angines, ulcérations) (1) ou la diminuent (anesthésie hystérique); d'autres *déterminent la paralysie* du plan musculaire soit en agissant sur ses nerfs (paralysie générale des aliénés, graves lésions de l'encéphale, hystérie), soit par action directe sur la fibre musculaire; ainsi on sait combien la dysphagie est fréquente non-seulement après l'angine diphthéritique, mais encore après les angines aiguës simples, ce qu'il faut attribuer à l'action directe de la muqueuse enflammée sur le plan musculaire sous-jacent.

Au lieu d'être paralysés, les muscles du pharynx peuvent être atteints de *spasmes*, c'est ce que l'on observe dans plusieurs névroses, telles que l'hystérie, l'hypochondrie, l'épilepsie, etc., et même sous l'influence d'une vive émotion.

C. **Dysphagie œsophagienne**. — Ses causes sont en grande partie les mêmes que celles de la dysphagie pharyngienne, citons en première ligne le *spasme* de l'œsophage (2), spasme si fréquent non-seulement chez les femmes hystériques, mais encore chez la plupart des gens atteints de lésions aiguës ou chroniques de l'œsophage; les *rétrécissements* de ce conduit; les *tumeurs* développées dans l'œsophage même ou qui, nées dans les régions voisines, compriment ce conduit (anévrysme de l'aorte, ganglions lymphatiques hypertrophiés); la *paralysie* de l'œsophage qui, de même que celle du pharynx, s'observe surtout chez les aliénés (3).

(1) Dans les inflammations de l'arrière-gorge la dysphagie se rattache à des causes multiples : 1° d'abord à la douleur que provoquent les mouvements de déglutition ; 2° au gonflement de toute l'arrière-gorge; 3° à l'état de spasme et plus tard d'inertie dans lequel se trouvent les muscles.

(2) Qui coexiste d'ordinaire avec le spasme du pharynx.

(3) Chez les animaux on la produit par la section du pneumogastrique au cou : lorsqu'il existe un rétrécissement de l'œsophage, le conduit se dilate énormément au-dessus de l'obstacle et, à ce niveau, la tunique musculaire surdistendue perd sa contractilité.

Symptômes. — A. **Dysphagie buccale.** — Dans les diverses inflammations de la bouche (stomatites) la déglutition est douloureuse mais non impossible (1).

Si la langue est tuméfiée, le malade ne peut avaler que des liquides, et encore n'arrivent-ils dans le pharynx que lorsqu'ils sont entraînés par la pesanteur, la tête étant renversée en arrière.

Chez les choréiques dont les lèvres, les joues, la langue sont le siége de mouvements désordonnés, les aliments, au lieu d'être dirigés vers le pharynx sont projetés en divers sens et même rejetés au dehors.

B. **Dysphagie pharyngienne.** — Elle présente deux ordres de symptômes : d'abord le défaut de progression de l'aliment dans le pharynx, puis la possibilité de son introduction soit dans les voies aériennes, soit dans les fosses nasales.

Le reflux dans les fosses nasales est plus fréquent que l'introduction dans les voies aériennes, car cette dernière nécessite des érosions très-étendues de l'épiglotte ou une anesthésie de la muqueuse laryngée (2).

Si le reflux dans les fosses nasales est un peu plus fréquent, c'est que le voile du palais participe d'ordinaire à l'état phlegmasique de la muqueuse du pharynx et à l'inertie de son plan musculaire : de plus, ses perforations et ses vices de conformation ne sont point rares.

La dysphagie pharyngienne présente quelques caractères particuliers suivant ses causes : dans les *angines*, la déglutition est douloureuse, mais elle est possible, le reflux des aliments dans les fosses nasales ou leur introduction dans les voies aériennes est exceptionnel (3).

(1) Cependant il est des petits enfants atteints de muguet qui refusent obstinément de téter.

(2) Les liquides s'introduisent dans le larynx beaucoup plus facilement que les solides.

(3) Du moins dans la phase aiguë, car il est, au contraire, fréquent dans leur convalescence, surtout dans celle de l'angine diphthéritique. Il est une chose digne de remarque, c'est que dans les cas d'inertie musculaire la déglutition des liquides est souvent plus difficile que celle des matières demi solides, car celles-ci offrent plus de prise aux muscles affaiblis et s'échappent moins aisément dans les ouvertures voisines.

L'anesthésie du pharynx et sa *paralysie* donnent lieu à des phénomènes identiques, car si, dans un cas, la tunique musculaire ne peut se contracter ; dans l'autre elle ne le fait pas faute d'ordre ; les aliments s'accumulent dans le pharynx comme dans un tube inerte et peuvent par compression des voies aériennes entraîner l'asphyxie.

Dans le *spasme*, au contraire, le contact de l'aliment provoque une contraction réflexe, instantanée, brusque, qui rejette avec force l'aliment au dehors, le malade a la sensation d'une boule fermant la gorge (1).

Lorsqu'une *tumeur* rétrécit le calibre du pharynx, les liquides seuls peuvent passer.

C. Dysphagie œsophagienne. — La dysphagie spasmodique de l'œsophage présente les mêmes caractères que le spasme du pharynx que nous venons d'étudier et avec lequel elle coexiste d'ordinaire.

Lorsqu'il existe un *rétrécissement* de l'œsophage, les aliments traversent facilement le pharynx, mais, arrivés au niveau de l'obstacle, ils s'arrêtent et reviennent dans la bouche par une sorte de régurgitation facile, sans malaise, sans anxiété, sans contraction de l'estomac, du diaphragme, des parois abdominales ce qui la distingue du vomissement ; d'ailleurs la régurgitation survient plus ou moins vite après l'ingestion de l'aliment et cela suivant le siége du rétrécissement. Est-il placé très-bas, l'œsophage se dilate graduellement au-dessus de lui, au point de former une *vaste poche* dans laquelle s'accumulent les matières qui ne sont rejetées que plusieurs heures après leur introduction.

Diagnostic. Il est facile de reconnaître l'existence de la dysphagie et de préciser son siége dans la bouche, le pharynx ou l'œsophage.

Un point important consiste à déterminer sa cause : or, en réalité, toutes les dysphagies se rattachent à l'une des causes suivantes : 1° obstacle mécanique ; 2° vice de conformation ; 3° douleur ; 4° spasme ; 5° paralysie.

____

(1) Ce spasme s'observe souvent chez les femmes nerveuses, or certains liquides passent tandis que d'autres provoquent le spasme.

1° Les *obstacles mécaniques* (tumeurs, etc.) ayant leur siége dans la bouche ou le pharynx peuvent être appréciés *de visu.*

Ceux qui occupent l'œsophage sont d'un diagnostic parfois plus difficile, car non-seulement ils nécessitent le passage de la sonde œsophagienne, mais encore lorsqu'elle est arrêtée il faut déterminer si l'obstacle est organique ou spasmodique, diagnostic que l'on basera sur la marche des accidents et l'état général du malade.

2° Les *vices de conformation* portent habituellement sur le voile du palais et sont directement appréciables.

3° La *douleur* accompagne les stomatites, les angines, les laryngites, la dysphagie survenue dans ces circonstances sera facilement rapportée à sa véritable cause.

4° Les *spasmes* du pharynx et de l'œsophage s'observent chez les personnes nerveuses ou dans le cours de névroses à caractères très-nets, la sensation de boule et le rejet des aliments suffisent, avec les circonstances dans lesquelles se produisent les spasmes, pour en révéler la nature.

5° Les *paralysies* peuvent porter sur la muqueuse (anesthésie) et sur le plan musculaire (paralysie proprement dite), il y a souvent inertie plutôt que paralysie véritable; on se rappellera que cet état s'observe surtout après les angines, parfois dans la convalescence de maladies graves, dans la paralysie générale des aliénés, etc.

Traitement. — La dysphagie ne peut être traitée directement; symptôme de lésions très-diverses, c'est contre elles que doit être dirigé le traitement; cependant, comme, portée à un degré extrême, la dysphagie pourrait faire mourir le malade d'inanition, il faut faire arriver des aliments dans le tube digestif soit par la sonde œsophagienne, si son introduction est possible, soit par des lavements alimentaires, dont la puissance nutritive est malheureusement bien faible.

SYMPTÔMES FOURNIS PAR L'EXAMEN DE L'ABDOMEN.

Pour la facilité de l'étude, l'abdomen a été artificiellement divisé en *neuf régions secondaires* par deux lignes verticales, montant des épines iliaques antérieures et inférieures vers le thorax, et par deux lignes horizontales passant, la supérieure au niveau des dernières côtes, et l'inférieur au niveau des crêtes iliaques. Il en résulte donc neuf espaces divisés en *trois étages*.

L'étage supérieur comprend, au milieu, l'*épigastre* placé au-dessous de l'appendice xiphoïde et correspondant à l'estomac; sur les côtés, les *hypochondres* presque cachés par le rebord inférieur de la cage thoracique et recouvrant la rate à gauche, le foie à droite.

L'étage moyen comprend, au milieu, la *région ombilicale* qui répond à l'intestin grêle et, sur les côtés, le *flanc* ou *région lombaire* occupé, en grande partie par les côlons ascendant et descendant.

L'étage inférieur présente, au milieu, la *région hypogastrique* ou *hypogastre*, occupé par l'intestin grêle et par la vessie ou la matrice, lorsque ces organes sont distendus par l'urine ou par la grossesse; sur les côtés, les régions ou *fosses iliaques* renfermant le cæcum à droite, l'S iliaque à gauche.

La **peau** de l'abdomen est mince, souple, mobile, sauf au niveau de l'ombilic; chez les gens bien musclés et peu chargés d'embonpoint on voit s'y dessiner les muscles droits; lorsque la peau de l'abdomen a été distendue par la grossesse ou par quelque affection abdominale, elle présente des *éraillures* provenant de la déchirure des fibres du derme.

L'abdomen est gros et globuleux chez les jeunes enfants; dans l'adolescence, il s'aplatit et devient même concave; à partir de 30 ans, il redevient convexe et s'élève au-dessus du plan de la paroi thoracique; chez les vieillards il conserve ces caractères ou diminue de volume.

La paroi antérieure est souple, et d'ordinaire facilement dépressible; la *percussion* révèle une sonorité presque générale dans les deux étages inférieurs; cette sonorité est plus prononcée dans les flancs qui correspondent au gros intestin que dans les régions ombilicale et hypogastrique qui répondent à l'intestin grêle; de plus, lorsque la vessie ou la matrice s'élèvent, la sonorité de cette dernière région est remplacée par de la matité, le fond de ces organes peut encore être senti avec la main.

La percussion de l'hypochondre droit donne une matité produite par le foie.

Le *foie* donne une matité de 6 à 8 cent. de hauteur; elle commence vers la quatrième ou cinquième côte, et descend jusqu'au rebord inférieur des côtes ; mais parfois le foie déborde les côtes ; cela tient soit à son augmentation de volume, soit à son refoulement par un épanchement pleurétique, à la pression exagérée du corset, etc.

La *vésicule biliaire* répond au bord externe du muscle droit et au bord inférieur des côtes, elle n'est appréciable que lorsqu'elle est surdistendue.

La *rate*, entièrement cachée|sous les fausses côtes gauches, est inaccessible non-seulement au toucher, mais souvent même à la percussion, à moins qu'elle ne présente un développement anormal.

Les *reins* sont trop profondément placés pour qu'il soit possible de les limiter par la palpation, et l'épaisseur de la paroi abdominale postérieure rend assez vagues les résultats de la percussion.

Chez les gens maigres, dont la paroi abdominale est très-souple, l'*aorte* peut être sentie par une pression assez forte.

Les symptômes fournis par l'examen de l'abdomen peuvent se diviser en deux groupes : A. Signes physiques. — B. Signes fonctionnels.

A. Les **signes physiques** sont fournis par l'inspection, la palpation et la percussion.

Signes fournis par l'inspection. — 1° *Changement de volume.* — Le ventre peut avoir augmenté ou diminué de volume.

Son augmentation de volume se rattache à des causes très-diverses : 1° à la surcharge graisseuse des parois abdominales, souvent en rapport avec l'obésité générale, mais pouvant en être indépendante, comme cela s'observe chez les cavaliers ; 2° à l'accumulation de gaz dans l'estomac ou les intestins, ce qui constitue la tympanite ou le météorisme ; 3° à l'accumulation de liquide dans le péritoine, ce qui constitue l'ascite ; 4° à la grossesse, à l'hypertrophie des organes contenus dans l'abdomen ou à la production de tumeurs (1).

Sa diminution de volume est infiniment plus rare ; on

____

(1) Voyez plus loin les articles consacrés à l'étude de la tympanite, de l'ascite, des tumeurs abdominales.

l'observe dans certains cas d'amáigrissement, dans les rétrécissements du pylore, pendant les coliques de plomb et les coliques sèches des pays chauds.

2° *Changements de forme.* Tantôt le ventre est uniformément développé, c'est ce qui a lieu dans l'ascite, l'obésité, la grossesse (1), ou bien le développement est circonscrit. Limité à l'*épigastre,* ce gonflement indique une distension de l'estomac par des gaz ou, dans le cas de rétrécissement pylorique, par du liquide et des gaz, plus rarement par une tumeur de ce viscère ou du foie. Le gonflement de la *région ombilicale* se rattache soit à une grossesse, soit à un kyste de l'ovaire. — La *fosse iliaque droite* se tuméfie dans le cas de phlegmons iliaques, de pérityphlites, celle du *côté gauche* dans le cas de tumeur stercorale, etc.; ces faits sont étudiés en détail dans l'article consacré aux tumeurs de l'abdomen.

L'examen de la peau révèle l'existence d'**éruptions diverses** qui, en général, n'appartiennent pas spécialement aux maladies de cette région, mais sont plus nombreuses et plus nettes sur la surface lisse et unie de l'abdomen que sur les autres parties du corps. Telles sont : les taches rosées lenticulaires, les taches ombrées, les pétéchies, les sudamina.

Les *taches rosées lenticulaires* sont presque spéciales à la fièvre typhoïde; elles ont à peu près la dimension d'une lentille, forment une très-légère saillie et présentent une teinte rosée qui s'efface par la pression pour reparaître aussitôt qu'elle cesse; elles se montrent du sixième au neuvième jour de la maladie, procèdent par poussées successives et se rencontrent surtout sur le ventre et les reins, plus rarement sur la poitrine et les membres; souvent il n'en existe que quelques-unes, mais dans certains cas elles sont fort nombreuses, leur nombre varie suivant les épidémies; l'observation a appris qu'une éruption abondante pouvait être acceptée comme un présage favorable, ce qui est **contesté par certains auteurs** (2).

(1) Cependant dans l'ascite le développement peut être plus prononcé sur les flancs et dans l'obésité il peut pendre en forme de besace.

(2) On a rencontré des taches semblables dans la tuberculose aiguë et peut-

Les *taches bleues, ombrées* ou *ardoisées* se présentent sous l'aspect de taches assez larges; leur nom exprime leur aspect, elles ne disparaissent pas par la pression, ce qui les rapproche des pétéchies, mais elles s'effacent sans passer par les teintes jaunâtres propres à l'ecchymose; le mécanisme de leur production est encore inconnu, d'ailleurs elles sont fort rares, sans importance pour le pronostic, car on les a observées dans les cas légers comme dans les plus graves; sans valeur diagnostique, car on les trouve non-seulement dans la fièvre typhoïde, mais aussi dans la dysentérie, la fièvre intermittente, etc.

Les *pétéchies* se présentent sous l'aspect de taches arrondies, rouges ou violacées, ne disparaissant par la pression, car elles sont formées par une extravasation du sang dans l'épaisseur du derme; ce sont donc de véritables hémorrhagies; souvent il se produit en même temps des hémorrhagies par diverses muqueuses (1).

Les pétéchies ont en général une signification grave, elles indiquent une profonde altération du sang; on les observe dans le typhus, la fièvre typhoïde grave, la peste d'Orient et même les fièvres éruptives graves.

Les *sudamina* sont de petites vésicules miliaires, blanches, plus rarement rouges, transparentes, qui occupent surtout les aines, les aisselles, etc.; parfois elles sont si petites qu'on les distingue difficilement, mais on les reconnaît à l'état chagriné de la peau; on les écrase aisément et les doigts restent mouillés comme par de la sueur.

Les sudamina disparaissent en quelques jours, après quoi l'épiderme s'exfolie; elles n'ont point de valeur ni pronostique, ni diagnostique; elles sont simplement en rapport avec les sueurs, ainsi on les observe dans la fièvre typhoïde, la suette miliaire, la phthisie, la fièvre intermittente, etc.

L'examen de la peau révèle encore la présence des *verge-*

être l'endocardite ulcéreuse, mais si rarement que leur valeur comme signe de la fièvre typhoïde est très-considérable.

On ne les confondra ni avec les *piqûres de puce*, qui laissent après elles un petit point noir ecchymotique que la pression n'efface pas, ni avec les petéchies, véritables ecchymoses ne disparaissant pas par la pression.

(1) Il est difficile d'établir une différence entre les pétéchies et les taches de purpura.

tures, chaque fois que les téguments ont été soumis à une distension exagérée (grossesse, etc.), le développement anomal des veines sous-cutanées, lorsqu'un obstacle tel qu'une cirrhose du foie entrave la circulation de la veine porte, etc.

Signes fournis par la palpation. — Le malade dont on se propose d'explorer l'abdomen doit être étendu dans le décubitus dorsal, la tête un peu soulevée par un oreiller, les cuisses légèrement fléchies ou étendues; vous appliquez vos deux mains à plat et vous exercez une pression d'abord très-douce afin d'éviter la contraction des muscles abdominaux, puis graduellement plus forte ; si le ventre est très-dur, il y a lieu de croire à une grande sensibilité des organes abdominaux; dans la *péritonite chronique*, vous pouvez reconnaître le relief formé par les intestins englobés et durcis par les fausses membranes, le ventre présente une dureté, une tension et une rénitence tout à fait caractéristiques (Grisolle); les *tumeurs* peuvent souvent être bien reconnues et limitées (1).

Dans certains cas qui se présentent rarement à l'observation, on peut apprécier la *collision de calculs* renfermés dans la vésicule biliaire, le *frémissement hydatique* de kystes du foie, les battements de *tumeurs anévrysmales*, et plus souvent la présence de *tumeurs stercorales* capables d'être fragmentées par la pression.

Signes fournis par la percussion. — La percussion joue un grand rôle dans le diagnostic des maladies abdominales ; elle révèle l'état de sonorité ou de matité et la présence du liquide.

Nous avons indiqué l'état de la sonorité normale de l'abdomen, lorsqu'il existe une tumeur, un épanchement de liquide dans le péritoine, que l'un des organes est hypertrophié ou déplacé, il en résulte une matité qui indique son existence et ses limites (2).

---

(1) Surtout en commençant la pression vers leur centre et en s'en éloignant de plus en plus jusqu'à ce qu'un défaut de résistance indique leurs limites.

(2) De plus lorsqu'un liquide est épanché dans le péritoine (ascite), il obéit à l'action de la pesanteur, gagne toujours les parties les plus déclives et se déplace suivant la position prise par le malade, ce qu'indique la matité.

Sensation de flot. — Lorsqu'il existe une grande quantité de liquide dans l'abdomen, ainsi que cela a lieu dans les cas d'ascite ou de kystes séreux, on peut, par la percussion, en reconnaître la présence ; pour cela percutez légèrement un des points du ventre occupés par le liquide, tandis que l'autre main est appliquée à plat sur un point opposé et plus ou moins éloigné : elle va éprouver un choc, une *sensation de flot* produite par le déplacement du liquide ; cette sensation est très-nette lorsque les parois abdominales ne sont pas épaisses ; on pourrait peut-être confondre la sensation de flot avec le tremblotement d'un œdème des parois abdominales ; pour éviter l'erreur, il suffit de faire appliquer le bord cubital de la main d'un aide entre l'endroit où l'on frappe et celui où l'on perçoit le flot.

Signes fournis par l'auscultation. — Sauf dans les cas de grossesse, on a rarement recours à l'auscultation de l'abdomen, elle ne fournit, en effet, que bien peu de renseignements ; les *gargouillements* de l'estomac et des intestins s'entendent à distance, quant aux *bruits de souffle* qui se produisent dans les veines des parois abdominales lors d'une cirrhose, les *frottements péritonéaux* dans le cas de péritonite, les *souffles vasculaires* par compression des gros vaisseaux, leur importance est secondaire.

SIGNES FONCTIONNELS. — On peut puiser de précieux renseignements dans l'état de la sensibilité de l'abdomen, de ses mouvements, et de ses excrétions et sécrétions.

Les **troubles de la sensibilité** peuvent porter sur les parois de l'abdomen ou sur les viscères qu'il renferme. Dans le premier cas se rangent les *névralgies du plexus lombo-abdominal*, névralgies souvent en rapport avec les affections viscérales, rachidiennes, thoraciques ou abdominales ; les plus remarquables sont les douleurs en ceinture des maladies de la moelle, le point dorsal de l'ulcère de l'estomac, les névralgies des maladies de l'ovaire et de l'utérus, les manifestations rhumatismales, telles que le lumbago, etc.

Les douleurs viscérales présentent des caractères fort divers suivant l'organe malade et la lésion dont il est affecté ; de ces douleurs les plus vives sont : 1° les *coliques* auxquelles nous consacrons un article spécial ; 2° les *douleurs de la péritonite*, qui se distinguent des précédentes en ce qu'elles s'exaspèrent sous le moindre contact; 3° les douleurs produites par les *calculs vésicaux*.

Au contraire, les simples congestions du foie, de l'utérus, de la rate déterminent plutôt un sentiment de pesanteur, de distension qu'une douleur véritable; parfois même l'organe n'est douloureux qu'à la pression, c'est ce qui a lieu dans la fièvre typhoïde (pression au niveau de la fosse iliaque droite (1).

Troubles des mouvements. — On sait que l'abdomen présente un soulèvement rhythmique ; il s'élève pendant l'inspiration et s'abaisse dans l'expiration ; ces mouvements se rattachent à ceux du diaphragme, de telle sorte que lorsque le diaphragme est contracturé, la paroi abdominale reste absolument immobile ; est-il inerte ou paralysé (comme cela peut s'observer dans l'intoxication saturnine, l'atrophie musculaire progressive, la pleurésie diaphragmatique, etc.). les mouvements du ventre se font à contre-temps ; ainsi il s'abaisse dans l'inspiration, etc. — Si l'inertie ne portait que sur une moitié du diaphragme on pourrait, à l'aide des deux mains appliquées sur les hypochondres, constater des mouvements inverses dans chacun d'eux. — La paroi abdominale se soulève d'une façon saccadée dans le *hoquet*, qui est une véritable convulsion du diaphragme fréquente chez les sujets nerveux, dans les cas de péritonite, d'occlusion intestinale, de pleurésie diaphragmatique, etc.

Les **signes fournis par les sécrétions et les excrétions** sont de la plus haute importance, aussi consacrerons-nous à chacun d'eux un article spécial ; tels sont les *vomissements.*

(1) Il est parfois difficile de déterminer si la douleur occupe les parois abdominales ou les parties profondes. On a dit que l'hyperesthésie cutanée était réveillée par un frôlement ou un léger pincement, l'hyperesthésie musculaire par un grattement et l'hyperesthésie profonde par des pressions de plus en plus énergiques.

les *hématémèses*, la *constipation*, la *diarrhée*, les *troubles de l'urine*, la *leucorrhée*, les *métrorrhagies*, etc. (1).

VOMISSEMENT.

On donne le nom de vomissement au rejet par la bouche des matières contenues dans l'estomac.

Les *nausées*, prélude ordinaire du vomissement, consistent en un sentiment de dégoût, de malaise, avec soulèvement épigastrique.

La *régurgitation* est également le retour dans la bouche des matières contenues dans l'œsophage et l'estomac, mais avec cette différence que ce retour s'effectue sans efforts et sans malaise.

L'*éructation* est le renvoi des matières gazeuses contenues dans l'estomac, il s'accompagne d'un bruit spécial désigné sous le nom de rot.

Le vomissement présente à étudier : A, le mécanisme de sa production; B, ses divers caractères de fréquence, de facilité, etc.; C, la nature des matières vomies; D, les causes qui le provoquent.

Acte du vomissement. — Le vomissement est ordinairement précédé de nausées, c'est-à-dire que le malade éprouve un malaise général des plus pénibles, sa face devient alternativement rouge et pâle, elle se couvre d'une sueur froide, son pouls est petit, concentré, ses extrémités se refroidissent; alors surviennent les contractions violentes des muscles des parois abdominales et du diaphragme qui produisent le vomissement; les matières stomacales remontent, affluent dans le pharynx et sont brusquement rejetées par la bouche et même par le nez, puis le malade éprouve un sentiment de bien-être, troublé seulement par le goût fort désagréable que laissent les matières vomies.

(1) On a dit que les maladies abdominales imprimaient à la face et au pouls des modifications toutes spéciales et caractéristiques, en effet, dans les affections très-douloureuses, comme la péritonite, la face présente une expression de souffrance que l'on a désignée sous le nom de *face grippée;* le pouls est petit, fréquent, dur, serré; ces faits n'ont qu'une importance secondaire.

Quant au *mécanisme* du vomissement, deux opinions ont été émises.

Première opinion (abandonnée). Le vomissement serait produit par la *contraction spasmodique de l'estomac;* cette opinion ne résiste pas aux objections suivantes : remplacez l'estomac par une vessie de porc, replacez cet estomac artificiel dans la cavité abdominale et provoquez le vomissement par une injection d'émétique dans les veines, le vomissement aura lieu (Magendie); paralysez la tunique musculaire de l'estomac par la section des nerfs pneumogastriques, le vomissement sera, il est vrai, plus difficile, mais il pourra s'effectuer; au contraire, ouvrez l'abdomen et attirez l'estomac au dehors, le vomissement ne sera plus possible.

Deuxième opinion (acceptée). Les *contractions des muscles abdominaux et du diaphragme jouent le principal rôle dans l'acte du vomissement ;* mais, de plus, l'estomac y concourt par la contraction de ses fibres longitudinales qui détermine la dilatation du cardia (Schiff).

Caractères. — En général le vomissement est précédé d'un sentiment de malaise très-pénible, il est cependant des personnes chez lesquelles il s'effectue avec la plus grande facilité.

Outre ces différences individuelles, il en est d'autres qui tiennent : 1° à l'*âge;* ainsi les enfants à la mamelle vomissent avec la plus grande facilité, dès que l'estomac est trop plein, le lait reflue dans la bouche : c'est plutôt une régurgitation qu'un vomissement (1).

2° A *la cause;* ainsi les vomissements d'origine cérébrale se font souvent avec la plus grande facilité, en fusées ; les vomissements sont en général difficiles lorsque l'estomac contient peu de liquide, lorsque les matières qu'il renferme ont une grande consistance.

Quant à sa *fréquence,* elle est aussi subordonnée à ses causes ; parfois il ne se produit qu'un seul vomissement; dans d'autres cas, ils se répètent dans des circonstances déterminées; enfin ils peuvent aussi devenir incessants, incoercibles.

(1) Cela tient peut-être à la forme de leur estomac, qui est conique, sans grand ni petit cul-de-sac.

Les *circonstances* dans lesquelles se produit le vomissement doivent être soigneusement notées, car elles peuvent apporter au diagnostic les plus précieux renseignements ; ainsi, parfois le vomissement ne survient qu'à la suite de quintes de toux, et il résulte de la compression de l'estomac par les secousses convulsives du diaphragme (coqueluche, phthisie, catarrhes chroniques, etc...) ; dans d'autres cas, il survient presque aussitôt après l'ingestion des aliments (ce qui doit faire songer à un rétrécissement squirrheux de l'orifice cardiaque) ; ou au contraire plusieurs heures ou même plusieurs jours après, ce qui fait soupçonner un rétrécissement cancéreux de l'orifice pylorique et une dilatation de la cavité stomacale (1).

C. **Nature des matières vomies**. — Ces matières sont des aliments, des substances glaireuses ou muqueuses sécrétées par l'estomac, de la bile, du sang, des matières fécales, des vers, du pus, etc...; les matières vomies ont ordinairement une réaction acide qu'elles doivent à la présence du suc gastrique (2). Cependant elles peuvent être alcalines et l'on conçoit la différence des indications thérapeutiques dans ces deux cas.

Or, l'examen des matières vomies peut fournir au diagnostic des renseignements de la plus haute importance ; ainsi les vomissements de *matières bilieuses, glaireuses, filantes* se produisant le matin à jeun indiquent un catarrhe chronique de l'estomac ; les vomissements *verdâtres, porracés* appartiennent à la péritonite ; les vomissements *incolores* composés de mucosités seules ou mêlées à quelques liquides s'observent dans la grossesse ; le vomissement de *sang pur* est souvent l'indice d'un ulcère de l'estomac ; le cancer de cet organe se révèle plutôt par des vomissements de *matière noirâtre*, comparable à de la suie ou à du marc de café et qui n'est autre chose que du sang altéré par un commencement de digestion ; les vomissements

(1) Au début des fièvres éruptives l'ingestion d'un liquide peut provoquer le vomissement.

(2) On reconnaît leur acidité à l'aide du papier de tournesol qui rougit à leur contact.

fécaloïdes indiquent un étranglement intestinal (volvulus, hernie étranglée) et annoncent une mort prochaine. Enfin, dans le cas d'empoisonnement, les matières rendues, surtout à la suite des premiers efforts, contiennent des traces de la *substance toxique*; leur examen importe donc beaucoup au médecin légiste.

D. Maladies dans lesquelles on rencontre le vomissement. — Le vomissement se produit dans des circonstances si diverses qu'il est difficile de trouver entre elles le moindre trait commun pouvant servir de base à une classification : aussi, sans accorder à cette division plus d'importance qu'elle n'en mérite, nous diviserons en deux groupes les divers états morbides qui provoquent le vomissement :

A. Cas dans lesquels l'estomac est directement intéressé...
- Soit par une altération de ses parois.
- Soit par une mauvaise qualité absolue ou relative des substances introduites dans sa cavité.

B. Vomissements survenant dans des états morbides étrangèrs a l'estomac......
- Affections cérébrales.
- Affections fébriles.
- Affections abdominales.
- Circonstances diverses.

A. Cas dans lesquels l'estomac est directement intéressé. — Il n'est pas une seule lésion de l'estomac qui ne donne lieu à des vomissements; on l'observe dans le *catarrhe aigu, embarras gastrique*, le *catarrhe chronique*, *l'ulcère et le cancer;* nous pouvons encore placer dans ce groupe les vomissements qui accompagnent les *gastralgies, crampes* et *spasmes de l'estomac*, si fréquents chez les femmes nerveuses.

Disons un mot des caractères particuliers que peuvent présenter les vomissements dans chacune de ces lésions.

Catarrhe aigu. Embarras gastrique. — Ces vomissements surviennent après quelques heures, un ou deux jours de fièvre, de mal de tête, d'anorexie; si l'embarras gastrique a été provoqué par une indigestion, les vomissements se produisent vite et sont très-abondants; dans tout autre cas ils sont plus rares et composés de résidus alimentaires, de mucosités fades ou amères, grisâtres ou teintes en jaune ou en vert par une petite quantité de bile.

Catarrhe chronique. — Dyspepsie. — Le vomissement est dans

la dyspepsie un phénomène assez variable ; il est des dyspeptiques qui ne vomissent jamais ; par contre, le catarrhe chronique
des buveurs provoque presque chaque matin des vomissements
pituiteux.

Les matières rejetées sont tantôt des *aliments*, bien plus fréquemment des *glaires*, c'est-à-dire des matières visqueuses (1),
gommeuses, adhérentes ou un liquide transparent et incolore ; on
peut y rencontrer, mais bien plus rarement que dans le cancer,
des végétaux microscopiques désignés sous le nom de *sarcines*.

Ulcère. — Les vomissements sont des symptômes caractéristiques de l'ulcère de l'estomac ; ils peuvent être de trois espèces :
1° Ce sont des vomissements alimentaires, survenant plus ou
moins vite après l'ingestion des aliments, à la suite d'accès douloureux qu'ils terminent ;

2° Ce sont des vomissements pituitaires, c'est-à-dire composés
de matières bilieuses, visqueuses, se rattachant au catarrhe qui
accompagne presque constamment l'ulcère ;

3° Des vomissements d'un sang généralement rouge et abondant (voy. Hématémèse).

Cancer. — Un cancer de l'estomac peut parcourir toute son
évolution sans déterminer de vomissement ; mais le fait est tellement exceptionnel, que le vomissement peut être considéré comme
un des symptômes les plus constants de cette maladie, surtout
dans une période avancée ; ici encore les matières rejetées présentent plusieurs variétés, ce sont :

1° Des *vomissements pituitaires*, visqueux, glaireux, liés au
catarrhe qui accompagne l'ulcère ;

2° Des *vomissements alimentaires* qui présentent plusieurs particularités importantes : tantôt ils se produisent très-peu de temps
après le repas, ce qui indique que le cancer occupe l'orifice cardiaque, tantôt le malade rejette des aliments pris deux ou trois
jours auparavant et qui, malgré ce séjour prolongé dans l'estomac,
sont encore parfaitement reconnaissables ; ce fait indique habituellement que le cancer occupe l'orifice pylorique ; ces matières sont
ordinairement unies à des mucosités épaisses et à un liquide
jaunâtre dans lequel on trouve souvent des *sarcines*, mais très-
rarement des débris cancéreux ;

3° Des *vomissements noirs*, semblables à de la suie ou à du
marc de café, composés de sang qui a longtemps séjourné dans
l'estomac, plus rarement des vomissements de sang pur.

(1) D'après Frerichs, ces matières résultent de la transformation imparfaite des matières hydrocarbonées et de la salive dont la sécrétion est toujours exagérée dans les cas de catarrhe chronique.

La *gastralgie*, si remarquable par l'intensité spéciale des douleurs stomacales qu'elle provoque, peut donner lieu à des vomissements pituiteux, n'offrant ni dans leur composition ni dans l'époque de leur apparition rien de spécial.

Chez les *hystériques*, il n'est pas rare d'observer des vomissements se répétant avec la plus grande facilité, sans motifs appréciables ou bien dans des circonstances déterminées.

Sous le nom de **mauvaise qualité absolue** se rangent toutes **les substances toxiques** : aussi le vomissement est-il un des premiers symptômes de tout *empoisonnement*. Les substances toxiques agissent d'ailleurs de façons diverses, les unes détruinent les tissus avec lesquels elles sont en contact, tels sont les acides énergiques (sulfurique, nitrique, chlorhydrique, etc...) : les autres déterminent une inflammation très-vive, tels sont les sels d'argent, de cuivre, de mercure, l'acide -arsénieux, etc., les baies de belladone, champignons de mauvaise qualité, etc.; le malade est pris immédiatement de douleurs, souvent atroces, dans la région épigastrique, puis de vomissements abondants composés d'aliments et de matières muqueuses sanguinolentes (1). Ces vomissements sont la conséquence d'une gastrite suraiguë développée par le contact de l'agent toxique.

La **mauvaise qualité relative** des aliments consiste soit dans une disposition toute particulière de l'estomac qui éprouve une répugnance spéciale et inexpliquée pour certains aliments, soit dans l'ingestion d'une quantité d'aliments supérieure à la puissance digestive de l'estomac; la douleur et les vomissements qui surviennent dans ces deux cas portent le nom d'*indigestion*.

B. **Vomissements survenant dans les états morbides étrangers à l'estomac.** — Pour les énumérer tous il faudrait passer en revue la pathologie presque entière; aussi nous bornerons-nous à établir certains groupes et à signaler dans chacun d'eux les maladies dont le vomissement constitue un symptôme important.

1° **Affections cérébrales.** — Le vomissement s'observe dans la plupart des maladies de la tête, *congestions*, *hémorrhagies*,

(1) Rappelons qu'il n'est pas nécessaire que l'agent toxique pénètre dans l'estomac pour que le vomissement se produise, il suffit qu'il soit introduit dans le torrent circulatoire; ainsi vous faites une injection un peu trop forte de morphine, le malade est pris de vomissements qui indiquent l'intoxication; il est fort probable que les vomissements observés dans la septicémie, dans les maladies infectieuses, etc., sont la conséquence de l'impression particulière exercée sur l'encéphale par la substance toxique.

encéphalite, méningites, migraine, tumeurs cérébrales, etc. Nous allons l'étudier dans ces trois dernières.

Méningites. — Les vomissements se produisent dans la première période de la méningite : ils sont alimentaires, bilieux, rares et peu abondants ; ils coexistent avec les autres phénomènes de la période d'excitation (fièvre, céphalalgie, délire, convulsions), leur présence est un bon signe distinctif entre une méningite et une fièvre typhoïde ; mais on se rappellera que, chez les enfants, les vers intestinaux peuvent provoquer des symptômes à peu près semblables.

Migraine. — Des vomissements alimentaires ou bilieux accompagnent la migraine, que cet état morbide soit une névralgie du cerveau ou du sympathique cervical (Du Bois-Raymond). On peut expliquer le vomissement par une irradiation excitante portée sur le bulbe.

Les *tumeurs cérébrales* provoquent le vomissement par un mécanisme à peu près pareil, c'est-à-dire par une excitation arrivant jusqu'au bulbe ; ce vomissement présente des caractères particuliers : il survient sans efforts, sans troubles gastriques, sans nausées, sans crachotement, en *fusée* (vomissement d'origine cérébrale) ; il cesse en général dans la position horizontale et reparaît quand le malade se lève (1).

2° **Affections abdominales.** — Nous avons déjà parlé des vomissements dans les maladies de l'estomac ; or, les maladies de la plupart des organes contenus dans l'abdomen peuvent donner lieu à des vomissements. Ce sont d'abord toutes les *maladies de l'intestin* (entérite, choléra, occlusions intestinales, étranglement interne, hernie étranglée, vers intestinaux), celles du *péritoine* (péritonite), du *foie* (hépatite, calculs biliaires), du *rein* (néphrite, urémie, calculs rénaux), de la *matrice* (grossesse, etc., etc.).

Le *choléra* détermine des vomissements presque continuels d'un liquide aqueux, sans couleur ni odeur, au milieu duquel nagent des flocons blanchâtres comparables à du riz, c'est la même matière qui compose la diarrhée.

Les *occlusions intestinales*, quelle qu'en soit la cause, provoquent des vomissements d'abord alimentaires, puis muqueux, verdâtres, plus tard encore fécaloïdes, c'est-à-dire constituées par une purée jaunâtre avec quelques grumeaux de même couleur, qui, en traversant la bouche du malade lui font éprouver une hor-

---

(1) C'est surtout ce qui a lieu lorsque la tumeur occupe le cervelet ou ses expansions pédonculaires.

rible saveur; ces matières ressemblent à celles que l'on trouve vers la fin de l'intestin grêle.

La *péritonite* détermine toujours des vomissements qui présentent une teinte verdâtre, porracée, très-remarquable,

On sait que les *coliques hépatiques* et *néphrétiques* provoquent constamment des vomissements (1).

3° Les **fièvres** s'accompagnent très-fréquemment de vomissement; ainsi on les observe au début des fièvres éruptives et surtout de la *variole*, au début de l'*érysipèle*, dans certaines formes de fièvres intermittentes, etc.

4° **Circonstances diverses.** — Nous rappellerons que, parmi les affections de la *poitrine*, les unes provoquent le vomissement par les secousses que les quintes de toux impriment à l'estomac (coqueluche, phthisie, etc.); les autres (pleurésie diaphragmatique, pneumonie), par le fait d'un retentissement sur le péritoine ou par l'action de la fièvre.

Citons encore les vomissements qui surviennent dans le *mal de mer*, les vomissements parfois invincibles de la *grossesse*, etc.

Séméiologie. — Le vomissement n'a donc pas une grande valeur absolue, et, sauf certains cas, tels que vomissements fécaloïdes liés à une occlusion intestinale, vomissements noirs liés à un cancer de l'estomac, il ne constitue qu'un élément du diagnostic, élément qui doit être rapproché des circonstances concomitantes pour acquérir une valeur séméiotique.

Ainsi des vomissements survenant après des crampes d'estomac chez une jeune femme nerveuse seront rapportés à l'*hystérie*.

Se produisant chaque matin, chez un buveur, ils feront penser à un *catarrhe chronique*.

S'ils s'accompagnent d'une douleur stomacale très-vive, avec gastrorrhagies abondantes, on pourra diagnostiquer un *ulcère*.

Les vomissements noirs survenant chez un individu d'un certain âge, qui jusqu'alors n'était pas souffrant de l'estomac et qui pâlit, maigrit, etc., doivent faire craindre l'existence d'un *cancer*, la constatation d'une tumeur lèverait tous les doutes à cet égard.

Les vomissements survenant après un repas copieux se rapportent à une *indigestion*, ils peuvent mettre sur la voie d'un *empoisonnement* lorsqu'ils surviennent en pleine santé, en dehors de

---

(1) Or, dans les diverses maladies que nous venons de passer en revue, le vomissement est très-manifestement d'ordre réflexe; l'irritation porte sur les filets du grand sympathique et se réfléchit par l'intermédiaire du bulbe sur les nerfs qui président à l'acte du vomissement.

tout repas trop copieux et surtout après l'ingestion de champignons, etc.

Les *vomissements liés à la grossesse* sont trop connus pour que nous y insistions.

En temps d'*épidémie cholérique*, on ne se méprend pas sur la signification des vomissements ; les vomissements fécaloïdes survenant chez un individu portant une hernie qu'il ne peut réduire, ou chez un individu qui éprouve de violentes coliques et une constipation opiniâtre, indiquent certainement une *occlusion intestinale*.

Les vomissements qui coïncident avec un appareil fébrile (fièvres éruptives, embarras gastrique, érysipèle, etc.) sont beaucoup moins significatifs.

<h3 style="text-align:center">PNEUMATOSE ABDOMINALE.</h3>

<h4 style="text-align:center">MÉTÉORISME. — TYMPANITE. — BALLONNEMENT.</h4>

Dans l'état de santé, l'estomac et l'intestin renferment une certaine quantité de gaz ; ces gaz, provenant des opérations digestives, sont en grande partie composés d'hydrogène carboné et sulfuré ; leur quantité peut, suivant le moment de la digestion, suivant l'ingestion de tel ou tel aliment (des haricots, des féculents par exemple), augmenter ou diminuer sans qu'il y ait rien de morbide dans ces variations. Mais, dans plusieurs circonstances, le développement des gaz est exagéré, la distension de l'abdomen devient considérable, et il en résulte des inconvénients plus ou moins sérieux.

Le mot de pneumatose abdominale s'applique à la distension de l'abdomen par des gaz ; les mots de météorisme, de tympanite et de ballonnement sont encore employés dans le même sens.

Caractères. — La tympanite peut être générale ou limitée à une partie du tube digestif ; elle est plus fréquente dans le gros intestin et l'estomac que dans l'intestin grêle.

L'abdomen devient globuleux, sphérique, les reliefs osseux du bassin s'effacent, la base du thorax peut même se dilater, la peau est tendue, luisante ; au toucher, la paroi abdominale présente une rénitence élastique uniforme.

La percussion donne un *son clair et tympanique* étendu à la totalité de l'abdomen si le météorisme est général, circonscrit dans les régions épigastrique, les flancs, le pourtour de l'ombilic si les gaz ne distendent que l'estomac, le gros intestin ou l'intestin grêle (1).

Si la tympanite coexiste avec de l'ascite, la sonorité occupe les parties les plus élevées et la matité les points les plus déclives, c'est le contraire dans le cas de *kystes de l'ovaire* et quelle que soit la position que prenne la malade, elle ne change ni la forme de l'abdomen, ni les lieux de sa sonorité, contrairement à ce qui a lieu dans l'ascite.

Les *troubles fonctionnels* déterminés par la tympanite sont une conséquence mécanique de l'obstacle apporté par la distension de l'abdomen aux fonctions respiratoires et digestives.

Le malade éprouve un sentiment de distension très-pénible, sa respiration est courte, haletante, car le diaphragme refoulé vers le thorax s'abaisse difficilement dans l'inspiration, les excursions thoraciques doivent suppléer par leur fréquence à leur défaut d'ampleur (2).

Le malade rend des gaz soit par la bouche, soit par l'anus, il en résulte un soulagement plus ou moins durable : lorsque les gaz sont mêlés à des liquides, leur déplacement donne lieu à des bruits désignés sous le nom de borborygmes, ces bruits précèdent la diarrhée.

La *durée* de la tympanite, entièrement subordonnée à ses causes, présente les plus grandes variétés ; elle peut se manifester et disparaître en quelques instants, c'est ce qui a lieu chez les hystériques ; ou, au contraire, persister indéfiniment, ainsi qu'on le voit chez certains dyspeptiques.

Pathogénie. — La tympanite peut se produire de trois façons différentes que, suivant leur importance, on peut classer ainsi :

1° *Affaiblissement ou paresse de la tunique musculaire de l'estomac, de l'intestin et même de la paroi abdominale.*

2° *Sécrétion ou formation exagérée de gaz.*

3° *Défaut d'excrétion des gaz.*

(1) Lorsque le tympanisme occupe l'intestin grêle, on voit parfois ses anses se dessiner sous forme de bosselures à travers la paroi abdominale.

(2) Parfois il survient du hoquet, c'est-à-dire une contraction convulsive du diaphragme.

28

1° *La tunique musculaire du tube digestif lutte incessamment par sa tonicité contre l'action dilatatrice des gaz;* dans l'état de santé, il existe entre ces deux forces opposées un équilibre convenable ; mais que la tunique musculaire vienne à perdre une partie de sa contractilité, les gaz (dont les propriétés élastiques sont bien connues) la distendent outre mesure.

Le même résultat pourra, mais d'une façon moins marquée, s'observer lorsque les muscles des parois abdominales éprouvent un certain degré d'affaiblissement, car eux aussi luttent contre la distension gazeuse de l'intestin.

2° *Sécrétion et formation exagérée de gaz.* — La muqueuse intestinale sécrète-t-elle des gaz, c'est-à-dire se fait-il à la surface de la muqueuse de l'intestin une perspiration des gaz contenus dáns le sang ? plusieurs auteurs le pensent, mais ce fait est loin d'être démontré (1) ; ils citent à l'appui de leur opinion le tympanisme qui survient en quelques instants chez les hystériques ; mais ce tympanisme peut tout aussi bien s'expliquer par une paralysie momentanée de l'intestin, et, en réalité, son mécanisme n'est pas élucidé.

3° La *rétention des gaz* peut-elle déterminer le tympanisme ? Chaque fois qu'il existe une occlusion intestinale, c'est-à-dire un obstacle au cours des matières, la portion de l'intestin placée au-dessus de l'obstacle se laisse distendre par une énorme quantité de gaz : cette accumulation gazeuse se rattache-t-elle à leur défaut d'expulsion ; mais dans ce cas il faut au moins admettre que leur production est exagérée, car dans l'état de santé, il est rare que l'on ressente le besoin de les expulser : faut-il l'attribuer à une action réflexe qui paralyse la tunique musculaire de l'intestin au-dessus de l'obstacle et la laisse se distendre, ou bien à un trouble vaso-moteur augmentant la perspiration gazeuse (en admet-qu'elle existe) ?

La pathogénie de la pneumatose abdominale présente donc encore plusieurs obscurités, et l'incertitude du mécanisme qui préside à la production de plusieurs tympanites, rend leur classification assez difficile.

Au point de vue clinique, on peut cependant les diviser en deux groupes :

(1) Girardin, pour démontrer la réalité de la perspiration gazeuse par les muqueuses, attire hors du ventre une anse intestinale ; comprimée et liée dans une étendue de quelques centimètres, cette anse est remise dans l'abdomen, et bientôt après il constate qu'elle est distendue par des gaz ; mais cette expérience prouve-t-elle bien la perspiration gazeuse, et la distension de l'intestin ne peut-elle s'expliquer par une paralysie de sa tunique musculaire et le développement exagéré du peu de gaz qui n'avait pas été expulsé.

A. *Pneumatoses dans les affections nerveuses* (hystérie, hypochondrie);

B. *Pneumatoses dans les maladies du tube digestif et du péritoine* (dyspepsie, occlusion intestinale, péritonites, fièvre typhoïde, etc.).

A. Les principales **névroses** qui donnent lieu à la tympanite sont l'hystérie et l'hypochondrie.

La production du tympanisme dans l'*hystérie* a été observée depuis longtemps, d'où le nom de maladie *vaporeuse* qui lui fut donné. Il est d'ailleurs facile de rapporter le tympanisme hystérique à sa véritable cause; sans vouloir revenir sur les nombreux caractères qui font si aisément reconnaître une attaque d'hystérie, bornons-nous à dire que lorsqu'une femme se sent nerveuse, qu'il y ait ou non attaque, son ventre se gonfle, elle ne peut supporter la constriction des vêtements; cet état dure quelques heures, puis surviennent des évacuations abondantes de gaz inodores. qui annoncent ordinairement la fin de cette petite crise; souvent ces gaz s'accompagnent de pleurs et d'urines. abondantes et claires (urines nerveuses); ces divers phénomènes dépendent tous de la perturbation apportée par la névrose aux fonctions du grand-sympathique.

Les *hyponchondriaques* sont, comme les hystériques, sujets à des pneumatoses abdominales de courte durée.

2° Les **maladies du tube digestif et du péritoine** comptent fréquemment le tympanisme parmi leurs symptômes; nous nous bornerons à citer : les dyspepsies, les occlusions intestinales, les péritonites, la fièvre typhoïde, etc.

Les *dyspepsies* déterminent le gonflement du ventre survenant avant ou après l'ingestion des aliments et donnant lieu par haut et par bas à d'abondantes évacuations de gaz fétides.

L'*occlusion intestinale*, quelle qu'en soit la cause, détermine un météorisme qui commence vingt-quatre heures environ après la constipation complète; les anses intestinales du bout supérieur, distendues par le gaz, agitées de contractions convulsives, se dessinent sous la paroi abdominale sous forme de gros cylindres flexueux et enroulés dans lesquels se produisent des borborygmes résultant du conflit des gaz et des liquides.

La constipation absolue, les vomissements qui ne tardent pas à devenir fécaloïdes, l'apyrexie font reconnaître que le météorisme se rattache à une occlusion intestinale dont il reste à déterminer la cause.

Les *péritonites* déterminent toujours du météorisme; mais ce serait une erreur de croire, comme jadis, qu'il puisse exister un tympanisme péritonéal, c'est-à-dire une accumulation de gaz dans le péritoine; le météorisme se rattache à la distension gazeuse de l'intestin, due soit à une action réflexe, soit à une paralysie directe et due au contact de la séreuse enflammée.

La *fièvre typhoïde* détermine un météorisme qui, au début, est limité à la fosse iliaque droite et doit être attribué à la parésie du plan musculaire, liée soit aux altérations des plaques de Peyer, soit à la faiblesse générale, soit encore au dégagement considérable de gaz produits d'une sorte de fermentation putride.

Indications thérapeutiques. — Elles sont naturellement assez variées, cependant elles peuvent se grouper sous quatre chefs, il faut :

1° *Combattre la maladie* qui produit le tympanisme, nous ne saurions à cet égard entrer dans des détails.

2° *Réveiller la tonicité du plan musculaire* de l'intestin par l'usage des purgatifs, des toniques, de la noix vomique.

3° *Condenser les gaz* soit par l'usage de poudres absorbantes (charbon de peuplier, pastilles de Belloc, magnésie calcinée); soit, dans les cas plus graves, par l'application permanente de la glace sur le ventre; le froid a pour effet de diminuer la production du gaz, de condenser ceux qui sont déjà formés et, en même temps, d'exciter la contractilité de l'intestin.

4° *Évacuer les gaz*. — Lorsque le météorisme est porté au point de gêner sérieusement la respiration, on peut évacuer les gaz soit par des ponctions pratiquées avec le trocart capillaire d'un appareil aspirateur, soit à l'aide d'une grosse sonde profondément introduite par le rectum.

DES COLIQUES.

On donne le nom de coliques à des douleurs abdominales très-vives, comparables à un resserrement, à une déchirure, à une constriction, etc.

Ces douleurs sont probablement la conséquence de la contraction exagérée des tissus musculaires à fibres lisses innervés par le grand sympathique.

Caractères. — Les coliques occupent en général l'intestin, et le mot colique employé seul sert à désigner une colique intestinale ; mais elles peuvent encore siéger dans le canal cholédoque, l'uretère et l'utérus (*coliques hépatiques, néphrétiques, utérines*).

Bien que présentant des variétés infinies, les douleurs de la colique sont habituellement très-vives ; elles peuvent même plonger le malade dans une angoisse inexprimable : il a recours à toutes sortes de comparaisons pour exprimer ses souffrances : c'est un resserrement, un tortillement, une déchirure, etc. Les uns se roulent dans leur lit, se couchent sur le ventre ; chez d'autres, au contraire, le moindre contact exagère les douleurs (1). L'accroissement de la sensibilité de l'intestin rend ses mouvements appréciables. Aussi le malade a-t-il, pendant la colique, une sensation très-nette des mouvements péristaltiques et antipéristaltiques.

Les coliques intestinales s'accompagnent d'un besoin impérieux d'aller à la garderobe ; les efforts sont souvent suivis de l'expulsion de matières qui ne tardent pas à devenir molles, mais dans d'autres cas ils restent infructueux (*colique sèche*).

Dans les coliques hépatiques et néphrétiques, il se produit par action réflexe des vomissements, etc. En général le

(1) Cependant un des meilleurs caractères différentiels entre les douleurs de la péritonite et celles de la colique, c'est que les premières s'exaspèrent par le moindre contact, le mouvement le plus léger, etc., qui, en général, n'augmentent pas les douleurs de la colique.

pouls reste calme; cependant il peut devenir petit, faible, irrégulier, le visage se couvre d'une sueur froide et visqueuse.

Ajoutons que, loin de présenter cette intensité, les coliques peuvent être légères. Leur durée est subordonnée à leurs causes.

Pathogénie. — On sait que le grand sympathique préside aux contractions de la tunique musculaire de l'intestin, de l'utérus, du canal cholédoque, de l'uretère; on sait également que, contrairement à l'opinion ancienne, son excitation pathologique provoque de vives douleurs; or, en analysant les différentes conditions dans lesquelles se produit la colique, en tenant compte du caractère expulsif de la douleur, on est conduit à considérer *les coliques comme le résultat d'une tension ou d'une contraction exagérée des muscles à fibres lisses* qui forment la tunique de l'intestin, de l'uretère, du canal cholédoque, de la matrice (1).

Classification. — Les coliques hépatiques, néphrétiques et utérines ne se produisant que dans des circonstances rares, parfaitement déterminées et dont la signification est très-nette ; nous renvoyons pour leur étude à notre *Manuel de pathologie interne,* 2e édition.

Il est difficile d'établir une classification rigoureuse des *coliques intestinales ;* on peut cependant les diviser en deux groupes :

A. Coliques symptomatiques d'une lésion de l'intestin..
{ Phlegmasies aiguës et chroniques.
Ulcérations de l'intestin.
Empoisonnements.
Occlusions intestinales.

(1) Le fait n'est-il pas évident dans les contractions utérines qui président à l'accouchement, dans les coliques néphrétiques ou hépatiques provoquées par la présence d'un calcul, dans les coliques intestinales qui accompagnent l'étranglement interne? Il l'est d'autant plus, que lorsque l'obstacle est levé les contractions se calment et les douleurs s'apaisent.

Or si certaines coliques ne se produisent que lorsqu'un obstacle surexcite la contractilité musculaire (coliques hépatiques et néphrétiques produites par des calculs, coliques utérines produites par la présence du fœtus, de tumeurs ou de caillots sanguins, etc.), on peut parfaitement admettre la possibilité de l'excitation du grand sympathique sous l'influence réflexe de lésions éloignées de l'intestin.

<table>
<tr><td>B. Coliques sympathiques, c'est-à-dire indépendantes d'une lésion primitive de l'intestin......................</td><td>Corps irritants dans l'intestin, tels que gaz, matières stercorales très-dures.
Vers intestinaux.
Colique nerveuse.
Colique sèche des Antilles, du Poitou, etc.
Colique par refroidissement.
Colique par émotion morale.</td></tr>
</table>

Nous nous bornerons à dire quelques mots des variétés les plus importantes, en faisant remarquer que la colique ne peut, à elle seule, nous révéler la nature de la maladie qui la produit.

Dans l'*entérite simple* le malade éprouve une douleur vague dans l'abdomen, cette douleur s'exaspère par accès et il survient des évacuations d'abord solides, puis molles, liquides et muqueuses (diarrhée); ces évacuations apaisent momentanément la colique, qui se répète plus ou moins souvent suivant la gravité des cas.

Si le catarrhe frappe le duodénum, il survient souvent, du troisième au septième jour, un ictère produit par l'extension du catarrhe aux voies biliaires; si au contraire l'inflammation frappe le gros intestin, les selles sont tout à fait muqueuses, souvent sanguinolentes, s'accompagnent de ténesme et annoncent habituellement la dysentérie.

Dans les *empoisonnements*, les coliques sont extrêmement vives, surtout dans les empoisonnements par les drastiques (bryone, coloquinte, gomme-gutte, etc., etc.), et s'accompagnent d'évacuations sanguinolentes : le développement rapide de la colique après l'ingestion de ces substances, les vomissements, etc., révèlent leur cause.

L'*occlusion intestinale* donne lieu à des coliques d'autant plus vives que l'obstacle dont cherchent à triompher les contractions intestinales est plus infranchissable, les anciens leur avaient donné le nom de *coliques de miserere;* à chacune d'elles on voit toute la masse intestinale placée au-dessus de l'obstacle se dessiner sous forme d'un cylindre agité d'un mouvement vermiculaire.

Vous reconnaîtrez aisément la cause de ces coliques à l'invasion brusque de la maladie, aux vomissements qui ne tardent pas à prendre le caractère fécaloïde, à la constipation opiniâtre, au ballonnement du ventre. Quant à la cause même de l'occlusion, si parfois elle est très-nette (hernie étranglée), souvent elle ne peut être que présumée.

La *pneumatose intestinale*, quelle que soit sa cause, nécessite de la part de l'intestin des contractions exagérées, c'est-à-dire des coliques destinées à expulser la masse gazeuse. Le météorisme, la progression des gaz à chaque colique, l'apaisement de la douleur après leur expulsion par l'anus, ne laissent aucun doute sur la nature de ces coliques.

La *colique de plomb* est l'accident le plus ordinaire de l'intoxication saturnine; précédée pendant quelques jours de phénomènes dyspeptiques (perte d'appétit, bouche pâteuse et amère, langue blanche, haleine fétide, saveur métallique, etc.), elle éclate bientôt sous forme de douleurs de ventre dont l'acuité peut acquérir un degré intolérable.

Cette douleur est calmée par une pression exercée sur une large surface du ventre, les muscles abdominaux déterminent une rétraction toute spéciale de la paroi ; de plus, elle s'accompagne d'une constipation opiniâtre. Bien traitée, elle guérit en quelques jours.

Cette colique est probablement l'expression de la névralgie des plexus sympathiques abdominaux ; la constipation peut être considérée comme l'effet de l'excitation anormale du splanchnique que l'expérimentation a démontré être le nerf d'arrêt des mouvements péristaltiques.

La nature de cette colique sera aisément reconnue, d'abord par ses caractères, puis par les autres manifestations du saturnisme : profession du malade, liséré noirâtre sur les gencives, teint ictérique, etc.

Colique nerveuse des pays chauds. — On est de plus en plus porté à croire que ce n'est qu'une colique saturnine.

DIARRHÉE.

Trousseau définit ainsi la diarrhée : « Lorsque les évacuations alvines sont à la fois plus liquides, plus fréquentes et plus abondantes qu'elles ne doivent l'être normalement (1), que ces matières soient constituées par le résidu des aliments non digérés ou incomplétement digérés, par le produit des sécrétions intestinale, hépatique, pancréatique, qu'elles renferment ou non du sang ou des débris de membrane muqueuse, on dit qu'il y a diarrhée. »

(1) On doit rappeler que, chez les jeunes enfants, les garde robes sont fréquentes et liquides, que certains individus vont très-fréquemment à la selle ; ces états relatifs à l'âge ou à des prédispositions spéciales ne sont donc nullement des états morbides et, par conséquent, ne méritent pas le nom de diarrhée.

L'étude de la diarrhée peut se diviser en quatre parties :

A. *Caractères de la diarrhée* (phénomènes précurseurs et consécutifs, abondance, fréquence des selles, matières rendues, etc.).

B. *Pathogénie de la diarrhée.*

C. *Valeur séméiologique de la diarrhée.*

D. *Indications thérapeutiques.*

A. Caractères de la diarrhée. — Faisant abstraction des symptômes propres à la maladie qui occasionne la diarrhée, pour ne nous occuper que de celle-ci, nous voyons que ses caractères comprennent :

1° *Les phénomènes précurseurs;* parfois il n'en existe aucun, et l'évacuation des matières est le premier phénomène appréciable; souvent cependant la diarrhée est précédée pendant un temps plus ou moins long de malaise, de borborygmes, de coliques, etc. Puis surviennent les évacuations.

2° *Évacuations.* — Les premières sont composées de matières à peu près naturelles déjà formées et en réserve dans l'intestin; mais bientôt les selles deviennent liquides et présentent dans leur fréquence, la manière dont elles sont rendues, leur aspect et leur composition, des caractères très-divers. Leur fréquence est très-variable; ainsi le nombre des garderobes peut varier de trois à quatre en vingt-quatre heures jusqu'à quarante ou cinquante. Il est même des malades qui sont obligés de rester presque constamment sur le bassin.

Parfois les évacuations s'effectuent avec une certaine facilité et produisent un instant de soulagement; dans d'autres cas, le malade éprouve au-dessus de l'anus un sentiment de pesanteur, de pression, un besoin impérieux d'aller à la garderobe, et, s'il y obéit, souvent ces efforts sont inutiles ou bien ils ne réussissent qu'à expulser une fort petite quantité de matières dont l'évacuation ne le soulage nullement, car le besoin reparaît presque aussitôt; c'est là ce que l'on désigne sous le nom d'**épreintes** ou de **ténesme** que l'on observe ordinairement dans la dysentérie, les hémorrhoïdes, l'inflammation du rectum.

Matières rendues. — Bien que l'examen des matières n'ait point la valeur que lui attribuaient les anciens, guidés par leurs idées humorales et privés aussi des connaissances anatomiques de notre époque, il présente encoré une telle importance que, dernièrement, G. Sée les a prises pour servir de base à sa classification des diarrhées.

Ces matières renferment de la sérosité claire ou décolorée, des flocons de mucus, des matières grasses, des matières bilieuses, des aliments mal digérés (*lientérie*), du sang, liquide ou en caillots, noirâtre ou rouge suivant son séjour plus ou moins prononcé dans l'intestin.

Les matières présentent des aspects divers ; elles ressemblent à l'eau de riz, à de la lavure de chair, à de la gelée. — Leur *odeur* est naturellement forte et désagréable ; dans certains cas elle devient horriblement fétide, rappelant celle des matières organiques en putréfaction ; dans d'autres cas, elles sont inodores ou fades. — Leur *couleur* présente de grandes différences ; chez les enfants à la mamelle, elles sont ordinairement jaunâtres, elles deviennent souvent verdâtres pendant le travail de la première dentition ; la couleur jaunâtre, verdâtre est due à la bile ; lorsque la bile ne peut arriver dans l'intestin, les matières présentent une décoloration remarquable : elles sont grisâtres, semblables à de l'argile ; elles sont blanches ou incolores dans le choléra ; enfin, elles sont noirâtres ou rougeâtres lorsqu'elles renferment du sang (1) (voy. *Entérorrhagie*).

L'abondance des matières rendues est également trèsvariable ; elle est parfois considérable, au point d'atteindre 40 livres en vingt-quatre heures. Cette abondance paraît être plus en rapport avec l'étendue de la lésion intestinale qu'avec sa nature ou sa gravité.

Quant aux *phénomènes consécutifs*, ils varient beaucoup suivant l'abondance de la diarrhée, sa durée, sa cause. On sait que les déperditions considérables de liquide par les voies digestives entraînent la rareté des urines, une fai-

---

(1) Certains médicaments donnent aux matières fécales une couleur spéciale; le bismuth, le charbon, les préparations de fer les colorent en noir, la rhubarbe et le safran en jaune. et le calomel en vert.

blesse extrême, des crampes, l'extinction de voix, la lenteur de la circulation, etc.

Pathogénie. — La diarrhée est le résultat d'une exagération des sécrétions intestinales, exagération qui se rattache elle-même soit à une *inflammation de la muqueuse*, soit à un *désordre dans le système vaso-moteur* qui préside à la circulation de cette muqueuse.

Or, l'*inflammation* |*de la muqueuse* se rattache à des causes excessivement diverses : tantôt ce sera une mauvaise alimentation, tantôt l'introduction d'un poison, tantôt l'élimination par la muqueuse intestinale des principes septiques accumulés dans le sang, tantôt ces inflammations régneront d'une manière épidémique, etc.

Les troubles vaso-moteurs reconnaissent également des influences très-variées, tantôt une émotion morale (diarrhée des combattants), un refroidissement, de vastes brûlures des téguments, etc.

Cependant les circonstances dans lesquelles se présente la diarrhée sont si variées, qu'il est difficile de trouver des traits communs permettant de les grouper et d'établir une classification.

Classification. — Chaque auteur a proposé sa classification. Les uns divisent les diarrhées en trois groupes : diarrhées *idiopathiques*, *symptomatiques*, *critiques* (auteurs du *Compendium*), *sympathiques* (Monneret).

D'autres, comme G. Sée, se basent sur la nature des produits diarrhéiques et admettent des diarrhées *muqueuse*, *séreuse*, *albumineuse*, *alimentaire*, *bilieuse*.

Trousseau, dans son étude si remarquable sur les diarrhées, en admet sept espèces et prend pour base de sa classification sa seule expérience clinique.

1° La diarrhée *catarrhale* ou phlegmasique ; 2° la diarrhée *sudorale* ; 3° une sécrétion anormale de l'intestin sous l'influence de certains *troubles de l'innervation* ; 4° une diarrhée *catarrhale consécutive à un flux intestinal excessif* ; 5° une diarrhée par excès de *tonicité intestinale* ; 6° celle qui résulte d'un *vice de l'alimentation* ; 7° celle enfin qui se lie à l'existence des *maladies organiques*.

La classification de Trousseau est assurément la meilleure, peut-être multiplie-t-elle un peu trop les subdivisions.

A notre tour, nous diviserons les diarrhées en quatre groupes :

1° *Diarrhées par inflammation catarrhale de l'intestin;*
2° *Diarrhées par altérations organiques de l'intestin;*
3° *Diarrhées par influence nerveuse ;*
4° *Diarrhées cachectiques.*

Cette classification n'est certainement pas irréprochable, elle nous paraît cependant la plus pratique.

1° *Diarrhées par inflammation catarrhale de l'intestin.* — Sans vouloir revenir à l'opinion de Broussais, pour qui les mots de diarrhée et de gastro-entérite étaient synonymes, il faut reconnaître que le catarrhe de l'intestin est très-fréquent et se rattache à des causes très-diverses; la plus ordinaire est : une *irritation locale* produite par la trop grande quantité ou la mauvaise qualité des aliments (1).

L'inflammation de l'intestin peut, comme celle de toute autre muqueuse, être simple ou spécifique; ainsi il est des diarrhées épidémiques dont la cause nous échappe, celles qui accompagnent les fièvres éruptives, certaines diathèses, etc., sont de nature spécifique.

2° *Diarrhées par altérations organiques de l'intestin.* — La diarrhée est la conséquence de toute altération organique de l'intestin; cette diarrhée est ordinairement chronique et persistante comme la lésion qui l'engendre; parfois elle alterne avec la constipation et se présente sous forme de débâcles; c'est ce que l'on observe lorsque l'intestin est rétréci.

Les *tubercules* sont la cause la plus ordinaire des diarrhées de ce groupe; puis viennent les *cancers*, les polypes, etc.

3° *Diarrhées par influence nerveuse.* — Il est un fait d'observation ancienne, c'est qu'une violente émotion peut occasionner d'une façon presque instantanée une diarrhée abondante (c'est ce que l'on observe chez les jeunes soldats au moment où le combat s'engage); dans d'autres cas la

____

(1) Lorsque l'estomac remplit mal ses fonctions le bol alimentaire arrive à l'intestin avec des caractères différents de ceux qu'il devrait avoir, il constitue donc pour l'intestin un véritable corps étranger qui l'irrite et exagère ses sécrétions.

diarrhée se produit chez les femmes, à l'époque de la ménopause, et elle remplace les sueurs profuses; un refroidissement brusque, une brûlure étendue, etc., peuvent également déterminer une diarrhée abondante.

Ces dernières diarrhées paraissent dépendre d'un *trouble de l'innervation;* de même que la douleur, la joie tirent les larmes des yeux, de même que le souvenir d'un mets appétissant excite la sécrétion salivaire, on conçoit qu'une émotion vive puisse exagérer le flux intestinal; ces divers actes résultent d'une paralysie des nerfs vaso-moteurs qui se rendent aux artères des glandes intestinales; ces vaisseaux se dilatent, la glande reçoit plus de sang et par conséquent elle travaille davantage, sa sécrétion devient continue et abondante : sectionnez les filets sympathiques qui se rendent aux plexus nerveux de l'intestin ou enlevez les ganglions solaires, il se produira sous vos yeux une hypersécrétion des glandes et une diarrhée abondante.

La diarrhée peut encore se produire par un autre mécanisme : elle peut résulter des *contractions exagérées* de la tunique musculaire de l'intestin; c'est probablement de cette façon que l'application d'eau froide sur l'abdomen excite les fonctions de l'intestin (1).

La diarrhée consécutive aux *brûlures* résulte d'une congestion de la muqueuse intestinale produite par action réflexe ou par le refoulement du sang vers cette muqueuse.

4° *Diarrhées cachectiques.* — Presque toutes les maladies diathésiques s'accompagnent de diarrhée, surtout au moment où elles sont arrivées à la période de cachexie. Ainsi on l'observe non-seulement dans la *tuberculose*, où elle

(1) Lorsque, après avoir sacrifié un cheval, on arrache de son corps palpitant la masse des intestins, on les voit se contracter encore pendant quelques minutes et ces contractions sont assez fortes pour que la défécation s'accomplisse sous forme de diarrhée; l'action du froid a excité la contractilité de l'intestin. Cette contractilité peut être excitée par des lésions circonscrites : ainsi une irritation portée sur le rectum, un suppositoire dans l'anus, excitent la contractilité intestinale; il en est de même des hémorrhoïdes; les nerfs de la partie inférieure de l'intestin sont excités, leur excitation se transmet à ceux de la partie supérieure et il y a un trouble dans les mouvements intestinaux. Cette diarrhée par tonicité exagérée peut être rangée dans la classe des diarrhées nerveuses et en constituer une variété (Trousseau, *Clinique*, t. III).

résulte d'une lésion organique de l'intestin (ulcérations tuberculeuses de la muqueuse), mais dans le *cancer*, quel que
soit son siége, dans le *mal de Bright*, le *diabète*, la *goutte*,
plus rarement la syphilis ; on l'observe dans les diverses
septicémies (infection purulente, infection putride), dans la
paralysie générale, etc. Dans ces diverses circonstances la
diarrhée est la conséquence soit d'une irritation de la muqueuse par les produits septiques dont le sang est surchargé et qui s'éliminent par elle, soit d'un désordre profond dans l'innervation.

Dans d'autres cas, au contraire, la diarrhée doit être
regardée comme un phénomène d'un bon augure ; ainsi,
dans le cours de certaines affections aiguës ou chroniques,
on voit une amélioration notable ou même la guérison se
produire après d'abondantes évacuations : c'est la *diarrhée
critique*, dont la cause intime et le mécanisme nous échappent.

On a aussi maintes fois l'occasion d'observer l'alternance
de certaines manifestations *arthritiques* ou *herpétiques* avec
la diarrhée : tantôt c'est une éruption d'eczéma qui met fin
à une diarrhée chronique (G. de Mussy), tantôt c'est une
attaque de goutte qui cesse lorsque la diarrhée s'établit, etc.

C. **Valeur séméiologique**. — Il est nombre de cas où la
diarrhée a une grande valeur séméiologique. Nous allons citer
les plus importants, en rappelant que nous avons déjà étudié l'entérorrhagie et le mélæna (diarrhées sanglantes).
Lorsque la diarrhée est très-abondante, fade, accompagnée
de vomissements, que les selles présentent une couleur
blanche et renferment de nombreux grains riziformes,
elle révèle soit le *choléra nostras*, soit, en temps d'épidémie, le *choléra asiatique*.

Il ne faut pas oublier que certains *empoisonnements*
(arsenic, champignons, sublimé corrosif, trichine) déterminent une diarrhée qui présente les mêmes caractères.

Une diarrhée composée de matières alimentaires mal
digérées, mélangées à des mucosités et à de la bile, rendues
après de violentes coliques, et survenue brusquement chez

un individu bien portant, doit faire penser à une *indiges-tion*.

Lorsque, chez un adolescent ou un enfant présentant cet ensemble de symptômes nerveux qui appartiennent à la fièvre typhoïde et aux méningites, il survient une diarrhée muqueuse, verdâtre ou jaunâtre et couleur d'ocre, il y a lieu de croire qu'il est atteint d'une *fièvre typhoïde* plutôt que d'une méningite.

Une diarrhée chronique, coïncidant avec des sueurs nocturnes, un affaiblissement progressif, de la toux, se rattache d'ordinaire à des *tubercules de l'intestin*.

On n'oubliera pas combien la dysentérie et la diarrhée sont fréquentes et tenaces chez les gens qui ont habité les pays chauds.

La diarrhée qui survient dans le cours d'une maladie chronique est certainement peu utile au diagnostic, mais elle a une signification pronostique fâcheuse.

Indications thérapeutiques. — Avant d'étudier les moyens par lesquels on peut combattre la diarrhée, il faut déterminer si cette diarrhée doit être combattue.

Certaines diarrhées doivent être respectées et même sollicitées. — Telles sont : les diarrhées survenant chez les malades atteints *d'hydropisies*, car elles évacuent · une grande quantité de sérosité et diminuent l'œdème ; la diarrhée de la *fièvre typhoïde*, car elle entraîne les matières putrides accumulées dans l'intestin ; la diarrhée du *mal de Bright*, car elle enlève au sang les produits excrémentitiels dont les reins ne peuvent plus le débarrasser ; les diarrhées qui surviennent par la *pénétration de principes septiques dans l'organisme* (émanations cadavériques, infection putride) ; les diarrhées qui se produisent parfois chez les femmes à l'époque de la *ménopause* et les protègent contre des phénomènes congestifs.

Les anciens avaient donné le nom de critiques à ces diarrhées, dont la favorable influence est des plus manifestes, et c'est en s'appuyant sur ces exemples, que l'on administre les purgatifs, c'est-à-dire des agents capables de produire une diarrhée artificielle.

Cela dit, il faut ajouter que dans un grand nombre de cas la diarrhée doit être combattue : telles sont les diarrhées liées au catarrhe de l'intestin, au choléra, à la dysentérie, à la suppression d'un flux, à une émotion morale, etc., l'indication est surtout pressante lorsque la diarrhée se prolonge et qu'elle est devenue chronique.

Les moyens propres à la combattre sont de trois ordres 1° des précautions hygiéniques ; 2° une alimentation convenable ; 3° des médicaments.

1° Les *précautions hygiéniques* consistent à prévenir l'action du froid sur le ventre, en faisant porter au malade une ceinture de flanelle ; dans la diarrhée aiguë le malade devra garder le repos, mais dans les diarrhées chroniques il devra faire de l'exercice, de la gymnastique, de l'hydrothérapie, etc.

2° L'*alimentation* a une importance considérable ; dans les diarrhées aiguës on peut prescrire la diète, des aliments légers, quelques potages ; mais dans la diarrhée chronique il faut souvent recourir au *régime lacté*, seul ou associé à la viande crue (ou à la viande légèrement grillée).

3° Les *médicaments* capables d'arrêter le flux diarrhéique sont fort nombreux ; en première ligne il faut citer l'*opium*, donné sous forme d'extrait thébaïque, à la dose de 5 centigrammes environ chez les adultes, ou sous forme de laudanum, dix à quinze gouttes dans une potion gommeuse (1).

Le *diascordium*, à la dose de 2 à 5 grammes ; le *sousnitrate de bismuth*, que l'on donne souvent à la dose de 2 grammes, mais qui peut être employé à des doses énormes (Momeret) ; on peut l'administrer soit en poudre enveloppé dans du pain azyme, soit en suspension dans une solution gommeuse ; la *craie préparée* rend à peu près les mêmes services.

Dans la diarrhée catarrhale on peut recourir à la *méthode substitutive*, qui consiste à administrer un purgatif salin pour remplacer une inflammation de mauvaise nature par une autre plus facile à guérir ; on peut, dans ce but, em-

(1) Les enfants sont très-sensibles à l'action de l'opium, aussi chez eux ne faut-il le donner qu'à très-faibles doses ; une demi-goutte de laudanum suffit pour les très-jeunes enfants.

ployer le sulfate de magnésie ou le sulfate de soude à la dose de 20 à 50 grammes. Trousseau employait souvent le nitrate d'argent en pilules à la dose de 1 à 10 centigram. par jour dans le traitement des diarrhées chroniques. Les lavements laudanisés ou amidonnés peuvent rendre service, etc.

DE LA CONSTIPATION.

On donne le nom de constipation à la rareté des évacuations alvines (1). La constipation se rattache à des états très-divers; nous allons étudier ses caractères, sa pathogénie, sa valeur séméiotique.

Description. — Quand les évacuations alvines sont rares, que les matières sont dures, sèches et nécessitent de grands efforts d'expulsion, on dit qu'il y a constipation.

Lorsque la constipation se prolonge, elle détermine un état de malaise et de tension dans le ventre, l'appétit est diminué, la langue blanche, pâteuse, la tète lourde, congestionnée; il peut même se produire des vertiges.

Après de grands efforts on parvient à expulser quelques matières dures, ovillées, sèches, parfois teintes d'un peu de sang; il en reste dans le rectum, elles n'en peuvent sortir, ce qui occasionne un sentiment d'embarras assez désagréable (2).

La constipation peut, surtout chez les vieillards, être portée au point de déterminer les phénomèmes de l'occlusion intestinale, bien reconnaissable à ses caractères habituels, tels que vomissements, douleurs vives, météorisme, etc. (3).

(1) Relativement au plus ou moins de fréquence des évacuations alvines, il existe de grandes variétés individuelles : ainsi, tel individu ne va à la selle que tous les trois ou quatre jours et cependant il n'en éprouve aucun malaise, de telle sorte que ce qui chez un autre serait de la constipation est, chez lui l'état physiologique.

(2) Dans certains cas il survient un peu de diarrhée, elle provient d'une hypersécrétion de l'intestin irrité par les boules fécales qui jouent le rôle de corps étrangers ; la diarrhée s'échappe sans entraîner les matières dures.

(3) Chalvet a avancé que les dyspepsies et les divers malaises éprouvés par

Dans certains cas, au moment où la constipation cède, le malade expulse une énorme quantité de matières, c'est ce que l'on désigne sous le nom de débâcle.

Le *diagnostic* de la constipation se trouve complété d'une part par le toucher rectal qui permet de constater que l'ampoule rectale est distendue par une énorme quantité de matières sèches, friables et, d'une autre part, par la palpation de l'abdomen qui fait sentir, surtout au niveau de l'S iliaque, un amas de masses dures que, par la pression, on peut fragmenter et déplacer.

Pathogénie. — La meilleure classification sera basée sur les conditions physiologiques nécessaires au cours des matières dans l'intestin et à leur expulsion.

Or ces conditions sont au nombre de trois; il faut : 1° que la tunique musculaire de l'intestin se contracte avec une énergie et une régularité convenables ;

2° Que les sécrétions intestinales et celles des glandes annexes soient convenables en quantité et en qualité ;

3° Qu'il n'existe pas d'obstacle mécanique au cours des matières.

Toute constipation pourra donc se rattacher soit : 1° à un trouble dans la contractilité intestinale (1);

2° Soit à un défaut de sécrétion des glandes propres ou annexes de l'intestin ;

3° Soit à un obstacle mécanique au cours des matières.

1° *Constipation par trouble dans la contractilité du plan musculaire de l'intestin.* — Les causes capables d'affaiblir ou de suspendre les contractions du plan musculaire de l'intestin sont fort nombreuses. Nous citerons d'abord les inflammations de la tunique muqueuse et du péritoine, entre lesquelles se trouve placée la membrane musculaire ; ainsi la constipation est la règle dans les diverses variétés

les personnes ordinairement constipées se rattachaient pour une part à l'absorption incessante des principes septiques provenant de la décomposition des matières trop longtemps retenues dans le gros intestin.

— (1) Ou dans celle des muscles abdominaux qui jouent un grand rôle dans la défécation.

de *péritonite* et dans certaines *entérites*, elle alterne avec la diarrhée (1).

La constipation se produit aussi et probablement par un mécanisme semblable, dans la *pérityphlite* et le *phlegmon de la fosse iliaque.*

Elle s'observe dans un grand nombre d'affections des centres nerveux, telles que *méningites, ramollissement* et *hémorrhagie du cerveau, ataxie locomotrice,* surtout dans les *lésions profondes de la moelle.* En cela il n'y a rien d'étonnant, puisque les centres nerveux et le système du grand sympathique (qui s'y rattache) tiennent sous leur dépendance la contractilité de la tunique musculaire de l'intestin. C'est dans ce groupe qu'il faut ranger la constipation des *hystériques,* celle qui se rattache à la paralysie ou à la parésie des muscles abdominaux et du diaphragme, car ces muscles jouent un très-grand rôle dans la défécation.

L'action des filets nerveux qui président à la contraction de l'intestin peut encore être suspendue par *action réflexe;* c'est ce qui a lieu dans la hernie de l'appendice cæcal, dans les hernies graisseuses, la hernie épiploïque, les coliques hépatiques et néphrétiques, ou par l'*action de substances toxiques,* telle est la constipation qui se rattache à la colique de plomb.

Au lieu de se rattacher à une paralysie, la constipation peut être provoquée par un spasme; ainsi les gens atteints de fissure à l'anus, d'hémorrhoïdes, sont souvent constipés, car le sphincter se contracte à l'approche des matières.

Constipation par trouble dans les sécrétions gastrointestinales. — Les sécrétions gastro-intestinales et celles des glandes annexées au tube digestif président aux phénomènes chimiques de la digestion, leurs altérations ont naturellement pour conséquence des troubles digestifs, parmi lesquels peut se rencontrer la constipation. Or, ces troubles de sécrétion peuvent dépendre de causes si multiples

(1) Faut-il admettre l'explication de Stokes, qui avançait qu'un plan musculaire sous-jacent à une muqueuse enflammée éprouvait d'abord une surexcitation, puis une parésie? ou bien est-il plus probable que les excitations trop vives partant de la muqueuse ou de la séreuse enflammée ont exercé une action paralysante sur les nerfs splanchniques?

et si diverses, que nous nous bornerons à signaler les principales ; ainsi, la constipation pourra être la conséquence :

1° De toutes lésions matérielles de la muqueuse gastro-intestinale, catarrhes aigus ou chroniques, cancer, ulcère, etc. ;

2° D'un défaut dans la qualité ou la quantité des ingesta (alcool, abstinence prolongée, etc.) ;

3° D'une influence nerveuse (névralgie, tristesse, hypochondrie et surtout chloro-anémie) ;

4° De la plupart des états fébriles, etc.

Constipation par obstacle au cours des matières. — La pathogénie de ces constipations est toute mécanique (1) :

1° Les uns se trouvent placés dans la cavité de l'intestin : tels sont les corps étrangers, le s amas de matières stercorales (scybales, bézoards), d'ascarides lombricoïdes, etc.

2° Les autres siégent dans les parois : telles sont les tumeurs de n'importe quelle nature, ordinairement cancéreuses, les polypes, les rétrécissements produits soit par une dégénérescence cancéreuse, soit par une cicatrice consécutive à une ulcération intestinale, le volvulus ou torsion de l'intestin, sa flexion anormale, son invagination ou intussusception, etc.

3° Les autres, enfin, sont situés en dehors de l'intestin, le compriment et effacent sa cavité : telles sont les tumeurs abdominales résultant de l'hypertrophie, de la dégénérescence de l'un des organes renfermés dans cette cavité (maladies de l'utérus, de l'ovaire, etc.) (2).

Les constipations de ce groupe sont ordinairement plus complètes que celles du groupe précédent.

Séméiologie. — Sauf les cas ou elle se rattache à une occlusion intestinale, la constipation n'a pas une grande valeur séméiologique ; elle ne constitue presque jamais le symptôme capital sur lequel est appelée votre attention

---

(1) Les obstacles qui entravent le cours des matières ont été l'objet d'une étude spéciale dans notre article consacré à l'occlusion intestinale. — Nous nous bornerons à les rappeler succinctement.

(2) Chez le nouveau-né, il faut songer à la possibilité d'une imperforation de l'anus.

elle coexiste avec d'autres phénomènes beaucoup plus significatifs, il n'est donc pas nécessaire d'en faire une étude spéciale.

Traitement. — Symptôme d'affections très-diverses, la
constipation ne peut être combattue efficacement que par
des moyens appropriés plutôt à la maladie génératrice qu'au
symptôme lui-même; cependant il est quelques indications
générales qui peuvent être exposées ici : elles s'adressent
surtout à ces constipations par inertie de l'intestin, insensibilité de sa muqueuse, dyspepsie, constipations que l'on
rencontre très-fréquemment chez les adultes et les vieillards.

Trousseau a formulé à cet égard des préceptes dont on
reconnaît généralement l'importance : « Il faut que chaque
» jour, à la même heure, on se présente à la garde-robe et
» qu'on fasse pendant assez longtemps de puissants efforts;
» si ces efforts restent infructueux, il faut attendre au len-
» demain, quand même le besoin se ferait sentir aupara-
» vant. Si le deuxième jour il n'y a pas d'évacuation, on
» prendra immédiatement un lavement d'eau dégourdie,
» puis d'eau froide. La répétition de l'acte invariablement
» à la même heure finit par amener le sentiment du besoin
» à cette heure, etc. »

Le *régime* a une grande importance : il faut faire prédo-
miner les substances végétales, les laitages, la bière, le
cidre. Le *froid* a également une grande action; non-seulement les lavements d'eau froide réveillent vivement la contractilité intestinale, mais encore l'application du froid sur
l'abdomen suffit pour déterminer des garde-robes.

Les autres moyens propres à combattre la constipation
sont nombreux, nous citerons :

1° Les *purgatifs salins*, dont l'action est rapide, instantanée, mais dont l'effet est peu durable, car les sécrétions
intestinales, un instant exagérées, deviennent ensuite encore
plus rares ;

2° Les *purgatifs drastiques* (aloès, extrait de coloquinte,
de jalap, de rhubarbe, de scammonée, gomme-gutte, huile
de croton); leur action est très-énergique, mais ils ne doi-

29.

vent être administrés qu'avec la plus grande prudence (1)
et à intervalles éloignés, car non-seulement ils sont très-
irritants, mais leur action s'épuise rapidement et la constipation devient de plus en plus opiniâtre.

DE L'ICTÈRE.

On donne le nom d'ictère à la présence de la bile dans
le sang, se traduisant par la coloration jaune de la peau et
des muqueuses et l'élimination par l'urine des pigments
biliaires.

L'ictère est un symptôme commun à des états pathologiques très-divers ; son étude doit être divisée en plusieurs
parties :

A. *L'exposé de ses caractères* (étude du symptôme).

B. *Sa pathogénie* (étude des conditions qui lui donnent
naissance).

C. *Sa valeur diagnostique* (étude de séméiologie).

A. Caractères de l'ictère. — La présence de la bile
dans le sang se traduit : 1° par la coloration jaune de la
peau et des muqueuses ; 2° par la présence du pigment
biliaire dans l'urine, les sueurs, les larmes, etc. (2).

A ces signes fondamentaux viennent s'enjoindre d'autres
moins importants, tels que la décoloration des matières
fécales, le ralentissement du pouls, les troubles digestifs, etc.

1° *Jaunisse.* — L'ictère présente dans ses débuts, sa
marche, son intensité, sa durée, etc., des différences nombreuses et en rapport avec la diversité de ses causes (3).
La coloration jaune débute par la face et plus particulièrement par les conjonctives et la muqueuse sublinguale,

(1) Trousseau conseille, pour éviter les coliques, de leur associer un peu
d'extrait de jusquiame.

(2) Indépendamment du pigment l'urine renferme aussi des acides biliaires,
mais en très-faible quantité, car ils sont rapidement décomposés dans le
sang.

(3) L'étude des variétés que présente l'ictère sera plus utilement faite dans
l'article consacré à la séméiologie.

puis elle s'étend aux tempes, aux ailes du nez et finalement
à tout le tégument (cependant elle peut rester circonscrite);
les parties supérieures du corps sont donc envahies les
premières, c'est aussi, en général, par elles que commence
la disparition de l'ictère. Il est à peine besoin d'ajouter que
cette coloration jaune se rattache au dépôt de pigment
biliaire dans les couches profondes de l'épiderme.

La matière colorante de la bile circulant avec le sang va
naturellement imprégner tous les tissus, tous les liquides
normaux ou pathologiques, en un mot toutes les parties
de notre organisme qu'aborde le sang, les viscères, les milieux de l'œil, les produits pathologiques, tels qu'épanchements pleuraux, etc.

La peau est souvent le siége de *démangeaisons* et parfois
d'une desquamation furfuracée.

La matière colorante s'élimine par *l'urine*, la sueur, les
larmes et le lait.

2° L'*élimination du pigment biliaire par l'urine* est
très-rapide et très-active, et souvent même elle commence
avant la manifestation de la teinte jaune.

L'urine est épaisse, rare, très-brune, couleur acajou;
bien que ces caractères physiques soient très-significatifs,
on-peut-les contrôler à l'aide-de certains procédés chimiques
qui isolent la matière colorante de la bile et en décèlent
des quantités même fort minimes et inappréciables à la
simple vue.

Le procédé le plus simple consiste à placer l'urine dans
un tube en verre et à y verser goutte à goutte un peu d'acide
nitrique, l'acide coule au fond du récipient et entre les deux
liquides apparaît une *zone verte* très-caractéristique. Un
procédé beaucoup plus délicat est celui indiqué par Pettenkofer (voy. plus loin *Examen de l'urine*).

Signes secondaires. 1° *Décoloration des matières fécales.*
— Dans les ictères par occlusion des voies biliaires les
matières fécales sont décolorées, grisâtres, très-dures (1).

Dans les ictères symptomatiques d'une maladie générale,

(1) On sait que c'est à la bile qu'elles doivent leur couleur normale, brune
ou verdâtre.

d'une fièvre palustre, d'un empoisonnement, les matières sont, au contraire, bilieuses, verdàtres, molles ou même liquides.

2° *Ralentissement des contractions du cœur et du pouls.* — Chaque fois qu'un individu est atteint d'ictère, son pouls diminue de fréquence, il peut tomber à 40 pulsations et même au-dessous. Le nombre des mouvements respiratoires diminue, mais d'une façon moins notable, la température reste normale (1).

Le ralentissement des contractions cardiaques est l'effet d'une action sédative directe, exercée par les sels biliaires et surtout par l'*acide cholique* sur le muscle cardiaque lui-même óu sur ses ganglions nerveux (2).

3° *Les troubles digestifs* accompagnent fréquemment l'ictère ; la langue est blanche, l'appétit diminué, la soif vive, le malade éprouve un sentiment de pesanteur au niveau de l'estomac et il se plaint d'un malaise général, et parfois d'un embarras intestinal (3).

4° *L'ictère coïncide fréquemment avec des hémorrhagies ;* dans les fièvres graves, la fièvre jaune, l'hépatite diffuse, on observe, en même temps que la coloration jaune de la peau, des hémorrhagies par diverses muqueuses ; mais même, dans l'ictère catarrhal le plus bénin, il y a très-souvent des épistaxis.

Y a-t-il entre l'ictère et les hémorrhagies une relation de cause à effet ? Quelques auteurs le croient et attribuent les hémorrhagies à l'action dissolvante de la bile sur les éléments globulaires du sang, d'autres n'y voient que les effets d'une même cause générale ou de l'anémie.

La *marche*, la *durée* et les *terminaisons* de l'ictère sont entièrement subordonnées à ses causes, l'ictère catarrhal ou par cause morale disparaît en quelques jours ; celui qui se rattache à un calcul s'efface peu de temps après l'arrivée

(1) De telle sorte que soixante pulsations peuvent, chez un ictérique, être l'indice de la fièvre.

(2) Mais non sur les nerfs pneumogastriques, car, à l'encontre de la digitale, les sels biliaires ralentissent les contractions du cœur même après la section de ces nerfs.

(3) Que l'on peut rapporter à la suppression de la bile qui, à l'état normal, joue un certain rôle dans la digestion des matières grasses.

du calcul dans l'intestin, mais persiste indéfiniment si le calcul oblitère les voies biliaires; il en est de même dans les cas de compression par des tumeurs, etc.

B. **Pathogénie de l'ictère.** — Le sang normal ne renferme pas de bile, la bile est sécrétée par le foie (1), et pour qu'il y ait ictère il faut que la bile, au lieu de parcourir ses voies naturelles (2) pour arriver dans l'intestin, éprouve dans son cours normal une déviation qui la fasse passer dans le sang.

Chaque cellule hépatique (le foie est formé par la réunion des cellules hépatiques) est l'aboutissant de trois ordres de canaux : 1° des *vaisseaux afférents*, divisions de la veine-porte et de l'artère hépatique, ces vaisseaux sont chargés de lui apporter les éléments de sa nutrition et de ses sécrétions;

2° Des *vaisseaux efférents*, ce sont les radicules originelles des veines sus-hépatiques et quelques lymphatiques chargés de ramener dans la circulation générale le résidu des éléments qui ont servi à la nutrition et aux sécrétions de la cellule hépatique (peut-être le sucre qu'elle a formé) (Cl. Bernard);

3° Les *canalicules biliaires* chargés d'apporter dans le tube digestif le produit de la sécrétion de la cellule, c'est-à-dire la bile.

Tel est l'état normal; l'ictère tient à ce que la bile, au lieu de se diriger vers les canaux hépatiques se dirige vers les veines sus-hépatiques; or, cette fausse direction se

---

(1) Ainsi le foie n'est pas, à l'égard de la bile, un simple filtre, il ne ressemble pas au rein qui filtre l'urée et ne la forme nullement. Ce fait est démontré par plusieurs preuves : 1° malgré la délicatesse du réactif de Pettenkofer, il est impossible de trouver des éléments biliaires dans le sang normal. 2° Quand la sécrétion du foie est complétement détruite par le fait d'une cirrhose de cet organe, on ne trouve de la bile nulle part, ni dans la vésicule biliaire, ni dans l'intestin, ni dans le sang, la peau et les muqueuses ne sont pas jaunes ; or, si le foie séparait la bile du sang, la suppression de ses fonctions devrait entraîner l'accumulation des éléments biliaires dans le sang et, par suite, un ictère des plus foncés, de même que la suppression des fonctions rénales accumule l'urée dans le sang et détermine l'urémie.

(2) Conduits biliaires, canaux cystique et cholédoque.

rattache à des causes très-diverses, les unes parfaitement connues, les autres entourées encore d'une certaine obscurité.

L'ictère s'observe : 1° **Lorsqu'il existe un obstacle mécanique sur le trajet des voies biliaires.** — La bile s'accumule en arrière de l'obstacle jusque dans la cellule hépatique, et de là elle pénètre dans les veines sus-hépatiques et dans la circulation générale.

Le mécanisme de cet ictère est parfaitement démontré : liez le canal cholédoque chez un animal, vous allez le voir devenir ictérique au bout d'un certain temps (deux jours en moyenne). Or, les causes d'occlusion peuvent être à l'intérieur ou à l'extérieur des canaux excréteurs de la bile; dans le premier ordre se rangent :

Les *calculs biliaires*, plus rarement les *vers intestinaux* qui s'engagent dans le canal cholédoque (1), l'*inflammation catarrhale* de la muqueuse qui tapisse les voies biliaires; cette inflammation, qui est souvent l'extension d'un catarrhe stomacal et intestinal, produit un gonflement et une prolifération épithéliale suffisants pour déterminer la stase biliaire, c'est le mécanisme de l'*ictère catarrhal*.

Les causes d'occlusion placées à l'extérieur des voies biliaires comprennent tous les changements de volume, de forme, de rapports éprouvés par les organes voisins (*cancer du pylore, du foie, brides péritonéales, tumeurs du foie, engorgements ganglionnaires*, etc.).

2° **Ictère dans les maladies du foie.** — L'ictère est plus rare, moins prononcé dans les maladies du foie que dans les cas d'occlusion des voies biliaires. On l'observe:

Dans la *congestion du foie*, il est probable que cette congestion exagère la sécrétion biliaire (polycholie), de telle sorte que les voies biliaires, tout en restant libres, se trou-

---

(1) Les calculs biliaires ne déterminent pas toujours l'ictère ; si le calcul occupe le canal cystique, la bile continue à arriver dans l'intestin, il n'y a point stase biliaire ; de plus, lorsque l'ictère existe, il est produit par des influences multiples qui concourent toutes à la production de la stase biliaire, présence du calcul dans le canal, spasme des parois de ce canal, inflammation et gonflement de sa muqueuse, exagération des sécrétions du foie.

vent insuffisantes à éliminer cette quantité anormale de bile, il y a donc stase biliaire et ictère.

Les gens atteints de *maladies du cœur* présentent fréquemment une suffusion jaunâtre des sclérotiques et une teinte brune de la peau ; elle se rattache à la compression des canalicules biliaires par les veines sus-hépatiques dilatées et gorgées de sang (1).

L'hépatite aiguë peut donner lieu à l'ictère, mais ce symptôme n'est ni constant, ni même ordinaire ; lorsqu'il s'observe, on peut le rattacher soit à un catarrhe concomitant des voies biliaires, soit à l'oblitération de quelques canaux biliaires autour du foyer, soit dans le cas d'abcès, à la pression qu'il exerce sur les voies biliaires.

L'hépatite diffuse ou *ictère grave* s'accompagne d'un ictère dont la teinte s'accentue de plus en plus. Cet ictère a été expliqué de plusieurs façons, au début il paraît se rattacher à la congestion hépatique (2).

Les *tumeurs du foie* (hydatides, cancer) peuvent accidentellement produire l'ictère par la compression de quelques canaux biliaires.

L'ictère est rare dans la *cirrhose;* lorsqu'on l'observe, on peut l'attribuer, si l'affection est encore à ses débuts, c'est-à-dire dans sa phase congestive, à la polycholie ; si elle est à sa fin, à l'occlusion de quelques canaux biliaires par les tractus ou brides de la capsule de Glisson.

En résumé, *l'ictère n'est point la règle dans les maladies du foie;* lorsqu'il existe, il se rattache soit à une hypersécrétion de la bile rendant les canaux biliaires insuffisants, soit à une compresion accidentelle des canaux ou des capillaires biliaires ; les ictères survenus dans les maladies du foie rentrent donc, en réalité, dans la classe des ictères par obstacles mécaniques.

---

(1) En raison de la gêne circulatoire des cavités droites du cœur, de la veine cave inférieure (cirrhose cardiaque).

(2) Mais plus tard, lorsque le foie est détruit, on l'a attribué à la transformation dans le sang même des globules rouges usés qui, à l'état physiologique, sont dissous par le foie pour l'élaboration de la matière colorante de la bile ; cette dissolution serait favorisée par la présence des éléments générateurs des acides biliaires qui ne sont plus éliminés (Jaccoud).

3° Ictère dans les maladies générales, les fièvres, les empoisonnements. — L'ictère s'observe dans le cours de certaines fièvres, dans la *fièvre jaune* dont il constitue le symptôme principal, dans les *fièvres palustres,* etc. Dans les pays chauds, il complique la plupart des maladies générales (on sait·combien les maladies du foie sont fréquentes dans ces régions); dans nos pays, on voit souvent des *états bilieux* se déclarer sous forme endémique, saisonnière, etc.

L'ictère se voit encore dans certaines affections localisées (*pneumonie, pleurésie, érysipèle, brûlure,* etc.), sans que dans bien des cas on puisse invoquer une action de voisinage.

Enfin, il s'observe dans plusieurs *empoisonnements* tels que infection purulente et putride, empoisonnement par le phosphore, l'alcool, l'éther et le chloroforme, par le venin des·serpents à sonnette, etc. ‾

Le mécanisme des ictères de ce groupe n'est point aussi saisissable que celui des autres variétés ; il faut, mais sans bien grandes preuves, invoquer un *état congestif.* du foie, produit soit par sympathie, soit par l'action d'une température élevée, une *perversion fonctionnelle* qui entraînerait la bile vers le sang, une *influence nerveuse* particulière et de nature inconnue (1).

4° Ictère par émotion morale. — Depuis bien longtemps on a remarqué qu'une violente émotion pouvait provoquer l'apparition d'une jaunisse survenant tout d'un coup ou seulement au bout de quelques heures (2).

(1) D'après Gubler, un certain nombre d'ictères que l'on ne peut expliquer par des actions mécaniques et qui surviennent dans le cours de maladies générales proviendraient d'une altération particulière du sang dont la matière colorante, augmenterait et se modifierait au point de produire une teinte jaunâtre de la peau et des conjonctives rappelant celle de l'ictère (*ictère hémaphéique*) ; ce qui prouverait que dans ces cas la couleur jaune ne tient pas à la présence de la bile, c'est que les urines ne contiennent pas de bile. Sée, Simon, Frerichs n'admettent pas cette explication, cependant les théories qu'ils proposent pour expliquer la production des ictères non mécaniques sont loin d'être claires et satisfaisantes.

(2) Villeneuve parle de deux jeunes gens qui, à la suite d'une discussion, mirent l'épée à la main ; l'un d'eux devint jaune subitement, de sorte que l'autre, effrayé de cette transformation, laissa tomber son arme.

On a cherché à expliquer sa production de deux manières :

Par un *spasme du canal cholédoque* occasionnant un
arrêt de la bile ; mais, outre que le peu de fibres musculaires contenues dans les parois de ce canal rend l'existence de ce spasme fort peu probable, comment expliquer
l'apparition subite de l'ictère, alors que la ligature du canal
cholédoque n'est suivie de jaunisse qu'au bout de quarante-
huit heures ou de trois jours ?

Par une *action nerveuse* aussi inconnue dans sa nature et son
mécanisme, mais du même ordre que celle qui détermine
l'apparition du sucre dans l'urine après la piqûre du plancher
du quatrième ventricule.

5°. **L'ictère est fréquent chez les nouveau-nés** ; il peut,
sans nul doute, se rattacher à diverses causes telles que :
embarras gastrique et catarrhe des voies biliaires, érysipèle du cordon ombilical, etc ; mais il est un ictère qui leur
est spécial, qui se développe quelques heures ou quelques
jours après la naissance, et se dissipe rapidement. A quoi
tient-il ? Est-ce à une congestion hépatique produite par le
fait de l'impression de l'air froid sur la peau ? Est-ce aux
changements produits dans la circulation hépatique par la
dilatation du poumon qui aspire le sang veineux et diminue
ainsi la pression dans les capillaires hépatiques ?

Séméiologie. — Nous venons de voir que l'ictère est un symptôme commun à des états pathologiques très-divers ; dans les uns
il n'est qu'un épiphénomène sans importance, telles sont les
teintes ictériques ou subictériques observées chez les gens atteints
de maladies du cœur, dans le cours de pneumonie, etc., infection
purulente, fièvre palustre, etc.; dans ces diverses circonstances la
constatation de cette teinte peut indiquer un état congestif du foie,
mais elle ne fournit que bien peu d'éléments au diagnostic et au
pronostic.

Cette réserve faite, examinons les cas les plus ordinaires.

Voici un ictère bien prononcé qui est survenu chez une personne d'un certain âge qui, tout d'un coup, probablement deux
ou trois heures après son repas, a été prise de douleurs ort
vives dans l'hypochondre droit et l'épigastre, douleurs suivies de
vomissements ; l'ictère ne s'est manifesté que plusieurs heures
après la crise ; vous diagnostiquez aisément l'obstruction du canal

cholédoque par un *calcul ;* si la douleur a disparu, c'est que le calcul est arrivé dans l'intestin ; filtrez les matières, vous y trouverez le corps du délit ; si les douleurs persistent, le calcul est encore engagé.

L'ictère est survenu chez une personne qui souffre peu, mais qui depuis quelques jours éprouve des symptômes d'embarras gastrique : il s'agit d'un *ictère catarrhal.*

L'ictère est survenu tout à coup chez une personne bien portante, à la suite d'une colère, d'une frayeur, d'une vive émotion, les circonstances dans lesquelles il se produit, le bon état de la santé générale vous apprennent qu'il s'agit d'un *ictère par émotion morale.*

Voici un malade qui, depuis une ou deux semaines ou seulement depuis deux ou trois jours, présente les symptômes d'un catarrhe gastro-intestinal avec ictère, lorsque vous constatez une aggravation notable dans son état : sa température s'élève à 40°, il ne dort plus, son pouls est petit, fréquent, irrégulier, sa jaunisse se marbre de plaques bleuâtres, il survient des hémorrhagies par le nez, les muqueuses utérine, digestive, etc.; enfin il est pris de délire, de convulsions, et il tombe dans un coma, bientôt mortel ; c'est un *ictère grave* ou *hépatite aiguë,* maladie heureusement fort rare.

Quant aux *tumeurs du foie,* cancer, kystes hydatiques, l'ictère n'occupe dans leur séméiologie qu'un rôle très-secondaire.

OCCLUSION INTESTINALE.

Étranglement interne. — Colique de miserere. — Invagination, etc.

Il y a occlusion intestinale chaque fois que le calibre de l'intestin est oblitéré ou diminué au point de rendre impossible le cours des matières dans sa cavité (1).

La diversité des causes capables de produire cette occlusion explique le grand nombre de termes employés pour la définir : *colique de miserere, passion iliaque, étranglement interne, ileus, volvulus, invagination, intussusception, obstruction,* etc.; mais ces dénominations ne peuvent s'appliquer qu'à des cas particuliers et

(1) Lorsque la portion d'intestin étranglée est située en dehors de la cavité abdominale, la maladie porte le nom de hernie étranglée.

non à cet ensemble de symptômes si remarquables par leur uniformité, quel que soit leur point de départ, symptômes qui se rattachent directement à l'arrêt des matières et auxquels convient si bien le nom d'*occlusion intestinale* proposé par O. Masson.

Pathogénie et **anatomie pathologique**. — Nous étudierons 1° les causes capables de produire l'occlusion; 2° les altérations de l'intestin.

CAUSES DE L'OCCLUSION.—Des causes fort diverses peuvent arrêter le cours des matières, ces causes peuvent être divisées en trois groupes :

A. Les unes siégent **en dehors de l'intestin**.

B. Les autres **dans l'épaisseur de ses parois**.

C. Les autres enfin **dans sa cavité**.

A. **Causes siégeant en dehors des parois**. — Bien que très-diverses, ces causes peuvent être légitimement réunies en un même groupe, car elles agissent toutes de la même façon, elles compriment l'intestin au point d'en rapprocher ou d'en accoler les parois, de telle sorte que la lumière du canal n'est plus assez libre pour laisser passer les matières(1). Cet ordre de causes comprend : 1° les tumeurs de voisinage; 2° les brides péritonéales et les orifices dans lesquels l'intestin peut s'engager.

1° *Tumeurs de voisinage*.—Lorsqu'un des organes abdominaux est atteint d'une hypertrophie, d'une tumeur (cancer, kyste), d'un déplacement quelconque, on conçoit aisément qu'il puisse comprimer l'intestin au point de déterminer l'occlusion, cependant le fait est assez rare ; il a été observé dans certains cas de kyste de l'ovaire, de tumeurs fibreuses de l'utérus, etc.

2° *Brides et orifices*. —L'intestin peut s'engager et s'étrangler dans des orifices divers situés les uns dans la cavité de l'abdomen, les autres dans ses parois ; ces orifices sont de deux ordres: les uns existent normalement, tels sont

---

(1) Il faut même remarquer que l'occlusion tend à augmenter de plus en plus par le fait de l'accumulation des matières au-dessus du point rétréci.

les anneaux (inguinal, crural, ombilical, etc.), l'hiatus de Winslow, etc. (1); les autres sont accidentels et formés, soit par une perforation du diaphragme (hernie du diaphragme) du mésentère ou de l'épiploon (2), soit par des brides ou des adhérences, reliquats d'anciennes péritonites, étendues en forme de ponts, de cordes, etc., d'une anse intestinale à l'autre, entre deux organes quelconques; elles constituent des défilés étroits, des orifices dans lesquels l'intestin peut s'engager et s'étrangler; parfois c'est l'appendice vermiculaire ou un diverticule intestinal qui contracte des adhérences et occasionne l'accident. Quoi qu'il en soit, ces cas méritent le nom d'*étranglement interne* qui leur a été donné; ce sont, en effet, de véritables hernies qui ne diffèrent des hernies extérieures ou chirurgicales que par leur siége dans l'abdomen (3).

Qu'il s'agisse d'une hernie externe ou interne, le mécanisme de l'étranglement est le même, l'intestin s'est engagé à la suite d'un effort, etc., ou sous une influence inconnue dans un orifice étroit, le cours des matières et du sang a d'abord été simplement gêné, puis ses parois se sont congestionnées, enflammées, et l'oblitération est devenue complète.

B. **Causes siégeant dans l'épaisseur des parois.** — Elles comprennent : 1° l'*enroulement* et la *torsion* de l'intestin sur lui-même ; 2° son *invagination* ou *intussusception* ; 3° le *cancer* et les *tumeurs* de diverse nature de l'intestin ; 4° les *cicatrices* ; 5° le *spasme* de l'intestin ou iléus.

(1) On a vu la masse intestinale presque tout entière pénétrer dans l'arrière-cavité des épiploons en passant par l'hiatus de Winslow; Treitz a réuni ces faits et les a décrits sous le nom de *hernie-rétro-péritonéale*.

(2) Pendant mon internat chez Lefort, j'ai vu un jeune homme succomber à une occlusion intestinale produite par un coup de pied de cheval sur le ventre; à l'autopsie, nous pûmes constater que l'intestin s'était engagé dans une ouverture de l'épiploon et s'y était étranglé.

(3) On les a désignées sous le nom de hernies intra-abdominales. Faucon, qui vient d'en faire une étude complète, en distingue une foule de variétés et, se conformant à l'opinion de Gosselin, il croit qu'un grand nombre de ces hernies internes ne sont autre chose que des hernies primitivement externes et qui ont été réduites en masse; il faut donc s'enquérir si le malade n'a pas jadis porté une hernie.

1° *Enroulement et torsion de l'intestin* (*volvulus*, de *volvere*, enrouler). — Dans certains cas et, sans qu'il soit possible d'en préciser les causes, l'intestin tourne sur lui-même, s'enroule autour d'autres anses intestinales, se fléchit brusquement ou encore c'est l'épiploon qui l'enlace comme le ferait une corde; dans ces diverses circonstances son calibre est rétréci ou effacé (1).

2° *Invagination et intussusception.* — On donne ce nom à la pénétration d'un segment intestinal dans un autre, de telle sorte que la séreuse est adossée à elle-même, et qu'au niveau de la pénétration il existe trois parois intestinales (supposer un doigt de gant en partie rentré dans lui-même); le mésentère exerce sur la partie invaginée, une traction qui contribue beaucoup à diminuer le calibre de l'intestin.

Souvent l'occlusion fait périr le malade, cependant il peut guérir; ainsi les parties de l'intestin invaginé s'enflamment et, par suite, les séreuses adossées contractent entre elles des adhérences qui maintiennent définitivement les parties dans cet état; l'inflammation s'apaise et par suite l'orifice, bien que restant toujours étroit, s'élargit cependant assez pour laisser passer les matières; ou encore le segment invaginé se nécrose, tombe dans la cavité de l'intestin et il est éliminé; mais les adhérences créées par le travail inflammatoire, entre les deux parties du tube intestinal juxtaposées, s'opposent à l'extravasation des matières dans le péritoine.

Les causes de l'invagination sont inconnues; on a cependant attribué sa production aux diarrhées avec pneumatoses, à la dysentérie, aux polypes, aux entérites qui troublent les mouvements péristaltiques, de telle sorte que deux ondulations inverses marchant à la rencontre l'une de l'autre, les parties de l'intestin qui en sont le siége, se pénètrent réciproquement (2); on les a encore attribuées aux contractions énergiques d'une partie de l'intestin, tandis que la portion suivante reste relâchée.

(1) Besnier, qui a pu réunir dix cas de volvulus, ne l'a observé que chez les hommes.

(2) Ce mécanisme a été surtout invoqué pour les invaginations des enfants.

3° Le *cancer* et les *tumeurs diverses* (polypes, kystes, hydatiques) nés dans les parois de l'intestin, peuvent dé-

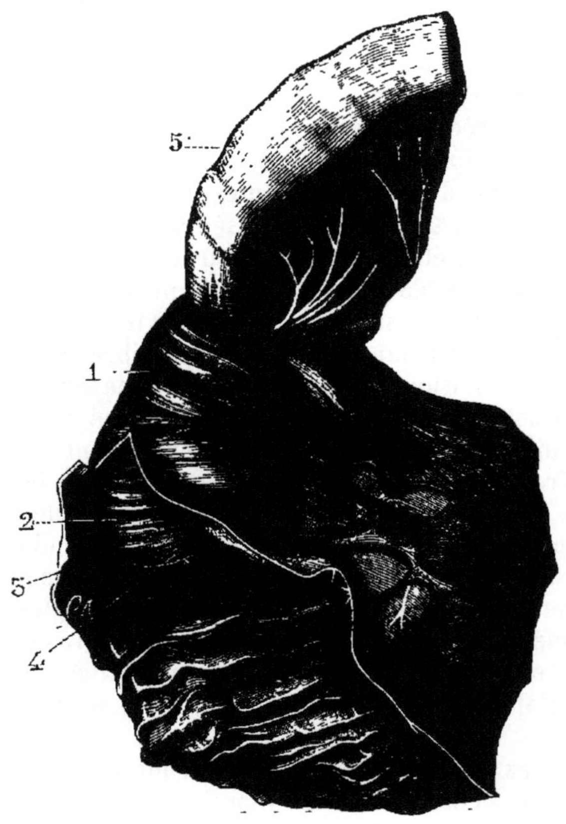

FIG. 46. — Exemple d'*invagination intestinale*.

1, portion de l'intestin dans laquelle s'est engagé le segment intestinal placé au-dessus. Une incision pratiquée sur cette portion de l'intestin a permis de l'ouvrir et de l'étaler (3) de façon à montrer la portion invaginée (2) dont l'orifice (4) est constitué par le bourrelet circulaire que forme l'intestin replié sur lui-même. — 5, portion d'intestin allant s'invaginer dans la portion sous-jacente.

terminer des occlusions dont le mécanisme s'explique assez naturellement pour qu'il soit inutile de le décrire.

4° *Cicatrices.* — On sait que le tissu cicatriciel est doué d'une grande rétractilité ; aussi les ulcérations de l'intestin produites par les tubercules, la dysentérie, la fièvre typhoïde, la syphilis, peuvent-elles, lorsqu'elles guérissent, détermi- ner une rétraction, un froncement des tuniques de l'intestin capables de gêner sérieusement le cours des matières (1).

5° *Spasme ou iléus.* — Les anciens faisaient jouer au spasme de l'intestin un grand rôle dans le mécanisme de l'occlusion intestinale. Tantôt le spasme rétrécit l'intestin; tantôt par suite d'une aberration dans les mouvements de l'intestin, les matières remontent et sont rendues par vo- missement au lieu de suivre leur cours naturel vers l'anus. De nos jours, on n'admet plus aussi volontiers ce genre d'obstacle; cependant on ne saurait nier que l'élément spas- modique ne vienne souvent compliquer un obstacle matériel et contribuer pour une large part à l'arrêt des matières.

C. Obstacles occupant la cavité de l'intestin. — Ces obstacles se rencontrent fréquemment et ce sont les plus curables: c'est tantôt une accumulation de matières fécales durcies, ou de substances non digestibles (noyaux de fruits, corps étrangers quelconques), des entérolithes, c'est-à-dire des concrétions formées dans l'intérieur de l'intestin par des phosphates calciques et ammoniaco-magnésiens, des amas de vers intestinaux et surtout d'ascarides-lombricoïdes, etc. L'inertie de l'intestin est la première cause des accidents de cette nature, aussi les personnes qui en sont atteintes souf- frent-elles d'une constipation opiniâtre longtemps avant la manifestation des accidents.

ALTÉRATIONS DE L'INTESTIN. — Quelle que soit la nature de l'obstacle, l'intestin présente toujours les mêmes alté- rations, car elles se rapportent à l'arrêt de la circulation des matières et du sang ; il est *dilaté et distendu au-dessus du point rétréci, effacé et vide au-dessous;* la muqueuse est gonflée, congestionnée, infiltrée de sérosité dans une cer- taine étendue, les vaisseaux veineux dilatés, le péritoine enflammé ; la péritonite est souvent circonscrite, limitée au point rétréci et à peu près insignifiante, mais elle peut être

(1) Les ulcérations syphilitiques siégent souvent sur le rectum (voy. *Rétré- cissement du rectum* dans ma *Pathologie chirurgicale*).

générale ; c'est même ce qui a lieu habituellement lorsque l'intestin est mortifié et perforé. Lorsque la partie sphacélée est située hors de l'abdomen, ainsi que cela a lieu pour les hernies, elle peut se détacher, créant ainsi par sa chute une ouverture d'où s'échappent les matières ; c'est ce que l'on appelle un *anus contre nature* (1).

Symptômes. — Le *début* est lent ou brusque suivant l'évolution de la cause originelle. Mais, une fois constituée, l'arrêt se traduit toujours par les mêmes symptômes : *douleur, météorisme, constipation, vomissements*, altération profonde mais *apyrétique* de l'état général.

Douleur. — Elle est vive, sans avoir l'acuité des douleurs qui se rattachent à la péritonite ; elle revient par accès au moment des contractions intestinales, son point de départ se trouve dans la partie rétrécie, et de ce foyer elle s'irradie en divers sens ; elle s'apaise et peut même disparaître quelques heures avant la mort.

Constipation. — Après avoir rendu les gaz et les matières que contenait le segment intestinal inférieur à l'occlusion, le malade est atteint d'une constipation absolue (2).

Météorisme. — Peu de temps après le début des accidents, le ventre *devient sonore et se tuméfie*. Le segment intestinal placé au-dessus de l'obstacle se contracte avec énergie pour en triompher, ses anses soulèvent la paroi abdominale en prenant la *forme de gros cylindres et de serpents enroulés ;* ces *contractions spasmodiques* se répètent à des intervalles variés et provoquent des crises douloureuses ; elles s'accompagnent de *borborygmes ou gargouillements* dus au mélange et à l'agitation des gaz avec les liquides.

(1) Dans certains cas d'étranglement interne, la péritonite de voisinage fixe l'intestin à la paroi abdominale, ce qui prévient la diffusion des matières ; il en résulte un abcès qui peut s'ouvrir au dehors, s'évacuer et laisser après lui une fistule stercorale ; mais cette heureuse terminaison est des plus exceptionnelles.

(2) Ces évacuations des matières contenues dans le bout inférieur ont maintes fois *égaré le diagnostic ;* car si l'obstacle siége très-haut, les selles se répètent à diverses reprises avant que la constipation ne se produise.

Les Anglais considèrent la *diminution de l'urine* comme un symptôme d'occlusion ; cette diminution serait d'autant plus notable que l'étranglement siége plus haut, car le champ de l'absorption se trouve ainsi très-restreint.

Laugier a fait remarquer que lorsque l'occlusion a son siége dans le gros intestin, le météorisme est considérable dès le début ; s'il occupe l'intestin grêle, le ballonnement du ventre reste longtemps circonscrit au pourtour de l'ombilic, et ce ballonnement forme un relief d'autant plus accentué, qu'autour de lui le gros intestin est effacé.

Le météorisme prend bientôt des proportions telles que le jeu du diaphragme se trouve sérieusement gêné ; il en résulte de la dyspnée et du hoquet ; de plus, la surdistension de l'intestin augmente encore l'inertie de sa tunique musculaire et la rend incapable de lutter davantage contre l'obstacle.

Vomissements. — Les vomissements surviennent d'autant plus vite que l'obstacle siége plus haut ; d'abord *alimentaires* et constitués par le contenu du bout supérieur, ils deviennent ensuite *muqueux et verdâtres*, c'est-à-dire formés par les produits que sécrètent la muqueuse intestinale et l'appareil biliaire irrités et congestionnés ; plus tard encore les vomissements sont *fécaloïdes :* c'est une purée jaunâtre avec quelques grumeaux de même couleur qui, en traversant la bouche du malade, lui fait éprouver une horrible saveur, ces matières ressemblent à celles que l'on trouve vers la fin de l'intestin grêle. Les vomissements se répètent à des intervalles variés et sont suivis de quelques instants de soulagement.

État général.—La température se maintient au minimum physiologique (36 degrés et demi environ) et, vers la fin de la maladie, elle *s'abaisse de 1 ou même 2 degrés au-dessous* (35 degrés) : la peau est froide, visqueuse, terreuse ; les traits sont grippés, les yeux enfoncés dans l'orbite et cerclés de noir ; il survient·de la *dyspnée,* du *hoquet,* le malade est anéanti, sa voix se casse, des plaques violacées marbrent son corps et son visage, et il meurt au moment où l'apaisement des douleurs lui faisait entrevoir la guérison.

Durée et terminaison. — La durée varie avec le degré de la constriction. Un *obstacle complet et absolu tue en cinq ou six jours ;* mais si l'occlusion est incomplète, de temps à autre l'obstacle est franchi, le malade est soulagé pour un temps plus ou moins long ; ces constipations opiniâtres, suivies de diarrhées très-abondantes désignées sous le nom de débâcles, s'observent surtout dans le cancer intestinal.

La *mort* peut survenir de plusieurs façons, soit par *asphyxie* tenant au refoulement des organes thoraciques par le météorisme colossal du ventre, soit par *péritonite* (avec ou sans perforation) : elle s'annonce par le redoublement des douleurs et l'élévation del a température ; soit par *épuisement*.

La *guérison* se produit dans plusieurs cas : lorsque, par exemple, les matières ou corps étrangers sont expulsés, que l'enroulement ou l'invagination disparaissent ; nous avons déjà signalé la possibilité du sphacèle de la partie invaginée, d'une soudure entre les deux bouts de l'intestin et par suite du rétablissement du cours des matières.

Diagnostic. — Il doit répondre à trois questions : 1° Existe-t-il une occlusion intestinale ? Quel en est le siége ? 3° Quelle en est la cause ?

1° *L'occlusion se reconnaît* à la réunion des symptômes que nous venons d'exposer : *douleurs abdominales, météorisme, vomissements, constipation, apyrexie;* il n'est point d'autres affections qui présentent cet ensemble.

La *péritonite* peut se présenter avec quelques-uns des caractères de l'occlusion, mais seulement lorsque cette péritonite est très-grave, consécutive à une perforation ou survenue dans l'état puerpéral. D'ailleurs, dans la péritonite, les vomissements sont verdâtres, porracés et non fécaloïdes ; la constipation n'est pas aussi absolue que dans l'occlusion ; la température s'élève dans la péritonite, elle reste très-basse dans l'occlusion, etc. Rappelons d'ailleurs que la péritonite vient souvent compliquer l'occlusion, ce que l'on reconnaît à l'élévation de la température et à la manifestation de douleurs vives et superficielles.

2° *Quel est le siége de l'obstacle?* Au début, la douleur est circonscrite au niveau de l'occlusion ; en ce point se trouve parfois une tumeur. Nous avons vu que lorsque l'occlusion occupe l'intestin grêle, le météorisme soulève les parties centrales de l'abdomen, tandis qu'un obstacle placé sur le gros intestin produit un ballonnement général.

Lorsque les urines sont rares, les vomissements précoces et que le malade conserve longtemps des lavements abondants, il y a lieu de croire que l'obstacle siége sur un point élevé de l'intestin.

3° *Quelle en est la nature?* Il faut, avant toute autre chose, examiner scrupuleusement toutes les régions qui peuvent être le siége de hernies ; car on a bien souvent cru à une occlusion intestinale interne, alors qu'il s'agissait d'un étranglement herniaire, sur lequel on pouvait directement agir.

L'étude des antécédents sera d'un grand secours; si le malade présente depuis longtemps des alternatives de constipation et de diarrhée, s'il maigrit, pâlit, prend une teinte jaune paille, surtout s'il existe une tumeur, il y a lieu de croire à l'existence d'un *cancer*. A-t-il été antérieurement atteint de *dysentérie*, de *péritonite*, de *syphilis*, on pourrait croire à un rétrécissement cicatriciel, à un étranglement par une bride péritonéale, ou même à un rétrécissement syphilitique; ceux-ci siégent habituellement sur le rectum.

Le début brusque appartient au *volvulus;* un individu jusque-là bien portant est pris tout à coup des symptômes de l'étranglement; ils présentent une rapidité et une acuité toutes spéciales; il n'y a guère que deux choses probables, *l'enroulement de l'intestin* sur lui-même ou sa *hernie* extérieure ou intérieure.

L'*invagination* a des allures moins vives, elle occupe de préférence le gros intestin; elle peut être alors accessible au toucher, au-dessus d'elle se forme une tumeur cylindrique.

Si les accidents surviennent brusquement chez une femme hystérique, il y a lieu d'espérer qu'il ne s'agit que d'un *spasme* ou *iléus*.

Traitement. — Le traitement présente plusieurs indications; voici les principales : 1° Activer les contractions de l'intestin; 2° Calmer les douleurs; 3° Diminuer le météorisme; 4° Comme dernière ressource, ouvrir aux matières une voie artificielle.

1° **Activer les contractions intestinales.** — Les moyens les plus propres à obtenir ce résultat sont les *purgatifs*, les *lavements* et l'usage de la *glace*.

Les *purgatifs* auxquels on doit donner la préférence sont ceux qui produisent une abondante transsudation séreuse (calomel, huile de ricin), car ils ont le double avantage de dissocier les matières et d'exciter les contractions intestinales.

Les *lavements* sont utilement associés aux purgatifs (ils leur sont même préférables dans bien des cas) ; avant de les administrer on s'assurera par le toucher que le rectum n'est pas obstrué par des boules fécales ; si le rectum est libre, introduisez le plus loin possible une grosse sonde œsophagienne en gutta-percha et lancez-y vigoureusement de larges injections, en vous servant d'un irrigateur puissant.

On a longtemps préconisé les lavements de tabac en décoction (4 gr. pour 200 gr. d'eau) ou en fumée.

La *glace* constitue un moyen précieux, auquel il convient toujours d'avoir recours (1) ; elle agit de plusieurs façons : elle active les contractions intestinales, condense les gaz et par conséquent diminue le météorisme, enfin elle concourt peut-être à prévenir la péritonite ; on l'administre de deux façons, par la bouche (le malade laisse fondre un fragment de glace dans la bouche), et en applications permanentes sur le ventre (glace concassée et enfermée dans une vessie de porc).

L'*électricité* peut aussi éveiller les contractions intestinales ; Leroy (d'Étiolles) place un pôle dans le rectum et l'autre dans la bouche ; cependant, dans maintes circonstances, une contraction énergique pouvant déterminer la déchirure du bout supérieur surdistendu par des matières et par des gaz, il est plus prudent de suivre l'exemple de Jaccoud qui localise l'action électrique sur le bout inférieur en plaçant un des pôles dans le rectum et l'autre sur l'hypogastre.

2° **Calmants.** — Bien qu'on ne connaisse pas d'une façon précise l'importance du rôle joué par le spasme dans le

(1) Nous ne le croyons contre-indiqué dans aucun cas.

mécanisme de l'occlusion intestinale, on a eu maintes fois l'occasion de constater les bons effets de la médication calmante, de l'opium lui-même qui semblerait devoir agir contre le but que l'on se propose parce qu'il suspend les contractions intestinales (1); mais, en général, on donne la préférence à la *belladone* ou aux injections hypodermiques de *chlorhydrate de morphine.*

3° **Diminuer le météorisme.** — La distension excessive du bout supérieur par les gaz a l'inconvénient de paralyser l'intestin et de gêner considérablement la respiration; il est donc urgent de la diminuer. On atteint ce but d'abord par l'usage de la glace, puis, si ce moyen reste inefficace, par des *ponctions capillaires* faites avec un appareil aspirateur (2).

4° **Intervention chirurgicale. — Entérotomie et gastrotomie.** — Si les divers moyens que nous venons de proposer restent impuissants, si la lésion n'est pas de nature cancéreuse, s'il n'existe pas de péritonite, il reste une précieuse ressource, c'est l'*intervention chirurgicale* à laquelle on a trop peu recours. Elle comprend la *gastrotomie,* qui consiste à ouvrir largement l'abdomen pour aller à la recherche du point où siége l'occlusion et dégager l'intestin : moyen très-dangereux, incertain et à peu près abandonné; et l'*entérotomie,* qui consiste, sans se préoccuper du siége de l'occlusion, à ouvrir l'intestin au-dessus de l'obstacle, ce qui est facile en raison du relief des anses intestinales du bout supérieur distendues par les gaz, et à le fixer à l'abdomen de façon à créer un anus contre nature.

Le meilleur procédé d'entérotomie est, à notre sens, celui de Nélaton ; voici comment il est décrit par cet auteur : « Nous incisons la paroi abdominale à la région droite ou gauche indifféremment, suivant les cas (jusqu'ici nous l'avons toujours incisée à

(1) C'est là une preuve du rôle joué par l'élément spasmodique. Lefort attache une grande importance à l'emploi de l'opium dans certains cas d'occlusion intestinale.

(2) Nous recommandons spécialement ces ponctions capillaires ; les avantages qu'en retirait depuis si longtemps la médecine vétérinaire, eussent dû les faire entrer plus tôt dans notre pratique.

droite), sur le trajet d'une ligne parallèle au ligament de Fallope, un peu au-dessus de cette ligne et en dehors de l'artère épigastrique. Cette incision peut avoir 7 centimètres environ d'étendue dans sa partie superficielle et 4 dans sa partie profonde; elle comprend successivement la peau, la couche cellulaire sous-cutanée, les muscles grand, petit oblique et transverse, le fascia transversalis.

» Arrivé sur le péritoine, nous y pratiquons, en dédolant, une petite ouverture, que nous agrandissons sur la sonde cannelée; on liera les artérioles qui donneraient du sang. Les anses du bout supérieur, très-dilatées par les gaz et les matières, seront facilement reconnues et d'ailleurs elles se présentent d'elles-mêmes à l'orifice et tendent à faire hernie.

» Le temps le plus délicat de l'opération est celui de l'*incision de l'intestin*, nous y procédons de la manière suivante .

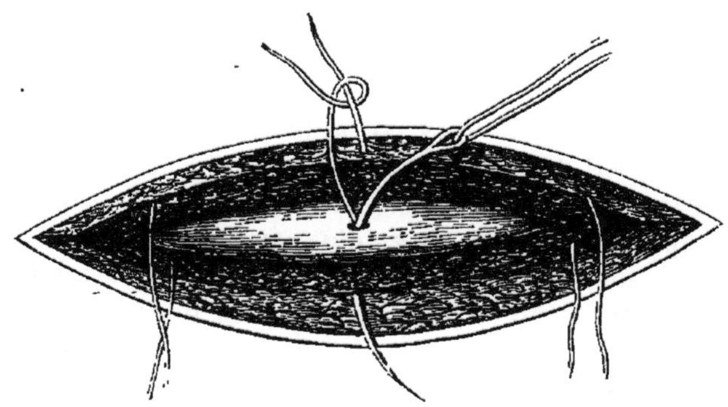

Fig. 47. — 1ᵉʳ temps de l'entérotomie : les parois de l'abdomen ayant été incisées, l'intestin qui vient bomber entre les lèvres de l'incision est fixé par deux points de suture aux deux extrémités de la plaie; une aiguille enfoncée dans sa partie moyenne s'enfonce dans la cavité de l'intestin et ressort dans l'épaisseur de la lèvre correspondante de la plaie; l'anse de fil est coupée et l'aiguille, s'engageant dans le même point de l'intestin, va ressortir dans l'autre lèvre de la plaie.

» L'anse intestinale se présentant d'elle-même à la plaie extérieure, on ne doit pas chercher à la faire sortir au dehors ni à l'inciser tout d'abord. Nous commençons par la fixer à la plaie abdominale par deux points de suture établis aux deux extrémités de l'incision. L'intestin ainsi assujetti est alors perforé au milieu et à distance égale des deux angles de la plaie par une aiguille courbe munie de son fil, lequel traverse ainsi la paroi antérieure de l'intestin de dehors en dedans, puis de dedans en dehors, revient perforer une des lèvres de la plaie abdominale pour sortir à quelques millimètres dans l'épaisseur de cette lèvre : on forme ainsi un point de suture qui comprend dans son anse une partie du calibre de l'intestin et le bord profond de la plaie abdominale. Avec une autre aiguille on en fait autant à la lèvre opposée, mais en faisant passer cette dernière aiguille par le même point que la première a traversé, pour perforer l'intestin de dehors en dedans; ceci fait, on continue de la même manière les autres points de suture, et c'est seulement lorsqu'on en a fait un nombre suffisant (cinq de chaque environ, que l'on incise l'intestin dans une étendue de 2 centimètres au plus entre les points de suture. Les matières ne peuvent ainsi s'échapper au dehors que

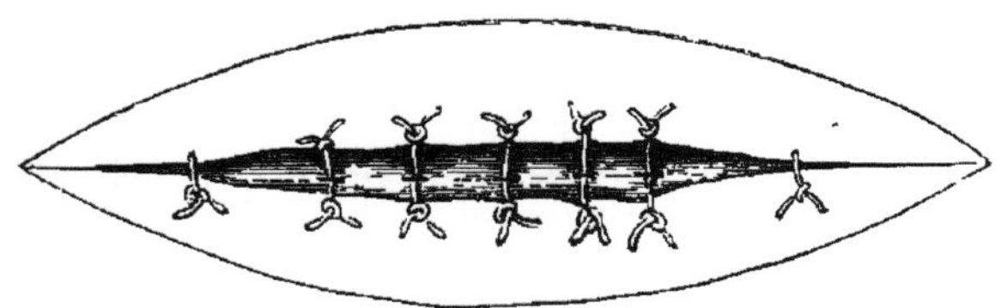

Fig. 48. — 2° temps de l'entérotomie : les deux points de suture étant placés, on réunit par une incision longitudinale les trous pratiqués par l'aiguille dans l'intestin.

quand la boutonnière abdominale est dans un contact parfait avec les lèvres de la plaie abdominale, et ne peuvent, par conséquent, tomber dans la cavité du péritoine. »

ASCITE.

On donne le nom d'*ascite* à l'accumulation de sérosité dans le péritoine (1).

Pathogénie. — L'ascite peut se produire sous quatre ordres d'influences (2) :

(1) Le mot ascite vient de ἀσκός, *outre*, en raison de la ressemblance que présente avec une outre le ventre distendu par de la sérosité.

C'est à tort que l'ascite est décrite dans la plupart des livres de pathologie médicale, car elle est un symptôme et non une maladie spéciale.

(2) Voyez pour les détails l'article consacré aux hydropisies en général.

1° *Par obstacles à la circulation de la veine porte.* — Ces obstacles augmentent la tension du sang dans les radicules originelles de cette veine, et ce surcroît de tension produit la transsudation des parties les plus fluides du sang, c'est-à-dire de la sérosité. Or, les principales origines de la veine porte se trouvant dans l'intestin, il en résulte qu'une partie de la sérosité est évacuée sous forme de diarrhée et *une autre s'accumule dans le péritoine pour former l'ascite.*

Les entraves à la circulation de la veine porte sont créées soit par les *maladies du foie* (cirrhose, cancer, kystes), par les maladies de la rate, du pancréas, des ganglions mésentériques, soit par l'*inflammation* de la veine porte, soit par les *maladies du cœur;* dans ce dernier cas, la veine cave inférieure est la première atteinte et il en résulte un œdème des membres inférieurs; mais la gêne s'étend de proche en proche jusqu'aux veines hépatiques (qui sont un affluent de la veine cave) et par suite dans la veine porte.

2° *Par altération du sang.* — Dans ce cas l'ascite coïncide avec un œdème plus ou moins généralisé et avec des hydropisies dans d'autres cavités séreuses; cette ascite s'observe dans le *mal de Bright* et dans d'autres *cachexies.*

3° *Par altérations du péritoine.* — Elles produisent l'ascite de deux façons différentes : soit par le fait d'une *inflammation;* ainsi, dans toute péritonite, il se fait une accumulation de liquide dans le péritoine, mais ce liquide est plutôt désigné sous le nom d'*épanchement* que sous celui d'ascite; soit par le fait de *néoplasmes* développés sur cette séreuse; ainsi les cancers, les tubercules du péritoine troublent sa circulation au point de déterminer une ascite qui n'atteint pas, il est vrai, les dimensions colossales des ascites mécaniques.

4° *L'ascite peut être idiopathique,* c'est-à-dire ne se rattacher à aucune altération saisissable des tissus ou du sang. Cette forme rare (dont l'existence est même contestée par plusieurs auteurs) a été observée à la suite de *refroidissements* ou de l'ingestion de *boissons glacées.* On a supposé que le froid resserrant les capillaires sur lesquels il est appliqué, le sang est refoulé vers les vaisseaux profonds et les congestionne au point de déterminer l'ascite.

Anatomie pathologique. — L'étude anatomique de l'ascite comprend : 1° l'étude du liquide épanché ; 2° l'étude du péritoine dans lequel se trouve logé ce liquide.

1° *Liquide.* — La quantité de liquide contenue dans le péritoine varie de 1 à 30 litres et même davantage ; ce liquide est transparent, jaune citrin, plus rarement opalescent et légèrement oléagineux ; il contient une assez forte proportion d'albumine, cependant il en contient moins que le sérum du sang dont il présente par ailleurs tous les autres.caractères (1).

On n'y trouve de la fibrine que dans deux circonstances: lorsque le péritoine a été enflammé ou lorsque du sang s'est mélangé à la sérosité, ce qui arrive fréquemment lorsqu'il existe un cancer.

2° *Péritoine.* — Le péritoine est blanchâtre, opalin, dépoli ; il a en quelque sorte macéré dans le liquide ascitique. Lorsque l'ascite est produite par une maladie du péritoine, cette membrane présente les traces d'une inflammation aiguë ou chronique, des granulations tuberculeuses, des plaques-cancéreuses, etc.

Est-il nécessaire d'ajouter que l'on trouve à l'autopsie les lésions viscérales qui ont engendré l'ascite (maladies du foie, du cœur, du péritoine, etc.) ?

Symptômes. — Sauf des cas très-exceptionnels, comme l'ascite *a frigore* ou l'oblitération brusque de la veine porte par une phlébite, l'accumulation du liquide dans le péritoine s'effectue d'une façon lente et graduelle. Le malade s'en aperçoit au volume de son ventre qui augmente tous les jours.

---

(1) La présence de l'albumine distingue le liquide de l'ascite de celui des kystes hydatiques, qui ne donne point d'albumine à l'ébullition et qui offre toujours une transparence parfaite, comparable à celle de l'eau de roche.

D'après F. Gannal, outre l'albumine, le liquide des hydropisies renfermerait une substance qui lui ressemblerait beaucoup, mais s'en distinguerait par l'action spéciale qu'exerce sur elle le sulfate de magnésie : il la désigne sous le nom d'*hydropisine.*

Inspection. — S'il est debout, l'hypogastre et les fosses iliaques forment un relief anormal qui disparaît lorsqu'il se couche, mais alors les flancs s'élargissent ; s'incline-t-il sur un des côtés, la saillie du ventre se dessine dans le point le plus déclive ; en somme, *le liquide se déplace suivant les lois de la pesanteur*.

Si la quantité de liquide est considérable, le ventre peut dépasser trois ou quatre fois ses dimensions normales, mais il reste étalé et ne devient pas globuleux comme cela s'observe dans la grossesse ou les kystes de l'ovaire ; de plus, on voit la cicatrice ombilicale se soulever et former une petite tumeur molle, fluctuante et transparente.

Percussion. — L'ascite modifie la sonorité du ventre ; ainsi la percussion donne un son mat dans tous les points occupés par le liquide ; la matité est d'autant plus complète que le liquide est plus abondant (1). Lorsque le malade est couché, la matité est à son maximum vers les flancs et l'hypogastre, tandis que les régions ombilicale et épigastrique sont le siége d'une sonorité tympanique due à la présence des intestins qui surnagent à la surface du liquide et viennent se placer dans les points les plus élevés. C'est par une transition graduelle que l'on passe des parties mates aux parties sonores, et en modifiant la position du malade on change la situation respective de la matité et de la sonorité (2).

La *fluctuation* est un des signes les plus caractéristiques de l'ascite, elle peut même s'accompagner de la *sensation de flot ;* fluctuation et sensation de flot ne sont naturellement perceptibles que dans les parties mates ; pour cela, une main étant appliquée à plat sur un des côtés du ventre,

---

(1) Un épanchement très-peu abondant peut échapper à la percussion, l'abdomen reste sonore dans toute son étendue ; cependant, en faisant incliner le tronc d'un côté on peut y réunir le liquide et obtenir un peu de matité. Au contraire, une collection considérable détermine une matité complète, car les intestins, entourés par le liquide, sont éloignés de la paroi abdominale.

(2) Il est souvent utile qu'un aide applique le long de la ligne blanche le bord cubital de la main, afin d'arrêter la transmission des ondulations musculaires que l'on pourrait confondre avec celles du liquide. Si le liquide es peu abondant les deux mains qui recherchent la fluctuation doivent être placées à peu de distance l'une de l'autre.

on frappe légèrement avec l'autre sur le côté opposé, la première reçoit la sensation d'un choc ou d'une ondulation (1).

Symptômes de voisinage. — La peau du ventre est lisse, distendue, parfois œdématiée. Il existe une certaine *gêne respiratoire* par le fait du refoulement du diaphragme ; de la *constipation* par compression des intestins ; une *diminution de la sécrétion urinaire* qui tient moins à la compression des vaisseaux du rein qu'à la déperdition de liquide que l'ascite fait éprouver à l'organisme. Il existe souvent de l'*œdème des membres inférieurs ;* cet œdème tient, soit à la même cause que l'ascite, soit à la compression exercée sur la veine cave inférieure par le liquide épanché dans le péritoine (2).

Marche. — Elle est extrêmement variable suivant les cas : ainsi l'ascite idiopathique, qui est des plus rares, peut guérir en quelques semaines par la résorption du liquide épanché ; les autres ascites suivent les destinées des maladies qui les engendrent : ainsi elles se développent lentement, mais, une fois établies, il est fort rare de les voir rétrograder ; toutefois par le repos, par les purgatifs, par les diurétiques on peut conjurer pendant longtemps leur grand développement, et cela malgré l'état stationnaire de la maladie qui les produit.

Lorsqu'on évacue le liquide par une *ponction*, il se reproduit à peu près constamment, mais plus ou moins vite suivant la cause qui le produit.

(1) Il est encore d'autres moyens de percevoir la fluctuation : la main gauche étant appliquée sur l'abdomen, frappez obliquement avec l'index du côté droit la surface du ventre, etc.

Michel Lévy a fait connaître un autre signe qui existerait même dans les épanchements peu abondants, c'est le *cercle ondulatoire* qui parcourt instantanément la paroi abdominale, quand elle est percutée brusquement par le doigt, cercle semblable à celui que produit un caillou jeté dans l'eau.

(2) Lorsque la tunique vaginale communique avec le péritoine, il survient une hydrocèle qui se distingue de l'hydrocèle ordinaire en ce que, dans la position horizontale ou par la simple pression, le liquide reflue dans l'abdomen ; généralement dans ce cas les diverses tuniques du scrotum sont infiltrées de sérosité.

Diagnostic. — Il comprend deux points : A. Reconnaître l'ascite. — B. Déterminer sa cause.

A. **Reconnaître l'ascite**. — Nous avons déjà indiqué les signes auxquels on reconnaît l'ascite, mais il est plusieurs maladies qui présentent avec elle de nombreux traits de ressemblance et dont il faut mettre en relief les caractères distinctifs ; ces maladies sont : 1° les kystes de l'ovaire, — 2° la grossesse, — 3° la vessie distendue.

1° *Kystes de l'ovaire.* — Symptôme d'une affection organique (cirrhose, maladie du cœur, mal de Bright, etc.), l'ascite accompagne leurs autres manifestations ; elle est précédée ou suivie de troubles sérieux dans la santé générale, tandis que les kystes de l'ovaire s'observent chez des femmes dont la santé est souvent parfaite.

Dans l'ascite, le ventre est étalé et l'ombilic très-saillant ; dans le kyste, le ventre est globuleux comme dans la grossesse et l'ombilic normal. Dans l'ascite, la percussion donne de la matité dans la région lombaire et de la sonorité au niveau de la région ombilicale ; dans le kyste, les régions lombaire et épigastrique sont sonores, tandis que la partie antérieure de l'abdomen est mate ; de plus, en modifiant la position du malade, on reconnaît que les parties élevées deviennent sonores, et les parties déclives mates, lorsqu'il existe une ascite (car le liquide obéit à l'action de la pesanteur) ; tandis que ces changements ne modifient guère la situation respective de la sonorité et de la matité lorsqu'il s'agit d'un kyste (1).

2° *Grossesse.* — L'utérus gravide forme une tumeur dure, arrondie, globuleuse, occupant la ligne médiane ; à l'auscultation on y entend les bruits du cœur du fœtus, le toucher vaginal permet de constater le ramollissement du col utérin, etc...

3° On a vu *la vessie distendue par l'urine* occuper la presque totalité de l'abdomen, et comme le malade urine

(1) Malgré ces nombreux caractères différentiels, Cruveilhier, Boinet, West rapportent de mémorables exemples d'erreur de diagnostic ; il faut donc apporter dans cet examen la plus scrupuleuse attention. Rappelons encore qu'une légère couche d'ascite peut compliquer les kystes.

par regorgement, on a cru tantôt à une ascite, tantôt à un kyste de l'ovaire; mais il suffit de pratiquer le cathétérisme pour dissiper toute erreur.

B. **Déterminer la cause de l'ascite**. — L'ascite reconnue, il faut en découvrir les causes.

1º L'ascite liée à une *maladie du foie* n'est pas précédée de l'œdème des membres inférieurs, elle s'accompagne de la dilatation des veines sous-cutanées de l'abdomen ; le foie présente les altérations de la cirrhose, du cancer, etc.

2º L'ascite liée à une *maladie du cœur* est précédée de l'œdème des membres inférieurs et du scrotum ; de plus, l'auscultation du cœur lève tous les doutes.

3º L'ascite du *mal de Bright* est précédée de l'œdème des paupières et d'autres régions ; les caractères de l'urine qui est albumineuse, les troubles de la vue, les douleurs lombaires éclairent le diagnostic.

4º En l'absence de toute lésion viscérale appréciable, surtout si l'ascite s'est développée brusquement, à l'occasion d'un refroidissement, etc., on pourrait penser à une *ascite idiopathique,* mais en réservant son diagnostic, tant cette forme est rare.

5º L'ascite liée à une *maladie du péritoine* peut succéder à une inflammation de cette séreuse, dans ce cas elle est précédée de douleurs abdominales, de vomissements, de fièvre et elle s'accompagne fréquemment d'un bruit de frottement (comparable aux frottements pleuraux) ; or, cette inflammation est bien rarement primitive, il faut donc rechercher si elle se rattache à la tuberculisation ou à un cancer ; la tumeur cancéreuse est souvent reconnaissable à la palpation, sinon son existence ne peut qu'être soupçonnée d'après l'état cachectique du malade (1).

Pronostic. — Les maladies qui produisent l'ascite étant

(1) L'*Œdème de la paroi abdominale* peut donner lieu à une matité uniforme et générale, mais dans ce cas la pression du doigt produit une empreinte qui ne s'efface que lentement, l'ombilic est profondément déprimé, il n'y a pas de fluctuation ; dans certains cas et surtout dans les maladies du cœur, l'œdème de la paroi abdominale s'unit à l'ascite.

toutes fort graves et à peu près incurables, on conçoit combien est fâcheux le pronostic qu'entraîne la présence de ce symptôme.

Traitement. — Les diurétiques et les purgatifs drastiques constituent le fond de la médication dirigée contre l'ascite ; on remarquera que dans les ascites par gêne dans la circulation de la veine-porte (maladies du foie), les diurétiques sont sans utilité.

Les *diurétiques* les plus usités sont les sels de potasse et surtout le nitrate de potasse à la dose de 1 à 10 grammes dans la tisane de chiendent ; la scille en poudre (0,10 à 0,40), en teinture (1 à 4 gram.), en oxymel (8 à 30 gr., etc.); la digitale en poudre (0,05 à 0,50), en infusion, en teinture, en sirop, etc. (1).

Les *purgatifs* les plus employés sont la scammonée, le jalap, l'aloès, le sirop de nerprun, la gomme-gutte, etc.

Le *régime lacté* aide puissamment l'action des purgatifs et des diurétiques.

De plus, il faut toujours recourir à un régime tonique capable de soutenir les forces épuisées par la transsudation séreuse.

Quelle que soit la cause de l'ascite, *si l'asphyxie est imminente, il faut pratiquer une ponction* vers le milieu de la ligne qui s'étend de l'ombilic à l'épine iliaque, après s'être assuré que cette région est mate et qu'il ne s'y trouve pas de veines volumineuses. Après la ponction et l'évacuation du liquide, la petite ouverture ayant été recouverte d'une croix de Malte en diachylon, on enlace l'abdomen d'un bandage médiocrement serré.

TUMEURS ABDOMINALES.

On dit qu'il existe une tumeur dans l'abdomen quand la

---

(1) Si les voies digestives ne permettent pas l'usage interne de la scille ou de la digitale, on pourrait les employer en applications topiques sur l'abdomen, elles conservent encore ainsi leur action diurétique.

palpation de cette région y révèle une augmentation de consistance, partielle ou générale (1).

Lorsque la palpation a révélé l'existence d'une tumeur abdominale, il faut déterminer :

A. Ses *caractères actuels.*

B. Les *phases passées de son évolution.*

C. Les *phénomènes locaux et généraux qui l'accompagnent.*

D. Sa *nature.*

A. **Caractères actuels de la tumeur.** — Ils comprennent : 1° sa *situation ;* la tumeur peut être superficielle, c'est-à-dire développée dans les parois ; ou bien elle est profonde, c'est-à-dire logée dans la cavité même de l'abdomen (2) ; elle correspond à l'une des régions que nous avons indiquées et doit, par conséquent, faire penser à une maladie de l'organe qui occupe cette région (3).

2° Ses *rapports avec les organes voisins;* le sens dans lequel sont refoulés les intestins peut éclairer sur le point de départ de la tumeur : ainsi, sont-ils refoulés sur les côtés, il y a lieu de croire que cette tumeur est un kyste de l'ovaire, surtout si les limites respectives de la sonorité et de la matité sont peu modifiées par le changement de position du malade ; si par la combinaison du palper abdominal et du toucher vaginal vous constatez qu'une tumeur fait corps avec la matrice, il est probable qu'il s'agit d'un myome utérin, etc.

3° Son *volume ;* sujet à de très-nombreuses variétés, le volume d'une tumeur abdominale renseigne peu sur sa nature, cependant les tumeurs énormes sont toujours des kystes, des cancers ou des fibromes ; ainsi limité, le diagnostic s'établit plus aisément d'après les phénomènes concomitants.

(1) Ainsi, lorsque l'abdomen est distendu par des gaz ou par des liquides, il y a tuméfaction ou intumescence, mais non tumeur, car les gaz ou les liquides n'augmentent pas la consistance de l'abdomen ; nous étudions ces divers états dans les articles consacrés à la pneumatose et à l'ascite.

(2) Ces dernières seules méritent vraiment le nom de tumeurs de l'abdomen.

(3) Rappelons que la mobilité de certains organes de l'abdomen peut, d'un moment à l'autre, faire varier la situation des tumeurs dont ils sont le siége.

4° La *forme* de la tumeur est un peu plus significative ; ainsi les tumeurs cancéreuses, fibreuses, sont en général bosselées et irrégulières ; les productions morbides de l'épiploon ont la forme de plaques, les kystes de l'ovaire sont globuleux, etc.

5° La *consistance* d'une tumeur ne peut toujours être appréciée d'une façon exacte, ce qui est fâcheux, car elle fournit d'assez précieux renseignements sur sa nature ; ainsi l'extrême dureté appartient aux tumeurs fibreuses ou squirrheuses, la friabilité et l'état pâteux sont propres aux tumeurs stercorales, la sensation de flot révèle une tumeur liquide, le frémissement est spécial aux tumeurs hydatiques, les pulsations aux tumeurs anévrysmales.

6° Les tumeurs abdominales sont *mates*, car les solides ou les liquides donnent de la matité et l'accumulation de gaz dans l'intestin constitue la pneumatose qui n'est point classée parmi les tumeurs.

7° Certaines tumeurs éprouvent en peu de temps des *modifications profondes :* ainsi elles peuvent en quelques jours diminuer de la moitié de leur volume ; de semblables changements aussi rapidement accomplis indiquent que la tumeur était simplement de nature congestive, ou qu'elle était formée par une accumulation de gaz ou de matières dans l'intestin, ou encore qu'il s'agissait d'un kyste qui s'est ouvert et vidé dans un des organes creux de l'abdomen.

8° Le *nombre* des tumeurs doit être déterminé, car les tumeurs multiples étant ordinairement diathésiques, le diagnostic se trouve circonscrit entre le cancer et les tubercules (carreau), bien plus rarement les kystes hydatiques.

9° *Maladies concomitantes.* — La nature d'une tumeur sera souvent reconnue moins par ses caractères particuliers que par les phénomènes qui l'accompagnent, et les autres manifestations morbides que présente le malade. Vous avez par exemple reconnu une hypertrophie du foie ; or, si votre malade est tuberculeux, il y a lieu de croire que le foie est atteint de dégénérescence graisseuse ou amyloïde ; s'il a une affection cardiaque, l'augmentation de volume du foie se rattache à la gêne de circulation (cirrhose cardiaque), etc.

B. Phases passées de son évolution. — Lorsqu'on a pu assister au début d'une tumeur abdominale et en suivre les progrès, on trouve dans cette connaissance de son évolution les plus précieux renseignements sur sa nature ; si, comme cela a lieu d'ordinaire, la tumeur a déjà un certain âge lorsque vous la voyez pour la première fois, que le malade vous fasse un récit détaillé de toutes ses sensations, de toutes ses remarques, qu'il vous renseigne sur le lieu où la tumeur s'est d'abord montrée, sur la direction qu'elle a prise, sur le plus ou moins de rapidité de sa marche, etc. Ainsi, d'une façon générale, les tumeurs du foie, de la rate et de l'estomac occupent d'abord l'étage supérieur de l'abdomen, elles ne descendent que lorsque leur volume s'accroît ; les tumeurs des organes pelviens (utérus, ovaire) se développent dans l'étage inférieur et s'élèvent progressivement ; les tumeurs de l'intestin, de l'épiploon, des reins se forment dans l'étage moyen.

La durée de l'évolution est fertile en renseignements ; la tumeur s'est-elle produite en quelques jours, elle consiste en une congestion, une phlegmasie ou en une rétention de produits excrémentitiels (urine, matière fécale, bile, etc...).

ÉTUDE DES TUMEURS ABDOMINALES PRISES EN PARTICULIER.

Il est assez difficile de classer les tumeurs de l'abdomen. Nous venons de voir, en effet, qu'elles diffèrent par leur siége, leur forme, leur consistance, leur volume, etc., etc. ; au point de vue clinique on pourrait les classer soit d'après leur nature, soit d'après l'organe qui en est le siége ; la première base de classification est peut-être plus générale, mais la seconde se prête mieux à la description.

Tumeurs abdominales classées d'après leur nature :

Kystes et tumeurs par rétention de produits excrémentitiels.........

- Kystes de l'ovaire.
- Kystes hydatiques du foie.
- Kystes hydatiques des reins.
- Hydronéphrose.
- Tumeurs stercorales.
- Dilatation de la vessie.
- Dilatation de la vésicule biliaire.
- Dilatation de l'utérus.

Tumeurs phlegmasiques......	Phlegmon de la fosse iliaque. Phlegmon des ligaments larges. Abcès par congestion. Abcès hépatiques. Ovarite. Péritonites partielles.
Hypertrophies et congestions.	Rate. Foie. Utérus. Ganglions mésentériques.
Cancers....	de l'estomac. du foie. de l'intestin. du pancréas. de l'épiploon. de l'utérus.
Tumeurs fibreuses..........	Utérus, etc.
Tumeurs tuberculeuses.......	des ganglions mésentériques (carreau).
Déplacements.	Reins flottants. Grossesses extra-utérines.
Tumeurs sanguines..........	Anévrysmes de l'aorte. Anévrysmes de l'artère iliaque. Hématocèles rétro-utérines.

Tumeurs abdominales étudiées d'après l'organe qui en est le siége.

TUBE DIGESTIF ET ANNEXES. — **Estomac.** — Le **cancer** est
à peu près la seule maladie de l'estomac donnant lieu à
la production d'une tumeur; cette tumeur n'existe pas toujours (elle manquerait vingt fois sur cent d'après Brinton);
parfois, surtout lorsqu'il s'agit d'un squirrhe, les tuniques
de l'estomac sont infiltrées par les éléments cancéreux,
ce qui augmente la rigidité de leurs parois à tel point que
cet organe se dessine à travers la paroi abdominale, mais
ne la soulève pas comme le ferait une tumeur.

Lorsque la tumeur existe réellement, elle est difficile à
sentir si elle occupe la face postérieure de l'estomac, le
cardia ou la petite courbure; ces réserves faites, voici quels
sont les caractères sous lesquels se présentent d'ordinaire
les tumeurs cancéreuses de l'estomac.

La *tumeur occupe le creux épigastrique,* elle est irrégulière ou inégale et bosselée, plus ou moins dure, tantôt fixe, tantôt mobile et se déplaçant sous la main ou sous l'influence des variations de volume par lesquelles passe l'estomac (1); mais en général sa situation est peu influencée par les mouvements du diaphragme; parfois elle présente des battements isochrones au pouls (ils tiennent à la pression que la tumeur exerce sur l'aorte); la percussion de la tumeur donne de la submatité plutôt qu'une matité complète, enfin elle est légèrement sensible à la pression (2).

Le creux épigastrique peut être le siége d'autres tumeurs qu'il s'agit de distinguer du cancer de l'estomac; ce sont d'abord : 1° la *tumeur du lobe gauche du foie*, cancer et kyste; mais la tumeur du foie s'étend à droite, elle suit les mouvements du diaphragme, elle offre une matité absolue, il a pu se développer un ictère précoce; enfin les troubles fonctionnels sont différents.

2° Un *anévrysme de l'aorte* présente des battements, des bruits de souffle, le pouls de l'artère fémorale est plus faible que celui de la radiale, il est vrai qu'une tumeur de l'estomac comprimant l'aorte peut être soulevée d'une façon isochrone au pouls et déterminer des bruits de souffle; mais l'anévrysme possède des mouvements d'expansion, tandis que le cancer est soulevé en masse, de plus l'état général fournit de précieux renseignements.

3° Le *cancer du pancréas* peut offrir la plupart des caractères du cancer de l'estomac, dont il est très-difficile à distinguer, cependant le ptyalisme et les selles graisseuses lui appartiennent en propre.

4° L'*ulcère simple de l'estomac* peut, par exception, provoquer autour de lui un épaississement du péritoine et des fibres musculaires, capable de donner la sensation d'une tumeur; mais la durée de la maladie, le caractère des douleurs dissipent les doutes (pour plus de détails voyez mon *Manuel de path. int.*, 2ᵉ édit., p. 257). Aux carac-

---

(1) Elle s'abaisse lorsque l'estomac est rempli d'aliments, s'élève lorsqu'il est vide.

(2) Rappelons encore que la pression détermine souvent une contraction énergique des muscles droits; pour rendre l'exploration possible, il faut donc faire fléchir les cuisses et procéder avec une grande douceur.

tères physiques de la tumeur stomacale viennent se joindre des troubles fonctionnels caractéristiques, les douleurs, les vomissements de matières noires et les signes de cachexie.

Foie et vésicule biliaire. — Certaines maladies du foie donnent lieu à la production de tumeurs, ce sont le cancer, les kystes hydatiques, les congestions et les abcès; elles occupent en général l'hypochondre droit, mais peuvent s'avancer dans le creux épigastrique et descendre plus ou moins dans l'abdomen.

Le **cancer du foie** donne bien plus rarement lieu que le cancer de l'estomac à la production de tumeurs: il n'est cependant pas rare de constater que le foie a augmenté de volume, il descend notablement au-dessous des fausses côtes, et par la palpation on y distingue des bosselures irrégulières, tantôt dures, tantôt assez molles.

Le diagnostic d'avec les kystes ou les simples états congestifs s'établira plutôt par l'ensemble des phénomènes présentés par le malade que par les signes locaux; ainsi le malade deviendra *cachectique*, et ce seul caractère distingue le cancer du foie des autres tumeurs de cet organe, car les hémorrhagies, l'ictère, l'ascite, les douleurs (en général sourdes), les vomissements, sympathiques ou par compression, sont des phénomènes communs à un grand nombre de maladies du foie.

Les **kystes hydatiques** sont plus fréquents dans le foie que dans tout autre organe; inaperçus à leur début, ils n'appellent l'attention que lorsque par leur volume ou par la compression d'organes voisins ils deviennent l'occasion d'une gêne plus ou moins grande; l'augmentation de volume du foie peut être générale et acquérir des proportions colossales, les côtes sont déjetées en dehors, le foie remonte très-haut dans la poitrine et descend très-bas dans l'abdomen, mais souvent la tumeur est partielle (1).

Quels que soient leur forme et leur volume, ces kystes

(1) Frerichs a remarqué que les kystes développés sur la face inférieure du foie prennent souvent une forme pédiculée

sont souples, élastiques, presque fluctuants ; dans des cas fort rares, le doigt qui les percute a la sensation d'un frémissement vibratoire comparable à celui que l'on obtient en frappant sur un sommier : c'est le *frémissement hydatique* découvert par Briançon ; ce frémissement, qui tient sans doute à la collision des vésicules flottantes dans le liquide de la poche, est pathognomonique, mais il est fort rare.

Le kyste peut donner lieu à des troubles de voisinage (troubles digestifs, ascite, dyspnée, ictère, etc.).

Leur diagnostic peut offrir de sérieuses difficultés ; peu volumineux et profondément placés, ils passent souvent inaperçus ; circonscrits et bosselés, ils ressemblent à une tumeur cancéreuse ; très-développés, ils peuvent faire croire à un kyste de l'ovaire ; dans d'autres cas on se demande si l'abaissement du foie ne tient pas à un épanchement pleurétique du côté droit, et cette difficulté peut se présenter à l'égard de toute tumeur hépatique (1).

Pour élucider la question on remarquera : 1° que le foie hypertrophié s'élève rarement dans le thorax, aussi lorsque la matité remonte très-haut il y a lieu de croire à un épanchement pleurétique ; 2° cependant un kyste hydatique peut se développer sur la face convexe du foie et s'élever dans le thorax, auquel cas le signe précédent sera sans valeur ; mais dans le cas de kyste la matité s'étend souvent plus sur la paroi antérieure du thorax qu'en arrière, ce qui est l'inverse dans les épanchements pleurétiques ; la ligne supérieure de la matité s'abaisse au moment de l'inspiration lorsqu'il existe un kyste, car la symphyse qui le recouvre se contracte et s'abaisse en ce moment ; tandis que cette ligne reste mobile dans le cas d'épanchements pleurétiques, puisque la compression exercée par cet épanchement sur la moitié droite du diaphragme le tient constamment abaissé.

Tuméfaction du foie. — L'augmentation de volume du foie peut se montrer dans d'autres circonstances, et bien

(1) Chez les femmes, dont la base du thorax est habituellement serrée par un corset, le foie s'abaisse et éprouve un mouvement de bascule par lequel sa face supérieure devient antérieure et déborde notablement le rebord des côtes ; il suffit d'être prévenu de cette disposition.

31.

qu'il n'y ait pas dans ces cas de tumeur à proprement parler, cependant c'est ici qu'il convient d'établir le diagnostic de ces divers états; ceux qui déterminent l'augmentation de volume la plus prononcée sont les congestions par stase sanguine, les hépatites suppurées, les dégénérescences graisseuse et amyloïde.

La *congestion du foie* s'observe dans le cours des maladies du cœur qui entravent la circulation de la veine-cave inférieure, et par suite celle des veines hépatiques; lors donc que, chez un malade atteint d'une affection cardiaque, vous constatez que le foie descend notablement au-dessous des côtes, vous saurez à quoi attribuer cette congestion.

Les *hépatites suppurées ou abcès du foie* ne s'observent guère que dans les pays chauds, lorsque leur volume est considérable ou lorsqu'ils occupent le lobe gauche, ils forment une tumeur souvent appréciable à simple vue en raison de la déformation qu'elle produit et du soulèvement des côtes, on peut même la palper et constater la fluctuation lorsqu'elle déborde les côtes. Son diagnostic s'établit sur les phénomènes inflammatoires et fébriles qui ont précédé son apparition.

La *dégénérescence graisseuse* du foie s'observe surtout chez les phthisiques.

La *dégénérescence amyloïde* du foie se diagnostique par l'augmentation de volume de cet organe survenue sans douleur chez un individu cachectique; en même temps on peut observer un gonflement de la rate, une diarrhée incoercible, de l'albuminurie, ce sont là les symptômes d'une dégénérescence semblable survenue dans la rate, la muqueuse intestinale et les reins.

La *vésicule biliaire* peut, sous l'influence d'un obstacle au cours de la bile (ordinairement des calculs), se dilater et former une tumeur pyriforme au-dessous des côtes, sur le bord du muscle droit. Les calculs biliaires peuvent agir de deux façons : tantôt ils se sont arrêtés dans le canal cholédoque, dans ce cas la bile n'est pas retenue seulement dans la vésicule, mais dans tout l'appareil biliaire, et le malade présente un ictère des plus foncés; tantôt ils s'enclavent dans le canal cystique, dans ce cas la rétention n'a lieu que dans la vésicule biliaire, il peut ne pas y avoir d'ictère.

La tumeur formée par la vésicule dilatée est souvent appréciable à la palpation, on peut même y constater parfois la présence de *calculs* qui, semblables à des corps durs et mobiles, produisent par leur collision un bruit comparable à celui qu'on obtient en frappant sur un sac de noix (J.-L. Petit).

Le siége de la tumeur, son aspect pyriforme, les attaques de colique hépatique, l'ictère souvent très-foncé qui l'accompagne, ne permettent guère d'en méconnaître la nature.

Rate. — Le gonflement de la rate s'observe dans le cours des fièvres palustres, de la fièvre typhoïde, des fièvres graves et de la leucocythémie.

La tuméfaction de la rate est presque constante dans les *fièvres palustres;* cette tuméfaction est molle, simplement hyperhémique et disparaît en totalité ou en partie au moment de l'apyrexie, du moins lorsque la fièvre est récente; mais dans la cachexie paludéenne, la tumeur sphénique est à peu près définitive, car il n'y a plus une simple hyperhémie de la rate, il y a une véritable hyperplasie.

Dans la *fièvre typhoïde* et les *fièvres graves* (fièvres éruptives, typhus), la rate augmente de volume, mais revient à ses dimensions premières lorsque le malade guérit.

Dans la *leucémie*, la rate augmente de volume, son poids peut atteindre 8 à 9 livres, cette augmentation de volume tient surtout à la prolifération de la pulpe, mais aussi à l'induration et à l'épaississement de la capsule et des trabécules.

Les ganglions lymphatiques présentent une tuméfaction semblable, souvent même on rencontre des dépôts lymphatiques dans une foule d'organes, dans le foie, les reins, les glandes intestinales, etc. La généralisation de ces tumeurs constitue par elle-même un signe très-caractéristique, mais le véritable critérium est fourni par l'analyse du sang si remarquable par l'abondance des globules blancs qui lui donnent un aspect puriforme.

Intestin. — Les maladies de l'intestin capables de déterminer la production de tumeurs sont : le cancer et les scybales.

Le *cancer de l'intestin* ne forme une tumeur appréciable que lorsque, déjà ancien, il a, d'un côté, acquis certaines proportions, et d'une autre part déterminé un amaigrissement notable ; en général, on trouve la tumeur dans les fosses iliaques ou l'hypogastre, car, à moins que le cancer n'occupe le duodénum, l'intestin est si mobile que, sous l'influence de la pesanteur, les tumeurs développées dans un point quelconque de son étendue descendent dans les points déclives ; cette tumeur offre à peu près les caractères des tumeurs cancéreuses de l'estomac, elle est dure, bosselée, sensible, agitée de pulsations lorsqu'elle repose sur un gros vaisseau.

Les troubles qui l'accompagnent sont de deux ordres : 1° les uns sont des *troubles-fonctionnels* liés à l'obstacle qu'apporte la tumeur à la libre circulation des matières, c'est une constipation opiniâtre suivie de débâcle, souvent les selles renferment du sang pur ou rendu noirâtre par un commencement de digestion ; 2° les autres sont des *phénomènes de cachexie* communs à tout cancer, quel que soit son siége, mais se produisant ici d'autant plus vite qu'il s'y joint la fâcheuse influence exercée sur les digestions par l'obstacle que la tumeur apporte au cours des matières ; souvent même le malade est emporté par une occlusion intestinale longtemps avant que le cancer n'ait parcouru toute son évolution.

Le diagnostic du cancer de l'intestin s'établit donc sur trois symptômes : — Tumeur abdominale. — Constipation opiniâtre suivie de débâcle, selles sanglantes.—Cachexie (1).

Les *tumeurs stercorales ou scybales* se rencontrent surtout chez les vieillards dont l'intestin est devenu paresseux, elles s'accumulent de préférence dans l'S iliaque et le cæcum, on peut les reconnaître à travers les parois abdominales, car elles forment des masses tantôt très-dures, tantôt friables ou pâteuses, au point de conserver l'empreinte des doigts

---

(1) Dans les cas d'occlusion intestinale, on constate fréquemment l'existence d'une tumeur, dont l'occlusion est la conséquence.

comme le ferait de la terre glaise ; habituellement indolentes, elles peuvent n'entraîner aucun accident ni local, ni général, à la condition de ne pas faire un séjour trop prolongé dans l'intestin, sans quoi elles déterminent les phénomènes de l'occlusion intestinale.

Typhlite et pérityphlite. — Lorsque la fosse iliaque droite devient sensible à la pression et que vous y constatez la présence d'une tumeur qui, reproduisant exactement la forme du cæcum, s'étend de la fosse iliaque jusqu'au rebord des fausses côtes, s'il existe en même temps une constipation opiniâtre (1), vous avez tous les caractères de la *typhlite;* la sensibilité est-elle très-développée en ce point, il y a lieu de croire que l'inflammation, dépassant les limites de l'intestin, s'est propagée au tissu cellulaire et même au péritoine du voisinage, et dans ce cas il y a lieu de diagnostiquer une *pérityphlite.*

Péritoine. — Il est assez rare que le péritoine soit le siége de tumeurs, cependant le grand épiploon peut être envahi par un *cancer*, reconnaissable à une masse aplatie, bosselée, par des *tubercules;* dans ce cas, si on explore le ventre avec la main étendue à plat, on distingue le relief formé par les intestins englobés et durcis par les fausses membranes, le ventre présente une dureté, une tension et une rénitence tout à fait caractéristiques. Les *péritonites partielles* créent des adhérences qui peuvent circonscrire des espaces où le liquide s'accumule de manière à simuler des tumeurs fluctuantes.

APPAREIL GÉNITO-URINAIRE. — **Ovaires**. — *Kystes*. — Les kystes de l'ovaire constituent des tumeurs abdominales assez fréquentes, ils n'appellent l'attention que lorsqu'ils ont acquis un certain volume. Le ventre se tuméfie du côté malade, le flanc s'arrondit, plus tard seulement la dilatation devient uniforme et bilatérale ; le ventre, au lieu d'être étalé comme dans l'ascite, est ovoïde. Par la *palpation*, on peut circon-

---

(1) Parfois le malade est atteint d'une diarrhée provenant de l'inflammation de la muqueuse cæcale.

scrire une tumeur arrondie, ovoïde, à surface lisse ou bosselée. La percussion donne de la *matité* dans tous les points qui lui correspondent, généralement les intestins sont refoulés vers les régions lombaires et l'épigastre qui sont *sonores*, et les changements de position du malade ne modifient que fort peu les limites respectives de la sonorité et de la matité (c'est l'inverse dans l'ascite).

. La tumeur est *fluctuante* (1), mais moins que l'ascite, on peut y entendre des bruits de souffle dus à la compression des gros vaisseaux. Enfin le toucher vaginal révèle l'existence d'une tumeur molle, indépendante de l'utérus, et pouvant le faire basculer en divers sens.

Arrivé à un certain volume, le kyste détermine des symptômes de compression qui s'expliquent par la gêne qu'il apporte aux fonctions des organes abdominaux : ce sont des *troubles digestifs*, des œdèmes par compression de la veine-cave, etc. ; cependant les malades conservent très-longtemps l'aspect de la santé, et c'est même là un des meilleurs signes différentiels entre le kyste de l'ovaire et l'ascite (voy. l'article consacré à l'ascite).

Utérus. — *Myomes ou corps fibreux.* — Lorsqu'ils se développent sur la surface péritonéale de l'utérus, ou lorsque, quel que soit leur point de départ, ils ont acquis de grandes dimensions, ils s'élèvent dans le ventre et, par le palper abdominal, on sent dans la région hypogastrique une ou plusieurs tumeurs bosselées, très-dures et parfois énormes.

Ces tumeurs partagent tous les mouvements que l'on imprime à l'utérus (2), c'est là leur caractère le plus important ; elles peuvent aussi déterminer des phénomènes de compression que leur volume et leur siége expliquent parfaitement (rétention d'urine, constipation, douleurs vives, œdèmes, etc.). Leur diagnostic est facile, car leur connexion

---

(1) Si la fluctuation se transmet aisément entre les deux points extrêmes de la tumeur, il y a tout lieu de croire que le kyste est uniloculaire ; sinon, cela prouve que le flot est arrêté par une cloison : ainsi on peut, en étudiant le sens suivant lequel se transmet le flot, reconnaître à peu près l'existence et la position des cloisons.

(2) Ainsi qu'on peut s'en assurer en les saisissant à travers la paroi abdominale, tandis que l'autre main imprime des mouvements au col utérin.

avec l'utérus, leur dureté, les métrorrhagies abondantes qu'elles provoquent, l'accroissement de la cavité utérine sont des signes qui prêtent peu à l'erreur; le cas n'est difficile que lorsque la tumeur ne peut être appréciée par le toucher. On peut croire alors soit à une métrite interne, soit à une fausse couche, etc. (Pour plus de détails voy. *Myomes utérins*, p. 591, t. II, *Path. chirurg.*)

Reins. — Les reins peuvent, dans diverses circonstances, donner lieu à la production d'une tumeur abdominale; cela a lieu : 1° lorsqu'ils sont déplacés et flottants ; 2° lorsqu'ils sont atteints d'hydronéphrose.

Reins flottants (1). — Le rein droit se déplace bien plus fréquemment que le rein gauche (2), sans qu'on en sache le motif, car nous ne voyons pas en quoi la situation profonde du rein droit et la longueur de son artère peuvent être considérées comme des causes prédisposantes.

Le *rein flottant* forme une tumeur ovoïde, lisse, ferme, très-sensible à la pression, mobile au point de fuir sous le doigt (3). Cette tumeur occupe les parties latérales de l'abdomen, le bord libre des côtes, etc., elle est le siége d'une *douleur*, souvent permanente, mais présentant des paroxysmes qui peuvent atteindre une violence extrême ; cette douleur, probablement occasionnée par le tiraillement du plexus rénal, diminue ou disparaît sous l'influence du repos au lit; mais par sa persistance elle plonge les malades dans un état d'hypochondrie ou d'hystérie (4). Le diagnostic s'é-

(1) Le rein déplacé peut être fixé dans sa position anormale; cette disposition, ordinairement congénitale, n'offre qu'un simple intérêt anatomique et n'est pour la personne qui en est atteinte l'objet d'aucun inconvénient, aussi n'est-ce pas d'elle que nous nous occuperons.

(2) Sur 91 cas de mobilité rénale, Ebstein a trouvé 65 fois le rein droit déplacé, 14 fois le rein gauche, 17 fois les deux reins.

(3) Lorsque le sujet est très-maigre, il est possible de saisir la tumeur et de constater qu'elle présente exactement la forme du rein.

(4) Parfois même surviennent des phénomènes d'étranglement caractérisés par une sensibilité extrême de l'organe déplacé, de la fièvre, des nausées et des vomissements, des urines épaisses, sédimenteuses et purulentes (Dietl). Ces phénomènes ont été attribués soit à la rotation du rein sur lui-même et par suite à la compression de l'uretère et à une hydronéphrose aiguë, soit à une péritonite partielle, etc.

tablit surtout sur la forme de la tumeur, sa mobilité, sa sensibilité à la pression; au début, avant que son existence n'ait été constatée, on peut croire à une névralgie du plexus lombaire ou sacré, à une colique néphrétique, etc. Lorsque la tumeur est reconnue, on pourra, grâce aux caractères précédents, la distinguer aisément des autres tumeurs abdominales.

Séméiologie. — Cette longue énumération des tumeurs abdominales et l'étude assez complète que nous venons de faire de leurs caractères pourraient faire croire aux personnes encore dépourvues d'expérience clinique, que le diagnostic d'une semblable tumeur constitue un problème difficile.

Cette difficulté existe en effet dans un assez grand nombre de cas, mais ces cas sont exceptionnels, et lorsque vous avez constaté l'existence d'une tumeur de l'abdomen, il vous est, en général, facile de trouver dans ses caractères, dans son évolution, dans l'âge, dans l'état du malade, etc., des signes qui vous permettent de circonscrire immédiatement votre diagnostic entre deux ou trois hypothèses, et d'arriver rapidement à la connaissance précise de la maladie (1).

(1) Nélaton, imitant la pratique de Bérard, aimait à faire examiner par ses élèves les malades de son service; appelé par ce maître regretté à déterminer la nature d'une tumeur abdominale que présentait une jeune fille qui venait d'entrer à la Clinique, je voyais avec satisfaction se confirmer au fur et à mesure de mes questions le diagnostic qui dès l'abord était né dans mon esprit; cette fille souffrait depuis longtemps du creux de l'estomac, elle avait des vomissements, avait pâli, maigri, perdu ses forces. En examinant la région épigastrique, on trouvait une tumeur volumineuse, allongée; je diagnostiquais sans hésitation un cancer de l'estomac et j'établissais mon diagnostic sur ces trois signes fondamentaux : tumeur à l'épigastre, vomissements, perte des forces; or il s'agissait simplement d'un *kyste hydatique du foie;* et la moindre expérience clinique eût dû éloigner l'idée du cancer; en effet, est-ce que le cancer se développe à dix-huit ans? Est-ce que jamais cancer forme à l'épigastre une tumeur aussi volumineuse? Est-ce que les vomissements n'étaient pas un simple effet de compression? Est-ce que la pâleur, l'amaigrissement et la faiblesse de l'anémie ne diffèrent pas notablement de la teinte jaune paille, de la déchéance vitale profonde des états cachectiques? L'absence des vomissements noirs si caractéristiques, etc., tout, en un mot, eût préservé un clinicien d'une semblable erreur. Si je me suis permis de rapporter cet exemple, c'est pour bien pénétrer mes lecteurs de toute l'importance que présente l'observation minutieuse des malades ; elle seule peut donner cette expérience qui vous conduit naturellement à accorder à chaque signe sa valeur et à établir le diagnostic plutôt sur leur ensemble que sur la constatation d'un seul d'entre eux, car les signes pathognomoniques sont bien rares.

Il est nécessaire de faire d'abord une remarque importante :
c'est que, en présence d'une tumeur abdominale, la *possibilité
d'une grossesse doit être constamment présente à l'esprit*, quelque
invraisemblable qu'elle puisse paraître ; si la tumeur occupe la partie inférieure de l'abdomen, assurez-vous qu'elle n'est pas formée
par l'utérus gravide ; vous vous rappellerez que dans la grossesse
l'utérus forme une tumeur ovoïde, située sur la ligne médiane ou
légèrement inclinée à droite ; à ce niveau on entend un souffle
doux, isochrone au pouls, c'est le souffle placentaire, et des pulsations beaucoup plus fréquentes qui sont produites par le cœur
du fœtus ; parfois même, en palpant la tumeur, on peut sentir des
soubresauts brusques (mouvements du fœtus), le col utérin présente un ramollissement et un effacement très-caractéristiques ;
les seins sont gonflés, le mamelon noirâtre, etc. : tous ces signes
sont surtout accentués à partir du quatrième mois ; or, comme
c'est alors seulement que la tumeur abdominale est appréciable,
on trouve à côté d'elle un ensemble de symptômes qui permet d'en
préciser la nature (1).

Nous avons déjà dit que le siége de la tumeur conduit souvent
au diagnostic de l'organe malade ; ainsi une tumeur de l'épigastre
appartient à l'estomac ou au lobe gauche du foie, une tumeur de
l'hypochondre droit appartient à ce dernier organe, etc.; il n'est
pas besoin d'ajouter que souvent le malade appelle votre attention
sur le point où siége le mal.

Prenons pour exemple les cas qui se présentent le plus souvent
à l'observation.

Voici un individu de quarante à soixante-cinq ans environ qui
éprouve depuis quelque temps des troubles digestifs et des douleurs de plus en plus accentuées ; il vomit, entre autres choses,
des matières noires ; il est pâle, maigre, affaibli, et l'examen
de son épigastre révèle une tumeur ou une rénitence spéciale ;
vous diagnostiquez sans hésitation un **cancer de l'estomac.**

Si la tumeur est située plus bas, si le malade est atteint d'une
constipation opiniâtre suivie de débâcles, si les selles renferment
des matières noires, il s'agit d'un **cancer de l'intestin.**

Une personne, quel que soit son âge, mais souvent jeune. présente du côté de l'hypochondre droit une tumeur plus ou moins
volumineuse ; cette tumeur peut avoir produit quelques symptômes
de voisinage, tels que vomissements, gêne de la respiration; mais,
malgré son ancienneté et souvent son volume, elle n'a point altéré
la santé ; vous diagnostiquez un **kyste hydatique du foie;**

(1) Si nous avons insisté sur ce point de diagnostic, c'est qu'il a été
l'objet de bien des méprises ridicules ou funestes.

si, au contraire, le malade est dans un état cachectique, la tumeur est de nature **cancéreuse.**

Chez les personnes atteintes de fièvres palustres, de fièvres graves ou d'engorgements ganglionnaires généralisés, vous constatez une **tuméfaction de la rate** que vous savez appartenir à l'appareil symptomatique de la maladie.

Voici une femme atteinte de métrorrhagies abondantes et d'une anémie proportionnée à la quantité de sang qu'elle a perdu, le col utérin est intact ou bien son orifice est dilaté par une tumeur lisse et arrondie ; quoi qu'il en soit, vous constatez l'existence d'une tumeur abdominale dure, souvent bosselée, faisant corps avec l'utérus, il s'agit certainement d'un **myome utérin.**

Chez une autre femme, le ventre s'est développé progressivement d'abord sur un des côtés, puis d'une façon générale ; il est ovoïde, mat dans sa partie centrale, sonore vers les régions lombaire et épigastrique ; les changements de position de la malade modifient à peine les limites respectives de la sonorité et de la matité ; la santé générale n'est point altérée, vous diagnostiquez un **kyste de l'ovaire.**

Chez une personne âgée, atteinte de constipation opiniâtre, mais ne présentant aucun signe de cachexie, vous constatez la présence, dans une des fosses iliaques, d'une tumeur molle, friable, pâteuse ; c'est une **masse stercorale** (scybales) accumulée par inertie de l'intestin, etc., etc.

CHAPITRE V

SYMPTOMES FOURNIS PAR L'EXAMEN DES VOIES GÉNITO-URINAIRES.

SIGNES FOURNIS PAR L'EXAMEN DE L'URINE

On accorda longtemps à l'examen des urines une importance exagérée, puis, par une réaction que légitimait l'erreur de certains médecins ou plutôt de certains charlatans qui prétendaient pouvoir par le seul examen de l'urine reconnaître la nature de toutes les maladies et les moyens de les guérir, cet examen tomba dans un grand discrédit et fut restreint aux cas dans lesquels l'appareil génito-urinaire était malade.

Évitant également ces deux excès contraires, la médecine moderne accorde à l'étude de l'urine sa juste valeur, valeur encore considérable si l'on songe que l'urine est altérée non-seulement dans la plupart des lésions de l'appareil important qui préside à sa sécrétion et à son émission, mais encore dans un grand nombre de maladies générales qui troublent les phénomènes nutritifs.

Or, pour apprécier convenablement les modifications que la maladie peut apporter à l'état de l'urine, il est indispensable de bien connaître à l'état normal ses propriétés physiques et chimiques, ainsi que la manière dont se fait son émission.

L'étude de l'urine se divise en deux parties :

A. L'étude des conditions qui président normalement à son excrétion et à son émission.

B. L'étude de ses propriétés physiques et chimiques.

A. **Excrétion et émission de l'urine**.

La formation de l'urine n'est point un travail de sécrétion, c'est un simple phénomène d'excrétion, c'est-à-dire que les reins ne forment pas l'urine de toutes pièces, ils se bornent à la séparer du sang.

Les reins n'agissent donc pas à la manière d'une glande, mais bien à la façon d'un *filtre;* cette comparaison avec un filtre est d'autant plus exacte que le rein ne laisse pas passer indifféremment tous les éléments du sang; il en est, comme l'albumine, qui ne passent pas tant que la fonction est intacte (1).

Les organes qui président à la sécrétion (pour nous servir du mot usité) et à l'émission de l'urine sont les **reins**, les **uretères**, la **vessie** et le **canal de l'urèthre**.

Les **reins** sont composés d'une foule de tubes (*tubes uriniféres*) se terminant à une de leurs extrémités par un renflement (*capsule de Bowman ou de Malpighi*), tandis que par leur autre extrémité ils se fusionnent avec les tubes voisins pour constituer un nouveau tube d'un calibre plus grand. Ces fusions successives aboutissent à la formation de tubes assez gros qui viennent s'ouvrir à la surface des papilles rénales (nous verrons plus loin que chaque papille rénale est embrassée par un tube désigné sous le nom de *calice*, et que la réunion des calices forme le *bassinet*, dont l'*uretère* est la terminaison (2).

Les dilatations ampullaires par lesquelles commencent les tubes sont perforées (dans un point directement opposé à celui par lequel ils se continuent avec le tube) par une division de l'artère rénale.

(1) Tous les éléments de l'urine se retrouvent dans le sang, les reins sont disposés de façon à les laisser filtrer et à les expulser de manière à en débarrasser l'organisme.

(2) Le trajet des tubes uriniféres est complexe; aussi, en partant de la capsule originelle, leurs diverses parties ont-elles reçu les noms de *canaux contournés, canaux en anses de Henle, canaux d'union, canaux droits, canaux excréteurs communs*, mais ces détails ne sont pas nécessaires à l'intelligence des phénomènes pathologiques; tous ces canaux sont formés par une substance amorphe, fibrillaire, revêtue intérieurement d'un *épithélium* qui présente divers caractères : ainsi il est grenu, trouble et rappelle l'épithélium glandulaire dans les canaux contournés et la première partie des canaux de Henle, partout ailleurs il est clair, transparent, pavimenteux, polyédrique ou cylindrique, présentant en un mot les mêmes caractères que dans les canaux excréteurs.

Dès que cette artériole (vaisseau afférent) a pénétré dans la
capsule, elle se divise en une foule de ramifications qui se pelo-
tonnent sur elles-mêmes et constituent une petite glomérule de
$0^m,1$ (*glomérule de Malpighi*), puis se reforment de manière à
constituer un seul tronc (*vaisseau efférent*) qui sort de la capsule

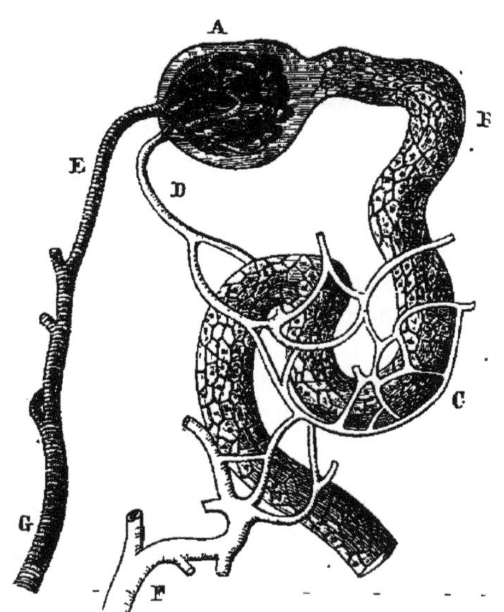

FIG. 49. — Figure schématique destinée à montrer la manière dont se fait
la sécrétion rénale.

A. Capsule de Bowmann contenant un lacis de petites artérioles qui, après
s'être divisées et subdivisées, se reconstituent en un tronc unique ; ce tronc
perfore la capsule au voisinage de l'orifice d'entrée de l'artère, il contient
lui aussi du sang artériel, mais du sang débarrassé de l'urine et il va servir
à la nutrition du tube urinifère B C D : plus loin encore ces diverses branches se réunissent en un tronc veineux F.
B. Tube urinifère, tapissé d'épithélium ; c'est dans ce tube que chemine
l'urine qui a transsudé au niveau du peloton d'artérioles (glomérule de
Malpighi) contenues dans la capsule de Bowmann.
C, D. Réseau d'artérioles qui, après s'être débarrassées de l'urine dans la
capsule de Bowmann, vont nourrir le tube urinifère.
E, G. Branche de l'artère rénale se rendant à la capsule de Bowmann ; le
sang qu'elle renferme est chargé d'urine.
F. Branche originelle de la veine rénale.

à côté du vaisseau afférent (le vaisseau efférent ne saurait être
considéré comme une veine, c'est une véritable artère qui va

servir à la nutrition du rein). Les ramifications artérielles qui forment le glomérule ont pour but de multiplier à l'infini la surface du vaisseau, d'augmenter la pression intra-vasculaire et de ralentir la circulation à ce niveau, *toutes conditions éminemment favorables à la transsudation de l'urine.*

Le sang qui arrive aux reins par l'artère rénale est chargé d'urine ; au niveau des ramifications innombrables formées par les divisions de cette artère dans les capsules de Malpighi, l'urine filtre (1) et tombe dans la capsule de Malpighi, de là elle suit naturellement les divisions des tubes urinifères, dont l'épithélium lui reprend peut-être ses parties les plus fluides et vient sourdre, sous forme de gouttelettes, à la surface des papilles rénales ; elle est recueillie par le calice, passe dans le bassinet et de là dans l'uretère, qui la conduit dans la vessie.

La progression de l'urine a lieu par la *vis a tergo,* elle est aidée par l'action de la pesanteur.

Vessie. — La sécrétion de l'urine est continue (2) ; la vessie est destinée à rendre son expulsion intermittente et à la placer sous la dépendance de notre volonté.

La vessie se compose d'une poche musculaire susceptible de se dilater et de revenir sur elle-même ; cette poche présente *trois ouvertures,* deux d'entre elles sont les orifices des uretères ; l'autre, située sur un plan inférieur, est l'orifice du canal de l'urèthre. Ce dernier orifice est circonscrit par un anneau de fibres musculaires désigné sous le nom de *sphincter vésical,* anneau habituellement fermé comme tous les sphincters et ne s'ouvrant qu'à notre ordre ou dans certains cas de surdistension de la vessie.

L'urine arrivée dans la vessie par les uretères développe ce réservoir qui sort de la cavité pelvienne pour s'élever dans l'abdomen (3).

(1) Cette filtration élective qui constitue la sécrétion rénale est soumise à la fois aux conditions de pression intra-vasculaire, aux lois générales de l'endosmose et à celles de la diffusibilité organique (Jaccoud), ainsi l'urée passe parce qu'elle possède une propriété de diffusion très-élevée. l'albumine ne filtre pas à l'état normal, parce que son pouvoir de diffusion est trop faible pour cela et parce que son équivalent endosmotique est presque aussi élevé que celui de la gomme.

(2) Il suffit pour s'en assurer d'ouvrir le ventre d'un animal et de sectionner un uretère, on voit alors l'urine couler goutte à goutte à des intervalles réguliers ; c'est également ce que l'on observe chez les gens atteints d'extrophie de la vessie.

(3) L'urine arrivée dans la vessie ne peut rétrograder par les uretères , ce

Lorsqu'une certaine quantité d'urine s'est accumulée dans la vessie, il se produit une sensation spéciale désignée sous le nom de *besoin d'uriner*. La tunique musculaire de la vessie se contracte, le sphincter s'ouvre et l'urine est projetée dans le canal de l'urèthre (1); elle le parcourt librement, car les parois de ce canal s'écartent au fur et à mesure de son arrivée.

A la fin de la miction, les muscles du périnée se contractent à leur tour pour déterminer l'expulsion des dernières gouttes contenues dans le canal.

B. **Propriétés physiques et chimiques de l'urine**.

1° **Propriétés physiques**. — Les propriétés physiques de l'urine comprennent : sa quantité, son aspect, sa couleur, sa densité.

1° La *quantité d'urine* rendue en vingt-quatre heures peut être évaluée en moyenne à 1200 grammes ; mais ce chiffre varie suivant une foule de circonstances, suivant la quantité des boissons ingérées, la température, l'état de repos ou d'exercice; ainsi les sueurs, les diarrhées entraînent de grandes déperditions de liquide et diminuent d'autant la quantité de l'urine; nous ne parlons ici que des variations physiologiques (2).

2° *Aspect et couleur*. — Les urines normales sont d'un jaune plus ou moins foncé; cette teinte est claire lorsque les urines sont abondantes et rendues peu de temps après le repas (urines de la digestion), plus foncées lorsqu'elles sont rares et rendues le matin (3).

qui tient au trajet oblique parcouru par ces canaux entre les tuniques de la vessie, de telle sorte qu'au fur et à mesure de la dilatation de la vessie, la portion intra-pariétale des uretères se trouve comprimée.

(1) La contraction des muscles abdominaux presse sur la vessie et aide puissamment à l'expulsion de l'urine, leur intervention est surtout très-active lorsque nous voulons précipiter le jet de l'urine ou lorsqu'il existe des obstacles à son émission.

(2) La quantité d'urine rendue est en rapport avec le degré de tension artérielle; lorsque cette tension est grande, les urines sont abondantes; lorsque, au contraire, cette tension est faible, les urines sont rares.

(3) Les urines sont plus épaisses, plus chargées lorsqu'on se livre à des exercices entraînant des sueurs abondantes, cela tient à ce que l'urée, l'acide urique sont alors dilués dans une moins grande quantité d'eau ; ces caractères sont beaucoup plus prononcés lorsque l'activité des combustions organiques est exagérée (fièvre), ainsi que nous le verrons dans l'étude pathologique des urines.

Elles sont aqueuses, transparentes, limpides, du moins au moment de l'émission, car souvent les urines les plus normales se troublent en se refroidissant, ce qui tient au dépôt des sels et du mucus.

A la surface se forme une mince *pellicule* (composée de cristaux ammoniaco--magnésiens); au-dessous on aperçoit deux nuages, l'un supérieur, floconneux et blanchâtre, composé de mucosine; l'autre inférieur et un peu plus épais. Au fond du vase se fait un dépôt ou sédiment dans lequel le microscope révèle la présence de globules rouges du sang reconnaissables à leur forme discoïde, de globules blancs arrondis et framboisés, de mucus présentant des stries, rendus surtout très-appréciables par l'action de l'acide acétique.

Densité. — La densité de l'urine normale est en moyenne de 1017, on l'apprécie à l'aide d'un petit aréomètre dit pèse-urine, gradué de façon à ce que le zéro corresponde à la pesanteur moyenne des urines.

2° **Propriétés chimiques**. — *Réaction.* — *L'urine normale est acide*, elle doit cette acidité à l'acide urique, aux urates et aux phosphates acides de soude ; l'ingestion de substances alcalines, telles que les bicarbonates de potasse et de soude, peut rendre les urines neutres ou même légèrement alcalines (1).

Composition normale de l'urine, d'après Vogel. — Il est une remarque importante qui s'applique à toutes les analyses d'urine, c'est que pour apprécier la valeur réelle de la sécrétion urinaire, il faut connaître non pas la composition d'une certaine quantité d'urine, mais celle de la totalité des urines rendues en vingt-quatre heures.

	Urines des vingt-quatre heures.	Pour 1000 parties d'urine.
Quantité d'urine	1ᵏ,500,00	1,000,00
Eau	1ᵏ,440,00	960,00
Parties solubles	60,00	40,00
Urée	35,00	23,30
Acide urique	0,75	0,50
Chlorure de sodium	16,50	11,00
Acide phosphorique	3,50	2,30
Acide sulfurique	2,00	1,30
Phosphates terreux	1,20	0,50
Ammoniaque	0,65	0,40
Acide libre	3,00	2,00

(1) Il en est de même des aliments et des végétaux contenant des sels à acides organiques transformables en carbonates alcalins, tels que les fruits, etc.

Ajoutons que les analyses de divers auteurs présentent entre elles de notables différences : nous ne nous arrêterons que sur les principes les plus importants, c'est-à-dire sur *l'urée et les urates, les chlorures et les phosphates.*

Urée. — L'urée est le principe essentiel et caractéristique de l'urine ; produit ultime de la combustion de nos tissus (1), il donne la mesure assez exacte de l'activité des phénomènes nutritifs et présente par conséquent, même à l'état normal, de grandes variations quantitatives.

En moyenne, un homme adulte rend 25 grammes d'urée dans les vingt-quatre heures. — Cette quantité s'élève, sous l'influence d'une alimentation fortement azotée (viande), d'un grand travail musculaire, et même d'un grand travail intellectuel (Byasson), elle s'abaisse dans les conditions opposées (2).

Dosage de l'urée. — Les procédés proposés pour le dosage de l'urée sont devenus de plus en plus simples, les plus usités sont actuellement ceux d'Ivon et d'Esbach (3).

L'acide urique et les urates peuvent être évalués en moyenne à 1 gr. 40 cent. par jour, du moins chez un homme bien nourri, mais ce chiffre présente de grandes variétés.

Chlorures.— L'urine normale contient des chlorures et surtout du chlorure de sodium (sel ordinaire), qui proviennent exclusivement de l'alimentation ; leur quantité peut être évaluée en *moyenne à 10 ou 12 grammes par jour*, mais elle varie naturellement suivant que l'alimentation est plus ou moins salée ; nous verrons

---

(1) Et aussi, d'après quelques auteurs, des aliments azotés qui se sont brûlés avant d'être éliminés.

(2) Les médicaments considérés comme modérateurs de la nutrition diminuent la quantité d'urée : ce sont les alcools, le café, le thé ; au contraire, les excitateurs de la nutrition tels que les ferrugineux, le chlorure de sodium, etc., augmentent la quantité d'urée.

(3) Ces procédés sont basés sur la découverte de Leconte qui a observé qu'en versant de l'hydrobromite de soude sur une quantité déterminée d'urine on obtient : 1° des produits qui se déposent, eau, chlorure de sodium et acide carbonique fixé par la soude ; 2° de l'azote pur qui se dégage et que l'on recueille et mesure dans un tube gradué ; or un décagramme d'urée correspondant à 37 centimètres d'azote à 0 degré et à la pression de 76 centimètres, il en résulte qu'autant de fois il y aura 37 centimètres d'azote dégagés autant il y aura de décigramme, d'urée dans l'urine analysée.

Nous ne croyons pas utile d'exposer les procédés d'Ivon, d'Esbach, etc., leur description convient mieux à un livre de chimie médicale ; d'ailleurs le médecin se borne souvent à la recherche des produits anormaux, albumine, glycose, et les analyses plus complètes sont confiées aux pharmaciens.

que les états pathologiques leur font subir des modifications bien autrement grandes.

Phosphates.— L'urine normale contient des phosphates de soude, de chaux et de magnésie ; ces phosphates proviennent de l'alimentation (on trouve des phosphates dans la chair, les os et les graisses, leur quantité peut être évaluée *en moyenne à 2 grammes d'acide phosphorique* anhydre combiné, en majeure partie, avec de la soude et le reste avec la chaux et la magnésie (1).

ÉTAT PATHOLOGIQUE

Un grand nombre d'états pathologiques gênent la liberté de la miction et troublent les qualités de l'urine, or ces divers états morbides peuvent se diviser en deux groupes :

A. Les uns sont relatifs à son *émission*.

B. Les autres se rapportent à ses *qualités physiques et chimiques*.

(1) L'urine contient encore bien d'autres principes, mais ils s'y trouvent en petite quantité, aussi nous bornerons-nous à dire un mot de chacun d'eux, nous citerons :

L'*acide hippurique.* — L'acide hippurique est surtout abondant dans l'urine des herbivores, chez l'homme on n'en trouve guère que 0 gr. 32 cent. dans les urines des vingt-quatre heures ; certains fruits tels que les pommes augmentent beaucoup cette quantité, cependant les variations n'ont pas de significations diagnostiques précises.

La *créatine* et la *créatinine.* — Ces substances proviennent de la destruction du tissu musculaire ; dans le sang la créatine se transforme en créatinine et un homme adulte en rend en moyenne 1 gramme par jour ; cette proportion est augmentée dans les maladies fébriles.

La *xanthine.* — La xanthine a été découverte dans un calcul ; on la rencontre presque partout dans l'organisme, mais à l'état de diffusion extrême : ainsi Neubauër n'a pu en retirer qu'un gramme de 300 kil. d'urine ; tout l'intérêt qu'elle présente, c'est qu'elle peut donner lieu à la formation de calculs urinaires ou biliaires ; ces calculs sont assez durs, ils présentent une couleur cannelle ou brun clair et blanchâtre par places.

Matières colorantes de l'urine. — La coloration jaune spéciale de l'urine est due à deux substances, l'*urochrome* et l'*indican* ou *uroxanthine.*

L'*urochrome* ou *urophéine* se présente sous l'aspect d'une matière jaune amorphe soluble dans l'eau, mais peu ou point soluble dans l'alcool.

L'*indican* ou *uroxanthine* ne se rencontre qu'en très-faible quantité dans l'urine normale, mais il est abondant dans certains états morbides, l'indican donne de l'indigo au contact de l'air.

A.Troubles dans l'*émis-sion* de l'urine.
- Rétention d'urine.
- Incontinence d'urine.
- Ténesme vésical.
- Anurie.

B. Troubles dans les *qualités physiques et chimiques* de l'urine.

Altérations quantitatives ou qualitatives.
- Quantité d'urine.
- Aspect et couleur.
- Odeur.
- Densité.
- Réaction.
- Quantité d'urée.
- Quantité de chlorures.
- Quantité de phosphates.

Altération par addition de substances étrangères.
- Mucosités.
- Pus.
- Sang.
- Cylindres épithéliaux cireux, hyalins, graisseux.
- Albumine.
- Glycose.
- Sels et graisses.

A. TROUBLES DANS L'ÉMISSION DE L'URINE

RÉTENTION D'URINE

La rétention d'urine se définit d'elle-même, c'est l'impossibilité dans laquelle se trouve le malade de vider complétement sa vessie.

La rétention d'urine est *complète* lorsque les efforts de miction ne peuvent déterminer l'expulsion d'une seule goutte d'urine (1).

Elle est *incomplète* lorsque le malade expulse volontairement une certaine quantité d'urine, mais que, malgré ses efforts, il en reste encore dans la vessie (2).

La rétention d'urine coexiste fréquemment avec l'incontinence, nous ne saurions trop insister sur ce fait que nous allons étudier sous le nom d'*incontinence par regorgement*.

(1) Il n'est pas à dire pour cela que quelques gouttes d'urine ne soient éliminées, mais elles le sont involontairement et par regorgement.

(2) La rétention incomplète d'urine ne peut être diagnostiquée qu'à l'aide de la sonde. Lorsque vous en soupçonnez l'existence, dites au malade d'uriner aussi complétement qu'il lui est possible, puis sondez-le, la quantité d'urine que vous retirez de la vessie avec votre sonde indique l'existence de la rétention et son degré.

Pathogénie. — Les rétentions d'urine peuvent avoir pour point de départ deux ordres de causes toutes différentes, mais qui se rattachent aux conditions normales de la miction.

En effet, pour que l'urine soit expulsée volontairement, il faut :

A. *Que la vessie possède sa contractilité*, car c'est en se contractant qu'elle efface sa cavité et expulse l'urine.

B. Qu'il n'existe *aucun obstacle à l'émission de l'urine*.

De là deux classes de rétentions d'urine :

A. *Les rétentions par atonie ou paralysie de la vessie.*

B. *Les rétentions par obstacles matériels à la sortie de l'urine.*

A. Rétentions par atonie ou paralysie de la vessie.
- Lésions de la moelle et du cerveau.
- Paralysies hystériques de la vessie.
- Fièvres graves.
- Surdistension de la vessie.
- Hernie de la muqueuse vésicale. — Hernie tuniquaire.

B. Rétentions par obstacles matériels à la sortie de l'urine.

1º Obstacles siégeant dans le canal de l'urèthre ou dans le col de la vessie.
- Calculs.
- Corps étrangers.
- Caillots sanguins.

2º Obstacles siégeant dans l'épaisseur du col vésical ou des parois de l'urèthre (1).
- *Rétrécissement du canal*, Rétrécissement spasmodique.
- Rétrécissement inflammatoire.
- Rétrécissement traumatique.
- *Hypertrophie de la prostate*.
- Imperforation du canal.
- Hernie de la vessie. — Cystocèle.

3º Obstacles siégeant en dehors du col vésical ou du canal de l'urèthre, mais les comprimant de façon à en effacer la lumière (2).
- Tumeurs diverses. — Polypes.
- Ligatures placées autour du canal.
- Chez les femmes : tumeurs de l'utérus.
- Cancer. — Myome.
- Grossesse.
- Tamponnement du vagin, etc.

(1) Ces causes de rétention d'urine sont infiniment plus fréquentes que toutes les autres.

(2) Ces obstacles sont très-rares chez l'homme, très-fréquents chez les femmes.

Nous allons étudier rapidement ces diverses causes de rétention d'urine.

A. Rétentions par atonie ou paralysie de la vessie. — On leur accorde une bien moins grande importance que jadis, cependant la paralysie ou atonie de la vessie est incontestablement la cause de la rétention d'urine dans les circonstances que voici :

1° *Lésions de la moelle et de l'encéphale.* — Dans les *paraplégies*, quelle que soit la nature de la lésion médullaire, qu'il s'agisse d'un traumatisme, d'une fracture ou luxation de la colonne vertébrale, d'un mal de Pott, d'une sclérose de la moelle, etc., il est fréquent d'observer une rétention d'urine complète, avec ou sans regorgement ; cette rétention se rattache à la paralysie de la tunique musculaire de la vessie, par défaut d'innervation. Dans les hémiplégies, la rétention est beaucoup plus rare, car la paralysie ne doit atteindre que la moitié de la vessie.

2° *Fièvres graves.* — La rétention d'urine est un phénomène fréquent dans le cours des fièvres graves (fièvre typhoïde, typhus, érysipèle, fièvres éruptives), elle doit être attribuée à la stupeur du système nerveux qui reste insensible aux excitations de l'urine accumulée dans la vessie (1).

3° *Surdistension de la vessie.*—Lorsque la vessie est restée longtemps distendue, par le fait d'une circonstance accidentelle (lorsque pour un motif quelconque on a résisté longtemps au besoin d'uriner). il arrive parfois que sa tunique musculaire perd momentanément son ressort et qu'on ne peut uriner ; cette rétention est souvent toute passagère et cède d'elle-même, mais elle peut se prolonger et nécessiter l'emploi de la sonde ; une fois exonérée, la vessie recouvre bien vite sa contractilité (2) ; mais lorsque la dis-

(1) Peut-être aussi à une paralysie de la tunique musculaire de la vessie. C'est probablement ainsi que se produisent les rétentions observées dans la convalescence de la diphthérie et de certaines fièvres graves.

(2) On connaît l'observation d'A. Paré qui rapporte qu'un jeune serviteur portant en croupe une honnête demoiselle ne put, durant un assez long voyage, descendre de cheval pour satisfaire au besoin d'uriner ; à son arrivée il fut pris d'une rétention d'urine pour laquelle on fut obligé de le sonder, dès lors l'urine reprit son cours naturel.

tension de la vessie est ancienne et provoquée par une hypertrophie de la prostate, il est rare qu'elle recouvre intégralement sa contractilité, elle reste dans un état d'atonie d'autant plus difficile à guérir que nous ne pouvons détruire l'obstacle que l'hypertrophie de la prostate apporte à l'évacuation de l'urine (1).

Hernie de la muqueuse vésicale. — Hernie tuniquaire. — Dans des cas très-rares, la tunique muqueuse de la vessie fait hernie à travers une éraillure de la tunique musculaire, il en résulte une rétention d'urine plus ou moins complète, car la contraction de la vessie, au lieu de projeter toute l'urine dans le canal de l'urèthre, en envoie une certaine quantité dans la poche extravésicale formée par la hernie de la muqueuse ; cette poche, entièrement passive, se distend outre mesure et d'autant plus que les efforts de la miction sont plus énergiques. On conçoit toutes les difficultés que doivent présenter le diagnostic et le traitement d'une semblable disposition, heureusement très-exceptionnelle.

B. **Rétention par obstacles matériels à la sortie de l'urine.** — 1° *Obstacles siégeant dans la cavité du col de la vessie ou du canal de l'urèthre.* — Les rétentions d'urine de cet ordre sont assez rares, mais leur interprétation est des plus nettes.

Calculs. — Corps étrangers. — Caillots sanguins. — Un calcul, libre et flottant dans la cavité vésicale, peut être entraîné par l'urine, s'appliquer sur le col de la vessie et l'obstruer comme le ferait une soupape, le jet de l'urine est alors brusquement interrompu, la rétention peut être complète, mais en général, elle ne dure que quelques instants, le malade change de place, fait divers mouvements et le jet reprend.

Un *calcul de la prostate* peut apporter à la miction un obstacle plus complet et surtout plus persistant.

(1) Hormis ces cas on ne croit plus guère aux rétentions d'urine par simple paralysie de la vessie ; lorsque le malade n'est atteint ni d'une paraplégie, ni d'une fièvre grave, tenez pour certain qu'il existe un obstacle matériel, organique, dans un point quelconque du canal : soit au niveau du col de la vessie ou de la région prostatique, et alors il existe une *hypertrophie de la prostate ;* soit sur le trajet du canal, et dans ce cas il s'agit d'un *rétrécissement.*

On conçoit que des *caillots sanguins* formés par suite d'une hémorrhagie vésicale ou rénale, que des *corps étrangers* introduits dans le canal de l'urèthre ou dans la vessie puissent agir de même.

2° *Obstacles siégeant dans l'épaisseur du col vésical ou des parois du canal de l'urèthre.* — Ces obstacles sont les causes ordinaires des rétentions d'urine, leur importance est considérable. Ils ont pour effet d'effacer la lumière du canal, et en réalité se réduisent à deux lésions : *les rétrécissements de l'urèthre* et surtout les *hypertrophies de la prostate* (1).

Les rétrécissements du canal de l'urèthre peuvent provoquer la rétention d'urine par des mécanismes variés. Tantôt, mais le fait est assez rare, c'est par une *contraction spasmodique* des quelques fibres musculaires qui se trouvent au-dessous de la muqueuse et surtout des muscles épais (muscle transverse profond, muscle de Wilson) avec lesquels le canal est en rapport (2). Tantôt c'est dans le cours d'une *inflammation aiguë*, ordinairement d'origine blennorrhagique, que la rétention survient par le fait du gonflement de la muqueuse (*rétrécissement inflammatoire*), gonflement rendu plus considérable et par suite amenant la rétention soit à la suite du coït, d'une fatigue, d'un excès, d'un écart de régime.

Souvent enfin la rétention d'urine survient à la suite de blennorrhagies, mais d'une façon progressive, et il s'écoule plusieurs années entre le début de la blennorrhagie et le moment où le malade est pris de rétention; depuis longtemps la miction est difficile, le calibre du jet de l'urine diminue de jour en jour; enfin, soit par les seuls progrès du mal, soit plutôt à l'occasion d'une fatigue quelconque,

---

(1) Car les polypes, les varices, les ulcérations fongueuses du col vésical sont tellement rares, du moins chez l'homme, car chez la femme les polypes ou végétations sont un peu plus fréquents, qu'on peut presque se borner à les signaler. Rappelons-nous que la clinique ne se fait pas avec les exceptions.

(2) Mais il convient de ne pas exagérer le rôle en réalité modeste de l'élément spasmodique, d'autant plus que si, en effet, il est fréquent de voir le spasme compliquer une lésion uréthrale et augmenter un obstacle préexistant, il est fort rare d'observer un spasme sur un canal sain.

la rétention se produit ; ce *rétrécissement dit organique*
est provoqué par le retrait graduel des dépôts plastiques
qui, sous l'influence de la blennorrhagie chronique, se sont
infiltrés dans le tissu cellulaire sous-muqueux du canal de
l'urèthre.

Souvent la rétention d'urine qui se produit chez les gens
atteints de rétrécissement reconnaît des causes multiples :
c'est 1° la diminution du calibre du canal par le rétrécissement ; 2° le gonflement inflammatoire de la muqueuse à ce
niveau ; 3° le spasme du canal et du col vésical ; 4° l'atonie
de la vessie qui, habituellement distendue, a perdu une
partie de sa contractilité.

Dans d'autres cas la rétention d'urine survient à l'occasion d'un *traumatisme* qui a déterminé la déchirure du canal
de l'urèthre ; cette rétention peut se produire au moment
même de l'accident lorsque la déchirure ferme complète-
ment la lumière du canal, ou bien elle se développe progressivement et ne devient absolue qu'après un certain
temps ; dans ce cas la lumière du canal n'était pas absolument fermée, mais la rétraction du tissu cicatriciel rétrécit chaque jour le canal et finit par l'obturer.

La rétention d'urine est plus fréquente et plus complète
dans les rétrécissements traumatiques du canal de l'urèthre
que dans les rétrécissements d'origine blennorrhagique.

*L'hypertrophie de la prostate est la cause la plus ordi-
naire des rétentions d'urine* (1) ; elle amène cette rétention
de diverses manières, tantôt c'est par le *changement de
courbure* qu'elle imprime à la portion prostatique du canal
de l'urèthre, tantôt c'est par le *relief* que forment dans le canal
ou au niveau du col vésical les lobes hypertrophiés. Ces reliefs peuvent affecter les formes les plus variées : ici c'est le
lobe gauche qui proémine et applique la paroi gauche du canal
sur la paroi droite, ailleurs c'est l'inverse ; dans un autre cas
les deux lobes latéraux également hypertrophiés resserrent

---

(1) Sur cinquante personnes âgées atteintes de rétention d'urine, il en est
certainement quarante-cinq chez lesquelles cette rétention se rattache à une
hypertrophie de la prostate ; nous verrons d'ailleurs dans le diagnostic qu'il
est en général facile de remonter à la cause de la rétention.

la portion du canal compris entre eux ; plus souvent encore

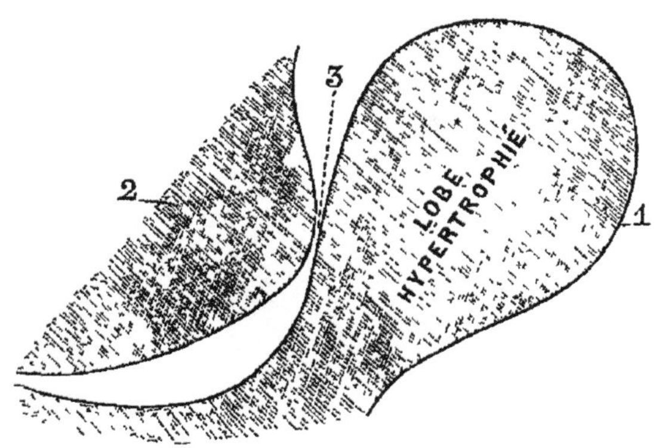

Fig. 50.

c'est le *lobe médian qui se soulève en forme de valvule* ou

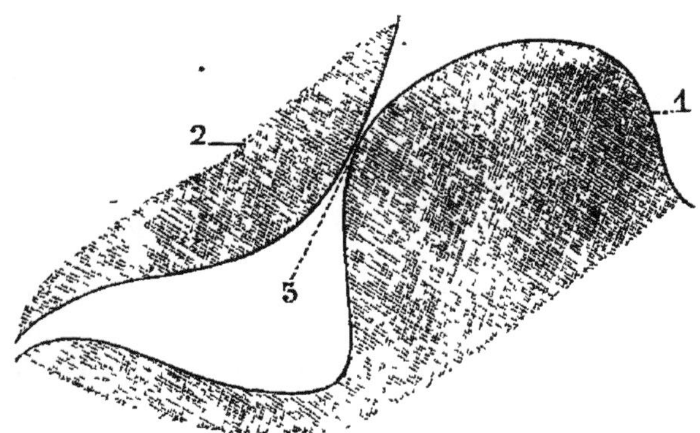

Fig. 51.

Fig. 50 et 51. — Coupes pratiquées dans le sens antéro-postérieur sur des prostates hypertrophiées ; ces coupes sont destinées à montrer à la fois l'augmentation considérable du volume de cette glande et les changements qui en résultent pour la forme de l'urèthre.

1. Portion sous-uréthrale de la prostate ; c'est sur elle que porte principalement l'hypertrophie. — 2. Portion sus-uréthrale de la prostate. — 3. Portion rétrécie du canal de l'urèthre.

de soupape disposée d'une façon si fàcheuse que la pres-

sion de l'urine l'abaisse et détermine l'occlusion complète
du canal (occlusion qui devient d'autant plus complète que
le malade se livre à plus d'efforts), tandis qu'au contraire
une sonde introduite par le canal la refoule vers la
vessie (1), etc.

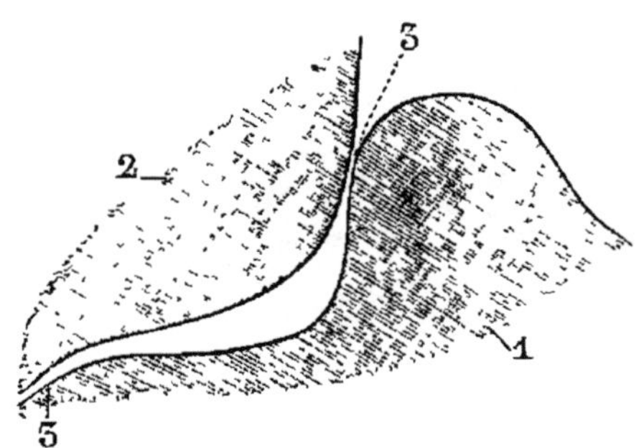

FIG. 52, — 1, 2. Prostate hypertrophiée. — 3, 3. Canal de l'urèthre rétréci
par cette hypertrophie.

L'hypertrophie de la prostate donne souvent lieu aux
deux formes de rétention d'urine, c'est-à-dire à la rétention complète, avec ou sans incontinence par regorgement,
et à la rétention incomplète ou stagnation de l'urine.

Dans le premier cas la rétention survient brusquement,
elle doit être attribuée à une augmentation rapide du
volume de la prostate déjà hypertrophiée (2).

La rétention incomplète ou stagnation d'urine se rattache
à des causes multiples, mais étroitement unies les unes aux
autres, c'est d'abord à l'obstacle apporté par l'hypertrophie, mais surtout à l'élévation de l'orifice uréthro-vésical
au-dessus du plancher de la vessie, de telle sorte qu'à
mesure que le col de la vessie s'élève derrière le pubis,
son bas-fond se déprime de plus en plus; c'est ensuite au
relâchement ou atonie des parois vésicales longtemps distendues, etc.

L'imperméabilité de l'urèthre est fort rare et elle offre diverses
variétés qui ont sur la miction des conséquences différentes : il

(1) En un mot, c'est une soupape se fermant de la vessie vers le canal et
s'ouvrant du canal vers la vessie.

(2) Cette augmentation résulte d'un état congestif provoqué par des excitations vénériennes, des excès de fatigue, l'impression du froid, etc.

est fort rare que l'imperméabilité de l'urèthre soit complète, elle ne porte d'ordinaire que sur la portion pénienne du canal et, derrière la partie imperméable, se trouve un orifice placé soit au-dessous de la verge (*hypospadias*), soit au-dessus (*epispadias*), orifice par lequel s'écoule l'urine : dans d'autres cas, le méat urinaire est rétréci, le jet de l'urine est alors très-délié, mais la miction reste facile.

Ce n'est donc que pour mémoire que nous citons la possibilité toute exceptionnelle de ces causes de rétention d'urine.

La cystocèle ou hernie de la vessie peut déterminer la rétention d'urine par suite de la déviation que fait éprouver au canal de l'urèthre le déplacement de la vessie qui, chez la femme, descend dans le vagin et, chez l'homme (où cet accident est beaucoup plus rare), s'engage dans le canal inguinal et peut même descendre dans le scrotum.

Le mécanisme de la rétention d'urine qui survient dans ces cas est trop simple pour qu'il soit nécessaire d'insister.

Obstacles siégeant en dehors du col vésical ou du canal de l'urèthre, mais les comprimant de façon à effacer leur lumière. — Ces obstacles se rencontrent bien plus souvent chez la femme que chez l'homme, d'ailleurs leur diagnostic est en général facile et il est si naturel de leur rapporter l'existence de la rétention d'urine que nous nous bornerons à les signaler.

Chez la femme la rétention d'urine par compression s'observe lorsqu'une *tumeur de l'utérus* (cancer, myome, grossesse) comprime le canal de l'urèthre sur la face postérieure du pubis, ou encore lorsqu'on a pratiqué le *tamponnement du vagin*.

Chez l'homme on l'a observée à la suite de *ligatures* appliquées sur la verge, de *fractures* du pubis, de phlegmons considérables, etc...

SYMPTOMES. — Les symptômes de la rétention d'urine présentent dans leurs débuts, leurs caractères, leurs conséquences, etc., des différences en rapport avec les causes variées qui en sont le point de départ : or, pour rapprocher le plus possible notre description des faits cliniques et pour mieux faire ressortir l'énorme différence qui existe dans la

fréquence et l'importance des diverses variétés de rétention d'urine, nous diviserons leur étude en trois parties :

A. *Les rétentions d'urine liées aux rétrécissements de
l'urèthre ou aux hypertrophies de la prostate ;*

B. *Les rétentions d'urine chez la femme ;*

C. *Les rétentions d'urine par causes exceptionnelles,
telles que calculs, cystocèle, ligatures, tumeurs diverses,* etc.

**A. Des rétentions d'urine dans les rétrécissements de
l'urèthre et dans les hypertrophies de la prostate.** —
Avant d'indiquer les différences que présentent les rétentions d'urine suivant leur cause, il est utile de donner une
description générale de la rétention d'urine.

Symptômes de la rétention d'urine. — Ces symptômes
diffèrent suivant que la rétention est complète ou incomplète.

A. Rétention complète. — Quels que soient la cause et
le début de la rétention, du moment où elle est complète,
on observe les symptômes suivants :

Le malade éprouve des envies d'uriner fréquentes, presque continuelles, mais il ne peut les satisfaire même au prix
des efforts les plus énergiques (1) ; il éprouve une sensation de plénitude et d'embarras au périnée, des douleurs
sourdes, profondes dans l'hypogastre, douleurs s'irradiant
vers les reins, vers la verge, etc. — Ces douleurs augmentent
dans toutes les conditions capables de comprimer la vessie,
telles que la marche, la station debout ; au contraire elles
diminuent légèrement lorsque par la flexion des cuisses,
l'inclinaison du tronc en avant, on relâche les muscles de la
paroi abdominale antérieure.

En palpant l'abdomen on constate l'existence au-dessus
du pubis d'une tumeur ovoïde, s'élevant plus ou moins
haut, remontant parfois jusqu'à l'ombilic : cette tumeur
formée par la vessie distendue est plus large en bas qu'en
haut, elle est *mate*, plus ou moins tendue, peu sensible
au toucher.

____

(1) Il n'est pas rare de voir ces efforts entraîner la production de hernies,
l'évacuation des matières, etc.

Si on pratique le toucher vaginal ou rectal, on trouve sur la paroi antérieure de ces organes une tumeur rénitente, arrondie et, à l'aide de l'autre main appliquée sur la paroi antérieure de l'abdomen, on peut constater sa fluctuation.

Suites. — Si le malade est abandonné à lui-même, deux choses peuvent se produire : tantôt la rétention reste complète et le malade meurt, sa face devient rouge, injectée, elle se couvre d'une sueur visqueuse, il est pris d'une fièvre violente, de nausées, de vomissements, il délire, tombe dans le coma et succombe (1) ; tantôt l'urine force l'obstacle, elle s'écoule goutte à goutte spontanément et d'une façon presque continue, c'est l'*incontinence d'urine par regorgement* (2). La situation est sauvée, du moins pour le moment, mais nous verrons quelles sont les graves conséquences de cet état si on ne s'empresse d'y porter remède et si, comme cela a encore lieu trop souvent, on ne reconnaît pas que cette incontinence n'est qu'un symptôme de la rétention.

Rétention incomplète. — La rétention incomplète se présente avec un appareil symptomatique si différent du précédent que son existence peut pendant de longues années passer inaperçue du malade lui-même et que le chirurgien ne peut la diagnostiquer qu'à l'aide de la sonde.

La rétention incomplète ou stagnation d'urine s'observe surtout chez les vieillards atteints d'hypertrophie de la prostate : ainsi rien n'est plus ordinaire que de rencontrer des vieillards qui, depuis un certain nombre d'années, éprouvent quelques désordres du côté des voies urinaires, désordres d'ailleurs si légers qu'ils appellent à peine leur attention, ce sont des envies d'uriner un peu plus fréquentes, surtout pendant la nuit, une difficulté peut-être un peu plus grande ; cependant comme ils rendent chaque jour une quantité d'urine très-satisfaisante et cela sans efforts particuliers, qu'ils ne souffrent

(1) La mort peut être produite soit par une rupture de la vessie, soit par des accidents urémiques.

(2) L'urine enfermée dans la vessie a forcé l'obstacle qui s'opposait à la sortie, le trop-plein déborde et la rupture de la vessie se trouve prévenue.

pas de la vessie ils sont bien éloignés de se croire atteints d'une maladie des organes génito-urinaires.

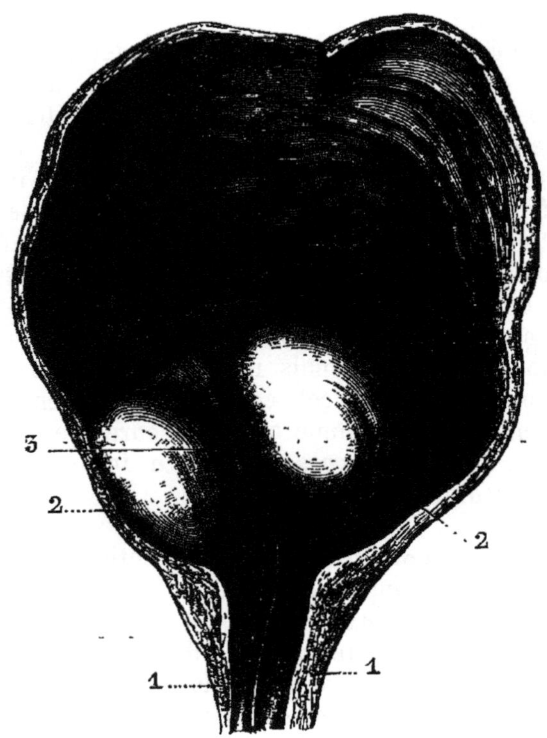

FIG. 53. — Exemple d'hypertrophie de la prostate déterminant plutôt une stagnation d'urine qu'une rétention complète.

1, 1. Section pratiquée sur la portion membraneuse de l'urèthre.—2, 2. Lobes hypertrophiés de la prostate ; l'hypertrophie du lobe gauche beaucoup plus marquée que celle du lobe droit a déterminé une déviation du canal.

Ils peuvent vivre de longues années dans cette ignorance. Chez plusieurs d'entre eux la lésion ne fait pas de progrès et ils sont emportés par une maladie quelconque, étrangère aux voies urinaires sans que personne ait soupçonné l'existence de l'hypertrophie de la prostate, mais dans d'autres cas, souvent à l'occasion d'un excès, d'une fatigue, d'une excitation vénérienne, d'un refroidissement, etc., ils sont pris brusquement d'une impossibilité complète d'uriner, ou bien ils s'affaiblissent graduellement, souffrent des voies digestives, d'un malaise général, d'une fièvre subcontinue; cependant ils urinent comme par le passé et le véritable point de départ de ces désordres peut très-facilement passer inaperçu.

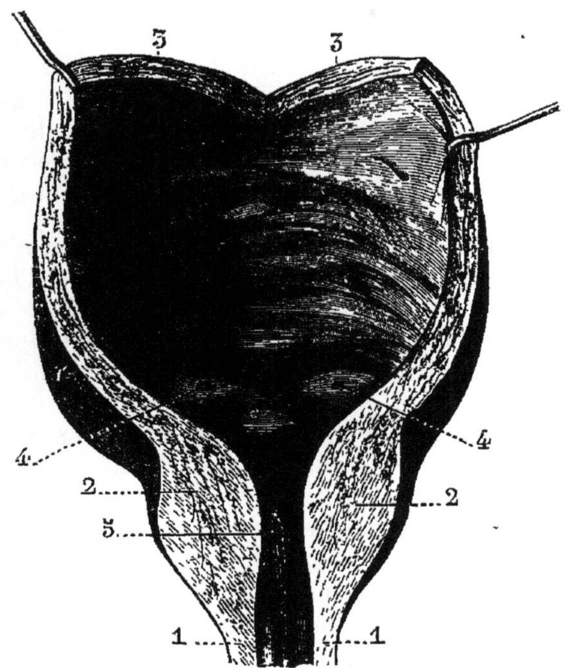

FIG. 54.—Exemple d'hypertrophie de la prostate et d'hypertrophie consécutive des parois de la vessie.

1, 1. Section de la portion membraneuse de l'urèthre. — 2, 2. Lobes de la prostate régulièrement hypertrophiée. — 3, 3. Parois vésicales hypertrophiées. — 4, 4. Orifices des uretères. — 5. Verumontanum.

Lorsque la rétention devient complète, le diagnostic de l'hypertrophie prostatique s'impose; mais lorsque le malade souffre d'un malaise général mal défini ou qu'il est atteint d'une incontinence d'urine, le diagnostic réclame des connaissances spéciales; si alors, l'attention du chirurgien se trouve appelée sur la possibilité d'une rétention d'urine, qu'il dise au malade d'uriner et qu'il le sonde aussitôt après, quel sera l'étonnement du patient qui ne se doutait pas de cette affection ou qui même se plaignait d'uriner trop souvent et involontairement, lorsqu'il verra la sonde donner issue à une quantité d'urine souvent énorme !

On conçoit toute l'importance de ce diagnostic, car convenablement traitée cette stagnation d'urine pourra s'amender, peut-être même céder. En tous cas il sera possible d'en pallier les dangers et d'en réduire les conséquences à une simple infirmité, tandis que méconnue elle eût entraîné l'hypertrophie et l'atonie de la vessie, le catarrhe vésical etc., désordres plus ou moins rapidement mortels.

B. Rétention d'urine chez la femme. — La rétention d'urine est bien plus rare chez la femme que chez l'homme, cela tient d'une part à la *brièveté et à la dilatabilité du canal de l'urèthre* qui ne permet pas la production des rétrécissements blennorrhagiques et d'une autre part à l'*absence de la prostate*.

Les rétentions d'urine que l'on observe chez la femme sont presque toujours le résultat d'une *compression* exercée sur le canal de l'urèthre par des *tumeurs* nées dans l'utérus (cancer, myomes, grossesses, déviation de l'utérus, tamponnement du vagin); beaucoup plus rarement par des *polypes* ou *végétations* formés dans le canal de l'urèthre, ou par des *cicatrices* résultant de chancres développés au niveau du méat, etc...

C. Rétentions d'urine par causes exceptionnelles. — Sous ce titre nous réunissons les rétentions d'urine qui ne se rencontrent que rarement et dont les causes sont tantôt immédiatement appréciables soit parce qu'elles sont accessibles à la vue, soit par exclusion, tantôt ne peuvent qu'être soupçonnées ou même passent complétement inaperçues. Dans ce groupe se rangent les rétentions d'urine par *imperforation du méat, phimosis, paraphimosis, valvules vésicales, entozoaires, hydatides, valvules du col vesical*, etc., etc.

Pronostic. — La rétention d'urine est toujours un accident grave, mais dont le pronostic présente cependant de grandes différences : 1° suivant la difficulté plus ou moins grande de la faire cesser immédiatement; 2° suivant le plus ou moins d'incurabilité de la lésion qui l'engendre. Citons quelques exemples :

Une rétention d'urine liée à un *rétrécissement de l'urèthre* est souvent grave d'une façon immédiate, car le canal très-étroit peut être longtemps inaccessible aux bougies et surtout aux sondes les plus fines, or le danger est pressant et l'évacuation de l'urine accumulée dans la vessie pourra nécessiter une ou plusieurs ponctions, ou bien le canal se rompra en arrière du point coarcté et il se fera une *infiltration d'urine* et des *fistules urinaires*. Mais, d'une autre part, si vous parvenez à introduire une bougie, vous pourrez pratiquer l'uréthrotomie interne et guérir le malade.

Une rétention d'urine liée à une *hypertrophie de la prostate*, même dans les cas où cette rétention est complète, n'est pas bien grave pour le malade qui a sous la main les secours de la chirurgie, car il est d'ordinaire très-facile de vider la vessie avec une sonde d'un gros calibre en caoutchouc ou en gomme, mais, d'une autre part, son pronostic devient sérieux, par cette considération que le malade devra peut-être, pour le reste de sa vie, avoir recours aux sondes, etc.

La rétention d'urine par le fait du tamponnement du vagin, de la présence d'un calcul, d'une grossesse, n'est pas aussi grave que celle qui dépend d'une tumeur utérine inopérable, etc.

DIAGNOSTIC. — Il doit répondre à deux questions, il faut :

A. Reconnaître l'existence de la rétention d'urine.

B. En déterminer la cause.

A. **Reconnaître la rétention d'urine**. — La rétention d'urine peut se présenter sous trois formes très-distinctes.

Premier cas. — Le malade ne peut expulser une seule goutte d'urine.

Deuxième cas. — Le malade urine involontairement, c'est-à-dire est atteint d'incontinence par regorgement.

Troisième cas. — Le malade urine à volonté une quantité d'urine tantôt très-faible, tantôt aussi grande que dans l'état de santé.

Premier cas. — Lorsque *le malade ne peut expulser une seule goutte d'urine*, le diagnostic s'impose, on voit se dérouler tous les accidents qui résultent de l'accumulation de l'urine dans la vessie, envies d'uriner, formation d'une tumeur ovoïde, etc. Tout au plus faut-il faire le diagnostic entre la rétention d'urine et l'*anurie*, c'est-à-dire le défaut de sécrétion de l'urine ou sa rétention dans les uretères; dans ce cas sondez le malade et pour plus de certitude encore, si votre cathétérisme ne donne pas d'urine, poussez une injection dans la vessie, si l'injection ressort pure, vous pouvez être certain que la vessie est vide et que le malade est atteint d'anurie.

Deuxième cas. — Lorsque *le malade est atteint d'incontinence d'urine*, le diagnostic doit être fait à l'aide de la sonde, or le chirurgien n'aura l'idée d'en faire usage et par conséquent n'arrivera à faire ce diagnostic que s'il est bien pénétré de cette vérité, à savoir : *un écoulement involontaire d'urine indique habituellement la rétention et non l'incontinence*.

Lors donc que vous voyez un malade (surtout un homme âgé de plus de cinquante ans) se plaindre d'uriner involontairement, faites-le uriner devant vous et lorsqu'il aura fait ses efforts dans ce but (que ces efforts soient ou non suivis d'expulsion d'urine) sondez-le : à sa stupéfaction, vous donnerez issue à une certaine quantité d'urine, vous aurez fait ainsi non-seulement le diagnostic de la rétention, mais encore celui du degré de cette rétention.

Troisième cas. — Le malade urine à volonté une quantité d'urine qui paraît normale; même dans ce cas votre attention peut être appelée sur l'existence d'une rétention; si votre patient âgé de plus de cinquante ans, éprouve quelques symptômes d'hypertrophie prostatique, tels que envies fréquentes d'uriner, surtout pendant la nuit, soulagement moins complet après la miction, sensation de poids, de plénitude vers le périnée et le rectum, ou encore s'il est pris d'accès fébriles, si ses urines sont troubles, dans ces différents cas (toujours après avoir fait uriner le malade), sondez-le, vous constaterez qu'il reste dans sa vessie une certaine quantité d'urine dont elle ne peut se débarrasser (1)

B. La rétention d'urine reconnue, il s'agit d'en **déterminer la cause**. Cette partie du diagnostic est peut-être plus facile que la première, tant il est encore fréquent de voir la rétention d'urine méconnue.

Nous allons passer en revue les causes les plus ordinaires des rétentions d'urine.

Chez les gens atteints de paraplégie, d'hémiplégie, la rétention d'urine se rapporte aussi naturellement que la paralysie des membres à *la lésion médullaire ou cérébrale*.

Si une femme nerveuse est atteinte de rétention d'urine, vous diagnostiquez une *paralysie hystérique de la vessie*, cette paralysie est du même ordre que ces paralysies partielles si fréquentes chez les hystériques, ses allures capricieuses démontrent son indépendance absolue de toute altération organique soit des voies urinaires, soit des centres nerveux.

Chez une femme atteinte d'une *tumeur utérine* (myome, cancer, grossesse) ou chez laquelle on a pratiqué le *tamponnement du vagin*, la rétention d'urine se rattache si naturellement à la compression exercée par la tumeur sur le canal de l'urèthre, qu'on ne saurait lui donner d'autre interprétation.

Si une femme atteinte de *cystocèle vaginale* (2) est prise de rétention d'urine, vous en trouvez la cause dans la déviation de l'urèthre entraîné par la vessie ; en effet pressez la tumeur, l'urine jaillit par le méat, réduisez le cystocèle,

____

(1) Trousseau a signalé ces cas rares mais si intéressants *d'anasarques* se rattachant à des rétentions d'urine méconnues par ce fait que le malade urinait librement ; grâce au cathétérisme, l'hydropisie disparaissait en peu de jours.

(2) Tumeur molle, élastique, faisant saillie entre les lèvres de la vulve et formée par la vessie qui déprime la paroi antérieure du vagin. Pour les détails, voy. *Pathologie chirurgicale*, t. II, p. 300.

la miction se fait librement (1). Il suffit d'un examen direct ou aidé de la sonde pour constater le rétrécissement du méat par une cicatrice, l'oblitération du canal par un polype ou par un corps étranger; d'ailleurs ces causes de rétention d'urine sont si rares que nous ne les citons que pour mémoire.

De même, chez l'homme, le plus simple examen permet de reconnaître une *ligature du canal*, ou sa *compression* par une tumeur, par un épanchement, par un os fracturé; s'il s'agit d'un *abcès de la prostate*, cet abcès, presque toujours consécutif à la blennorrhagie, s'accompagne de douleurs très-caractéristiques.

Un individu qui, pour un motif quelconque, est *resté longtemps sans uriner*, peut être pris d'une rétention d'urine parce que la tunique musculaire de la vessie a perdu momentanément sa contractilité.

La rétention d'urine par *calcul de la vessie ou de la prostate* peut être rapportée à sa véritable cause lorsqu'il s'agit d'un individu que l'on sait être atteint de la pierre, mais le diagnostic ne se fera qu'avec la sonde métallique qui, arrivée au niveau du calcul, donnera la sensation spéciale et qui tantôt le refoulera dans la vessie, et aussitôt l'urine jaillira par la sonde, ou bien si le calcul est fortement enclavé dans le canal, la sonde se trouvera arrêtée et il faudra procéder à l'extraction du calcul.

Toutes les causes de rétention d'urine que nous venons de passer en revue sont rares et cependant d'un diagnostic facile, nous arrivons aux rétentions d'urine les plus ordinaires à celles qui se rattachent au rétrécissement de l'urèthre et à l'hypertrophie de la prostate.

Rétention d'urine par rétrécissement de l'urèthre. — Voici un homme, en général âgé de trente à quarante-cinq ans, qui a eu une ou plusieurs blennorrhagies de longue durée ou encore (circonstance. bien plus rare) qui par suite d'un traumatisme a eu l'urèthre déchiré.

(1) Chez l'homme le cystocèle inguinal est fort rare, et c'est toujours par la déviation du canal de l'urèthre que s'explique la rétention d'urine qui peut survenir dans ce cas.

Cet homme a remarqué depuis longtemps qu'il urinait avec une difficulté croissante, le jet de l'urine devenait de plus en plus fin, étroit, tortillé, disposé en arrosoir, puis, sans cause appréciable ou plutôt à l'occasion d'une fatigue, d'une excitation vénérienne, d'un excès de boisson, etc., il est pris d'une rétention d'urine.

Averti par le récit de ces antécédents, vous songez à un rétrécissement du canal et, en effet, vous constatez directement son existence, car non-seulement une sonde d'un calibre ordinaire se trouve arrêtée dans un point du canal plus ou moins éloigné du méat (souvent au niveau de la région membraneuse), mais encore les bougies les plus fines ne passent pas ou du moins s'engagent difficilement à travers un étroit défilé qui les pince et s'oppose à leur progression. — Voilà une *rétention d'urine par rétrécissement de l'urèthre.*

La rétention peut survenir dans le cours même d'une blennorrhagie aiguë et alors que les altérations organiques n'ont pas eu le temps de se produire, la rétention se rattache à l'obstruction du canal par le gonflement de la muqueuse enflammée. Le seul fait que la rétention d'urine est survenue dans le cours d'une blennorrhagie aiguë vous indique sa nature, ne cherchez pas à pratiquer le cathétérisme, vous ne réussiriez probablement pas à pénétrer dans la vessie et vous causeriez d'horribles souffrances au patient, mettez-le dans un bain, appliquez des sangsues, donnez du bromure de potassium, etc.

La rétention par spasme est bien plus rare, mais souvent l'élément spasmodique s'associe au gonflement inflammatoire et contribue à produire la rétention.

Rétention par hypertrophie de la prostate. — Voici un homme âgé de plus de cinquante ans qui, jusqu'alors, n'a pas souffert des voies urinaires et cependant il remarque qu'il urine avec une certaine difficulté, que le jet tombe sans force, bien qu'il conserve son calibre, que les envies se répètent à de courts intervalles surtout pendant la nuit, que la miction ne le soulage pas, ou bien il est brusquement atteint de rétention d'urine à l'occasion d'un refroi_

dissement, d'un excès, d'une fièvre ou sans cause appréciable, cette rétention est complète.

Ou encore le malade est atteint d'une incontinence d'urine.

Cet ensemble de circonstances, surtout l'absence de blennorrhagies antérieures, de la diminution graduelle et de la
déformation du jet de l'urine, doit vous faire soupçonner
l'existence d'une hypertrophie de la prostate ; pour la constater prenez une grosse sonde en gomme ou en caoutchouc
(calibre 18 ou 20 de la filière Charrière), vous l'enfoncez sans
difficulté jusque dans la vessie (1), cela vous suffit pour diagnostiquer une rétention d'urine par hypertrophie de la
prostate.

Vous pouvez confirmer et compléter votre diagnostic
par l'examen de la prostate pratiqué par le toucher rectal
et par le cathétérisme avec la sonde coudée, mais cette
précision est sans utilité pratique.

TRAITEMENT. — Le traitement de la rétention d'urine
présente deux indications, il faut :

A. Évacuer l'urine qui se trouve dans la vessie.

B. Combattre la cause de la rétention.

A. **Évacuer l'urine qui se trouve dans la vessie.** —
Cette première indication est pressante, surtout si la rétention est complète, absolue, et que le malade n'urine pas
par regorgement, car des accidents mortels ne tardent pas
à se produire si l'on n'évacue pas l'urine.

Or, les moyens propres à amener cette évacuation varient
suivant la cause de la rétention.

Premier cas. — La rétention est-elle produite par une
hypertrophie de la prostate, vous pouvez presque toujours
pénétrer dans la vessie avec une sonde d'un bon calibre,
soit en caoutchouc, soit en gomme (2).

---

(1) Peut-être éprouverez-vous profondément, c'est-à-dire au niveau de la
région prostatique, une certaine résistance, vous remarquerez aussi que le
canal présente une longueur anormale.

(2) Les sondes métalliques doivent être complétement abandonnées, car
d'une part leur introduction est, dans le cas d'hypertrophie de la prostate,
bien plus difficile que celle des sondes en caoutchouc ou en gomme qui, au
lieu d'attaquer l'obstacle, l'évitent, se glissent à côté de lui et ne sauraient
occasionner ces fausses routes qui, encore de nos jours, sont fréquentes.

D'une autre part, un individu dont la prostate amène une rétention

Deuxième cas. — La rétention est-elle produite par un *rétrécissement de l'urèthre*, il est bien plus malaisé d'évacuer l'urine, dans ces cas il faut s'armer de patience et chercher à faire pénétrer une bougie filiforme, souvent le succès récompense votre persévérance ; dès que vous avez introduit la bougie, laissez-la en place, le malade urinera à côté d'elle, ou bien l'urine sortira lorsque vous retirerez la bougie.

Si l'introduction de la bougie était impossible et que le cas ne fût pas pressant, vous pourrez plonger le malade dans un bain tiède, lui administrer un lavement laudanisé, lui faire prendre quelques grammes de bromure de potassium, appliquer même des ventouses ou des sangsues sur le périnée ; ces moyens peuvent diminuer le gonflement de la muqueuse, calmer l'élément spasmodique et permettre l'évacuation de l'urine (1). C'est exclusivement à cet ordre de moyens sédatifs qu'il convient de recourir lorsque la rétention d'urine s'est produite dans le cours d'une blennorrhagie aiguë, c'est dans ce cas surtout qu'ils sont suivis de bons résultats, car l'obstruction du canal est surtout produite par le gonflement de la muqueuse et le spasme.

Les rétentions qui ne dépendent ni des rétrécissements de l'urèthre ni des hypertrophies de la prostate sont plus rares, mais leurs indications sont très-nettes. — S'agit-il, par exemple, d'une *compression du canal par une tumeur* quelconque, si cette tumeur est opérable ou réductible, c'est à elle qu'il faut s'adresser ; est-elle inopérable, de deux choses l'une : ou bien la compression du canal ne s'oppose pas à la pénétration de la sonde, et alors vous devez, par le cathétérisme répété aussi souvent qu'il est besoin, prévenir

d'urine devra tôt ou tard faire un usage plus ou moins fréquent de la sonde, il y a donc tout intérêt à se servir d'une sonde dont il pourra se servir lui-même. Telle est la règle, mais il faut savoir que dans certains cas difficiles et surtout si le malade a une fausse route, les sondes à courbures spéciales (de Gely, de Mercier) peuvent pénétrer dans la vessie si on a soin de faire suivre constamment à leur bec la paroi supérieure du canal.

(1) Rappelons que lorsque la rétention d'urine se produit à l'occasion d'un rétrécissement de l'urèthre, elle ne dépend pas seulement du rétrécissement, mais aussi du spasme du canal et de l'atonie vésicale qui doivent être combattues par des moyens spéciaux.

les dangers de la stagnation d'urine dans la vessie; mais si la sonde ne peut traverser le canal, il faut recourir à la ponction de la vessie (voyez plus loin).

C'est ici que doit se placer une **remarque importante** : les vieillards atteints d'hypertrophie de la prostate, dont la vessie a depuis longtemps perdu l'habitude de se vider complétement, éprouvent parfois, après les sondages qui évacuent tout le liquide contenu dans la vessie, des troubles divers, parfois extrêmement graves : ce sont tantôt des *hématuries* plus ou moins abondantes, parfois mortelles (1); tantôt des *phénomènes fébriles* qui peuvent se présenter sous deux formes, soit sous la forme d'*accès intermittents*, soit sous celle d'une *fièvre hectique* avec affaiblissement général, le malade tombe graduellement dans le marasme et succombe dans un état d'adynamie et de stupeur que l'on a parfois désigné sous le nom d'*état typhoïde*.

Les accès intermittents peuvent être attribués au cathétérisme; quant à la fièvre hectique et au marasme, on ne peut guère les rattacher qu'à la décomposition de l'urine dans la vessie et à la résorption de ses principes toxiques.

Dès que vous observez l'un ou l'autre de ces accidents, il faut vous hâter de les combattre à l'aide de moyens qui peuvent se grouper sous trois chefs :

1° *Ne pas vider complétement la vessie à chaque cathétérisme.*

2° *Pratiquer des injections vésicales* destinées soit à modérer l'écoulement de sang, soit à prévenir la décomposition de l'urine (injections de solutions au nitrate d'argent, au goudron, au salicylate de soude, à l'acide phénique, etc.).

3° *Tonifier l'organisme* pour le rendre moins accessible à l'action des principes toxiques (ce but est atteint par l'administration du sulfate de quinine et par un régime fortifiant).

Ponction de la vessie. — Lorsque l'urèthre est imperméable aux sondes du plus petit calibre où, lorsqu'il existe une hypertrophie de la prostate infranchissable aux sondes

(1) On peut les expliquer par la congestion de la muqueuse vésicale et la rupture de ses vaisseaux se produisant au moment où la pression à laquelle Is étaient depuis longtemps habitués vient à être brusquement supprimée.

de toute forme et que la rétention est complète, absolue, sans incontinence par regorgement, il faut évacuer l'urine en pratiquant la ponction de la vessie.

Les *appareils aspirateurs* rendent dans ce cas d'immenses services; grâce à eux, vous pouvez sans le moindre danger pratiquer au-dessus du pubis une ponction capillaire, évacuer l'urine contenue dans la vessie et éloigner le péril; souvent, pendant les heures de répit que vous donnera cette évacuation qui peut, sans grands inconvénients, être répétée plusieurs fois (1), souvent, dis-je, vous pouvez arriver à la vessie par ses voies naturelles.

Ces ponctions avec l'appareil aspirateur sont tellement préférables à toutes les autres, que nous croyons inutile de décrire les anciens procédés de ponction avec le simple trocart, l'établissement de sondes à demeure par ces orifices artificiels. Nous ne parlerons pas davantage des divers motifs pour lesquels ces ponctions étaient pratiquées, soit par l'hypogastre (ce qui a toujours été la règle), soit par le périnée, le rectum, le vagin, la symphyse pubienne, etc....

Deuxième indication. — Combattre la cause de la rétention. — Cette deuxième indication sera remplie à l'aide de procédés naturellement aussi variés que le sont les causes de la rétention.

Si cette rétention se rattache à un *rétrécissement de l'urèthre*, il faut procéder soit à la dilatation progressive de la partie du canal rétréci, soit, si cette dilatation ne réussit pas ou est contre-indiquée (2), inciser le rétrécissement par l'uréthrotomie interne.

Si la rétention se rattache à une *hypertrophie de la prostate*, plusieurs cas peuvent se présenter :

Premier cas. — La rétention est complète, cependant l'hypertrophie est peu accentuée, la glande n'a augmenté de volume que par le fait d'un état congestif passager; dans ce cas il suffit parfois de pratiquer le cathétérisme et de diminuer, par des moyens appropriés, la turgescence de

---

(1) Je l'ai, avec le plus grand avantage répété jusqu'à quatre fois dans les vingt-quatre heures.

(2) Difficulté d'introduction des bougies, accès fébriles après le cathétérisme, spasmes, défaut d'élasticité du canal qui résiste à la dilatation, etc.

la prostate pour que le malade soit pendant de longues années à l'abri de nouveaux accidents (1).

Deuxième cas. — La rétention est complète et elle survient chez un homme dont la prostate est hypertrophiée d'une façon définitive (c'est-à-dire n'est pas susceptible de se réduire par la disparition de l'état congestif); il y a lieu de craindre que cet homme ne soit pour toujours condamné à l'usage de la sonde.

Vous devez donc faire son éducation à cet égard, elle ne sera ni longue, ni difficile, grâce à la merveilleuse souplesse des sondes en caoutchouc qui s'approprient si facilement aux flexuosités du canal; dans le cas où la sonde en caoutchouc ne pourrait pénétrer, il faudrait recourir aux sondes de gomme (calibre 18 à 20 de la filière Charrière); essayez successivement les sondes à bouts arrondis, à bouts olivaires, à béquilles, et arrêtez-vous à celle dont l'introduction est le plus aisée (2). Vous apprendrez au malade à noter la longueur de la sonde qui fait saillie au dehors de l'urèthre, car il est inutile qu'il l'enfonce davantage; en général, il doit, pour se sonder, se tenir debout, le dos appuyé contre le mur, avec un vase placé sur une chaise au devant de lui.

Vous devez également déterminer le nombre des cathétérismes à pratiquer dans les vingt-quatre heures; en principe, il y a avantage à les éloigner le plus possible les uns des autres, malheureusement les envies d'uriner sont parfois si impérieuses et l'obstacle si rebelle que le malade recourt trop souvent à la sonde.

Les rétentions incomplètes et les rétentions complètes avec regorgement donnent lieu aux mêmes indications, mais dans ces cas le chirurgien est plus libre pour indiquer le moment où le cathétérisme doit être pratiqué, etc.

---

(1) Bien que souvent chez lui l'exonération de la vessie ne soit pas complète.

(2) Je blâme absolument l'emploi de la sonde métallique. Non-seulement entre les mains des médecins elle a fait bien des fausses routes, mais le malade atteint d'hypertrophie de la prostate, et c'est le seul qui ait besoin de faire un usage habituel de la sonde, arrivera toujours à se sonder avec une sonde en caoutchouc ou en gomme et on ne saurait sans danger lui confier une sonde métallique.

Le traitement de l'hypertrophie de la prostate en elle-même ne saurait nous occuper ici (voy. ma *Path. chirurgicale*, t. II, p. 421).

INCONTINENCE D'URINE

On donne le nom d'*incontinence d'urine* à l'écoulement involontaire de l'urine par le canal de l'urèthre (1).

DIVISION. — L'incontinence d'urine se présente dans trois ordres de circonstances très-distinctes les unes des autres.

Première variété. — **Incontinence vraie.** — L'urine s'écoule involontairement au dehors, goutte à goutte et au fur et à mesure qu'elle arrive dans la vessie, le sphincter relâché ne lui oppose aucune résistance. Si vous sondez le malade vous ne trouvez pas une goutte d'urine dans sa vessie.

Deuxième variété. — **Incontinence par regorgement.** — L'urine s'écoule involontairement au dehors, goutte à goutte, mais la vessie est pleine, le sphincter a conservé toute sa force, mais sa limite de résistance est vaincu par l'urine accumulée dans la vessie; si vous sondez le malade vous donnez issue à une énorme quantité d'urine.

Troisième variété. — **Incontinence nocturne d'urine.** — L'urine s'accumule en quantité plus ou moins grande dans la vessie, mais pendant le sommeil elle est évacuée involontairement; cette évacuation involontaire survient sans cause appréciable et sans que le malade éprouve le besoin d'uriner d'une façon assez vive pour que son sommeil soit interrompu (2).

---

(1) Cette définition exclut de notre sujet les écoulements d'urine qui accompagnent les fistules vésicales. Lorsque la vessie est perforée, l'urine qui lui arrive incessamment par les uretères s'écoule aussi d'une façon constante et involontaire comme si le sphincter n'existait pas.

(2) Ainsi dans les deux premières variétés l'urine s'écoule presque constamment et goutte à goutte; dans la dernière, son émission, également involontaire, n'a lieu que d'une manière intermittente, sous forme de jet et pendant la nuit.

L'étude de l'incontinence d'urine doit se diviser en trois parties : sa pathogénie, son diagnostic, ses indications thérapeutiques.

PATHOGÉNIE. — **Incontinence vraie.** — Dans ce cas le sphincter a perdu sa contractilité, ou bien il est des obstacles qui gênent mécaniquement ses contractions, de telle sorte que la vessie a perdu ses qualités de réservoir (1).

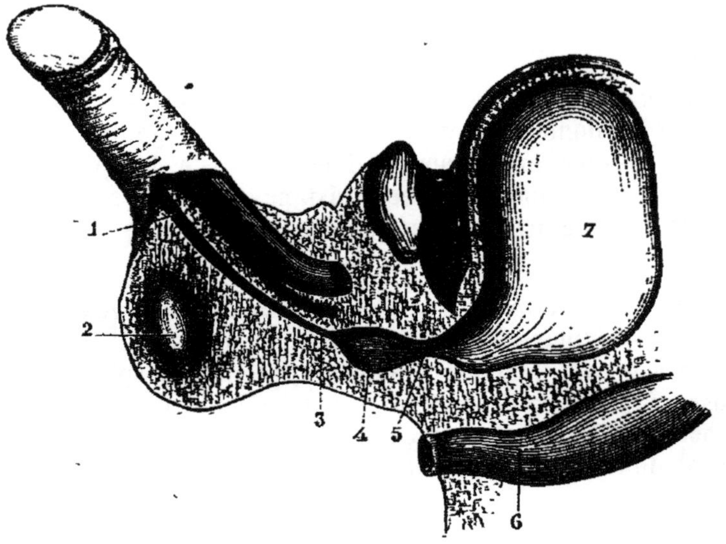

FIG. 55. — Incontinence d'urine par rétrécissement du canal et dilatation du col de la vessie.

1. Canal de l'urèthre, rétréci au niveau de la portion membraneuse (3) et dilatée derrière ce point, c'est-à-dire au niveau de la région prostatique (4). — 2. Testicule. — 3. Portion rétrécie du canal. — 4. Dilatation du canal en arrière du point rétréci. — 5. Sphincter vésical dilaté et ne retenant plus l'urine. — 6. Rectum. — 7. Vessie.

Ces incontinences s'observent dans deux circonstances différentes : 1° lorsqu'il existe un *trouble dans l'innervation du sphincter vésical*, ainsi que cela a lieu dans les

(1) On pourrait en quelque sorte la comparer à un vase dont le robinet de sortie ne peut se fermer et reste toujours ouvert.

lésions de la moelle, de l'encéphale, chez les hystériques, etc. ; 2° lorsque, par le fait d'*un obstacle mécanique, le sphincter ne peut se fermer;* ces cas sont certainement rares, cependant une lésion organique du col de la vessie, un calcul enclavé dans sa cavité, certaines formes d'hypertrophie de la prostate peuvent la produire (1); on l'a même observé dans quelques cas de rétrécissements de l'urèthre ; la portion du canal située derrière le point rétréci se dilate progressivement, cette dilatation peut arriver jusqu'au col et le forcer.

B. Incontinence par regorgement. — Dans ce cas le sphincter a conservé sa contractilité, mais l'urine ne peut s'écouler par suite d'un obstacle (qui est ordinairement une hypertrophie de la prostate), ou d'une atonie de la poche vésicale, elle s'accumule dans la vessie et une lutte s'établit entre la pression excentrique de l'urine (qui va sans cesse en augmentant par l'afflux incessant de l'urine) et la résistance des parois vésicales ; les parois résistent, mais le sphincter est forcé, l'urine s'échappe au dehors *par regorgement,* jusqu'à ce que la pression intra-vésicale devienne, grâce à cette évacuation, inférieure à la tonicité du sphincter.

Or, comme l'urine arrive sans cesse dans la vessie, son écoulement se fait goutte à goutte, d'une façon continue, tout en laissant la vessie pleine, le surplus seul s'évacue.

L'incontinence par regorgement s'observe dans un grand nombre d'*hypertrophies de la prostate et dans certaines paralysies d'origine nerveuse* (2).

(1) A. Mercier dit avoir observé quatre individus atteints d'incontinence vraie, sans rétention, et chez lesquels il constata à l'autopsie une augmentation uniforme du volume de la prostate, disposée de telle sorte que le lobe moyen venait s'engager à la façon d'un coin, entre les lobes latéraux et maintenait ouvert le col de la vessie, qui ne pouvait ainsi retenir l'urine. Thompson n'a guère observé que deux ou trois faits pareils, il insiste au contraire sur cette loi en vertu de laquelle les incontinences liées à l'hypertrophie de la prostate sont des incontinences par regorgement.

(2) Faut-il ajouter que l'incontinence par regorgement ne saurait se produire dans le cas où le col et le canal de l'urèthre sont obstrués d'une façon complète, ainsi que cela a lieu dans certains rétrécissements ou compressions du canal.

C. **Incontinence nocturne d'urine.** — Cette variété d'incontinence ne se rencontre guère que chez les enfants et elle survient presque toujours durant leur sommeil, bien qu'elle ait été observée dans la veille. L'urine s'accumule dans la vessie, mais son évacuation a lieu sans que le besoin d'uriner se fasse sentir (1).

La pathogénie de cette variété d'incontinence nous échappe, Trousseau la considère comme une névrose, Mondière comme une atonie spéciale aux organes génitaux et tout à fait indépendante de l'état général, car il l'a observée aussi souvent chez des enfants vigoureux que chez des enfants lymphatiques et débiles.

DIAGNOSTIC. — Rien n'est plus facile que de reconnaître l'existence d'une incontinence d'urine et la variété à laquelle elle appartient ; pour déterminer la variété il faut sonder le malade; si la vessie ne renferme pas d'urine, il s'agit d'une incontinence vraie ; si elle en renferme, il s'agit d'une incontinence par regorgement ; dans l'incontinence nocturne, on remarque que, presque chaque matin, le lit de l'enfant est mouillé.

Le seul point qui nécessite quelques développements est celui qui a trait à la recherche des causes de l'incontinence.

Il est rare d'ailleurs que cette recherche présente de sérieuses difficultés; souvent même les renseignements fournis par le malade sur son état et sur les diverses phases de sa maladie vous mettent sur la voie d'un diagnostic que vous confirmerez à l'aide de la sonde, car rappelez-vous qu'il est une règle à laquelle vous devez toujours obéir, c'est de *sonder ou d'essayer de sonder tout individu atteint d'incontinence d'urine* (2).

(1) Il ne faut pas la confondre avec ces mictions qui surviennent parfois durant le sommeil chez des personnes qui croient dans leur rêve qu'elles accomplissent cet acte dans un vase de nuit, contre un mur, etc.; ici il n'y a pas à proprement parler incontinence, le malade éprouve le besoin d'uriner et il le satisfait, il se trompe seulement sur la situation dans laquelle il se trouve.

- (2) Vous ne pouvez guère vous en abstenir que chez les enfants atteints d'incontinence nocturne d'urine.

Nous nous bornerons à signaler les cas les plus fréquents.

Incontinence nocturne d'urine. — A son réveil l'enfant est mouillé, cet accident se reproduit chez l'un toutes les nuits, chez un autre à des intervalles plus ou moins éloignés ; prévenez les parents qu'il s'agit d'un état maladif, contre lequel les corrections seraient pour le moins inutiles.

S'il s'agit d'un malade atteint d'un *rétrécissement de l'urèthre*, la sonde ordinaire se trouve arrêtée au niveau du point rétréci et vous démontre ainsi l'existence du rétrécissement qu'avait dû vous faire présager l'évolution du mal ; vous êtes en droit d'attribuer l'incontinence à *la dilatation du col vésical* et du segment de l'urèthre situé en arrière du point rétréci (1).

Si vous pénétrez dans la vessie avez une sonde ordinaire et si vous évacuez une certaine quantité d'urine (souvent une quantité énorme) vous avez tout lieu de croire à une *hypertrophie de la prostate ;* cette première supposition devient une quasi certitude si votre malade a plus de cinquante ans, s'il n'est atteint ni de paraplégie, ni d'hémiplégie : il est à peine besoin de confirmer absolument ce diagnostic par l'examen du volume de la prostate reconnu par le toucher rectal et le cathétérisme avec la sonde à-béquille.

. Si votre sonde a rencontré un *calcul enclavé dans le col* ou la région prostatique, le diagnostic se trouve fait, pratiquez l'extraction du calcul ou refoulez-le dans la vessie, l'incontinence cessera.

L'incontinence d'urine survenant dans le cours ou la convalescence d'une *fièvre grave*, ou chez un individu atteint de *paraplégie*, se rattache très-nettement à la parésie de la vessie. Sondez le malade : si vous ne trouvez pas d'urine dans sa vessie, l'incontinence est vraie, la paralysie frappe le sphincter vésical ; si votre sonde évacue une certaine

---

(1) Le véritable orifice de la vessie ne se trouve plus alors au niveau du col, mais au niveau du point rétréci qui laisse suinter l'urine goutte à goutte ; cependant ce cas se présente rarement. — Dans d'autres cas le sphincter vésical conserve sa tonicité, mais il se forme entre lui et le point rétréci une grande dilatation, véritable poche dans laquelle s'accumule l'urine pendant la miction, puis lorsque le malade a fini d'uriner, le liquide qui s'est accumulé dans cette poche s'écoule goutte à goutte, mais il n'y a pas là d'incontinence, c'est un phénomène dont l'urèthre est le siége.

quantité d'urine, l'incontinence a lieu par regorgement, la paralysie frappe le corps même de la vessie (1).

Chez une femme nerveuse, vous diagnostiquez une *paralysie hystérique de la vessie*, si du moins la sonde ne vous a révélé l'existence d'aucune lésion, s'il existe d'autres paralysies isolées, etc.

TRAITEMENT. — *L'incontinence par regorgement* n'étant que l'expression d'une rétention d'urine portée à ses dernières limites, ses indications sont celles de la rétention d'urine : nous n'y reviendrons pas.

L'incontinence nocturne d'urine constitue une infirmité pénible qui disparaît souvent d'elle-même à l'époque de la puberté, mais qui peut persister bien plus longtemps ; souvent, d'ailleurs, elle se trouve améliorée ou guérie par le traitement.

Les moyens thérapeutiques auxquels on a eu recours pour la combattre sont bien nombreux, ce qui prouve qu'aucun d'eux ne possède une efficacité absolue ; on s'est adressé à presque tous les agents capables de modifier la contractilité et la sensibilité des organes urinaires : bains froids, aromatiques, lotions froides, vésicatoires, moxas, sur l'hypogastre et le périnée, introduction plus ou moins répétée d'une sonde dans la vessie de façon à irriter légèrement le col vésical, application de l'électricité, cantharides à la dose de 15 milligrammes par jour, etc.

Chacun de ces moyens compte un certain nombre de succès ; mais il est deux médicaments auxquels on a recours de préférence, ce sont la *noix vomique* et l'*extrait de belladone* (2).

---

(1) Les filets nerveux qui président aux contractions de la tunique musculaire de la vessie et à celles du sphincter vésical sont certainement très-distincts puisqu'ils commandent à des actes opposés ; toutefois la lumière n'est pas complétement faite sur ce sujet, et il est difficile de savoir pourquoi dans tel cas de lésion médullaire la paralysie porte sur le sphincter, dans tel autre sur le corps même de la vessie.

(2) Mondière prescrivait 40 centigrammes d'extrait de noix vomique et 4 grammes d'oxyde noir de fer pour 24 pilules, à prendre *une* de ces pilules chaque jour, en prolonger l'usage quelque temps après la cessation de l'incontinence.

Trousseau, qui a surtout préconisé l'usage de la belladone, en prescrit d'abord un centigramme d'extrait par jour, puis il augmente graduellement la dose, jusqu'à 8, 10 et même 15 centigrammes dans la journée. Lorsque l'incontinence a disparu depuis un certain temps, il diminue progressivement la dose, mais ne cesse l'administration de la belladone qu'après l'avoir employée pendant plusieurs mois; cette ténacité prévient les récidives (1).

L'incontinence vraie ne présente pas d'indications spéciales lorsqu'elle se rattache à une lésion des centres nerveux, qu'elle survient dans le cours d'une fièvre grave; peut-être si l'état général du malade le permet, pourrait-on recourir avec avantage aux excitants de la vessie (lotions froides, noix vomique, strychnine, etc.).

Ténesme vésical.

On donne ce nom à un besoin impérieux, presque incessant d'uriner, avec émission chaque fois d'une très-faible quantité d'urine. Le ténesme vésical, comparable au ténesme rectal, est symptomatique d'une inflammation ou d'une irritation de la muqueuse vésicale et surtout de la muqueuse du col de la vessie (1).

Il faudrait donc, pour signaler toutes les circonstances dans lesquelles s'observe le ténesme vésical, passer en revue toutes les causes de cystite, toutes les conditions capables d'irriter le col vésical. Citons les principales :

Le ténesme vésical s'observe : 1° dans la *cystite blennorrhagique;* il acquiert dans ce cas une intensité toute particulière et détermine même, à la fin de la miction, l'expulsion de quelques gouttes de sang, que l'on doit attribuer à la

(1) Faut-il ajouter qu'en attendant la guérison de l'incontinence on peut en pallier les inconvénients par l'usage d'un urinoir adapté à la verge, ou d'un lien circulaire convenablement placé.

(2) Ainsi irritée, cette muqueuse se trouve trop vivement impressionnée par le contact de la plus faible quantité d'urine et elle envoie au sphincter des ordres de contraction, dont la répétition et l'énergie finissent par déterminer des spasmes très-douloureux de ce muscle.

compression de la muqueuse enflammée, par le spasme du sphincter.

2° Dans les cas de *calculs vésicaux* par suite de l'irritation constante que provoque la présence du calcul.

3° Dans certains cas d'*hypertrophie de la prostate*, lorsque cette hypertrophie a déterminé une rétention d'urine, un catarrhe vésical, etc.

4° Dans certaines *lésions de la moelle* (scléroses diverses) probablement par l'excitation morbide des filets nerveux qui se rendent au col de la vessie.

Le ténesme vésical indique donc une excitation de la vessie, mais il ne donne aucun renseignement sur la cause de cette excitation.

B. — TROUBLES DANS LES QUALITÉS PHYSIQUES ET CHIMIQUES
DE L'URINE.

1° Altérations quantitatives et qualitatives.

Quantité d'urine. — La quantité d'urine, que nous avons évaluée en moyenne à 1200 grammes dans les vingt-quatre heures, peut sous diverses influences morbides être augmentée ou diminuée.

Augmentation. — Lorsque la quantité d'urine est considérable et très-supérieure à la moyenne physiologique, vous devez en premier lieu déterminer sa densité ; si cette densité est faible, les principes essentiels de l'urine ne sont pas éliminés en trop grande quantité, l'eau seule est augmentée ; c'est la *polyurie simple;* si, au contraire, cette densité est forte, les principes essentiels de l'urine (urée et matières azotées) sont rendues en trop grande quantité ou bien il y a élimination de principes anormaux (glycose, albumine) ; c'est la *polyurie avec azoturie.*

Polyurie simple. — La quantité d'urine s'élève à 5, 10, 15 litres dans les vingt-quatre heures ; cette urine est claire, transparente, sa densité est faible, elle est souvent désignée sous le nom d'urine nerveuse.

La polyurie simple s'observe : 1° Dans l'*hystérie;* on sait

que les accès nerveux se terminent souvent par l'émission
d'une abondante quantité d'urine claire et limpide, il en est
de même à la suite de violentes émotions, d'attaques d'épilepsie, etc. ; 2° à la suite d'*excès d'alcool* ; 3° à l'occasion
d'*un refroidissement subit* produit soit par l'ingestion de
boissons froides, soit par l'action du froid sur le corps couvert de sueur.

Polyurie avec azoturie. — La quantité d'urine est tout
aussi considérable que dans le premier cas; mais cette urine
est foncée, sa densité est élevée, car elle renferme beaucoup
d'urée et de matières extractives.

On peut l'observer chez des sujets affaiblis, mais elle est
surtout fréquente chez les *diabétiques*, et plus encore chez
les albuminuriques.

Diminution. — La quantité d'urine peut s'abaisser
au-dessous de la moyenne physiologique, soit en raison
d'une déviation dans le cours naturel des liquides excrémentitiels, comme cela a lieu chez les gens atteints de
sueurs, de diarrhée, de vomissements, soit dans certains
états morbides, tels que les *états fébriles* et les *hydropisies* (1).

Aspect et couleur. — Il est une foule de cas dans lesquels les urines perdent leur limpidité et leur couleur jaunâtre et deviennent épaisses, nuageuses, troubles, foncées,
rougeâtres, blanchâtres, etc. Ces changements d'aspect et
de couleur se rattachent : 1° Soit à un *accroissement des
oxydations* et par suite à une prédominance de l'urée et des
urates; c'est ce que l'on observe surtout dans la *fièvre* où
l'urine est rougeâtre.

2° Soit à la *présence de matières colorantes* telles que
pigments biliaires et hémoglobine, c'est ainsi que dans
l'*ictère* l'urine, renfermant les éléments de la bile qui ne
peuvent suivre leur voie naturelle, prend une teinte acajou et donne un dépôt abondant ; de même le sang lui

(1) On peut remarquer que la quantité d'urine diminue dans les cas d'*occlusion intestinale*, sa diminution est surtout très-appréciable lorsque l'obstacle siège très-haut.

donne une teinte rouge plus ou moins accentuée suivant la quantité de sang (voy. hématurie).

3° Soit au *mélange de pus et de mucus;* dans ce cas les urines sont troubles, blanchâtres et ressemblent à une purée plus ou moins épaisse. Cet état des urines indique un *catarrhe de la vessie*, dont il reste à déterminer le point de départ, car le catarrhe vésical n'est pour ainsi dire jamais idiopathique.

Au contraire, les urines dites *nerveuses*, c'est-à-dire survenant à la fin d'une attaque d'hystérie, d'épilepsie, etc. sont claires et limpides comme de l'eau, car elles renferment très-peu d'urée et d'urates (1).

Odeur. — L'urine présente une odeur spéciale et que chacun connaît, elle est désignée sous le nom d'odeur d'urineuse. Cette odeur persiste tant que l'urine conserve son acidité, mais lorsqu'elle devient *ammoniacale* par la décomposition de l'urée, son odeur devient de plus en plus fétide. Elle présente cette fétidité au moment même de son émission, ou du moins peu de temps après, chez les gens atteints de *catarrhe de la vessie*, car chez eux la décomposition de l'urine se fait dans la vessie elle-même.

Son odeur naturelle est affaiblie dans les *polyuries* simples; elle est exaltée dans les *états fébriles*, dans le *rhumatisme*, etc., elle prend une odeur de souris dans certaines *fièvres graves* et surtout dans l'*infection purulente*.

Plusieurs substances lui donnent une odeur spéciale; ainsi les *asperges* la rendent fétide, l'essence de *térébenthine*, au contraire, lui communique une odeur des violettes.

Densité. — Nous avons vu que la densité des urines

(1) La couleur de l'urine peut être modifiée par certains aliments ou médicaments pris par l'estomac ; ainsi la garance, le bois de Campêche, etc., lui donnent une couleur rouge assez foncée, l'indigo la colore en bleu, la rhubarbe en jaune, le fer en noir, etc. Gubler a spécialement étudié la matière colorante de l'urine et les modifications qu'elle présente dans diverses maladies ; il a remarqué que, traitée par l'acide nitrique, cette coloration passait par les nuances les plus diverses, depuis le rose clair jusqu'au violet foncé et au bleu ; cette coloration bleue qu'il obtint d'abord dans l'urine des cholériques (à la période algide) se rencontre dans la plupart des affections graves, surtout dans celles qui intéressent le tube digestif.

est, en moyenne, de 1017. Le pèse-urine dont on se sert ordinairement est gradué de façon à ce que, dans une urine ayant cette densité, il s'enfonce jusqu'au point où est marqué son zéro (1). Or, *cette densité s'abaisse lorsque l'urine est pauvre en sels et en urée*, ainsi que cela a lieu lorsque la quantité d'eau est très-grande, c'est-à-dire dans la polyurie simple : dans ce cas la densité peut tomber à 1000 ou 1002.

Cette *densité s'élève lorsque l'urine est riche en sels ou en urée*, qu'elle est épaisse, comme cela a lieu chez les gens qui font bonne chère, qui urinent peu, chez les fébricitants et surtout lorsqu'elle tient en suspension de la *glycose*. Aussi l'urine des diabétiques, bien qu'en général très-limpide, est fort remarquable par sa densité élevée, qui peut atteindre 1030 et même 1050.

Réaction de l'urine. — L'*urine normale est acide;* elle peut, sous l'influence de l'ingestion de substances alcalines ou de certains aliments, présenter une réaction alcaline, mais cette réaction est alors accidentelle et passagère. Au contraire, dans *le catarrhe vésical l'urine est presque constamment alcaline* (2).

Urée et urates. — Nous avons dit que dans l'état de santé un homme adulte rend en moyenne 25 à 30 grammes d'urée dans les vingt-quatre heures, que cette quantité s'élève sous l'influence d'une alimentation fortement azotée, d'un violent travail musculaire et qu'elle s'abaisse dans les conditions opposées.

Divers états pathologiques peuvent augmenter ou dimi-

---

(1) Il faut autant que possible que l'urine examinée soit à la température de 15 degrés.

(2) Cette alcalinité est due à la transformation de l'urée en carbonate d'ammoniaque, transformation qui s'opère sous l'influence d'un ferment (Pasteur). Cette transformation s'effectue très-rapidement au contact du muco-pus ou d'une urine déjà altérée, et c'est pour cela que l'urine présente une réaction alcaline chez les gens atteints de catarrhe vésical, puisque au fur et à mesure qu'elle arrive dans la vessie elle y trouve du muco-pus et de l'urine altérée, d'où le précepte de laver la cavité vésicale avec des substances antiseptiques.

nuer la quantité d'urée éliminée dans les vingt-quatre heures.

Augmentation. — La fièvre, quelle qu'en soit la cause, augmente toujours la quantité d'urée dans l'urine ; ainsi, malgré la diète, cette quantité s'élève à 35, 40, 50 grammes ; la quantité d'acide urique peut être doublée et portée à 1 gramme par jour (au lieu de 0^{gr},50, qui est la moyenne physiologique). Ce fait est tellement constant, que l'augmentation d'urée et d'acide urique dans les urines doit être regardée comme un des phénomènes nécessaires de la fièvre (1).

L'augmentation de l'urée est un phénomène fréquent dans le *diabète sucré*, du moins dans une période avancée de cette maladie, et c'est un phénomène qui doit être recherché avec soin, car il a une valeur pronostique considérable; il indique, en effet, que la glycosurie n'est pas simplement amylacée; c'est-à-dire que la perversion nutritive ne porte pas seulement sur les aliments féculents, mais qu'elle est *azotée*, c'est-à-dire que le malade brûle avec trop d'énergie non-seulement les matériaux azotés qu'il absorbe en excès (boulimie), mais encore ses propres tissus ; aussi l'excès d'urée dans l'urine des diabétiques coïncide-t-elle presque constamment avec une maigreur qui fait d'incessants progrès jusqu'à ce que la consomption en résulte.

La diminution de l'urée s'observe dans toutes les maladies qui ralentissent la nutrition, c'est-à-dire qui diminuent l'activité des échanges nutritifs ; ces maladies sont fort nombreuses et, pour ne citer que les principales, nous signalerons : 1° l'anémie et un grand nombre de maladies des organes respiratoires et du cœur ; 2° les cachexies ; 3° le choléra ; 4° l'urémie.

(1) On sait, en effet, que la fièvre est une exagération des combustions organiques et que l'urée et les urates sont les résidus de cette combustion ; la combustion augmentant, il est naturel de voir ses produits augmenter dans la même proportion. Chez certains malades atteints de fièvre, l'urine ne renferme que fort peu d'urée, mais en revanche elle contient des quantités considérables de matières extractives ; ce fait prouve une *combustion hâtive et incomplète* des tissus (Chalvet, Gubler).

1° *Anémie, maladies du poumon et du cœur.* — On sait que les poumons sont les organes qui président à la révivification du sang et que les globules rouges sont les agents vecteurs de l'oxygène; par conséquent, si l'oxygénation du sang diminue (ainsi que cela s'observe dans les anémies), il en résulte fatalement une diminution dans l'activité des phénomènes de combustion ou de nutrition et, par suite, une diminution proportionnelle dans les résidus de cette nutrition, c'est-à-dire dans la quantité d'urée et d'urates contenus dans l'urine.

La diminution de l'urée est donc un phénomène naturel dans ces diverses maladies; elle peut descendre jusqu'à 20, 15, 10, 5 grammes par jour (1).

Pour les mêmes raisons, l'urée diminue dans les *cachexies;* elle diminue aussi dans le *choléra* (période algide, elle augmente au contraire dans la période de réaction); elle diminue encore dans le *scorbut* qui restreint les combustions organiques et s'accompagne d'aglobulie, et dans la *maladie bronzée* (d'Addison).

L'urémie est un état morbide secondaire résultant de l'insuffisance de la dépuration urinaire, c'est-à-dire que, les principes excrémentitiels et surtout l'urée et les urates n'étant plus éliminés en quantité suffisante, il en résulte un état général convulsif ou comateux qui se termine habituellement par la mort et que l'on a attribué à un empoisonnement par le défaut d'élimination des principes contenus dans le sang. (Pour les détails, voy. *Path. méd.*, 2ᵉ éd., Urémie.)

Acide urique et urates. — Nous avons vu que la quantité moyenne de l'acide urique et des urates pouvait être évaluée à 1ᵍʳ,50 dans les vingt-quatre heures et que, même à l'état physiologique, cette quantité était sujette à de nombreuses variations, augmentant par l'emploi de

____

(1) Lorsque le malade est atteint d'hydropisie, ainsi que cela a si fréquemment lieu dans les maladies du cœur et dans les anémies, la quantité d'urée contenue dans l'urine peut augmenter, car le liquide de l'hydropisie renfermant de l'urée est éliminé par les reins.

substances excitantes (gibier, café, etc.), diminuant au contraire sous l'influence d'un régime végétal.

A l'état pathologique, leur quantité se trouve accrue ou diminuée à peu près dans les mêmes circonstances que l'urée, cependant avec des différences qu'il importe de noter : ainsi, dans tous les états fébriles, quel que soit leur point de départ, l'élimination de l'acide urique et des urates est augmentée, c'est aussi ce qui a lieu pour l'urée. Par contre, dans la phthisie, les maladies du cœur, l'emphysème pulmonaire, en un mot dans un grand nombre de cas où l'hématose se fait mal, l'acide urique et les urates sont augmentés et cependant l'urée est diminuée.

La quantité de ces sels diminue dans les états chroniques non fébriles qui déterminent un état anémique.

Dans *la goutte*, il y a un grand intérêt à connaître la quantité d'acide urique et d'urates éliminés par l'urine et contenus dans le sang : or, dans la goutte chronique, la proportion d'acide urique *diminue dans l'urine*, elle tombe à $0^{gr},25$ par jour, et au contraire dans les accès de goutte cette quantité augmente au point de dépasser notablement la moyenne. Par contre, *le sang des goutteux contient toujours un excès d'acide urique*, qu'il faut attribuer soit à un excès de production, soit à un défaut d'élimination (Garrod, Charcot), puisque les urines en contiennent moins.

Chlorures. — Les urines renferment des chlorures de sodium et de potassium, ce dernier en si faible quantité qu'il nous suffit de le mentionner et de ne parler que du chlorure de sodium.

L'urine contient en moyenne 10 grammes de chlorure de sodium dans les vingt-quatre heures ; cette quantité s'accroît sous l'influence d'une nourriture salée.

A *l'état pathologique*, la quantité des chlorures *diminue dans tous les états fébriles*; cette diminution est surtout remarquable dans la pneumonie (1).

____

(1) Elle n'est pas seulement due au défaut d'alimentation, ainsi qu'on le dit; car alors même qu'on donne à ces malades des aliments salés, la quantité de chlorure rendu par les urines est très-diminuée.

Elle diminue également dans les *maladies chroniques*, ainsi que chez les gens atteints de diarrhée, de sueurs profuses, car, dans ces cas, ce sel trouve d'autres voies d'élimination, etc.

Phosphates. — L'urine contient des phosphates de soude, de chaux et de magnésie, ces phosphates proviennent de l'alimentation (les graines, la viande, les os renferment beaucoup de phosphates); en moyenne on trouve dans l'urine des vingt-quatre heures, 2 grammes d'acide phosphorique condensés avec de la soude, de la chaux et de la magnésie, c'est-à-dire à peu près 1 gramme de phosphore.

A *l'état pathologique*, la quantité des phosphates diminue dans la *phthisie*, ce qui justifie l'emploi des phosphates, aujourd'hui si en honneur dans le traitement de cette maladie; elle *augmente* au contraire dans certaines maladies du tissu osseux telles que *l'ostéomalacie et le rachitisme*, résultat bien naturel, puisque dans ces cas le squelette s'appauvrit de sels calcaires.

Sulfates. — L'urine contient des sulfates de soude et de potasse ; ces sulfates proviennent de l'alimentation (2); on trouve en moyenne, dans l'urine des vingt-quatre heures, 3 grammes d'acide sulfurique, soit 1 gramme de soufre ; cette quantité s'élève sous l'influence d'une alimentation riche en albumine, de l'usage des crucifères qui contiennent beaucoup de soufre, de l'administration des eaux sulfureuses, etc.

A *l'état pathologique*, elle suit à peu près les mêmes variations que l'urée; ainsi elle *augmente dans les états fébriles*, etc.

(1) On sait que le phosphore fut découvert dans l'urine.
(2) L'albumine, la caséine et la fibrine contiennent du soufre.

ALTÉRATION PAR ADDITION DE SUBSTANCES ÉTRANGÈRES.

On peut, par suite de diverses circonstances morbides, rencontrer dans l'urine des substances **organisées**, telles que : *sang, leucocytes, mucus, pus, matières glaireuses, cellules épithéliales, spermatozoïdes,* etc.

Sang. — Il n'est point rare d'observer des urines sanglantes ; nous avons consacré un chapitre spécial à leur étude (voy. Hématurie), et nous nous bornerons à indiquer ici les moyens propres à reconnaître la présence dans l'urine de quantités de sang même fort minimes.

Ces moyens sont au nombre de trois principaux : l'examen microscopique, l'analyse spectrale et des procédés chimiques (1).

Examen microscopique. — Lorsque l'urine renferme du sang, les globules rouges tombent au fond du vase en raison de leur grande pesanteur ; il suffit donc de soumettre à l'examen le dépôt qui se fait au fond du vase, les globules rouges sont aisément reconnaissables.

Analyse spectrale. — On sait que lorsqu'un faisceau de lumière blanche traverse un prisme, ce faisceau de lumière se décompose en sept couleurs que l'on peut recevoir sur un écran et qui sont disposées dans l'ordre suivant : violet, indigo, bleu, vert, jaune, orangé, rouge (cette énumération forme un vers alexandrin). Frauenhofer a fait remarquer que ces diverses couleurs étaient séparées par des bandes obscures très-étroites, désignées sous le nom de raies du spectre ; et, si l'on place au devant du prisme un tube renfermant une solution de matière colorante du sang de façon à ce que le faisceau de lumière le traverse avant de pénétrer dans le prisme, on obtient, dans certaines régions du spectre, particulièrement entre les raies, désignées sous le nom de D et E, de nouvelles zones obscures qui sont caractéristiques de l'hémoglobine et qui même, par leurs variétés de forme et de position, permettent de constater l'action de certains gaz toxiques, tels que

---

(1) L'urine qui contient habituellement du sang est rouge, coloration qui lui est donnée soit par les globules rouges intacts, soit lorsqu'ils ont été dissociés, ainsi que cela a lieu très-rapidement dans les urines ammoniacales, par leur matière colorante ou hémoglobine.

l'oxyde de carbone, le bioxyde d'azote, etc. Ce moyen d'investigation est extrêmement sensible, il permet de constater la présence de quantités infinitésimales de sang.

Procédé chimique. — On vient d'indiquer une réaction qui permettrait de reconnaître des traces de sang dans l'urine. On mélange quelques centimètres cubes de teinture de gaïac avec une quantité égale d'essence de térébenthine et on agite, puis on ajoute l'urine ; si elle ne renferme pas de sang, il se produit un précipité bleu verdâtre, tandis que le *précipité est d'un bleu intense si l'urine contient du sang.*

Mucus ; Pus ; Leucocytes. — Il convient de réunir dans une même étude ces trois éléments, car ils se rencontrent très-souvent ensemble et sont les expressions d'un même état morbide, c'est-à-dire d'une *inflammation plus. ou moins intense de la muqueuse qui tapisse les voies urinaires.* Les urines qui renferment ces principes se présentent sous des aspects divers : au point de vue clinique, on admet généralement la classification de Mercier qui les distingue en *urines muqueuses, puriformes, purulentes et glaireuses.*

Les *urines muqueuses* indiquent une inflammation trèslégère ; elles sont presque limpides au moment de leur émission, mais elles se troublent par le refroidissement et il se forme un *nuage* en général léger et de forme variable (1).

Les *urines puriformes, purulentes et glaireuses,* indiquent une aggravation dans l'état du malade, c'est-à-dire une inflammation beaucoup plus intense des voies urinaires ; l'urine renferme une quantité plus ou moins grande de pus et elle doit les divers aspects sous lesquels elle se présente, soit au mélange du pus avec le mucus, soit aux décompositions que l'urine altérée provoque dans le pus et dans le mucus. Lorsque l'urine est puriforme, elle forme un dépôt opaque jaunâtre qui gagne le fond du vase et dont la surface s'égalise au lieu de présenter les flocons qui surnagent à la surface d'un dépôt muqueux.

(1) Le mucus existe même dans les urines normales, mais en très-faible quantité ; lorsque ses proportions augmentent, il faut conclure à une suractivité inflammatoire de la muqueuse. L'élément essentiel du mucus est la *mucine,* substance azotée qui se coagule par l'alcool comme l'albumine, mais s'en distingue en ce qu'elle est précipitée par l'acide acétique, etc.

Pour constater la présence du pus, on filtre l'urine et on place sous le microscope une petite quantité du dépôt ainsi isolé, on y constate la présence de leucocytes aisément reconnaissables à leur dimension légèrement supérieure à celle des globules blancs (de 8 à 18μ), à leur forme arrondie, leur couleur bleuâtre, leur aspect jaune (1).

Les urines purulentes renferment toujours une certaine quantité d'albumine, mais si la proportion d'albumine était considérable, il y aurait lieu d'en rechercher le point de départ dans une lésion rénale. L'urine est souvent *glaireuse*, *visqueuse*, *gélatiniforme* (2); cet aspect tient à une action particulière qu'exerce l'ammoniaque sur le pus, or, on sait que sous l'influence du catarrhe vésical, l'urée se transforme en carbonate d'ammoniaque.

La nature purulente de l'urine étant reconnue, il est utile d'être fixé sur le point de départ de la suppuration. Provient-elle du canal de l'urèthre, le premier jet de liquide est seul purulent, car l'urine chassée par la vessie balaye au devant d'elle le pus accumulé dans l'urèthre. Si, au contraire, l'urine d'abord claire ne devient purulente qu'à la fin de la miction, il y a lieu de croire que le pus s'est accumulé dans la vessie et a gagné les parties déclives, de telle sorte que son expulsion est consécutive à celle de l'urine. Il est plus difficile de reconnaître si le pus provient de la vessie ou des reins (3).

Cellules épithéliales. — *Cylindres rénaux.* — On sait que tous les canaux parcourus par l'urine, depuis la capsule de Bowman, lieu de sa filtration, jusqu'au méat urinaire,

---

(1) On sait aujourd'hui que les globules purulents ne diffèrent pas des leucocytes.

(2) Remarquons qu'il suffit d'ajouter de l'ammoniaque à une urine puriforme et de remuer le mélange pour que cette urine devienne visqueuse et gélatiniforme, on a même conseillé ce procédé pour distinguer l'urine purulente de l'urine simplement muqueuse; cette dernière ne deviendrait pas gélatineuse par l'addition d'ammoniaque.

(3) Pour cela, Mercier conseille de laver la vessie avec la sonde à double courant et de recueillir l'urine qui arrive peu de temps après cette opération. Si elle est purulente il faut en conclure qu'elle a pour origine une lésion rénale; car on ne peut admettre que le pus se forme aussi rapidement dans la vessie.

sont tapissés par des cellules épithéliales, cellules qui, dans les parties profondes du rein, sont granuleuses, aplaties et se rapprochent de l'épithélium glandulaire, tandis que partout ailleurs elles présentent les caractères des épithéliums de revêtement, c'est-à-dire qu'elles sont pavimenteuses, prismatiques, sphériques, polyédriques dans le bassinet, l'uretère et la vessie, et franchement pavimenteuses dans l'urèthre.

Ces éléments anatomiques étant constamment en voie de rénovation, les urines en renferment toujours quelques-uns, sans qu'il y ait rien de pathologique dans ce fait; mais divers états morbides augmentent la quantité de ces éléments ou modifient leurs caractères; c'est ce que l'on observe surtout dans les diverses lésions rénales englobées sous le nom de mal de Bright et dans les empoisonnements par diverses substances, surtout par le phosphore, l'arsenic, la plupart des composés métalliques.

Les cellules modifiées s'agglutinent et sont généralement éliminées sous forme de *cylindres*, qui représentent parfaitement le tube urinifère dans lequel ils se sont moulés; de plus, la composition de ces cylindres fournit de précieux renseignements sur le degré auquel est arrivée la lésion rénale; ils peuvent présenter trois compositions différentes désignées sous les noms de cylindres épithéliaux, fibrineux et granulo-graisseux, hyalins et transparents. Ces derniers annoncent une altération rénale très-avancée.

1° Les *cylindres épithéliaux* sont formés par une agglomération de cellules épithéliales à peu près intactes; ils indiquent la prolifération de ces cellules et la desquamation des tubuli et ils se rattachent à une simple néphrite catarrhale.

2° Les *cylindres fibrineux* sont formés par de la fibrine coagulée unie à des globules blancs et des corpuscules lymphatiques.

3° Les *cylindres granulo-graisseux* doivent cet aspect à la dégénérescence granulo-graisseuse des cellules épithéliales.

Spermatozoïdes. — Nous renvoyons à l'article Sperma-

torrhée, tous les détails relatifs à la présence des spermatozoïdes dans l'urine.

L'urine peut encore, et le cas est fréquent, renfermer de
l'*albumine* et de la *glycose;* l'importance considérable que
présentent ces éléments mérite une étude détaillée.

Albuminurie.

L'albumine n'existe pas dans l'urine normale, sa présence
révèle donc un état pathologique, et on peut définir l'albuminurie un trouble de la sécrétion rénale caractérisée par
la présence de l'albumine dans l'urine.

L'étude de ce symptôme peut se diviser en trois parties :
A. *L'étude des moyens propres à révéler sa présence ;*
B. *Ses conditions pathogéniques;*
C. *Sa valeur diagnostique.*

A. **Moyens propres à révéler la présence de l'albumine dans l'urine.** — Ils consistent à traiter l'urine par la
chaleur et par l'*acide nitrique,* car ces agents font passer
l'albumine de l'état soluble à l'état insoluble.

Examen par la chaleur. — Une certaine quantité d'urine
étant introduite dans un tube à expérience, on chauffe ce
liquide dans la flamme d'une lampe à alcool; or, comme
l'albumine se coagule à une température de 80 degrés centigrades, on voit se former, un peu avant l'ébullition et au
niveau du point immédiatement chauffé, des *zones blanchâtres, laiteuses, opalescentes,* dues à la coagulation de
l'albumine (1).

Examen par l'acide nitrique. — L'acide nitrique possède
là propriété de coaguler l'albumine; de plus, son action
échappe à certaines causes d'erreurs que nous allons exposer
dans un instant : il y a donc avantage à s'en servir, ne
serait-ce que pour contrôler les résultats fournis par la
chaleur; il suffit d'en verser quelques gouttes le long des

____

(1) Gubler conseille, pour reconnaître des traces d'albumine, d'incliner le
tube et de ne chauffer que sa partie supérieure; si elle s'y trouve en quantité
considérable toute l'urine se trouble et prend un aspect caillboté.

parois du tube qui renferme l'urine en expérience, pour
voir l'albumine se déposer sous forme de flocons (1).

Causes d'erreurs par l'emploi de la chaleur. — Si l'urine
au lieu d'avoir son acidité naturelle possède une réaction
alcaline, l'action de la chaleur peut occasionner deux erreurs,
1° elle peut déterminer un précipité alors que l'urine ne
contient pas d'albumine; 2° elle peut ne pas en donner
bien que l'urine contienne de l'albumine. Dans le premier
cas le précipité est formé par des sous-carbonates de chaux
et de magnésie mis en liberté par le dépôt d'acide carbonique que chasse l'ébullition (ce fait n'est point rare dans
l'urine des convalescents). Dans le second cas, l'absence de
dépôt, malgré l'existence de l'albumine, tient à ce que l'albumine est très-soluble dans les alcalis.

 Dans les deux cas, l'addition de quelques gouttes d'acide
nitrique fait cesser l'erreur puisque, dans le premier cas
elle redissout le précipité qui n'est pas albumineux; dans
le second, elle acidifie l'urine et permet à l'albumine de se
déposer.

PATHOGÉNIE. — A l'état normal, l'albumine contenue
dans le sang ne passe pas dans l'urine, car son pouvoir de
filtration ou d'exosmose est très-faible (presque comparable
à celui de la gomme), trop faible pour que la pression à
laquelle est soumis le sang de l'artère rénale puisse déterminer sa transsudation.

Mais 1° si cette pression augmente, 2° ou bien si l'albumine éprouve des modifications moléculaires qui augmentent sa diffusibilité, 3° ou encore si le rein est altéré, on
conçoit que l'albumine puisse passer dans l'urine, et c'est,
en effet, ce qui a lieu.

Les conditions pathogéniques de l'albuminurie peuvent
donc se grouper sous trois chefs :

A. *Albuminurie par excès de pression dans la circulation rénale.*

____

(1) En réalité il se forme trois zones superposées : 1° un dépôt floconneux
d'acide urique; 2° un coagulum d'albumine ; 3° au fond du vase en contact
direct avec l'acide qui y est descendu en raison de sa densité une coloration rose, violette ou bleue due à l'action de l'acide nitrique sur la matière
colorante de l'urine (Gubler).

B. *Albuminurie par altération du sang.*
C. *Albuminurie par altération des reins.*

A. **Albuminurie par excès de pression dans la circulation rénale.** — Lorsque la pression du sang augmente dans les vaisseaux des reins, *l'albumine filtre en quelque sorte de vive force* à travers leurs parois et les urines deviennent albumineuses.

Cette augmentation de pression peut tenir à des causes locales ou générales ; les premières circonscrivent leur action sur la circulation rénale, elles sont assez rares, cependant c'est dans ce groupe que l'on doit ranger l'albuminurie qui survient parfois dans le cours de *la grossesse* et dans celui de certaines *tumeurs abdominales*. Dans ces cas il y a compression des veines rénales ou de la veine cave inférieure, gêne dans la circulation abdominale et par suite excès de pression dans l'artère rénale (1).

Les causes générales, c'est-à-dire celles qui augmentent la tension dans tout le système vasculaire, comprennent : 1° Les *maladies du cœur* qui, ainsi que nous l'avons vu, jettent le plus grand désordre dans toute la circulation et engendrent des hyperhémies viscérales. 2° Les *fièvres paludéennes* qui agissent de plusieurs façons, soit par cachexie, ainsi que nous le verrons dans un instant, soit, dans le stade de froid, par le reflux du sang de la périphérie vers les parties profondes, au point de déterminer une hyperhémie du rein (2). 3° Le *choléra* qui, par suite de l'énorme déperdition des liquides, ralentit la circulation et augmente la pression du sang dans les viscères (3). 4° Sous le nom d'*albuminurie nerveuse* on désigne l'albuminurie produite par un trouble dans l'innervation vaso-motrice du rein qui, pro-

(1) En réalité il est peu de femmes grosses dont les urines soient albumineuses, cependant la gêne circulatoire doit être toujours la même. Aussi Hardy et Behier pensent que, dans la grossesse il existe pour la production de l'albuminurie, d'autres conditions que la compression mécanique des vaisseaux de l'abdomen.

(2) Hyperhémie passagère, aussi l'albuminurie est-elle toute momentanée et limitée à la période de frisson.

(3) Souvent l'urine des cholériques contient outre l'albumine, des débris épithéliaux qui indiquent une altération des reins.

bablement par la dilatation paralytique des capillaires du rein, augmente la pression du sang dans leur cavité; c'est du moins ainsi que l'on explique la présence de l'albumine dans l'urine après la piqûre du plancher du quatrième ventricule, dans les commotions du bulbe, etc.

B. **Albuminurie par altération du sang**. — Dans maintes circonstances la présence de l'albumine dans l'urine ne peut être expliquée ni par un excès de pression dans la circulation rénale, ni par une altération du rein; elle peut être légitimement rapportée soit à un *excès d'albumine dans le sang*, soit à une *altération dans l'état moléculaire de cette albumine*, altération qui augmente sa diffusibilité.

En effet, injectez dans le système veineux général d'un animal dont les urines ne sont pas albumineuses une certaine quantité d'albumine liquide et ses urines deviennent albumineuses (Cl. Bernard). Usez d'une alimentation exclusivement albumineuse, vos urines deviendront albumineuses (fait contesté); chez les albuminuriques, l'albumine augmente après le repas (1).

D'une autre part, les urines deviennent parfois albumineuses chez les gens débilités, dont le sang est altéré, dont la nutrition souffre; cette albuminurie ne peut-elle être regardée comme une conséquence d'une modification dans l'état moléculaire de l'albumine dont la diffusibilité est augmentée? C'est ce que l'on observe parfois dans certaines *cachexies* (scrofule, rachitisme, atrophie musculaire); dans les *fièvres graves* (infection purulente, cachexie paludéenne, purpura, typhus, fièvre typhoïde, surtout scarlatine [2]); dans plusieurs *maladies de l'appareil respiratoire* (phthisie, bronchites, pneumonies [3]).

(1) Aussi Gubler a-t-il pu dire que « l'albuminurie indique toujours un excès relatif ou absolu d'albumine dans le sang »; nous sommes cependant loin d'accorder à cette théorie le caractère général que lui donne son auteur.

(2) Il est vrai que, dans ces derniers cas, il y a à la fois altération du sang et desquamation des tubes urinifères, l'albuminurie se trouve donc placée sous une double influence.

(3) Ici encore l'albuminurie se rapporte à diverses influences, à l'excès de pression résultant de la dyspnée, à l'altération du sang par accumulation d'acide carbonique, à l'élimination par les reins de l'exsudat fibrineux accumulé dans les vésicules pulmonaires (pneumonie), etc.

35

C. **Albuminurie par lésions rénales**. — Les lésions rénales, quelles qu'elles soient, ont pour effet de modifier les conditions normales de la sécrétion urinaire et par suite de déterminer le passage de l'albumine dans l'urine.

Nous citerons en premier lieu le *mal de Bright* (souvent même désigné sous le nom d'*albuminurie*). Quelle que soit la forme anatomique de cette maladie, l'urine renferme de l'albumine, souvent même en quantité considérable, jusqu'à 25 grammes par jour; chose remarquable, les urines peuvent cesser d'être albumineuses pendant deux ou trois jours, puis elles reprennent ce caractère, à moins cependant qu'arrivés à la période ultime de la maladie les deux reins ne soient atrophiés.

Dans les *néphrites*, suppurées ou non, traumatiques ou consécutives à un refroidissement, à l'élimination de pigment biliaire, de cantharides et de divers poisons, l'urine est souvent albumineuse, mais ce caractère est bien moins constant et bien moins important que dans le mal de Bright.

Il en est de même des albuminuries consécutives aux lésions du rein par des *graviers*, des *calculs*, des *tumeurs de diverse nature* (cancer, tubercule, acéphalocystes). La présence de l'albumine dans l'urine est encore là un phénomène secondaire, accidentel et sans importance séméiologique à côté des autres symptômes par lesquels se révèlent en général ces diverses lésions rénales.

C. **Séméiologie**. — La question qui domine toute l'étude séméiologique de l'albuminurie consiste à savoir si cette albuminurie est passagère, indépendante d'une altération rénale ou, au contraire, si elle est permanente, définitive et par conséquent liée à une altération organique du rein.

Dans le premier cas, la présence de l'albumine dans l'urine est un phénomène d'une importance secondaire; dans e deuxième cas, l'albuminurie a une signification des plus fâcheuses, puisqu'elle est l'indice du mal de Bright.

En présence d'un malade atteint d'albuminurie, il faut donc rechercher si son albuminurie est persistante ou temporaire; on y arrive par l'étude des *causes* et du *mode de début* de l'albuminurie, par les *caractères de l'urine*, par les *symptômes concomitants* et enfin par la *marche*.

1° *Causes.* — L'étude des causes de l'albuminurie présente une grande importance, car certaines causes produisent invariablement une albuminurie temporaire, tandis que d'autres engendrent presque toujours une albuminurie définitive.

Ainsi, l'albuminurie sera *passagère* si elle est survenue dans le cours d'une maladie aiguë (pneumonie, pleurésie, rhumatisme, fièvre typhoïde, etc.). Il n'y a guère d'exceptions que pour la scarlatine et le choléra, qui peuvent donner lieu à des albuminuries persistantes.

On peut espérer qu'il en sera de même lorsqu'elle succède à l'impression du froid, bien que, dans ce cas, la congestion rénale puisse persister; elle ne sera que temporaire dans la grossesse, etc.

L'albuminurie sera probablement *permanente* lorsqu'elle survient dans les intoxications chroniques (alcoolisme, syphilis), dans les cachexies, les maladies du cœur.

2° *Mode de début.* — Il ne fournit que peu de renseignements ; c'est seulement lorsqu'elle éclate avec des phénomènes fébriles et de vives douleurs rénales qu'elle est l'indice d'un mal de Bright aigu ; l'albuminurie qui s'établit sournoisement, sans fièvre, sans douleurs rénales, peut être aussi bien permanente que temporaire.

3° *Signes fournis par l'urine.* — Lorsqu'une urine albumineuse est pâle, décolorée, mousseuse, que sa densité est diminuée, que la proportion de l'urée, des urates et des chlorures est également diminuée, on peut affirmer qu'elle est excrétée par un rein atteint de mal de Bright, c'est-à-dire que l'albuminurie est persistante.

L'examen microscopique de l'urine a encore bien plus d'importance, il équivaut à la constatation directe de l'état des reins ; en effet, lorsque l'albuminurie est liée à un mal de Bright, on trouve dans l'urine de l'épithélium rénal désagrégé — des cylindres épithéliaux — des cylindres granulo-graisseux ou des cylindres hyalins, séreux, transparents, suivant le degré auquel est arrivé la lésion rénale ; les deux dernières variétés de cylindres indiquent une *lésion irréparable*.

L'absence de tout élément de ce genre dans une urine albumineuse est le signe le plus favorable, la présence de quelques cellules épithéliales isolées ne modifie guère le pronostic ; dans les deux cas il y a tout lieu de croire que l'*albuminurie sera passagère*. Enfin le pronostic reste douteux lorsque l'urine renferme des cylindres épithéliaux ; c'est là l'indice d'un travail d'irritation formatrice, irritation fréquente dans les albuminuries passagères, mais constante dans la forme aiguë du mal de Bright.

4° *Signes fournis par les symptômes concomitants.* — Il est deux symptômes dont la présence indique d'une façon presque certaine l'albuminurie persistante ou brightique, ce sont l'*œdème palpébral* et l'*amblyopie*.

Quant à l'anasarque, que l'on croyait jadis indissolublement liée à l'albuminurie, on sait aujourd'hui que ces deux accidents sont indépendants l'un de l'autre au point de vue de leur genèse ; ainsi donc dans la période d'acuité, l'hydropisie est sans valeur pour juger de la persistance probable de l'albuminurie.

5° *Marche.* — Il est à peine besoin de dire que si l'on a pu suivre le malade depuis un certain temps, on sait si son albuminurie est passagère ou permanente (1).

Pronostic. — On peut, avec Jaccoud, résumer ainsi le pronostic du symptôme albuminurie : — l'albuminurie passagère est un épiphénomène sans gravité ; — l'albuminurie aiguë est une détermination morbide toujours sérieuse ; — l'albuminurie persistante (non brightique) est une curiosité pathologique, encore inexpliquée ; — l'albuminurie brightique est le symptôme d'un mal trop souvent incurable.

Traitement. — L'albuminurie ne réclame point par elle-même de traitement spécial ; les indications thérapeu-

---

(1) Cependant on ne saurait oublier qu'il est des personnes dont l'urine peut rester albumineuse pendant de longues années sans que leur santé soit altérée ; mais ces cas sont tellement exceptionnels qu'ils ne sauraient modifier la règle qui porte à considérer l'albuminurie persistante comme synonyme du mal de Bright.

tiques sont fournies bien moins par le symptôme que par la maladie dont ce symptôme est une signification.

CONCRÉTIONS URINAIRES. — LITHIASE RÉNALE.

Sable. — Graviers. — Calculs et pierres.

Il peut se former dans les voies urinaires des concrétions salines qui, d'ordinaire, sont éliminées avec l'urine, mais qui, par exception, séjournent dans les conduits et réservoirs urinaires.

On peut établir à leur égard trois classifications basées : A, sur leur volume ; B, sur leur composition chimique ; C, sur leur pathogénie.

A. Classification établie d'après le volume. — Ces concrétions ont été désignées d'après leur volume sous les noms 1° de sable, 2° de graviers, 3° de calculs ou pierres.

1° Le *sable* n'a pas besoin d'être défini, il se présente sous l'aspect d'une poussière plus ou moins fine qui, surtout par le refroidissement, se dépose au fond du vase qui contient l'urine ou se concrète sur ses parois.

2° On donne le nom de *graviers* à toutes les concrétions qui peuvent être expulsées par les voies naturelles sans intervention chirurgicale.

3° Tandis que les *calculs et pierres* ne sauraient être spontanément éliminés.

· Bien que défectueuse, cette classification suffit à la clinique et elle est généralement acceptée.

La forme générale des graviers et calculs est subordonnée à leur lieu de formation et de séjour.

B. Classification basée sur la composition chimique.— Les concrétions urinaires présentent des compositions diverses ; elles sont formées : 1° d'*acide urique et d'urates* ; 2° de *phosphates* (en général ammoniaco-magnésiens) ; 3° d'*oxalates* ; 4° plus rarement de *cystine* ; 5° souvent la concrétion n'est pas exclusivement formée par un de ces sels, elle est

mixte, c'est-à-dire constituée par la réunion de plusieurs
d'entre eux.

1° *Concrétions d'acide urique et d'urates.* — Le sable
et les concrétions formées par l'acide urique et les urates

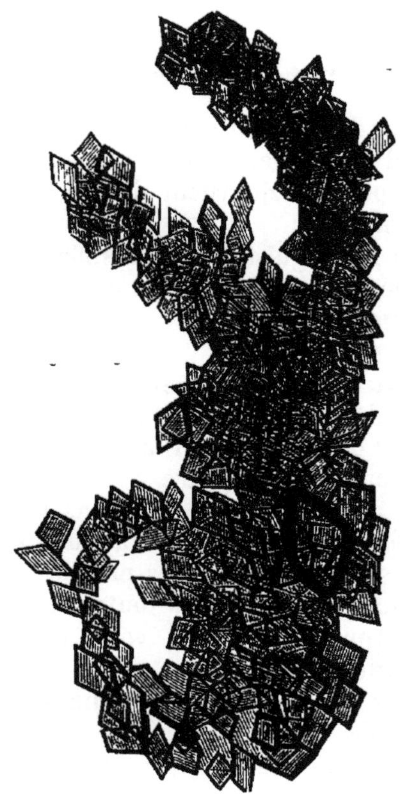

Fig. 56. — Acide urique (d'après Robin et Verdeil),

sont d'un rouge brun ou jaunâtre (*gravelle rouge*). Ils sont
formés soit par de l'acide urique presque pur, soit par des
urates d'ammoniaque, de soude, de chaux, de magnésie.

Le sable formé par l'acide urique et l'urate de soude se
présente au microscope sous l'aspect de grains très-petits
et amorphes qui se dissolvent dans l'eau bouillante ce qui
les distingue des phosphates terreux; tantôt ce sont des

lamelles rhomboédriques (acide urique); tantôt et lorsque
le sable est formé d'urate de soude, il constitue au fond du
vase un *dépôt rouge brique* composé de granulations amorphes ou de petites étoiles roses (1).

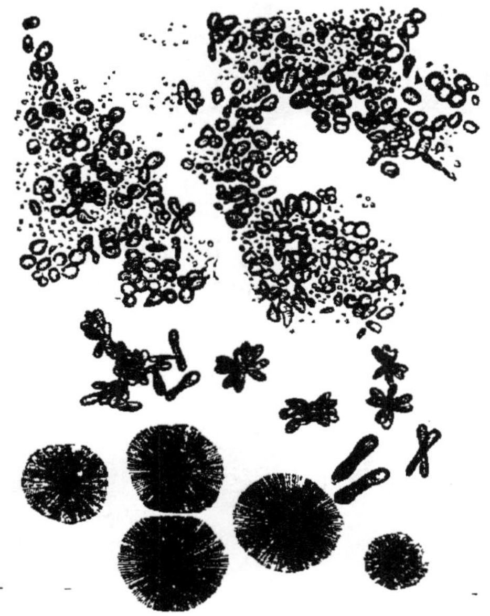

FIG. 57. — Urate de soude.

On peut encore trouver dans l'urine, de l'urate d'ammoniaque, mais pour cela il faut que l'urine soit alcaline; tàn-
dis que *l'acide urique et l'urate de soude ne se rencontrent
que dans une urine acide*. Les cristaux d'urate d'ammoniaque se présentent sous l'aspect de petites sphères toutes
hérissées d'aiguilles longues et pointues.

Les calculs d'acide urique et d'urates sont fréquents ; ils
présentent une couleur fauve ou rougeâtre, une consistance
moyenne, ils sont arrondis ou polyédriques, par une cas-
sure on voit qu'ils sont rayonnés ou concentriques.

(1) La coloration des urates est due à une substance colorante spéciale
désignée sous le nom d'acide rosacique. Si on plonge un fil dans une urine
chargée d'acide urique et d'urates, à laquelle on ajoute quelques gouttes
d'acide urique, on voit des cristaux de ce sel se former sur ce fil.

**2° *Concrétions phosphatiques*. — Le sable et les con-
.crétions formées par les phosphates présentent une couleur**

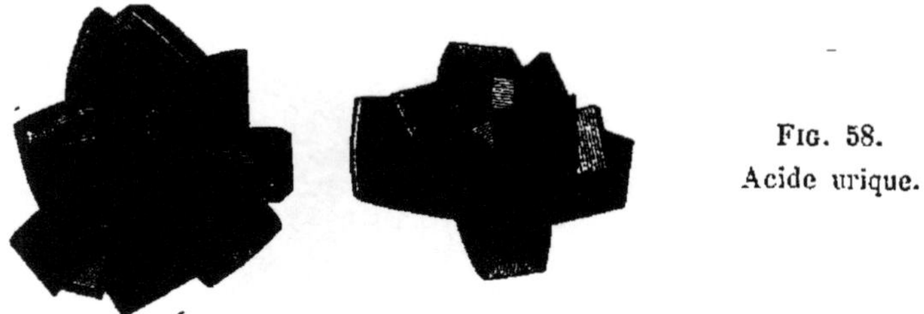

FIG. 58.
Acide urique.

blanchâtre (*gravelle blanche*), ils sont composés par des
phosphates de chaux, de magnésie, et par des phosphates
ammoniaco-magnésiens.

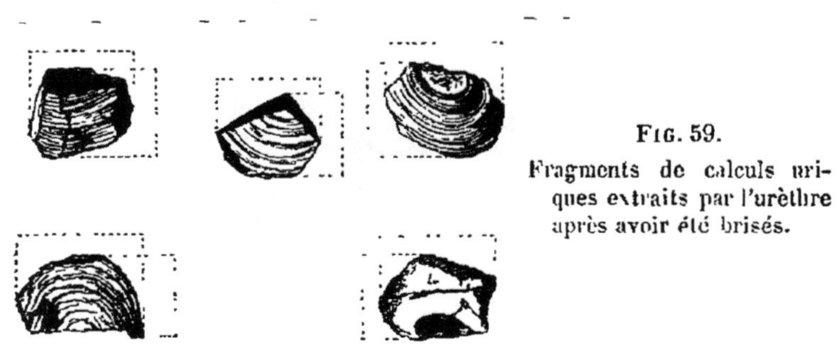

FIG. 59.
Fragments de calculs uri-
ques extraits par l'urèthre
après avoir été brisés.

*Ils ne peuvent se rencontrer que dans une urine alca-
line* (1) puisque les acides dissolvent les phosphates terreux. Les sédiments de phosphates de chaux ont souvent
l'aspect de flocons blancs transparents, à limites peu précises ; mais les phosphates ammoniaco-magnésiens sont au
contraire remarquables par leur netteté ; les sédiments qu'ils
forment dans les urines ammoniacales sont blanchâtres
et au microscope on voit qu'ils sont constitués par des
prismes à base rhomboïdale ayant la forme de pyramides
tronquées ; ils se dissolvent aisément dans les acides.

(1) On se rappelle que l'alcalinité de l'urine est due en général au carbonate d'ammoni-que formé par la décomposition de l'urée.

Les calculs phosphatiques sont blanchâtres, mous et friables; souvent ils présentent un noyau plus dur formé par de l'acide urique ou des urates; nous avons déjà vu que c'était ce gravier qui, irritant la vessie, en produisait le catarrhe, d'où décomposition ammoniacale de l'urine et dépôts de phosphates.

En somme, si les sédiments, graviers ou calculs se rencontrent avec une urine acide, ils sont en général rougeâtres et formés d'acide urique ou d'urate de soude. Si, au contraire, ils se rencontrent dans une urine alcaline, ils sont blanchâtres et formés de phosphates, surtout de phosphates

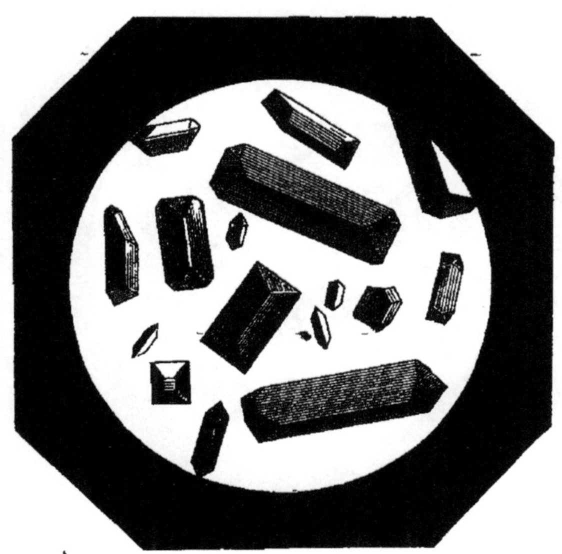

Fig. 60. — Cristaux de phosphates ammoniaco-magnésiens.

ammoniaco-magnésiens. On conçoit aussi que très-fréquemment un calcul d'acide urique ou d'urate de soude formé dans une urine acide altère la vessie, détermine la transformation alcaline de l'urine et provoque autour de lui un dépôt de phosphate ammoniaco-magnésien qui lui forme une sorte de coque.

3° *Concrétions d'oxalates.* — Ce sont les plus rares; on les rencontre surtout dans les urines des personnes qui ont

35.

fait usage des végétaux renfermant des oxalates (oseille, rhubarbe), cependant elles peuvent se former de toutes pièces dans l'organisme.

Généralement composées d'oxalate de chaux, elles forment soit un sédiment blanchâtre, soit des calculs qu'il est facile de reconnaître, d'abord à leur surface rugueuse et hérissée d'aspérités, puis à leur dureté excessive; ces concrétions résistent non-seulement à toute médication dissolvante, mais souvent aussi à l'action du lithotriteur et réclament la taille.

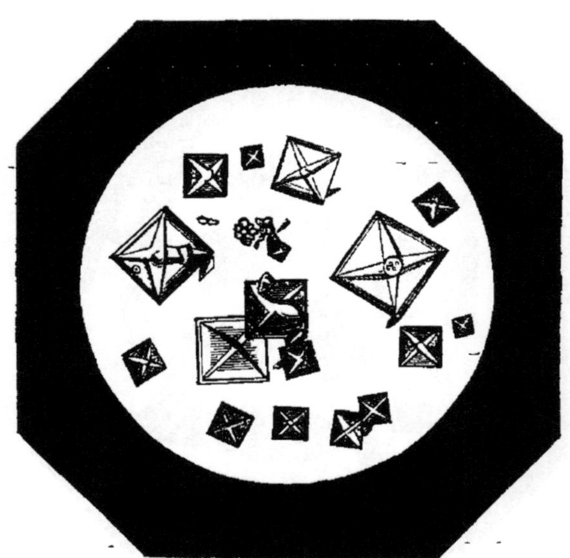

Fig. 61. — Cristaux d'oxalate de chaux.

Les cristaux d'oxalate de chaux sont très-reconnaissables à leur forme octaédrique, marqués d'une croix, formés de deux diagonales, ce qui les a fait comparer à une enveloppe de lettre (1).

4° *Concrétions de cystine.* — La cystine est fort rare et

(1) Ils se distinguent des cristaux de phosphates ammoniaco-magnésiens, dont ils ont à peu près la couleur, non-seulement par leur forme, mais aussi parce qu'ils ne se dissolvent pas dans l'acide acétique.

on ignore les causes de sa production ; elle peut former des sédiments ou des calculs jaunâtres, demi-transparents, assez mous ; elle est soluble dans l'ammoniaque.

5° *Concrétions mixtes*. — Nous avons déjà dit, dans le cours de cette description, qu'il est tout aussi fréquent de rencontrer des sédiments et surtout des calculs composés par la réunion de plusieurs sels, c'est-à-dire des calculs mixtes, que des calculs exclusivement composés par l'une d'elles.

C. **Classification basée sur la pathogénie**. — Au point de vue de leur mode de formation, les sédiments, graviers et calculs, doivent se diviser en deux groupes :

1er *groupe*. — Les uns sont *formés par des sels accumulés en quantité anormale dans l'organisme* par suite d'un désordre de la nutrition (ou de l'ingestion de certaines substances); ces sels se trouvent donc dans le sang. Ils sont simplement éliminés par les reins et de passage dans les voies urinaires : ce sont les *gravelles diathesiques* (Durand-Fardel). Elles coïncident avec une réaction acide de l'urine ; elles comprennent les sédiments ou graviers formés d'*acide urique* et *d'urates de soude ou de magnésie, oxalate de chaux* et de *cystine* (1).

2e *groupe*. — Les autres *se forment de toutes pièces dans les voies urinaires atteintes d'inflammation catarrhale ;* sous l'influence du muco-pus, l'urine s'altère, devient ammoniacale et laisse déposer des phosphates. Dans ce cas, l'urine est toujours alcaline, dans cette classe se rangent les graviers et calculs de *phosphates ammoniaco-magnésiens, de chaux et de magnésie.*

Souvent les calculs sont mixtes, c'est-à-dire formés à leur centre par une concrétion d'acide urique ou d'urates, et à leur périphérie par des phosphates dont le dépôt se rattache au catarrhe vésical engendré par le calcul urique.

En résumé, on peut admettre **trois genres de gravelle**. La *gravelle urique* ou *rouge*, la *gravelle phosphatique*

____

(1) On sait que ces derniers sont fort rares.

ou *gravelle blanche* et la *gravelle oxalique* également *blanche* (1).

La **gravelle urique** ou *gravelle rouge*, est le résultat d'une diathèse, de la diathèse urique, c'est-à-dire d'un vice général de la nutrition par suite duquel les matériaux azotés

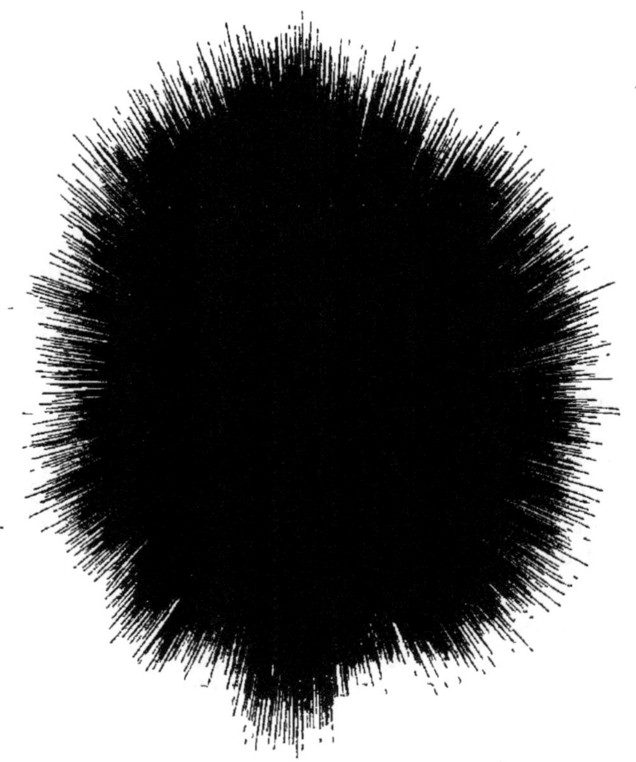

Fig. 62. — Urate d'ammoniaque (d'après Robin et Verdeil).

de notre organisme, au lieu d'être convenablement brûlés, de manière à former de l'urée, ne le sont que d'une façon incomplète et forment de l'acide urique (2). Quant à dé-

(1) Qu .nt à la cystine, elle est trop rare pour servir de base à une classification.

(2) L'acide urique est un résidu, un produit d'élimination moins brûlé que l'urée.

terminer la cause de ce vice nutritif, on n'y est pas encore arrivé.

La diathèse urique se traduit non-seulement par la gravelle, mais aussi par la *goutte ;* les rapports de ces états morbides sont aujourd'hui universellement acceptés. Il n'est point rare, en effet, de voir les attaques de gravelle et de goutte alterner entre elles ; un certain nombre d'*éruptions cutanées* procèdent encore de la même diathèse, ainsi que le prouvent leur manifestation chez les individus atteints de gravelle ou de goutte et leurs alternances avec ces divers états.

Ainsi donc, *gravelle et calculs* (urinaires et biliaires), *goutte et maladies cutanées sont .les expressions variées d'un même état, désigné sous le nom de diathèse urique,* état caractérisé par la présence d'acide urique en excès dans le sang (1).

La **gravelle phosphatique** ou *gravelle blanche,* est le résultat d'une inflammation de la muqueuse qui tapisse les voies urinaires. En effet, le muco-pus produit par cette inflammation agit comme ferment sur l'urée et la dédouble en eau et en carbonate d'ammoniaque ; or, en présence de l'ammoniaque, le phosphate de magnésie qui se trouve normalement dans l'urine et qui y est dissous passe à l'état de phosphate de chaux ammoniaco-magnésien qui, étant insoluble dans les liqueurs alcalines, se précipite ; car les urines catarrhales ont une réaction alcaline. Le phosphate de chaux qui se trouve normalement dans l'urine, mais qui n'y reste dissous qu'en raison de l'acidité de ce liquide, se précipite dès que l'urine devient alcaline.

La gravelle phosphatique est donc formée de phosphates ammoniaco-magnésiens et de phosphates de chaux, et son point de départ est une inflammation primitive des voies urinaires et surtout de la vessie.

(1) Pour vous en convaincre, vous n'avez qu'à appliquer un vésicatoire sur un individu atteint de diathèse urique ; recueillez la sérosité sur un verre de montre et ajoutez-y quelques gouttes d'acide chlorhydrique : il se formera rapidement de nombreux cristaux rhomboédriques d'acide urique (Ball, Charcot).

La **gravelle oxalique**, beaucoup plus rare que les précédentes, paraît dépendre en grande partie de l'alimentation ; plusieurs végétaux, surtout l'oseille, le cresson, la tomate, certains médicaments tels que la rhubarbe, renferment de l'acide oxalique, qui ne se réduit qu'imparfaitement dans l'organisme et qu'on retrouve dans l'urine à l'état d'oxalate de chaux. Mais cette origine n'est probablement pas la seule et plusieurs auteurs croient que la gravelle oxalique peut se former sous des influences étrangères à l'alimentation et qui nous sont inconnues (1).

ÉTIOLOGIE. — La gravelle est l'expression d'une prédisposition organique spéciale désignée sous le nom de *diathèse urique* (2). Les manifestations de cette diathèse, dont la nature intime nous échappe, se développent sous l'influence de certaines conditions que nous allons étudier : -   -

Age et sexe. — Bien que les calculs de la vessie soient fréquents dans l'enfance, la gravelle proprement dite est rare à cet âge ; on l'observe bien plus fréquemment dans l'âge adulte et surtout chez les vieillards (3). L'influence du sexe est encore bien plus accentuée que celle de l'âge : ainsi la gravelle est très-rare chez la femme. Sur 380 observations, Durand-Fardel n'a trouvé que 63 femmes pour 263 hommes.

La *gravelle est héréditaire* comme la goutte, avec laquelle elle présente d'ailleurs de telles affinités, qu'on peut les considérer comme les expressions d'une même diathèse ; or, de même que la goutte héréditaire se révèle de dix-huit à trente ans, tandis qu'il est rare que la goutte acquise apparaisse avant quarante ans, de même la gravelle se mani-

____

(1) Il existe entre la gravelle oxalique et la goutte les mêmes rapports qu'entre la goutte et la gravelle urique.

(2) Cette diathèse est innée ou acquise sous l'influence des conditions qui déterminent la production de l'acide urique c'est-à-dire alimentation trop fortement azotée et vie sédentaire.

(3) Sur 280 graveleux, Durand-Fardel n'en a trouvé que 3 au-dessous de 20 ans, 140 de 20 à 49 ans, 140 aussi de 50 à 79 ans, ce qui, en tenant compte de la décroissance de la population avec l'âge, donne une forte majorité pour la vieillesse.

feste beaucoup plus tôt lorsqu'elle est héréditaire que lorsqu'elle est acquise.

L'influence héréditaire peut encore se présenter sous des aspects divers : ainsi le fils d'un goutteux sera atteint de gravelle ou de diabète et réciproquement. La gravelle est plus fréquente dans *certains pays* que dans d'autres ; la *température* n'est probablement pour rien dans ces différences, puisque les graveleux sont nombreux à Moscou et en Égypte et que, d'ailleurs, notre corps a sous tous les climats la même température ; il est plus probable que ces différences sont en rapport avec la *nature de l'alimentation*.

L'alimentation et l'hygiène ont sur la production de la gravelle une énorme influence ; on sait en effet que l'acide urique, dont la présence en excès constitue le caractère anatomique essentiel de la gravelle urique et de la goutte, est le résultat d'une combustion imparfaite des matières azotées qui, incomplétement oxydées, donnent de l'acide urique au lieu de produire de l'urée, ainsi que cela a lieu normalement. Il faut donc s'attendre à trouver un excès d'acide urique chez les gens qui, d'une part, se nourrissent avec excès de substances azotées et d'une autre part mènent une vie sédentaire, très-défavorable à l'activité de la respiration et des combustions ou oxydations organiques.

Aussi la gravelle urique est-elle commune chez les gens riches qui font abus d'aliments azotés (viande, gibier), de vins généreux, de liqueurs spiritueuses et en même temps mènent une vie oisive et sédentaire ; elle est au contraire très-exceptionnelle chez les gens de la campagne qui mangent peu de viande et ont beaucoup d'exercice.

Quant à la *gravelle phosphatique*, nous avons répété qu'elle se rattachait au catarrhe des voies urinaires ; ces causes se confondent donc avec celles de ce catarrhe.

SYMPTÔMES. — Les symptômes des concrétions urinaires peuvent se diviser en trois groupes.

A. **Symptômes de la gravelle**, c'est-à-dire du sable traversant sans obstacle les divers conduits urinaires.

B. Symptômes des graviers, traversant avec frottement les uretères (**coliques néphrétiques**).

C. Symptômes des calculs ou **pierres** séjournant dans la vessie (1).

A ces trois groupes de symptômes il convient d'ajouter les *complications* engendrées dans les reins et la vessie par la formation, le passage et le séjour de ces concrétions.

A. Symptômes de la gravelle. — Il suffit d'examiner l'urine pour reconnaître l'existence de la gravelle ; en effet, vous trouvez au fond du vase du sable, qui est *rouge* si la gravelle se compose d'acide urique ou d'urates, *blanchâtre et floconneux* et mêlé à du muco-pus si la gravelle est phosphatique, et également *blanc* si la gravelle est formée d'oxalate de chaux. Dans le premier cas, l'urine est acide ; dans les deux derniers elle est alcaline (vous reconnaissez cet état de l'urine à l'aide du papier de tournesol). Enfin l'examen microscopique vous révèle la forme spéciale des grains formés par ces différents sels.

La gravelle peut exister pendant longtemps sans occasionner le moindre trouble fonctionnel, mais en général les malades éprouvent des *douleurs* sourdes dont le rein est le foyer et qui s'irradient en divers sens (les douleurs sont ordinairement unilatérales). Ces douleurs surviennent spontanément ou à l'occasion d'un écart de régime, d'un excès, d'un exercice un peu violent ; souvent elles s'apaisent lorsque le malade expulse une certaine quantité de sable. Par exception, elles peuvent provoquer des nausées et des vomissements (mais ceux-ci appartiennent plus spécialement aux concrétions d'un certain volume) et déterminent un sentiment d'ardeur dans le canal de l'urèthre ; l'urine peut être teintée de sang, parfois même le malade rend du sang et du pus (voy. Hématurie).

Ceci s'observe surtout dans la gravelle urique. Quant à la gravelle phosphatique, ses symptômes se confondent avec

(1) Ces deux derniers groupes de symptômes, c'est-à-dire ceux des coliques néphrétiques et de la pierre, peuvent être considérés comme des accidents de la lithiase rénale.

ceux du catarrhe des voies urinaires qui l'engendrent (1).

La lithiase rénale est une maladie essentiellement chronique présentant de longues périodes d'apaisement et d'exacerbation, et alternant, ainsi que nous l'avons vu, soit avec des attaques de goutte, soit avec diverses éruptions cutanées : le traitement exerce d'ailleurs une très-favorable influence sur ses manifestations et sa durée, qui cependant est presque toujours indéfinie, tant il est difficile de transformer complétement cet état de l'organisme dont elle est l'expression.

B. Symptômes des calculs traversant avec frottement les uretères. — Colique néphrétique. — Lorsque les concrétions urinaires se sont agglomérées de manière à former dans les reins des calculs d'une certain volume, leur passage à travers l'uretère détermine des accès douloureux désignés sous le nom de coliques néphrétiques.

La colique néphrétique peut éclater brusquement chez une personne qui ne souffrait point des voies urinaires ; le fait est rare. Il est bien plus ordinaire de voir ces coliques se produire chez des gens déjà atteints de gravelle et qui depuis un certain temps souffrent des reins.

L'accès s'annonce par une *douleur presque toujours unilatérale* qui occupe la région lombaire ; cette douleur acquiert très-vite un haut degré d'acuité ; elle s'étend vers les cuisses, vers *le testicule, qui est rétracté ;* il survient, par action réflexe, *des nausées, des vomissements* et quelquefois même des *convulsions ;* la douleur devient affreuse, car le calcul, poussé par l'urine, déchire de plus en plus la muqueuse de l'uretère, le malade se roule par terre, gémit et ne sait comment exprimer ce qu'il souffre.

La sécrétion de l'urine n'est pas suspendue (2). Le malade rend avec effort quelques gouttes d'une urine tantôt claire, tantôt trouble et sanguinolente. Pendant l'accès, le pouls reste calme.

(1) Ou du moins ils s'effacent devant eux.

(2) Car il est bien exceptionnel que deux calculs viennent simultanément obstruer les deux uretères, qu'une action réflexe détermine la contraction spasmodique de l'uretère opposé ou que le malade n'ait qu'un seul uretère.

L'accès peut durer plusieurs heures, parfois vingt-quatre heures ; la douleur peut disparaître brusquement et être remplacée par un sentiment tout particulier de bien-être ; ce signe permet d'affirmer que le calcul a franchi l'uretère et qu'il est tombé dans la vessie. Presque aussitôt le malade rend une grande quantité d'urine, et au fond du vase se trouve le corps du délit ; parfois il n'est rendu qu'après plusieurs mictions. S'il n'est pas expulsé, son séjour dans la vessie peut devenir fort fâcheux et être le point de départ d'une pierre vésicale.

Au lieu de se terminer brusquement, l'accès peut se calmer peu à peu ; mais si le calcul reste enclavé dans l'uretère, il en résulte une pyélo-néphrite extrêmement violente avec ses conséquences possibles de rupture, d'hydronéphrose, d'infiltration urineuse, de péritonite, etc.

Il peut se faire que l'accès ne se reproduise pas, mais le fait est rare.

C. **Symptômes de la pierre dans la vessie.** — Un autre accident de la lithiase rénale est la formation d'une pierre dans la vessie. Les pierres vésicales ne procèdent pas toutes de la même origine : tantôt c'est un *gravier* qui, descendu du rein, s'est arrêté dans un coin de la vessie et, appelant à lui les sels dont l'urine est surchargée, est devenu le noyau d'un calcul ; tantôt ce sont des *dépôts phosphatiques* qui se sont formés dans une vessie déjà malade par le fait d'une hypertrophie de la prostate, d'un rétrécissement de l'urèthre, ou pour tout autre cause, etc. (1). Tantôt encore c'est un *corps étranger* accidentellement introduit dans la vessie.

On sait encore que les calculs sont plus fréquents chez les enfants et les vieillards que chez les adultes.

Début. — Les premières manifestations des calculs sont assez variées ; certains malades rendent du sable depuis longtemps, et c'est l'aggravation des douleurs, l'altération de l'urine, l'hématurie après une course, etc., qui appellent

____

(1) Nous savons que les dépôts phosphatiques se rattachent a l'altération de l'urine produite par le catarrhe vésical.

l'attention sur l'existence d'une pierre ; d'autres n'ont jamais rendu de sable ; chez eux, l'existence de la pierre se révèle tout à coup par une hématurie, une explosion de douleur, etc. ; d'autres, atteints depuis un certain temps de catarrhe vésical par hypertrophie de la prostate, éprouvent une exacerbation de souffrance, des douleurs à l'extrémité de la verge, etc.

Mais il est plus ordinaire de voir se développer graduellement les désordres de la miction, les douleurs à l'extrémité de la verge, en un mot les signes que nous allons étudier.

Les signes des calculs sont de deux ordres : fonctionnels et physiques.

A. *Signes fonctionnels.* — Ils comprennent : la douleur ; les désordres de la miction ; les troubles de l'urine.

Douleur. — En général, les calculeux souffrent beaucoup, il n'existe même pas de maladie vésicale aussi douloureuse ; cette douleur se présente avec des caractères très-variés, *elle siége habituellement à l'extrémité de la verge* (1).

Ces douleurs réflexes sont probablement dues à la pression du calcul sur le col ; elles retentissent souvent dans l'hypogastre, le périnée, les lombes. Tandis que dans la plupart des affections dysuriques le malade souffre avant d'uriner, lorsqu'il existe un calcul *la douleur s'exagère souvent après la miction*, car en ce moment il y a contact immédiat entre la pierre et la muqueuse du col vésical.

Les douleurs augmentent sous l'influence de l'exercice, de l'équitation, etc.

Par une rare exception, on rencontre des calculeux qui ne souffrent pas ou souffrent peu et d'une façon intermit-

(1) Cette douleur de l'extrémité de la verge n'est ni constante ni spéciale aux calculs ; elle doit être regardée comme la preuve d'une irritation du col de la vessie produite par n'importe qu'elle cause ; quoi qu'il en soit, elle est très-importante ; elle porte parfois les enfants calculeux à exercer des tractions sur leur verge, comme si ces manœuvres pouvaient déplacer le calcul placé au niveau du col de la vessie, aussi la verge peut-elle acquérir chez eux des dimensions exagérées.

tente, ce qui tient probablement à ce que leur pierre est petite, poreuse et leur vessie peu irritable.

Désordres de la miction. — Le malade urine fréquemment, surtout pendant le jour et après un exercice. Il est des malades chez lesquels, malgré des efforts incessants, ce besoin n'est jamais satisfait; c'est le contact de la pierre sur la muqueuse vésicale qui le réveille incessamment, car si vous sondez ce malade vous ne trouvez pas d'urine dans sa vessie, contrairement à ce qui a lieu pour l'hypertrophie de la prostate (1).

Parfois, au milieu de la miction, *le jet est brusquement interrompu,* il reprend un instant après; il est probable que le calcul libre et flottant dans la vessie est venu fermer le col à la façon d'une soupape, puis qu'une nouvelle contraction de la vessie l'a déplacé; aussi les malades prennent-ils pour uriner les positions les plus bizarres.

Troubles de l'urine. — La muqueuse vésicale peut conserver longtemps son intégrité ; l'urine reste alors claire, mais, après un temps variable, *le catarrhe vésical se déclare,* l'urine devient alors trouble, visqueuse, lactescente, purulente ; son odeur est fétide, très-souvent aussi le malade *urine du sang,* surtout après une fatigue ou un exercice pénible.

B. *Signes physiques.* — Bien que les symptômes rationnels aient une grande valeur, *le diagnostic d'un calcul vésical ne peut se faire que la sonde métallique à la main.* C'est elle qui indique sûrement sa présence et. donne de précieuses notions sur son volume, sa consistance, sa situation, etc. (Pour plus de détails, voy. *Path. chir.,* p. 388, t. II.)

Manière de procéder à l'examen. — Le malade étant couché comme pour le cathétérisme, le bassin un peu élevé par un coussin ou un linge roulé au-dessous de lui, injectez avec une sonde en gomme ou en caoutchouc de 60 à 80 grammes d'eau légèrement tiède; introduisez alors la sonde

---

(1) Remarquez que chez les gens atteints d'hypertrophie de la prostate le besoin d'uriner est plus fréquent pendant la nuit que pendant la journée.

en métal coudée de Mercier ou de Leroy ou mieux encore
la sonde exploratrice de Thompson.

Si la vessie est saine et la pierre de dimension moyenne,
il est en général facile de la rencontrer, car le bec de la
sonde vient heurter sur elle, et *votre main éprouve la sensation d'un choc ou du contact d'un corps dur ou rugueux*,
l'existence de la pierre est dès lors constatée; il reste à
reconnaître ses diverses qualités.

1° *Sa consistance;* une pierre dure rend un son sec,
clair, tandis qu'une pierre molle et poreuse ne donne qu'un
son obscur et une sensation très-peu nette (1).

2° *Son volume.* — En faisant glisser le bec de la sonde
d'une des extrémités de la pierre à l'autre, on peut apprécier ses dimensions; mais le lithotriteur donne des renseignements plus précis, car en saisissant le calcul dans deux
ou trois sens différents, il permet d'apprécier exactement
ses divers diamètres.

3° *Sa nature.* — Une pierre formée d'*acide urique* est
dure, dense, et donne en général un son clair; de plus le
malade a ordinairement rendu quelques grains de même
nature (gravier rouge), l'urine est acide et renferme de
l'acide urique. — Une pierre formée de *phosphates* est en
général molle, poreuse, friable, sa surface est rugueuse et
rend un son grave; l'urine est floconneuse, alcaline et riche
en phosphates. Une pierre formée d'*oxalate de chaux* est
dure comme un morceau de fer; on ne peut la briser avec
un lithotriteur; le son est clair, sonore. Le malade peut
avoir rendu antérieurement un grain d'oxalate de chaux et
l'urine laisse déposer de l'oxalate de chaux (2).

---

(1) D'ailleurs quelle que soit la véritable consistance d'un calcul, s'il est
enveloppé de mucosités, son contact peut passer inaperçu; c'est dans ces
cas que l'exploration de la vessie à l'aide du lithotriteur peut rendre de
grands services; car, l'instrument étant uvert, donnez un tour de vis pour
le fermer : s'il ne le peut, c'est qu'il a saisi entre ses mors soit la muqueuse,
ce qui se reconnaîtrait à la douleur éprouvée par le malade et à la fixité de
l'instrument, soit une pierre.

(2) Ces jours derniers, septembre 1877, j'ai extrait par la taille bilatérale
un calcul d'oxalate de chaux de 3 centimètres de long sur 2 de large, calcul
ovoïde à surface lisse, assez semblable à un gland. Ce calcul, enlevé avec
l'assistance de mes amis les docteurs Chevillion, Duruty et Herbeck, était

4° *Le nombre des pierres.* — Saisissez une pierre avec le lithotriteur, et, vous servant de cet instrument comme d'une sonde, explorez la vessie; si vous éprouvez un nouveau choc (ce que quelques auteurs désignent sous le nom de clik) c'est qu'il existe au moins une seconde pierre, peut-être plusieurs; mais il est difficile d'arriver à plus de précision.

5° *La pierre est-elle libre ou adhérente?* — La pierre se déplace souvent sous le choc de la sonde; mais il est des cas où l'on reste dans le doute; il faut alors explorer la vessie vide et dilatée; si la vessie étant vide vous rencontrez toujours dans un même point une surface rugueuse, et si, la vessie dilatée, vous ne rencontrez plus rien, vous pouvez conclure, après avoir plusieurs fois répété cette expérience, qu'il existe une plaque calcaire adhérente à la paroi vésicale (1).

TRAITEMENT. — Les indications que présente le traitement de la gravelle doivent se grouper sous trois chefs :

A. Les unes comprennent les moyens hygiéniques et thérapeutiques propres à prévenir la formation du *sable urinaire.*

B. Les autres comprennent le traitement des *coliques néphrétiques.*

C. Les autres, enfin, sont relatives au traitement de la *pierre dans la vessie.*

A. **Traitement de la gravelle proprement dite.** — Nous devons d'abord distinguer deux espèces de gravelle : la gravelle rouge et la gravelle blanche; procédant de

tellement dur, qu'après son extraction j'ai vainement cherché à l'entamer avec le lithotriteur. La réunion a eu lieu par première intention, et, au bout de quatre à cinq jours le malade était complétement guéri.

L'influence du climat sur la cicatrisation des plaies est d'ailleurs si remarquable, que, sur les soixante-trois opérations que j'ai eu l'occasion de pratiquer dans les départements des Basses-Pyrénées et des Landes, je n'ai perdu aucun opéré; un seul d'entre eux est mort deux mois et demi après l'opération, mais sa mort est certainement la conséquence d'altérations organiques préexistantes : mes confrères sont d'ailleurs aussi heureux que moi.

(1) Pour plus de détails, voy. mes *Éléments de path. chirurgicale*, p. 390.

points de départ très-distincts, elles présentent des indications thérapeutiques très-différentes.

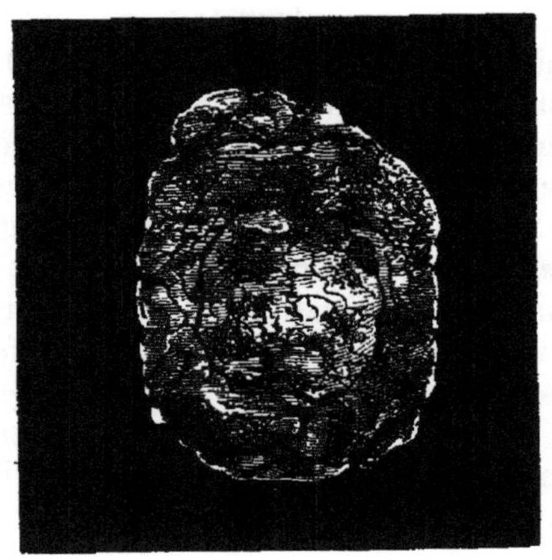

FIG. 63.

Calcul vu de face; un cercle
plus noir indique les points
jusqu'ou s'avançait la muqueuse.

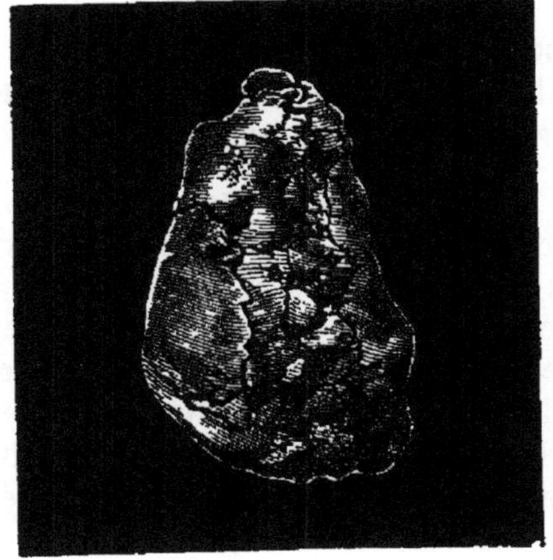

FIG. 64.

Le même calcul, vu de
profil' Riant, del. et pinxit).

FIG. 14 et 15. — Calcul d'urate de soude, enchatonné dans la muqueuse
vésicale et extrait par la taille prérectale, chez un homme de soixante-trois
ans (avec l'assistance de MM. les docteurs Blanc d'Orthez et Marcadé de
Puyôo).

Gravelle rouge. — La gravelle rouge se rattache à l'excès
d'acide urique dans le sang, il faut donc pour la combattre :
1º diminuer la quantité de substances albuminoïdes dont
l'oxydation incomplète engendre l'acide urique, 2º activer

l'oxydation de ces substances, 3° favoriser la dissolution et l'élimination du sable déjà formé.

1° *Pour diminuer la quantité des substances albumi-noïdes ;* le graveleux doit se soumettre à un régime alimentaire spécial, il s'abstiendra autant que possible de viandes noires, des œufs, des liqueurs, des vins de Bourgogne et du Midi et il choisira de préférence les légumes, les viandes blanches, le lait, les vins légers de Bordeaux.

2° *Pour activer l'oxydation des substances albuminoïdes*, il faut recourir à tous les moyens qui favorisent les fonctions respiratoires et circulatoires, c'est-à-dire à l'exercice musculaire sous toutes les formes, marches prolongées, gymnastique, frictions énergiques, hydrothérapie (1).

3° *Pour dissoudre le sable et favoriser son élimination*, on a recours à l'usage des lithontriptiques, des dépurateurs et des diurétiques.

Mais avant d'aborder leur exposition, il convient de parler du traitement de la gravelle par les eaux minérales ; le mode d'action de ces eaux n'étant guère connu, il est difficile de leur assigner leur véritable place dans les trois groupes d'indications que nous avons établis.

Les eaux minérales qui ont la plus grande action sur la gravelle urique sont les eaux bicarbonatées sodiques (Vichy et Vals) ; cependant si le malade est faible et ne peut supporter l'action énergique de ces eaux, on peut les remplacer par celles de Pougues, de Condillac, de Royat, de Saint-Alban dont la minéralisation est beaucoup plus faible (les deux premières contiennent du bicarbonate de chaux, les deux dernières sont bicarbonatées sodiques et ferrugineuses).

Si, pour un motif quelconque on ne peut, ni faire une saison thermale, ni boire des eaux transportées, il faut les remplacer par l'usage du bicarbonate de soude à la dose de 1 à 4 grammes par jour dans un peu d'eau, au moment

______

(1) Les eaux minérales, qui jouent un si grand rôle dans le traitement de la gravelle, agissent peut-être en régularisant la nutrition et en favorisant l'oxydation des substances albuminoïdes ; mais le mécanisme de leur action n'est pas encore élucidé.

du repas (on peut rendre cette eau gazeuse en y ajoutant un peu d'acide tartrique ou d'acide lactique).

Lithontriptiques. — Pendant longtemps on a cru que certaines eaux minérales avaient la propriété de dissoudre le sable urinaire ; on a reconnu qu'il n'en était rien et que ces eaux agissaient d'une autre façon, il est vrai peu connue ; aujourd'hui on ne croit plus aux propriétés lithontriptiques que de deux agents, le *bicarbonate de soude* et le *carbonate de lithine*, et encore le premier de ces sels agit-il probablement comme simple diurétique.

Le *carbonate de lithine* paraît avoir une action lithontriptique plus certaine (Garrod) ; on l'administre à la dose de 10, 20, 30, 50 centigrammes, et même un gramme par jour dans un litre d'eau, que l'on peut rendre gazeuse par l'addition de *soda powder*.

Dépurateurs. — Dans ce groupe se rangent les agents capables d'activer l'élimination des urates ; le principal agent dépurateur paraît être le *salycilate de soude* (à la dose de 5 à 10 centigrammes par jour) et l'*eau de Contrexéville*, qui a le grand avantage de pouvoir être administrée indistinctement dans toutes les espèces de gravelle ; de plus elle est si bien tolérée par l'estomac qu'on peut en prendre sans fatigue de 6 à 10 litres par jour et déterminer ainsi dans tout l'appareil urinaire un véritable lavage, très-propre à le débarrasser du sable et du gravier.

On peut encore concourir à la dépuration du sang en activant les fonctions de la peau (1), c'est dans ce but qu'il convient de recourir aux frictions énergiques, au massage, à l'hydrothérapie, aux bains sulfureux, etc.

Diurétiques. — Les diurétiques ne doivent jamais être négligés dans le traitement de la gravelle, leur indication est des plus nettes ; ils augmentent la quantité d'acide urique éliminée dans les 24 heures et ils facilitent l'élimination des concrétions déjà formées.

Les eaux alcalines (Vichy, Vals) et le bicarbonate de soude sont des diurétiques, mais on peut leur associer les sels

(1) Car on sait que la transpiration cutanée débarrasse l'organisme d'une notable quantité des sels excrémentitiels.

de potasse (nitrate ou citrate de potasse) dissous dans la tisane de chiendent ou de busseroles, le régime lacté et les eaux de Contrexéville, etc.

La *gravelle oxalique* présente les mêmes indications que la gravelle urique.

La *gravelle blanche* ou *phosphatique* étant bien moins l'expression d'une diathèse que le résultat d'un état catarrhal des voies urinaires, c'est à reconnaître la cause de ce catarrhe qu'il faut d'abord s'attacher et les indications se trouvent ainsi posées : 1° traiter la cause du catarrhe ; 2° l'attaquer directement par l'usage des balsamiques et des injections intra-vésicales ; 3° soutenir les forces défaillantes de l'organisme.

Le traitement des *coliques néphrétiques* et des *calculs vésicaux* a été exposé dans nos pathologies spéciales.

DIAGNOSTIC DES MALADIES DES ORGANES GÉNITO-URINAIRES.

Nous avons exposé les qualités normales de l'urine, ses altérations physiques et chimiques, celles qui résultent de la présence de substances étrangères ; nous allons maintenant appliquer ces données à la connaissance des maladies dans lesquelles l'altération de l'urine joue un rôle important.

Ces maladies sont :

A. Les diverses lésions rénales englobées sous le nom de *mal de Bright*.

B. Le *diabète sucré*.

C. La *gravelle* ou *lithiase rénale*.

D. Les *maladies de vessie* (1).

Signes indicatifs. — Il est des signes qui, dès le début de votre examen, vous indiquent dans quel sens doivent être dirigées vos recherches : ainsi l'urine laisse-t-elle déposer du sable, par ce seul fait vous reconnaissez que votre malade est atteint de *gravelle* ou *lithiase rénale*, — Est-elle trouble, nuageuse, purulente, il existe un *catarrhe de la vessie* dont il faut déterminer

----

(1) Nous négligeons à dessein de parler de certaines maladies exceptionnelles, telles que le cancer des reins, de la vessie.

la cause, ou un *abcès du rein*. L'urine sanglante présente des significations diverses que nous avons déjà exposées (voy. Hématurie). Chez un malade atteint d'œdème des paupières ou d'anasarque, vous vous attendrez à trouver une *urine albumineuse* (voy. Albuminurie). Chez les individus dont la soif et la faim sont exagérées, vous soupçonnez la *glycosurie*, etc.

A. **Mal de Bright.** — Pendant longtemps la présence de l'albumine dans l'urine fut regardée comme le signe capital et seul important du mal de Bright; or, nous avons déjà vu, en étudiant l'albuminurie en général, que des causes fort diverses peuvent rendre l'urine albumineuse, et que, d'une autre part, les lésions rénales englobées sous le nom de mal de Bright ne se bornent pas à faire passer l'albumine dans l'urine; elles en modifient bien d'autres caractères, et le microscope y trouve des cylindres très-caractéristiques.

Les lésions rénales englobées sous le nom de mal de Bright se traduisent toutes par des altérations de l'urine; mais ces altérations diffèrent (du moins dans quelques caractères de détail) suivant la nature de la lésion (néphrite parenchymateuse ou néphrite interstitielle) et la période à laquelle elle est arrivée.

1° *Dans la phase aiguë*, qui correspond à la congestion des reins, l'urine est rare, rouge, colorée par le sang qui provient de la rupture des vaisseaux, elle offre tous les caractères extérieurs de l'urine fébrile, mais elle en diffère totalement par la diminution de l'urée et des phosphates. — Elle contient de l'*albumine* en quantité très-variable, de 5 à 25 grammes dans l'urine des vingt-quatre heures. — Au microscope on y trouve de l'*épithélium rénal*, des *globules rouges* et des *cylindres fibrineux* dus à la coagulation du sang épanché dans les tubes urinifères.

2° *Dans la phase chronique*, l'urine perd graduellement sa couleur, elle devient absolument pâle et décolorée, sa densité est abaissée; la diminution de l'urée et des phosphates est encore plus accentuée que dans la période initiale; l'albumine reste dans les mêmes proportions ou même elle diminue, elle peut même disparaître pendant quelques jours, puis se montrer de nouveau (1). Au microscope on

(1) L'absence presque complète d'albumine dans les urines n'est même

rencontre d'abord des *cylindres épithéliaux* formés par la prolifération de l'épithélium qui tapisse les tubes urinifères ; plus tard des *cylindres granulo-graisseux*, c'est-à-dire formés par de l'épithélium en voie de dégénérescence granulo-graisseuse et des *cylindres hyalins* sans épithélium ; ces deux variétés de cylindres indiquent la dégénérescence graisseuse des cellules épithéliales et des canalicules urinifères et par conséquent la *destruction irréparable des reins.*

Les caractères de l'urine sont par eux-mêmes très-significatifs ; le diagnostic se basera encore sur les *œdèmes* ou *hydropisies* qui, d'ailleurs très-mobiles, présentent une prédilection marquée pour les paupières, pour la face, sur la *rétinite*, se traduisant par un affaiblissement de la vue, surtout par des lacunes dans le champ visuel et, à l'ophthalmoscope, par des taches d'un blanc laiteux disposées autour de la papille.

Quant au diagnostic des formes parenchymateuse, scléreuse et amyloïde (ou interstitielle), il offre moins d'importance et a été exposé dans notre *Path. interne*, p. 343.

B. **Diabète. — Glycosurie.** — L'urine des diabétiques est en général pâle, incolore, extrêmement abondante, de 3 à 15 litres dans les vingt-quatre heures, sa saveur est sucrée, sa densité très-considérable peut s'élever à 1050 et 1060, elle est *acide*, et cette acidité augmente peu de temps après son émission (1). La quantité d'urée éliminée dans les vingt-quatre heures présente de nombreuses variétés ; elle peut rester normale, mais elle peut aussi augmenter considérablement et s'élever à 45 et même 60 grammes dans les vingt-quatre heures, ce qui est d'un pronostic fâcheux (2) ; mais le *signe caractéristique de cette urine*

pas rare dans la dernière période de la maladie, lorsque les deux reins sont atrophiés.

(1) Lorsqu'elle reste exposée à l'air, elle peut fermenter par la transformation du sucre en acide carbonique et alcool.

(2) Les urates et les phosphates n'éprouvent que peu de modifications ; mais il n'en est pas de même de la créatinine, produit de la désintégration du tissu musculaire, qui peut s'élever jusqu'à vingt fois le chiffre physiologique qui est de 45 à 50 centigrammes par jour (Léo Maly).

consiste dans la présence du sucre qui, est éliminé à la dose de 100 à 500 grammes par jour et forme souvent sur les pantalons, etc., des cristallisations sur lesquelles se posent fréquemment les mouches (c'est souvent un des premiers signes qui appellent l'attention du malade). Nous avons déjà indiqué les moyens de reconnaître la présence du sucre dans l'urine et de le doser.

La présence du sucre dans l'urine et la densité considérable de ce liquide sont des signes pathognomoniques du diabète; on sait que les autres symptômes consistent dans une soif excessive, un appétit désordonné pour les aliments féculents; plus tard, un amaigrissement rapide, des dyspepsies rebelles, etc.; et, comme symptômes secondaires, *l'absence de sueurs*, la *sécheresse de la bouche*, les *altérations des gencives et des dents*, *l'impuissance*, les *furoncles et anthrax à tendances gangréneuses*, les *érysipèles*, les *éruptions diverses*, le *prurigo au niveau des parties génitales*, les *cataractes molles*, les *amblyopies*, et finalement les *affections des organes respiratoires* et surtout les *pneumonies à tendance gangréneuse*.

C. **Gravelle.** — **Lithiase rénale.** — Nous avons déjà étudié les caractères des dépôts de l'urine dans la gravelle, nons n'y reviendrons pas.

D. **Catarrhe de la vessie.** — Le catarrhe de la vessie se caractérise par les dépôts de mucus et de pus dans l'urine; rien n'est donc plus facile que de constater son existence. Mais, il est un fait que la science moderne a parfaitement démontré, c'est que le catarrhe vésical n'est pas une entité morbide, mais seulement le symptôme de lésions diverses, engendrant le catarrhe, les unes par l'obstacle qu'elles apportent à l'émission de l'urine, les autres par une irritation directe de la muqueuse vésicale.

Dans le premier groupe se rangent les *rétrécissements de l'urèthre*, les *hypertrophies de la prostate*, les *valvules du col vésical*, etc. Dans le dernier se placent les *calculs vésicaux*, la *lithiase rénale*, etc.

Lors donc qu'on aura reconnu le catarrhe vésical, on n'aura résolu que la première partie du problème; il

36.

-faudra-rechercher l'existence de la cause matérielle de ce
catarrhe, qui sera révélée par l'examen de l'urèthre, de la
prostate et de la cavité vésicale (1).

SYMPTOMES FOURNIS PAR LES FONCTIONS GÉNITALES

SPERMATORRHÉE. — PERTES SÉMINALES

On donne le nom de spermatorrhée à des pertes séminales morbides, c'est-à-dire à des émissions fréquentes et
involontaires de sperme, survenant spontanément en dehors de toute excitation ou sous l'influence de stimulants
qui, dans l'état de santé, eussent été trop faibles pour la
provoquer (2).

Que les pertes séminales soient involontaires, comme
cela a lieu dans la spermatorrhée, ou provoquées par
l'abus des fonctions génitales, elles exercent sur l'organisme la même influence fâcheuse ; aussi pouvons-nous les
réunir dans notre description.

ÉTIOLOGIE. — Les pertes séminales peuvent se rattacher
à des causes très-diverses en elles-mêmes, mais qui agissent
à peu près par le même mécanisme ; ainsi, elles provoquent
une *excitation exagérée des organes génitaux à laquelle
succède une atonie plus ou moins complète.*

1° *Les pertes séminales sont la conséquence habituelle
des excès vénériens et principalement des habitudes invé-
térées d'onanisme* (3).

Par une rare exception, elles peuvent se rattacher à une

(1) Les maladies du testicule ayant été étudiées en détail dans notre
deuxième volume de *Path. externe,* nous n'y reviendrons pas.

(2) La spermatorrhée est plutôt un symptôme ou une cause de maladie
qu'une maladie (Tardieu) ; aussi sa description appartient-elle à la pathologie générale.

(3) Les étalons auxquels on donne trop de juments sont souvent atteints
d'un écoulement presque continuel de sperme.

continence trop absolue ; dans d'autres cas, elles sont occasionnées par des idées, des lectures, des spectacles excitants.

2° Après ces excitations volontaires se placent diverses causes qui agissent directement ou par action réflexe sur les vésicules séminales ; telles sont : du côté de la verge et du canal de l'urèthre, l'accumulation de matière sébacée autour du gland, l'*herpès préputial*, l'*inflammation chronique du canal de l'urèthre* (surtout dans la région prostatique où viennent s'ouvrir les canaux éjaculateurs) ; du côté du rectum, le passage de boules fécales très-dures qui pressent sur les vésicules, les *hémorrhoïdes*, les *oxyures vermiculaires*, etc. ; enfin, du côté de la moelle, l'inflammation chronique ou *sclérose* de cette partie de la moelle d'où procèdent les nerfs qui se rendent aux organes génitaux (1).

Anatomie pathologique. — On a rarement l'occasion d'observer les vésicules séminales des gens atteints de spermatorrhée ; elles présentent les traces d'une inflammation chronique, les bourses sont relâchées, les testicules normaux ou très-développés, parfois il n'existe aucune altération anatomique.

SYMPTOMES. — Les symptômes de la spermatorrhée sont de deux ordres : les uns se rapportent aux pertes séminales en elles-mêmes, les autres comprennent l'affaiblissement et les désordres produits dans l'organisme par l'émission trop abondante du sperme.

A. **Pertes séminales.** — Au début, l'émission involontaire du sperme a lieu pendant la nuit (*pollutions nocturnes*), elle est accompagnée de rêves érotiques, d'érections, de sensations voluptueuses et le sperme conserve ses caractères normaux.

A mesure que la maladie fait des progrès, les pertes deviennent plus fréquentes, elle ne sont plus précédées de

(1) Cette inflammation détermine un éréthisme des organes génitaux se traduisant par des érections presque continuelles, par la faculté singulière de répéter le coït un grand nombre de fois dans un court espace de temps, enfin, plus rarement, il est vrai, par des pertes séminales.

phénomènes d'excitation et s'accomplissent spontanément, sans que la verge soit en érection complète, souvent même elle reste flasque, l'éjaculation est faible, le sperme s'écoule en bavant sans que son émission soit accompagnée de la moindre sensation voluptueuse (1).

Alors aussi, les pertes se produisent pendant le jour, surtout au moment de l'évacuation des matières fécales et des urines ; elles ont lieu sans excitation et sans plaisir ; au moment où le malade se livre à des efforts pour aller à la garde-robe, il s'écoule par le méat quelques gouttes de sperme, ou bien elles ne se montrent que quelques minutes après la défécation ; cet écoulement est provoqué par la pression que les matières fécales exercent sur les vésicules séminales. Chez d'autres, c'est à la fin de la miction, au moment où, pour expulser les dernières gouttes d'urine, le malade contracte énergiquement les muscles du périnée (2).

Les pertes diurnes peuvent encore survenir sous l'influence du plus léger frottement sur le gland, des efforts, de l'équitation, de la vue de certains objets excitants, etc. ; enfin elles peuvent se faire d'une façon presque continue et sans cause appréciable.

Le sperme se reconnaît sans peine à son aspect grisâtre, à sa consistance, son odeur, ses grumeaux allongés qui rappellent la forme des canaux des vésicules séminales dans lesquels ils se sont moulés, à la façon dont il empèse le linge, etc. ; mais, à la longue, le sperme perd ses caractères, il change d'aspect, devient de plus en plus fluide et transparent.

L'*examen microscopique* permet d'éviter toute erreur ; non-seulement il fait apprécier les caractères essentiels du sperme, mais encore l'état et le degré de vitalité des spermatozoïdes. Lorsque la maladie est encore à ses débuts,

---

(1) Le malade remarque souvent que lorsqu'il se couche sur le dos, les pertes sont plus fréquentes, soit en raison de l'excitation de la moelle par la chaleur du lit, soit par le fait de la pression que la vessie distendue par l'urine peut exercer sur les vésicules séminales.

(2) Chez quelques malades, le sperme, au lieu de s'écouler directement au dehors, remonte dans la vessie, et y séjourne jusqu'à la première miction ; cela a lieu lorsqu'un rétrécissement du canal situé au-dessous de la région prostatique gêne la sortie du sperme.

les spermatozoïdes ne présentent rien d'anormal sous le rapport de leur nombre, de leur volume, de leur vitalité ; mais à mesure que les pertes se répètent, les animalcules deviennent plus rares, plus petits et moins vivaces, ils cessent de s'agiter peu de temps après l'émission du sperme ; plus tard encore, le liquide n'est constitué que par un liquide séreux et fluide dans lequel on ne trouve plus que des débris de spermatozoïdes.

2° *Phénomènes généraux.* — La répétition des pertes séminales, qu'elles soient involontaires ou provoquées, a sur l'économie tout entière, les plus fâcheux effets.

La première manifestation de cette pernicieuse influence consiste en une *lassitude* insurmontable, en un *brisement* et une *fatigue insolites* dans tous les membres ; le tabescent éprouve une répugnance invincible pour le mouvement, il est essoufflé par le moindre effort, se plaint de palpitations de cœur, de douleurs dans la poitrine, de pesanteurs de tête, de vertiges, d'éblouissements ; il est très-sensible au froid, sa vue s'affaiblit, le timbre de sa voix s'abaisse, etc., il est pusillanime, égoïste, morose, emporté, etc. Ces malades ont un grand appétit, au début, leurs digestions se font bien, plus tard elles deviennent difficiles et laborieuses.

En général, le mal ne dépasse pas ces limites et c'est un fait dont on doit tenir grand compte en clinique ; car si l'on n'a présent à l'esprit que le sombre tableau des tabescents arrivés à la période ultime de leur mal, on s'expose à méconnaître le véritable point de départ de nombreux états dyspeptiques et anémiques, etc.

Dans un degré plus avancé et que l'on observe bien plus rarement, le teint devient pâle, jaune et plombé, les yeux, enfoncés dans l'orbite, sont alanguis, sans expression, cerclés de noir ; la faiblesse fait de tels progrès, qu'essoufflé au moindre mouvement, le malade devient incapable de tout travail, son intelligence et sa mémoire présentent le même degré de déchéance ; il est frappé d'impuissance : souvent, d'ailleurs, il a perdu depuis longtemps tout désir de commerce avec les femmes.

Plus tard encore, épuisés au physique comme au moral,

ces malheureux, semblables à des cadavres ambulants, perdent peu à peu leurs dernières facultés : leurs pieds s'infiltrent, leurs cheveux tombent, leur vue s'affaiblit, s'éteint, etc., et enfin ils succombent dans le dernier degré du marasme ; souvent la phthisie pulmonaire vient hâter leur mort, quelques-uns mettent un terme à leur pénible existence.

Cette dernière partie du tableau des accidents engendrés par les pertes séminales a été magistralement tracé par Tissot et Lallemand ; mais leur description pèche en ce sens qu'elle présente comme un fait ordinaire ce qui constitue heureusement une rare exception.

Marche. — Lorsque le mal est encore à sa première période, il suffit souvent que le malade renonce à ses funestes habitudes pour voir se dissiper graduellement les désordres qui en sont la conséquence. S'il s'agit de pertes séminales involontaires, elles sont encore curables ou du moins un traitement convenable parvient à les diminuer assez pour qu'elles n'altèrent pas la santé.

Mais lorsque les pertes sont arrivées au point de constituer une maladie, leur guérison devient bien plus difficile. Souvent le malade poursuit pendant de longues années sa pénible existence ; il est rare qu'il meure par le fait même des pertes ; souvent il est emporté par une maladie intercurrente, parfois légère en elle-même et qui ne devient mortelle que par l'état d'épuisement dans lequel se trouve le tabescent.

Diagnostic. — En général facile, car il est rare que le malade dissimule son état ; il est, au contraire, très-enclin à le dépeindre sous de sombres couleurs et à rapporter à ses pertes tous les désordres dont il souffre. Mais il des cas où il l'ignore, soit parce que le sperme remonte dans la vessie par suite d'un rétrécissement du canal, soit parce que le sperme, mêlé à un écoulement chronique de l'urèthre, passe inaperçu ; ou encore, ignorant l'importance de ces pertes, il néglige d'en parler.

Traitement. — Il faut d'abord rechercher avec soin la cause de la spermatorrhée. — Dans la plupart des cas, elle

se rattache à des excès vénériens ou à des habitudes d'o-
nanisme : il faut avertir le malade des fâcheuses conséquences qui peuvent en résulter. Nous ne saurions entrer
ici dans la description des moyens physiques et moraux
par lesquels on a cherché à déraciner chez les jeunes gens
ces funestes pratiques qui ruinent leur intelligence et leur
santé ; nous doutons de l'efficacité des appareils, nous nous
adresserions plus volontiers aux moyens moraux, religieux
et surtout à des exercices physiques de plus en plus pénibles
avec le moins de temps possible accordé au sommeil.

Contre les pertes involontaires, le traitement doit d'abord
s'attaquer aux causes diverses qui peuvent les produire (vers
intestinaux, phimosis, herpès puputial). Lallemand conseillait la cautérisation au nitrate d'argent de la portion prostatique de l'urèthre ; ce moyen peut être employé lorsque
la spermatorrhée coexiste avec une blennorrhagie chronique. — On a encore conseillé les lotions froides, l'usage
du bromure de potassium, les rapports génitaux pratiqués
à des intervalles fixes, etc.

LEUCORRHÉE (λευκός, blanc ; ῥέω, je coule.)

Flueurs ou fleurs blanches.

On donne le nom de leucorrhée ou de fleurs blanches à
l'écoulement muqueux ou muco-purulent des parties génitales de la femme.

La leucorrhée n'a pas une signification aussi précise et aussi
généralement acceptée que celle de la plupart des symptômes que
nous avons déjà étudiés ; les auteurs du Compendium de médecine
refusent de l'étudier au point de vue séméiologique, d'autres la
confondent avec le catarrhe utérin. Cependant la leucorrhée se
rattachant soit à des maladies aiguës ou chroniques de l'appareil
génital, soit à des altérations diathésiques, elle doit trouver sa
place dans un livre consacré à la pathologie générale et au diagnostic, mais il est d'abord utile de rappeler les circonstances
dans lesquelles cet écoulement peut être considéré comme physiologique.

Le canal génital de la femme (trompe, utérus, vagin) est tapissé par une muqueuse qui sécrète une matière semi-fluide des-

tinée à lubrifier ces parties et à assurer la régularité de leurs fonctions ; la quantité et la consistance de ce liquide sont telles que rien ne s'écoule en dehors : cette quantité vient-elle à augmenter, souvent aussi la consistance diminue et le liquide s'écoule à l'extérieur, c'est ce qui constitue les flueurs blanches.

Or la muqueuse génitale n'a pas une texture absolument uniforme dans toute son étendue ; elle présente, dans la matrice et dans le vagin des différences que l'on retrouve dans ses sécrétions ; ainsi le *mucus utérin* est albuminoïde, visqueux, transparent, il renferme des corps muqueux et de l'épithélium cylindrique et vibratile, sa réaction est *alcaline ;* le *mucus vaginal* est acide, épais, opaque et lactescent ; il renferme de l'épithélium pavimenteux (nous verrons, que grâce à ces caractères, on pourra préciser le point de départ de l'écoulement, Il est plusieurs circonstances dans lesquelles ces sécrétions sont temporairement augmentées sans qu'il en résulte une véritable maladie.

Ainsi : 1° *chez le nouveau-né,* on peut voir s'accumuler derrière l'hymen un mucus épais et gélatiniforme provenant d'un état congestif du col de la matrice ; on peut le rencontrer aussi chez les jeunes filles impubères.

2° Il n'est pas rare que, vers l'*époque de la puberté,* l'apparition des règles soit précédée de flueurs blanches, résultant de l'afflux sanguin qui commence à se diriger vers la matrice et l'ovaire.

3° Chez la *jeune fille réglée,* l'écoulement menstruel est souvent précédé ou suivi de flueurs blanches que l'on ne peut considérer comme étant l'expression d'un état morbide.

4° *Pendant la grossesse,* surtout à ses débuts et après l'accouchement, la leucorrhée est presque constante et s'explique suffisamment par l'activité circulatoire dont ces organes sont alors le siége.

5° Enfin, la leucorrhée, avec ou sans prurit vulvaire, peut survenir en quelque sorte spontanément (1) après la *ménopause ;* mais dans ce cas elle doit toujours faire craindre le développement d'une affection plus grave.

État pathologique. — La leucorrhée est un phénomène très-fréquent, observé à tous les âges, mais surtout pendant la période d'activité sexuelle ; elle se rattache à des causes très-diverses, les unes locales, les autres générales ; il est probable que bon nombre de causes locales ne les déter-

____

(1) Plusieurs auteurs n'admettent pas l'existence de la leucorrhée essentielle.

minent qu'en raison du mauvais état général dans lequel se
trouve la femme (1).

A. — Les *causes locales* capables de produire la leucorrhée sont très-nombreuses, leur énumération comprend à
peu près toutes les lésions des organes génitaux de la
femme, mais il n'en est aucune qui soit aussi importante
que les *métrites;* les flueurs blanches sont aux métrites ce
que les crachats sont aux bronchites; puis viennent les diverses lésions du vagin (inflammation, blessures, plaques
muqueuses), corps étrangers, tels que pessaires, les lésions
organiques de l'utérus (corps fibreux, cancer, etc.).

B. Les *causes générales* ont une grande influence sur la
leucorrhée; ainsi les flueurs blanches sont extrêmement fréquentes chez les *femmes lymphatiques et scrofuleuses,* elles
sont beaucoup plus communes à la ville qu'à la campagne.

A côté de ces influences certaines, il faut en signaler
d'autres qui sont très-hypothétiques, telles sont les occupations sédentaires ou la station prolongée, l'abus des
plaisirs vénériens ou l'onanisme, l'usage du café au lait, les
affections morales vives, les refroidissements, etc.

Après avoir exposé les causes de la leucorrhée, il faut
déterminer *la nature du travail morbide* qui la produit.
On s'accorde aujourd'hui à admettre qu'il consiste en une
hypersécrétion des glandules utérines et vaginales; cette
suractivité est d'abord le résultat d'une irritation, et plus
tard d'une hypertrophie de ces organes occasionnée par
leur travail exagéré.

SYMPTÔMES. — La leucorrhée s'établit d'ordinaire d'une
façon lente, progressive et insidieuse; elle est chronique
d'emblée: les parties génitales laissent écouler un liquide
blanchâtre, crémeux, plus ou moins épais. Ce liquide forme
sur le linge des taches blanchâtres et jaunâtres qui l'em-
pèsent comme le ferait une solution d'empois ou le liquide

____

(1) Il est probable que ce mauvais état général, c'est-à-dire le tempérament lymphatique et scrofuleux, peut à lui seul faire naître les flueurs
blanches, sans que l'intervention d'une excitation locale soit nécessaire;
aussi la plupart des femmes chloro-anémiques sont-elles atteintes de flueurs
blanches que l'on a tour à tour considérées comme cause ou comme effet
de la maladie

spermatique (1); il détermine au début une sensation de brûlure ou de cuisson dans les voies génitales, mais plus tard son écoulement est indolent.

L'abondance de l'écoulement varie d'abord suivant les causes qui le produisent, il augmente à l'approche des règles ou sous l'influence du coït, de la fatigue, etc.

Après un certain temps il est ordinaire d'observer un affaiblissement général : l'appétit est capricieux, la nutrition languit, la face devient pâle, les yeux languissants et cerclés de noir, le caractère triste et irritable ; on observe, en un mot, les symptômes de la chloro-anémie sans qu'il soit possible de préciser si c'est la chloro-anémie qui a engendré la leucorrhée ou si elle en est une conséquence.

La leucorrhée est très-souvent chronique comme les causes qui la produisent.

DIAGNOSTIC. — Rien n'est plus facile que de constater l'existence d'un liquide blanchâtre qui s'écoule des parties génitales de la femme et empèse plus ou moins fortement le linge, mais il n'est pas toujours aussi aisé de déterminer son point de départ et sa cause.

Son point de départ est difficile à préciser, car bien qu'il existe quelques différences entre le mucus utérin et le mucus vaginal, ces deux liquides ne sauraient être recueillis isolément, ils sont toujours mélangés en proportions variables, l'examen direct peut seul fournir quelques renseignements à cet égard.

La cause de la leucorrhée est reconnue par l'examen des liquides, de l'état général et par celui des organes génitaux ; la leucorrhée liée à un cancer est mélangée de sang et présente une odeur fétide spéciale ; mais on se rappellera que chez certaines femmes la leucorrhée liée au simple catarrhe utérin exhale aussi une odeur fétide (2).

(1) Sa réaction est neutre, car les réactions alcalines et acides des liquides utérins et vaginaux se neutralisent.

(2) Lorsque la leucorrhée est mêlée de sang, il y a lieu de craindre qu'elle ne soit l'indice d'une lésion profonde ; on avait cru trouver dans la présence d'un microzoaire l'indice de la nature vaginale et virulente de la leucorrhée.

L'examen des organes génitaux apprend si la leucorrhée est indépendante de toute altération naturelle ou si elle se rattache à une métrite, à une lésion organique (cancer, corps fibreux), à la présence d'un corps étranger (1).

L'état général de la malade est également une source d'indications, la femme atteinte de leucorrhée présénte souvent les caractéres de la chloro-anémie.

Enfin, le diagnostic s'établira sur l'ensemble des signes fournis par la leucorrhée, par l'examen de l'état général et par celui des organes génitaux.

TRAITEMENT. — Nous allons étudier ici le traitement de la leucorrhée la plus ordinaire, c'est-à-dire de celle qui se rattache à la *chloro-anémie* et à la *métrite;* quant aux leucorrhées symptomatiques de lésions organiques, elles sont si étroitement unies à la destinée de ces lésions qu'on ne saurait les envisager isolément et faire la moindre part au traitement spécial qu'elles réclament.

La leucorrhée doit être attaquée par des moyens locaux et généraux.

A. *Traitement local.* — Le traitement local consiste en agents modificateurs appliqués directement sur les organes malades; il faut donc établir une distinction entre les flueurs blanches provenant du vagin et du col de la matrice et celles qui procèdent de la cavité utérine elle-même.

Lorsque la leucorrhée provient du vagin et du col, on l'attaque par des *injections,* des *topiques* et des *cautérisations.*

Les *injections* seront *émollientes* (eau tiède, décoction de racine de guimauve, de graine de lin, de pavot) au début, lorsque les organes seront irrités et excitables; elles seront *astringentes* (décoction de feuilles de roses de Provins, de feuilles de noyer, de tan, solutions de poudre d'alun, de tannin, de sulfate de fer, de zinc, etc.), lorsque la leucorrhée menace dē passer à l'état chronique et qu'il faut

_____

(1) Il est utile de faire remarquer que, sauf l'écoulement ichoreux qui provient d'une ulcération cancéreuse, les autres lésions organiques ne s'accompagnent de leucorrhée qu'en raison du catarrhe qu'elles ont provoqué par irritation de voisinage.

sortir les organes de leur état d'atonie ; elles seront *désinfectantes* (permanganate de potasse, sulfite de soude, eau phéniquée, etc.), lorsque l'écoulement aura une odeur fétide.

Les douches ascendantes et les irrigations, moyens plus puissants que les injections, sont indiquées dans les cas rebelles.

Les *topiques* consistent en bourdonnets de coton saupoudrés de substances médicamenteuses ou isolantes (poudre d'amidon, de bismuth, d'alun, d'iodoforme) et introduites dans le vagin, de façon à en isoler les parois, à en absorber les sécrétions et à modifier la vitalité de leur surface (1).

Les *cautérisations* sont surtout très-utiles lorsque le col utérin est gonflé et ulcéré ; elles se pratiquent avec le nitrate d'argent, la teinture d'iode, le perchlorure de fer, et exercent souvent la plus heureuse influence sur les parties malades.

Lorsque la leucorrhée provient de la cavité même de la matrice (2), c'est encore aux injections intra-utérines qu'il convient de recourir, après s'être assuré que le col offre des dimensions assez larges pour permettre le reflux facile des liquides injectés dans la matrice. Courty recommande, comme moyen souverain, l'introduction d'un crayon de nitrate d'argent et son abandon dans la cavité utérine (3) ; d'après cet auteur, ce moyen est infaillible et sans danger. Attendons que l'expérience soit faite à cet égard.

Faut-il ajouter que le traitement local de la leucorrhée doit être suspendu non-seulement pendant toute la durée de la menstruation, mais encore dans les quelques jours qui la précèdent et la suivent.

(1) Le bourdonnet de coton doit souvent être imprégné d'un peu de glycérine afin de maintenir la poudre médicamenteuse ; il est entouré d'un fil dont les chefs sont laissés très-longs afin qu'ils puissent pendre au dehors du vagin ; grâce au porte-topique vaginal d'H. Delisle, la malade peut elle-même placer ce bourdonnet de coton.

(2) Le traitement offre plus de difficultés ; car, malgré la facilité avec laquelle certains chirurgiens portent des agents médicamenteux dans cette cavité, on ne saurait oublier les graves accidents qui ont parfois suivi ces tentatives.

(3) On l'introduit à l'aide d'un porte-crayon, et on le laisse à demeure en ouvrant le porte-crayon.

B. *Traitement général.* — Son importance est au moins aussi grande que celle du traitement local; nous ne pouvons que donner les grands traits de ses indications.

1° Il faut recourir à une *médication tonique :* elle se trouve indiquée très-nettement par l'état anémique de la malade; cette médication comprend l'usage du fer, du quinquina, l'habitation dans un lieu sec et aéré, l'exercice modéré, etc.

2° Les *eaux minérales* et l'*hydrothérapie* rendent de très-grands services ; il convient surtout de recourir aux eaux salines iodo-bromurées. Les plus remarquables de ces eaux sont : en France, celles de Salies-de-Béarn et de Salins ; en Allemagne, celles de Kissingen et de Kreuznach.

L'eau salée naturelle, l'eau de la mer employées suivant les règles de l'hydrothérapie, peuvent aussi être fort utiles.

3° Le *genre de vie* a une grande importance : toute occupation fatigante, toute station assise ou debout trop prolongée ne peuvent qu'aggraver le mal ; un exercice modéré exerce au contraire une influence favorable.

Quant aux effets du coït, on peut dire d'une manière générale que son action répétée entretient la leucorrhée, et que son usage modéré est sans fâcheuse influence, mais qu'il est bien peu de jeunes femmes qui aient été guéries de leurs flueurs blanches par le mariage.

DYSMÉNORRHÉE (δὺς, difficilement ; μὴν, mois ; ῥέω, je coule).

La dysménorrhée est une menstruation difficile.

La congestion utéro-ovarienne dont les règles sont la conséquence s'accompagne toujours de phénomènes pénibles, tels que sentiment de pesanteur dans les reins et le bas-ventre, dans les aines, coliques sourdes et passagères; mais pour qu'il y ait dysménorrhée, ces phénomènes doivent présenter une intensité morbide.

PATHOGÉNIE. — La dysménorrhée est un phénomène fréquent, car les causes qui la produisent sont très-nombreuses. Elles peuvent cependant se grouper sous quatre chefs, ce qui a permis de distinguer quatre variétés de dysménorrhée : — *nerveuse* ou *chloro-anémique ;* — *congestive ;* — *mécanique ;* — *membraneuse.*

1° *Dysménorrhée nerveuse* ou *chloro-anémique.* — La difficulté de la menstruation se rattache à un trouble nerveux ou à une altération dans la qualité du sang ; c'est-à-dire qu'elle dépend de l'état nerveux, hystérique ou chloro-anémique de la femme qui en est atteinte : cette variété est peut-être la plus commune.

2° *Dysménorrhée congestive.* — Elle dépend d'un état congestif de l'utérus.

3° *Dysménorrhée mécanique.* — Le sang s'écoule difficilement, car il existe au niveau du col utérin un obstacle mécanique à sa sortie : c'est tantôt un rétrécissement congénital ou accidentel (cicatrices) du col, tantôt la présence d'une tumeur à ce niveau, la flexion du corps sur le col, etc.

4° *Dysménorrhée membraneuse.* — Elle se rattache à un état morbide de la muqueuse utérine qui en détermine l'exfoliation.

SYMPTÔMES. — Quelque variées que soient les causes de la dysménorrhée, la rétention du flux menstruel se traduit par des symptômes uniformes, offrant cependant quelques traits distinctifs suivant leur cause originelle.

Aussi nous divisons notre description en deux parties ; nous exposons d'abord :

A. Les caractères ordinaires de la dysménorrhée.

B. Les particularités propres à chacune de ses variétés.

A. **Caractères ordinaires de la dysménorrhée.** — Les symptômes de la dysménorrhée peuvent se diviser en trois groupes : A, symptômes liés à la congestion utéro-ovarienne ; B, symptômes généraux ; C, symptômes fournis par le sang menstruel.

A. *Symptômes liés à la congestion utéro-ovarienne.* — Quelques jours avant l'apparition des règles, la femme éprouve un sentiment de chaleur et de pesanteur dans le bas-ventre, qui se gonfle et devient sensible, elle ressent des douleurs de reins souvent intermittentes, des coliques et des tranchées utérines qui peuvent atteindre une intensité des plus pénibles.

La vulve est tuméfiée, le vagin chaud, baigné de mucosités blanchâtres, la matrice est lourde, gonflée (1).

B. *Symptômes généraux.* — A ces symptômes locaux se joint un état général particulier et bien caractéristique : l'expression de la physionomie est celle de la souffrance, les yeux cerclés de noir, le regard humide et languissant, la face pâle et abattue expriment un sentiment d'ennui, de langueur et de tristesse portée à un tel point que les larmes coulent pour le moindre motif, ou bien, et ces variétés dépendent des caractères, la femme devient irascible, emportée, exigeante, acariâtre, et elle est prise d'une attaque de nerfs, etc.

Il existe fréquemment des troubles digestifs, de l'anorexie, la langue est sèche et grisâtre, l'haleine forte ou fétide, parfois même il se produit des nausées et des vomissements qui ont pu faire croire au développement d'une métrite ou d'une péritonite.

C. *Caractères du sang.* — Ces symptômes locaux et généraux se prolongent plus ou moins longtemps ; mais dès que le sang s'écoule des parties génitales, il est ordinaire de les voir se dissiper rapidement. Ils peuvent cependant persister avec la même intensité jusqu'à la cessation définitive des règles.

Le sang présente des différences : 1° dans son écoulement, 2° dans son aspect, 3° dans sa quantité.

1° L'écoulement de sang présente des différences souvent en rapport avec la nature de la dysménorrhée : ainsi, une fois établi, il peut se continuer avec abondance et sans douleurs vives, c'est surtout ce que l'on observe dans la dysménorrhée congestive ; ou bien le sang ne sort que goutte à goutte après de vives coliques, puis il s'arrête : dysménorrhée mécanique (2).

____

(1) Souvent la miction est difficile, les urines rares et foncées, la femme éprouve de fréquents besoins d'aller à la garde-robe, de la diarrhée ou de la constipation.

(2) Parfois on croit l'écoulement arrêté, et cependant le sang continue à

2° Le sang se présente sous divers aspects, il est souvent pâle, décoloré et fait sur le linge des taches rouges ou rosées à leur centre et d'un blanc jaunâtre à la périphérie ; tantôt il est rendu sous forme de caillots irréguliers ou rappelant plus ou moins par leur forme (triangle isocèle) la cavité de l'utérus dans laquelle ils sont moulés.

3° La quantité du sang expulsé est très-variable, parfois elle se rapproche de la ménorrhagie tant elle est abondante, et parfois elle est si faible qu'on ne sait s'il y a dysménorrhée ou aménorrhée ; entre ces deux extrêmes se trouvent tous les intermédiaires.

B. Caractères spéciaux a chaque variété de dysménorrhée. — Au point de vue pathogénique, la dysménorrhée présente quatre variétés distinctes ; ces différences se retrouvent dans leurs caractères cliniques, aussi allons-nous chercher à mettre en relief les traits qui accentuent la physionomie de chacune de ces variétés.

1° **Dysménorrhée nerveuse ou chloro-anémique.** — Cette variété est la plus ordinaire, car c'est elle que l'on rencontre chez les jeunes femmes chloro-anémiques et nerveuses ; elle s'annonce par de vives douleurs rénales, un changement dans le caractère, des manifestations hystériques (tristesse, pleurs, rires, crampes d'estomac) : ces symptômes vont en augmentant jusqu'à ce que le sang s'écoule ; dès ce moment les phénomènes pénibles s'effacent, ils peuvent reparaître à l'époque menstruelle suivante, mais présentent souvent une marche très-capricieuse. Cette variété de dysménorrhée est, de même que l'état chloro-anémique et hystérique, auquel elle est si étroitement unie, bien plus fréquente à la ville qu'à la campagne, souvent le mariage la modifie heureusement.

2° **Dysménorrhée congestive.** — Elle est caractérisée non-seulement par une exagération des phénomènes congestifs habituels aux règles (pesanteur hypogastrique, ten-

---

fluer, mais il se coagule dans le vagin, s'accumule derrière ce caillot, et s'échappe tout d'un coup à l'occasion d'un mouvement, etc.

sion dans les aines, douleurs utérines), mais encore par une augmentation notable du volume de l'utérus, par une élévation dans la température du vagin, etc.

Souvent aussi les symptômes de congestion ne se limitent pas à la région utéro-ovarienne, ils s'étendent aux mamelles qui sont gonflées et tendues, au cerveau, aux poumons, etc. : ainsi la face est animée, les yeux sont vifs et brillants, la respiration gênée, etc.

Lorsque ces phénomènes congestifs sont arrivés à leur plus haut degré, le sang commence à couler avec une telle abondance qu'il en résulte une véritable ménorrhagie, assez souvent salutaire, car elle dissipe les phénomènes congestifs.

En général, la dysménorrhée s'observe chez les femmes pléthoriques; cependant, et c'est un fait important au point de vue thérapeutique, elle survient parfois chez les femmes anémiques et chez celles qui sont arrivées à la dernière période de la cachexie, chez celles qui se livrent à un coït exagéré (1).

3° **Dysménorrhée mécanique.** — Résultant d'un obstacle au libre écoulement du sang menstruel, elle est caractérisée par des coliques et des tranchées absolument *semblables à celles d'un avortement ou d'un véritable accouchement;* ces douleurs, souvent très-intenses, sont intermittentes, elles se dissipent lorsque l'obstacle n'est pas insurmontable et, dans le cas contraire, se prolongent pendant toute la durée de la période menstruelle, qui d'ailleurs présente les plus grandes irrégularités dans sa durée et la fréquence de ces retours.

Cependant, le sang s'écoule (si l'obstacle est insurmontable il y a aménorrhée et non dysménorrhée) d'abord sous forme de caillots, puis à flots (2).

4° **Dysménorrhée membraneuse.** — Cette variété est caractérisée par l'expulsion de la totalité ou d'une partie de la muqueuse du corps de l'utérus.

(1) C'est peut-être la cause de la stérilité des filles publiques.
(2) La dysménorrhée mécanique est une cause fréquente de métrite interne avec dilatation de la cavité et hypertrophie des parois de l'utérus.

La dysménorrhée membraneuse n'est pas une entité morbide, elle est toujours symptomatique d'autres altérations de l'utérus, altérations fort diverses telles que catarrhe utérin (Bernutz), congestion trop forte de la muqueuse (Courty), rétrécissement de l'orifice interne du col utérin, etc. (1).

Telles sont les conditions dans lesquelles on l'a observée, elles n'expliquent nullement le mécanisme de sa production qui se rattache à des causes jusqu'à présent inappréciables.

Le caractère pathognomonique de cette variété de dysménorrhée consiste donc dans la *présence de la muqueuse utérine parmi les produits expulsés* ; cette muqueuse se présente sous divers aspects : tantôt elle est expulsée en entier, tout d'une pièce, sous forme d'une petite poche triangulaire avec un orifice à chacun de ses angles, sa surface externe, rougeâtre, tomenteuse, est hérissée de filaments chevelus, sa surface interne, au contraire, est lisse, régulière, percée de petits orifices visibles à la loupe et qui sont les orifices des glandules.

L'épaisseur des parois varie de 1 à 3 millimètres, elles présentent la texture de la muqueuse utérine (tissu conjonctif avec fibres fusiformes et noyaux, glandes en tubes, épithélium à cils vibratiles). — Il est assez rare que la muqueuse soit éliminée en entier, souvent elle l'est sous forme de lambeaux plus ou moins étendus.

Il faut rechercher : 1° le mécanisme de l'exfoliation de la muqueuse ; 2° les phénomènes qui accompagnent son expulsion.

1° On peut admettre que l'*exfoliation de la muqueuse se rattache à des contractions exagérées de l'utérus* qui revient sur lui-même et décolle la muqueuse comme il décolle le placenta après l'accouchement ; or ce décollement de la muqueuse détermine un épanchement de sang entre elle et

___

(1) Pour Scanzonini elle constitue une simple variété de la dysménorrhée congestive. Elle peut se rencontrer chez les jeunes filles vierges dès l'établissement des règles, elle ne consiste donc pas en un avortement ainsi que l'ont pensé certains auteurs.

le tissu musculaire de l'utérus, ce foyer sanguin ainsi placé devient une nouvelle cause de décollement, etc.

2° Lorsqu'elle est détachée et libre dans la cavité utérine, la muqueuse provoque des contractions expultrices semblables à celles de la parturition, et sous leur influence elle s'engage dans le conduit cervico-utérin, l'obstrue, et arrête l'écoulement sanguin jusqu'à ce que, chassée par des contractions de plus en.plus énergiques, elle soit expulsée au milieu d'un flot de sang ; dès lors les contractions et les tranchées qui en sont le reflet 's'apaisent et l'écoulement s'établit régulièrement.

On conçoit les variétés que peuvent présenter ces symptômes suivant les dimensions de la muqueuse qui est expulsée en totalité ou par lambeaux, suivant la durée plus ou moins longue de son expulsion, etc.

Les retours de la dysménorrhée membraneuse n'ont rien de fixe, tantôt ils ont lieu à chaque période menstruelle, tantôt ils ne reparaissent qu'à de longs intervalles.

DIAGNOSTIC. — Il faut : A. Reconnaître l'existence de la dysménorrhée. — B. En déterminer la cause.

A. *Le symptôme dysménorrhée est en lui-même facile à reconnaître*, nous ne voulons pas revenir sur les caractères que nous avons longuement exposés et dont la physionomie est assez nette pour ne point donner lieu à de fausses interprétations.

B. *Le point capital consiste à remonter du symptôme à l'entité morbide*, c'est-à-dire à reconnaître la cause de la dysménorrhée ; on y arrive par l'examen de l'état général et par l'exploration minutieuse de l'utérus et de ses annexes (examen pratiqué à l'aide du toucher, de la palpation, du spéculum, de l'hystéromètre), on peut alors classer la dysménorrhée dans une des quatre variétés que nous avons établies (dysménorrhée nerveuse ou chloro-anémique, congestive, mécanique ou membraneuse). Ainsi :

1° Survient-elle chez une jeune femme pâle, amaigrie, nerveuse, le sang est-il lui-même décoloré et jaunâtre, vous diagnostiquez une *dysménorrhée nerveuse ou chloro-anémique ;* l'examen de l'utérus, qui bien souvent dans ce càs est inutile ou impossible (vu la présence de l'hymen), ne révèlerait aucun changement dans sa forme, son volume, sa position, etc.

2° Mais, au contraire, les phénomènes congestifs sont très-accentués, la face est colorée, le regard brillant et animé, les artères battent avec force, la tête est lourde, la respiration gênée, la vulve et le vagin sont chauds, gonflés, rouges, le sang s'écoule en grande abondance ; il y a lieu de croire à une *dysménorrhée congestive.*

3° Ici, les prodromes ne présentent rien d'anormal, mais, au moment où le sang doit s'écouler, il se manifeste des coliques et des tranchées avec besoin d'expulsion, rappelant tout à fait celles d'un avortement ou d'un accouchement, chacune de ces crises est suivie de l'écoulement d'une certaine quantité de sang, puis survient un temps d'arrêt.

L'examen de l'utérus démontre l'existence d'un obstacle à la libre sortie du sang : tantôt c'est une tumeur telle qu'un polype, un corps fibreux, une hypertrophie du col ; tantôt un rétrécissement du canal cervico-utérin, une flexion du corps sur le col, etc. : la *dysménorrhée est donc mécanique.*

4° La *dysménorrhée membraneuse* présente une physionomie à peu près semblable à celle de la dysménorrhée mécanique, mais elle a pour caractère pathognomonique l'expulsion de la muqueuse utérine ; on pourrait, il est vrai, la confondre avec un *avortement* d'un mois ou de six semaines, les symptômes d'expulsion sont les mêmes ; mais dans le cas d'avortement la membrane est très-épaisse, très-vasculaire, parfois on y rencontre des villosités choriales et des traces d'embryon.

On pourrait encore la confondre avec des *caillots*, etc., mais l'*examen microscopique* révélera sa véritable nature.

PRONOSTIC. — Il ne saurait être indiqué d'une façon générale, tant il varie suivant les cas ; quelle comparaison établir entre la dysménorrhée d'une jeune femme chloroanémique, par exemple, et celle qui se rattache à une tumeur ou à un rétrécissement du col utérin.

La dysménorrhée détermine souvent la *stérilité*, cette

fâcheuse conséquence s'observe plutôt dans les dysménorrhées congestive, membraneuse et mécanique que dans la dysménorrhée chloro-anémique.

Traitement. — Les causes diverses de la dysménorrhée donnent lieu à des indications si différentes, qu'il faut, au point de vue thérapeutique comme sous celui des symptômes, étudier à part les quatre variétés de dysménorrhée.

A. *Dysménorrhée anémique et nerveuse.* — Elle doit être traitée dans l'intervalle des règles et pendant l'époque menstruelle.

Dans l'intervalle des règles, il faut s'attacher à modifier l'état nerveux et chloro-anémique par un régime tonique, par l'usage des préparations ferrugineuses, du quinquina, par l'exercice, l'hydrothérapie, le séjour à la campagne, etc. Si l'élément nerveux prédomine, on insistera sur l'hydrothérapie, l'exercice et les antispasmodiques (asa fœtida, valériane, pilules de Méglin, bromure de potassium, etc.).

Au moment des règles, il faut prescrire le repos, les fomentations narcotiques et calmantes, la belladone, l'opium; en même temps on active l'apparition du sang par l'usage de l'*apiol* (une à trois capsules chaque jour jusqu'à ce que le sang coule librement).

B. *Dysménorrhée congestive.* — Dans l'intervalle des règles, on diminuera l'état congestif de la matrice par les scarifications du col ou par l'application directe de sangsues sur cet organe, la pléthore sanguine par des purgatifs salins répétés, par l'usage de l'eau de Vichy, du carbonate de soude, par une nourriture légère, etc.

Si la congestion est passive, c'est-à-dire s'il y a atonie des organes génitaux, on cherchera à les exciter par l'usage des emménagogues (rue, sabine, seigle ergoté, douches froides, etc.). Aran conseillait les badigeonnages à la teinture d'iode pratiqués sur le col.

Au moment des règles, il faut éloigner toutes les causes capables d'augmenter l'état congestif de la matrice, et on y arrive par le repos absolu, les lavements laudanisés, la médication alcaline à haute dose et particulièrement l'acétate d'ammoniaque.

C. *Dysménorrhée mécanique.* — Le traitement est entièrement chirurgical, il s'adresse à l'obstacle qui gêne l'écoulement du sang et varie par conséquent suivant la nature de cet obstacle.

S'agit-il d'un rétrécissement ? Il faut le dilater progressivement avec des tiges de laminaria ou de petits cônes d'éponges préparées. — En général, ces moyens employés avec persévérance pendant plusieurs mois remplissent le but qu'on se propose ; cependant le rétrécissement peut rester rebelle, et alors faut-il l'inciser ou l'abandonner à lui-même ? On peut s'arrêter à ce dernier parti, si la dysménorrhée n'est pas très-douloureuse ; dans le cas contraire, on peut pratiquer le débridement avec un instrument qui rappelle le lithotome de frère Côme. Pendant longtemps il faut surveiller le pansement et introduire entre les lèvres de la plaie des bourdonnets de charpie imprégnés de glycérolé de tannin, afin de prévenir leur cicatrisation.

S'agit-il d'une flexion ? Il y a avantage à obtenir un certain degré de redressement, du moins lorsque la déviation est simple, sans complications inflammatoires et qu'elle est réductible.

S'agit-il d'une tumeur, d'une hypertrophie de la muqueuse, d'un polype, d'un kyste ? Le traitement varie avec chacune de ces lésions, cependant l'introduction de l'hystéromètre, souvent indispensable au diagnostic, peut agir très-utilement comme moyen palliatif.

D. *Dysménorrhée membraneuse.* — Nous avons vu qu'elle se rattache souvent à d'autres altérations de l'utérus, altérations qui réclament des soins spéciaux, qu'elle peut ainsi être directement attaquée par des cautérisations intra-utérines pratiquées avec du nitrate d'argent.

AMÉNORRHÉE (α privatif ; $\mu\acute{\eta}\nu$, mois ; $\acute{\rho}\acute{\epsilon}\omega$, je coule).

Pris à la lettre, le mot aménorrhée signifie absence complète des règles ; cependant, en clinique, on étend cette acception à la rareté du flux menstruel (1).

(1) On voit donc qu'entre certaines aménorrhées et dysménorrhées la distinction est difficile et un peu arbitraire.

PATHOGÉNIE. — Les causes de l'aménorrhée sont nombreuses, mais elles peuvent se diviser en deux classes parfaitement distinctes.

A. *Aménorrhee par défaut de sécrétion.*

B. *Aménorrhée par rétention des règles.*

A. Aménorrhée par défaut de sécrétion. — C'est l'aménorrhée proprement dite : non-seulement le sang ne s'écoule pas à l'extérieur, mais encore il ne s'exhale pas dans la cavité utérine. Les causes de ce défaut de sécrétion sont nombreuses.

1° Les unes sont *physiologiques :* ainsi le défaut de la sécrétion menstruelle s'observe avant et après la nubilité (c'est-à-dire avant douze ou quinze ans et après quarante-deux ou quarante-huit ans), pendant la grossesse et la lactation, enfin il est constant chez les femmes privées de leurs deux ovaires ; ce sont les signes d'une incapacité plus ou moins complète à la conception.

2° Les autres sont *pathologiques,* elles comprennent toutes les conditions capables d'affaiblir l'organisme ; aussi l'aménorrhée est-elle, comme la dysménorrhée, fréquente chez les femmes anémiques, dans les maladies chroniques déjà avancées et dans toutes-les cachexies, surtout dans la phthisie pulmonaire avancée ; dans d'autres cas, cette variété d'aménorrhée provient soit d'un purgatif administré, soit d'une saignée pratiquée intempestivement peu de temps avant l'époque menstruelle ; enfin, elle pèut être la conséquence d'une véritable dérivation entraînant le sang vers d'autres régions (1).

B. Aménorrhée par rétention des règles. — Dans ce cas, le sang ne s'écoule pas à l'extérieur parce qu'il existe un obstacle à sa sortie, obstacle qui le force à s'accumuler dans les cavités génitales.

Cet obstacle peut être congénital ou accidentel.

Les *obstacles congénitaux* consistent en *vices de conformation du vagin et de l'utérus,* d'où résulte une oblitéra-

____

(1) Cependant ces hémorrhagies supplémentaires sont bien plus souvent secondaires et consécutives à une rétention des règles.

tion ou une imperméabilité soit du col utérin, soit du vagin (1).

Les *obstacles accidentels* sont beaucoup plus complexes, ils sont dus soit au développement de tumeurs, de cicatrices, de brides, d'engorgements qui s'opposent mécaniquement à la sortie des règles, soit à des états inflammatoires ou àdynamiques de l'utérus qui entravent l'excrétion sans qu'il y ait un rétrécissement, physiquement appréciable, du conduit excréteur (Bernutz). Aussi a-t-on dû diviser ces aménorrhées accidentelles en trois espèces : *rétentions par oblitération, par rétrecissement et par trouble fonctionnel.*

Ces dernières seules demandent à être expliquées et leur pathogénie est assez obscure, c'est à elles qu'il faut attribuer l'aménorrhée survenant brusquement à l'occasion d'une impression morale ou physique, telle que la peur, la colère, les contrariétés, les immersions dans l'eau froide, les boissons glacées, etc.

Symptômes. — Les caractères cliniques de ces deux espèces d'aménorrhée présentent entre eux de telles différences qu'il faut scinder leur étude.

A. Aménorrhées par défaut de sécrétion. — Nous ne parlerons point des aménorrhées physiologiques, elles se produisent dans des circonstances si bien définies qu'il suffit de les avoir signalées.

Les aménorrhées pathologiques ou cachectiques se présentent aussi avec quelques variétés : 1° Tantôt elles sont *absolues,* c'est-à-dire que la menstruation n'est indiquée par aucun symptôme ; non-seulement il ne s'écoule pas une goutte de sang à l'extérieur, mais encore on n'observe pas cette sorte d'émotion générale qui accompagne l'ovulation, c'est-à-dire qu'il ne se fait aucun travail congestif vers les organes génitaux, la fécondation est absolument impossible. 2° Tantôt le sang ne coule pas, mais *l'époque se trouve vaguement indiquée par une sorte d'excitation générale ;* il peut

____

(1) Cette différence de siége de l'imperméabilité est très-importante au point de vue opératoire.

alors se manifester des hémorrhagies supplémentaires, l'aménorrhée peut alterner avec des ménorrhagies.

Cette variété, qui est la plus fréquente, s'observe dans la convalescence de maladies graves, dans le cours de lésions organiques, chez les chlorotiques, etc.

3° Dans d'autres cas, l'*aménorrhée n'est pas aussi complète*, le sang ne coule pas, c'est vrai, ou du moins il ne s'en écoule que quelques gouttes, mais les organes génitaux sont le siége d'un état congestif indiqué par des douleurs de reins, une pesanteur à l'hypogastre, des coliques utérines, souvent des flueurs blanches; cette variété est symptomatique d'une affection aiguë ou chronique des organes génitaux [métrite, pelvi-péritonite (1)].

B. **Aménorrhées par rétention des règles.** — Plusieurs cas peuvent se présenter.

1° Si l'aménorrhée ou la rétention des règles est mécaniquement produite par un vice de conformation de l'utérus ou du vagin, c'est-à-dire par une imperméabilité de ces conduits, les premiers accidents se manifestent à l'époque de la puberté; ils sont insidieux à leur début : mais finissent par acquérir un haut degré de gravité : c'est d'abord un malaise général, un sentiment de gêne et de pesanteur dans le bassin, puis ces phénomènes semblables à ceux qui annoncent la venue des règles se dissipent sans que le sang coule, le mois suivant ils se reproduisent; il en est de même à intervalles réguliers, mais ils deviennent plus pénibles, il s'y joint des tranchées, du ténesme rectal et vésical, parfois même des palpitations de cœur, des syncopes, des accès hystériformes, des frissons irréguliers.

En même temps, on peut constater l'existence d'une *tumeur* dans la partie inférieure de l'abdomen; cette tumeur, formée par l'accumulation du sang dans l'utérus, s'affaisse un peu dans l'intervalle des périodes menstruelles, mais finit par atteindre de grandes dimensions : ce qui, joint aux troubles réflexes provoqués par la rétention (envies de vo-

______

(1) Cette variété peut encore s'observer chez les femmes pléthoriques, à système utérin prédominant.

mir, gonflement des seins), a souvent fait soupçonner une grossesse.

L'examen direct des organes génitaux permet de reconnaître l'existence et le siége de leur imperforation.

Lorsque les choses en sont là, il peut se produire une rupture spontanée de la membrane obturante, le sang s'écoule et les accidents se dissipent (1); mais, parfois, c'est dans le péritoine que s'épanche le sang et il en résulte une péritonite mortelle (2); ou bien ces malheureuses filles, condamnées à un repos absolu, en proie à des vomissements incoercibles, torturées par la rétention d'urine, sont prises de fièvre hectique et finissent par succomber.

2° Les *rétentions par cause accidentelle* sont la conséquence plus ou moins éloignée d'une maladie ou d'une lésion traumatique (cautérisation, amputation du col, accouchements laborieux, gangrène du vagin, tumeurs de diverses natures).

D'ailleurs les accidents qui caractérisent la rétention des règles sont complétement semblables aux précédents, ils en diffèrent dans leur évolution, progressive comme celle de la lésion dont ils dépendent: ainsi la rétention est pendant longtemps précédée d'accès dysménorrhéiques.

L'examen direct permet de constater l'existence d'une tumeur globuleuse qui, se rapprochant plus ou moins de la vulve suivant le siége de l'oblitération, s'élève plus ou moins haut dans l'excavation pelvienne. Si c'est le vagin qui est oblitéré, il est impossible de trouver le col utérin; si la rétention est produite par une tumeur, par un rétrécissement ou une oblitération du col, on peut constater directement son existence.

DIAGNOSTIC. — L'aménorrhée est la suppression de l'écoulement sanguin menstruel, son diagnostic n'offre donc aucune difficulté, mais il est dans son étude deux problèmes importants: A. L'aménorrhée est-elle physiologique ou pathologique? — B. Quelle en est la cause?

(1) On a vu ces ruptures s'effectuer dans le rectum ou la vessie.
(2) Il peut se former des kystes hématiques dans le voisinage de l'utérus.

A. *L'aménorrhée est-elle physiologique ou pathologique?*
Cette question peut se poser dans deux circonstances différentes :

1° Lorsqu'il s'agit d'une *jeune fille* qui a dépassé l'âge de quinze à seize ans sans que ses règles se soient établies, il faut rechercher si ce retard est physiologique, c'est-à-dire s'il tient soit à une disposition originelle (fréquente dans les familles scrofuleuses), soit à l'existence antérieure de maladies aiguës ou chroniques, soit à de mauvaises conditions hygiéniques, à des travaux excessifs, soit à une grossesse résultant de rapports sexuels prématurés, ou bien si l'aménorrhée est pathologique et se rattache à une des nombreuses causes que nous avons énumérées et dont les principales sont les vices de conformation, la chloro-anémie, la phthisie, etc. On pourra considérer l'aménorrhée comme physiologique si la jeune fille ne présente aucun des caractères de la nubilité (gonflement des seins, élargissement du bassin, changement de caractère, etc.), ni aucun des vices de conformation ou des états morbides qui engendrent l'aménorrhée morbide.

2° Lorsqu'il s'agit d'une *femme faite*, on doit se demander si l'aménorrhée tient à une *grossesse* ou si elle est pathologique : cette question, souvent facile à élucider, peut être très-obscure, il convient en tous cas de s'abstenir pendant plusieurs mois, de toute médication capable de provoquer un avortement.

B. *Quelle est la cause de l'aménorrhée?* Dans maintes circonstances, la cause de l'aménorrhée est des plus manifestes, c'est ce qui a lieu lorsqu'elle s'observe chez une femme atteinte d'une maladie chronique, surtout d'une phthisie, d'un cancer, etc. La suppression des règles se rattache si naturellement à la déchéance vitale engendrée par cet état morbide, qu'il est inutile d'insister sur un diagnostic évident.

Cette réserve faite, voici les cas qu'on a le plus fréquemment lieu d'observer :

1er *cas.* — Une jeune fille arrive à l'âge de la puberté, elle en présente tous les symptômes, ses seins se gonflent, son bassin se développe, elle éprouve des douleurs rénales, de la pesanteur hypogastrique, cependant le sang ne coule pas ; ces phénomènes se reproduisent chaque mois, ils deviennent de plus en plus pénibles.

Procédez à l'examen, vous constatez une imperforation des voies génitales et l'existence d'une tumeur formée par l'accumulation du sang dans l'utérus, le vagin ou dans ces deux organes ; *l'aménorrhée est ici symptomatique d'une imperforation des voies génitales.*

2e *cas.* — Une jeune fille ou jeune femme, pâle, anémique, nerveuse, se plaint de ne plus voir couler ses règles, depuis longtemps déjà l'écoulement menstruel était devenu irrégulier et douloureux ; *l'aménorrhée se rattache à l'affaiblissement de la santé,* en général cette variété est indolente (1).

3e *cas.* — Lorsque vous observez l'aménorrhée chez une femme faite, surtout lorsque cette aménorrhée s'accompagne de douleurs pelviennes, il y a tout lieu de croire qu'elle est sous la dépendance d'une *altération organique,* d'une métrite, d'une pelvi-péritonite, d'un hématocèle, d'un corps fibreux obturant le col (2) ; l'examen local et général permettra de préciser ce diagnostic.

4e *cas.* — Dans l'âge mûr, l'aménorrhée est bien plus souvent liée à une altération organique qu'à une simple chloro-anémie ou à un trouble nerveux (3) ; la connaissance de ce fait doit porter à examiner de près les différents organes qui sont habituellement le siége de ces productions (col de l'utérus, mamelles, estomac, etc.).

TRAITEMENT. — Les indications thérapeutiques doivent être étudiées dans les deux variétés d'aménorrhée.

---

(1) Bernutz fait remarquer que l'aménorrhée est assez souvent le phénomène initial de la tuberculose et qu'elle peut précéder de longtemps les troubles respiratoires et les phénomènes stéthoscopiques.

(2) L'hystérie peut même à cet âge entraîner l'aménorrhée.

(3) A cette époque de la vie il est encore assez difficile de déterminer si l'aménorrhée est physiologique ou pathologique, l'époque de la ménopause étant si variable que, chez certaines femmes, les règles cessent à trente-cinq ans, tandis que chez d'autres elles se continuent jusqu'à cinquante-cinq ; ce qui augmente encore les difficultés du diagnostic, c'est que la ménopause est souvent précédée de pertes blanches comme l'aménorrhée symptomatique de lésions organiques.

A. *Aménorrhée par rétention des règles.* — Lorsqu'une imperforation utérine ou vaginale s'oppose à l'écoulement du flux menstruel, l'indication est nette et pressante : il faut ouvrir une voie au sang, *le traitement est entièrement chirurgical*, mais les procédés par lesquels on peut remplir cette indication varient naturellement suivant la nature du vice de conformation : tantôt il suffit de ponctionner ou d'inciser la membrane hymen (1), souvent il faut se créer une voie jusqu'à la tumeur sanguine, voie que l'on dilate progressivement avec des tiges de laminaria ; est-il nécessaire d'insister sur les précautions que nécessite l'introduction d'un trocart dans la tumeur sanguine ? La vessie doit être vidée et occupée par un cathéter, un doigt sera placé dans le rectum ; grâce à ces deux guides, on évitera la blessure de ces organes ; souvent, au lieu d'une ponction, il est préférable de recourir à une dissection minutieuse, etc.

Enfin, remarque importante, toutes ces opérations, même les plus simples, comme la ponction de l'hymen, peuvent entraîner une *mort presque foudroyante* en suscitant immédiatement l'épanchement de sang dans l'abdomen, accident que l'on voulait conjurer par l'opération ; ou encore le malade succombe à *l'infection putride :* il faut donc être très-réservé sur le pronostic, opérer en dehors de la période cataméniale, faire garder un repos absolu, s'abstenir de grandes irrigations, etc.

Dans les cas de rétrécissement ou d'oblitération du vagin ou du col utérin par cause accidentelle (tumeur, cicatrices, etc.), après s'être assuré qu'il ne s'agit pas d'une grossesse et avoir retardé l'intervention chirurgicale jusqu'à ce que l'on ait acquis une certitude à cet égard, on peut, par une ou deux incisions, procéder au débridement de l'orifice utérin, ce qui permettra non-seulement l'écoulement du sang, mais souvent aussi l'extirpation de la tumeur.

On ne saurait entrer dans le détail de toutes les indications particulières aux divers vices de conformation, c'est au chirurgien à instituer dans chaque cas une manœuvre opératoire convenable.

(1) Dans certains cas on pourra recourir à l'appareil aspirateur.

Lorsque l'aménorrhée s'est brusquement produite à l'occasion d'une émotion pénible, d'une immersion dans l'eau froide, etc., il faut chercher à rappeler le sang menstruel par des boissons chaudes et stimulantes (1), des cataplasmes très-chauds sur le bas-ventre, des sinapismes promenés sur les cuisses, des fumigations vulvaires, etc. — Plus tard encore, si les accidents deviennent graves, on pourrait recourir à l'application de sangsues sur les cuisses s'il s'agit d'une jeune fille, sur le col utérin s'il s'agit d'une femme.

B. Les *aménorrhées par défaut de sécrétion* ne présentent pas d'indications qui leur soient propres, c'est à l'état général que doivent s'adresser les médications ; étroitement unie à cet état, l'aménorrhée cesse lorsqu'il s'améliore, et s'il est incurable, l'aménorrhée n'est qu'un épiphénomène sans importance.

(1) Renfermant de l'ammoniaque ou des antispasmodiques si la malade est en proie à une grande excitation nerveuse.

LIVRE III

DES MALADIES CONSIDÉRÉES EN GÉNÉRAL.

—

DE L'ÉTIOLOGIE. — CAUSES DES MALADIES.

Les causes des maladies constituent encore un des points les plus obscurs de la pathologie; certes, on a remarqué de tout temps que certains phénomènes morbides étaient étroitement liés à telle ou telle circonstance, mais nos connaissances ne dépassent guère la simple constatation de ces relations et nous ignorons en quoi consiste le mécanisme qui les rattache; la physiologie moderne, en démontrant toute l'influence qu'exercent le système du grand sympathique et les nerfs vaso-moteurs sur les divers phénomènes nutritifs, a fait faire un grand pas à la pathogénie des maladies, mais le problème est plutôt reculé que résolu.

Quoi qu'il en soit, l'exposé de nos connaissances en étiologie peut se diviser en trois chapitres.

A. Pour qu'une maladie se développe, il faut qu'elle trouve dans l'organisme un terrain favorable à sa production; cette préparation est le résultat d'influences diverses se rattachant à l'état de l'atmosphère, de la température, du climat, à l'âge, au sexe, à l'alimentation, etc.; c'est ce qui constitue les **causes prédisposantes**.

B. Certaines causes, dont l'action isolée eût été impuissante à développer d'elles-mêmes une maladie, peuvent la faire éclater si l'organisme y a été préparé par l'action des causes prédisposantes. — Ce sont là les **causes occasionnelles ou déterminantes.**

C. Il est des causes qui provoquent toujours dans notre organisme les mêmes effets; parmi ces causes, les unes sont **spéciales** (traumatisme, températures exagérées, cautérisation ou congélation); les autres sont **spécifiques** (virus, poisons, miasmes).

Cette étude générale de l'étiologie des maladies comprend donc l'étude des :

A. CAUSES PRÉDISPOSANTES.

B. CAUSES DÉTERMINANTES OU OCCASIONNELLES.

C. CAUSES SPÉCIALES OU ACCIDENTELLES.

D. CAUSES SPÉCIFIQUES.

A. DES CAUSES PRÉDISPOSANTES.

On donne le nom de causes prédisposantes aux diverses conditions qui exercent sur l'homme une action lente et progressive qui, par un mécanisme encore inconnu, le prépare au développement d'une maladie.

Les causes prédisposantes sont **générales** lorsqu'elles étendent leur action sur un grand nombre d'individus à la fois.

Les causes prédisposantes sont **individuelles** lorsqu'elles n'agissent que sur un individu isolé, ou plutôt lorsqu'elles lui appartiennent en propre.

Causes prédisposantes générales.

Elles comprennent : les divers états de l'atmosphère, — des saisons, — des climats, — de la lumière, — les influences morales.

Divers états de l'atmosphère.—*Variations de pression barométrique.* — Lorsqu'on s'élève brusquement dans les hautes régions de l'atmosphère (ascension en ballon, ascension d'une haute montagne), on éprouve un sentiment de malaise général, de la dyspnée, du mal de tête; cet état se rattache à la diminution de la pression atmosphérique et au déplacement des divers fluides de notre organisme produit par ce changement d'équilibre.

Cependant des millions d'hommes vivent à plus de 4000 mètres au-dessus du niveau de la mer (hauts plateaux du Mexique, Thibet), et ne souffrent pas plus de la diminution de la pression atmosphérique, que ne souffrent de son augmentation les mineurs qui vivent à une profondeur considérable dans les entrailles de la terre.

Toutefois, Gourdannet a constaté que les habitants des hauts plateaux, se trouvant placés dans des conditions d'oxygénation insuffisantes, sont anémiques, très-sujets aux pneumonies ; mais, chose remarquable, la phthisie pulmonaire est fort rare chez eux (1).

Variations de température. — *L'air chaud* diminue la capacité d'absorption des globules rouges pour l'oxygène, il exerce une influence débilitante très-marquée surtout lorsqu'il s'y joint de l'humidité ; sous leur double influence, les maladies prennent le caractère adynamique, les miasmes se développent activement, etc.

L'air froid et sec prédispose aux phlegmasies franches (pneumonie), aux congestions viscérales (hémorrhagies cérébrales) ; et cela probablement par le ressèrrement des capillaires cutanés et le refoulement du sang vers les parties profondes.

L'air froid et humide prédispose aux affections catarrhales (bronchites, entérites, etc.).

Saisons. — L'influence de *l'été* et de *l'hiver* est à peu près celle que nous avons reconnu appartenir à l'air chaud et à l'air froid, nous n'avons donc à parler que de l'influence du printemps et de l'automne.

Au *printemps*, les maladies ont, en général, une marche active, régulière, bien disposée pour une terminaison favorable. — En *automne*, au contraire, leur marche serait plus insidieuse, leurs caractères moins nets, leur résolution traînante, elles auraient de la tendance à devenir chro-

(1) C'est ce qui a fait dernièrement conseiller dans le traitement de cette maladie le séjour des altitudes.

niques : l'automne serait en outre favorable au développement des épidémies, surtout de celles qui frappent plus particulièrement les voies digestives (fièvre typhoïde, dysentérie, etc.).

Climats. — L'influence du climat se confond jusqu'à un certain point avec celle de la température (1).

Climats chauds. — Ils s'étendent de l'équateur jusqu'au 30e de latitude.

Les habitants des pays chauds sont en général mous, indolents, leur peau est terne, flétrie, jaunâtre ; sous l'influence des excitants, dont ils sont très-avides, ils se laissent entraîner à des violences et à des exagérations qui ne sont qu'un signe de faiblesse.

Chez eux, la bile est sécrétée avec une abondance extrême (2), ils sont aussi prédisposés d'une façon toute spéciale aux maladies du foie et du tube digestif.

Leurs principales maladies sont : les *fièvres intermittentes*, la *dysentérie*, la *fièvre jaune*, les *hépatites* et *abcès du foie*, les *diarrhées* et le *tétanos* (3).

Climats froids.—Ils comprennent les régions situées entre le 55e de latitude et le pôle, ils offrent au commerce bien moins d'aliments que les pays chauds, aussi sont-ils infiniment moins explorés.

Les habitants des pays froids ont en général les fonctions digestives et respiratoires très-actives, elles leur permettent de produire une quantité de calorique suffisante pour résister au froid extérieur.

L'intelligence et le développement de ces habitants sont

(1) On donne le nom de climat aux régions comprises entre deux cercles parallèles à l'équateur et dans lesquelles les phénomènes météorologiques exercent une influence particulière et déterminée sur les êtres organisés. Les climats se divisent en climats froid, chaud et tempéré.

(2) Soit en raison des sympathies qui unissent le foie à la peau, soit parce que le foie supplée les poumons.

(3) Qui éclate chez eux soit spontanément, soit sous l'influence de la cause la plus légère. Cette singulière prédisposition au tétanos, qui rend chez eux la pratique de la chirurgie si difficile, peut être attribuée soit à l'excitabilité spéciale de leur système nerveux, soit à la grande différence qui existe entre la température élevée du jour et le froid relatif de la nuit.

fort restreints, ils sont sujets aux congestions cérébrale et
pulmonaire, à la variole, aux ophthalmies et à une variété de
lèpre tuberculeuse désignée sous le nom de *spedalskhed* qui,
pour quelques auteurs, ne serait autre chose qu'une syphilide.

Acclimatement. — Lorsqu'un Européen va habiter *les
pays chauds*, il se trouve tout spécialement prédisposé à
contracter les maladies inhérentes à ce climat ; en général,
peu de temps après son arrivée, il éprouve des épistaxis
abondantes (1) ; il ne tarde pas à souffrir des voies digestives, son appétit diminue et il se trouve porté à rechercher l'usage des aliments excitants, des spiritueux ou des
substances rafraîchissantes, toutes choses qui bien vite
prises avec excès deviennent nuisibles, car elles activent les
sécrétions de l'appareil biliaire et augmentent ainsi la prédisposition aux hépatites et à la dysentérie.

Il est fort rare que le nouvel · arrivé échappe à leur
atteinte ; les supporte-t-il vigoureusement, il devient de
moins en moins apte à en subir de nouvelles et sa résistance aux influences morbides égale bientôt celle des indigènes, c'est ce que l'on désigne sous le nom d'*acclimatement* (2).

Ce serait une grande erreur que de croire à l'immunité
complète de l'individu acclimaté ; un séjour prolongé dans
les pays chauds finit presque invariablement par déterminer des diarrhées rebelles , des hépatites, des dysentéries,
des fièvres intermittentes, le malade s'anémie de plus en
plus, ses jambes s'infiltrent et il succombe dans le marasme.

Il est donc certain que les Européens ne pourront jamais
faire souche sous les tropiques dont le climat ne convient
guère qu'à la race nègre.

(1) Ces épistaxis attribuées par quelques auteurs aux désordres que la
température apporte à la circulation des muqueuses doivent être plutôt
mises sur le compte de l'anémie.

(2) On a remarqué que, suivant les saisons, il existe un contraste frappant entre l'état de santé des Européens et celui des indigènes ; de no-
vembre à avril (hiver) les Européens se portent en général assez bien (la
température ressemble alors à celle de l'Europe), tandis que les indigènes
sont très-éprouvés ; l'été, au contraire, qui est la saison la moins insalubre
pour les indigènes, est fatal à beaucoup d'Européens.

Les pays froids exercent sur l'Européen une influence bien moins fâcheuse, elle ne se manifeste guère que par le développement d'affections pulmonaires et plutôt par des inflammations franches telles que la pneumonie que par la phthisie; de plus, à l'aide des précautions auxquelles l'invite le froid lui-même, l'étranger peut parfaitement se mettre à l'abri des causes morbides qui l'entourent.

Mais, si les pays froids sont bien moins dangereux que les pays chauds, il existe encore moins de comparaison entre la richesse luxuriante des tropiques et la désolante stérilité des steppes glacées.

Influence des localités. — Il est souvent bien difficile d'établir exactement la part qui, dans la production des maladies, revient au *climat*, à *l'état endémique*, à *l'influence locale;* ces causes s'unissent souvent et se confondent pour atteindre au même but; ainsi les endroits bas et marécageux engendrent les fièvres intermittentes, ces fièvres règnent là d'une façon endémique; de plus l'action de la température élevée et humide favorise le dégagement des miasmes, etc.

Cependant sous une même latitude et dans des conditions climatériques semblables en apparence on observe des influences morbigènes très-tranchées; ainsi, aux Antilles, le tiers ou la moitié des nouveaux débarqués succombent dans les huit premiers mois de séjour, dans l'Inde il n'en meurt pendant le même espace de temps que le quatorzième, cela tient à ce que la fièvre jaune frappe presque inévitablement l'Européen qui arrive aux Antilles, tandis qu'elle est beaucoup plus rare dans l'Inde, etc.

Qui ne sait toute la différence qui existe au point de vue de la santé entre le séjour dans une ville et l'habitation à la campagne. Le changement de localité est souvent une prédisposition à certaines maladies, ainsi la fièvre typhoïde éclate souvent chez les jeunes gens de la campagne qui viennent se fixer en ville.

L'absence de lumière exerce une influence débilitante, influence qu'on ne saurait mieux comparer qu'à celle pro-

duite sur les végétaux qui, placés dans l'obscurité, s'étio-
lent, pâlissent et meurent ; de même les personnes qui
vivent habituellement dans des lieux obscurs sont pâles,
anémiques, et singulièrement prédisposées à la phthisie.

Influences morales. — Les influences morales ne sont des
causes prédisposantes générales que lorsqu'elles étendent
leur influence sur un grand nombre d'individus, sur une
armée, sur une ville assiégée par exemple ; les revers en
abattant le courage favorisent le développement du typhus,
de la dysentérie, etc.

Causes prédisposantes individuelles.

Dans ce chapitre doivent être étudiées les prédispositions
morbides qui se rattachent à *l'hérédité*, à *l'âge*, au *sexe*,
au *tempérament*, à la *constitution*, aux *habitudes*, aux
professions, à l'état de *convalescence*, etc.

Hérédité. — L'influence de l'hérédité est si connue qu'il
n'est point nécessaire d'insister sur les faits remarquables
qu'elle offre journellement à notre observation ; tout le
monde sait qu'en général les enfants ressemblent à leurs
parents, soit à leur père, soit à leur mère, que souvent ils
participent de l'un et de l'autre, que parfois, sautant une
génération, la ressemblance existe avec les grands-parents
(*atavisme*). On sait aussi que dans certaines familles la ressemblance se retrouve seulement dans certains traits du
visage (1), que les jumeaux, expression d'une même im-

(1) C'est bien moins sur l'homme que sur les animaux que peuvent se
faire ces études si intéressantes, car d'une part la durée de la vie de
l'homme ne nous permet guère d'observer plusieurs générations, et d'une
autre part, chez les animaux on peut choisir les alliances et observer à la
fois les nombreux produits d'un étalon avec des femelles de races distinctes.
Ce n'est point le lieu de consigner les remarques si importantes faites par
les hippologistes ; qu'il nous suffise de dire que certains étalons ont une
grande puissance de race, c'est-à-dire qu'ils impriment quelques-uns de
leurs caractères, la distinction de la tête, les dimensions de l'encolure, la
beauté du jarret, etc., à tous leurs produits, quelle que soit la mère.
D'autres au contraire s'effacent complétement devant la jument ; le caractère,
la méchanceté ou la douceur, l'état de santé ou de maladie se transmettent

pression génération, se ressemblent souvent d'une manière étonnante.

L'influence héréditaire est tout aussi positive pour le léveloppement de certaines maladies ; ainsi, on sait que les *affections tuberculeuses et cancéreuses*, *l'épilepsie*, *l'aliénation mentale*, les *maladies organiques du cœur*, la *goutte*, la *gravelle*, le *rhumatisme*, les *maladies de la peau*, etc., sont manifestement héréditaires; cette influence ne s'exerce heureusement pas d'une façon constante, cependant si les deux ascendants en sont atteints elle a toute chance pour se produire; parfois elle franchit une génération, parfois elle ne frappe que les garçons ou au contraire les filles, parfois elle se développe chez les enfants alors que leurs générateurs n'en sont pas encore atteints, parfois enfin ces influences se modifient par l'hérédité : ainsi un cancéreux ou un syphilitique pourra engendrer un scrofuleux ou un phthisique, etc., c'est ce que dans le public on désigne souvent par le nom de *maladies de famille*, etc., etc.

Age. — Chaque âge a ses maladies.

L'*enfance* prédispose à certaines maladies de peau, telles que l'*eczéma* du cuir chevelu, l'*impetigo* de la face ; elle prédispose aux *maladies éruptives* ou plutôt les maladies éruptives sont plus fréquentes dans l'enfance parce qu'à cet âge on n'a pas encore acquis l'immunité que confère une première atteinte.

Le *rachitisme*, le *noma*, la *laryngite striduleuse*, le *croup*, le *scléreme* sont également des maladies presque spéciales à l'enfance ; à cet âge la *tuberculose* a une tendance toute particulière à frapper les méninges et les ganglions abdominaux (*carreau*). Nous signalerons encore la *scrofule*, les accidents de la *dentition*, les *affections vermineuses*, etc.

de la même façon. Parmi les étalons qui fondèrent, il y a plus de deux cents ans, la race du pur-sang anglais, se trouvait entre autres un cheval arabe gris ; on sait que depuis longtemps tous les pur-sang anglais ont une robe foncée, cependant de temps à autre quelques-uns des descendants de cet arabe présentent, malgré d'innombrables croisements, quelques touffes de poils blancs, tel est Franc-Tireur, etc.

L'*âge adulte* est sujet à la *phthisie pulmonaire* (surtout fréquente dans l'adolescence), à la *fièvre typhoïde*, au *rhumatisme*, aux *névralgies*, à l'*hystérie*, aux affections des *organes génitaux*, au *cancer* (surtout depuis quarante ans).

Dans la *vieillesse* on observe les *affections du cerveau* (hémorrhagies, ramollissement), l'*hypertrophie de la prostate* et le *catarrhe vésical* qui en est la conséquence, les *pneumonies* également fréquentes dans l'âge adulte, l'*athérome artériel*, la *cataracte*, l'*arthrite sèche*, etc., etc.

Il est une remarque importante, c'est que chez le vieillard l'organisme en quelque sorte usé retentit bien moins sous l'influence des maladies : ainsi on voit des pneumonies arriver à une période avancée sans que le vieillard en paraisse très-éprouvé, il continue à vaquer à ses occupations, ne se plaint que d'un certain malaise, etc. Cette allure particulière et silencieuse des maladies fébriles chez les vieillards, déjà signalée depuis longtemps, a surtout été bien étudiée par Grisolle et Charcot.

Sexe. — Il est des maladies spéciales à chaque sexe et résultant de la différence des fonctions génitales, ainsi les désordres de la menstruation, de la grossesse, de l'accouchement, l'hystérie sont des maladies spéciales à la femme ; l'hypertrophie de la prostate, les maladies du testicule n'appartiennent qu'à l'homme.

De plus la femme se trouve plus prédisposée à la phthisie, à la scrofule, au lymphatisme, aux maladies nerveuses, par contre elle est rarement atteinte de la goutte et du diabète. Chez l'homme on observe plus fréquemment les phlegmasies aiguës des organes thoraciques et abdominaux (sauf les péritonites), de plus il est bien plus exposé que la femme aux traumatismes, aux refroidissements, etc.

Des tempéraments. — On donne le nom de tempérament à la prédominance d'un système fonctionnel sur les autres ; bien que les tempéraments présentent les plus grandes variétés individuelles on peut cependant les ramener à quatre types : tempéraments *sanguin*, *nerveux*, *bilieux*, *lymphatique;* puis viennent les tempéraments mixtes qui sont la résultante de deux tempéraments mélangés.

Le *tempérament sanguin* est caractérisé par la coloration rouge du visage, la force, le développement du système musculaire, l'ardeur de l'imagination et des passions, il prédispose aux phlegmasies franches et à certaines hémorrhagies.

Tempérament nerveux. — Les sujets nerveux ont une constitution sèche, ils sont pâles et ont l'œil vif, leurs impressions sont vives et mobiles; tour à tour sujets à des enthousiasmes et à des défaillances exagérées, ils sont prédisposés aux névroses (hystérie, névralgie, palpitations, etc.), les maladies aiguës se compliquent fréquemment chez eux de convulsions et de délire.

Tempérament lymphatique. — Les gens lymphatiques ont la peau fine, douce et blanche, leur regard a une expression humide et langoureuse, leurs formes sont arrondies, leurs chairs molles, leurs muqueuses roses et pâles. Leur caractère est sans énergie. Ils sont prédisposés aux *affections chroniques*, à la *scrofule*, à la *phthisie*, aux *catarrhes des muqueuses* (ophthalmies, otorrhées, coryza, bronchites, leucorrhée), à l'*impétigo*, au *lupus*, à l'*eczéma*.

Tempérament bilieux. — Les gens bilieux ont le teint jaune et sans éclat, la physionomie dure et intelligente, leurs viscères et l'appareil bilieux fonctionnent activement; ce tempérament imprime à toutes les formes pathologiques un cachet spécial qui consiste dans le trouble des voies digestives et la teinte jaune subictérique.

Constitution. — On donne le nom de constitution au degré de force vitale que présente l'organisme, par conséquent la constitution ne peut être que forte, faible ou moyenne.

La constitution *forte*, caractérisée par le fonctionnement régulier de tous les organes, est la véritable expression de la santé, elle permet de résister à une foule d'influences morbides.

La *faiblesse* de la constitution peut être originelle ou acquise sous l'influence prolongée de causes débilitantes, elle constitue une prédisposition à une foule de maladies, souvent, il est vrai, assez légères, à des indispositions habituelles ; les individus de constitution faible forment la majeure partie des valétudinaires (1).

De l'aptitude, de l'idiosyncrasie et de l'immunité. — L'*idiosyncrasie* est une disposition par suite de laquelle chaque individu est plus ou moins propre à contracter ou à éviter telle ou telle maladie.

L'*aptitude* ne diffère guère de l'idiosyncrasie, cependant on a dit qu'elle se spécialisait à un seul symptôme ou à une seule maladie (2).

Comme exemple d'idiosyncrasie nous pourrions citer les hémorrhagies abondantes qui surviennent chez certains individus à l'occasion de la plaie la plus légère (*hémophilie*), le délire, les convulsions, la syncope, le coma qui, chez d'autres personnes, viennent compliquer le plus léger mouvement fébrile, etc.

L'*immunité* est cette heureuse disposition qui permet à certaines personnes d'échapper à des influences morbides dont l'action rend en général toutes les autres personnes malades, ce n'est qu'une variété d'idiosyncrasie.

L'immunité peut être congénitale ou acquise ; comme exemple d'immunité acquise nous citerons les maladies zymotiques et virulentes qui n'atteignent en général qu'une fois la même personne, les immunités professionnelles qui protégent les sœurs hospitalières et les médecins contre une foule de maladies contagieuses, et les immunités de race, telles que celle de la race nègre à l'égard de la fièvre jaune.

Professions. — Il est une foule de professions qui exercent sur l'organisme une fâcheuse influence ; les unes, telles que les professions sédentaires et libérales, en exagérant

(1) Il est une opinion très-répandue dans le vulgaire, c'est que les gens faibles et débiles vivent souvent plus longtemps que les gens vigoureux.

(2) Pour n'en citer qu'un exemple, voici quatre personnes du même âge simultanément soumises à l'influence du froid humide, l'une contracte une pneumonie, l'autre un rhumatisme, la troisième une angine, etc. Cela prouve que les aptitudes morbides de ces individus étaient différentes.

le travail cérébral et en condamnant à l'immobilité, engendrent des *troubles nerveux*, l'hypochondrie, l'anémie, la
dyspepsie, la constipation, etc.

Les professions dans lesquelles on prépare le mercure, le
plomb, le cuivre, le phosphore, etc., prédisposent aux *intoxications* mercurielles, saturnines, etc. (1).

Celles qui soulèvent des masses de poussière (tailleurs de
pierre, cardeurs de laine, plâtriers, charbonniers, etc.)
prédisposent aux *maladies chroniques des poumons*, par le
fait des particules qui sont aspirées dans les dernières ramifications de l'arbre aérien, et agissent comme un irritant, etc.

Alimentation. — L'alimentation destinée à fournir à
notre organisme les éléments nécessaires à son entretien
et à son développement peut être la cause de graves désordres si elle pèche par sa quantité ou par sa qualité.

Chez les nouveau-nés, l'alimentation insuffisante ou d'une
mauvaise qualité relative, c'est-à-dire composée de substances solides ou grasses, détermine des vomissements,
de la diarrhée, du rachitisme, etc.

Chez les adultes, une alimentation trop abondante fatigue
les organes digestifs, ou bien engendre une grande quantité de graisse dont l'accumulation gêne les fonctions, rend
l'individu lourd, paresseux et le prédispose aux congestions
viscérales.

Une alimentation insuffisante peut, plus ou moins vite,
affaiblir l'organisme et le rendre plus apte à contracter
certaines maladies.

L'abus d'une alimentation azotée et trop riche, surtout
lorsqu'un exercice suffisant ne vient pas brûler les matériaux accumulés en excès dans l'organisme, prédispose aux
dyspepsies, à la goutte, à la gravelle. Au contraire, l'abus
d'une alimentation végétale (2) relâche les tissus et provoque l'anémie.

(1) Il est plus vrai de dire qu'elles les engendrent.
(2) Si les paysans ont en général une force bien supérieure à celle de
l'habitant des villes, et cela malgré l'alimentation surtout végétale des premiers et l'alimentation surtout animale du second, cela tient à l'exercice

Les boissons jouent un grand rôle dans l'alimentation ;
les boissons alcooliques prises au delà d'une certaine mesure
excitent fâcheusement le système nerveux et les organes
digestifs et prédisposent singulièrement à certaines névroses et aux altérations de l'estomac, de l'intestin, du foie
et des reins ; prises à doses modérées, elles activent les
fonctions digestives et réveillent les fonctions cérébrales ;
le thé et surtout le café remplissent fort bien ce but, de plus
ils ralentissent le mouvement de nutrition, enfin le café corrige en partie l action hyposthénisante du tabac.

La bière exerce une fâcheuse influence sur la muqueuse
des organes génitaux et la prédispose aux écoulements
chroniques ; depuis longtemps on attribue au café au lait
une grande part dans la production de la leucorrhée, le fait
est douteux.

Les boissons peuvent encore agir par leur température ;
ainsi, on sait que les boissons glacées arrêtent souvent les
vomissements.

Conditions hygiéniques diverses. — Les *vêtements*
exercent une grande influence sur la santé, leur but doit
être de maintenir le corps dans une température uniforme
et de le protéger contre l'humidité et les diverses variations de l'atmosphère ; trop légers, ils ne préservent pas
contre l'humidité et les refroidissements, d'où résultent des
bronchites, des pneumonies, des entérites, des rhumatismes ;
trop épais, ils prédisposent aux congestions et rendent l'individu plus sensible au refroidissement.

A ces influences générales viennent s'en joindre d'autres
qui sont locales ; ainsi, un corset trop étroit gêne le développement de la poitrine et du foie ; les jarretières trop serrées provoquent les varices, etc.

L'exercice est nécessaire au développement et au fonctionnement régulier de nos divers organes, son défaut rend
l'individu faible, malingre, délicat ; son excès peut aussi
amener un état d'épuisement favorable à la production de
certaines maladies (c'est ce qu'on observe chez les soldats

journalier auquel ils se livrent et aux bonnes conditions hygiéniques dans
lesquelles ils vivent.

surmenés). — L'exercice intellectuel est tout aussi utile au développement des fonctions cérébrales que l'exercice physique est favorable à celui du corps, toutefois pris à l'excès il provoque des migraines, une grande excitabilité et même des névroses.

Un homme adulte doit dormir environ 7 heures sur 24, le sommeil trop prolongé rend lourd, apathique, ralentit l'activité cérébrale et digestive, les veilles excessives prédisposent à l'irritabilité nerveuse.

Sympathies. — Phénomènes réflexes. — On donne le nom de sympathies ou de phénomènes réflexes aux relations, réelles bien qu'inconnues dans leur mécanisme, qui unissent certains organes entre eux.

Voici quelques exemples de sympathies : troubles de l'estomac dans les lésions cérébrales et réciproquement, bien que d'une façon plus exceptionnelle, influence de l'estomac sur le cerveau, — troubles nerveux produits par la présence de vers intestinaux, — relations entre l'utérus et les mamelles, entre les testicules et le larynx, — salivation, vomissements dans la grossesse, — altération de l'œil sain dans plusieurs cas de lésions traumatiques de l'œil opposé. — Toux dans les maladies de l'appareil respiratoire, etc.

Les progrès de l'anatomie pathologique ont bien restreint le champ des sympathies ; pour n'en citer qu'un exemple, on sait aujourd'hui que les abcès du foie si fréquents dans les plaies de tête ne se rattachent pas à une sympathie entre les os du crâne et le foie, mais se rapportent à l'infection purulente produite par la phlébite des sinus veineux développés et à parois béantes, qui sont creusés dans le diploé de ces os.

On explique actuellement le mécanisme des phénomènes réflexes par l'action que le nerf grand sympathique exerce sur la tunique musculaire des petites artères ; ainsi, une irritation, agissant sur une partie, parvient aux centres nerveux, elle se réfléchit sur les filets du grand sympathique qui se rendent à une autre région et par suite les artérioles de cette région se rétrécissent ou se dilatent de manière à troubler son apport nutritif et par suite ses fonctions ; ainsi donc les processus d'ordre réflexe reconnaîtraient pour cause l'hyperhémie ou l'ischémie de l'organe ou de la région qui est le siége de l'action réflexe.

A côté des phénomènes réflexes se placent *les influences de voisinage ;* on conçoit sans peine qu'une tumeur liquide ou solide puisse par la compression qu'elle exerce sur les parties voisines en troubler les fonctions, exemple : paralysies ou convulsions par compression du cerveau, paralysies, dou leurs, anesthésies par compression nerveuse, anémie et gangrène par compression artérielle, œdème par compression veineuse, etc.

B. DES CAUSES OCCASIONNELLES OU DÉTERMINANTES.

On donne le nom de causes occasionnelles aux influences capables de faire éclater un état morbide à la condition que l'individu y soit préparé par l'action des causes prédisposantes (1).

Ainsi donc, *les causes occasionnelles ne peuvent à elles seules produire une maladie ;* parfois même leur action est douteuse, difficile à séparer de celle des causes prédisposantes.

Il est des causes qui sont à la fois prédisposantes et déterminantes ; ainsi l'habitude de rester debout prédispose au développement des varices, et en même temps une station verticale trop prolongée augmente leur volume et peut faire naître une phlébite, etc.

Les causes occasionnelles dont l'action est la mieux démontrée sont : l'*action du froid,* les *impressions morales,* telles que la frayeur, la joie, la terreur ; — la *suppression* subite des sueurs, des règles, du lait ; — les *brusques transitions de température,* etc.

(1) Exemple : deux individus sont exposés à une température froide et humide, l'un n'en éprouve aucune conséquence fâcheuse, l'autre est atteint de rhumatisme ; chez ce dernier, l'action du froid a été la cause occasionnelle du développement du rhumatisme ; chez le premier, il n'y a pas eu rhumatisme, parce qu'il n'y était pas prédisposé.

C. DES CAUSES SPÉCIALES, ACCIDENTELLES ET SPÉCIFIQUES.

Les auteurs ne s'entendent guère au sujet de la distinction de ces trois expressions, causes accidentelles, spéciales et spécifiques ; cependant dans le langage clinique ordinaire on entend par *causes accidentelles* les violences, les traumatismes de toute sorte ; leur action donne lieu à des phénomènes très-exactement en rapport avec le siége de la blessure, sa profondeur, etc.; il n'est pas besoin d'insister sur ce fait.

On donne le nom de *causes spéciales* à celles dont l'action provoque toujours dans l'organisme les mêmes phénomènes.

Quant à distinguer les *causes spéciales d'avec les causes spécifiques*, c'est chose difficile et sans utilité ; nous regarderons donc ces deux expressions comme étant synonymes.

Les causes spéciales ou **spécifiques** peuvent se diviser en trois groupes :

1er *groupe*. — Il comprend toutes les causes capables d'amener la suppression des éléments nécessaires à la vie, c'est-à-dire de l'air atmosphérique et des aliments.

2e *groupe*. — Dans ce groupe se rangent tous les animaux parasites qui peuvent vivre au sein de notre-organisme (lombric, tænia, échinocoques, trichines, acarus de la gale, etc.), et les protozoaires et protophytes qui jouent probablement un rôle actif dans les maladies infectieuses. (Nous consacrons un chapitre spécial à leur étude.)

3e *groupe*. — Les causes qui constituent ce troisième groupe sont plus spécialement désignées sous le nom de causes spécifiques ; elles consistent dans l'introduction dans l'organisme de principes délétères désignés sous les noms de *poisons, venins et virus, effluves et miasmes.*

Des poisons.

Ce n'est point ici le lieu d'étudier ou même d'exposer en quelques mots les phénomènes si variés produits par les

divers poisons; la seule chose que nous puissions signaler
c'est le mode d'action tout spécial de chaque poison donnant à chaque variété d'empoisonnement une physionomie
propre. Ainsi la belladone dilate les pupilles, la fève de
Calabar les resserre, la digitale agit sur le cœur, le mercure active la sécrétion des glandes salivaires, les cantharides enflamment les reins et la vessie, etc.

Venins.

Les venins sont des produits de sécrétion physiologique
propres à certaines espèces d'animaux et qui, introduits
dans nos tissus, déterminent des accidents plus ou moins
graves.

Les venins ont pour caractère distinctif d'être sécrétés
par un organe spécial et de constituer pour l'animal qui
en est pourvu un moyen d'attaque ou de défense. Leur effet
est très-prompt, les accidents qu'ils provoquent variables
suivant la nature du venin et la quantité qui a été absorbée;
mais leur action se borne à l'individu qui a été frappé, il
ne peut le transmettre à son tour; c'est là un caractère qui
distingue les venins d'avec les virus.

Dans nos climats les animaux venimeux sont : la *vipère*,
la *guêpe*, les *cousins*, etc.; mais il est fort rare que leur
venin détermine de graves accidents (1).

Dans les pays chauds, les *scorpions* et les *serpents* possèdent des venins tellement actifs que leur action est parfois foudroyante.

Virus.

Les virus sont des produits morbides, de nature inconnue, susceptibles de se transmettre de l'individu infecté à
un autre, cette inoculation s'effectuant par l'intermédiaire
d'un liquide.

Les virus diffèrent donc des venins en ce que :

____

(1) Cette gravité paraît être en rapport avec la température; ainsi une
température élevée augmente leur activité.

1° Le venin est un produit physiologique et continuel, le virus un produit pathologique et accidentel.

2° Le venin limite son action à l'individu atteint, tandis que le virus est transmissible de cet individu à un autre.

3° Le venin a un effet immédiat, le virus agit plus lentement, et les désordres qu'il provoque sont précédés d'une période dite d'incubation, pendant laquelle rien ne révèle sa présence dans l'organisme.

Les agents virulents ont été de nos jours l'objet des études les plus sérieuses de la part de Davaine, de Pasteur, de Villemin, de Chauveau, Vulpian, etc. La tendance générale de ces travaux a été la recherche dans les liquides virulents, d'éléments figurés, *bactéries* ou *vibrions* qui, inoculés dans un organisme, l'infectent par suite d'une fermentation interne, fermentation qui, multipliant à l'infini ces éléments figurés, transforme l'individu en un nouveau foyer d'infection (1).

Effluves et miasmes.

Les effluves et les miasmes sont des émanations particulières dont la pénétration dans notre organisme produit des maladies déterminées.

Les *effluves* comprennent les vapeurs et les particules qui émanent des lieux couverts d'eaux stagnantes. — Les *miasmes* sont les émanations provenant de l'organisme vivant ou des matières animales en putréfaction. — Les effluves engendrent les *fièvres intermittentes*, le *choléra*, etc. — Les miasmes produisent plus particulièrement le *typhus* et la *dysentérie*.

(1) Davaine a constaté dans le liquide de la pustule maligne et dans le sang des animaux charbonneux la présence de longs filaments immobiles désignés sous le nom de *bactéries;* on a aussi trouvé des bâtonnets plus ou moins actifs dans le sang des typhiques, des morveux, etc. D'une autre part l'inoculation de ces liquides détermine des phénomènes semblables à ceux de l'infection putride ou de la fièvre typhoïde. — Plus récemment encore, Chauveau, en diluant le virus vaccin a cherché à démontrer que son action résidait dans certaines granulations, etc. —Quoi qu'il en soit, ces questions sont encore à l'étude, et il serait prématuré d'affirmer l'origine zymotique ou parasitaire des maladies infectieuses (Hardy et Béhier).

L'action des miasmes et des effluves est incontestable, mais il convient de rapprocher de leur étude celle des constitutions médicales, des endémies et épidémies, de l'infection et de la contagion, expressions diverses qui s'adressent à des faits d'espèce bien déterminée, mais dont il est souvent bien difficile de tracer les limites, tant sont faibles les nuances qui les séparent, et tant il est fréquent de voir leurs influences se confondre.

- A l'ÉTIOLOGIE se rattache l'étude de certaines influences désignées sous les noms de **constitution médicale, endémies, épidémies, contagion, infection.**

CONSTITUTIONS MÉDICALES. — La constitution médicale consiste dans une tendance que présentent tous les états morbides observés dans un moment donné à prendre un aspect commun; c'est une sorte d'influence générale agissant sur tous les malades d'une même localité et déterminant, quelque variées que soient les maladies dont ils sont atteints, soit des *phénomènes bilieux* (teint jaune, langue saburrale bouche-amère), soit des *catarrhes bronchiques*, soit des *flux intestinaux*, etc.

Dans d'autres cas, la constitution médicale se borne à imprimer à la même maladie un cachet particulier; ainsi les fièvres typhoïdes seront adynamiques, ataxiques, etc.

La constitution médicale paraît être une influence épidémique affaiblie; son action ne saurait, comme celle d'une endémie ou d'une épidémie, produire de toutes pièces une maladie spéciale, elle se borne à modifier certains caractères des maladies existantes.

ENDÉMIES. — ÉPIDÉMIES. — Les *maladies endémiques* sont celles qui, évidemment liées à des influences locales, règnent habituellement dans une contrée, y reviennent d'une façon périodique ou irrégulière.

Les *maladies épidémiques* sont celles qui, indépendantes des influences locales habituelles, frappent accidentellement une contrée et n'y reviennent plus ou du moins n'y reparaissent que d'une façon fortuite (1).

Les **endémies** sont très-nombreuses et très-variées. — Dans tous les pays marécageux, dans tous les points où se trouvent des eaux croupissantes, les *fièvres intermittentes* règnent d'une façon endémique (2).

Dans les pays chauds, la *fièvre jaune*, la *dysentérie*, les *fièvres intermittentes*, les *hépatites* règnent d'une façon endémique, le *choléra* est endémique sur les bords du Gange. — Les *ophthalmies* sont endémiques en Égypte, — *l'éléphantiasis*, le *pian* le sont au Sénégal, *l'hématurie* à l'Ile-de-France. — Le *goître* et *le crétinisme* sont endémiques dans les vallées des Alpes, des Pyrénées, de l'Ariége, etc. La *pellagre* en Lombardie, etc.

Les modifications apportées à la nature du sol peuvent faire cesser ces influences endémiques; ainsi le desséchement des marais fait disparaître les fièvres intermittentes, etc.

Les **épidémies** ne peuvent être rattachées à des influences certaines et déterminées. Cependant on a remarqué qu'elles pouvaient s'éteindre sous l'influence d'un froid intense, d'un changement de vent, que parfois elles se manifestaient après un orage, etc... Certaines épidémies ont suivi une marche bien propre à démontrer les nombreux rapports qui unissent l'état épidémique à la contagion, telles sont certaines épidémies de choléra; *il est d'ailleurs à remarquer que la plupart des maladies épidémiques sont en même*

(1) Ainsi lorsque le choléra a frappé la France, il a constitué une épidémie; au contraire, dans les parties marécageuses de la France, les fièvres intermittentes sont endémiques. — Il ne faudrait cependant pas croire que les localités soient sans influence sur les épidémies; ainsi il n'est point rare de voir certaines maladies épidémiques se circonscrire dans telle ou telle région, sans que, pour cela, on soit en droit de considérer ces maladies comme endémiques, car le mot endémie suppose un retour à époque fixe ou à date rapprochée, tandis que l'épidémie est absolument accidentelle.

(2) Pendant l'automne, elles prennent une grande extension et une plus grande gravité, car le temps chaud et humide favorise la production des miasmes qui les engendrent.

temps contagieuses. Certaines épidémies se développent presque constamment dans des circonstances déterminées, telles sont la dysentérie et le typhus dans les armées, le scorbut sur les navires ou dans les villes assiégées alors que les végétaux viennent à manquer, etc. .

En général, les épidémies frappent tous les âges, tous les sexes, tous les tempéraments, mais il en est qui choisissent de préférence les sujets d'un certain âge; ainsi les épidémies de croup, de scarlatine et de rougeole atteignent surtout les enfants; la fièvre typhoïde a une préférence marquée pour les jeunes gens, les maladies catarrhales pour les vieillards, etc...

Certaines épidémies atteignent de préférence les gens faibles; dans d'autres la force de la constitution paraît constituer une prédisposition, etc. La nature des aliments peut aussi favoriser le développement de certaines épidémies, ainsi l'usage des laxatifs et des fruits prédispose à la dysentérie, au choléra, etc.

Les épidémies ont une durée indéterminée, mais elles présentent en général trois périodes : accroissement, état et décroissance. C'est dans les deux premières qu'elles sont plus meurtrières.

Les principales épidémies sont celles de *choléra*, de *fièvres éruptives*, de *typhus*, de *fièvre typhoïde*, de *croup*, de *grippe*, de *coqueluche*, dans les pays chauds les épidémies de *fièvre jaune*, de *peste*, etc.

INFECTION. — On donne le nom d'infection à l'action exercée sur notre organisme par des agents pathologiques spéciaux répandus dans l'atmosphère.

L'altération de l'air par ces agents est parfois appréciable à certains indices et surtout à l'odorat (effluves des marais, émanations putrides provenant des matières organiques décomposées, des déjections, de l'accumulation d'un certain nombre d'individus dans un espace restreint); le plus souvent, elle ne se révèle que par ses effets.

D'ailleurs, alors même que l'altération de l'air est appréciable à l'odorat, l'analyse chimique n'y révèle qu'une faible quantité d'hydrogène carboné, le microscope n'y découvre que certaines particules animales auxquelles on a voulu faire jouer un grand rôle, rôle dont nous avons déjà parlé.

On a surtout étudié les foyers d'infection créés par les terrains marécageux, et on est arrivé à acquérir à leur sujet quelques connaissances positives ; ainsi on sait que les effluves miasmatiques s'exhalent surtout sous l'influence d'une température chaude et humide, qu'ils sont plus lourds que l'air atmosphérique, ce qui fait qu'ils s'étendent peu en hauteur, que les vents peuvent les transporter au loin, mais qu'ils peuvent être arrêtés par un bois, une montagne et que, d'une façon générale, ils ne s'étendent guère au delà de quelques centaines de mètres.

On a recherché la voie par laquelle les agents infectieux pénètrent dans l'organisme et il est très-probable que c'est surtout par la muqueuse de l'appareil respiratoire, car la peau et le tube digestif sont très-mal disposés pour leur pénétration.

CONTAGION. — On donne le nom de contagion à la propriété que possèdent certaines maladies de se transmettre d'un individu à un autre.

Le développement d'une maladie contagieuse réclame deux conditions :

1° Un *germe* ou *agent* capable d'opérer la transmission de l'individu malade à l'individu sain.

2° Un *terrain convenablement préparé* pour recevoir l'agent contagieux, c'est-à-dire une prédisposition spéciale de l'individu.

1° L'*existence d'un germe contagieux* propre à certaines maladies et capable de développer des maladies semblables ne saurait être contesté ; ce germe peut être, soit une propriété naturelle et constante, ainsi les fièvres éruptives, le vaccin, la pustule maligne, la syphilis, la gale, la rage, etc., sont toujours contagieuses ; soit une propriété accidentelle et passagère, ainsi la dysentérie, la fièvre typhoïde ne sont contagieuses que par exception et lorsqu'elles règnent d'une manière épidémique.

2° La *nécessité d'une aptitude particulière* de l'individu est tout aussi certaine, puisque nous voyons des personnes placées dans un milieu épidémique et contagieux n'en point ressentir les effets et même rester réfractaires à l'inoculation des virus.

. L'étude de la contagion comprend : A. *L'étude des principes contagieux ;* — B. *L'étude des aptitudes et des immunités.* — Quant aux caractères des maladies contagieuses, à leurs symptômes, à leur marche, leur pronostic, ils présentent des difficultés trop grandes pour qu'il soit possible d'émettre des considérations générales à leur égard.

A. **Principes contagieux.** — La contagion s'effectue de plusieurs manières :

1° Par *inoculation*, c'est-à-dire par une plaie qui ouvre une porte d'entrée au principe contagieux.

2° Par *contact direct* avec les objets contaminés.

3° Par *contact indirect*, c'est-à-dire au moyen de l'atmosphère viciée par des miasmes, des particules morbifiques, etc. Dans ce dernier cas la contagion se rapproche beaucoup de l'infection, ce qui la fait désigner par quelques auteurs sous le nom d'infecto-contagion (1).

Le germe contagieux, habituellement inappréciable à nos moyens d'investigation, consiste souvent en parasites, microzoaires ou microphytes, bactéries, etc., visibles au microscope.

Parmi ces principes contagieux, les uns appartiennent en propre à l'espèce humaine, c'est-à-dire que, nés chez l'homme, ils ne sont point transmissibles aux animaux (scarlatine, syphilis, etc.); d'autres, nés chez les animaux sont transmissibles à l'homme, exemples : rage, pustule maligne.

L'activité de ces principes est très-variable; d'ailleurs leur degré de développement dépend à la fois de leur force et de l'aptitude de l'individu atteint (2).

(1) Il est des maladies qui possèdent deux modes de contagion : la contagion directe et l'infecto-contagion ; telles sont la variole, la morve, la scarlatine. — Quelques auteurs ont voulu considérer comme une contagion les accidents nerveux provoqués par la vue d'accidents semblables ; on sait, en effet, que la vue d'une attaque d'épilepsie, d'hystérie, de chorée peut occasionner des attaques pareilles chez les personnes prédisposées.

(2) Une chose très-remarquable, c'est la vitalité de certains germes contagieux ; ainsi le vaccin placé entre deux plaques de verre se dessèche, mais conserve pendant de longues années toutes ses propriétés.

39.

Certains virus s'affaiblissent sous l'influence d'inoculations successives : ainsi, il est certain que le vaccin n'a plus la force et, par conséquent, les propriétés préservatrices qu'il possédait à l'époque de Jenner ; la syphilis, affaiblie par le temps et par le traitement, est loin de produire des accidents aussi redoutables qu'autrefois.

Voici le tableau que donne Bouchut des principales maladies contagieuses, qu'il divise en contagieuses proprement dites et infecto-contagieuses.

Maladies contagieuses.

Virulentes......	Variole, syphilis, morve, vaccine, rage, scarlatine, charbon, rougeole, septicémie, etc.
Purulentes.....	Blennorrhagie, ophthalmie purulente, coqueluche, pustule maligne, etc.
Parasitaires....	Gale, teigne, muguet, mentagre, herpès circiné, etc.

Maladies infecto-contagieuses.

Virulentes	Variole, morve, scarlatine, rougeole, charbon, tuberculose, mélanose, etc.
Miasmatiques...	Typhus, fièvre typhoïde, suette, peste, diphthérie, scorbut, pourriture d'hôpital, fièvre jaune, choléra, érysipèle, fièvre puerpérale, grippe, méningo-encéphalite, dysentérie, etc.
Névrosiques....	Chorée, éclampsie, épilepsie, hystérie, manie, contracture, etc.
Parasitaires ...	Herpès circiné. Herpès tonsurant.

Les nombreux problèmes qui se rattachent à l'étude de la contagion sont loin d'être élucidés ; ils ont cependant, au point de vue de la pathologie générale et de l'hygiène, une importance capitale. Nous ne saurions, dans un ouvrage de ce genre, aborder ces études complexes, dont les moindres détails demandent à être étayés de nombreuses preuves à l'appui. Tout au plus pouvons-nous essayer de présenter sous forme de propositions les points les plus importants et sur lesquels l'accord général paraît être fait.

1° De nombreux points de contact rapprochent l'étude de la contagion de celle des épidémies ; ainsi la plupart des maladies épidémiques sont contagieuses, alors même qu'à l'état sporadique elles ne le seraient pas.

2° Des maladies endémiques dans certaines régions peuvent être transportées dans des lieux plus ou moins éloignés, où elles deviennent le point de départ d'une épidémie; ce transport a lieu soit par un individu malade, soit par des objets inanimés sortant du lieu infecté (1).

3° Cette maladie, ainsi transportée, peut, ou bien se développer avec activité, frapper un grand nombre d'individus et devenir un foyer d'infection, ou bien rester limitée à quelques personnes et s'éteindre rapidement.

La cause intime de ces différences est inconnue. Les germes contagieux rencontrent dans les constitutions médicales et dans les dispositions individuelles des terrains favorables ou contraires à leur développement ; mais, malgré de nombreux efforts, ce fait ne peut être expliqué, on se borne à le constater.

4° L'isolement ou la fuite sont les seuls moyens propres à prévenir sûrement la contagion (2).

Il est très-ordinaire de voir des individus s'exposer journellement à la contagion sans en éprouver les atteintes, cette *immunité* peut être innée ou bien elle est acquise soit par une attaque antérieure de la maladie régnante, soit par un contact habituel avec les malades. L'immunité peut ne pas être absolue; ainsi, après avoir longtemps échappé à la maladie, on peut en être atteint.

5° Certains âges sont bien plus exposés que d'autres à certaines épidémies ; ainsi les fièvres éruptives, la coqueluche, etc., frappent de préférence les enfants.

6° Les *maladies virulentes ont une façon spéciale d'être contagieuses :* les unes le sont par *inoculation,* c'est-à-dire par l'introduction directe du poison dans le torrent circula-

____

(1) Ainsi le choléra, endémique sur les bords du Gange, peut être transporté fort loin de son origine ; au contraire, un individu atteint de fièvre intermittente ne peut devenir un foyer d'infection ; la fièvre intermittente n'est pas contagieuse, tandis que le choléra l'est.

(2) Souvent, il est vrai, on voit des individus quitter les foyers d'épidémie et tomber malades dans leur nouvelle résidence ; c'est que déjà leur organisme était envahi par le germe contagieux dont l'éclosion a mis plusieurs jours à se manifester.

toire, introduction nécessitant une déchirure de l'épiderme, c'est ce qui a lieu pour la rage, la vaccine.

D'autres le sont par *simple contact* des muqueuses pourvues de leur épiderme (pour quelques auteurs une éraillure de l'épithélium muqueux serait indispensable à la contagion); c'est ce qui a lieu pour la syphilis, la variole, la morve, la pustule maligne, etc.

7° Le principe contagieux et inoculable des maladies virulentes réside soit dans les liquides sécrétés par la partie malade (variole, syphilis, pustule maligne), soit dans le sang (morve, charbon, syphilis), soit dans la salive (rage); sauf cette exception, les sécrétions physiologiques ne renferment pas de principe inoculable.

DE LA PATHOGÉNIE (πάθος, maladie; γεννάειν, engendrer).

Sous le nom de pathogénie, nom aujourd'hui plus en honneur que celui de physiologie pathologique, on désigne l'étude de la nature intime des maladies et le mécanisme qui préside à leur développement.

La nature intime des maladies est un problème dont la solution complète nous est et nous sera probablement toujours inconnue.

Il y a peu de temps encore, les opinions relatives à ce sujet, se groupaient autour de **trois théories** différentes et basées sur l'importance prédominante que l'on attribuait au rôle de l'un des trois éléments premiers, nécessaires à la vie.

Ces trois éléments comprennent : 1° Des *tissus*, c'est-à-dire des *éléments solides* qui sont les agents passifs des divers actes de la vie;

2° Des *liquides* qui apportent à ces tissus les éléments nécessaires à leur entretien et les débarrassent des produits usés;

3° Une *force vitale* ou influx nerveux commandant aux deux autres éléments.

De là étaient nées trois écoles :

L'*école solidiste*, pour qui toute maladie commençait par une altération des tissus de notre organisme;

L'*école humoriste*, qui en plaçait le point de départ dans les humeurs (sang, lymphe) ;

L'*école vitaliste* pour qui toute maladie était une déviation de la force vitale, les altérations des solides et des liquides n'en étant qu'une conséquence.

Ces doctrines sont tombées dans un juste oubli. Leur premier tort est d'être exclusives ; or, qui ne sait que les maladies ont des points de départ variés, que les unes frappent d'abord les solides, d'autres les liquides, d'autres encore le système nerveux, etc. ?

On ne saurait donc formuler sur le point de départ des maladies une doctrine générale et exclusive, les rattachant soit à une déviation des forces vitales, soit à des lésions des solides, soit aux altérations des liquides.

Cependant tous les articles de pathologie spéciale ont un paragraphe consacré à la *pathogénie ;* c'est que sous ce nom on étudie simplement le *mécanisme qui rattache les phénomènes morbides les uns aux autres.* Citons-en un exemple : voici un individu brusquement frappé d'hémiplégie ; il succombe et, à l'autopsie, on trouve un caillot sanguin obstruant une artère sylvienne et une endocardite chronique. L'étude pathogénique de ce cas peut se résumer ainsi : ce malade a été atteint, sous une influence rhumatismale, je suppose, d'une endocardite chronique qui a produit (par un mécanisme dont l'étude appartient à la pathogénie de l'inflammation) des végétations à la surface de l'endocarde ; ces végétations, saillantes dans la cavité du ventricule gauche, ont été incessamment battues et agitées par le courant sanguin ; l'une d'elles s'est détachée et, entraînée par le sang, elle est arrivée jusqu'à l'artère sylvienne et l'a oblitérée, d'où anémie de l'hémisphère cérébral correspondant et suspension de ses fonctions, c'est-à-dire hémiplégie.

DES DIATHÈSES (διάθεσις, disposition).

On peut définir une diathèse, une disposition morbide et chronique de l'organisme se traduisant par des manifestations variées quant à leur siége, mais uniformes dans leur caractère et leur nature (1).

Les diathèses sont des états morbides généraux donnant souvent lieu à des manifestations morbides multipliées, mais *présentant entre elles un air de famille* ou se succédant dans un ordre déterminé (2).

Les diathèses n'ont pas une marche aiguë ; *leur évolution est essentiellement chronique*, souvent même elles durent autant que la vie de l'individu qui en est atteint et se prolongent dans sa descendance. Une diathèse *existe longtemps à l'état latent* et ne peut être reconnue en quelque sorte qu'après coup, c'est-à-dire lorsqu'elle a produit une manifestation particulière (3).

En général les diathèses ne se bornent pas à déterminer de simples troubles fonctionnels, elles *provoquent des altérations organiques* très-appréciables, exemple : diathèses scrofuleuse, tuberculeuse, cancéreuse, etc., altérations qui surviennent en dehors de toute circonstance provocatrice appréciable. Cependant ce dernier caractère n'est pas absolu; ainsi il est des cas dans lesquels la manifestation de la diathèse éclate sous l'influence d'une cause occasionnelle; exemples: attaque de goutte après un repas copieux, attaque de rhumatisme après un refroidissement, cancer après une contusion, etc. Il est vrai que plusieurs auteurs mettent en doute l'influence de ces causes occasionnelles et n'y voient qu'une simple coïncidence.

Les diathèses sont ordinairement héréditaires et aboutissent à la formation de cachexies.

C'est tout à fait à tort que quelques auteurs ont considéré les expressions de diathèse et de cachexie comme étant synonymes. Le mot *cachexie* s'applique à ce dépérissement profond, à ces

(1) Ainsi, la diathèse tuberculeuse produira des tubercules dans les poumons, dans les ganglions, dans le péritoine, les méninges, le testicule, etc.

(2) Ainsi la diathèse syphilitique déterminera à la fois le développement de plaques muqueuses dans la gorge, à l'anus, etc., d'une autre part elle pourra produire des gommes, etc.

(3) Pour fixer les idées par un exemple, prenons un enfant né de parents goutteux ; si chez lui la goutte survient vers la vingt-huitième année, je suppose, on peut dire que la diathèse a sommeillé jusqu'alors.

troubles nutritifs qui marquent la fin des maladies chroniques. Ces désordres généraux présentent, il est vrai, dans leur physionomie quelques traits propres à rappeler leur origine (cachexie tuberculeuse, cachexie cancéreuse); mais ils diffèrent de la diathèse elle-même, puisqu'ils n'en sont qu'une conséquence.

Il est fort difficile de classer les diathèses, voici la classification qui a été proposée par M. Raynaud :

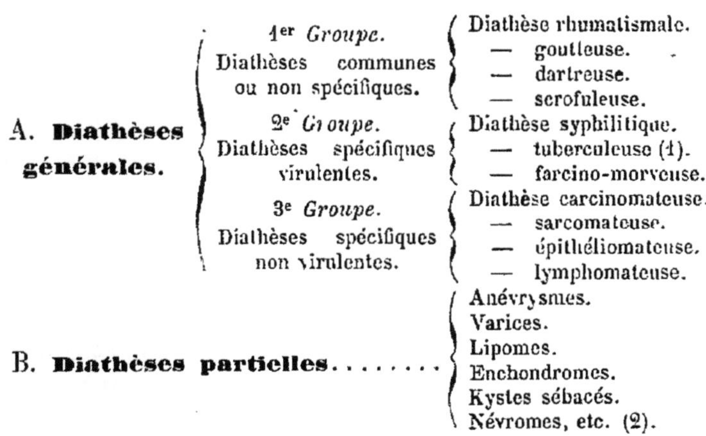

Les diathèses sont en général héréditaires ; de plus elles peuvent se transformer sous l'influence de l'hérédité, ou bien elles sont innées et formées par la fusion de deux

(1) Qui trouverait peut-être mieux sa place dans le groupe précédent.

(2) Les mots diathèse et maladie constitutionnelle doivent être considérés comme équivalents, malgré les distinctions que Bazin a voulu établir entre eux : ainsi, pour Bazin, la diathèse est caractérisée par l'unicité du produit morbide et la maladie constitutionnelle par la multiplicité et la variété des produits morbides et des affections.

Bazin admet sept *maladies constitutionnelles* divisées en trois groupes :

1er *groupe :* la scrofule, la syphilis, l'arthritis;

2e *groupe :* la lèpre, la dartre ou herpétis ;

3e *groupe :* le scorbut, le rachitisme.

Les *diathèses* se partagent également en trois groupes :

1er *groupe :* diathèses inflammatoires (purulente, pseudo-membraneuse, gangréneuse) ;

2e *groupe :* diathèses homœomorphes (hémorrhagique, séreuse, albumineuse, calcaire, saccharique, graisseuse, fibreuse, cartilagineuse);

3e *groupe :* diathèses hétéromorphes (fibro-plastique, tuberculeuse, fongoïdique, épithéliomatique, cancéreuse.

tempéraments étrangers l'un et l'autre à cette diathèse ; ainsi la scrofule est fréquente chez les enfants issus de parents sains mais trop âgés, etc.

Chaque *âge* se trouve plus particulièrement prédisposé au développement de telle ou telle diathèse ; ainsi la scrofule se montre dès la première enfance pour reparaître à la puberté, —la tuberculose est surtout fréquente dans l'adolescence et la période moyenne de la vie, — la goutte, le cancer appartiennent à l'âge mûr et à la vieillesse.

Le *sexe* a une influence moins marquée sur le développement des diathèses que sur la nature de leurs manifestations ; ainsi la diathèse urique se traduit chez l'homme par la gravelle et la goutte et chez la femme par le rhumatisme noueux.

Les *conditions sociales*, les *climats* jouent également un certain rôle sur la production des diathèses ; ainsi la misère prédispose à la tuberculose et à la scrofule, la richesse à la goutte ; la scrofule est surtout fréquente dans le Nord ; certaines diathèses comme le cancer, le tubercule, sont répandus dans tous les pays, mais la phthisie exerce surtout ses ravages dans les grandes villes, elle est beaucoup plus rare dans les campagnes et elle est presque sans exemple sur les hauts plateaux, etc.

Rapports des diathèses avec les maladies intercurrentes.— On s'accorde à reconnaître que l'intervention d'une maladie aiguë chez un individu déjà sous le coup d'une diathèse exerce sur elle une fâcheuse influence et active ses manifestations ; ainsi la rougeole, la scarlatine activent l'éclosion de la diathèse tuberculeuse et accélèrent le ramollissement des tubercules, etc. ; par contre, certaines maladies aigues ont pu mod.fier des diathèses, exemples : éruptions dartreuses guéries par une fièvre, une phlegmasie, faiblesse habituelle disparaissant après une fièvre typhoïde.

Il est tout aussi intéressant de rechercher l'*influence exercée par les diathèses sur la marche et la terminaison des maladies aiguës*. Or, une diathèse paraît être indifférente à la marche d'une maladie générale et exercer une fâcheuse influence sur les maladies caractérisées par des déterminations locales : ainsi, que le choléra ou la fièvre typhoïde viennent à se développer sur un rhumatisant, un scrofuleux, la maladie intercurrente suivra son cours; mais qu'une bronchite éclate chez un individu atteint de la diathèse tuberculeuse, elle va bien vite la réveiller.

Verneuil s'est surtout occupé de rechercher le degré d'influence que pouvait exercer une diathèse préexistante sur les effets du traumatisme, et il est arrivé aux conclusions suivantes : chez les alcooliques, les traumatismes prédisposent au *delirium tremens*, l'érysipèle traumatique serait plus fréquent chez les herpétiques et les rhumatisants, les amputations et résections sont très-dangereuses chez les tuberculeux, chez les diabétiques; et cependant les amputations pour lésions traumatiques accidentelles sont infiniment plus graves que celles provoquées pour des lésions anciennes.

DES SYMPTÔMES ET DES SIGNES.

Symptômes. — Tout désordre survenu dans le fonctionnement de nos organes constitue un phénomène anormal ou pathologique désigné sous le nom de symptôme.

Les symptômes sont *locaux* lorsqu'on les observe dans le point malade lui-même, ils sont *généraux* lorsque, en rapport avec une souffrance de tout notre être, ils consistent dans un trouble simultané de plusieurs appareils (la fièvre est toujours un symptôme général), ils sont *réflexes* ou *sympathiques* lorsqu'ils se manifestent à distance, en vertu de liens spéciaux et inconnus dans leur nature ; une maladie peut se borner à déterminer soit des symptômes locaux, soit des symptômes généraux, souvent elle provoque simultanément ces deux ordres de symptômes : ainsi un anthrax détermine à la fois des symptômes locaux (tumeur rouge) et des symptômes généraux (fièvre, etc.). La rougeur des pommettes dans les pneumonies est un symptôme réflexe, il en est de même des vomissements dans les coliques hépatique, néphrétique, etc.

Les **prodromes** sont, ainsi que leur nom l'indique, des symptômes avant-coureurs, c'est-à-dire précédant de plus ou moins longtemps la maladie bien confirmée, ainsi le frisson est un prodrome commun à plusieurs états morbides.

Signes. — Les expressions symptôme et signe ne sont pas synonymes.

Le mot *symptôme* s'applique au phénomène anormal lui-même, par conséquent le symptôme est appréciable pour tout le monde, exemples : toux, crachats, diarrhée.

Le *signe* est un symptôme apprécié, c'est-à-dire auquel on a donné sa signification pathologique, il n'est donc appréciable que pour le médecin ; ainsi la toux est un symptôme pour tout le monde, il devient un signe pour le médecin, lorsque celui-ci a reconnu que cette toux se rattachait à une bronchite, à une pneumonie, etc.

Les signes sont dits *sensibles* ou *objectifs* lorsqu'ils sont appréciables à nos sens, *fonctionnels* lorsqu'ils consistent dans un trouble apporté au jeu normal d'un organe, *physiques* ou organiques lorsqu'ils consistent en une altération appréciable de cet organe, *pathognomoniques* lorsqu'à eux seuls ils suffisent pour caractériser une maladie ; les signes pathognomoniques sont rares ; citons la crépitation et la mobilité anormale pour les fractures, les graviers pour la gravelle, etc.

MARCHE.

On donne le nom de marche d'une maladie à l'ordre suivant lequel les symptômes se succèdent. — Cet ordre comprend le *type*, la *durée* et les *périodes*.

Type. — Le type d'une maladie peut être continu, intermittent ou rémittent.

Le type est dit *continu* (1), lorsque la maladie a une marche non interrompue, présentant seulement de légères oscillations souvent diurnes, caractérisées par une amélioration matinale (*rémission*), et par une aggravation vespérale

---

(1) L'observation thermométrique a démontré qu'il n'existait pas de fièvre réellement continue, c'est-à-dire dont le tracé serait une ligne horizontale, il existe toujours vers le matin une rémission qui brise cette uniformité.

(*exacerbation* ou *paroxysme*); la fièvre typhoïde est le type des maladies continues.

Le type *intermittent* est caractérisé par l'alternance de jours avec fièvre et de jours sans fièvre; les premiers portent le nom d'*accès* et les seconds d'*apyrexie*.

Le type intermittent présente de nombreuses variétés. Il est *régulier* lorsque les accès reviennent à intervalles égaux, c'est ce qui a lieu pour les fièvres palustres dont les accès peuvent revenir soit tous les jours à la même heure (*type quotidien*), soit tous les deux jours (*type tierce*), soit tous les trois jours (*type quarte*).

Ou bien les accès reviennent à époques indéterminées, leur type est irrégulier, et ils portent le nom d'*attaques* (hystérie, épilepsie).

Le type *rémittent* est caractérisé par des symptômes continus offrant des redoublements périodiques.

Durée. — Les maladies présentent dans leur durée de grandes différences qui ont conduit à les diviser en deux groupes : *maladies aiguës* et *maladies chroniques*.

Les *maladies aiguës* sont celles dont la durée ne dépasse guère quarante jours; sont-elles légères et très-courtes, on les dit *éphémères;* sont-elles courtes mais à symptômes très-accentués, on les dit *suraiguës;* se prolongent-elles plusieurs semaines mais sans gravité, on les dit *subaiguës*. — Certaines maladies ont une évolution déterminée, ce sont les maladies à *cycle défini*, dont la pneumonie offre un bon exemple.

Les *maladies chroniques* ont une durée inderminée, souvent même aussi longue que la vie.

Périodes. — Les maladies aiguës présentent en général dans leur évolution trois phases désignées sous les noms de *périodes :* la première correspond a l'invasion de la maladie, elle constitue la *période d'accroissement*, la seconde est la *période d'état*, d'*acmé* ou *de fastigium* dans laquelle les symptômes, ayant atteint tout leur développement, restent stationnaires. — La troisième est la *période de déclin*, elle est marquée par la diminution progressive des symptômes.

Bien que les maladies chroniques n'aient point une évolution aussi régulière, il en est dont la marche présente des étapes assez nettement tranchées, ainsi le cancer; les tubercules ont une période de crudité, de ramollissement et de cachexie.

TERMINAISONS DES MALADIES.

Les maladies se terminent de trois façons différentes : A par la *guérison*. — B par le *développement d'une autre maladie*. — C par la *mort*.

Terminaison par la guérison. — La guérison est le retour à la santé, c'est-à-dire la disparition plus ou moins complète des phénomènes anormaux qui constituaient l'état morbide.

Les modes de guérison sont extrêmement variés, parfois elle s'effectue brusquement, exemple : disparition d'une névralgie, d'une colique néphrétique; souvent elle est progressive. — Lorsque la maladie a déterminé l'altération physique d'un organe, le retour à l'état normal porte le nom de *résolution*, si ce retour s'effectue sans trace appréciable (restitutio ad integrum), de *cicatrisation* lorsqu'il y a eu solution de continuité dont les bords ne se sont réunis que par l'interposition d'un tissu nouveau.

Dans les maladies fébriles, la disparition de la fièvre, généralement désignée sous le nom de *défervescence*, peut se faire d'une façon brusque ou d'une manière graduelle.

La *défervescence brusque*, à tort désignée par Traube sous le nom de *défervescence critique*, est marquée par une brusque décroissance de la chaleur qui, en vingt-quatre heures, peut descendre au chiffre physiologique. Cette défervescence brusque s'observe dans la pneumonie franche, la variole, l'érysipèle de la face, etc.

La *défervescence graduelle*, encore désignée sous le nom de *lysis*, est marquée par une diminution progressive, régulière ou à oscillations, de la température, qui met plusieurs jours (de 6 à 9), à revenir à son chiffre normal. Elle s'observe dans la fièvre typhoïde, les affections catarrhales, etc.

CRISES (κρίσις, jugement), PHÉNOMÈNES CRITIQUES (1).

Détourné de son acception première, on ne donne plus le nom de crise qu'à l'apparition d'un nouveau symptôme ou à l'exagération d'un symptôme déjà existant qui annonce une modification favorable dans le cours de la maladie.

Plus récemment le mot de crise vient encore d'être détourné de son acception classique; il ne s'applique plus qu'à un mode de terminaison des maladies fébriles; ainsi pour Traube, Hirtz, le mot crise est synonyme de défervescence brusque, il s'applique à la brusque disparition de la fièvre.

Revenant au sens classique de ce mot, nous dirons que *la crise* est une modification favorable imprimée à l'organisme. On donne le nom de *phénomène critique* aux actes par lesquels se prépare et s'effectue cette modification.

Les phénomènes critiques se produisent surtout dans les appareils de sécrétion, sur les muqueuses, la peau, le tissu cellulaire et les glandes.

1° Du *côté des muqueuses* on observe soit des *hémorrhagies* (épistaxis, hémoptysie, hématémèse, hématurie, métrorrhagies), soit des *flux* (menstruel, hémorrhoïdal), soit des *exhalations muqueuses* (diarrhées, crachats, vomissements, etc.);

2° Du côté de la *peau*, on peut observer des *sueurs* et des *éruptions diverses*, surtout l'*herpès labialis;*

3° Du côté des *glandes*, des flux d'urine, de salive, des parotidites, des bubons, etc.;

4° Du côté du *tissu cellulaire*, des furoncles, des anthrax, des gangrènes, des dépôts purulents, etc.;

(1) Pour les anciens, la maladie est un être malfaisant qui s'attaque au corps, celui-ci résiste en vertu de sa force désignée sous le nom de nature médicatrice; la lutte entre ces deux principes opposés constitue l'évolution et la marche de la maladie. La fin de la lutte est marquée par un jugement (κρίσις), soit en faveur de l'être malfaisant, et alors le malade meurt, soit en faveur de la nature médicatrice, et alors le malade guérit.

Faut-il ajouter que l'entente est loin d'être faite au sujet de l'importance et de la signification des phénomèmes critiques ? Les uns, continuateurs des idées anciennes, les admettent sans contestation, et ils citent comme exemples les troubles qui précèdent le flux menstruel et qui disparaissent lorsque l'hémorrhagie utérine se déclare, les accidents généraux qui précèdent l'éruption dans les fièvres éruptives et se calment dès que cette éruption se montre ; ce qui, d'après nous, prouve que ces phénomènes sont réellement critiques, c'est que leur suppression intempestive peut rappeler les accidents qu'ils ont fait disparaître, etc.

Les adversaires des phénomènes critiques les regardent comme une suite naturelle de la maladie indiquant une étape de l'affection.

La lumière est loin d'être faite entre ces deux opinions contraires ; peut-être sont-elles l'une et l'autre trop exclusives.

Jours critiques. — Hippocrate avait établi que les crises se produisaient de préférence à certains jours déterminés qu'il désigna sous le nom de *jours critiques :* c'étaient le septième, le quatorzième, le vingtième, etc., etc.; la crise pouvait encore tomber sur d'autres jours dits *intercalaires*, mais alors la terminaison était souvent fatale. Cette doctrine des jours critiques était depuis longtemps tombée dans un juste oubli, lorsque Traube a essayé de la faire revivre en soutenant que la défervescence de la pneumonie, par exemple, se produisait presque constamment dans les jours impairs à partir du frisson initial.

MÉTASTASES (μετάστασις, transport).

On peut définir une métastase le transport d'un élément morbide d'une partie où elle était fixée sur une autre partie où elle se dépose.

La question des métastases est des plus obscures, elle est encore très-diversement comprise, nous allons diviser son étude en deux parties : A les caractères des métastases ; — B leur signification.

A. **Caractères des métastases**. — Les métastases peuvent se diviser en plusieurs groupes :

1° Dans les unes, il se développe dans un lieu plus ou moins éloigné du point malade une manifestation morbide de même nature que celle qu'elle remplace et sur un tissu élémentaire analogue, c'est ainsi qu'une hémoptysie, une épistaxis peuvent remplacer un flux menstruel ou hémorrhoïdal ; une pleurésie, une péricardite surviennent après la disparition d'une arthrite rhumatismale ou goutteuse ;

2° Dans d'autres cas, la maladie, tout en conservant la même nature, se transporte sur des tissus élémentaires différents : exemple : érysipèle de la face donnant lieu à une méningo-encéphalite ;

3° Dans d'autres cas encore la maladie change à la fois de nature et de terrain : telles seraient une pneumonie se déclarant par la répercussion de la variole ou de la rougeole, catarrhe, hydropisie se manifestant par la disparition d'une maladie chronique de la peau, etc.

4° Dans un dernier groupe se rangent ces maladies qui paraissent provenir de la suppression d'un flux normal ou pathologique, suppression du lait chez les nourrices déterminant des névroses, des péritonites, suppressions de vieux ulcères suivis de phénomènes d'apoplexie, etc.

B. **Signification des métastases**. — Avant de chercher à expliquer le mécanisme des métastases et la signification qu'elles peuvent avoir, il faut d'abord examiner si les phénomènes morbides que les anciens acceptaient si facilement comme des métastases méritent réellement ce nom ; or, on reconnaît qu'ils en avaient fait un étrange abus et que le plus souvent leurs prétendues métastases s'expliquaient parfaitement par les lois ordinaires de la pathogénie. Les *diathèses*, les *intoxications*, les *embolies revendiquent la plupart des phénomènes présentés autrefois comme des exemples de métastases.*

Ainsi la *diathèse urique* ne réclame-t-elle pas à la fois la présence des graviers dans l'urine, les troubles dyspeptiques, les douleurs de l'arthrite sèche, les tophus, les attaques de goutte, etc.?

L'infection purulente et *l'intoxication urineuse* tiennent sous leur dépendance les abcès dits métastatiques se développant dans le foie, les poumons, les articulations, le tissu cellulaire, etc.

- *L'embolie* explique la production de certaines gangrènes, de certaines hémiplégies, etc.

On voit par ces seuls exemples combien se trouve restreint le nombre des métastases. Cependant il serait encore prématuré de les rayer du cadre nosologique; certains faits inexplicables jusqu'à présent doivent conserver le nom de métastatiques; exemple : oreillons survenant à l'occasion d'orchites, etc. Voici les hypothèses par lesquelles on a voulu expliquer leur production :

1° *Théorie humorale.* — Le sang serait l'agent de transmission d'un principe morbide matériel qui, puisé dans le foyer morbide, serait porté dans un autre endroit (1).

2° *Théorie solidiste.* — Ici la métastase s'expliquerait par la sympathie qui unit certains organes entre eux ou par le transport de l'irritation d'un point dans un autre.

Il est clair que ces explications sont tout à fait insuffisantes; peut-être la théorie de la *révulsion* ou de la *dérivation* est-elle plus acceptable, du moins c'est par ce mécanisme qu'agissent les vésicatoires, les purgatifs, les diurétiques, etc., par lesquels nous cherchons à combattre les maladies des organes profonds.

DE LA CONVALESCENCE.

La convalescence est un état intermédiaire entre la santé et la maladie; c'est un état de faiblesse transitoire survivant plus ou moins de temps à l'état morbide disparu. La convalescence ne s'observe donc que lorsque la maladie s'est prolongée assez pour affaiblir les forces du malade; les indispositions de courte durée n'ont point de convales-

(1) Cette théorie suffit tout au plus à expliquer la production d'une nouvelle manifestation de la maladie dans un lieu éloigné, mais non la disparition de la première maladie.

cence, le retour à la santé se fait immédiatement sans état intermédiaire.

Les phénomènes de la convalescence se manifestent du côté de l'organe malade et des principales fonctions ; mais nous ne pouvons étudier ici que les phénomènes généraux de la convalescence.

La convalescence s'annonce par la disparition de la fièvre, de la douleur, des troubles fonctionnels, en un mot des symptômes locaux et généraux qui caractérisaient la maladie.

L'appétit se ranime ; faible d'abord, il ne tarde pas à devenir impérieux (1) ; le malade est pâle, ses muqueuses sont décolorées, il est plus amaigri que dans le cours de la maladie (2), il est très-sensible au froid, aux émotions, mais il éprouve un sentiment de satisfaction intime et de bien-être intérieur des plus agréables.

Ses forces musculaires et intellectuelles sont très-affaiblies, le moindre effort lui est pénible, sa démarche est vacillante, il souffre aisément de la tête, etc.

La peau est souvent le siége d'une légère desquamation ; les cheveux tombent ou blanchissent ; les urines sont abondantes et souvent chargées de principes albumineux.

La température des convalescents est la température physiologique, mais elle se modifie sous l'influence des causes les plus légères, des moindres fatigues physiques ou intellectuelles, des écarts de régime, et surtout après le repas elle présente une élévation (2 à 3 degrés) qui pourrait effrayer le médecin non prévenu de ce fait: c'est le *febris carnis* des anciens ; mais si la digestion est bonne, la température redevient rapidement normale ; toutefois, il faut se rappeler que chez les convalescents l'indigestion est fréquente et facile.

La durée de la convalescence est très-variable suivant la nature de la maladie, l'âge, le sexe, la constitution du pa-

___

(1) Mais le peu d'activité de l'estomac prédispose aux indigestions, d'où le précepte de manger peu et souvent.

(2) Cet état paraît être en rapport avec la disparition de la fièvre qui donne lieu à une certaine tuméfaction des tissus.

tient : en général, elle est courte chez l'enfant, très-longue chez le vieillard.

Rapports de la convalescence avec les maladies secondaires. — Pendant la convalescence, il n'est pas très-rare de voir se développer certaines maladies secondaires, telles que *paralysies partielles* (fréquentes surtout dans la convalescence de la diphthérie mais pouvant survenir aussi dans la convalescence d'un grand nombre de maladies aiguës ; *paralysies amyotrophiques* de Gubler), *spasmes, convulsions, névralgies, hydropisies* (si fréquentes dans la convalescence de la rougeole), *bronchites chroniques, phthisie* (assez ordinaire dans la convalescence de la rougeole, etc.).

Des rechutes et des récidives. — On donne le nom de *rechute* à la réapparition des accidents morbides avant leur disparition complète, et celui de *récidive* au retour de la même maladie chez un sujet en parfaite santé.

Les *rechutes* sont souvent occasionnées par des imprudences, des écarts de régime, l'abandon trop rapide de la médication.

Les *récidives* sont le fait d'une prédisposition particulière, d'une diathèse, d'une disposition organique spéciale, ou encore de l'impression d'une cause semblable à celle qui avait produit la première atteinte.

DE LA MORT.

La mort est le terme de l'existence de l'homme et de tous les êtres organisés.

Elle nous présente à étudier :

A. *La façon plus ou moins rapide dont elle survient* (mort subite, mort plus lente précédée d'une agonie plus ou moins longue).

B. *Le mécanisme de sa production.*

C. *Les signes auxquels on la reconnaît.*

A. Variétés dans la manière dont survient la mort. La mort peut être *subite*, instantanée, c'est-à-dire que l'on passe de la santé à la mort sans l'intermédiaire de la maladie. La mort subite est produite par les abondantes *hémorrhagies cérébrales*, les *embolies* pulmonaires obstruant tout à coup soit l'artère pulmonaire, soit une veine cave, les *ruptures du cœur* ou *de l'aorte*, par la commotion qui résulte de l'action de la *foudre*, par un *traumatisme* considérable, une violente émotion, une *syncope*, la compression du bulbe, etc.

Mais d'ordinaire la mort se produit d'une *façon lente*, c'est-à-dire qu'elle est précédée de phénomènes particuliers dont l'ensemble est désigné sous le nom d'*agonie*.

L'agonie présente de grandes différences dans sa durée : elle est tantôt courte, tantôt longue, mais ses caractères sont toujours à peu près les mêmes; cependant chez les uns elle est calme et peu douloureuse, chez d'autres elle est violente et horriblement douloureuse. Le visage pâlit et prend une expression étrange (désignée sous le nom de *facies hippocratique*), les yeux sont enfoncés dans l'orbite et cerclés de noir, le regard s'éteint et se couvre d'un voile, les tempes se creusent, les joues s'affaissent, le nez se pince, les oreilles se décolorent, les mains deviennent jaunâtres, ternes, sèches (par exception elles sont livides et couvertes de plaques bleuâtres, la motilité s'affaiblit, la voix s'éteint, la respiration s'embarrasse de plus en plus, des mucosités que le malade ne peut expectorer s'accumulent dans la trachée et les bronches et, mises en mouvement par la colonne d'air qui pénètre dans les bronches et en sort, elles produisent un *gros râle* trachéal, les extrémités se refroidissent et se couvrent d'une sueur froide et visqueuse (1).

Enfin la circulation se ralentit, les battements du cœur deviennent de plus en plus rares et s'arrêtent définitivement, c'est *la mort*.

____

(1) Il n'est pas rare au contraire de constater après la mort une élévation de 2 ou 3 degrés dans la température axillaire qui atteint 40 et 41 degrés ; ce fait a été attribué d'une part à la persistance des phénomènes chimiques dont notre organisme est le siége et de l'autre à l'absence de la perspiration cutanée et pulmonaire.

Aussitôt le visage prend la matité de la cire, les yeux roulent sur eux-mêmes et se couvrent d'un voile, quelques larmes tombent et la pupille se dilate, ce sont les derniers signes de la vie extérieure (Bouchut).

B. **Mécanisme de la mort.** — La mort survient par suite d'obstacles apportés à l'accomplissement de fonctions nécessaires à la vie.

Dans son célèbre *Traité de la vie et de la mort*, Bichat a établi que la mort survient par obstacle au fonctionnement du cœur, du poumon ou du cerveau.

1° Dans la mort par *le cœur*, cet organe cesse de se contracter, soit en raison d'une surcharge de sang dans ses cavités, soit au contraire par défaut d'afflux sanguin, à la suite d'hémorrhagies, soit par le fait d'une compression ou d'une syncope prolongée ; par conséquent, il n'envoie plus aux différents organes le sang nécessaire à leur entretien et ceux-ci cessent d'agir, d'où la mort.

2° Dans la mort par *le poumon*, cet organe étant plus ou moins détruit, l'hémtaose n'a plus lieu ou bien elle est insuffisante, par conséquent le sang veineux lancé par le cœur dans le poumon lui revient sans changement, les globules n'ont pas échangé leur acide carbonique contre de l'oxygène, il en résulte que le cœur n'envoie dans les divers organes qu'un sang impropre à leur nutrition, ceux-ci cessent d'agir, d'où la mort.

3° Dans la mort par *le cerveau*, cet organe suspend le premier ses fonctions, et comme il tient sous sa dépendance les contractions du cœur, les mouvements respiratoires, etc., la mort survient encore par défaut de l'échange nutritif indispensable à la vie.

On a avec juste raison reproché à Bichat d'avoir été trop exclusif, d'avoir, par exemple, négligé l'influence qui appartient aux organes digestifs, dont l'arrêt entraîne cependant la mort d'une façon aussi certaine que la destruction du cœur, du cerveau ou des poumons.

En réalité, la mort arrive lorsqu'il y a arrêt d'une des fonctions indispensables à la vie, mais on n'est pas absolument fixé sur le nombre de ces fonctions.

C. **Signes de la mort.** — L'abaissement de la température à 22 degrés centigrades et surtout le commencement de putréfaction se traduisant par la coloration verdâtre

des parois abdominales, sont les seuls signes positifs de la
mort; il est rare d'ailleurs que l'on soit en doute à cet
égard; la cessation des mouvements respiratoires, des
battements du cœur et par conséquent du pouls, les livi-
dités cadavériques des parties déclives, la rigidité cadavérique, etc., sont des signes dont la réunion ne saurait
guère laisser dans le doute (1).

DIAGNOSTIC (διά, entre ; γινώσκω, je connais).

Le diagnostic est cette partie de la pathologie qui s'occupe de la distinction des maladies, de l'appréciation de
leurs caractères et de leurs périodes, etc. (2).

Le diagnostic d'une maladie est un problème dont la
solution est plus ou moins difficile ; parfois il se fait
d'emblée et avec certitude sur l'existence d'un signe tellement caractéristique qu'on lui a donné le nom de *pathognomonique*. Souvent il ne peut s'appuyer que sur des symptômes communs à des états morbides très-divers, n'ayant par
conséquent qu'une signification secondaire. Ce sont ces
derniers cas, infiniment plus fréquents que les premiers, qui
réclament de la part du médecin l'usage de toutes ses
qualités d'observateur et l'application de toutes ses connaissances médicales.

(1) On a signalé plusieurs autres caractères se produisant du côté des
yeux : dilatation de la pupille, qui reste insensible à l'action de l'atropine,
décoloration de la choroïde et de la papille du nerf optique, tache brune de
la sclérotique produite par la dessiccation, etc.

(2) Dans le langage clinique on se sert fréquemment d'expressions défectueuses que l'usage a cependant consacrées ; ainsi le *diagnostic simple* consiste à énumérer les symptômes caractéristiques présentés par un malade et
à en déduire la nature de la maladie.

Le *diagnostic différentiel* (véritable pléonasme) consiste à mettre en
parallèle les maladies qui offrent entre elles quelques points de contact et à
en faire ressortir les différences.

Le *diagnostic par exclusion* peut s'appliquer à ces états morbides qui
n'ayant par eux-mêmes rien d'absolument caractéristique, offrent cependant
dans leur physionomie, des traits qui les distinguent de toutes les maladies
sauf d'une seule ; le diagnostic de celle-là se trouve donc fait par exclusion
des autres.

40.

Tout diagnostic se compose de deux parties :

A. *La constatation de l'état organique et fonctionnel du malade.*

B. *L'interprétation des désordres physiques et fonctionnels que l'on a constatés.*

A. CONSTATATION DE L'ÉTAT ORGANIQUE ET FONCTIONNEL DU MALADE. — Cette constatation nécessite : 1° Des qualités de la part de l'observateur ; 2° des conditions particulières chez le malade ; 3° une méthode et des agents spéciaux d'exploration.

1° **Qualités nécessaires à l'observateur.** — Pour apprécier rigoureusement l'état organique et fonctionnel d'un malade, le médecin doit être doué de *sens fidèles*, car la vue, le tact, l'ouïe, l'odorat sont indispensables à cette observation ; il faut encore que son *esprit droit et pénétrant* régularise l'action des sens, qu'*étranger aux préjugés*, aux passions, au parti pris, il ne soit pas disposé à envisager les faits sous un faux jour ; que, doué d'une *patience à toute épreuve*, il procède minutieusement à un examen complet (1) et qu'enfin ses interrogations ne dirigent pas le malade suivant des idées préconçues. Il doit encore posséder ce je ne sais quoi désigné sous le nom de *tact médical*, précieuse faculté d'inspiration (qui est souvent le fruit de l'expérience et de l'observation méthodique), qui dirige dès l'abord l'esprit du praticien vers la nature véritable du mal qu'il observe (2).

A ces qualités, plus ou moins innées, le médecin doit joindre une connaissance parfaite de la pathologie tout entière et l'habitude pratique de l'examen des malades.

2° **Conditions particulières au malade.**—Les difficultés de l'examen peuvent être augmentées par le défaut d'intelligence du malade qui ne peut rendre un compte exact de

(1) Rendu si souvent difficile par l'ignorance du malade, qui revient sans cesse sur l'interprétation qu'il a lui-même donnée à sa maladie et s'obstine à ne pas répondre simplement aux questions qu'on lui adresse.

(2) Le tact médical est-il un simple fruit de l'expérience ou une qualité innée ?

ce qu'il éprouve, par cette singulière obstination qui porte certains malades à ne jamais répondre directement aux questions qu'on leur adresse, plus rarement par leur désir de tromper. Enfin les malades privés de connaissance, les jeunes enfants sont incapables d'exprimer leurs impressions ; dans ces dernières circonstances c'est par un examen méthodique que l'on arrive à porter un diagnostic.

Méthode et agents spéciaux d'exploration. — Lorsque vous êtes appelé auprès d'un malade, il arrive souvent qu'à première vue votre attention est appelée sur une circonstance ou sur un symptôme assez significatifs pour diriger immédiatement vos recherches vers un but bien déterminé ou pour circonscrire votre diagnostic entre deux ou trois hypothèses ; cette facilité du diagnostic ne doit jamais vous faire négliger un examen méthodique, qui pourra, il est vrai, porter très-rapidement sur certains points.

En résumé l'examen du malade se fait : 1° Par la *vue ;* 2° par l'*interrogation* 3° par l'*exploration directe des organes.*

1° La *simple inspection* du malade vous fournit des renseignements sur son âge, son sexe, sa physionomie, son embonpoint, son tempérament, les conditions hygiéniques dans lesquelles il vit ; souvent aussi elle vous renseigne sur sa profession ; vous reconnaissez sans peine un homme de la campagne, un peintre dont les ongles sont garnis de céruse, etc., souvent l'inspection vous révèle de prime abord l'existence d'une tumeur, d'une éruption, d'une lésion chirurgicale, etc.

Ces dernières circonstances vont naturellement donner une direction particulière à votre interrogation.

2° L'*interrogation* doit être faite avec prudence, convenance, d'une façon simple, intelligible et méthodique, sans influencer les réponses du malade, elle doit cependant modérer un bavardage inutile (1).

(1) A une jeune fille on s'abstiendra de parler de la menstruation ; c'est auprès des parents qu'on recueillera les renseignements nécessaires à cet égard ; auprès d'un poitrinaire on ne s'informera pas de l'existence de cette maladie dans sa famille ; il faut toujours éviter de prononcer certains noms (cancer, phthisie), de laisser paraître son inquiétude, etc.

Le malade vous renseignera sur son état de santé habituel, sa position sociale, ses habitudes, ses maladies antérieures, le début précis de son mal actuel, son siége, son intensité, les troubles fonctionnels qu'il provoque, etc.

3° L'*exploration des organes* sera guidé par les renseignements acquis par la vue et l'interrogation, ils dirigeront vos recherches du côté de la poitrine, du ventre, des organes génito-urinaires, etc., etc.

Ces derniers modes d'examen s'effectuent par des procédés spéciaux que nous avons exposés dans divers points de notre livre de chirurgie (voy. Examen des voies urinaires, des yeux, des oreilles, etc.) et dans la première partie de ce livre (voy. Examen de la poitrine, de l'abdomen, etc.)

B. Interprétation des désordres physiques et fonctionnels que l'on a constatés. — L'examen du malade ayant donné des renseignements précis sur les troubles physiques et fonctionnels dont il est atteint, il s'agit de les interpréter et d'arriver à formuler un diagnostic.

Parmi ces signes vous en avez peut-être constaté un dont la valeur était pathognomonique ; dans ce cas le diagnostic est fait de prime abord (mobilité anormale pour une fracture, odeur fétide des crachats pour la gangrène pulmonaire, etc.) ; souvent c'est un ensemble de traits particuliers dont la réunion constitue un signe suffisant ; dans d'autres cas le diagnostic est plus difficile, soit en raison de l'absence de certains symptômes, soit en raison de la physionomie particulière imprimée à ces symptômes par les influences étiologiques ou individuelles, soit enfin parce que ces symptômes sont communs à des maladies diverses. Dans ces cas, ou bien on peut arriver par exclusion à formuler un diagnostic, ou bien il faut le réserver jusqu'à ce que la marche de la maladie ait apporté avec elle quelques éclaircissements.

PRONOSTIC (προγινώσκω, je connais d'avance).

Le pronostic est le jugement anticipé que l'on porte sur la marche et la terminaison d'une maladie.

Il y a deux espèces de pronostic :

A. Le *pronostic général*, dont l'étude appartient à la pathologie, qui, se basant sur la généralité des cas, établit le degré de gravité des maladies.

B. Le *pronostic individuel*, partie importante de la clinique qui, dans chaque cas particulier, sait trouver des indications propres à renseigner sur l'avenir de la maladie.

Le pronostic général s'établit d'après les connaissances théoriques, le pronostic particulier est le fruit de l'observation et de l'expérience (1).

La médecine n'est malheureusement pas encore une science exacte, les bases sur lesquelles on peut asseoir un pronostic n'ont donc pas toujours la sûreté désirable; il en résulte qu'à moins d'une certitude, le médecin doit éviter d'être précis et formel dans son pronostic, ou du moins il doit signaler aux personnes qui entourent le malade les accidents qui peuvent inopinément donner de la gravité à une maladie légère ou en voie d'amélioration (on se rappellera surtout ce précepte dans le pronostic de la fièvre typhoïde).

Cependant, c'est surtout dans le pronostic que le médecin doit faire preuve de tact et de science; car, ainsi qu'on l'a dit avec juste raison, « on pardonnera peut-être au médecin de n'avoir pas guéri un malade si, d'avance, il a annoncé le danger, et si surtout il a déclaré de prime abord l'affection incurable. Incapables de juger la justesse du diagnostic et l'opportunité des moyens thérapeutiques employés, les gens du monde, à quelque classe qu'ils appartiennent, sont tous aptes à apprécier la valeur du pronostic indiqué et sont, par conséquent, disposés à se servir de ce moyen, le seul qui soit à leur portée, pour juger de la valeur du médecin ». (Hardy et Béhier.) En tous cas, il vaut mieux être un peu alarmiste que trop enclin à porter un pronostic favorable.

____

(1) Il est des personnes qui, habituées à soigner des malades, acquièrent, par l'observation et le souvenir de certains symptômes, des connaissances pronostiques assez certaines pour porter souvent des jugements exacts sur l'issue d'une maladie.

Bases du pronostic. — Ainsi que Bell l'établit dans son excellente thèse de concours, le pronostic se base sur des considérations qui peuvent se grouper sur trois chefs :

1° Données tirées de la maladie elle-même.

2° Données fournies par l'individu malade.

3° Données puisées dans les diverses influences extérieures auxquelles est soumis le malade.

1° *Données tirées de la maladie elle-même* (1).—Chaque étape d'une maladie, ses causes, ses prodromes, son invasion, ses symptômes, sa marche, son siége, sa nature peuvent fournir des renseignements sur son issue, renseignements désignés sous le nom de *signes pronostiques.*

Citons les plus frappants : les frissons violents et prolongés sont des signes de mauvais augure. — De fortes douleurs des membres au début d'une maladie fébrile indiquent toujours un état de malignité et d'ataxie fort grave. — Dans les maladies aiguës, la rétention d'urine est un phénomène fort grave. — Les convulsions, le délire survenant au début d'une maladie aiguë ont une signification bien moins grave chez les enfants et les femmes que chez les hommes adultes et les vieillards. — L'irrégularité du pouls, sa grande fréquence, son extrême petitesse, annoncent un danger imminent. Le vomissement de matières stercorales indique un étranglement intestinal qui va être rapidement mortel si la nature ou l'art ne rétablissent pas le cours des matières, etc., etc.

La *nature d'une maladie* apporte avec elle des renseignements très-instructifs : ainsi la rage est toujours mortelle, et, dans un bref délai ; le cancer est également mortel dans un laps de temps très-variable, suivant la nature du cancer (squirrhe, épithéliome, encéphaloïde), son siége, l'âge du malade (chez le vieillard, le cancer a une évolution plus lente que chez l'adulte); la nature syphilitique d'une tumeur ou d'une ulcération allége le pronostic, etc.

2° *Données fournies par l'individu malade.* —Certaines circonstances individuelles (âge, sexe, tempérament, constitution, idiosyncrasie, état moral, hérédité, etc.) peuvent

(1) Nous ne pouvons qu'effleurer ce vaste sujet, auquel les anciens avaient donné une grande perfection, en présentant sous forme d'aphorismes les signes qui, soit par eux-mêmes, soit par le moment de leur apparition, soit par leur réunion peuvent avoir une valeur pronostique.

exercer sur une même maladie la plus grande influence soit en bien, soit en mal.

Ainsi la bronchite capillaire et surtout l'entérite sont beaucoup plus graves dans la première année de l'existence qu'à toute autre époque ; après la première dentition, les enfants présentent au contraire une vitalité qui a donné parfois lieu à des guérisons inespérées. Le sexe ne fournit que peu de données au pronostic.

Les maladies héréditaires sont en général plus tenaces et plus graves que les autres : la scrofule, la tuberculose, l'aliénation mentale, les maladies chroniques de la peau, sont beaucoup plus difficiles à guérir lorsqu'elles se sont établies depuis plus ou moins longtemps dans une famille que lorsqu'elles s'y produisent d'une façon accidentelle. Le *sexe* exerce peu d'influence sur le pronostic. Il faut se borner à signaler l'influence de la *grossesse*, elle aggrave le pronostic des maladies, surtout celui des fièvres éruptives et de la phthisie.

Les habitudes sages, réglées, la tempérance, une humeur gaie, allégent le pronostic, qui se trouve au contraire aggravé par les habitudes déréglées, les excès, l'alcoolisme, une humeur triste et morose.

3° *Données puisées dans les influences extérieures auxquelles est soumis le malade.* — Nous avons déjà parlé de l'influence qu'exercent sur la santé le climat, les localités, les saisons, les professions. Il faut faire remarquer qu'en général le pronostic se trouve allégé par l'état sporadique de la maladie, aggravé par son état épidémique.

Il est à peine besoin de signaler toute l'importance que présentent, au point de vue du pronostic, les conditions hygiéniques dans lesquelles se trouve le malade, les soins et l'affection dont il est entouré, etc. (1).

(1) Cependant, il est une remarque d'une haute importance, c'est que à état à peu près égal, le pronostic est souvent moins grave chez une personne dénuée de ressources et qui n'a encore été l'objet d'aucun soin, que chez un malade toujours placé dans de bonnes conditions ; le premier pourra voir son état s'améliorer d'une façon notable sous l'influence du traitement et des soins, tandis que chez le second ces influences ont déjà produit leurs bons effets. On a surtout lieu d'observer cela dans les attaques d'asystolie des lésions cardiaques.

TRAITEMENT DES MALADIES.

La thérapeutique comprend l'étude des divers moyens propres à amener la guérison des états morbides.

Toutes les maladies n'étant pas curables, d'autres pouvant être prévenues, le traitement se propose des buts différents.

Le *traitement prophylactique* est celui qui cherche à prévenir des accidents qui paraissent imminents

Le *traitement palliatif* se propose simplement d'amender ou d'adoucir certains symptômes.

Le *traitement curatif* cherche à obtenir la guérison complète.

Les agents variés auxquels on a recours pour atteindre ces divers buts se divisent en *médicaments*, ce sont des substances gazeuses, solides ou liquides, et en *moyens de traitement* comprenant les *moyens hygiéniques*, c'est-à-dire les règles qui doivent diriger la façon de vivre de l'individu et les *moyens chirurgicaux* quand le traitement nécessite une intervention manuelle et opératoire.

MÉDICAMENTS.

L'étude des médicaments comprend :

A. La *forme* sous laquelle les médicaments doivent être employés.

B. *Leur mode d'administration et d'action.*

C. *Leurs doses.*

D. *Les médications*, c'est-à-dire l'ensemble des actions thérapeutiques concourant à un but commun et déterminé.

Les médications elles-mêmes peuvent se grouper sous cinq chefs : 1° tonique ; 2° atonique ; 3° calmante ; 4° évacuante ; 5° spécifique.

A. FORME SOUS LAQUELLE LES MÉDICAMENTS DOIVENT ÊTRE EMPLOYÉS.—Les médicaments sont employés sous les formes liquide, solide et gazeuse.

La forme liquide paraît être préférable à toute autre, c'est, en effet, la plus favorable à l'absorption (*medicamenta non agunt nisi soluta*); elle s'emploie en infusions, décoctions, teintures, solutions, etc. Mais il est des cas où la forme liquide ne peut être adoptée, soit en raison de l'odeur et de la saveur que les médicaments présentent sous cette forme, soit par l'affaiblissement qui en résulte pour leurs propriétés.

La forme solide. — Les médicaments employés sous cette forme sont administrés en poudres, pilules, tablettes ou mixtures, parfois à l'état demi-solide (opiats, électuaires).

La forme gazeuse est réservée aux médicaments que l'on veut faire absorber par les voies aériennes.

MODE D'ADMINISTRATION DES MÉDICAMENTS. — Les voies par lesquelles un médicament peut pénétrer dans l'organisme ne sont guère qu'au nombre de deux : 1° la surface de certaines muqueuses ; 2° la peau ou plutôt le tissu sous-épidermique.

1° *Absorption par les muqueuses.* — Toutes les muqueuses sont loin de posséder, au même degré, la faculté d'absorber ; la muqueuse digestive vient en première ligne, du moins *celle de l'estomac et de l'intestin grêle*, car l'absorption est bien peu active sur la muqueuse du gros intestin, de la bouche et de l'œsophage.

La muqueuse des voies aériennes absorbe activement les substances gazeuses.

Quant à la muqueuse des voies génito-urinaires, elle ne jouit que peu ou point du pouvoir d'absorption (1).

La muqueuse de l'œil (conjonctive) est employée pour l'absorption de l'atropine, qui joue un si grand rôle dans le traitement des maladies profondes de l'œil (2).

(1) Les organes urinaires étant de simples réservoirs et conduits par lesquels l'organisme se débarrasse de produits excrémentitiels ils devaient, en effet, être tapissés par un épithélium imperméable ; il en est de même du gros intestin et surtout de sa partie terminale ; on sait qu'un liquide injecté dans la vessie n'est absorbé qu'autant que l'épithélium vésical est altéré.

(2) Quelques gouttes d'une solution d'atropine sont instillées entre les paupières.

Les médicaments que l'on se propose de faire absorber par l'estomac et l'intestin, y sont portés par la voie de la déglutition ; on les administre sous forme liquide ou solide, et, en général, en dehors du moment de la digestion active des aliments, à moins que le médicament ne doive lui venir en aide.

Dans certains cas, soit en raison de l'intolérance de l'estomac, soit en vue de l'action locale que l'on se propose d'obtenir, il y a intérêt à faire absorber le médicament par le rectum, l'absorption est, il est vrai, bien moins active ; de plus, il faut éviter d'associer le médicament à une grande quantité de liquide, car les contractions intestinales vivement éveilées en détermineraient rapidement l'expulsion.

La *muqueuse des voies aériennes* ne peut recevoir de médicaments que. sous forme de gaz ou de vapeurs ; ils ont pour but soit d'agir sur tout l'organisme, tels sont les *anesthésiques* (chloroforme, éther), soit d'influencer d'une manière favorable la muqueuse aérienne elle-même (eaux sulfureuses, substances balsamiques). Ce mode d'administration des médicaments porte le nom d'*inhalation* lorsque le malade aspire le gaz, la vapeur, ou la fumée, et celui de *pulvérisation* lorsque l'agent médicamenteux se trouve projeté directement dans ces organes, ou du moins dans l'arrière-gorge et le larynx.

Absorption par la peau. — Dans certains cas, soit en raison de la susceptibilité particulière de la muqueuse digestive, soit à cause de l'énergie ou des propriétés particulières du médicament, il y a avantage à le faire absorber par le réseau lymphatico-veineux de la peau.

Revêtue de son épiderme, la peau ne saurait absorber un médicament (ou du moins cette absorption serait insignifiante), il faut donc pour obtenir cette absorption dépouiller plus ou moins la peau de son épiderme (*méthode iatraleptique et endermique*) ou bien injecter la substance médicamenteuse au-dessous de lui (*méthode hypodermique*).

Méthodes iatraleptique et endermique. — Dans la première méthode on cherche à vaincre la résistance que présente l'épiderme à l'absorption en rendant le médicament aussi diffusible qu'il se peut, en prolongeant la durée de son contact, en favorisant par des frictions sa pénétration à travers les pores épidermiques ; c'est ainsi qu'agissent les huiles, pommades et onguents étendus sur la peau et employés principalement dans le but d'exercer une action locale (1).

La *méthode endermique* consiste à dépouiller la peau de son épiderme avant d'appliquer le médicament ; la destruction de l'épiderme s'obtient soit avec un vésicatoire ordinaire (emplâtre enduit de poudre de cantharides), soit avec un peu d'ammoniaque ou de pommade de Gondret (parties égales d'ammoniaque et d'axonge) (2). L'épiderme enlevé on nettoie la petite plaie et on applique avec soin sur le derme mis à nu la poudre médicamenteuse (chlorhydrate de morphine, sulfate de quinine, etc.).

La *méthode hypodermique*, préférable aux précédentes, consiste à faire pénétrer dans le derme, à l'aide d'une seringue de Pravaz, une solution concentrée et dosée d'un principe médicamenteux très-actif, comme la morphine, la strychnine, la quinine. Son absorption se fait avec la plus grande rapidité.

Nous ne dirons qu'un mot des injections de principes médicamenteux dans les veines, la facilité avec laquelle se déclarent les phlébites et se forment les embolies doit en faire proscrire l'usage.

Quelles sont les *indications* qui peuvent guider dans le choix de tel ou tel procédé ? Lorsque vous voulez combattre une douleur locale, vous devez recourir à la méthode endermique et surtout hypodermique, il en sera de même lorsque vous voudrez obtenir un effet rapide ou que les voies digestives ne seront pas en bon état ; dans d'autres cas il sera bon d'associer les deux méthodes, d'administrer un purgatif à l'intérieur, et un narcotique par la surface cutanée, etc.

(1) Certaines régions comme le creux de l'aisselle, la face interne des membres, le scrotum, etc., se prêtent mieux que d'autres à cette absorption. Il est des personnes tout aussi impressionnables à l'action des médicaments, et surtout de l'onguent napolitain, étendus sur la peau qu'à leur administration par les voies digestives.

(2) Ces derniers moyens sont préférables lorsqu'on veut obtenir une vésication rapide ou que l'état des organes urinaires contre-indique l'usage des cantharides.

Doses. — On donne le nom de dose à la détermination de la quantité de substance médicamenteuse qu'il faut employer pour obtenir le but que l'on désire. Cette quantité varie : 1° suivant l'activité du médicament ; 2° son mode d'administration ; 3° la susceptibilité individuelle ; 4° le degré de tolérance créé par son emploi plus ou moins répété.

1° Les *médicaments possèdent une activité très-variée*, aussi les doses d'administration varient-elles considérablement ; en général les alcaloïdes sont tellement actifs qu'on les emploie par milligrammes.

2° Le *mode d'administration* fait également varier la dose du médicament à employer ; ainsi l'absorption étant très-active par la méthode hypodermique, étant au contraire très-faible par la méthode endermique, on obtiendra le même effet avec une dose très-différente, faible dans le premier cas, forte dans le second (1).

3° La *susceptibilité individuelle* a également une importance capitale, puisque certaine dose, toxique pour un individu, suffit à peine chez un autre à manifester son absorption.

Ces variétés sont inhérentes à l'âge, au sexe, au tempérament, à l'idiosyncrasie et, enfin, à l'habitude que l'on peut avoir de tel ou tel médicament.

Dans l'enfance et surtout dans le premier âge, la sensibilité aux médicaments est telle qu'ils ne peuvent être administrés qu'à doses extrêmement faibles et avec la plus grande prudence ; c'est surtout ce qui a lieu pour les narcotiques ; on sait également la facilité avec laquelle le chloroforme agit sur les enfants. Les vieillards sont également plus sensibles que les adultes (2) ; chez ces derniers les médicaments doivent donc être administrés à doses plus élevées qu'aux autres âges de la vie.

Sous le rapport de l'impressionnabilité, la femme se rapproche beaucoup des enfants.

(1) Certains médicaments, tels que le calomel, produisent plus d'effets lorsqu'ils sont administrés à doses faibles mais répétées, que donnés en une fois.

(2) De plus, il faut se rappeler que chez eux l'affaiblissement de la vitalité de la peau et la susceptibilité des voies urinaires doit faire éviter l'emploi des vésicatoires.

Quant au tempérament, on peut considérer les tempéraments nerveux et lymphatique comme les deux extrêmes, le premier étant très-impressionnable et le second l'étant fort peu.

Enfin il est des dispositions individuelles inexplicables qui ont parfois causé des accidents mortels; c'est ainsi qu'on a vu des individus tués par des doses de morphine, etc., qui ne dépassaient nullement la moyenne.

4° *Tolérance.* — On s'habitue à l'action des médicaments ou du moins de certains d'entre eux, on s'y habitue même d'une telle façon qu'il faut, pour obtenir à peu près les mêmes résultats, augmenter progressivement les doses, qui, malgré cela, deviennent bientôt insuffisantes : d'où le précepte de varier les médicaments, car l'habitude ne porte que sur ce médicament en particulier; ainsi pour obtenir des effets sédatifs continus on alternera l'usage de l'opium, de la belladone, du chloral, de la morphine.

Par contre il est des médicaments dont les effets s'accumulent, et qui, administrés chaque jour à la même dose, peuvent, au bout d'un certain temps, devenir toxiques, d'où le précepte d'en suspendre rapidement l'usage; la digitale est le type des médicaments de ce genre.

DES MÉDICATIONS.

On donne le nom de médications à un ensemble de moyens thérapeutiques (médicaments) concourant tous à atteindre un but commun et déterminé.

Il y a entre la médication et les médicaments cette différence que la médication est un but, tandis que les médicaments sont les moyens à employer pour atteindre ce but.

Une intervention thérapeutique raisonnée doit donc : 1° reconnaître la maladie et puiser dans sa nature, dans l'époque de son évolution, etc., des renseignements ou indications qui guident son intervention;

2° Arrêter un système général de conduite, c'est-à-dire déterminer la médication;

3° Choisir les substances ou médicaments propres à atteindre ce but.

CLASSIFICATION DES MÉDICATIONS. —Les médications ont été classées d'après les phénomènes qu'elles provoquent dans l'organisme et d'après leur action curative spéciale. Chomel les avait divisées en sept classes, Hardy et Béhier en ont réduit le nombre à cinq, médications : 1° tonique, 2° atonique, 3° calmante, 4° évacuante, 5° spécifique.

Chaque médication présente à étudier : 1° ses effets généraux, 2° ses indications et ses contre-indications, 3° les divers agents (hygiéniques, pharmaceutiques ou chirurgicaux) dont elle se sert pour atteindre ce but.

A. Médication tonique.

Effets généraux. — Le mot *ton* désigne un ensemble de vigueur, de force et de santé; on donne par conséquent le nom de médication tonique à celle qui se propose d'augmenter l'énergie de l'économie; sous son influence les chairs se raffermissent, la nutrition moléculaire prend une activité nouvelle, le sang devient plus riche en globules rouges, le système musculaire plus puissant, le système nerveux moins impressionnable, etc.; ces effets s'obtiennent d'une façon graduelle, sans secousses, sans ébranlement.

Subdivisions. — La médication tonique a été subdivisée en tonique pure ou corroborante, tonique astringente, tonique stimulante.

La *médication tonique pure* ou *astringente* est celle dont nous venons d'indiquer les effets; elle est dite astringente lorsque ses propriétés toniques s'adressent surtout aux muqueuses et à la peau, dont les tissus ramollis donnent lieu à des sécrétions exagérées, elle resserre les vaisseaux et diminue l'abondance des flux; elle est dite *stimulante* lorsqu'elle a pour but d'imprimer une excitation forte mais momentanée à un système organique (tels que les systèmes circulatoire ou nerveux), la rapidité et le peu de durée de son action sont les caractères qui la distingent de la médication tonique pure.

Indications et contre-indications. — La médication tonique est indiquée : 1° chaque fois qu'il faut lutter contre un tempérament mou et sans énergie (lymphatique, scrofuleux), qu'il faut réparer les forces abattues par une maladie (fièvre typhoïde, maladies chroniques, hystérie, chlorose), qu'il faut augmenter la résistance de l'organisme exposé à diverses causes d'intoxication (intoxications palustre, putride, urinaire, etc.); 2° chaque fois qu'il convient de modérer certains flux ou sécrétions exagérées (catarrhes bronchiques, utérin, diarrhée chronique); 3° chaque fois enfin que les forces momentanément déprimées doivent être promptement relevées, comme cela a lieu dans les maladies adynamiques (choléra, certaines fièvres, etc.).

Les *contre-indications* de la médication tonique sont un état fébrile aigu, une grande excitabilité nerveuse, des hémorrhagies actives. Il faut remarquer que, jadis, tout mouvement fébrile était une contre-indication formelle à la médication tonique; aujourd'hui, soit en raison de l'action débilitante du séjour des villes, des excès de toute sorte, etc., soit en raison d'une plus juste appréciation des faits, les contre-indications à la médication tonique sont devenues beaucoup plus rares; nul n'ignore les bons effets que l'on retire de l'usage des vins généreux et de l'alcool dans le traitement des phlegmasies aiguës (pneumonies, fièvre traumatique), loin d'exagérer le mouvement fébrile, elles le diminuent, soutiennent les forces et, ainsi qu'on l'a dit avec raison, permettent au malade de faire les frais de sa maladie.

3° **Agents de la médication tonique.** — Ces agents sont hygiéniques, pharmaceutiques et chirurgicaux.

Les *agents hygiéniques* comprennent : l'habitation dans un lieu sec, bien aéré, salubre, une alimentation convenable en quantité et en qualité, un exercice modéré à l'abri d'une température trop élevée ou trop basse, etc.; les bains froids, l'hydrothérapie, la gymnastique, les viandes roties, le thé, le café et surtout les vins généreux et l'alcool.

Les *agents pharmaceutiques* comprennent : en premier lieu les *préparations de fer et de quinquina* (1), puis une

____

(1) On a multiplié à l'infini les préparations ferrugineuses dans le but de faciliter la dissolution du fer, son absorption, son assimilation, ou de corriger

foule d'autres substances moins actives. Citons d'abord les *amers*, parmi lesquels le quinquina tient encore la première place, la cinchonine, le quassia amara, la gentiane, la petite centaurée, le houblon, le fumeterre, le lichen d'Islande, etc.

Les *astringents*, tels que la glace, le perchlorure de fer, le sulfate de fer, l'alun, le borax, l'eau de chaux, le ratanhia, le sang-dragon, les roses de Provins.

Les *stimulants*, tels que le thé, café, alcool, tous les diaphorétiques (ammoniaque, gaïac, salsepareille, douce-amère, les bains et douches de vapeur, etc., les diurétiques qui agissent en augmentant la sécrétion urinaire (sels de potasse, scille, pariétaire, asperge, etc.).

Les *agents chirurgicaux* localisent leur action au niveau même du point où ils sont appliqués; ils consistent en *cautérisations* destinées à réveiller et à modifier la vitalité des tissus, ou, au contraire, lorsqu'elles sont portées à un degré plus élevé, à détruire ces tissus qui sont imprégnés d'un virus (pustule maligne, rage), et à substituer une plaie simple à une plaie virulente; ils comprennent encore *la vésication* (poudre de cantharide, ammoniaque), destinée à produire une dérivation ou révulsion, c'est-à-dire à appeler sur un organe voisin, provoqué artificiellement, l'afflux du sang ou des humeurs qui se portent sur le point malade; la révulsion n'est guère applicable qu'aux maladies locales, elle donne surtout de forts bons résultats lorsqu'elle est dirigée contre les phlegmasies, les névroses, les hémorrhagies, elle est à peu près sans effets contre les manifestations dia-thésiques (1).

ses fâcheux effets sur le tube digestif, etc.; mais il ne faut pas croire que l'une quelconque de ces préparations ait sur toutes les autres la supériorité que veut bien lui attribuer son auteur. Les principales eaux ferrugineuses sont celles d'Orezza, de Spa, etc.; les eaux de la Bourboule et du Mont-Dore, contiennent à la fois du fer et de l'arsenic, association très-convenable dans une foule de cas.

(1) D'ailleurs la méthode révulsive a plusieurs agents à sa disposition; ce sont d'abord ceux qui provoquent la *rubéfaction* de la peau (moutarde employée sous forme de sinapismes); puis ceux qui en déterminent la *vésication* (cantharides et ammoniaque), enfin ceux qui *agissent sur l'intestin* (purgatifs).

B. Médication atonique.

Effets généraux. — Précisément opposée à la médication tonique, elle a pour but de diminuer l'exagération de vitalité, la pléthore, l'excès d'énergie de tout l'organisme ou seulement d'un organe ou d'une région déterminée.

Subdivisions. — La médication atonique a été subdivisée en émolliente, antiphlogistique et contre-stimulante.

La *médication émolliente* est précisément l'opposé de la médication astringente, elle ramollit tous les tissus et les relâche, accroît leur sécrétion. La médication *antiphlogistique* diminue l'activité fébrile de la nutrition, elle appauvrit le sang et diminue probablement la quantité de fibrine qu'il contient. La médication *contre-stimulante* agit de la même façon que la précédente.

Indications et contre-indications. — La médication atonique est indiquée, au début et dans le cours des maladies aiguës, surtout de la pneumonie, dans les paroxysmes des affections nerveuses, dans les phlegmasies, surtout à leur début, dans les attaques de rhumatisme, dans les hémorrhagies actives.

Les *contre-indications* se rencontrent dans les maladies chroniques, la vieillesse, les cachexies, la chlorose et l'anémie, la fièvre typhoïde, les fièvres éruptives, la phthisie, les phlegmasies adynamiques à tendance gangréneuse, œdémateuse, érysipélateuse, etc. ; les intoxications, la scrofule, la syphilis, etc.

Agents de la médication atonique. — Ils sont fort nombreux : nous citerons l'eau tiède, les infusions de mauve, de graine de lin, d'orge, l'amidon, la fécule de pomme de terre, la diète, les saignées, les pommades à l'onguent napolitain, à la belladone, le sulfate de quinine, la digitale, le tartre stibié à dose contre-stimulante, etc.

C. Médication calmante.

Effets généraux. — La médication calmante cherche à diminuer la douleur et à calmer l'éréthisme nerveux.

41.

Elle se subdivise en médication narcotique, antispasmodique et anesthésique.

La médication *narcotique* plonge le malade dans un état d'assoupissement qui le rend plus ou moins insensible à la douleur, et, en même temps, diminue l'activité de la nutrition et par suite celle des sécrétions (la bouche devient sèche, pâteuse, l'appétit et l'activité digestive de l'estomac s'affaiblissent, etc., sauf toutefois celle de la sueur que l'usage des narcotiques exagère d'une manière remarquable (1).

La médication *antispasmodique* calme l'éréthisme nerveux, elle combat les convulsions, contractures, spasmes, etc.

La médication anesthésique suspend la sensibilité et détermine d'abord une perte complète de connaissance, puis, si son emploi est prolongé, un coma profond.

Indications et contre-indications. — Calmant la douleur, diminuant les sécrétions, produisant l'anesthésie, la médication calmante peut être employée dans des circonstances très-diverses :

1° Pour *calmer la douleur* et l'excitation des névralgies, des cancers, du rhumatisme, des phlegmasies, de certaines névroses (rage, tétanos, delirium tremens, convulsions, hystérie, etc.).

2° Pour *diminuer les sécrétions exagérées* (diarrhées, bronchites) ; la digitale exerce sur le cœur une action sédative et régulatrice que chacun connaît.

3° Pour *obtenir l'insensibilité* dans les opérations chirurgicales.

Les contre-indications comprennent l'état congestif du cerveau, une très-grande faiblesse, certaines idiosyncrasies, et les maladies du cœur.

Agents de la médication calmante. — Le premier et le plus important de ces agents est l'*opium*, qui joue dans

(1) Suivant les doses la médication narcotique produit des résultats très-différents, au début c'est un sentiment de calme et de bien-être, puis de l'agitation et enfin un engourdissement plus ou moins profond.

la thérapeutique un rôle si considérable qu'on a dit avec raison que, sans lui, la médecine serait impossible ; puis viennent ses alcaloïdes, tels que la morphine, la codéine, puis la belladone, le datura stramonium, la jusquiame, le tabac, le suc de laitue, l'aconit, la digitale, le laurier-cerise, l'acide cyanhydrique.

Les agents de la médication antispasmodique sont : le bromure de potassium, le chloral, le camphre, l'asa fœtida, la valériane, la fleur d'oranger, le tilleul, l'ambre, etc.

Les agents de la médication anesthésique sont : le chloroforme, l'éther, le protoxyde d'azote, la liqueur des Hollandais et les mélanges réfrigérants (glace et sel pilé) (1).

D. Médication évacuante.

Effets généraux. — Elle a pour but de déterminer diverses sécrétions plus ou moins abondantes, destinées soit à faciliter l'expulsion des matières solides ou liquides accumulées dans certains organes, soit à produire une révulsion, un appel destiné à modifier l'organe lui-même ou à détourner vers lui la congestion d'un autre organe plus ou moins éloigné.

Elle se subdivise en médications *émétique, purgative, sudorifique et diurétique*.

Il est à peine besoin de dire que la médication émétique provoque des vomissements, la médication purgative exagère les sécrétions intestinales, la sudorifique détermine des sueurs abondantes et la diurétique accroît la sécrétion de l'urine.

Indications et contre-indications. — La *médication émétique* se trouve indiquée lorsqu'il faut débarrasser l'estomac de substances toxiques (*empoisonnements*) ou de matières accumulées en trop grande quantité dans sa cavité (*indigestion*) ou encore lorsqu'il convient de modifier son état catarrhal (embarras gastrique). Elle agit aussi

---

(1) On localise souvent l'action de l'éther, du protoxyde d'azote (en pulvérisation) et de la glace unie au sel sur la région que l'on veut rendre insensible.

comme révulsif dans les amygdalites, le croup, la coqueluche, et surtout les bronchites des enfants et des vieillards chez lesquels elle rend les plus grands services.

La *médication purgative* est indiquée lorsqu'il faut débarrasser l'intestin des matières qui y sont accumulées (constipation, occlusion intestinale, etc.), ou dans le but de provoquer une révulsion sur l'intestin (congestion cérébrale, maladies de la peau, etc.), ou encore de débarrasser l'organisme d'une certaine quantité de liquides (maladies du cœur).

La *médication sudorifique* est fort utile dans le rhumatisme, certaines bronchites, certaines maladies cutanées.

La *médication diurétique* débarrasse l'organisme d'une certaine quantité de liquide (ce qui est utile dans les maladies du cœur, les hydropisies, etc.), en même temps elle enlève les sels en excès (diathèse urique), nettoie les voies urinaires (gravelle et catarrhe vésical).

Les *contre-indications* à l'emploi des divers agents de la médication évacuante, sont les hernies et les inflammations très-aiguës et les maladies organiques de l'estomac et de l'intestin, les anévrysmes pour les médications vomitive et purgative, les états cachectiques pour la médication sudorifique ; enfin, l'inflammation aiguë des voies urinaires pour la médication diurétique.

Agents de la médication évacuante. — 1° Les *vomitifs* sont le tartre stibié, l'ipécacuanha et le sulfate de cuivre ; on peut encore provoquer les vomissements par la titillation de la luette, l'administration d'eau tiède, etc.

2° Les *purgatifs* se divisent en trois classes basées sur leur degré d'énergie ; les plus actifs sont dits *drastiques* (coloquinte, gomme-gutte, huile de croton tiglium, scammonée, aloès, rhubarbe, séné), puis viennent les *minoratifs* (eaux salines purgatives, sulfates de magnésie et de soude, citrate de magnésie, crème de tartre), et enfin les *laxatifs* (huile de ricin, manne, casse, miel de mercuriale, jus de pruneaux, podophyllin, etc.).

3° Les *sudorifiques* comprennent les boissons chaudes, le lait et le thé très-chauds, etc. ; divers agents hydrothérapiques, l'alcool, l'ammoniaque, le soufre, le bois de gaïac, etc. ; les labiées, les ombellifères, etc.

4° Les *diurétiques* comprennent la digitale, les sels de potasse (nitrate et citrate); la scille, la térébenthine, le chiendent, la queue de cerise, etc.

E. Médication spécifique.

Effets généraux. — Les médications spécifiques sont celles dont l'action est tellement sûre qu'elles guérissent à coup sûr certaines affections rebelles aux autres médications.

Ces médications, malheureusement trop rares, comprennent les médications neutralisante, antipériodique, antisyphilitique et vermifuge.

La médication *neutralisante* comprend les antidotes dont l'action contraire à celle des substances vénéneuses en prévient ou en arrête les effets.

La médication *antipériodique* qui est souveraine contre les fièvres et névralgies à type intermittent.

La médication *antisyphilitique* qui guérit les accidents des diverses étapes de la syphilis.

La médication *vermifuge* qui tue les helminthes vivant dans le tube digestif.

Indications et contre-indications. — Les indications des médications spécifiques se trouvent fournies par leur dénomination même; elles n'ont guère de contre-indications.

Agents des médications spécifiques. — 1° Les *anti-périodiques* sont le sulfate de quinine, le quinquina, la salicine, le salicylate de soude et les préparations arséni-cales (1).

2° Les agents *neutralisants* sont étudiés dans les livres consacrés à la toxicologie.

3° Les *antisyphilitiques* comprennent les préparations

(1) Qui réussissent souvent dans les cas où le sulfate de quinine a échoué.

mercurielles dirigées contre les accidents secondaires et l'iodure de potassium contre les accidents tertiaires.

4° Les *vermifuges* peuvent se diviser en deux classes : les uns se bornent à entraîner les vers en déterminant un effet purgatif ou vomitif (huile de ricin, calomel, émétique); les autres exercent sur eux une action toxique (kousso, racine de grenadier, mousse de Corse, graine de grenadier, semen contra).

Les parasites cutanés (acarus de la gale, pediculus corporis et pubis) sont tués par les pommades sulfureuses et mercurielles.

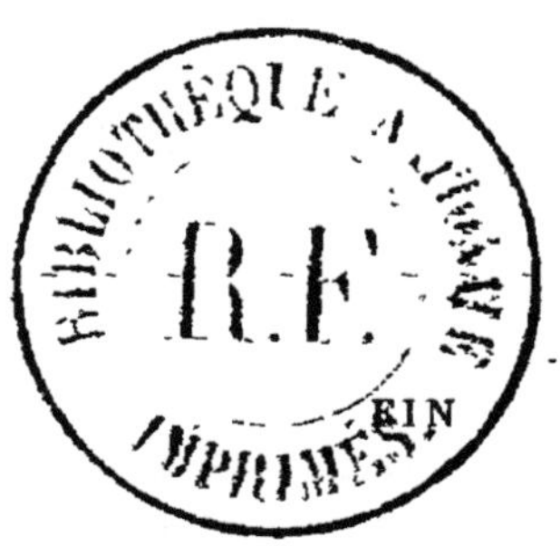

TABLE DES MATIÈRES

LIVRE PREMIER
PROCESSUS COMMUNS

LIVRE II

DES TUMEURS

LIVRE III

SYMPTÔMES FOURNIS PAR LES DIVERS APPAREILS

CHAPITRE PREMIER.

SYMPTÔMES FOURNIS PAR L'APPA-
REIL DE L'INNERVATION.

CHAPITRE II.

SYMPTÔMES FOURNIS PAR L'APPA-
REIL RESPIRATOIRE.

CHAPITRE VI

DES MALADIES CONSIDÉRÉES EN GÉNÉRAL.

DE L'ÉTIOLOGIE.

A. DES CAUSES PRÉDISPOSANTES.

Causes prédisposantes générales.

*Causes prédisposantes indivi-
duelles.*

B. DES CAUSES OCCASIONNELLES OU DÉTERMINANTES.

C. DES CAUSES SPÉCIALES, ACCIDENTELLES ET SPÉCIFIQUES.

FIN DE LA TABLE DES MATIÈRES

TABLE ALPHABÉTIQUE

I

MORSURES (Plaies par), 114.

MORT (De la), 710; signes de la, 713; dans les maladies du cœur, 448.

MOTILITÉ (Troubles de la), 247.

MOUVEMENTS du cœur, 406; des mâchoires, 414.

MUCUS utérin, 648; vaginal, 648.

MUGUET, 464.

MUQUEUX (Râles), 361.

MURMURE vésiculaire, 345.

MUSCULAIRE (Tissu), 167; sens musculaire, 293.

MYÉLOPLAXES (Tumeurs à), 205.

MYOMES, 192; diagnostic des, 238 et 554.

MYOPARALYSIES, 269.

MYXOMES, 204; diagnostic des, 240.

N

NARCOTIQUES, 730.

NASALES (Polypes des fosses) (voy. *Fibromes*).

NATURE de la maladie (voy. *Pathogénie en général*).

NAUSÉES, 484.

NÉCROBIOSE (voy. *Gangrène en général*).

NÉCROSE, 70.

NÉO-MEMBRANES (Formation des), 6.

NÉOPLASME, 168.

NÉPHRETIQUES (Coliques), 629.

NERF optique (voy. *Troubles de la vision*).

NÉVRALGIES (Des) en général, 312, intercostale, 382.

NÉVROMES, 167.

NÉVROSES (Convulsions dans les), 279.

NEZ (Saignement de), 34.

NÆVI MATERNI, 186.

NOIX vomique contre l'incontinence d'urine, 597.

NUMMULAIRES (Crachats), 371.

O

OBJECTIFS (Des signes), 702.

OBSERVATEUR (Qualités de l'), 714.

OBSERVATION des malades, 714.

OBSTRUCTIONS veineuses et artérielles (voy. *Thrombose et embolie*).

OCCLUSION intestinale, 522.

OCCASIONNELLES (Des causes), 685.

ODONTOMES (voy. *Sarcomes en général*).

ŒDÈME en général, 84; de la glotte, 401.

ŒIL (Examen des milieux réfringents de l'), 301.

OÏDIUM albicans, 464.

OLFACTION (Troubles de l'), 307.

OPPRESSION (voy. *Dyspnée*.

OPTIQUE (voy. *Examen des organes des sens*).

OREILLES (voy. *Examen des organes des sens*).

ORTHOPNÉE, 378.

OSTÉOMES (voy. *Sarcomes*).

OUÏE (Troubles de l'), 303; sémiologie des, 306.

OVAIRE (Diagnostic des kystes de l'), 553.

OXALATE de chaux (Concrétions d'), 621.

P

PACHYMÉNINGITE (Diagnostic de la), 259.

PALPATION (Signes fournis par la) de la poitrine, 351.

PAPILLOMES, 184.

T

Y	Z
YEUX (voy. *Troubles des sens*).	ZYMOTIQUES (Maladies) (voy. *Endémies*).

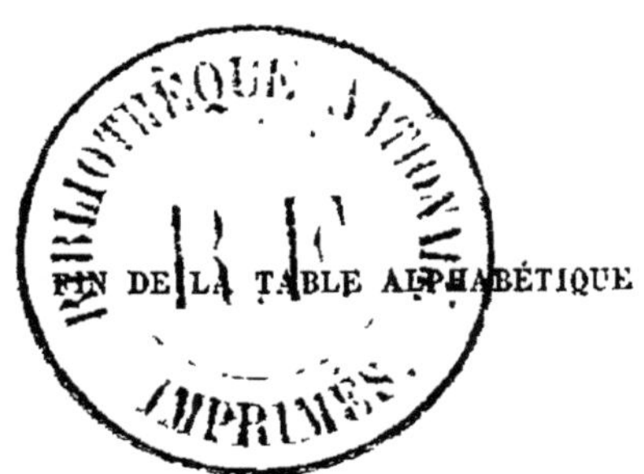

FIN DE LA TABLE ALPHABÉTIQUE

PARIS. — IMPRIMERIE DE E. MARTINET, RUE MIGNON, 2